LAÇOS DE CONFIANÇA

CELSO AMORIM

LAÇOS DE CONFIANÇA

O Brasil na América do Sul

Benvirá

Copyright © 2022, Celso Amorim

Direção executiva Flávia Alves Bravin
Direção editorial Ana Paula Santos Matos
Gerência editorial e de projetos Fernando Penteado
Edição Neto Bach
Produção Daniela Nogueira Secondo

Organização e pesquisa Mariana Klemig
Preparação Karen Sacconi
Revisão Augusto Iriarte, Eugênia Pessotti e Karen Sacconi
Diagramação Ofá Design e Claudirene de Moura Santos
Capa Deborah Mattos
Crédito da imagem de capa Joaquín Torres García. *América Invertida*, 1943. © Museo Torres García. www.torresgarcia.org.uy
Impressão e acabamento A.R. Fernandez

Dados Internacionais de Catalogação na Publicação (CIP)
Vagner Rodolfo da Silva - CRB-8/9410

A524l	Amorim, Celso Laços de confiança: o Brasil na América do Sul / Celso Amorim. / São Paulo : Benvirá, 2022. 592 p. ISBN 978-65-5810-062-1 (Impresso) 1. Relações internacionais. 2. Relações externas. 3. Diplomacia. 4. Mercosul. 5. América do Sul. 6. América Latina. 7. Política. 8. Governo. I. Cunha, Mariana Moreno de Gusmão. II. Título.
2021-3206	CDD 327 CDU 327

Índices para catálogo sistemático:
1. Relações internacionais   327
2. Relações internacionais   327

1ª edição, março de 2022

Nenhuma parte desta publicação poderá ser reproduzida por qualquer meio ou forma sem a prévia autorização da Saraiva Educação. A violação dos direitos autorais é crime estabelecido na Lei n. 9.610/98 e punido pelo art. 184 do Código Penal.

Todos os direitos reservados à Benvirá, um selo da Saraiva Educação.
Av. Paulista, 901, 3º andar
Bela Vista - São Paulo - SP - CEP: 01311-100

SAC: sac.sets@saraivaeducacao.com.br

CÓDIGO DA OBRA 705283   CL 670936   CAE 777529

"Sonho de Gigante, era isso! O "gigante"
era naturalmente o Brasil. País fatídico ao qual estava
confiado o papel vertiginoso de organizador da
União Latino-americana!"
Ariano Suassuna, *A Pedra do Reino*

"A diplomacia não existe em um vácuo. Ela é a obra de homens (seres humanos) que veem os acontecimentos de um ângulo particular."
Franck Adcock, D. J. Mosley, *Diplomacy in Ancient Greece*

Sumário

Apresentação 11
Prefácio 13
ARGENTINA 19
URUGUAI 109
PARAGUAI 145
CHILE 183
BOLÍVIA 217
PERU 281
EQUADOR 309
COLÔMBIA 359
VENEZUELA 419
GUIANA 505
SURINAME 521
CARICOM 529
Anexos 537
Lista de Siglas 547
Referências 551
Índice Remissivo 555
Agradecimentos 587

Apresentação

Segundo José Ortega y Gasset, "o homem é o homem e sua circunstância". Com as devidas adaptações, o mesmo pode ser dito a respeito dos países. No caso de um país grande, como o Brasil, a circunstância é o mundo. Dentro desse quadro amplo, a América Latina e o Caribe, mais especialmente a América do Sul, constituem nossa circunstância imediata. No momento em que preparo esse livro, as relações do Brasil com seus vizinhos se encontram no nível mais baixo desde o início da Nova República. Quanto disso se deve a processos internos de cada um dos países e quanto provém de uma ação coordenada de fora é difícil dizer. A integração regional se havia intensificado de maneira notável na segunda metade dos anos 1980, em parte como decorrência da redemocratização dos países do chamado "Cone Sul". Esse processo, que passou pela criação do Mercosul, no início dos anos 1990, e chegou a seu ápice na primeira década do novo milênio, com iniciativas como a União das Nações Sul-Americanas (Unasul) e a Comunidade de Estados Latino-Americanos e Caribenhos (CELAC), refluiu, dando lugar à fragmentação e à busca de relações privilegiadas com as grandes potências tradicionais. Não por acaso, esse refluxo coincidiu com a queda de governos progressistas e a chegada ao poder de líderes de direita (ou, em alguns casos, de extrema-direita).

A realidade, porém, é dinâmica. A evolução política na Argentina e na Bolívia, por exemplo, reacende as esperanças. Por ora, a principal tarefa dos defensores da integração sul-americana e de maior aproximação no conjunto da América Latina e Caribe parece ser a de contenção de danos. Mostrar que a realidade já foi outra e que é possível a construção de uma América Latina e Caribe fortes, unidos em sua diversidade, é um dos objetivos deste livro. Reconstituir "laços de confiança"[1] é um dos principais desafios de uma política externa que defenda os interesses nacionais sem abandonar a solidariedade e o respeito por nossos vizinhos. Superar as brutais desigualdades e romper com a dependência externa é, e continuará a ser por muito tempo, uma tarefa de todos os que desejam uma América Latina mais justa e autônoma. A nova geopolítica mundial, com seus traços de multipolaridade e de rivalidade bipolar entre Estados Unidos e China, apenas reforça essa necessidade.

---

1 A expressão me ocorreu a propósito de um diálogo que tive com o presidente colombiano Álvaro Uribe, indiscutivelmente um líder de direita, como se verá mais à frente, neste livro.

Prefácio

O meu livro *Teerã, Ramalá e Doha* trazia como subtítulo "memórias da política externa ativa e altiva"[1]. Tratei nele de três temas que, de algum modo, ilustravam uma nova atitude da diplomacia brasileira em relação à política mundial, tanto no campo político quanto no campo comercial. Várias questões que marcaram a política externa nesse período ficaram de fora, como a aproximação com países africanos, a criação de novos foros de diálogo, como o Fórum de Diálogo Índia-Brasil-África do Sul (IBAS) e o BRICS[2], e, sobretudo, nossos esforços em favor da integração da América do Sul. Topicamente, algumas questões foram objeto de comentários ou mesmo de narrativas específicas em meus livros anteriores[3]. A ausência de um tratamento mais extenso e profundo sobre a América do Sul seria difícil de explicar. A lacuna seria tanto mais grave quanto nosso relacionamento com os países em desenvolvimento da região foi motivo de especial atenção, mesmo quando estávamos envolvidos em negociações de natureza global. A integridade do Mercosul e a consolidação do processo que levaria à criação da CASA e, depois, da Unasul foram preocupações que estiveram muito presentes em nossas ações. Faltava estabelecer, especialmente, um nexo entre os nossos esforços de integração/associação e o relacionamento bilateral com os vizinhos.

Nesse ponto, o(a) leitor(a) poderá indagar: por que América do Sul e não América Latina? A escolha da abrangência geográfica dos relacionamentos político-diplomáticos objeto desse livro não foi tarefa fácil. Historicamente, a referência ao nosso entorno teve como foco a América Latina, que incluía todos os países do continente americano abaixo do Rio Grande. Apesar da incorporação de países de fala inglesa e de uma nação que tem como idioma oficial o neerlandês ao conjunto de Estados independentes, a expressão "América Latina" continuou a ser de uso corrente, supostamente em função da herança cultural ibérica, que, com exceção do Haiti, seria comum à região.

---

1 AMORIM, Celso. *Teerã, Ramalá e Doha: memórias da política externa ativa e altiva*. São Paulo: Benvirá, 2015b.
2 BRICS é um agrupamento de países de mercado emergente que reúne Brasil, Rússia, Índia, China e África do Sul (em inglês *South Africa*).
3 AMORIM, Celso. *Conversas com jovens diplomatas*. São Paulo: Benvirá, 2011; AMORIM, Celso. *Breves narrativas diplomáticas*. São Paulo: Benvirá, 2013.

É verdade que, no ambiente das Nações Unidas, e em outros organismos internacionais, a expressão cederia lugar a uma designação mais completa, "América Latina e Caribe". O GRULA, sigla utilizada para caracterizar o grupo de países em desenvolvimento do continente americano, seria substituído pelo GRULAC. O mesmo ocorreu na versão inglesa da Comissão Econômica da ONU para a região, que passou a ser conhecida pelo acrônimo ECLAC (em vez de ECLA), embora, teimosamente – ou por respeito à tradição –, os países de fala portuguesa e espanhola tenham preferido manter-se fiéis ao nome tradicional: CEPAL.

No nosso caso, os constituintes de 1988 também preferiram a tradição à nova precisão linguística e geográfica, ao referir-se à "comunidade latino-americana de nações" entre os princípios norteadores do nosso relacionamento internacional. Além da tradição e da concisão, pesa na manutenção da designação original a visão de uma certa afinidade cultural entre os países colonizados pelas potências ibéricas, tolerando-se o "exotismo" francófono do Haiti. Sem a pretensão de aprofundar uma discussão desse aspecto, do meu ponto de vista, tendo servido como jovem diplomata na Organização dos Estados Americanos, e como embaixador em organismos multilaterais em Nova York e Genebra, sempre preferi, mesmo reconhecendo que a designação era algo pesada, referir-me a América Latina e Caribe. E fiquei feliz ao constatar que o foro criado em 2010 ganhou o "C" final e, em vez de CELA, foi denominado CELAC.

Toda essa explicação parece desnecessária para esclarecer o título de um livro que, na verdade, se concentrará na América do Sul. É importante, entretanto, distinguir aquilo de que o livro não trata *por opção* daquilo que ele não aborda por características da própria realidade. O que quero dizer com isso? É que minha escolha não era entre América do Sul e América Latina, como poderia parecer a muitos, mas entre a primeira e *América Latina e Caribe,* designação que mais apropriadamente reflete a realidade geopolítica em que estamos inseridos.

A pergunta persiste: por que, então, concentrar-me na parte meridional do continente e não no conjunto ao sul dos Estados Unidos? Quem tiver lido alguns dos meus outros livros perceberá que, sem renegar o objetivo da integração de toda a América Latina e Caribe, do ponto de vista prático, considero que nossos esforços devem passar pela união dos que geograficamente estão mais próximos uns dos outros e (revisitando o famoso dito de Porfírio Diaz) mais "longe dos Estados Unidos". Só assim, lograríamos, ainda que em prazo dilatado, algum equilíbrio no continente, evitando-se a consagração da hegemonia da potência norte-americana.

Quando, em 1993, o presidente Itamar Franco propôs a criação de uma Área de Livre Comércio Sul-americana (ALCSA), ele estava atento às limitações impostas pela realidade, que logo saltariam aos olhos de todos com a criação do NAFTA. Assim, no governo Lula, dedicamo-nos desde o início à criação de uma Comunidade Sul-americana de Nações, que, mais tarde, devidamente rebatizada, ganharia vida jurídica com o tratado constitutivo da Unasul. Apesar da importância que atribuímos às relações com México, América Central e todo o Caribe (em particular, Cuba e Haiti), não nos parecia factível pensar em um organismo tão amplo. A própria CELAC (inicialmente CALC) só seria criada como foro – e não como instituição – depois que a Unasul já estava consolidada.

Assim, seja em função de uma cooperação mais intensa, seja em função de problemas que a proximidade engendra, a verdade é que, de um modo geral, criou-se uma "intimidade" entre os líderes sul-americanos que, com algumas exceções, não chegou a existir, no mesmo nível, com os países ao norte do canal do Panamá. Era aqui, na América do Sul, que se tornava fundamental criar e desenvolver os "laços de confiança", essenciais a qualquer processo de integração, respeitada a pluralidade de opções políticas entre seus componentes.

Reconheço que essa explicação não está livre de reparos. Eu mesmo hesitei muito antes de me decidir pelo foco mais restrito na América do Sul. Fosse o autor do livro de nacionalidade que não a brasileira, possivelmente teria ele feito outra opção. A existência de dez países com os quais temos fronteiras, além de uma razoável proximidade física com as duas outras nações sul-americanas com as quais nosso território não linda diretamente, certamente influiu na minha escolha, não só enquanto autor, mas, o que é mais importante, como agente político da diplomacia brasileira. Considerações mais terra a terra, de natureza editorial, acabaram por ser determinantes. E ficou mesmo América do Sul, com a adição apenas da Caricom, cujo relacionamento conosco está muito ligado à aproximação com a Guiana e o Suriname.

Uma anotação feita em 3 de dezembro de 2006 ilustra bem a intensidade da agenda sul-americana:

3/12/2006 Na próxima semana, teremos intensa atividade dedicada à América do Sul. Na terça-feira, dia 5, o presidente deverá realizar reunião de vários órgãos em torno de Bolívia, Paraguai e Uruguai. No dia seguinte, a chanceler do Panamá virá conversar sobre Conselho de Segurança, para onde aquele país acaba de ser eleito, e chegarão aqui ministros venezuelanos para preparar a visita de Chávez (na suposição, mais que provável, de que vença as eleições de hoje) no dia 7. Os temas ligados à energia deverão dominar a agenda, embora talvez seja útil alguma incursão sobre questões sul-americanas, às vésperas da Cúpula de Cochabamba[4]. No dia 8, oferecerei café da manhã ao candidato vitorioso no Equador, Rafael Correa. O presidente também o receberá para uma "*photo-op*" e lhe dará carona para a Bolívia. A expectativa é evitar ações radicais contra a

---

4   A Cúpula de Cochabamba fez parte de uma série que tinha por objetivo principal consolidar a Comunidade Sul-Americana de Nações (CASA). Ver AMORIM, Celso. *Breves narrativas diplomáticas*. São Paulo: Benvirá, 2013, em particular o capítulo "Casa, as origens da Unasul".

Petrobras, embora algum ajuste deva inevitavelmente ocorrer. Pouco depois de Cochabamba, visitarei a Argentina (11 e 12) antes do Conselho do Mercosul (14 e 15). Pendente ainda, por desencontro de datas, a visita que o presidente faria ao Uruguai, em parte para compensar a ausência na Cúpula Ibero-americana, realizada dias antes, em Montevidéu.

Como nos livros anteriores, não tenho a pretensão de fazer uma análise "isenta". Fui participante dos processos aqui descritos e é desse ângulo que deles trato. Para isso, vali-me de anotações escritas, em geral, no calor dos acontecimentos. Embora a maior parte desses registros se refira a experiências durante o governo Lula, em várias ocasiões fui buscar antecedentes em minha primeira gestão como ministro das Relações Exteriores, no período Itamar Franco, ou em fatos que vivenciei como representante do Brasil junto às Nações Unidas, e junto aos organismos internacionais em Genebra ou, ainda, quando fui embaixador em Londres.

Diferentemente dos textos sobre a Declaração de Teerã ou a Rodada de Doha, os acontecimentos aqui narrados e as análises e comentários a propósito deles não formam uma narrativa contínua. As anotações, que constituem, por assim dizer, o esqueleto do livro, são esparsas, com lacunas que tiveram que ser preenchidas com esforço de memória e alguma pesquisa. Para possibilitar uma leitura seletiva, país por país, tive que abrir mão de uma cronologia rígida. Ao optar por esse formato, estava plenamente consciente dos problemas que isso causaria em termos de repetições e da dificuldade de "desentranhar", entre os capítulos, assuntos que envolviam mais de um país.

Também devo advertir o(a) leitor(a) para não enfrentar esse texto volumoso com expectativas que não se cumprirão. Não se trata aqui de uma obra acadêmica, muito embora tenha me esforçado para verificar fatos e informações, que aparecem de forma incompleta nas anotações. Aspectos técnicos, como a formação do preço do gás boliviano ou a natureza mais ou menos "pesada" do petróleo venezuelano, sem falar de desdobramentos históricos que não pude acompanhar, não fazem parte dessa obra. No máximo, ela pode oferecer "pistas" para que estudiosos mais aplicados aprofundem suas pesquisas. É minha esperança que, mesmo sem constituírem uma história contínua ou uma análise exaustiva, as descrições e percepções aqui contidas permitam ao leitor formar uma ideia viva das motivações e raciocínios por trás das iniciativas e posições que assumimos.

Por fim, outra observação metodológica. Embora eu tenha me baseado nas anotações que fiz ao longo desses anos, não posso com propriedade chamar este livro de "diários". Uma anotação datada de 2004 ilustra esse ponto:

28/10/2004 Este 'diário' nunca será exaustivo. Se, algum dia, quiser efetivamente escrever memórias, terei que recorrer a artigos de jornal, expedientes do Itamaraty e informações para o presidente, tais e tantos são os eventos que hoje envolvem a política externa.

Foi exatamente o que fiz.

Rio de Janeiro, abril de 2021.

ARGENTINA

Melhor do que com qualquer outro país, nosso relacionamento com a Argentina ilustra o ponto, assinalado no prefácio desta obra, de que a América Latina e, em particular, a América do Sul, é uma presença constante em nossas iniciativas e posicionamentos em temas da política internacional. Inversamente, e talvez por essa razão, é o que menos se presta a uma narrativa no sentido estrito da palavra. Se fosse buscar uma analogia literária ou cinematográfica, diria que, no último quarto de século, as relações Brasil-Argentina estariam mais para "cenas da vida cotidiana" do que para uma aventura, um drama, que dirá um *thriller*. Seria preciso, talvez, voltar ao período Sarney-Alfonsín[1] para, com as qualificações inerentes a qualquer processo político-diplomático, encontrar uma história com "começo, meio e fim". Foi então que se deram as grandes iniciativas que resultariam no Mercosul e, talvez mais importante, na cooperação e construção de confiança em uma área sensível como a nuclear, com a ABACC[2].

Da Ciência e Tecnologia à Defesa, do Comércio às Consultas políticas, o diálogo entre Brasília e Buenos Aires só fez crescer, mesmo quando as opiniões não coincidiam sobre um ou outro aspecto. Como lidar com as diferenças e, ao mesmo tempo, buscar uma verdadeira integração constituiu o desafio que se apresentou recorrentemente aos governos e, em especial, às chancelarias. Fosse

---

1 José Sarney foi presidente do Brasil de 21 de abril de 1985 a 15 de março de 1990. Raúl Alfonsín presidiu a Argentina de 10 de dezembro de 1983 a 8 de julho de 1989. Embora tenham chegado ao poder por vias distintas, a presidência de ambos marca a redemocratização dos respectivos países.

2 Agência Brasileiro-Argentina de Contabilidade e Controle de Materiais Nucleares (ABACC), criada em 1991. Remover a desconfiança recíproca implícita nos programas nucleares dos dois países foi uma tarefa que teve várias etapas. Mais adiante, em uma anotação escrita em Genebra, seis ou sete anos depois do fato, recordo uma primeira conversa com um subsecretário argentino, à margem de um encontro sobre cooperação em biotecnologia. Não participei das discussões iniciais entre chancelarias nem da preparação dos gestos simbólicos que consistiam nas visitas recíprocas dos dois presidentes a instalações nucleares nos dois países. Coube-me, entretanto, no início dos anos 1990, coordenar o lado brasileiro nas negociações que levariam ao acordo entre Brasil e Argentina e, posteriormente, ao Acordo Quadripartite envolvendo a Agência Internacional de Energia Atômica. Narro partes deste episódio no prefácio de um livro comemorativo dos 25 anos da ABACC. Ver Odilon A. M. Canto. *O Modelo ABACC*. Santa Maria: UFSM, 2016.

em relação à ALCA[3] ou à OMC[4] no plano comercial, fosse no que tocava ao tema, sempre delicado, da ampliação do Conselho de Segurança da ONU, uma das principais missões dos ministros do exterior de ambos os países era a de evitar que divergências pontuais contaminassem um relacionamento crescentemente intenso e mutuamente proveitoso. Brasil e Argentina foram e são parceiros na criação e no aprofundamento do Mercosul, na construção da Unasul e em iniciativas como a CELAC[5]. Ao mesmo tempo, o comércio e os investimentos cresceram de forma exponencial, a despeito das "travas" e dos impulsos protecionistas de um lado e de outro.[6] Somente em um período mais recente esse crescimento deu sinais de alguma fadiga. Enquanto escrevo estas linhas, sigo convencido de que a tendência é e continuará a ser de aprofundamento das relações. Sem uma integração Brasil-Argentina, não haveria Mercosul ou Unasul, nem se poderia falar de uma zona de paz e cooperação no Atlântico Sul, ou de um Conselho de Defesa Sul-Americano. Tenho plena consciência de que algumas barreiras mentais necessitam ser superadas. Mas essa constatação não diminui a certeza de um futuro compartilhado. Para voltar à metáfora cinematográfica: os episódios que são objeto das observações e comentários contidos neste capítulo são como "cenas de um casamento", turbulentas, por vezes, mas sem o amargor do drama bergmaniano.

Minhas primeiras anotações constam de uma pasta intitulada "Cadernos de Londres", escritas em Genebra e na capital britânica, entre maio de 1999 e dezembro de 2002. Trata-se de um período que se inicia com minha chegada a Genebra, onde fui, pela segunda vez, o representante permanente do Brasil junto a organismos internacionais aí situados, e termina com minha partida de Londres, onde chefiei a embaixada do Brasil durante o ano de 2002.

Os comentários e observações que constam desses cadernos foram, em geral, suscitados por algum evento da época. Muitos deles constituem reminiscências dos períodos em que fui ministro do governo Itamar Franco ou embaixador nas

---

3   A Área de Livre Comércio das Américas foi uma iniciativa dos Estados Unidos, na esteira dos acordos de livre-comércio com o México e o Canadá, reunidos no NAFTA. Com um pouco mais de sofisticação, o governo democrata de Bill Clinton retomou a tentativa feita por seu antecessor republicano, *The Enterprise for the Americas*, a que me refiro mais adiante neste capítulo.

4   A Organização Mundial do Comércio, sucessora do GATT, nasce com a conclusão da Rodada Uruguai e o Acordo de Marraquexe, em 1995.

5   A I Cúpula da América Latina e do Caribe sobre Integração e Desenvolvimento (CALC) ocorreu em 2008, na Costa do Sauípe, Bahia, com o propósito de impulsionar os diversos processos de integração e um certo nível de coordenação entre eles. Em 2010, na "Cúpula da Unidade", em Cancún, México, acordou-se que, gradualmente, o mecanismo se somaria ao Grupo do Rio, para a formação da Comunidade de Estados Latino-americanos e Caribenhos (CELAC). Mercosul e Unasul dispensam apresentações. Ver também AMORIM, 2013.

6   Basta notar, a propósito, que a Argentina é hoje o terceiro sócio comercial do Brasil e que, até o momento de escrita destas notas, o Brasil é o principal parceiro da Argentina.

Nações Unidas durante o primeiro mandato e início do segundo do governo Fernando Henrique Cardoso.[7] Alguns se referem a fatos e impressões de um passado mais remoto, como, por exemplo, as origens do Mercosul, cujos primeiros passos acompanhei a certa distância, no governo Sarney, entre 1985 e 1989, como assessor internacional do ministro da Ciência e Tecnologia e, já mais de perto, como diretor do Departamento Econômico do Ministério das Relações Exteriores, no governo de Fernando Collor de Mello.

Certos temas são recorrentes nessas anotações e refletem minhas experiências como ministro de Itamar e representante permanente junto às Nações Unidas, no governo FHC. A reforma do Conselho de Segurança das Nações Unidas é um deles. Estavam ainda muito vivas na minha memória as discussões sobre essa difícil e interminável questão, de que participei intensamente, no grupo de trabalho criado pela Assembleia Geral pouco antes da minha chegada a Nova York, no início de 1995.[8] Como o(a) leitor(a) verá, a relação com a Argentina e nossas diferenças de opinião com Buenos Aires são um aspecto central – mesmo que não dominante – dessas lembranças. Inevitavelmente, as anotações aqui reproduzidas se expandem para além do relacionamento bilateral. Impressões sobre as nuances ou mesmo discrepâncias entre a missão na ONU, que eu chefiava, e Brasília são parte importante desses relatos (ou, melhor diria, fragmentos). Referências a episódios ocorridos durante o período de "convivência" no CSNU (1999) ilustram as divergências e/ou matizes na posição dos dois países sobre esse importante tema da diplomacia global.

A outra grande questão que permeia as notas diz respeito ao Mercosul e, especialmente, à discussão em torno da Tarifa Externa Comum (TEC). O debate sobre a união aduaneira do Mercosul, da qual a TEC era a base, foi muito intenso no período do governo Itamar Franco. Àquela época, visões distintas em relação à natureza do bloco marcaram meu diálogo com o ministro das Relações Exteriores Guido di Tella e com seu colega Domingo Cavallo[9]. Como se verá nas anotações, a diferença de concepções não se dava somente entre os países, mas também no plano interno. No caso do Brasil, elas transparecem sobretudo

---

[7] O fato de que as anotações do "diário" contenham reminiscências de acontecimentos anteriores é um complicador a mais no estabelecimento de uma narrativa cronologicamente coerente. Mas não há como evitá-lo.

[8] O *Open Ended Working Group on Security Council Reform* foi criado na esteira da Primeira Guerra do Golfo e visava, sobretudo, atender à necessidade de Washington de repartir o custo das intervenções autorizadas pelo CSNU. O status de membro permanente, ainda que com limitações a respeito do exercício do veto, era o atrativo que Washington oferecia aos dois "naturais" candidatos a financiadores das operações: Japão e Alemanha.

[9] Domingo Cavallo foi ministro das Relações Exteriores e, posteriormente, ministro da Economia no governo Carlos Menem. Ocupou novamente o cargo de ministro da Economia durante o governo de Fernando de la Rúa. Guido di Tella foi ministro de Relações Exteriores durante o governo de Carlos Menem.

nas observações a propósito da atuação do nosso representante permanente junto à ALADI, o embaixador Paulo Nogueira Batista, meu amigo pessoal e ex-chefe. Novamente, digressões mais amplas sobre o próprio Mercosul e a ALCA, que então se esboçava, contextualizam os comentários mais específicos sobre nosso relacionamento bilateral com a Argentina.

Começo aqui a transcrição das anotações dos "Cadernos de Londres".

Evitar embaraços à Argentina

10/5/1999 Ainda memórias da ONU. Nem tudo foram glórias no Conselho de Segurança das Nações Unidas (CSNU). O pior momento [...] foi o voto sobre o projeto de resolução da Rússia sobre a cessação dos bombardeios na Iugoslávia.[10] O projeto surgiu em meio aos painéis do Iraque[11], na fase já deliberativa sobre o relatório do painel do desarmamento. Sem me aprofundar muito, aprovei o telegrama proposto pelo Patriota[12], que sugeria abstenção. O correto, a rigor, seria votar a favor da proposta, mas eu sabia que isso jamais passaria em Brasília. A abstenção garantiria um perfil diferenciado e, ao mesmo tempo, não poderíamos ser acusados de complacência com os métodos do líder iugoslavo Slobodan Milosevic (uma preocupação real e justificada). O telegrama saiu à noitinha. Na manhã seguinte, quando estava reunido com Gisela[13], em minha casa, discutindo o que seria uma versão revisada do relatório sobre desarmamento, chamou-me o Ivan Cannabrava[14]. Confirmava a abstenção, apenas pedindo que não fizéssemos

---

10 Em função de alegadas violações dos direitos dos cossovares pelo governo de Belgrado, a OTAN iniciou uma série de ataques aéreos ao território sérvio, sem autorização do Conselho de Segurança da ONU. Ainda que sob o manto da organização atlântica, tratava-se de ações unilaterais, que o Brasil sempre rejeitara no passado.

11 Os "painéis do Iraque", que me coube coordenar, na sequência da presidência brasileira do CSNU, em janeiro de 1999, são objeto de narrativa específica do já mencionado AMORIM, 2013.

12 O então conselheiro Antonio Patriota era meu principal assessor para os temas políticos ou referentes à Reforma do Conselho. Patriota voltaria a se ocupar deste tema, até hoje não resolvido, nas diversas funções que ocupou, como meu chefe de gabinete e subsecretário político no governo Lula e, naturalmente, como ministro de Estado e representante permanente nas Nações Unidas.

13 A diplomata Gisela Padovan me assessorou no painel sobre desarmamento do Iraque.

14 O embaixador Ivan Cannabrava, meu colega de turma no Instituto Rio Branco, era subsecretário para assuntos políticos e, como tal, o funcionário de maior hierarquia, abaixo do ministro e do secretário-geral, com competência sobre o tema.

comentários (sobretudo referência à declaração do G-Rio, a qual o Brasil obviamente havia subscrito!) que pudessem criar "embaraços à Argentina"![15]

30/6/1999 Anoto alguns fatos recentes, que evocaram situações vividas anteriormente. Ainda quanto ao Iraque. Védrine[16] escreveu há pouco ao Lampreia[17] pedindo que o Brasil evitasse copatrocinar a resolução anglo-holandesa.[18] Citou a liderança "lúcida e corajosa do embaixador Celso Amorim" e expressou o desejo de que continuássemos a nos pautar pela mesma linha.[19] Isso terá ocorrido há pouco mais de uma semana, mas não teve efeito. O Brasil alinhou-se à Argentina e à Eslovênia no apoio ao projeto britânico-batavo [...].

25/8/1999 Evidentemente, o assunto [da ampliação do CSNU] é complexo, requer paciência e determinação [...]. Sempre estive convencido de que o Brasil tem credenciais legítimas para ser membro permanente do Conselho de Segurança e esta é uma percepção partilhada por muitos. Nunca achei que o relacionamento com a Argentina seja um empecilho, desde que se mantenha fluidez de contatos sobre os temas em discussão no Conselho. Na verdade, o que mais me preocupa hoje é a tendência acentuada de Brasília a inclinar-se diante de pressões dos Estados Unidos, o que pode comprometer a imagem do país como pretendente a um assento permanente. Estruturalmente, porém, estou convencido de que o Brasil tenderá a posições de independência e pacifistas, em que pesem as inflexões momentâneas.

---

15 Em 1999, Brasil e Argentina serviram juntos no Conselho de Segurança. Em alguns temas, nosso vizinho teve posição muito construtiva. Por exemplo, o embaixador Fernando Petrella deu forte apoio à ideia dos painéis sobre o Iraque, que eu viria a presidir. De um modo geral, porém, havia a percepção de que Buenos Aires teria uma posição mais flexível em relação às atitudes norte-americanas. A preocupação do nosso subsecretário denotava que ele já tinha conhecimento de que a Argentina votaria contra o projeto, em desacordo com a Declaração do G-Rio. Afinal, a instrução de Brasília, dada pelo próprio ministro de Estado, foi também no sentido de um voto contrário à resolução proposta pela Rússia, contrariando posições de princípio em relação ao uso da força sem autorização do CSNU.
16 Hubert Védrine foi ministro das Relações Exteriores da França de 1997 a 2002, no gabinete chefiado por Leonel Jospin.
17 Luiz Felipe Lampreia foi ministro das Relações Exteriores entre 1995 e 2001, no governo do presidente Fernando Henrique Cardoso.
18 O projeto de resolução se referia, em seu primeiro parágrafo resolutivo, ao relatório dos painéis que eu presidira, mas não tirava as conclusões necessárias sobre a gradual retirada das sanções. Por essa razão, encontrou resistências da parte da Rússia, China e França.
19 Nunca me foi dado conhecimento dessa carta, da qual soube por uma "indiscrição benigna" de um funcionário.

Mãos livres para negociar

6/9/1999 Sábado, Ana e eu fomos almoçar, a convite do Olavo e Daisy Setúbal[20], num restaurante (três estrelas no Guia Michelin) à beira do Lago de Annecy. Os Ricupero[21] também foram convidados. O arranjo à mesa, tanto para os drinques quanto para o almoço propriamente, foi de molde a dividir a conversa ao meio: homens para um lado, mulheres para o outro. Raras vezes a linha foi quebrada, o que me lembro ter ocorrido apenas (afora comentários sobre os sofisticados pratos que se sucederam) quando a Ana perguntou ao Setúbal o que ele achava do Mercosul, pergunta, aliás, muito genérica, que ele tratou de responder da mesma forma. A maior parte da conversa, do lado masculino, girou em torno da economia brasileira, com algumas incursões na política e no comércio internacional, sem afastar-se daquele eixo central. [...] Quando se falou de Mercosul, Ricupero deu a entender que o nosso anfitrião no almoço fora o pai do projeto, em sua fase inicial de aproximação Brasil/Argentina, em 1985. Não discordo que as origens do Mercosul remontem efetivamente aos governos Sarney e Alfonsín. Como assessor especial do ministro Renato Archer[22] testemunhei o desenvolvimento deste processo. Participei de uma reunião em Foz do Iguaçu, dias antes da inauguração da Ponte Tancredo Neves, em dezembro de 1985. Eu era o chefe da delegação brasileira num encontro sobre biotecnologia e tive conversas muito interessantes, inclusive sobre aproximação na área nuclear com a minha "contraparte" argentina, embaixador Junovski, subsecretário de Cooperação do San Martín[23]. Eram então os primeiros passos. Um enorme crédito cabe ao meu amigo Samuel Pinheiro Guimarães[24] – inicialmente como chefe da Divisão de Integração (DECLA, creio),

---

20 Olavo Setúbal foi um político e industrial brasileiro, prefeito de São Paulo (1975-1979) e ministro das Relações Exteriores no governo Sarney, de março de 1985 a fevereiro de 1986.
21 Refiro-me ao embaixador Rubens Ricupero, então secretário-geral da UNCTAD, e sua mulher, Marisa. Jurista e diplomata de carreira, Ricupero ocupou os cargos de ministro do Meio Ambiente e da Fazenda no governo de Itamar Franco.
22 Primeiro titular da pasta de Ciência e Tecnologia, cuja criação fora decidida por Tancredo Neves e mantida por José Sarney, Renato Archer era um político progressista que, no passado, se havia destacado na defesa da energia nuclear e na articulação da Frente Ampla, que procurou reconciliar antigos rivais (Juscelino Kubitschek, João Goulart e Carlos Lacerda) em torno de um projeto de redemocratização. Archer fora também subsecretário de Estado das Relações Exteriores na gestão San Tiago Dantas, durante o parlamentarismo. Foi em função dessa última circunstância que me aproximei dele e fui convidado para assessorá-lo no que viria a ser o governo José Sarney.
23 O Palácio San Martín, assim nomeado em homenagem ao herói da independência, abriga o Ministério das Relações Exteriores argentino. Como em outros casos semelhantes (Quai D'Orsay, Itamaraty), o nome do edifício é usado para designar a chancelaria.
24 O embaixador Samuel Pinheiro Guimarães foi secretário-geral do Itamaraty durante minha gestão como chanceler do governo Lula. Ocupou ainda os cargos de alto-representante-geral do Mercosul entre janeiro de 2011 e junho de 2012 e de ministro-chefe da Secretaria de Assuntos Estratégicos da Presidência da República entre outubro de 2009 e 31 de dezembro de 2010.

depois como chefe do Departamento Econômico (DEC) do Itamaraty. (A propósito, fiquei contente de verificar outro dia o reconhecimento feito pela *Gazeta Mercantil*). Devo registrar também que, em 1991, como sucessor do Samuel na chefia do DEC, eu próprio viria a rubricar, ao final das negociações substantivas, a minuta do Tratado de Assunção, que criou o Mercosul. Também assinaria, em 1994, abaixo do presidente Itamar Franco, o Protocolo de Ouro Preto, que estabeleceu a união aduaneira.[25] Ao ouvir o comentário do meu colega e ex-ministro, não pude deixar de recordar, mas obviamente não mencionei, que, anos antes, como meu antecessor à frente da missão em Genebra, quando estava muito envolvido com negociações multilaterais, Ricupero se manifestara de forma algo cética (ou essa foi minha impressão) sobre a integração sub-regional. É verdade que, em anos subsequentes, ou, mais precisamente, em 1994, quando eu era chanceler e o Ricupero ministro da Fazenda, ele teve uma participação importante nas negociações que levariam à aceitação pelo Brasil do Mercosul como união aduaneira. Qualquer que tenha sido a intenção do meu amigo Rubens, o Setúbal não pareceu dar muita atenção ao confete que lhe foi jogado. Talvez, no fundo, como bom banqueiro com os olhos voltados para os grandes centros financeiros, tenha algum desprezo pelo Mercosul!

Quanto ao Mercosul, há vários episódios sobre os quais seria interessante escrever, especialmente as manobras do ministro da Economia e ex-chanceler argentino Domingo Cavallo. Em um primeiro momento, o objetivo era ficar de mãos livres para negociar com os Estados Unidos. Em seguida, tentou "escantear" Uruguai e Paraguai. Em ambos os casos, ocorridos durante a minha gestão no Itamaraty, o Brasil foi firme na defesa, afinal bem-sucedida, da integridade do projeto do Mercosul.

Atrelar a economia argentina à brasileira

8/10/1999 Conversando com o José Alfredo Graça Lima[26], que está em Genebra para uma reunião da OMC, relembrei alguns momentos das negociações sobre o Mercosul. Estive muito envolvido neste processo, primeiro como diretor do Departamento Econômico (governo Collor) e depois como ministro, no governo Itamar Franco. Sempre achei que a aproximação Brasil-Argentina era politicamente importante. Quando assumi o Departamento Econômico, as bases políticas da

---

25 Na verdade, o Protocolo de Ouro Preto tratou da parte institucional. A definição da união aduaneira fez parte de documento assinado na mesma ocasião.

26 O embaixador Graça Lima era então o subsecretário para assuntos econômicos do Ministério das Relações Exteriores e, como tal, encarregado das negociações para o lançamento de uma nova rodada multilateral, que deveria ocorrer na reunião ministerial de Seattle (a natimorta "Rodada do Milênio").

aproximação Brasil-Argentina já estavam bem assentadas. Mas os desafios eram novos. Tanto Menem quanto Collor haviam embarcado em programas de liberalização acelerada, que podiam tornar os acordos entre os dois países praticamente irrelevantes. Independentemente do mérito destes processos (sobre os quais tinha dúvidas), a única forma prática de preservar o patrimônio dos acordos Brasil-Argentina era aprofundá-los, de tal modo que não perdessem sua relevância e especificidade, dentro do quadro mais amplo de abertura dos mercados. Assim, vi-me logo envolvido na negociação de uma área de livre--comércio Brasil-Argentina, com processo de desgravação tarifária automática.

O voluntarismo característico de Menem e Collor fez com que o calendário para liberalização do comércio bilateral, inicialmente previsto para dez anos e sem uma metodologia clara, fosse reduzido para quatro, de modo que o processo de desgravação tarifária se completasse antes do término do mandato de ambos os presidentes. No caso de Collor, a história frustrou essa intenção, mas o compromisso dos dois países se manteve. Mais importante que a decisão de encurtar prazos foi a mudança de método das negociações. Passou-se das discussões "setor por setor", lentas e penosas, para uma abordagem geral, que, de certa forma, dificultava a invocação de "sensibilidades" específicas. Essas negociações tinham, do lado argentino, um político jovem, que depois viria a ser governador de Córdoba, Juan Schiaretti. Havia morado no Brasil e trabalhara na nossa indústria automobilística. Fazia parte do grupo do então chanceler Domingo Cavallo e estava convencido da importância de "atrelar a economia argentina à brasileira".[27] O contato era muito informal e amistoso: Schiaretti gostava de utilizar expressões brasileiras, algumas um pouco fora de moda, como "meu chapa". Em poucos meses chegamos à conclusão sobre métodos e prazos, além das exceções (que também deveriam ser reduzidas de forma progressiva e linear), o que possibilitou que, em sua primeira viagem à Argentina, Collor assinasse com Menem o documento que traçava as diretrizes básicas da área de livre-comércio. Posteriormente, o resultado de todas essas negociações, mais as concessões pre-existentes, foi incorporado a um acordo, sob a égide da ALADI[28]. Os argentinos, utilizando o jargão brasileiro, passaram a referir-se a este acordo (que veio a ser

---

27 A convicção de Schiaretti era reflexo da percepção, formada ao longo dos anos de crescimento econômico, de que a indústria brasileira tinha maior dinamismo do que a de seu país. A integração provocaria uma "contaminação positiva" de que poderia beneficiar-se a indústria argentina.

28 A Área Latino-Americana de Desenvolvimento e Integração foi criada pelo Tratado de Montevidéu de 1980, em substituição à Área Latino-Americana de Livre Comércio (ALALC), que nunca decolou. Além de regras gerais para as concessões, a ALADI perfazia uma importante função notarial e servia, ainda, como forma de legitimar o uso da famosa "cláusula de habilitação" do GATT, incorporada mais tarde à normativa da OMC. Por essa cláusula, países em desenvolvimento tinham a possibilidade de embarcar em processos de integração sem observar as regras mais rígidas que se aplicavam a acordos de livre-comércio entre países desenvolvidos. A notificação do Mercosul, depois de prolongadas negociações, valeu-se parcialmente dessa cláusula.

o Acordo de Complementação Econômica ou ACE-14) como o "acordão" (que pronunciavam "acordáo").

As negociações bilaterais entre Brasil e Argentina foram "atropeladas", não sei se intencionalmente ou não, pela "Iniciativa para as Américas", lançada pelo presidente George H. W. Bush. Curiosamente, em processo que descrevi, com algum detalhe, em um artigo escrito juntamente com uma jovem assessora[29], a Iniciativa Bush [...] não só obrigou a uma maior coordenação Brasil-Argentina como a estendeu, por peripécias que não cabe recordar aqui, a Uruguai e Paraguai [...]. Foi já na discussão 4+1 (i.e, os quatro que vieram a constituir o Mercosul mais os Estados Unidos) e, em parte, como resultado da necessidade de coordenar posições frente às demandas de Washington que a ideia da Tarifa Externa Comum do Mercosul se consolidou. Assim, a Iniciativa para as Américas, paradoxalmente e por reação, terminou por acelerar a criação do Mercosul, cuja existência (e nome!) se foi conformando nas discussões entre os quatro, que foram surpreendentemente rápidas. Como negociador-chefe, pelo Brasil, assinei o telegrama que deu por concluídas as negociações e rubriquei a minuta do texto, que viria a ser assinado por presidentes e ministros, em Assunção[30].

Abandono de lastro

13/10/1999 [...] No ano e meio em que estive à frente do Itamaraty, no governo Itamar Franco,[31] a consolidação do Mercosul foi uma das prioridades da diplomacia brasileira. Acreditava e continuo a acreditar que, apesar das limitações e possíveis distorções, o Mercosul é política e economicamente importante. As razões são bastante evidentes. Talvez a principal seja a de reforçar o peso econômico e a capacidade negociadora frente a outros países e blocos. [...] O engajamento em uma empreitada complexa e ambiciosa certamente aumentaria o respeito com que nossos países seriam vistos por outros parceiros. Por este motivo, em face das tentativas argentinas (sobretudo do ministro da Economia Domingo Cavallo)

---

29 Ver Celso Amorim e Renata Pimentel. Iniciativa para as Américas: o acordo do Jardim das Rosas. *In*: ALBUQUERQUE, José Augusto Guilhon. *Sessenta anos de política externa brasileira (1930-1990)*. São Paulo: Cultura/NUPRI; USP/FAPESP, 1996. v. 2.
30 No caso do Brasil, Fernando Collor de Mello e Francisco Rezek.
31 Inicialmente, fora convidado para ser secretário-geral do que deveria ter sido a gestão José Aparecido de Oliveira, que acabou não assumindo o ministério por motivos de saúde. Após breve interinato, fui confirmado como ministro das Relações Exteriores em fins de agosto de 1993.

de dar um status inferior[32] ao Paraguai e ao Uruguai, sustentei a necessidade de manter o perfil do bloco com os quatro países e, se possível, ampliá-lo (foi durante a minha gestão como ministro que o presidente Itamar lançaria a ideia da ALCSA[33], em uma reunião do Grupo do Rio[34] em Santiago, em outubro de 1993).

Além do enorme labor técnico e das negociações específicas, houve dois ou três momentos em que senti que a construção da união aduaneira, base do mercado comum, estava ameaçada. Já me referi às tentativas de Cavallo de estabelecer um Mercosul de duas velocidades, com o Paraguai e Uruguai fora da União Aduaneira. A proposta foi apresentada por Cavallo (com Di Tella se mantendo silencioso quase o tempo todo) em reunião em São Paulo,[35] semanas antes da Cúpula de Ouro Preto. Não tenho clareza absoluta dos motivos que levaram a Argentina (e, em particular, Cavallo) a propor esse "abandono de lastro", em momento tão tardio do processo. É bem verdade que as negociações com uruguaios e paraguaios (por motivos diversos) eram frequentemente penosas, com os dois explorando a condição de sócios mais fracos. Embora compartilhasse, até certo ponto, a preocupação de Cavallo, eu percebia a importância, em termos de credibilidade internacional, de um projeto plurinacional. Em suma, politicamente, eu via um valor agregado de um Mercosul com quatro membros plenos em relação a uma união que envolvesse somente Brasil e Argentina. Na reunião de São Paulo se discutiram outros aspectos, como a compatibilização dos regimes automotivos, que ficaram mais a cargo do Ciro Gomes e do Winston Fritsch. Mas, na questão política, obviamente cabia a mim conduzir a discussão. Fui muito firme e, aparentemente, convincente, pois Cavallo acabou cedendo. A Chancelaria argentina, a começar por Di Tella, não compartilhava a mesma resistência do ministro da Economia em relação aos dois pequenos sócios. Alguns anos mais tarde, em um jantar em Nova York, no restaurante Trois Jeans, próximo à residência oficial

---

32 O status inferior consistiria em deixá-los de fora da União Aduaneira, como membros apenas da área de livre-comércio. Talvez uma motivação de Cavallo – que, como disse, nunca ficou totalmente clara para mim – fosse evitar pressão dos dois menores para rebaixar tarifas para certos produtos. Isso faria sentido, em tese, mas não se coadunava com a visão liberalizante do ministro da Economia da Argentina.

33 Área de Livre Comércio Sul-americana, cuja sigla se contrapunha à ALCA (Área de Livre Comércio das Américas).

34 O Mecanismo Permanente de Consulta e Concertação Política foi criado em 1986 e, a partir de 1990, ficaria conhecido como "Grupo do Rio". Unindo o Grupo de Contadora e o Grupo de Apoio, originalmente congregava os chanceleres de Argentina, Brasil, Colômbia, México, Panamá, Peru, Uruguai e Venezuela, que se reuniam frequentemente para buscar soluções conjuntas a situações que afligiam os países da América Latina. Posteriormente, outros países e entidades regionais juntaram-se ao grupo.

35 Participaram também da reunião, pelo lado brasileiro, Ciro Gomes (ministro da Fazenda), José Artur Denot Medeiros (subsecretário econômico do MRE), Winston Fritsch (secretário de Política Econômica) e Renato Marques (chefe do Departamento de Integração).

do embaixador do Brasil, Winston Fritsch me diria ter ficado impressionado com a minha "dialética".

A idiossincrasia de Cavallo em relação a Uruguai e Paraguai não foi a principal ameaça que pesou sobre o Mercosul nos dezoito meses da minha gestão como ministro. Uma outra questão mais fundamental foi objeto de permanente contenda entre Brasil e Argentina (esta sempre mais em decorrência das posições do ministro da Economia do que das do San Martín): tratava-se da discussão em torno da Tarifa Externa Comum, prevista no Tratado de Assunção e base da união aduaneira. Por trás dessa discussão, havia a ambiguidade argentina face aos acenos de Washington de estender o NAFTA[36] a outros países da região de forma seletiva. A questão era complexa por vários motivos. De um lado, havia a percepção de que o Brasil era ou poderia ser "contra" o NAFTA e, por essa razão, a Argentina queria manter as "mãos livres". Numa época de euforia liberalizante em todo o mundo (e certamente na Argentina), a imagem de um país "amarrado a um passado protecionista" não jogava a nosso favor.

De minha parte, sempre achei discutíveis os motivos da Argentina em interessar-se tanto pelo NAFTA, já que a economia do nosso vizinho é, em larga medida, concorrente da norte-americana e visto que o nosso mercado, mais próximo e mais "complementar", deveria ser muito mais atraente. A explicação para essa aparente contradição, segundo deduzi de uma conversa com o chanceler Di Tella, em Marraquexe por ocasião da conclusão da Rodada Uruguai em 1994, estaria no desejo de Buenos Aires de obter um "selo de qualidade" para sua política econômica e de "consolidar" ("*lock in*", no jargão anglo-saxão, dominante na área econômica) as reformas introduzidas por Cavallo.

Outro fator tornava as discussões sobre esse tema ainda mais complexas: a existência no Brasil de setores importantes no Itamaraty – e possivelmente na sociedade – que viam na perspectiva da união aduaneira uma manobra dos "liberais" para aprofundar a abertura iniciada no governo Collor, "consolidando" tarifas mais baixas do que as negociadas no âmbito multilateral[37] (*i.e.* na Rodada Uruguai do GATT). O principal expoente desta tese era uma pessoa por quem eu tinha muita admiração e respeito (e que, no início da minha carreira, fora meu chefe): o embaixador Paulo Nogueira Batista.

---

36 North American Free Trade Agreement, acordo de que são membros Estados Unidos, Canadá e México.

37 Acordo Geral sobre Tarifas e Comércio, hoje incorporado como um dos acordos constitutivos da OMC. Diz-se das tarifas aduaneiras negociadas no âmbito do GATT e, posteriormente, na OMC, que elas estão consolidadas ou *bound*. Aumentá-las é, em princípio, uma violação das obrigações do país, o que pode levar a retaliações dos países que se sentirem prejudicados. Embora uma tarifa acordada no âmbito do Mercosul possa, em tese – e mediante acordo dos membros – ser elevada, desde que não ultrapasse os níveis consolidados multilateralmente, tratar-se-ia de um processo laborioso que dependeria da boa vontade dos nossos sócios.

Cavallo e Batista, por motivos distintos ou mesmo opostos, defendiam o "desquite amigável". Enquanto o argentino buscava a liberdade de abrir-se mais completamente, se não ao mundo, pelo menos aos norte-americanos, o brasileiro queria flexibilidade para que a indústria brasileira pudesse gozar de maior proteção tarifária. Em vários momentos, tive que lidar com este duplo desafio e houve mesmo reuniões em que Cavallo e Batista se aliaram, contrariando as posições das respectivas chancelarias.[38]

O desafio Cavallo foi contornado principalmente por meio de uma manobra diplomática, que consistiu numa carta do presidente Itamar Franco aos chefes de governo dos três sócios, na qual dizia essencialmente duas coisas: (1) o Brasil não se opunha ao NAFTA e (2) não aceitaria que os parceiros do Mercosul negociassem separadamente. Implicitamente, o Brasil afirmava que se não houvesse Tarifa Externa Comum (e, portanto, política comercial externa coordenada) tampouco haveria área de livre-comércio. Quanto a essas duas mensagens, é preciso compreender (pelos motivos a que aludi antes e que tinham que ver com a percepção sobre nossa atitude) que a primeira era indispensável para a segunda. Em outras palavras, dado o clima liberalizante da época, mesmo após a substituição de Collor por Itamar, era difícil para o Brasil impor uma disciplina integracionista baseada, entre outras coisas, em uma Tarifa Externa Comum, se não admitisse a hipótese de uma negociação com os Estados Unidos. O recado foi entendido e os argentinos, após algum tempo, sossegaram os seus ímpetos pró-NAFTA e antiunião aduaneira. O outro desafio (o do Paulo Nogueira Batista) era intelectualmente mais complexo, inclusive do ponto de vista das minhas próprias ideias e convicções.

ALCSA, TEC e PNB[39]

15/10/1999 Paulo Nogueira Batista fora um dos meus primeiros chefes, no Rio de Janeiro. À época, como conselheiro, cargo intermediário na hierarquia diplomática, Batista dirigia a área de planejamento político do Itamaraty. Isso ocorreu ao tempo do ministro Magalhães Pinto[40], quando o governo militar ensaiou alguns passos na direção de maior autonomia. O secretário-geral do MRE era Sergio Corrêa da Costa,

---

38 Isso era facilitado pela informalidade que era a norma na maioria das reuniões entre Brasil e Argentina, com os vários participantes falando quase como em um *brain storming*, mas é evidente que essa "liberdade poética" não podia passar de certos limites.

39 PNB, abreviação corrente para Produto Nacional Bruto, coincidia com as iniciais do embaixador Paulo Nogueira Batista. Quando entrei para o Itamaraty, muitos dos meus colegas assim se referiam a ele, denotando um misto de ironia e respeito.

40 José de Magalhães Pinto foi ministro de Relações Exteriores do governo Costa e Silva. Teve longa carreira como deputado e senador por Minas Gerais, além de ter sido governador do mesmo estado.

homem de ambição e aberto a ideias que pudessem render dividendos políticos. Tinha também um real substrato nacionalista e, apesar das limitações da época, era politicamente um democrata. Era genro do Oswaldo Aranha, o que o vinculava a correntes políticas menos identificadas com a "pensée unique" do período Castello/Juracy Magalhães. Durante um tempo, houve um esboço de retorno, ainda que parcial e limitado, a certas ideias que haviam inspirado a política externa independente, anterior ao golpe de 1964.

O fato político-diplomático mais importante deste período foi a decisão brasileira de não assinar o Tratado de Não-Proliferação Nuclear (e negociar o Tratado de Tlatelolco, de uma forma que garantia, na prática, a possibilidade de uma postergação indefinida de sua vigência). Três diplomatas jovens eram vistos como tendo influência nesta tentativa de resgate da política externa: Ovidio Melo, que era então o chefe de gabinete do secretário-geral (e que viria a ser instrumental, já no período Geisel/Silveira, no reconhecimento de Angola); Celso Diniz, chefe de gabinete do ministro; e Paulo Nogueira Batista, secretário de planejamento político. Eu havia ido trabalhar com Paulo a convite de Samuel Pinheiro Guimarães. Depois de haver sido o idealizador e criador da Nuclebrás, "PNB" foi embaixador em Genebra, a cargo das negociações comerciais multilaterais, a chamada Rodada Uruguai. À época, além das negociações no GATT, Batista tinha que enfrentar as pressões norte-americanas contra a política nacional de informática, que se faziam sentir tanto em Genebra quanto diretamente em Brasília, onde eu era assessor do Renato Archer no recém-criado Ministério da Ciência e Tecnologia. No início do Governo Collor, embora por pouco tempo, coincidimos eu no DEC e Paulo Nogueira Batista na missão do Brasil junto à ONU. Justamente porque o tempo foi tão curto, alegrei-me ao ver em seu telegrama de despedida, entre os vários agradecimentos, uma referência generosa a mim. Durante os anos seguintes, continuamos a manter contato em seminários, mesas-redondas etc. Já nos meus últimos dias de embaixador em Genebra, sugeri o nome do Paulo Nogueira para o cargo de vice-diretor-geral do GATT, manobra que tentei, sem sucesso, completar a partir de Brasília, como secretário-geral do Itamaraty, cargo para o qual havia sido convidado por José Aparecido de Oliveira. Todo este retrospecto é para ilustrar que não só tinha relações pessoais muito amistosas com o embaixador Batista, mas também muitas afinidades de pensamento. Por isso, as críticas que Paulo fazia sobre o Mercosul não podiam ser descartadas com ligeireza. Além disso, era embaixador na ALADI, posição que lhe conferia uma natural autoridade para tratar do tema.

Olhando para trás e tentando analisar as forças históricas que poderiam estar em jogo, tenho dificuldade em identificar um setor ou corrente de opinião que o embaixador Batista pudesse estar representando. A própria esquerda, que era contra a liberalização em geral, não se opusera ao Mercosul, possivelmente porque a ideia de integração latino-americana sempre foi simpática aos idealistas de vários matizes. A indústria e parte da agricultura, que haviam expressado preocupação no início do processo, eram agora entusiastas do Mercosul.[41] Nos meios acadêmicos, afora críticas superficiais, tampouco se discerniam sentimentos contrários ao Mercosul, que, àquela altura, praticamente se tornara uma unanimidade nacional. Assim, a luta persistente do embaixador Batista contra a união aduaneira era uma batalha quase escoteira, baseada sobretudo na sua energia pessoal e na sua grande capacidade de argumentação. Tentarei resumir brevemente as suas críticas, bem como a minha posição, que acabou por prevalecer, e, também, algumas circunstâncias daquele momento (lançamento da ALCSA, discussão da TEC, aparecimento do NAFTA no cenário).

Não acha que o embaixador é um pouco otimista?

18/10/1999 Creio que a principal objeção do meu amigo ao Mercosul estava ligada à percepção de que os setores do governo que mais defendiam o aprofundamento da liberalização pretendiam valer-se do Mercosul para levar adiante suas teses. Com efeito, as negociações intra-Mercosul para a Tarifa Externa Comum, sobretudo em áreas como bens de capital e produtos de informática, provavelmente implicariam uma redução adicional das tarifas, abaixo do patamar praticado no Brasil e das tarifas consolidadas na OMC. Embora o Brasil tenha lutado e, em boa medida, conseguido manter as tarifas para estes produtos em níveis elevados, comparativamente às demais linhas tarifárias, na essência, a tese do Paulo era verdadeira. No momento em que estes debates estiveram mais acesos, pessoas como o Winston Fritsch, secretário de Política Econômica, e outros integrantes da equipe econômica certamente tinham esta intenção liberalizante. Além disso, é possível que, do ponto de vista político, o embaixador Batista identificasse o Mercosul com o governo Collor e estendesse a ele a avaliação negativa sobre o ex-presidente. Isso era, a meu ver, uma simplificação, já que as raízes do Mercosul remontavam ao processo de integração iniciado no governo Sarney, com um alto conteúdo político. A liberalização promovida no período Collor era de natureza muito mais ampla e, a rigor, independia do Mercosul.

Cerca de um mês antes da reunião presidencial de Buenos Aires (que se realizou em julho de 1994), onde as bases da Tarifa Externa Comum deveriam ser finalmente lançadas, Paulo me enviou um memorando em que sugeria que

---

41 Certa feita, quando expus a ideia de uma Área Sul-americana de Livre Comércio, que comento na sequência, em um almoço com empresários, a dúvida que ouvi nada tinha a ver com o NAFTA, como se poderia supor, mas com a preocupação de que pudesse afetar o Mercosul!

redirecionássemos nossa estratégia. Pelo que soube, uma cópia do documento chegou também ao presidente Itamar, que tinha desenvolvido forte admiração pelo embaixador Batista, por ocasião de uma CPI sobre energia nuclear. Itamar era em essência um nacionalista (ele se dizia um trabalhista, seguidor de Alberto Pasqualini[42]). Sentia uma verdadeira alergia às teses neoliberais e era com certo amargor que cedia às posições da área econômica do seu próprio governo. O fato é que Itamar mostrou-se sensível aos argumentos do nosso embaixador na ALADI e pediu-me para convocar uma reunião, a ser presidida por ele, Itamar, e que, além de mim e do Rubens Ricupero (então ministro da Fazenda), contaria com a presença dos embaixadores nos nossos sócios do Mercosul e do próprio Batista, então, nosso representante na ALADI. Fiz preceder a reunião no Planalto de outra, no meu gabinete, com essencialmente os mesmos personagens (afora, como é óbvio, o presidente). Já não me recordo em detalhe do que foi dito. Eu acabara de voltar de uma longa viagem, se não me engano à Índia e à China, e havia, apenas na véspera, passado os olhos em algumas notas que me foram trazidas pelo subsecretário para Assuntos Econômicos, o embaixador Denot Medeiros. No encontro no meu gabinete, as posições não se alteraram. Fui para a reunião no Planalto com grande expectativa, já que uma eventual decisão do presidente contrária à minha orientação me deixaria em situação extremamente delicada, sem falar no fato de que poria em risco um projeto no qual estivera pessoalmente empenhado, em várias de suas fases. Sabia que teria o apoio dos outros três embaixadores (Marcos Azambuja, em Buenos Aires; Alberto da Costa e Silva, em Assunção; e Renato Prado Guimarães, em Montevidéu), mas isso poderia não ser suficiente. A posição de Ricupero tampouco era garantida, dadas as críticas que, no passado, fizera ao Mercosul (por motivos distintos aos do Paulo). Sua atuação no Ministério da Fazenda fora até o momento discreta sobre este tema. A reunião no gabinete do presidente realizou-se num clima de indisfarçável tensão, embora sem afastar-se das normas da cordialidade. Eu falei em primeiro lugar. Itamar fez questão de ouvir a todos os presentes. Ricupero defenderia posições semelhantes às minhas sobre a importância do Mercosul (o que era uma ajuda considerável). Após ouvir atentamente uma eloquente intervenção do embaixador Batista, bem como minha resposta, Itamar encerrou a reunião com poucas palavras: "Vamos seguir a linha exposta pelo chanceler". Para mim foi, mais que uma vitória, um grande alívio. O aspecto político do Mercosul e seu significado de longo prazo, inclusive em relação ao contexto hemisférico, transcendiam, a meu ver, as questões tarifárias. Paulo lutou e perdeu, apesar do apreço que lhe tinha o presidente. Duas ou três semanas depois, quando negociávamos com a Argentina as bases do que viria a ser a TEC, em uma fazenda nas cercanias de Buenos Aires (Vila Maria), em

---

42 Alberto Pasqualini foi um político gaúcho, senador e ideólogo do Partido Trabalhista Brasileiro (PTB) nos anos 1940 e 1950.

meio a chuvas torrenciais que alagaram o terreno em volta da casa principal, tive a notícia de que Paulo Nogueira Batista falecera, vítima de um derrame, em sua residência em São Paulo. Foi um grande choque, que não consegui dissociar inteiramente dos embates doutrinários que tínhamos tido nos últimos meses. Consolava-me o fato de que, apesar das divergências, estivéramos juntos em várias batalhas. Mesmo recentemente, Paulo fora fundamental na elaboração de uma proposta para criação de uma Área Sul-americana de Livre Comércio (ALCSA), detalhando aspectos da ideia que fora lançada por Itamar em Santiago, no Grupo do Rio, e retomada por mim no foro da ALADI.

Uma nota mais leve sobre a reunião no Planalto tem a ver com a intervenção do Marcos Azambuja, embaixador do Brasil em Buenos Aires, que anteriormente fora secretário-geral do Itamaraty, sob cujas ordens eu trabalhara. Com o seu jeito flamejante, mas bastante simplificador, Marcos defendeu a tese de que tudo o que a Argentina queria era ser o "Canadá" do Brasil. "O senhor não acha que o embaixador Azambuja é um pouco otimista?", perguntou-me Itamar, quando ficamos a sós, ao final da reunião.

A vigésima sétima província

Como já referi, as duas questões em que Brasil e Argentina se haviam colocado em campos diferentes, se não opostos, foram a da natureza do Mercosul, resolvida da forma que expus, e a da reforma do Conselho de Segurança. Sobre esta, as divergências perdurariam e tomaram, em algum momento, contornos desagradáveis. Recordo-me que, na minha chegada a Nova York, após o período como chanceler no governo Itamar Franco, uma das primeiras providências que tomei, seguindo a boa prática diplomática, foi a de visitar meus colegas de posto. Comecei, como de rigor, pelo representante permanente da Argentina, Emilio Cárdenas, um homem inteligente e abrasivo. Era uma visita de cortesia, mas Cárdenas foi logo me dizendo que não esperasse o apoio da Argentina às pretensões do Brasil. No ano anterior, Cárdenas já havia reagido de forma ácida à declaração do presidente da Venezuela Rafael Caldera, que ousara apoiar o pleito brasileiro. Em uma referência ao número de estados da federação brasileira, disse, a propósito da Venezuela: "é a vigésima sétima província!".

12/4/2000 Ontem preparei, com o auxílio do Antonio Patriota, um "longo telegrama" destinado ao secretário-geral[43], que acabei enviando sob a forma de fax

---

43 Luiz Felipe de Seixas Corrêa foi embaixador do Brasil no México entre 1989 e 1992 e neste último ano retornou ao país para atuar como secretário-geral do Itamaraty, cargo que voltaria a exercer no governo FHC.

pessoal. O objetivo era situar as declarações do embaixador Richard Holbrooke[44] dentro da evolução do tema da reforma do CSNU, ressaltando sua importância.[45] Fiz também alguns comentários sobre o conteúdo da reforma, usando o projeto Razali[46] como base, bem como sobre questões de tática. Recordei os apoios que já tivemos na América Latina e o memorando que preparamos antes da reunião do Grupo do Rio, de 1997, em que manifestávamos a intenção de "informar oportunamente que estaríamos dispostos a assumir as responsabilidades de membro permanente".

[...] A realidade é sempre cheia de "rebates falsos". Nenhuma evolução é linear. O problema é que a atitude de Brasília sempre foi ambivalente e, de certa forma, oportunista em relação a esse tema nos últimos anos. O pano de fundo é que a questão não é prioritária (o próprio FHC chegou a dizer que era "coisa do Itamar e do Celso Amorim"), cria problemas com os vizinhos (Argentina etc.).

Reproduzo, abaixo, trecho, relativo à América Latina, do fax enviado ao secretário-geral do MRE, mencionado na nota anterior, conforme transcrito em minhas anotações:

18/4/2000 Não devemos esquecer, tampouco, que, em dado momento, uma boa parcela dos países da região nos manifestou seu apoio. Venezuela e Paraguai o fizeram explicitamente do plenário da assembleia geral. Peru, em nível presidencial, em Brasília. Chile, no mesmo nível em Santiago. O Equador, no Grupo de Trabalho. A Bolívia, em conversas bilaterais. O embaixador Bernd Niehaus, da Costa Rica, também revelaria inclinação a nosso favor, bem como o embaixador de El Salvador em NY. Suas posições no GT, sem citar o Brasil, foram coerentes com tais indicações. Cuba apoia a Índia e defende membro permanente latino-americano. Mesmo a Colômbia não se sente atraída pela ideia de uma "rotação regional permanente"[47] da qual ela pressente que seria excluída em benefício de México e Argentina [...]. A Guiana, que representa a voz da Caricom neste debate,

---

44   Richard Holbrooke substituiu, após longo interinato, Bill Richardson, com quem convivi por algum tempo no Conselho. Holbrooke foi embaixador dos Estados Unidos junto à ONU de setembro de 1999 a janeiro de 2001.
45   Para um relato circunstanciado das discussões sobre a reforma do Conselho de Segurança, ver meu artigo "A ONU aos setenta: reforma do Conselho de Segurança" (2015a).
46   Razali bin Ismail, representante permanente da Malásia, foi presidente da Assembleia Geral em 1997 e autor de um projeto de reforma do Conselho que pareceu apresentar possibilidade de aceitação. Para uma discussão ampla sobre o tema, ver AMORIM, 2015a.
47   A ideia, em si mesma um oximoro, consistia no seguinte: Alemanha e Japão seriam membros permanentes, enquanto as regiões em desenvolvimento se fariam representar por um número reduzido de países que revezariam entre si. Era, obviamente, discriminatória em favor das nações desenvolvidas. Ver AMORIM, 2015a.

também é contrária à rotação regional e prefere um único membro permanente da região, dando a entender que só poderia ser o Brasil.

As resistências mexicana e argentina não devem ser superdimensionadas. [...] na Argentina, pelo que posso julgar, não pareceria haver uma resistência unânime ao Brasil como há na Itália em relação à Alemanha (o nível de objeção paquistanesa à Índia não poderia sequer ser evocado neste contexto). [...] [Quanto à Argentina,] houve quem[48] dissesse que, antes de vetar o Brasil, a Argentina deveria assegurar-se que defendêssemos interesses comuns e não estritamente nacionais. Quando circulamos um "*non-paper*" aos países do Grupo do Rio antes da Cúpula de Assunção e deixamos claras nossas intenções sobre o assunto, nos comprometemos a sempre levar em consideração os interesses da região. O propósito de coordenação contínua com nossos vizinhos, e sobretudo com os argentinos, poderia ser reiterado e, se necessário, tornado mais específico [...].

Cada um pelo seu lado

A frase acima consta de uma nota feita em março de 2001. Relendo-a agora, fico na dúvida se expressa um pensamento meu ou se era algo que meu eminente interlocutor no diálogo referido abaixo haveria dito. Sem certeza, inclino-me pela segunda hipótese.

29/3/2001 Falei ontem à noite com o Fernando Henrique. Mais para não perder o hábito. Relatei algumas das iniciativas e atividades que temos desenvolvido aqui: OIT, direitos humanos (resoluções sobre incompatibilidade de racismo e democracia; preços de medicamentos). Mas meu objetivo principal era tocar na ALCA e Mercosul. [O presidente] concordou, implicitamente, que deve haver debate público sobre a ALCA ("a decisão tem que ser da sociedade"). Disse que falaria nesse sentido em Washington. Também sobre Mercosul, concordamos com os riscos, sobretudo em função da convicção de Cavallo de que seria preferível voltarmos a uma área de livre-comércio. Lembrei-lhe rapidamente a minha experiência sobre o assunto no governo Itamar. Hoje, não sei que caminho se desejará tomar. Senti alguma flexibilidade do presidente, na "linha Serra" (que no fundo é a mesma que Paulo Nogueira Batista defendia): "se for assim, será cada um pelo seu lado". É difícil ter certeza do que é melhor para o Brasil.[49] Teremos mais

---

48 Referência a declarações de políticos argentinos feitas a propósito do tema. Não tenho mais o registro de quem se tratava.

49 Este parece ser o único momento em que titubeei algo na minha forte preferência por um Mercosul sólido. Mas a frase representa mais um recurso retórico do que uma convicção. Estaria eu sob a influência das repetidas crises na Argentina? Não creio, pois logo na frase seguinte retorno à minha posição tradicional.

liberdade, mas menos capacidade de arregimentação. Conseguiremos compensar a perda do Mercosul com uma renovação da iniciativa "América do Sul" (que não percebo estar ocorrendo, de resto)? Independentemente de considerações puramente nacionais[50], o esgarçamento das relações econômicas Brasil-Argentina (uma área de livre-comércio representa menos compromisso do que uma união aduaneira) não se refletirá em outros aspectos do relacionamento? (Este último ponto foi corretamente levantado por Ricupero em conversa que tivemos recentemente.)

O ponto de equilíbrio

8/1/2002 Enquanto o Reino Unido assiste, com sentimentos ambíguos, ao bem-sucedido lançamento do Euro, o Brasil vive de perto o drama argentino[51]. Entre outros, o *"Lord Mayor"*[52] perguntou-me sobre os efeitos para o Mercosul. Respondi-lhe que, se a Argentina conseguir atravessar a crise sem uma convulsão ainda maior, a "queda" na realidade pode ter efeitos benéficos, desde que o Brasil saiba conduzir as relações com grandeza. Creio que esta é também a visão do presidente e do Celso Lafer. Penso que os "antiargentinos" têm cada vez menos influência, mas haverá pressões por causa do impacto da desvalorização sobre o comércio etc. Com uma situação muito difícil ao norte (Venezuela[53]) e outra ao sul (Argentina), o Brasil tem que ser o ponto de equilíbrio e o fator de dinamismo da América do Sul.

No meio da crise argentina, morreu Guido Di Tella, que foi chanceler por cerca de sete ou oito anos, inclusive durante o meu curto período como ministro. Sempre mantive com Guido um bom diálogo, mesmo em questões a respeito das quais tínhamos posições divergentes, como a reforma do Conselho de Segurança. No que toca ao Mercosul, Guido, embora cedendo por vezes às pressões de Cavallo (mas voltando atrás quando sentia firmeza de nossa parte), foi antes um aliado do que um adversário. Era um homem intelectualmente sofisticado, capaz de entender motivações psicológicas complexas (inclusive do seu próprio país) e

---

50 Não consigo atinar o que quis dizer com "considerações puramente nacionais". Com a aproximação do calendário eleitoral, é possível que estivesse pensando em aspectos de política interna.
51 Crise econômica argentina que culminaria na renúncia do presidente Fernando de La Rúa em dezembro de 2001, gerando forte instabilidade política até a ascensão de Eduardo Duhalde à presidência, em 2 de janeiro de 2002, dias antes, portanto, da redação dessa anotação.
52 O Lord Mayor é uma dessas excentricidades britânicas. Trata-se do prefeito da City (espécie de presidente de câmara de comércio) e não de Londres, propriamente.
53 A crise política na Venezuela ganhava força com as ações coordenadas por grupos de oposição ao governo de Hugo Chávez – como a paralisação de um dia convocada pelo empresariado, em dezembro de 2001 – e culminaria no golpe contra Chávez em abril de 2002, revertido em menos de 48 horas.

dar os descontos devidos a certas atitudes mais rígidas de alguns compatriotas. Mas sempre me pareceu excessivamente sensível às pressões e impulsos pouco previsíveis de Menem e mesmo do seu colega da área econômica e antecessor na chancelaria, Domingo Cavallo.

Tienen vocación de potencia

12/1/2002 A morte de Di Tella me faz lembrar alguns episódios das relações Brasil-Argentina durante a minha gestão como ministro brasileiro. Alguns já registrei aqui, como as tentativas de Cavallo de impedir a adoção da TEC ou a ideia de deixar Paraguai e Uruguai de fora da união aduaneira. Não sei se mencionei, entretanto, a posição hesitante de Guido entre o que seria a posição brasileira (e possivelmente de boa parte do San Martín) e a obstinação de Cavallo. Uma das vezes que Guido me procurou com essa "mensagem" (na ocasião, o pretexto ou razão – quem sabe? – era a de que o Brasil era "contra o NAFTA") ocorreu em Marraquexe. Discutimos brevemente o tema, ao qual ficamos de voltar mais tarde. Mas logo, da parte do Brasil, tratei de abortar essas conversas com a carta de Itamar Franco aos três outros presidentes do Mercosul, mencionada em anotação anterior.

Em Marraquexe, Guido e eu tivemos uma longa conversa sobre a ampliação do Conselho de Segurança. Meu colega portenho chegou perto de admitir que o Brasil era o candidato natural ("*ustedes tienen vocación de potencia*"). Logo tratou de acrescentar que para a Argentina seria um trauma psicológico [sic] ver tal situação consolidada com a nossa participação no Conselho de Segurança, como membro permanente. De outra feita, durante banquete oferecido pelo presidente Itamar Franco aos chefes de Estado do "Grupo do Rio", no velho Palácio Itamaraty do Rio, em setembro de 1994, Guido, dizendo-se impressionado pela suntuosidade das instalações (o jantar foi na biblioteca, amplo espaço de estilo neoclássico), afirmou que "agora" podia entender a nossa preocupação com a "*grandeur*". Várias vezes mais tarde, inclusive quando eu já não estava no ministério, Guido (usando uma expressão minha da ocasião) se referiu à nossa "conversa psicanalítica".[54]

---

54 Mesmo depois de minha saída do ministério, fui convidado para eventos em Buenos Aires. Em um seminário no Centro Argentino de Relações Internacionais, o chanceler Guido di Tella citou minha opinião de forma simpática, sem necessariamente revelar concordância.

Temem mais as eleições no Brasil

As anotações que se seguem se afastam do tom de reminiscência. Constituem comentários esparsos sobre a situação da Argentina, em meio à crise política e econômica e às repercussões no Reino Unido. Em uma delas, trato apenas do tema do Conselho de Segurança, sem referência ao nosso vizinho; deixo-a aqui por ser um tema que, como já ficou claro, sempre esteve presente no relacionamento bilateral.

28/1/2002 Ontem, dois encontros interessantes. O primeiro foi com Peter Sutherland, que foi escolhido diretor-geral do GATT/OMC nos meus últimos dias de Genebra (primeira passagem) e hoje é, entre outras coisas, presidente do conselho da British Petroleum e CEO da Goldman Sachs. Peter convidou-me para um almoço na sede da BP, um edifício que fica numa praça imponente, de desenho circular. O ambiente interno é muito moderno, mas a sala privada onde almoçamos (em companhia também de um coordenador para a América Latina) era surpreendentemente pequena, o que não impediu que o anfitrião, ao final da refeição, tirasse boas baforadas do seu charuto. Conversamos sobre Argentina, perspectivas eleitorais no Brasil, Oriente Médio etc. Peter Sutherland é um homem muito inteligente e pragmático. No que toca à Argentina, sua visão não foge muito do paradigma dos investidores internacionais, em especial dos banqueiros, que se sentem ameaçados pelas medidas "populistas" de Duhalde. [55]

1/2/2002 Ontem reuni um grupo de analistas brasileiros que trabalham na City. Todos gostariam que o Brasil abrisse mais sua economia. Nesse contexto, alguns salientaram a importância de uma adesão plena ao projeto da ALCA, embora eles próprios não saibam explicar quais os benefícios, para além das convicções liberalizantes. Curiosamente, em geral, pareceram temer mais as eleições no Brasil do que a crise na Argentina.

2/2/2002 Hoje pela manhã, o rádio noticia novos protestos na Argentina, no bojo de uma crise entre o executivo e o judiciário sobre os depósitos bancários. A grita agora é contra os políticos em geral. Mas qual a alternativa de poder? Sem dúvida, as coisas se complicam.

9/2/2002 Há dois ou três dias, o presidente fez um longo discurso durante reunião de gabinete. Falou das vitórias na OMC, das crescentes batalhas que tivemos

---

55 Eduardo Duhalde foi vice-presidente de Carlos Menem de 1989 a 1991 e, nomeado pelo Congresso no contexto de pós-renúncia do presidente Fernando de la Rúa, esteve à frente do executivo argentino de janeiro de 2002 a maio de 2003.

que travar. Mencionou, também, o espaço econômico da América do Sul. Senti-me gratificado, independentemente da ausência de reconhecimento pessoal. É também a sensação que tenho com as repetidas referências à necessidade de reformar o CSNU.

A anotação seguinte se refere ao "episódio Bustani". À época, o embaixador brasileiro José Maurício Bustani era diretor-geral da Organização para a Proibição das Armas Químicas (OPAQ). Sob sua direção, os inspetores daquela agência haviam concluído que não existiam armas químicas em poder de Saddam Hussein no Iraque, retirando um dos pretextos – possivelmente o principal – que Washington desejava usar para justificar sua ação armada unilateral. Bustani passou a ser visto como uma *bête noire*, que tinha que ser removido do cargo. No comando da operação, estava o famigerado John Bolton, o mesmo que viria a ser o representante da "linha dura" no governo de Donald Trump. A reprodução da anotação aqui deve-se à referência à Argentina.

21/3/2002 Ontem, alguns jornalistas me ligaram sobre a situação do embaixador José Bustani. Dei um *background* geral ao Reale Jr., do *Estado de S. Paulo*. Deborah Berlinck, do *Globo* (Genebra), lembrava-se do *silent veto* que os americanos aplicaram ao meu nome para a UNMOVIC[56] e obviamente fez um paralelo. Procurei explicar semelhanças e diferenças, mas no fundo tudo tem a ver com a onipotência dos Estados Unidos. Chamei o Michel Roccard[57] sobre o assunto, com a esperança de que ele possa influir junto ao governo francês. Ficou de fazer algo.

Está claro, entretanto, que os dados estão lançados. Os Estados Unidos mobilizaram apoios ou, quando menos, abstenções, como parece ser o caso da Argentina. A propósito, telefonei para o ministro Lafer, a quem tentei mostrar que, se não fôssemos capazes de obter sequer a solidariedade dos nossos vizinhos, ficaria patente que as gestões encomendadas às embaixadas brasileiras não passavam de mera formalidade, sem real empenho, e que, na verdade, a cabeça do Bustani estava sendo entregue na bandeja para os Estados Unidos.

---

56 A UNMOVIC (United Nations Monitoring, Verification and Inspection Commission) foi criada em dezembro de 1999 para substituir a UNSCOM (United Nations Special Commission) na tarefa de promover o desarmamento do Iraque. O episódio, referente a uma sondagem feita por Kofi Annan em janeiro de 2000, é narrado no capítulo sobre a Declaração de Teerã em AMORIM, 2015b.

57 Ex-primeiro ministro da França e líder destacado da "ala moderada" do Partido Socialista, Roccard participara comigo da Comissão de Camberra para a Eliminação de Armas Nucleares, na época em que eu era embaixador na ONU. Tínhamos uma relação de companheirismo que me permitiu a gestão informal.

Queimar meus barcos

Aqui terminam minhas anotações dos "Cadernos de Londres" e normalmente deveriam começar os registros sobre os fatos ocorridos durante a minha gestão como ministro do presidente Lula. Conforme expliquei no prefácio às *Breves narrativas diplomáticas*, no início do governo tais anotações foram espaçadas no tempo e extremamente sintéticas. Muitas vezes, meras indicações de intenções ou de acontecimentos relevantes. Vários processos importantes não foram sequer mencionados. No total, minhas notas se espalham por treze cadernos. O primeiro deles cobre o período que vai de janeiro de 2003 até o primeiro quadrimestre de 2005. É praticamente omisso sobre o que ocorreu nos três primeiros semestres do governo. Para preencher essa lacuna, sem afastar-me excessivamente do formato dos "diários", recorri à memória (e também à minha agenda).

Como já era tradição, minha primeira visita bilateral como chanceler foi à Argentina, no início de fevereiro. Antes disso, havia participado da posse do presidente do Equador, acompanhando o presidente Lula (ocasião em que foi criado o Grupo de Amigos da Venezuela)[58]. Eu fora também à sede da OEA, em Washington, para formalizar o Grupo de Amigos. Olhando minha agenda da época, verifico que o próprio presidente da Argentina, Eduardo Duhalde, havia estado no Brasil em 14 de janeiro, na véspera de nossa viagem a Quito, para a posse de Lucio Gutiérrez. Embora a programação tenha sido extensa, confesso não guardar nenhuma lembrança específica da visita de Duhalde. Minha viagem de 5 de fevereiro a Buenos Aires não foi meramente um gesto simbólico para sublinhar a prioridade da relação bilateral. Era um momento crucial das negociações da ALCA e a Argentina, à época, apesar da simpatia de Duhalde em relação a Lula e ao Brasil, e da inclinação que viria a revelar em favor da integração sul-americana, seguia nesse tema uma posição que guardava resquícios da era Menem-Cavallo. Garantir uma sintonia maior com nosso principal sócio no Mercosul era fundamental. Recordo-me que tomei um jatinho em Brasília, provavelmente um HS, com destino inicial a São Paulo. Aí me reuni com lideranças sindicais na sede da Central Única dos Trabalhadores (CUT) e à noite participei de um encontro com intelectuais, organizado por Paulo Vannuchi[59]. Naqueles primeiros dias de governo, reuniões como essas serviam, entre outros propósitos,

---

58 A questão foi tratada em AMORIM, 2013.
59 Jornalista e político, Paulo Vannuchi tem um histórico de resistência e de denúncias contra violações de direitos humanos perpetradas pelo Estado brasileiro durante a ditadura militar. Foi ministro da Secretaria Especial de Direitos Humanos de 2005 a 2010.

a fortalecer minha determinação em seguir uma linha firme nas negociações da ALCA[60].

Na Argentina, teria uma agenda com vários encontros, que incluíram almoço com o presidente e encontros com o ministro Carlos Rukauf[61] e com o vice-ministro, encarregado de comércio exterior, Martín Redrado. Em *Breves narrativas diplomáticas*, detalho como, valendo-me de um encontro empresarial que precedeu às reuniões com autoridades, apresentei publicamente a decisão do Brasil de buscar uma redefinição dos termos em que a ALCA vinha sendo negociada. Fiz isso intencionalmente para, como dizem os anglo-saxões, "queimar meus barcos". Recordo que a entrevista à imprensa que concedi juntamente com o ministro argentino foi cercada de grande expectativa e que minhas posições bastante firmes não foram contrariadas pelo colega portenho.[62]

Não foi um fato menor o presidente Duhalde, respondendo a meu pedido de entrevista de cortesia, me ter recebido para um almoço com vários de seus ministros e assessores. Aproveitei a ocasião para expor nossa visão sobre a ALCA. Fiquei com a impressão de que o presidente argentino não discordava. Saliento esses fatos porque, naquelas semanas e meses iniciais, as negociações da ALCA, ao lado do Grupo de Amigos da Venezuela, constituíam minha principal preocupação. As questões propriamente bilaterais certamente foram tratadas, mas nada ficou a respeito nos meus registros ou na minha memória.

No início de maio, pouco após o primeiro turno e antes da data prevista para o segundo turno (ao fim, não realizado em razão da renúncia de Menem ao pleito), Néstor Kirchner visitou o Brasil como candidato. Era uma maneira de associar sua figura – a de um pouco conhecido governador de uma pequena província no Sul da Argentina – com a de um líder vitorioso e voltado para reformas que iam no sentido contrário ao seguido por Carlos Menem, que tentava voltar ao poder. Lula recebeu Kirchner no Palácio Alvorada de forma muito amistosa. Seguramente, além dos temas de política interna e dos conselhos de Lula, falou-se

---

60 Como menciono em outros textos, minha posição de firmeza em relação à ALCA era praticamente única entre os ministros diretamente envolvidos no assunto (Fazenda, Indústria e Comércio e Agricultura).

61 Peronista, Carlos Rukauf foi o ministro de Relações Exteriores do governo Duhalde, de janeiro de 2002 a maio de 2003.

62 Minhas reuniões na Argentina, inclusive o almoço oferecido pelo presidente Duhalde, estão mencionadas no capítulo "ALCA: fim de linha" na obra *Breves narrativas diplomáticas*, 2013. No mesmo capítulo, estão referidas as iniciativas e peripécias que cercaram a construção de uma posição de unidade do Mercosul naquelas negociações. Conforme relatado naquela obra, a adesão da Argentina a uma postura mais firme em relação à ALCA não se deu de uma vez. Redrado, que na verdade levava o tema, tinha uma postura que o aproximava dos setores mais liberais no Brasil. Progressivamente, entretanto, as posições foram se alinhando e coube à Argentina, na Reunião de Mar del Plata, em 2005, erigir a lápide mortuária da iniciativa, que, na prática, porém, já estava moribunda havia algum tempo.

de ALCA e, principalmente, dos projetos de integração sul-americana, caros ao nosso presidente e a mim, dos quais Néstor Kirchner, como mais tarde sua mulher e sucessora, Cristina, viriam a ser ardentes defensores. Episódios posteriores demonstrariam que o impulso político no mais alto nível de governo seria importante para levar o San Martín a abraçar plenamente essa causa.

Sei o que você vai propor... o Brasil apoia

Em 25 de maio de 2003, acompanhei o presidente Lula em uma viagem de Cuzco, onde se realizou uma Cúpula do G-Rio, a Buenos Aires, com o objetivo de presenciar a cerimônia de posse de Néstor Kirchner. Entre empurrões e confusões com os habituais bloqueios de tráfego, que nos obrigaram a uma boa caminhada, logramos chegar ao Palácio do Congresso, onde pudemos assistir ao pronunciamento inaugural de Kirchner. Não me recordo se o presidente recém-empossado fez referência ao Brasil, mas notei, com satisfação, a ênfase na integração latino-americana e no Mercosul.

Iniciadas com os contatos entre Brasil e Peru, as conversações entre o Mercosul e a Comunidade Andina (CAN) tomavam corpo. Em 3 de agosto, tivemos uma reunião ministerial dos dois grupos em Montevidéu. À margem desse encontro, recebi a visita do chanceler Rafael Bielsa[63] na residência do nosso embaixador junto à ALADI. Minha assessoria já havia antecipado o objetivo do meu colega portenho. A Argentina iria propor a criação de um cargo de presidente do Conselho de Representantes do Mercosul e apresentaria o nome do ex-presidente Duhalde para o posto. Era a maneira pela qual Néstor Kirchner pretendia afastar, de forma honrosa, seu antecessor do jogo político em Buenos Aires. Bielsa iniciou a conversa fazendo rodeios, como se fosse tratar de um tema sensível e delicado. Eu logo o interrompi: "Sei o que você vai propor. A Argentina quer nomear Duhalde para a presidência do Conselho do Mercosul. O Brasil apoia". O chanceler argentino surpreendeu-se com a rapidez da resposta, a qual agradeceu efusivamente.

A surpresa de Bielsa talvez tivesse que ver com a noção, que parecia permear o pensamento do San Martín sobre as relações com o Brasil, de que Brasília desejava exercer um papel de liderança na região, o que naturalmente incluiria o Mercosul. A "rivalidade" transparecia principalmente na questão do Conselho de Segurança. A influência da "máquina" da chancelaria ficara patente no contraste entre as declarações de Bielsa, já escolhido, mas não empossado como ministro, de franco apoio às aspirações brasileiras, e as atitudes que este viria a

---

63 Rafael Bielsa foi ministro das Relações Exteriores de maio de 2003 a dezembro de 2005, durante o governo de Néstor Kirchner.

tomar ao longo de sua gestão. Indagado pelo jornal *O Globo,* Bielsa, recém-indicado, afirmou: "Acho que a maturidade dos países inclui o reconhecimento do lugar que cada um ocupa. Existem elementos objetivos que indicam que o Brasil, do ponto de vista quantitativo [sic], é uma das principais potências do mundo, coisa que a Argentina não é. [...] Brigar pela presença permanente no CSNU de um país latino-americano, neste caso o Brasil, é bom para todos, porque vai fortalecer uma instituição que está enfraquecida, sobretudo depois da guerra no Iraque". No dia seguinte, Bielsa faria ao jornal argentino *El Clarín* declaração de teor semelhante.[64]

Nas esparsas anotações que fiz no ano de 2003, uma frase escrita em 4 de outubro, no contexto de uma reflexão sobre o Mercosul e as relações com os países sul-americanos, chama a atenção: "a curto prazo, o mais importante é consolidar a relação com a Argentina, razoavelmente reconstituída após o encontro Lula-Kirchner em Nova York". A referência é a uma reunião bilateral à margem da AGNU. Mas por que terei eu me referido à necessidade de "consolidar" o relacionamento e por que me pareceu à época que a relação tivesse chegado a um nível tal que necessitasse ser "reconstituída"? Minhas notas nada esclarecem. Evidentemente, havia divergências entre as chancelarias sobre a questão da reforma do CSNU e, provavelmente, também alguma diferença de percepção entre o Itamaraty e o San Martín na definição de prioridades (Mercosul, América do Sul, América Latina)[65]. Mas, em um ou outro caso, tais divergências não chegaram aos pronunciamentos presidenciais.

O fato que pode ter feito estremecer a relação entre os governos foi a reação brasileira (ou falta dela) à atitude argentina quanto à dívida externa e ao FMI, logo antes do acordo alcançado em 20 de setembro de 2003. Recordo-me

---

64 "Bielsa: 'No hay hostilidad con Estados Unidos'". *Clarín,* 23 de maio de 2003. E também "Brasil deve liderar continente, diz chanceler argentino". *O Globo,* 22 de maio de 2003. Devo ambas as referências ao embaixador Julio Bitelli, cuja tese do Curso de Altos Estudos (CAE) do Instituto Rio Branco versou sobre o tema do Conselho de Segurança nas relações Brasil-Argentina. Bitelli acrescenta interessante comentário feito por Bielsa, já ex-ministro, ao ser entrevistado na preparação da tese: *"Como Canciller – y el gobierno del Presidente Kirchner – no tenía una posición dogmática al respecto del ingreso de Brasil al Consejo.*" Ver BITELLI, Julio. *A Argentina, o Brasil e a reforma do Conselho de Segurança das Nações Unidas*: baliza da parceria estratégica ou trincheira de uma rivalidade minguante? 2007. Tese (Curso de Altos Estudos) – Instituto Rio Branco, Brasília, 2007.

65 Uma parte, ao menos, do San Martín, encarava a integração sul-americana como um projeto essencialmente brasileiro. Do ponto de vista econômico, Buenos Aires priorizava o Mercosul e, politicamente, quando se tratava de processos mais amplos, a diplomacia argentina tendia a falar mais de "América Latina", possivelmente movida pela visão de que a presença do México constituía um elemento de equilíbrio ausente na América do Sul. Quanto ao Brasil, como exposto em outras obras (ver *Conversas com jovens diplomatas,* 2011 e *Breves narrativas diplomáticas,* 2013), a ênfase em "América do Sul" obedecia a motivações práticas, decorrentes das dificuldades de integração de toda a América Latina, tendo em vista o atrelamento da economia mexicana aos Estados Unidos, consolidado no NAFTA.

de que, logo que cheguei a Cancún para participar da Conferência Ministerial da OMC[66], dei uma declaração à imprensa de apoio à Argentina. Mas, provavelmente (só posso supor), Kirchner queria algo mais do que isso, talvez um telefonema de Lula que expressasse de maneira rápida e firme a solidariedade com Buenos Aires. Ignoro por que não o fez.[67] Não por outra razão, talvez, Lula se tenha disposto a "visitar" Kirchner no hotel em que este estava hospedado durante a LVIII AGNU.

Olhando toda essa evolução com o benefício da visão retrospectiva, poderia talvez admitir que, empenhado em múltiplas tarefas e desafios – que iam do Grupo de Amigos da Venezuela e das negociações da ALCA e da OMC à posição militantemente contrária à invasão do Iraque –, dei relativamente pouca atenção ao nosso sócio estratégico, que então ainda estava cicatrizando as feridas de uma gravíssima crise econômica e política. Mesmo com a convicção de que o relacionamento entre Brasília e Buenos Aires não padecia de problemas sérios, é muito possível que a desenvoltura com que o Brasil agia nos temas políticos mais amplos causasse algum incômodo no nosso vizinho. À época, porém, não tive essa percepção. Recordo ter ficado algo preocupado por não incluir a Argentina no Grupo de Amigos da Venezuela, mas essa impressão logo se dissipou, em razão da falta de reação de Buenos Aires. É possível que, com o governo Duhalde em fim de mandato, essa ausência fosse até conveniente. Por outro lado, em outro tema vital para ambos os países, referente às negociações comerciais multilaterais da OMC (a Rodada de Doha), mantivemos com a Argentina excelente coordenação. A Argentina participou com o Brasil da criação do G-20 comercial, que teria importante papel na Conferência Ministerial em Cancún. E jamais percebi sinal de ciúme ou despeito pelo protagonismo que nosso país assumiu nesse processo.

Fale, Kirchner: o que fiz de errado?

A reunião entre os dois presidentes em Nova York, à margem da Assembleia Geral da ONU, foi cordial e sem sobressaltos. Em determinado momento, um dos membros da delegação argentina, o embaixador García Moritán, aproximou-se de mim e, em voz baixa, solicitou que Lula não levantasse o tema do Conselho de Segurança. Acedi ao pedido e retirei o "ponto de conversação"

---

66 Ver capítulo "Doha: novos moleques no bairro", in: AMORIM, 2013.
67 Ocupado com uma multiplicidade de temas e infindáveis viagens, eu nem sempre tinha oportunidade de assessorar diretamente o presidente em ações que o envolviam pessoalmente. Ignoro também se o ministro da Fazenda, engajado em uma política voltada para o mercado, terá influído negativamente na disposição do presidente.

referente ao assunto, com o objetivo de contribuir para a fluidez do diálogo e o bom entendimento entre os presidentes. Em retrospecto, creio que a verdadeira preocupação do diplomata argentino era que Kirchner viesse a apoiar o pleito brasileiro, contrariando a posição oficial do San Martín. Os presidentes voltariam a encontrar-se à margem da Cúpula do Mercosul em Montevidéu, em dezembro. Também nessa ocasião, Lula se dispôs a ir até Kirchner, que estranhamente o fez esperar por um tempo algo maior que o razoável. Reproduzo, a propósito, fora da ordem cronológica, uma anotação feita na sala da AGNU, cerca de três anos mais tarde, em 19 de setembro de 2006, enquanto eu aguardava, na bancada do Brasil, que Lula fizesse o discurso de abertura:

19/9/2006 Em minhas notas, há poucas referências a relações entre presidentes. Alguns episódios merecem ser relatados. Kirchner-Lula é exemplo. Após rápida lua-de-mel, houve longo período de dificuldades, em virtude da falta de apoio (ou assim percebida) na questão da dívida com FMI. Encontro em NY, em 2003, não quebrou o gelo (terá Lula chegado atrasado?), apesar da atitude de humildade de Lula ("fale, Kirchner, o que fiz de errado?"). Pouco depois, em Montevidéu, testemunhei episódio especialmente estranho. Kirchner convidou Lula para café da manhã, na sua suíte. Deixou Lula esperando mais de dez minutos e, após chegar, não falou nada por algum tempo. Como funciona a cabeça do líder argentino? Ter-se-ia sentido humilhado e queria dar o troco? Mas com que objetivo, se não precisávamos de nada? Seriam necessários quase dois anos para que a relação passasse do desconfiado para o moderadamente cordial e daí para o afetuoso.

Ao reproduzir a nota acima, não deixo de sentir certa inquietação. Será que o presidente Lula tinha, na época, a mesma percepção que eu revelava? Nunca abordei o tema com ele (não deste ângulo) e provavelmente não o farei. Talvez Lula tenha dado sempre mais importância às afinidades de visão política, o que terá feito com que "passasse por cima" dessas sutilezas diplomáticas.

Seja como for, esses pequenos percalços, que atribuo principalmente ao temperamento suscetível do presidente argentino – que, em alguns aspectos, me faziam lembrar o presidente Itamar Franco – não impediram que as relações bilaterais continuassem a avançar. Houve, ainda em 2003, intensa troca de visitas. Bielsa veio ao Brasil quatro dias depois de empossado e o presidente Kirchner visitou oficialmente o nosso país em junho, além de me receber durante a visita que fiz a Buenos Aires em outubro, precedendo à visita oficial de Lula no dia 16 do mesmo mês. Os países adotaram posições crescentemente convergentes em temas como a ALCA e a OMC. Nessa última, especialmente, a Argentina teve papel destacado na criação e consolidação do G-20[68], tendo convocado uma reunião do grupo em um momento em que este parecia debilitado com a saída (mais tarde, em grande parte, revertida) de vários países da América Latina e Caribe, por pressão norte-americana.

No início de 2004, sem prejuízo da participação no Mercosul e dos esforços para avançar na integração sul-americana, minhas atenções se voltaram para outras situações e iniciativas. Depois do impasse das negociações multilaterais em Cancún, o Brasil passou a ser requisitado a desempenhar um papel de maior protagonismo na Rodada de Doha. Eu estava justamente na Argentina, para uma reunião do Mercosul, quando Bob Zoellick[69] me telefonou com a ideia de reunir um pequeno grupo para relançar as negociações multilaterais. Começávamos também a intensificar as ações com o objetivo de convocar a Cúpula América do Sul-Países Árabes (ASPA). Aliás, como no caso de outros movimentos diplomáticos, preocupava-me a necessidade de obter o engajamento da Argentina, conforme registrado em uma anotação bastante genérica de 1 de janeiro. Talvez essa intensidade de ações diplomáticas explique que a minha única referência a uma cúpula bilateral Brasil-Argentina se tenha resumido à seguinte frase: "o encontro Lula-Kirchner (15 e 16 de março) repercutiu com força na imprensa brasileira".

Solidariedade na diversidade

Ao passo que as idiossincrasias do presidente argentino eram respondidas com tolerância e até com humildade por Lula, a recomposição plena do relacionamento exigia mais do que a mera criação de um clima positivo entre os mandatários. A cúpula Lula-Kirchner, que se realizou no Rio de Janeiro (mais exatamente no Hotel Copacabana Palace), em 15 e 16 de janeiro de 2004, certamente foi precedida de intenso trabalho técnico. Os documentos assinados foram em geral recebidos de maneira positiva, embora, do lado brasileiro, com a inevitável ponta de ironia, ilustrada, entre outros, pelo título de um artigo da *Folha* sobre o "abraço dos endividados"[70]. Já o *Clarín*[71], sem deixar de apontar diferenças, qualificou o encontro como o "ponto mais alto" das relações. Os

---

68 Trata-se do G-20 da OMC, grupo de países em desenvolvimento interessados na reforma do comércio agrícola, criado por ocasião da Conferência Ministerial de Cancún, em setembro de 2003. O grupo, coordenado pelo Brasil e copresidido pela Índia, teve forte participação de países latino-americanos.
69 Robert Zoellick era o representante comercial dos Estados Unidos (United States Trade Representative, ou USTR) e o principal negociador norte-americano, tanto para a ALCA quanto para a OMC. Ver os capítulos "ALCA: fim de linha" e "Doha: novos moleques no bairro", in: AMORIM, 2013.
70 Cantanhêde, Eliane *et alia*. "Abraço dos endividados". *Folha de S.Paulo*, 17 de março de 2004.
71 "El acuerdo Argentina-Brasil". *Clarín*, Editorial, 18 de março de 2004.

documentos revelavam uma perceptível afinidade em relação a uma visão desenvolvimentista, de forte conteúdo social.

A Ata de Copacabana tratou de temas predominantemente diplomáticos, embora alguns com evidentes implicações econômicas. O documento continha elementos muito significativos, do nosso ponto de vista, como o apoio às negociações entre o Mercosul e a Comunidade Andina, com vistas à conformação, na sequência, de uma Comunidade Sul-Americana de Nações (CASA). Para nós, isso era um grande avanço, tendo em vista as resistências, nem sempre explícitas, que eu acreditava ver em alguns elementos do San Martín. Ainda mais significativa foi a menção positiva à iniciativa brasileira da ASPA, que dissipava (ou assim parecia) nossos temores de algum ciúme portenho em relação às movimentações diplomáticas brasileiras. A coordenação na ALCA e na OMC, que já vinha de fato ocorrendo, foi reafirmada. Medidas de maior consulta e concertação diplomática foram destacadas. Uma delas, por sinal, a inclusão de um diplomata argentino na delegação brasileira junto ao Conselho de Segurança, exigira, no ano anterior, gestões de alto nível, inclusive telefonemas meus ao secretário de Estado norte-americano, Colin Powell – com quem falava frequentemente, em função da crise na Venezuela. A Ata tratou ainda de cooperação em infraestrutura e em matéria energética, que viria a ter desdobramentos positivos. Não me recordo de nenhuma grande dificuldade na negociação em torno desses pontos. Assinalo, porém, um fato curioso. Em um artigo para a imprensa brasileira[72], cerca de dois meses depois, o embaixador argentino em Brasília, Juan Pablo Lohlé, em meio a expressões celebratórias, mencionaria a possibilidade de recurso a salvaguardas, em caso de surtos de importações argentinas de determinado produto brasileiro. Esse tema viria a nos perseguir por muito tempo e, a rigor, nunca foi resolvido (como se verá em anotações posteriores).

A negociação do outro documento, a Declaração sobre a Cooperação para o Crescimento Econômico com Equidade, foi menos simples. Os relatos de imprensa da época, que, na ausência de registros pessoais, reavivaram minha memória, não deixaram de assinalar as divergências – ao lado das concordâncias – entre as autoridades econômicas brasileiras (ministro Antonio Palocci e secretário do Tesouro, Joaquim Levy) e a equipe argentina, capitaneada por Roberto Lavagna[73]. Recordo-me vivamente do mal-estar entre nossos vizinhos e da satisfação de Levy e do seu chefe com o fato de que o documento afinal não estabelecia com clareza uma coordenação nas negociações com o FMI sobre as

---

72 Lohlé, Juan Pablo. "Mercosul: oportunidade e convicção". *Folha de S.Paulo*, 16 de maio de 2004.
73 Roberto Lavagna foi ministro da Economia da Argentina entre 2002 e 2005. Entre 2000 e 2002, quando eu era embaixador em Genebra e Londres, atuou como embaixador extraordinário para os organismos econômicos internacionais, ocasião em que iniciamos nosso bom relacionamento.

respectivas dívidas. "Solidariedade na diversidade", foi como procurei amenizar as diferenças para a imprensa brasileira. O ministro Rafael Bielsa pronunciou-se na mesma linha, ressaltando a situação específica de cada país (a Argentina tecnicamente em *default* e o Brasil em dia com seus pagamentos[74]). Mas um travo permaneceu entre os funcionários de médio e alto escalão de Buenos Aires. Dias mais tarde, o jornal *Valor Econômico* reproduziria rumores de que o ministro da Fazenda do Brasil se tornara o "monstro portenho". Curiosamente, conforme assinalado pela mídia, o presidente Néstor Kirchner deve ter considerado o encontro como altamente exitoso, pois, apesar do cancelamento do almoço de despedida (os presidentes já haviam jantado juntos na noite do dia 15), deixou transparecer excelente humor após a assinatura dos documentos.

De minha parte, saí da cúpula muito animado. Em declaração à Agência Brasil[75], afirmei que "estamos reforçando a nossa aliança estratégica com a consciência de que a relação entre Brasil e Argentina pode representar, na América do Sul, o que a relação entre França e Alemanha representou para a integração europeia". Qualifiquei o encontro como "histórico", refletindo o que ouvira de vários participantes brasileiros e argentinos[76].

Como administrar as sensibilidades argentinas

A relação Brasil-Argentina nos planos econômico e comercial continuou a intensificar-se. Investimentos brasileiros no nosso vizinho cresceram. Por vezes, causavam algum atrito. Em uma de minhas várias visitas a Buenos Aires, durante as quais eu era sempre recebido pelo presidente na Casa Rosada, ouvi de Kirchner queixas acerbas em relação à Petrobras. Em parte, as reclamações se deviam à percepção de que a estatal não estava investindo o suficiente, sobretudo em atividades de exploração de petróleo, mas tinham que ver também com uma decisão pouco diplomática da nossa empresa petrolífera, que manteve como seu representante em Buenos Aires um alto executivo, inimigo político de Néstor Kirchner. Aos poucos, essas e outras questões foram sendo encaminhadas, o que contribuiu para a melhora da relação bilateral. Meu sentimento de

---

74 Após renovar, em 2004, o acordo com o FMI, que venceria em dezembro de 2003, o Brasil não só se manteria em dia com os pagamentos ao fundo, como decidiria não renovar o acordo, em março de 2005. No final desse mesmo ano, o governo Lula anunciaria a quitação antecipada da dívida com o FMI.
75 Lula, Edla. "Lula e Kirchner intensificam ação entre os dois países". *Agência Brasil*, 16 de março de 2004.
76 O presidente Lula já utilizara o mesmo adjetivo para qualificar o Consenso de Buenos Aires, firmado em outubro de 2003. O consenso, que recolheu os propósitos dos dois países frente ao processo de globalização, não impediu os desencontros já relatados, o que faria com que um observador mais crítico tratasse com alguma cautela as manifestações de júbilo.

que a Argentina era um sócio sem dúvida importante, verdadeiramente estratégico, mas, ao mesmo tempo, nada fácil, persistia em decorrência de algumas atitudes diplomáticas em temas como ampliação do Conselho de Segurança, institucionalização da CASA etc. Terá sido esse sentimento que me fez concluir uma longa nota sobre a LIX AGNU, na qual, entre outras iniciativas, o Brasil coordenou uma cúpula sobre o combate à fome e à pobreza[77], e participou do lançamento formal do G-4[78], com Alemanha, Índia e Japão, com a seguinte observação: "Como continuar administrando as sensibilidades argentinas?".

A partir de um certo ponto em 2004, minhas anotações passaram a ser mais frequentes. Na primeira delas, o tema do Conselho de Segurança voltou à tona.

Manter o *momentum*

2/10/2004 A relação com a Argentina é sempre imprevisível. Depois de grande esforço de nossa parte – que naturalmente precisa materializar-se em resultados concretos – e após um período de certa contenção, durante os dias que estivemos em Nova York, Bielsa fez declarações estapafúrdias sobre a questão do Conselho, voltando a sugerir rotação[79] etc. Não afetará o curso geral das coisas, mas vai dar trabalho.

Minha relação com o chanceler argentino não foi marcada apenas por arestas. Ambos atuamos para aproximar líderes empresariais de nossos países. No meu entender, como no de Bielsa, associações e empreendimentos conjuntos seriam a melhor forma de diminuir os inevitáveis atritos de uma relação comercial intensa e nem sempre equilibrada. As anotações que se seguem refletem esse esforço comum, ao lado de referências aos habituais irritantes diplomáticos.

14/10/2004 À noite: primeiro "jantar estratégico" de empresários brasileiros e argentinos em São Paulo. Foi melhor do que eu esperava. Bielsa também estava

---

77 Reproduzo, a propósito, nota que aparece em AMORIM, 2015b: "Em 18 de setembro de 2004, à margem da Assembleia Geral da ONU, ocorreu a 'Reunião de Líderes Mundiais para a Ação contra a Fome e a Pobreza', iniciativa compartilhada com os presidentes Jacques Chirac, da França; Ricardo Lagos, do Chile, e José Luis Rodríguez Zapatero, da Espanha. Cerca de cinquenta chefes de Estado e de Governo estiveram presentes na reunião. A propósito da grande afluência de líderes e delegados que se comprimiam na sala do ECOSOC, um diplomata francês fez para um colega o seguinte comentário, que ouvi por acaso: '*Le Brésil embrasse le monde*'".

78 G-4 aqui se refere ao grupo dos quatro "pretendentes" à categoria de membro permanente do Conselho de Segurança (Alemanha, Brasil, Índia e Japão). Além das conversações entre ministros, houve uma *photo-op* dos chefes de Estado dos quatro países, com Joschka Fischer representando o chanceler Gerhrard Shröder, que não foi à Assembleia Geral.

79 Tratei do tema da rotação permanente em nota anterior.

presente. É a concretização da ideia que foi ventilada quando visitei Buenos Aires, em 9 de agosto. Todos falaram no sentido que desejamos. Cadeias produtivas; joint ventures; instrumentos de financiamento. Gostei muito da posição do presidente da ABIMAQ[80], que havia estado comigo algumas semanas antes. Em geral, dos dois lados, os participantes, cujo número foi propositadamente limitado, eram "pesos pesados". Será um novo início? Em boa parte, dependerá de nós. Nova reunião ocorrerá em Buenos Aires, 24 de novembro. Estamos avançando.

Dois dias depois, voltaria ao tema, fato que em si mesmo reflete a importância que atribuí ao evento:

16/10/2004 Jantar de empresários brasileiros e argentinos em São Paulo, anteontem, muito positivo. Lideranças de peso e boa troca de ideias. Uma próxima reunião já marcada para novembro. Mas há muito o que fazer no relacionamento com a Argentina. Agora, por exemplo, os jornais publicam que geladeiras de outras procedências estariam entrando no mercado argentino graças às nossas medidas de autocontenção.[81] Se for verdade, é um absurdo e o governo brasileiro terá de agir... Bielsa andou falando coisas negativas sobre o Brasil e o CSNU. O mesmo fez, algo constrangido, o seu delegado em Nova York. O pior não é a posição, que não surpreende, mas o afastamento da "atitude discreta" que a chancelaria argentina havia prometido. Também desnecessária a "ratificação" (como apareceu nos jornais) de apoio à candidatura de Pérez del Castillo à OMC, depois que lançamos Seixas[82]. Enfim, imbróglios que teremos de desatar com paciência e cuidado.

29/10/2004 Na sequência da protocolização do Acordo Mercosul-CAN, tenho conversado muito com Duhalde, que é entusiasta do projeto da "Comunidade Sul-Americana de Nações". Uma declaração sobre a CASA aparentemente será subscrita em Cuzco, Peru, no dia 8 ou 9 de dezembro. Ontem mesmo, Duhalde

---

80 Associação Brasileira da Indústria de Máquinas e Equipamentos.
81 Periodicamente, quando surgia uma situação que os argentinos consideravam um "surto" de importações, os setores interessados, estimulados pelos governos, especialmente o Itamaraty, estabeleciam "medidas voluntárias" de restrição às exportações.
82 A candidatura do embaixador Seixas Corrêa à direção geral da OMC buscava, sobretudo, consolidar as posições do G-20, que a Argentina integrava. Pérez del Castillo era o representante uruguaio junto à OMC, sob cuja responsabilidade, como presidente do conselho, fora preparado documento altamente prejudicial aos países em desenvolvimento. Ver "Doha: o fio da meada", in: AMORIM, 2015b.

passou pelo Brasil, vindo de Quito. Quaisquer que sejam as motivações[83], o presidente do nosso "COREPER"[84] tem sido um aliado importante.

24/11 e 27/11/2004 [...] fui a São Paulo para um jantar, em minha "homenagem", oferecido pelo setor sucroalcooleiro. Embora tenhamos divergido com frequência, sobretudo em relação à ALCA e à União Europeia, negociações em que os empresários da área buscam resultados imediatos e a qualquer custo, a conversa foi produtiva. Creio que apreciam os esforços na OMC em relação aos subsídios à exportação da União Europeia e outras iniciativas que temos tomado. Algumas ideias interessantes foram ventiladas. Até um possível acordo que envolveria investimentos e associações com a Argentina![85] Voltei a Brasília na própria terça e na quarta viajei para outro jantar empresarial, desta vez em Buenos Aires, da "coalizão empresarial Brasil-Argentina". É o segundo destes encontros. O primeiro teve lugar em São Paulo, a meu convite. Agora o anfitrião foi o Bielsa. O jantar ocorreu no San Martín. Foi precedido de um encontro meu com o grupo brasileiro. O presidente da FIESP e outros (inclusive o Josué Gomes da Silva, filho do vice-presidente José Alencar) estavam ainda muito tomados pelo assunto China. [...][86] O jantar foi produtivo, pois, em meio às queixas, também surgiram propostas e ideias novas. Sugeri, com base em uma lista de temas, que havia recolhido de encontros anteriores, que o próximo jantar se concentrasse em uma ou duas questões (joint ventures, financiamentos), de modo a possibilitar um real aprofundamento do diálogo. O importante, disse, é manter o "*momentum*". Senti que, de forma geral, os brasileiros continuam empenhados (embora tenha sido necessário um telefonema meu ao Paulo Skaf para garantir sua presença, sem a qual o jantar teria sido, por definição, um fracasso).

A anotação seguinte, entre outros aspectos, menciona, indiretamente, um tema que, por muito tempo, constituiria um irritante duradouro das relações bilaterais na área comercial. Trata-se do tema das salvaguardas. Já o mencionado

---

83 Provável referência às presumidas ambições presidenciais de Eduardo Duhalde, que, verdadeiras ou não, fariam com que perdesse o apoio de Néstor Kirchner.
84 Sigla pela qual é conhecido o Comitê de Representantes da União Europeia em Bruxelas. A alusão às motivações de Duhalde possivelmente relaciona-se à sua alegada ambição de voltar ao poder na Argentina. Nos anos em que Duhalde esteve à frente da Comissão de Representantes Permanentes do Mercosul, o Itamaraty deu-lhe todo o apoio e cercou-lhe de todas as atenções. Até mesmo uma sala no anexo do Palácio, o famoso "bolo de noiva", foi posta à disposição de Duhalde.
85 O setor do açúcar é um dos mais sensíveis e ficou praticamente excluído das negociações do Mercosul.
86 Durante visita do presidente Hu Jintao, o Brasil se comprometera a aceitar o status da China como economia de mercado, o que causou grande inquietação em setores empresariais, entre eles os ligados à indústria têxtil, área onde se concentravam os interesses econômicos do vice-presidente e de onde provinha o próprio presidente da FIESP, Paulo Skaf.

artigo do embaixador Lohlé, publicado logo após a Ata de Copacabana, se refere ao tema, e é muito possível que ele tenha sido objeto de discussões em nível técnico ao longo do ano, mas foram as propostas de Lavagna[87] que formalizaram a reivindicação argentina. Como se verá, essa questão constituiu um tema recorrente de preocupação, com repercussões no meu relacionamento com outros ministros. Quando, finalmente, uma solução foi encontrada –, o mecanismo de adaptação competitiva (MAC), objeto de anotações posteriores – ela nunca foi, de fato, aplicada. Do lado brasileiro, descobri, anos mais tarde, que havia dúvidas sobre a necessidade ou não de ratificação pelo Congresso. Do lado argentino, com a ascensão de um secretário de comércio especialmente protecionista, registrou-se desinteresse pela fórmula negociada, de complexa aplicação, e nítida preferência por ações restritivas unilaterais (por meio da manipulação das licenças de importação). Ainda sobre o tema salvaguardas/MAC, vale notar que os nossos sócios do Mercosul – Paraguai e Uruguai – se opunham à medida e, mais de uma vez, chegaram a criticar a disposição brasileira de encontrar bilateralmente uma solução para o problema.

O pivô é a Argentina

5/12/2004 Creio poder dizer que, pela primeira vez, estou vivendo uma certa crise dentro do governo. O pivô, para variar, é a Argentina. O secretário-geral do Itamaraty havia reunido, a meu pedido, representantes de outros ministérios, de modo a dar alguma resposta às propostas de Roberto Lavagna (quase três meses depois!). Logo após a visita do ministro argentino ao Brasil, fiz longa informação[88] ao presidente, sugerindo a formação de um grupo de alto nível, para elaborar nossa reação a suas propostas. Mencionei duas possibilidades: um grupo coordenado pelo MRE, ou, até melhor, uma subcâmara da Câmara de Desenvolvimento Econômico, liderada pelo chefe da Casa Civil, José Dirceu. Falei pessoalmente com o presidente, que chegou a acenar com uma reunião da chamada "coordenação política" sobre o tema.[89] Também dei cópia ao chefe da

---

87 Tais propostas tinham como objetivo principal a criação de "salvaguardas" no caso de surtos de importação que afetassem a produção local. Esse não era um mecanismo contemplado pelo Tratado de Assunção, embora estivesse previsto um período de transição (espécie de carência) para a aplicação das salvaguardas, que se havia encerrado em 31 de dezembro de 1994.

88 "Informação", nesse contexto, refere-se a um tipo de comunicação entre o ministro das Relações Exteriores e o presidente da República, sem a formalidade de uma exposição de motivos.

89 O governo Lula, seguindo uma tradição de liderança colegiada de alguns partidos de esquerda, estabelecera a prática de reunião dos ministros politicamente mais próximos com o presidente. Essas reuniões, em geral, ocorriam às segundas-feiras. Apesar das indicações de Lula de que pretendia me indicar para integrar esse grupo, isso nunca ocorreu. Sem embargo, fui convidado para participar de forma *ad hoc* em algumas reuniões.

Casa Civil, que prometeu interessar-se, mas nada ocorreu. Agora, às vésperas de Ouro Preto[90], concluí que era necessário fazer algo, até para não dar motivo a atritos com repercussão sobre outros temas em que era necessário avançar. Daí as reuniões coordenadas pelo secretário-geral do MRE, Samuel Pinheiro Guimarães. Delas resultou a decisão de uma missão à Argentina para uma conversa exploratória [...]. Furlan[91], seja por impulso antiargentino, em função dos frangos ou de solidariedade com algum outro setor, seja por "ciúme burocrático", seja, ainda, movido pela noção que se tem espalhado de que deveríamos afastar-nos do nosso aliado nas negociações com terceiros, movimentou seus habituais associados (Rodrigues e, em menor grau, Palocci[92]) para adiar a reunião para depois da Cúpula do Mercosul. Aproveitou encontro casual com o presidente, em momento em que eu não estava presente, para convencê-lo. O sinal para nossos vizinhos seria péssimo e os riscos para a Cúpula de Ouro Preto, consideráveis. Tratei de desfazer a "conspiração". Não foi fácil, até porque eu próprio, sem ignorar os motivos dos nossos adversários, tinha minhas dúvidas se [...] as reuniões preparatórias não teriam sido conduzidas com, digamos, excesso de confiança ou, mesmo, certo voluntarismo. Tive que falar com o presidente duas vezes, o José Dirceu (a quem visitei), Roberto Rodrigues, Palocci e o próprio Furlan (com quem tive um diálogo áspero na quinta-feira, quando tudo começou). Lula convocou uma reunião para terça-feira próxima (véspera da viagem a Cuzco). A reunião com os argentinos foi adiada "por alguns dias"[93], mas minha expectativa é que se possa realizar ainda nesta semana. Isso, também, se a crise lá não se agravar. Há constantes rumores sobre dissensão entre Kirchner e Lavagna.

---

90 A XXVII Cúpula do Mercosul, em Ouro Preto, viria a realizar-se em 17 de dezembro de 2004. Além de celebrar dez anos do "famoso" protocolo, ofereceria a primeira ocasião após uma reunião presidencial em Cuzco para o encontro dos líderes da América do Sul.
91 O ministro Luiz Fernando Furlan, proveniente da FIESP, era originário de setor empresarial voltado à produção de aves. Muito ativo na promoção das exportações brasileiras, carecia de visão estratégica, que englobasse o interesse dos nossos parceiros, o que era especialmente perceptível no caso da Argentina.
92 Roberto Rodrigues foi ministro da Agricultura durante o primeiro mandato do presidente Lula. Antonio Palocci foi, ao longo dos três primeiros anos, um ministro da Fazenda muito poderoso. Uma descrição das articulações (ou aliança informal) entre Furlan, Rodrigues e Palocci aparece no meu texto "ALCA: fim de linha", in: AMORIM, 2013.
93 A reunião, provavelmente em nível de vice-ministros, limitou-se, na área comercial, a consignar a disposição de ambos os países de continuarem a trabalhar para remover as dificuldades do relacionamento bilateral. Entretanto, consta do comunicado uma frase que deve ter ajudado a acalmar a parte argentina. Ao tratar das consultas visando a solução para os problemas correntes, o texto do comunicado afirma que isso ocorreria "sem prejuízo da manutenção das medidas vigentes". O fato é que o clima amainou. Kirchner veio ao Brasil para a cúpula e a Argentina atuou de forma construtiva na reunião do Conselho do Mercado Comum.

Independentemente da questão das salvaguardas, o comportamento da Argentina com relação a temas e/ou situações do nosso interesse tem sido pouco encorajador (CSNU, candidatura Seixas, reunião do G-Rio). Mesmo que se debite a ausência de Kirchner à Cúpula do Grupo do Rio no Rio de Janeiro ao excesso de sensibilidade do presidente argentino (e, neste caso, sem motivo aparente), é difícil explicar a evolução negativa em relação à nossa candidatura ao Conselho, à luz de promessas e informações passadas ("*tengo fe en Dios*" etc.)[94]. Para ajudar a entender o que se passa nas mentes dos nossos vizinhos, chamei a Brasília o nosso embaixador na Argentina, Mauro Vieira[95].

Hoje, reuni-me com alguns poucos assessores (Samuel, Ruy Nogueira, Patriota, Simões e Ruy Pereira)[96] para analisar a nossa situação interna com relação à Argentina. Disse, lá pelas tantas, algo que não sei se deveria ter falado, mas que creio verdadeiro. Apesar de apreciar-me e de ter mesmo desenvolvido certa afeição por mim, se Lula tivesse que escolher entre mim e o Furlan, minha aposta é que ele se inclinaria pelo titular do MDIC.

Quase trinta países (todos com acordos por negociar ou em vias de negociação) estiveram em Belo Horizonte para a reunião do CMC[97]. Foi a melhor resposta (infelizmente não captada, penso eu) às vozes que apregoam – como chegou a escrever uma revista normalmente simpática à política externa – o "fim do Mercosul".

As maiores pressões da mídia continuaram a ser dirigidas à relação Brasil-Argentina, vértebra sem a qual não haveria nem Mercosul, nem Comunidade Sul-Americana. Decidi fazer uma blitz e – com grande esforço físico, em meio à gripe e à multiplicidade de reuniões e negociações – estive na *GloboNews* e no *Bom Dia Brasil* e escrevi (com o auxílio da equipe) artigo sobre o "Futuro do Mercosul", oportunamente distribuído na reunião do CMC.

Em suma, balanço mais que satisfatório, levando em conta que houve avanços também no próprio Mercosul (livre circulação de bens, serviços, compras governamentais, facilitação de vistos de negócios etc.).[98] Não foram passos sem importância. Mesmo que limitados, apontam todos na direção certa: a do reforço

---

94 A expressão de Rafael Bielsa se referia à possibilidade de a Argentina vir a apoiar o Brasil como membro permanente do Conselho de Segurança. Trato do assunto em nota posterior.
95 Mauro Vieira, um dos mais destacados diplomatas da sua geração, foi um dos assessores do ministro da Ciência e Tecnologia, Renato Archer, época em que com ele convivi pela primeira vez. Fez parte do meu gabinete no governo Itamar Franco e viria a chefiá-lo no início da minha gestão durante o governo Lula. Foi embaixador em Buenos Aires de 2004 a 2009 e, em Washington, de 2010 a 2014. Foi ministro das Relações Exteriores no segundo mandato da presidenta Dilma Rousseff.
96 Samuel Pinheiro Guimarães e Antonio Patriota foram objeto de notas anteriores. Ruy Nunes Pinto Nogueira era embaixador e subsecretário para temas de cooperação. Antonio Simões, nessa época, tratava de ALCA no meu gabinete. Ruy Pereira era assessor do secretário-geral.
97 Conselho do Mercado Comum do Mercosul.
98 Nem todas essas negociações se consolidaram de forma plena. Minha anotação traduz um otimismo só parcialmente justificado.

da união aduaneira. Para mim, dez anos de "Ouro Preto I" – e onze anos depois de ter sugerido a Itamar a ideia da ALCSA – não deixa de ter um sabor especial. Mas, aqui, como em tudo o mais, deve predominar a humildade [...].

Novamente o Conselho de Segurança

Em uma sequência de curtas anotações, refiro-me à visita do presidente do Conselho (primeiro-ministro) da Espanha, José Luis Zapatero. Novamente, a questão do Conselho de Segurança da ONU aparece como um ponto de divergência com a Argentina.

24/1/2005 Ontem à noite, jantar com Zapatero, na Granja do Torto. Presente o ministro das Relações Exteriores espanhol, Miguel Ángel Moratinos, com quem tenho mantido bom contato, sobretudo no que toca a Oriente Médio. Tudo muito simpático, mas sem grandes novidades. No dia seguinte, a conversa foi bem interessante, com destaque, do meu ponto de vista, à disposição de Zapatero de rever a posição diplomática tradicional da Espanha, contrária a novos membros permanentes no Conselho de Segurança, à qual o governo socialista voltou, após o relativo avanço que Aznar fizera quando da discussão da "parceria estratégica"[99].

Em outra anotação, escrita alguns meses depois, menciono a visita de Zapatero à Argentina, na sequência da que fez ao Brasil:

Sem data Apesar dos acenos feitos no Brasil, o comunicado conjunto com a Argentina, que Zapatero visitou em seguida, foi negativo, no que toca ao Conselho. Tentei prevenir, sem êxito, um texto desfavorável. Moratinos esquivou-se de uma resposta direta e atribuiu a responsabilidade pela menção no sentido contrário ao que fora dito por Zapatero a Lula à insistência da parte argentina. Curiosamente, já no voo de regresso a Madri, Zapatero tentou telefonar-me pessoalmente. Como eu já estava viajando, o próprio chanceler falou com o meu assessor Eduardo Saboia, transmitindo a mensagem de Zapatero, no sentido de garantir o apoio no Brasil.

---

99 José María Aznar foi primeiro-ministro da Espanha de maio de 1996 a abril de 2004. No início de 2003, a Espanha apoiou a invasão do Iraque pelos Estados Unidos. A despeito da diferença de posições, possivelmente movido por interesses econômicos, Aznar, durante visita ao Brasil, insistiu no estabelecimento de uma parceria estratégica e se dispôs a manifestar apoio à pretensão brasileira quanto ao Conselho de Segurança, o que foi feito de maneira algo críptica, em novembro de 2003, no Plano de Parceria Estratégica entre Brasil e Espanha, firmado durante a Cúpula Ibero-americana em Santa Cruz de la Sierra, Bolívia.

Se o Papa fosse argentino

17/4/2005 Momentos difíceis na relação com a Argentina. Além das sucessivas expressões contrárias ao Brasil na questão do Conselho de Segurança (inclusive uma absurda referência à "instabilidade regional") e da falta de apoio efetivo ao Seixas na OMC, a chancelaria Argentina tem dado, de forma que só pode ser deliberada, frequentes sinais de afastamento em relação a iniciativas diplomáticas promovidas pelo Brasil. Como não notar a ausência do chanceler Bielsa na Ministerial de Marraquexe[100] e, agora, na CASA?[101] Há dúvidas sobre a vinda de Kirchner à cúpula com os árabes. A questão é: o que fazer? É certo que poderíamos ter avançado mais em projetos concretos, sobretudo na área econômica, como a possibilidade de inclusão de bens argentinos nos financiamentos do BNDES, compras governamentais etc. Mas é impossível que não se perceba o esforço que temos feito para atender pleitos argentinos [...] em temas relativos a investimentos brasileiros na Argentina e outras questões comerciais. Se a raiz de tudo for efetivamente "ciúme" da projeção brasileira, qual a saída? Não podemos cercear nossas ações só para confortar o vizinho. Mesmo o cronograma da reforma do Conselho, uma constante preocupação da Argentina, é algo sobre o que não temos controle. Devemos envolver ainda mais a Argentina em nossas iniciativas? É o que tentamos fazer desde a viagem de Lula à Índia, com a inclusão do ex-presidente Duhalde em nossa delegação (antes do "estranhamento" com Kirchner), nosso apoio ao próprio Duhalde como presidente do Conselho do Mercosul etc. Quem sabe se o novo Papa fosse argentino? Mas isso é com o Espírito Santo [...]".

Uma das prioridades da política externa brasileira a que me dediquei com grande afinco foi a criação de uma comunidade sul-americana de nações, que mais tarde viria a dar origem à Unasul. O tema é objeto de um dos capítulos do meu livro *Breves narrativas diplomáticas*. Não é o caso de repetir aqui as peripécias desse processo, mas importa lembrar que, após a Cúpula de Cuzco no início de dezembro de 2004, era necessário institucionalizar a nova entidade. Com esse objetivo, ficou assentado que haveria uma cúpula no Brasil, em meados de 2005. Naturalmente, a cúpula deveria ser precedida de uma reunião ministerial, a qual, por sua vez, deveria seguir-se imediatamente a um encontro de vice-ministros. A tarefa de produzir um documento de consenso revelou-se muito mais complexa do que parecia. O projeto de declaração preparado pelos vice-ministros

---

100 A Ministerial de Marraquexe foi a última etapa na preparação da Cúpula ASPA. Ver "Brasil e Oriente Médio", in: AMORIM, 2015b. O presidente Kirchner, contrariando os meus temores, acabaria indo à cúpula, embora tenha permanecido por tempo limitado.
101 Reunião Ministerial da Comunidade Sul-Americana de Nações, realizada em Brasília, em 30 de setembro de 2005. Bielsa se fez representar pelo vice-ministro, Jorge Taiana.

na véspera da reunião ministerial teve de ser descartado, uma vez que, na realidade, representaria um retrocesso em relação a documentos anteriores, inclusive à Declaração de Cuzco. Como já indiquei, havia resistências de setores da chancelaria argentina a uma iniciativa do Brasil, que poderia, na percepção de certos setores, esvaziar o Mercosul e enfraquecer a noção de América Latina, com exclusão do México, com consequente reforço da "hegemonia" brasileira. Devo dizer – e isso ficaria claro mais adiante – que esta não era uma visão generalizada na Argentina. Parecia muito mais uma idiossincrasia de diplomatas tradicionais, refletindo sobrevivência de velhas rivalidades, do que a posição de políticos mais afinados com o sentimento popular[102]. Mais importante, essa posição não era compartilhada pelo presidente Néstor Kirchner ou tampouco pela senadora Cristina Kirchner. À época da reunião ministerial da CASA, porém, essas reticências eram agravadas pela associação imaginária entre esse evento e o tema da Reforma do Conselho de Segurança.[103]

22/4/2005 Dias conturbados na América do Sul com avanços (modestos) na institucionalização da CASA, seguidos, dois dias depois, da queda do presidente Gutiérrez do Equador. [...] Por detrás das dificuldades em aprovar um documento para a reunião presidencial da CASA, havia fatores diversos: resistências históricas de alguns (Colômbia) a avanços na comunidade, temor das secretarias (sobretudo da CAN) de esvaziar-se no processo de formação da CASA e, mais delicado, temores argentinos de que usemos a comunidade sul-americana para consolidar a liderança na região, com repercussão para a questão do Conselho de Segurança – temor que nos últimos meses passou a contaminar de maneira obsessiva todas as atitudes e percepções da Argentina em relação ao Brasil. [...]

Para chegar-se a uma solução aceitável sobre o documento, era necessário resolver um problema de forma, já não me lembro qual. Casualmente, a solução para esta questão formal consistiu em desdobrar a reunião ministerial em duas: uma mais de "reflexão", e outra que prepararia a declaração. Com isso, a cúpula ficaria forçosamente adiada por alguns meses e só viria a ter lugar em 30 de setembro de 2005.

---

102 Recordo haver lido uma pesquisa de opinião na qual se revelava que a maioria dos entrevistados era indiferente ou mesmo favorecia o ingresso do Brasil como membro permanente do Conselho de Segurança.

103 Para entender plenamente as preocupações, certamente exageradas, da Argentina, deve-se ter em conta que a LX AGNU deveria considerar o relatório do secretário-geral da ONU que, entre outras coisas, trataria da reforma do Conselho de Segurança. A expectativa de que alguma decisão importante pudesse ser tomada era grande, tendo em vista que se estaria celebrando o sexagésimo aniversário da organização. A chancelaria portenha provavelmente temia que o Brasil buscasse valer-se da cúpula sul-americana para angariar apoio ao seu pleito.

Sem data [...] Enfim, terminamos tendo uma reunião positiva. Contei com o apoio do ministro peruano, Manuel Rodríguez Cuadros, secretário *pro tempore* da CASA[104]. O ex-presidente Duhalde e os ministros Gargano, do Uruguai, e Alí Rodríguez, da Venezuela, foram igualmente construtivos. Ignacio Walker (Chile) foi o mais entusiasta sobre o futuro da Comunidade, cuja meta seria uma "união da América do Sul". A Argentina acomodou-se e os demais deram contribuições relativamente modestas. O clima foi muito amistoso, sobretudo com a recepção no palácio no final da tarde pelo presidente da República, que teve palavras muito encorajadoras e cheias de entusiasmo.

Ao final da anotação, acrescentei um comentário que ilustra a minha satisfação e, sobretudo, o meu alívio: "Foi salva, assim, a I Reunião dos chanceleres da Comunidade Sul-Americana de Nações".

Celso *fatigue*

Minha preocupação em não ferir suscetibilidades dos vizinhos se reflete em outra anotação sobre os acontecimentos políticos no Equador, narrados no capítulo relativo a esse país. Relato como procurei incluir o Grupo do Rio, cuja presidência era exercida pela Argentina, em uma missão da Comunidade Sul-Americana de Nações.

23/4/2005 [...] Foi esta a forma que encontrei para incluir a Argentina, então na presidência desse grupo. Falei com Bielsa a respeito, que concordou. Isso não evitou reclamações posteriores, sob pretextos variados.

A mesma preocupação se refletiria em uma anotação feita em Santiago após uma reunião da chamada "Comunidade das Democracias". Referindo-me à missão da CASA ao Equador, lamento a ausência de Bielsa:

29/4/2005 [...] É uma pena que a Argentina não se faça presente, como soube há pouco. Conversei brevemente com o vice-chanceler argentino, Jorge Taiana[105]. Falamos rapidamente. Não foi preciso aprofundar muito, para ver que Taiana entende tudo!

---

104 A CASA carecia de organização institucional. Na prática, o Peru sediaria a reunião anterior, em Cuzco. Seu chanceler exercia, assim, a coordenação.
105 Jorge Taiana foi vice-ministro de Rafael Bielsa de 2003 a dezembro de 2005, quando assumiu a chefia do San Martín, cargo que ocupou até junho de 2010. Antes disso, havia sido secretário executivo da Comissão Interamericana de Direitos Humanos da OEA entre 1996 e 2001 e secretário de Direitos Humanos da província de Buenos Aires.

6/5/2005 As dificuldades com a Argentina não deixam de representar um certo contratempo, ou mesmo um revés, à luz do nosso objetivo de integração da América do Sul. Podia, naturalmente, esperar alguma reação, com a proximidade de uma possível decisão da Assembleia Geral da ONU sobre a questão da reforma do Conselho de Segurança, mas a estridência das declarações e as distorções dos acontecimentos foram muito além do que imaginaria. Quando comparo as frases do próprio Bielsa de um ano atrás ("*tengo fe en Dios que hasta el fin del año, Argentina pueda apoyar al Brasil en el Consejo de la ONU*"), ditas gratuitamente, com os destemperos de hoje, fico buscando o que andou errado... De qualquer forma, é algo que necessitará tratamento e atenção especiais. Quem sabe uma mudança de interlocutores não seria útil? Às vezes acho que a minha presença entre os chanceleres – reproduzindo, em muito menor escala, é óbvio, a de Lula entre os presidentes – e o meu estilo algo abrasivo, podem ter uma influência negativa. Quem sabe há um "*Celso fatigue*"?

De forma extraordinariamente sucinta, e com defasagem de alguns dias, registro uma visita do ministro argentino ao Brasil em 20 de maio:

24/5/2005 [...] Clima positivo, ideias úteis, sem atacar os problemas imediatos.[106]

Ministro, isso dói?

20/6/2005 Com Palocci e Furlan havia discutido as medidas que o ministro Lavagna está propondo para enfrentar surtos de importação de produtos brasileiros. Embora na essência se trate de salvaguardas, Lavagna buscou outra denominação[107]. Palocci revelou disposição política de resolver o problema, desde que se elimine o elemento de unilateralismo. Dei uma ideia que pode ajudar e que poderia resumir-se em "nem unilateralismo, nem veto". Isso envolveria o recurso a uma comissão *ad hoc* no Mercosul, semelhante às comissões arbitrais das soluções de controvérsias da OMC, que julgaria se os elementos – previamente definidos – para a aplicação das medidas estariam presentes. Como

---

106 A visita não foi tão inócua quanto minha anotação dá a entender. A nota do Itamaraty reproduz o texto do Acordo de Brasília, pelo qual os chanceleres "acordaram propor aos seus respectivos presidentes um programa ambicioso de aprofundamento, atualização e aceleração da relação bilateral que culminará na assinatura de protocolos específicos sobre diferentes temas, no dia 30 de novembro do corrente ano (Dia da Amizade Brasil-Argentina). Esses protocolos incluirão questões estratégicas para ambos os países, em especial cooperação nuclear e espacial, integração produtiva, cooperação militar, infraestrutura, energia e cooperação fronteiriça".

107 Para entender plenamente a insistência argentina, deve-se levar em conta que o país estava empenhado em um processo de reindustrialização. Afora as resistências do Brasil, a proposta argentina sofria forte oposição do Uruguai e do Paraguai.

Lavagna, de certa forma, já havia abandonado a ideia de aplicação automática, essa poderia ser uma solução. Vamos ver se funciona.

23/7/2005 Minha ida ao Grupo do Rio foi também um gesto para a Argentina, anfitriã do evento. Na mesma semana em que eu já havia estado em Nova York e Luanda e antes de viajar (hoje) para Londres, minha passagem por cerca de 16 horas em Buenos Aires foi um esforço especial, que espero tenha sido apreciado. Na verdade, acabei participando da discussão dos três temas que interessavam, principalmente Haiti e preparação da Cúpula das Américas (que também se realizará na Argentina). Em ambos os temas, como, de resto, no terceiro, referente a uma declaração promovida pela Nicarágua, cujo governo está paralisado pelas ações conjugadas da direita e dos ex-sandinistas, as coincidências com nossos vizinhos portenhos foram praticamente totais, o que reforça minha sensação de que é absurda a rivalidade que continua a marcar nossa relação em certos temas como Conselho de Segurança ou a CASA.

2/8/2005 II Reunião de Ministros da CASA em Guayaquil. Clima e resultados bem mais positivos que os do encontro anterior em Brasília. A atitude argentina mudou totalmente depois que alteramos a data da cúpula, transferindo-a para depois da assembleia geral, quando o tema da reforma do Conselho será supostamente tratado. As conversas bilaterais têm ajudado.

Em final de agosto, participei de mais um encontro ministerial do Grupo do Rio, em Bariloche. Transcrevo uma anotação que, na verdade, tem mais a ver com a maneira como a opinião pública brasileira vê a política externa.

28/8/2005 Um jornalista da Reuters, Guido Nejamkis – um jovem argentino residente em Brasília, abordou-me ao final da reunião. Depois que eu respondi as perguntas que me fez sobre o Haiti, Paraguai etc. o repórter, citando comentários recentes do presidente da Comissão de Relações Exteriores do Senado, indagou a que eu atribuiria o contraste entre a apreciação positiva, cheia de admiração por vezes, inclusive na Argentina, da política externa brasileira e a "ferocidade" das críticas feitas no Brasil. Disse-lhe que a sua própria pergunta era a minha resposta a essas críticas. Tomei cuidado de não dizer nada que pudesse ser interpretado como ofensivo, especialmente pelo senador Jefferson Péres[108], mas não deixei de mencionar algo que parece ser uma característica nacional: um certo prazer em ver (ou imaginar) "fracassos" brasileiros, o que contrastava com a atitude de outros países. O jornalista insistiu: "Mas diga-me, ministro, isso dói?". Saí

---

108 Presidente da Comissão de Relações Exteriores à época.

pela tangente, mas, no fundo, achei que ele percebia, melhor do que muitas pessoas próximas a mim, como efetivamente me sinto!

Não ficar apenas com a ALCA

Um aspecto importante do relacionamento Brasil-Argentina no plano comercial dizia respeito às negociações Mercosul-União Europeia. Para restringir-me ao período Lula, assinalo que, de início, foi o Brasil quem mais se empenhou em ajustar os parâmetros da negociação de modo a eliminar (ou, pelo menos, limitar o impacto negativo de) temas como propriedade intelectual, serviços, compras governamentais e investimentos. Essa, ao lado da nossa ênfase em agricultura, foi a tônica da reunião de Bruxelas em novembro de 2003. A adoção de uma abordagem que pudesse conduzir a uma negociação pragmática foi objeto de conversas minhas com o comissário europeu Pascal Lamy. Chefiava a delegação argentina o secretário para Relações Econômicas do San Martín, Martín Redrado, que fazia as vezes de ministro do Comércio. Embora de feitio mais liberal, Redrado, que inicialmente nos havia dado algum trabalho por sua posição favorável às negociações da ALCA, acabou sendo um bom aliado. O chanceler uruguaio, Didier Opertti, com quem tivera diferenças em Cancún, e a ministra Leila Rachid, do Paraguai, apoiaram as posições brasileiras. Tive com Redrado uma longa conversa a bordo do trem rápido que nos conduziu de Bruxelas a Paris, presente o meu então chefe de gabinete, Mauro Vieira. A ocasião serviu para acertarmos os ponteiros em relação a futuras negociações comerciais. Com o passar do tempo, a política de reindustrialização conduzida pelo ministro da Economia, Roberto Lavagna, na presidência de Néstor Kirchner, levaria Buenos Aires a adotar postura crescentemente restritiva em relação à importação de bens manufaturados. Na verdade, poder-se-ia dizer que a Argentina passou de uma linha francamente liberal para uma atitude que poderia ser qualificada de "protecionista". A nota que se segue refere-se a esse segundo momento.

4/9/2005 A razão da minha vinda à Europa, desta vez, foi a reunião entre Mercosul e União Europeia. Graças às conversas que tive com Mandelson[109], evitamos o desgaste de improdutivos encontros dos chamados "coordenadores nacionais", nos quais a pressão exercida por funcionários da Comissão Europeia em geral acaba por prevalecer sobre as resistências das suas contrapartes do Mercosul. O clima da reunião foi positivo. Mesmo o sempre crítico *Estado de S. Paulo* percebeu

---

109 Peter Mandelson, político britânico, homem de confiança do primeiro-ministro Tony Blair, foi comissário europeu para o comércio de 22 de novembro de 2004 a 3 de outubro de 2008. Mandelson é um dos personagens centrais da narrativa "Doha: o fio da meada", in: AMORIM, 2015b.

avanços. A coordenação prévia com Lavagna[110] e a conversa que tive dois dias antes com Peter Mandelson foram fundamentais. No caso da Argentina, pude antecipar-me às críticas de nosso vizinho às ambições europeias, o que ajudou a colocar os problemas sob ângulo menos confrontacionista. Acertamos um cronograma e "enterramos" a metodologia das "melhores ofertas" que a União Europeia vinha defendendo como forma de garantir supostos avanços alcançados em fases anteriores da negociação. A expressão que usei para definir a tarefa que tínhamos diante de nós, "*reality check*", foi, na prática, adotada e chegou a ser citada inúmeras vezes durante as discussões. Identificamos áreas de concentração: "melhoras na oferta agrícola", "serviços" e "flexibilidade" para tempos de desgravação tarifária, bem como para a base de cálculo do comércio "liberalizado"[111]. Enfim, temos não só um "mapa do caminho", mas conteúdo para as diversas estações do percurso. Um avanço modesto, mas ainda assim avanço, que nos permitirá continuar a equilibrar as várias negociações e, no caso de fracasso (ou postergação) da OMC, não ficar apenas com a ALCA.[112]

No plano político-diplomático, o entendimento com nosso vizinho também foi se intensificando, inclusive com gestos pouco usuais na diplomacia. Mencionei em outra anotação a presença de um diplomata argentino na delegação do Brasil junto ao Conselho de Segurança. O episódio que relato a seguir, por ocasião de um encontro do G-20 da OMC no Paquistão, tinha sentido similar.

10/9/2005 Já à noite, encontrei-me com o ministro do Exterior, Khurshid Kazuri. A conversa, que começou insossa, foi ganhando interesse à medida que se encaminhava para temas mais próximos da realidade paquistanesa, sobre os quais meu colega, de boa formação acadêmica e com "*background*" de ativista político, discorreu com prazer e franqueza: relações com a Índia (Kashmir), Afeganistão e Irã (questão nuclear). Falamos também da cooperação bilateral (em energia e na área militar, entre outras) e de comércio (inclusive acordo com Mercosul). Enfim, um bom encontro que permitirá aprofundar os contatos, iniciados com a visita de

---

110 Um fato ilustra a boa confiança que se havia desenvolvido entre Brasil e Argentina. Normalmente, caberia a esta, que estava na coordenação do bloco, falar em nome do Mercosul. Mas, após nosso entendimento no encontro bilateral, Roberto Lavagna pediu que eu conduzisse a conversa com os europeus.
111 Sem entrar em minudências técnicas, a metodologia originalmente proposta pela comissão implicava dar muito peso a setores de pouco interesse para os países do Mercosul.
112 A despeito da paralisia absoluta das negociações da ALCA, a hipótese de que fosse ressuscitada não podia ser descartada de todo. Com vários setores do empresariado brasileiro desejosos de "abrir mercados", mesmo que em detrimento de aspectos estratégicos, e a forte pressão da mídia no mesmo sentido, eu tinha que manter essa consideração no meu radar.

Pervez Musharraf[113] ao Brasil. Naturalmente, evitamos – sem deixar de mencionar a própria omissão, de forma jocosa – a questão do Conselho de Segurança. Até porque do jantar participou também o subsecretário argentino Alfredo Chiaradía, que representou o seu país no G-20.

A reunião com o ministro paquistanês era um encontro bilateral, sob a forma de um jantar de trabalho. Tomei a iniciativa pouco usual de indagar ao meu anfitrião se poderia levar comigo o subsecretário argentino. Os paquistaneses ficaram muito surpresos e não deixaram de expressar seu espanto, até porque o paralelo que poderia ser feito em sua região, o subcontinente indiano, era obviamente impensável[114].

Garantir a vinda de Kirchner

1/10/2005 A semana começou com Condoleezza Rice e terminou com a Comunidade Sul-Americana. Inicialmente tivemos que adiar a Cúpula da CASA, prevista para agosto – porque os argentinos haviam tido a fantasia de que queríamos utilizá-la para reforçar nossa posição em relação à reforma da ONU. Desfeito este mal-entendido na reunião de chanceleres sul-americanos – em abril – tivemos outra reunião ministerial em Guayaquil e finalmente a Cúpula da CASA em Brasília, ontem.

Os trabalhos preparatórios, do nosso lado, ficaram a cargo do secretário-geral, Samuel Pinheiro Guimarães, e dos diplomatas Filipe de Macedo Soares[115] e José Felício[116], entre outros. Viajei para Paris, de onde fui para Washington com uma rápida passada por Brasília, bastante confiante, na semana anterior. Já na

---

113 Presidente do Paquistão de junho de 2001 a agosto de 2008, Pervez Musharraf fez uma visita oficial ao Brasil em novembro de 2004.

114 Também me refiro a esse episódio no terceiro capítulo de *Teerã, Ramalá e Doha*, 2015: "No meu permanente esforço de manter os argentinos envolvidos em nossas iniciativas diplomáticas, [...] convidei Alfredo Chiaradía a participar da reunião [...]. Para o meu colega argentino, terá sido uma oportunidade no mínimo interessante de ouvir um político da região fazendo comentários e análises sobre temas candentes, como Afeganistão e Irã".

115 Luiz Filipe de Macedo Soares, veterano embaixador especializado em assuntos hemisféricos e de meio ambiente, fora convocado por mim quando decidi separar os temas da América do Sul e América Latina de outras questões políticas e econômicas. Além da importância óbvia dos temas regionais, moveu-me nessa decisão o objetivo de retirar a questão da ALCA da subsecretaria econômica, acentuando, assim, o caráter eminentemente político – e não predominantemente técnico – das negociações.

116 José Eduardo Felício fora meu colaborador, entre 1990 e 1993, no Departamento Econômico e na missão do Brasil em Genebra, onde se destacou como negociador do artigo relativo à cooperação internacional da Convenção para Proibição de Armas Químicas. Fez parte do meu gabinete do governo Lula e, posteriormente, ainda na minha gestão, foi embaixador em Montevidéu.

capital norte-americana, soube que o presidente do Uruguai não viria à cúpula. A ausência de Kirchner era dada como quase certa. De Washington mesmo, e depois do próprio avião, disparei vários telefonemas. Não fui bem-sucedido com Tabaré[117]. O Uruguai acabou mandando o vice-presidente, Rodolfo Nin Novoa, que teve um papel positivo no encaminhamento dos debates, por vezes difíceis. Mas os esforços – de que participaram o Marco Aurélio Garcia, o Samuel Pinheiro Guimarães, o Mauro Vieira e até o Chávez (mobilizado por mim por intermédio do chanceler Alí Rodríguez) – garantiram a vinda do Kirchner, ainda que apenas para o jantar.[118]

7/11/2005 Outro "assunto palpitante" da semana foi a Cúpula das Américas, em particular a discussão do parágrafo sobre ALCA. Com a Argentina (obviamente, sem falar na Venezuela) com posição mais rígida que a nossa, pudemos manter a firmeza na oposição a uma data fixa para reiniciar negociações e, ao mesmo tempo, assumir tom moderado e pragmático, escutado com atenção e respeito tanto por norte-americanos quanto pelos nossos amigos venezuelanos e argentinos.[119] Mas isso não me livrou de responder fortemente a Fox[120], que propusera uma "ALCA sem o Mercosul". Lembrei, a propósito – e o Clóvis Rossi reproduziu –, o comentário de jornal inglês em dia de nevoeiro no Canal da Mancha: "O continente está isolado". Minhas declarações foram amplamente reproduzidas, do *Wall Street Journal* aos jornais sul-americanos e até os periódicos brasileiros. Afora um ou outro qualificativo crítico ("despeito", segundo uma jornalista), não deixaram de publicar a essência do que disse, situando minhas palavras a meio caminho de Fox e Chávez: "Nem enterrar, nem ressuscitar" (a ALCA)[121]. [...]

---

117 Tabaré Vázquez foi presidente do Uruguai de 2005 a 2010 e novamente de 2015 a 2020. É membro da Frente Ampla.
118 A presença dos presidentes em muitas dessas reuniões tinha um valor simbólico, além do sentido prático. Para boa parte da nossa mídia, o sucesso ou fracasso dos encontros era medido pelo número de presenças e ausências.
119 O discurso do presidente Lula, ainda hoje disponível no site do San Martín, é eloquente nesse sentido. Em sua fala, após um apanhado da importância da integração sul-americana e de como deveriam pautar-se as negociações internacionais levando em conta as diferenças de níveis de desenvolvimento, Lula seguiu um pequeno roteiro que eu havia preparado sobre a sequência necessária entre as negociações da OMC e as tratativas hemisféricas. Esse discurso foi amplamente divulgado anos depois para contrastar a atitude firme do então presidente com a postura subalterna do governante atual.
120 Vicente Fox Quesada foi presidente do México de dezembro de 2000 a novembro de 2006.
121 De fato, a ALCA, que do ponto de vista negociador já estava morta havia algum tempo, não mais ressuscitaria, embora fosse necessário algum tempo para que efetivamente se desmantelasse o secretariado estabelecido em Puebla, no México. Para mim, estava claro que isso aconteceria, o que nos permitia evitar expressões estridentes, características das atitudes de Chávez e Kirchner (ver, a propósito, a narrativa "ALCA, fim de linha", AMORIM, 2013).

A despedida de Bielsa

Pouco antes da reunião ministerial da OMC em Hong Kong, representantes dos quatro membros do Mercosul se reuniram em Montevidéu. Destaco a "moção de confiança" do representante argentino:

20/11/2005 Na ocasião, o negociador-chefe da Argentina, Alfredo Chiaradía, modestamente, não quis acrescentar muito ao que eu relatara aos outros chanceleres, dizendo que eu estava "*en el ojo del huracán*". O esforço de viajar mais de seis horas (ida e volta) no mesmo dia valeu: sinto-me apoiado pelo Mercosul na estratégia que tenho seguido na Rodada de Doha, onde o Brasil participa do núcleo mais fechado das negociações, juntamente com Índia, Estados Unidos e União Europeia. A ressalva feita pela Argentina no encontro de Montevidéu é semelhante à que ouviria dois dias depois na FIESP: o aceno [de flexibilização] que eu fizera em NAMA[122], em uma das reuniões preparatórias, é o "*bottom-line*". De alguma maneira, isso não era mau e até fortalecia minha posição em face das demandas que seriam feitas pelos dois parceiros desenvolvidos. Também obtive endosso à ideia de uma atitude generosa com LDCs[123], inclusive com referência no comunicado conjunto ao acesso livre para bens provenientes desses países.[124]

30/11/2005 Rapidíssima nota sobre Puerto Iguazú, onde se celebrou o vigésimo aniversário dos acordos que marcaram a integração entre Brasil-Argentina, mais precisamente a Ata de Iguaçu, firmada pelos presidentes Sarney e Alfonsín: o encontro Lula-Kirchner transcorreu em excelente clima; grande confiança recíproca; os presidentes reafirmaram a aliança estratégica; 24 acordos em campos diversos foram assinados. É verdade que as medidas de defesa comercial (CAC) não foram objeto de acordo, embora as conversações prossigam. Sob esse aspecto a recente saída de Roberto Lavagna do governo, embora nosso amigo, tal-

---

122 Non Agricultural Market Access, que, na prática, significava produtos industriais. Não é o caso de tratar dos aspectos econômicos dessas negociações neste livro. Ver, a respeito, a narrativa sobre Doha em AMORIM, 2015b.

123 Sigla em inglês para Países de Menor Desenvolvimento Relativo, que têm tratamento especial na Organização Mundial do Comércio.

124 A "atitude generosa" tinha também um aspecto voltado para o nosso próprio interesse (do Brasil e do Mercosul). Ao facilitar tratamento privilegiado para países de menor desenvolvimento, sobretudo por meio de acesso a mercados livre de tarifas e livre de quotas (*duty free quota free*) estávamos contribuindo para uma ampla aliança de países em desenvolvimento na luta contra os subsídios agrícolas, especialmente na questão da "data final" para a eliminação de subsídios à exportação. Ver "Doha: o fio da meada", in: AMORIM, 2015b.

vez facilite as negociações.[125] As perspectivas de cooperação entre Brasília e Buenos Aires em temas como Mercosul e CASA estão cada vez melhores. O encontro de Iguazú marcou também a despedida de Rafael Bielsa da chancelaria argentina.[126] Da maneira como falou, dirigindo-se a Bielsa, Lula chegou a dar a impressão de que me estava despedindo junto com ele! Algumas pessoas notaram. Mas, sinceramente, creio ter sido lapso de linguagem.

Entre os 24 acordos, além de temas comerciais, migratórios, científicos, culturais, todos eles muito importantes, destaca-se o esforço para desenvolver a cooperação em temas estratégicos, como os relativos à defesa, espaço, e energia nuclear. Era a minha convicção, naquela época, acompanhando o pensamento do secretário-geral do Itamaraty, meu amigo Samuel, que acordos nessas áreas contribuiriam para uma verdadeira integração e consolidariam a aliança entre os dois países.[127]

Temas comerciais continuaram a dominar a agenda bilateral, porém. Discussões sobre o Mecanismo de Adaptação Competitiva, antes Cláusula de Adaptação Competitiva, levaram a um acordo jamais implementado, por motivos já apontados. No plano pessoal, a presença de Taiana à frente da chancelaria argentina, embora não tenha chegado a implicar mudanças substantivas de posição, contribuiu para um diálogo mais ameno, com menos solavancos. Questões que envolviam relações com outros países também impactaram o relacionamento Brasil-Argentina. Uma delas – e das mais importantes – esteve ligada às objeções argentinas à construção de usinas produtoras de papel no Uruguai. A disputa sobre as *papeleras*[128] ganhou tons muito ásperos, e, em dado momento, colocou em dúvida a eficácia dos mecanismos do Mercosul. Também repercutiu sobre o Brasil. Montevidéu reclamava da nossa "omissão", ao mesmo tempo que Buenos Aires temia a intromissão

---

125 CAC: Cláusula de Adaptação Competitiva, posteriormente denominada MAC (Mecanismo). Minha avaliação sobre eventuais vantagens da saída de Lavagna revelou-se totalmente infundada. Conforme já assinalado, apesar da adoção do MAC no ano seguinte, a Argentina passou a se valer cada vez mais de medidas unilaterais por meio das licenças de importação.

126 Diferentemente do caso de Lavagna, em que a queda do ministro estava nitidamente ligada a um crescente desconforto/rivalidade do presidente, a saída de Bielsa pareceu ser o resultado de mera "fadiga" (não sei se dele próprio ou do seu chefe).

127 Essa convicção se reforçou quando, anos mais tarde, fui ministro da Defesa no primeiro mandato do governo Dilma Rousseff. Pude observar então que havíamos feito alguns avanços com uma interlocução mais intensa na área da defesa, além da nuclear e espacial, mas que ainda havia resistências a serem superadas.

128 O caso das *papeleras* (nome em espanhol para fábricas de celulose) opôs Uruguai e Argentina no início dos anos 2000. Em essência, os uruguaios desejavam instalar duas usinas nas margens do rio Uruguai, pleito contestado pelos argentinos, que alegavam descumprimento do Estatuto do Rio Uruguai, de 1975, e questões ambientais. A oposição entre os países acerca do tema foi objeto de decisão arbitral no âmbito do Mercosul e, posteriormente, a Corte Internacional de Justiça manifestou-se a respeito.

brasileira em um assunto que considerava essencialmente bilateral. Em uma longa nota (na verdade, um adendo posterior), teço comentários sobre o incômodo que nos causou essa questão[129]. Também nessa época, questões energéticas, especialmente a do gás boliviano, geraram situações complexas, nas quais Brasil e Argentina tinham interesses ora comuns (em evitar a intromissão venezuelana, por exemplo), ora divergentes (saber que quantidade de gás caberia a cada país).

Seria bom combinar com os russos

12/1/2006 Ontem esteve aqui o Jorge Taiana, novo ministro de Exterior argentino. Homem equilibrado e de bom senso. Creio que terei com ele bom diálogo. Restam, entretanto, as questões da CAC e da indústria automotiva. Kirchner virá no dia 18. Antes disso, Evo Morales. Com mais cinco chanceleres e uma trilateral no dia 19 (Chávez e Kirchner), será um mês cheio, mesmo que o presidente, como sugeri, não vá a Davos (eu terei que ir de qualquer forma por causa da OMC).

Em uma nota de 21 de janeiro, refiro-me à reunião trilateral Lula-Kirchner--Chávez realizada no dia 19, em Brasília[130], na Granja do Torto, um dia após o falecimento do meu pai, no Rio. Além da referência à minha participação pessoal, menciono a forte repercussão na mídia do encontro dos três presidentes. A primeira reunião, nesse formato, ocorrera quase um ano antes, durante a posse do presidente Tabaré Vázquez, no Uruguai. A cúpula trilateral não deixava de transmitir a impressão de uma espécie de "núcleo duro" da integração sul-americana. Esse núcleo poderia ser ainda mais fortalecido com a adesão da Venezuela ao Mercosul. Pouco anotei sobre a reunião de 19 de janeiro, mas creio ter sido nessa ocasião que se discutiu, com algum detalhe, o plano venezuelano para um "Grande Gasoduto do Sul". A Argentina, mais do que o Brasil, demonstrava interesse no tema em virtude de suas próprias carências energéticas. Na reunião trilateral na Granja do Torto, os presidentes chegaram a discutir um traçado para o gasoduto que passava sobre o Uruguai. Parodiando o que Garrincha teria dito ao técnico Feola na Copa de 1958, sussurrei para um outro participante no lado brasileiro: "Seria bom combinar com os russos (no caso, com os uruguaios)".

Embora as consultas entre Argentina, Venezuela e Brasil tenham sido frequentes, o "núcleo duro" nunca se consolidou como tal, em parte porque o Brasil (eu especialmente) era particularmente sensível a posições e preocupações de outros países da região, tanto dos nossos vizinhos menores quanto daqueles

---

129 Ver "Uruguai".
130 Ver referência ao comunicado conjunto no capítulo "Venezuela", neste livro.

que tinham uma visão da integração mais flexível e menos baseada em grandes projetos, como, por exemplo, o Chile.

5/2/2006 Embora tenha recebido o ministro do Uruguai e um "*minister of State*" da Índia, a semana foi dominada pela questão da CAC (agora MAC) com a Argentina. Já de Davos, onde lera um breve papelucho com as divergências remanescentes, dei o recado ao secretário-geral. Deveria obter do presidente (não tanto para ele próprio, mas para os representantes de outros órgãos) a instrução clara de que só sairiam de Buenos Aires (onde a reunião se realizaria na terça-feira) com o acordo fechado. Disse igualmente, por meio da minha chefe de gabinete, que era essencial garantir a presença do secretário executivo do MDIC e de representante qualificado do Ministério da Fazenda. Soube, depois, que isso exigiu a intervenção direta do presidente, acionado pelo Samuel, via Gilberto Carvalho[131]. Afinal, o acordo saiu e, apesar da choradeira esperada dos empresários, obteve também alguns aplausos, inclusive dos nossos dois ex-embaixadores em Buenos Aires, Marcos Azambuja e José Botafogo Gonçalves – o que estava longe de ser óbvio.[132]

Desde o início, empenhei-me em encontrar para esse tema espinhoso uma solução que atendesse a angústia de setores argentinos com a "invasão" de produtos brasileiros, mas que se mantivesse no limite do razoável, sem margens excessivas para arbítrio ou unilateralismo. Não foi fácil garantir esse limite, nem interna, nem externamente. Os argentinos queriam o equivalente a uma verdadeira "licença para matar". Isto é: o direito de fazer o que bem entendessem, sempre que um setor industrial se sentisse ameaçado. No Brasil, as resistências a qualquer tipo de restrição às nossas crescentes exportações (em quase todos os ramos) eram compreensivelmente muito fortes. Dentro do governo, Furlan fez o possível para sabotar os entendimentos, enquanto Palocci – mais político – deixava que seu preposto Luís Pereira criasse as dificuldades, que depois ele ajudaria (às vezes) a resolver. Foi difícil também (por motivos táticos) manter os nossos negociadores na linha correta. Houve momento, por exemplo, em que o incansável Ruy Pereira, muito ligado ao secretário-geral, havia caído na esparrela de dividir os assuntos entre técnicos e políticos. Seria tudo o que os argentinos queriam, acertando antes o que fosse menos complexo, deixando para o fim as "decisões políticas", a principal das

---

131 Gilberto Carvalho, secretário particular do presidente, posteriormente ministro chefe da Secretaria-geral da Presidência, no governo Dilma, apreciava a política externa e intermediava de forma construtiva as inevitáveis disputas por competência entre o Itamaraty e outros ministérios.

132 Ambos eram embaixadores de alto prestígio. Azambuja, antes de ser nosso representante em Buenos Aires, fora secretário-geral do Itamaraty no governo Collor de Mello, ocasião em que servi sob sua chefia como diretor do Departamento Econômico. Botafogo chegara a ser ministro da Indústria e Comércio e era embaixador na Argentina no início da minha gestão.

quais era a existência ou não de um mecanismo de revisão compartilhado. Afinal, por insistência minha, a referência explícita ao mecanismo de revisão foi mantida no documento acordado sobre "aspectos técnicos". Creio que obtivemos um bom resultado, que aliviou os argentinos, e com suficiente seriedade técnica, capaz de preservar a integridade do Mercosul. A negociação deve ter mostrado a nossos parceiros que não ficamos presos a uma visão estreita dos nossos interesses setoriais, em detrimento da integração. Mas tampouco entramos num jogo de "sermos bonzinhos", em que pesem as críticas do empresariado paulista, refletidas na grande mídia.

As próximas anotações tratam de diferentes aspectos de questões regionais ou mesmo globais, que, de alguma forma, envolviam nossas relações com a Argentina. Sua inclusão aqui não dispensa a leitura dos capítulos correspondentes a outros países, notadamente Uruguai (*papeleras*) e Bolívia e Venezuela (gás e energia).

21/2/2006 Escalada no conflito Uruguai/Argentina sobre *papeleras*. Argentinos ameaçam fechar última ponte. Uruguai já fala em isolamento e bloqueio. Buenos Aires quer levar o tema para a Corte Internacional de Justiça. Uruguai invoca Olivos[133]. Sensibilidade de Kirchner torna difícil qualquer tentativa de mediação. Falei com Taiana há pouco. É um homem moderado, mas está muito crítico dos uruguaios. Agradeceu a preocupação, mas insiste em tratar do tema bilateralmente.

15/4/2006 Terei que revisitar os movimentos táticos sobre a OMC. Na conversa que tive com o presidente, antes de partir para Tóquio, pude explicar os contornos do acordo possível e os passos necessários para chegarmos lá (obviamente sem garantia de êxito). Lula mostrou-se muito preocupado com a coordenação com a Argentina. Aludiu à possibilidade de que eu viaje a Buenos Aires. [...] Os temas da América do Sul continuam a gerar preocupação. Não há melhora na relação Uruguai-Argentina [...] andei falando com o ministro do Exterior da Finlândia – de onde provém uma das *papeleras*.

28/4/2006 Os últimos dias foram dedicados quase exclusivamente à América do Sul, salvo uma breve incursão minha à ilha de Granada, onde fui atender a um convite dos ministros do Exterior da Caricom [...]. Argentina e Uruguai estão engolfados numa disputa cada vez mais intratável sobre a construção de fábricas de papel à beira do rio Uruguai e não muito longe de um modesto (segundo me dizem) balneário argentino. Isto para falar só das questões mais próximas. [...]

---

[133] Protocolo de Olivos sobre solução de controvérsias no Mercosul, assinado em 18 de fevereiro de 2002.

Todos estes fatos estiveram na raiz da movimentação dos últimos sete ou oito dias, que incluiu a vinda de Chávez (duas vezes), de Kirchner e de Uribe ao Brasil.

O caso das *papeleras* entre Argentina e Uruguai assumiu proporções sem precedentes, pelo menos nos últimos vinte anos. A relação entre os dois líderes (Kirchner e Tabaré) deteriorou-se de forma irrecuperável – a julgar pelo que ambos afirmam publicamente e mesmo em privado. [...]

4/5/2006 Reunião de presidentes em Puerto Iguazú em função da questão do gás da Bolívia. Presentes: Lula, Kirchner, Evo Morales e Chávez. Muito absorvido com as negociações da OMC, não sei como surgiu a ideia do encontro. Aparentemente, foi o próprio presidente Lula que a teria sugerido. Para que a conversa tivesse um foco definido e não se perdesse em meio a vagas promessas, achei importante preparar um esboço de comunicado conjunto, o que fiz no avião. A reunião dos presidentes se deu a portas fechadas, sem a participação dos ministros ou assessores, com o objetivo de propiciar uma conversa mais franca e direta. No final, os chanceleres foram chamados para redigir um comunicado com base em pontos que Kirchner, como anfitrião, havia resumido. O texto absorveu[134], embora de forma algo diluída, os pontos que estavam na minha minuta. Por uma questão tática, Lula preferiu não apresentar o texto e deixou a Kirchner o encargo de listar as principais questões. Na discussão que se seguiu, já com a participação dos ministros, pude salvar alguns conceitos importantes como os da garantia de abastecimento e discussão racional do preço, "que viabilize os empreendimentos". Meu colega argentino, Jorge Taiana, ajudou. Alí Rodríguez, da Venezuela, não atrapalhou. E o ministro Andrés Soliz Rada[135], da Bolívia (na ausência do chanceler), que se notabilizou por declarações incendiárias sobre o Brasil e a Petrobras, foi mais cordato do que eu poderia esperar.

9/6/2006 Ainda na semana que vem haverá Conselho do Mercosul para formalizar entrada da Venezuela no bloco, embora a "celebração" esteja marcada para Caracas, no início do próximo mês. O tema das *papeleras* também estará presente. A propósito, é preciso definir uma linha precisa, mantendo o nosso ótimo relacionamento com a Argentina, sem alienar o Uruguai.

---

134 Declaração dos presidentes da Argentina, Brasil e Venezuela (4 de maio de 2006). In.: MINISTÉRIO DAS RELAÇÕES EXTERIORES. *Resenha de Política Exterior do Brasil*, a. 33, n. 98, 1º semestre de 2006.

135 Soliz Rada foi ministro de Hidrocarburos por cerca de sete meses no início do governo Evo Morales. Considerado um dos "artífices" da nacionalização do gás, Rada era visto como um dos mais intransigentes defensores de teses radicais em relação ao tema do gás, o que lhe valeu, entre nós, o codinome de *Boca de Pozo*, em alusão à forma de cobrança dos royalties da exploração.

Cavalo de Troia

Em junho de 2006, recebi a visita do chanceler mexicano, Luis Ernesto Derbez. O objetivo principal da visita, segundo relatos jornalísticos da época, era buscar que o México fosse aceito como membro do Mercosul, a despeito da ausência de um acordo de livre-comércio (e muito menos uma união aduaneira) entre o país e o bloco sul-americano.[136] A propósito, escrevi uma anotação sobre as tentativas norte-americanas de usar o México para enfraquecer a integração sul-americana, em particular no que toca às relações entre Brasil e Argentina.

15/6/2006 [...] há muito tempo faz parte da estratégia norte-americana "inserir" o México nos processos de integração da América do Sul. Muito antes de os acordos de livre-comércio entrarem em voga, quando Brasil e Argentina iniciaram a aproximação, à época dos governos de Sarney e Alfonsín, presenciei um encontro interessante entre o embaixador norte-americano, Harry Shlaudeman, e Renato Archer, ministro brasileiro da Ciência e Tecnologia, com quem eu trabalhava. Em resumo, Shlaudeman veio propor que, nas iniciativas que estávamos tomando no campo de Ciência e Tecnologia com a Argentina, incluíssemos também o México. Era uma espécie de cavalo de Troia, que nunca chegou a penetrar na cidadela, mas que continua à nossa porta. Isto não quer dizer que bilateralmente não devamos ter relações intensas com o México (como de resto devemos ter com os Estados Unidos), mas não há razão para "baratear" as condições de ingresso no clube (Mercosul)[137].

18/6/2006 A ministerial do Mercosul (CMC) transcorreu melhor do que eu esperava. [...]. Obviamente, o tema das *papeleras* não avançou em nada, mas, de certa forma, o simples fato que haja sido discutido de forma razoavelmente civilizada foi um progresso. O ministro uruguaio, Reinaldo Gargano, fez uma exposição, combinando serenidade com expressões (não estridentes) de real indignação. A resposta de Taiana foi vaga e sem consistência. De minha parte, sem entrar no mérito, exortei os dois vizinhos ao diálogo com vista à busca de uma solução. A questão das *papeleras* era em si mesma bilateral, mas a proporção que havia assumido nas relações entre os dois países tinha impacto sobre o Mercosul. Era natural que tratássemos do assunto, ainda que fosse politicamente complicado opinar sobre o mérito. As implicações comerciais deveriam ser objeto de decisão, o mais rápido possível, pelos mecanismos de solução de controvérsias. Abstive-me de mencionar a chicana, a meu ver totalmente despropositada, em

---

136 Leo, Sérgio. "Brasil resiste em aceitar o México no Mercosul". *Valor Econômico*, 13 de junho de 2006.
137 A expressão "baratear" refere-se aos acenos mexicanos no sentido de ingressar como membro pleno [sic] do Mercosul sem aderir à união aduaneira.

torno do sorteio de um dos árbitros indevidamente (ao que tudo indica) impugnado pela Argentina. Privadamente, transmiti ao Reinaldo Gargano a ideia do Bernardo Pericás[138] (baseada na minha visão do interesse uruguaio em apressar o julgamento) de que Montevidéu aceitasse novo sorteio mediante retirada das notas acusatórias da Argentina.[139]

Oferece a um rei o que negou a um operário

O tema das *papeleras* continuaria a assombrar as relações entre o Uruguai e a Argentina por muito tempo e é mencionado também no capítulo sobre Uruguai. Ao revisar essas anotações, já no final da minha gestão no Itamaraty fiz um adendo a uma nota de junho de 2006, que transcrevo a seguir:

25/6/2006 (adendo escrito em 6/11/2010) Ao revisar as anotações do primeiro semestre de 2006, vejo que há várias referências à questão das *papeleras* entre Argentina e Uruguai, entre as quais uma menção a telefonemas que dei para o ministro das Relações Exteriores da Finlândia. Creio útil referir-me rapidamente a um episódio que ilustra a dificuldade de uma ação mais decisiva de nossa parte. Independentemente das razões de um lado ou de outro, a Argentina sempre revelou enorme sensibilidade em relação a qualquer iniciativa nossa. Em determinado momento e na esteira de uma conversa entre a presidenta finlandesa e Lula, por ocasião de uma reunião do Banco Mundial realizada no Brasil, achei que poderia desenvolver uma ação positiva. Tratava-se de garantir que a empresa finlandesa Botnia aceitasse certas condições – já não me recordo exatamente quais – que dessem tempo para a busca de uma solução do problema, sem que o Uruguai incorresse em multas previstas no contrato. Consultei Gargano, que aprovou o meu esforço e enunciou os pressupostos que eram necessários ao Uruguai. Tive o cuidado de manter informado o ministro argentino Jorge Taiana, recém-empossado. Nos telefonemas ao meu colega finlandês, notei alguma boa vontade em facilitar o encaminhamento da questão, ainda que frisando que o governo "não podia interferir em um assunto que dizia respeito a uma empresa privada". De alguma forma, esses contatos vazaram para a imprensa. É possível que eu próprio tenha permitido que alguma inconfidência chegasse à correspondente do *Clarín* no Brasil. O fato é que o jornal argentino estampou a notícia de

---

138 Diplomata de carreira, o embaixador Bernardo Pericás representou o Brasil junto à OEA (1989--1992) e foi ainda embaixador no Paraguai (1998-2000). À época dessas notas, era representante do Brasil junto à ALADI.

139 As autoridades uruguaias se queixavam de que o tom das comunicações argentinas era especialmente "pesado".

que o Brasil estaria envolvido em uma "mediação secreta" sobre as *papeleras*, o que levou Taiana a me telefonar em um domingo quando eu estava visitando funcionária do meu gabinete, que acabara de passar por uma cirurgia delicada. Foi uma ligação ruim, pelo telefone celular, mas pude perceber que Taiana estava muito preocupado. Visivelmente nervoso, pediu-me que desmentisse a notícia do *Clarín*. Com toda a consideração que ele merecia, disse-lhe que poderia, sim, negar que estivéssemos desenvolvendo uma "mediação secreta", mas não tinha como dizer que não havia mantido os contatos com os ministros do Uruguai e da Finlândia, dos quais, de resto, eu havia dado conhecimento ao próprio Taiana.

O episódio talvez não seja importante em si mesmo, mas demonstra a dificuldade de qualquer iniciativa brasileira para "facilitar" o entendimento. Outras tentativas de Lula encontravam a mesma barreira de Néstor Kirchner. Até que ponto a Argentina preferia tratar do tema de forma puramente bilateral por sentir-se a parte mais poderosa ou até onde havia o desejo explícito de não permitir um reconhecimento da influência do Brasil é difícil de determinar. O fato é que, alguns meses depois, à margem de uma conferência ibero-americana, na qual me coube representar o presidente Lula, a Argentina aceitou os bons ofícios do rei da Espanha, o que levou um jornal uruguaio a comentar com ironia: "a Argentina oferece a um rei o que negou a um operário". A mediação do rei Juan Carlos não viria a dar em nada, mas o imbróglio ilustra a complexidade das relações políticas e, mesmo, psicológicas com nossos vizinhos do Prata. Nunca comentei publicamente os esforços brasileiros e a reação argentina. O fato de não termos logrado uma mediação efetiva neste diferendo foi sempre lembrado contra nós pela imprensa conservadora a cada vez que tomávamos uma iniciativa em outros temas políticos, notadamente no Oriente Médio.

Uma atitude compreensiva

As negociações na OMC continuaram a ser um fator de preocupação no nosso relacionamento com a Argentina, muito sensível à questão dos produtos manufaturados (NAMA). Os esforços em relação à CASA continuaram a avançar e as veladas fricções sobre esse tema se foram dissipando graças, em parte, à participação de Cristina Kirchner no "comitê de sábios"[140], criado na sequência da Cúpula de Brasília. O temperamento ameno de Taiana certamente contribuiu. Já naquela época, a minha preocupação com o "Arco do Pacífico"[141] se tornou objeto de conversas construtivas com o chanceler argentino, como transparece em uma das anotações que transcrevo adiante. A melhora do "clima" das

---
140 Trata-se da Comissão Estratégica de Reflexão, criada em novembro de 2005.
141 Foro que daria origem, em 2012, ao bloco comercial Aliança do Pacífico.

relações refletiu-se, também, na forma como Kirchner me recebia. Apesar dessa cordialidade renovada e da boa coordenação em temas regionais, pouco ou nada pude fazer sobre um tema que continuava a me angustiar: o das *papeleras*.

19/7/2006 O grande problema para nós, além das questões inerentes às negociações do G-6[142], é obter uma atitude pelo menos compreensiva da Argentina no que toca à relação Agricultura-NAMA. A par das dificuldades intrínsecas, haverá que ter cuidado com o ciúme dos que não estão diretamente envolvidos na negociação.

22/7/2006 De nossa parte, a maior dificuldade será garantir que, mesmo em um cenário ambicioso, não se desça abaixo do coeficiente 20 em industriais.[143] Mesmo esse coeficiente será difícil de "vender" tanto internamente quanto – e sobretudo – para nossos parceiros argentinos.

Esta es tu casa

1/9/2006 Nesta semana não houve nada muito palpitante. Empreguei parte do tempo atualizando-me sobre os últimos telegramas mais importantes: situação no México, com a decisão do tribunal[144], breves chamados a Taiana e Foxley[145] (questão de não permitir que a ideia do "Arco do Pacífico" prospere de forma prejudicial à integração sul-americana). Foxley fez juras de amor à CASA. Taiana, que vai estar com o ministro García Belaúnde, do Peru, agradeceu o alerta.

29/9/2006 Ao voltar ao hotel em que estou hospedado em São Bernardo do Campo, onde acompanho Lula em um evento político, logo passei a receber os telefonemas de trabalho – principalmente o do secretário-geral, relatando sua

---

142 A referência ao G-6, aqui, tem a ver com um grupo integrado por Brasil, Índia, Japão, Estados Unidos, União Europeia e Canadá. Ver narrativa sobre Doha em AMORIM, 2015b. A ausência da Argentina do núcleo de negociação sobre agricultura durante a Rodada de Doha contrastava com sua presença atuante durante a Rodada Uruguai, encerrada em 1994. Naquela ocasião, nossos vizinhos integraram um G-8 de negociações agrícolas do qual o Brasil não participava.

143 Seria difícil e provavelmente inútil tentar destrinchar as tecnicalidades das negociações comerciais da Rodada de Doha. Trato do tema em algum detalhe no meu livro *Teerã, Ramalá e Doha*, 2015b. O coeficiente aqui mencionado era parte de uma complexa fórmula para a desgravação tarifária em produtos industriais, tema de especial sensibilidade para a Argentina, empenhada em uma política de reindustrialização.

144 Referia-me às eleições presidenciais mexicanas, cujo resultado, com vitória de Felipe Calderón, foi contestado ao fim do pleito.

145 Alejandro Foxley, ministro do Exterior do Chile. Será personagem importante do capítulo correspondente às relações com este país.

viagem a Buenos Aires. Acertamos as "nuances" que sempre surgem em nossas visões de como lidar com argentinos, venezuelanos, uruguaios etc.

17/12/2006 A visita à Argentina no dia 12 (já que passei o dia 11 em São Paulo, em função de uma cerimônia da *Isto é*, em que o presidente era homenageado) transcorreu muito bem. Espero que possamos efetivamente impulsionar as relações bilaterais em temas como energia nuclear, espaço e defesa. Após o encontro com Taiana e o almoço com vários ministros, fui recebido por Kirchner. A conversa foi amena. Estava especialmente afável e amistoso ("esta es tu casa, Celso"), talvez porque os números da economia e das pesquisas (que o presidente acompanha várias vezes por dia, segundo dizem) eram favoráveis. De forma delicada, nos vários encontros, toquei no tema das *papeleras*, sempre estimulando o diálogo. "Nem omissão, nem intromissão": assim procurei definir nossa atitude para a mídia, sempre ávida em encontrar motivos para críticas e intrigas.

A Argentina quer ser ouvida

O aprofundamento das relações econômicas e o maior entendimento político não impedia que atritos comerciais surgissem de quando em quando. A tentativa argentina de estabelecer um mecanismo de salvaguardas, afinal jamais implementado, foi motivo de tensões ocasionais. Mas questões menores também pipocavam, algumas delas com implicações sistêmicas sobre a relação dos procedimentos de solução de controvérsias do Mercosul com a OMC. Foi o caso da ação iniciada pela Argentina contra o Brasil no fórum multilateral, relacionada com a imposição de taxa pelo Brasil a um determinado produto químico[146]. A atitude deu margem a uma pergunta do repórter da *Globo* em uma entrevista que concedi ao programa *Bom Dia Brasil*, em 18 de janeiro.[147] Em minha resposta, procurei minimizar a importância do recurso à OMC, enfatizando que isso decorria da ausência de uma política de concorrência no Mercosul, ao contrário da União Europeia. "Vamos deixar de ver essas coisas dramaticamente; conflitos comerciais são normais", eu disse. Lembrei que o primeiro a recorrer ao foro multilateral tinha sido o Brasil, no governo Fernando Henrique Cardoso: "O Brasil já fez; a Argentina está fazendo; o ideal é que não ocorresse, mas não há drama nenhum nisso".

A preocupação com as sensibilidades argentinas transparece também em diálogos bilaterais com estadistas de outros países, sobretudo no que toca às

---

146 Resina usada na fabricação de garrafas PET. Entre 2000 e 2001, o Brasil havia levado à OMC queixas contra a Argentina no setor de têxteis e de frangos.
147 A íntegra da transcrição da entrevista ao jornal *Bom dia Brasil* de 18 de janeiro de 2007 foi acessada no site do Itamaraty.

negociações da Rodada de Doha, nas quais o Brasil havia assumido um grande protagonismo.

No primeiro semestre de 2007, o presidente Lula encontrou-se duas vezes com seu homólogo norte-americano, em um curto intervalo; uma vez em São Paulo e outra nas cercanias de Washington. Nas duas ocasiões, a questão da OMC ocupou bom tempo das conversas. Transcrevo um trecho do relato preparado pela minha assessoria sobre o encontro ocorrido em 31 de março em Camp David, no qual a Argentina aparece:

> O ministro Celso Amorim interveio dizendo que ele e Susan Schwab[148] devem ir à Índia tratar do assunto [impasses na Rodada de Doha], e sugeriu que os presidentes poderiam ligar para o primeiro-ministro Singh[149] para estimulá-lo a alguma decisão favorável. A secretária Condoleezza Rice respondeu que essa possibilidade seria examinada. Bush, por sua vez, sugeriu que ele e Lula mandassem uma carta ao primeiro-ministro indiano Singh. O presidente Lula observou que isso poderia causar desconforto em outros parceiros do G-20, especialmente a Argentina. [...]

Como se verá em outros trechos deste livro, o diálogo de Lula com Bush foi muito amplo e, por vezes, bastante franco. Temas políticos estiveram presentes. No caso da Argentina, foi nítida a preocupação do presidente brasileiro de antecipar-se à eventual reação norte-americana a alusões que pudessem surgir durante a campanha eleitoral que se avizinhava. No relato citado, consta o seguinte registro:

1/4/2007 [...] Lula observou que as eleições na Argentina requererão compreensão quanto ao tom do discurso político.

Em abril de 2007, o presidente Lula realizou importantes visitas a Argentina e Chile, demonstrando seu permanente interesse no relacionamento bilateral com países sul-americanos e com a integração. Abaixo, anotação a propósito da visita a Buenos Aires.

25 e 26/4/2007 [...] No governo Kirchner, a Argentina tem sido mais integracionista, mas também mais seduzida pela retórica e pelos petrodólares de Chávez. Há diferenças entre Kirchner e a chancelaria, que chegou a ver na CASA (agora Unasul) projeto hegemônico do Brasil, em detrimento do Mercosul. É importante

---

148 Susan Schwab foi representante dos Estados Unidos para temas comerciais (USTR) de 2006 a 2009. Tratei desses temas relativos às negociações da Rodada de Doha da OMC em AMORIM, 2015b.
149 Manmohan Singh foi primeiro-ministro da Índia durante boa parte dos dois mandatos de Lula. Havia grande empatia entre ambos, fato que registro em AMORIM, 2015b.

sempre ressaltar que a relação bilateral Argentina-Brasil é vértebra da integração (agora talvez complementada por Venezuela: Caribe – Terra do Fogo). Também é importante valorizar o Mercosul (mais bem aceito por partes de setores da classe empresarial do que CASA ou Unasul).

Há diferenças entre o Chile e a Argentina na OMC. O Chile, mais liberal, estaria pronto a aceitar acordo que o Brasil ajude a negociar. Na realidade, seria até mais flexível do que nós em NAMA. A Argentina tenderá a resistir. Há para isso razões econômicas (reindustrialização com proteção versus agricultura) e histórico-políticas (perda de influência nas negociações; a Argentina quer ser ouvida!).

27/5/2007 Em Buenos Aires, os presidentes se reuniram a sós, acompanhados por Cristina Kirchner durante o período final. Este formato, que, de início, me incomodou um pouco, acabou sendo útil, pois permitiu uma conversa longa e franca não só com Taiana, mas com a ministra da Economia, Felisa Miceli, e com o titular do planejamento, o "poderoso" Julio De Vido. Falamos sobretudo do Banco do Sul[150], o que me permitiu, de volta ao Brasil, ter uma conversa com o Guido Mantega[151], sobre objetivos, processo decisório e outros aspectos da projetada instituição. Anoto, como curiosidade, que, ao referir-se à declaração Chávez-Kirchner sobre o tema, que tanto incômodo nos causou, uma vez que decisões sobre sede, presidência etc. teriam sido tomadas sem consulta ao Brasil. Felisa descreveu-a como uma "camisa de onze varas"[152]. É óbvio o interesse em dialogar com o Brasil, apesar das contingências eleitorais que frequentemente levam Kirchner a ceder aos arroubos do presidente da Venezuela.

Em nota de 12 de junho, registro positivamente a presença de Taiana, acompanhado de Chiaradía, em uma reunião ministerial do G-20 em Genebra. Mais adiante, menciono dificuldades com a Argentina na OMC.

12/6/2007 Depois do G-20, tivemos uma reunião do chamado NAMA 11, um grupo de países em desenvolvimento preocupado (legitimamente) em defender o setor industrial, cujas propostas, porém, estão muito longe do que é realisticamente possível. Independente do mérito intrínseco, presta-se também a ser um foco de agitação

---

150 O Banco do Sul era parte de um arsenal de propostas impulsionadas, sobretudo, pelo presidente Chávez, mas com apoio, em graus distintos, dos governos argentino e brasileiro. Pensado, principalmente, como um banco de desenvolvimento, seu convênio constitutivo data de 2007, mas tem tido dificuldades para entrar em operação. De minha parte, embora visse méritos teóricos na criação de uma instituição financeira na América do Sul, eu me inclinava a dar mais ênfase a propostas mais pragmáticas, como pagamento em moedas locais para o comércio Brasil-Argentina.
151 Guido Mantega foi ministro da Fazenda de 27 de março de 2006 a 1 de janeiro de 2015.
152 A expressão é reveladora do pouco entusiasmo da ministra da Economia com um projeto decidido em um momento de empolgação presidencial no encontro entre Kirchner e Chávez.

utilizado por aqueles que, a rigor, prefeririam que não houvesse resultado algum na Rodada (Argentina, certos setores da África do Sul e – com a ambiguidade que é quase uma característica nacional, como vou aprendendo – Índia). Mari Pangestu[153], eu e o ministro do Comércio do Paquistão, Humayun Khan, saímos assustados.

Arestas a aparar, projetos a empurrar

Em meio às preocupações com a OMC, não podia deixar de tratar do nosso entorno. No início de julho, comento a reunião do Conselho do Mercado Comum do Mercosul.

2/7/2007 Avançou-se um pouco no tratamento das assimetrias. Aí enfrentamos sobretudo duas ordens de problemas. Do nosso lado (e, com mais força, na Argentina) resistências a medidas que efetivamente nivelem o campo de jogo para as economias menores. Por exemplo, até hoje não conseguimos aprovar resolução que nos permita eliminar unilateralmente (pelo menos para o Paraguai e Uruguai) a dupla cobrança da TEC, cuja mera existência é um absurdo![154]

[...] a reunião do Mercosul também serviu para reiterações de apoio à nossa atuação em Potsdam[155] por parte de membros do Parlamento do Mercosul e, sobretudo, do Foro Consultivo Econômico e Social. Um velho sindicalista argentino foi veemente na defesa das posições que o Brasil adotou.

3/8/2007 Hoje à tarde receberei o ministro argentino Jorge Taiana, a quem oferecerei também um *early dinner*. Embora as relações estejam boas, há sempre arestas a aparar e projetos a ser empurrados. Além disso, as eleições se aproximam no nosso vizinho e será interessante ouvir seus comentários. Terei com o meu colega uma conversa privada, ocasião para olhar com franqueza para certas diferenças persistentes.

---

153 Ministra do Comércio da Indonésia, muito ativa nas negociações.
154 A eliminação da dupla cobrança da TEC era um objetivo prioritário, pelo menos desde o CMC que precedeu à Cúpula de Ouro Preto de 2004. Como o nome indica, a dupla cobrança consistia no recolhimento da tarifa em um produto já internalizado em outro membro do Mercosul. Foi uma constante fonte de atrito com o Uruguai, que defendia ardorosamente sua abolição, e o Paraguai, que sustentava a necessidade de mantê-la, já que a tarifa era uma das poucas fontes de receita de Assunção. A solução do problema envolvia a discussão de mecanismos compensatórios a essa perda de receita. Em teoria, ao menos, o problema foi resolvido com a adoção de calendários para a eliminação da dupla cobrança nas cúpulas de San Juan e Foz do Iguaçu, esta já no final de 2010.
155 Referência ao encontro realizado na cidade alemã entre os "quatro grandes" da OMC (Estados Unidos, União Europeia, Índia e Brasil), que, como tantos outros, resultou em impasse e acusações mútuas.

6/8/2007 A propósito da visita do chanceler argentino, que acabara de vir do México, onde acompanhara o presidente Kirchner, inventei um "programa de aproximação do México com o Mercosul", de modo a evitar as armadilhas, constantes no período Fox/Derbez, de uma falsa adesão[156].

4/9/2007 Impressionou-me o estado de tensão a que chegaram alguns relacionamentos, como o do Uruguai com a Argentina e o do Equador com a Colômbia. Fez-me pensar na necessidade de intensificar nossa atividade diplomática – no sentido mais tradicional – na região.

5/11/2007 No meio da minha viagem à Europa, houve as eleições na Argentina. Confirmou-se a esperada vitória de Cristina Kirchner. Telefonei para Taiana, num intervalo entre as reuniões de Berna. Também enviei uma mensagem escrita a Cristina, já que tivemos alguma relação pessoal. A mídia argentina reproduziu alguns trechos dessas mensagens sobre continuidade da cooperação etc.

Por que a rivalidade no Brasil é mais forte?

19/11/2007 A visita da presidenta eleita Cristina Kirchner é o acontecimento do dia. De manhãzinha, revi os papéis com a minha assessora para temas da América do Sul e América Central, Bárbara Bélkior. Achei que faltava dar um sentido mais claro que espelhasse o momento de renovação que a presença de um chefe de Estado recém-eleito – ainda que cônjuge do anterior – sempre implica. Encomendei ao Enio Cordeiro[157] alguns textos novos, que podem ajudar em eventual conversa privada com o presidente antes da reunião com a participação dos ministros. O tema das relações com o Uruguai deve ser mencionado, ainda que com toda a cautela. Mas é melhor que ocorra em um tête-à-tête entre Lula e Cristina. Também, é necessário fixar alguns projetos verdadeiramente "estratégicos", de modo a dar maior substância a nossa aliança.

Ontem, enquanto tomava um café no calçadão do Arpoador com minha mulher e minha filha, um cidadão de origem argentina – com mulher e filho brasileiros, como fez questão de frisar – abordou-me simpaticamente. Disse que apreciava a política externa, falou-me de suas preocupações imediatas com a situação dos agentes da Loteria Federal (é um deles, naturalmente), mas acabou deixando vir à tona a pergunta de por que o sentimento de rivalidade no Brasil é mais forte do que na Argentina. Minimizei o fato, dizendo que se restringia ao futebol. Ultimamente,

---
156 Tratei desse tema nas notas de 1 e 15 de setembro de 2006.
157 O embaixador Enio Cordeiro fizera parte da minha equipe na missão do Brasil junto à ONU. Foi subsecretário-geral de América do Sul, Central e do Caribe entre 2007 e 2009.

em termos estritamente diplomáticos – com exceção da questão da ampliação do Conselho de Segurança –, a cooperação tem sido excelente. Fiquei contente com a presença de Taiana na reunião do G-20, realizada há pouco em Genebra. Deu-me satisfação o fato de que a reportagem sobre o encontro em um dos principais jornais brasileiros tenha sido ilustrada com uma foto em que apareço ladeado pelo ministro do comércio indiano, Kamal Nath, e pelo chanceler argentino.

No início de 2008, as relações entre Venezuela e Colômbia se haviam complicado enormemente, em função, principalmente, das iniciativas de Caracas com relação às FARC e à situação dos reféns. Uribe, naturalmente, via a ação humanitária (segundo o presidente venezuelano) como uma indesejável ingerência em assuntos internos colombianos, embora não pudesse expressar essa percepção com total clareza, em virtude do envolvimento de vários outros países, inclusive da França. O presidente Chávez procurava atrair a Argentina, que era a mais simpática às suas teses. O ex-presidente Néstor Kirchner foi o chefe de uma missão de garantes, que atuaria em uma operação de troca de reféns, no final de 2007. Já Uribe via no Brasil, a despeito da simpatia do presidente Lula por seu colega venezuelano, um parceiro mais equilibrado, que poderia ajudá-lo. Ao contrário de Lula, que, apesar das diferenças ideológicas, mantinha um diálogo aberto e, mesmo, amistoso com Uribe, Cristina Kirchner não escondia o mau conceito que fazia do governante colombiano, o que a tornava uma interlocutora menos eficaz. Para nós, era importante preservar a paz e contribuir para um diálogo entre Colômbia e Venezuela do qual a Argentina não se sentisse alijada. Em 1 de fevereiro de 2008, na sequência da frustrada tentativa de troca de reféns, da qual o Brasil participou na pessoa do assessor presidencial Marco Aurélio Garcia, escrevi uma longa nota que consta do capítulo sobre Colômbia, neste livro. Apesar de alguns pontos obscuros, a anotação contém comentários sobre vários aspectos da diplomacia regional, como a ação dos presidentes, o papel das chancelarias, bem como o complexo relacionamento entre quatro dos principais países da América do Sul, inclusive obviamente a Argentina.

Algumas moléculas de gás

A qualificação da relação com a Argentina como a "mais estratégica das parcerias", que destaco aqui, ficou um pouco perdida no texto que segue, em que tratei de vários temas. Aproveitei a oportunidade de discursar na reunião ministerial da ASPA[158], em Buenos Aires, para dar uma definição à relação bilateral que fugisse da já algo desgastada "parceria estratégica", conceito que com o tempo se estendeu ao relacionamento com um grande número de países. Como ministro da Defesa, anos mais tarde, teria oportunidade de repetir mais de uma vez a expressão que cunhei naquele dia.

Logo após o encontro ministerial da ASPA, ocorreu uma cúpula informal Brasil-Argentina-Bolívia, à qual não pude estar presente, por razões familiares. O tema era, como em ocasiões similares, o gás da Bolívia e as necessidades de energia do Brasil e da Argentina.

23/2/2008 A reunião é, em si mesma, uma armadilha, que visa a fazer com que o Brasil ceda à Argentina uma parcela do gás contratado com a Bolívia. Se isso ocorresse, os dois vizinhos nossos ganhariam: a Argentina asseguraria o seu abastecimento a preços mais baratos do que os das eventuais alternativas (inclusive as que, em tese, poderíamos oferecer). Já a Bolívia venderia 1, 2 ou 3 milhões de metros cúbicos a um preço mais alto do que o cobrado do Brasil. O que me incomoda nisso é menos o fato de nos pedirem as concessões (nada simples, dada a nossa própria situação de escassez) do que a "esperteza" com que se pretende obtê-las. Lula está numa situação difícil. Se cede, em nome da integração, solidariedade etc., haverá grita dentro do Brasil; se banca o durão, nossos dois vizinhos nos criticarão pela falta de "generosidade" (que tantas vezes apregoamos). Nos dias que antecederam a reunião tripartite, falei várias vezes com a imprensa, salientando a dificuldade que teríamos em ceder o gás, embora sempre abertos a buscar soluções que não causem uma crise de desabastecimento interna. A mensagem que passei foi antes de firmeza do que de flexibilidade – o que permite ao presidente ser generoso, se quiser. Mas a dificuldade maior que vejo é ter de tratar com os dois interlocutores ao mesmo tempo. Sinto-me algo responsável por não ter prevenido o presidente. Com efeito, eu estava presente quando a reunião foi combinada durante um telefonema entre Lula e Cristina, que versou principalmente sobre a questão Uribe-Chávez, que me preocupava mais naquele momento. Dada a dinâmica dessas conversas telefônicas, tampouco é fácil interferir. Depois viajei etc. E as coisas ficaram dessa maneira, com as delicadas implicações que descrevi. A "mais estratégica das parcerias", como eu havia definido a relação com a Argentina dois dias atrás (na abertura da reunião ministerial da ASPA), ficou refém de alguns milhares (ou milhões, bilhões) de moléculas de gás boliviano. Positivamente a cúpula trilateral, do nosso ponto de vista, foi um erro

---

158 A reunião ministerial da ASPA teve lugar em Buenos Aires em 20 e 21 de fevereiro de 2008. Para mim, o fato de a Argentina se ter oferecido para sediar o encontro, uma iniciativa brasileira, à qual nossos vizinhos haviam dado pouca importância, demonstrava que os "ciúmes", a meu ver injustificados, se haviam dissipado.

diplomático, fruto, em boa parte, da diplomacia telefônica, em que o entusiasmo do momento predomina sobre uma reflexão mais realista. Mas não deixo de sentir uma parcela de culpa.

14h30 – Acabo de falar com o presidente, já a bordo do avião. Disse-me que a reunião foi inútil, mas que todos saíram satisfeitos. Se foi isso mesmo, terá sido um bom resultado.

2/3/2008 Enquanto eu viajava pela Ásia, os acontecimentos na América do Sul e alhures não paravam de ter desdobramentos. O mais importante e imediato, do ponto de vista bilateral, refere-se à relação energética com a Argentina. Aparentemente, os argentinos terão percebido que o caminho trilateral tem menos chance de oferecer-lhes algo e voltaram a insistir nos contatos bilaterais. Cristina deve telefonar para Lula na segunda-feira (eu estarei em São Paulo) e quer marcar encontro com poucos participantes em Cartagena, no final do mês.[159]

O bom entendimento Brasil-Argentina se evidenciaria em outros episódios ou crises na região. Dia 7 de março, data em que se realizou a Cúpula do Grupo do Rio em São Domingos sobre o conflito Colômbia e Equador, escrevi uma longa nota, que aparecerá nos textos relativos a esses dois países. A conclusão, entretanto, é relevante para esta parte dos diários.

7/3/2008 Foi uma vitória da paz, foi uma vitória do presidente Leonel Fernández[160], mas não deixou de ser uma vitória de países como o Brasil, Chile e Argentina, que aliaram firmeza e equilíbrio à busca de soluções.

Em notas de 30 de março, 5, 9 e 18 de abril de 2008, sobre a crise interna da Bolívia[161], refiro-me repetidamente ao "Grupo de Amigos da Bolívia", composto por Brasil, Argentina e Colômbia. Em todas elas, transparece a boa coordenação e o relacionamento franco com o ministro argentino, Jorge Taiana.

Em nota de 22 de abril, assinalo, quase como uma curiosidade, a presença de Néstor Kirchner ao lado de Lula na inauguração da sede da EMBRAPA em Acra. A cerimônia ocorreu às margens de uma reunião da UNCTAD[162] na capital de Gana. Acompanhar Lula em um evento promovido pelo Brasil, sem

---

159 Os contatos bilaterais com a Argentina em matéria energética prosseguiriam, basicamente envolvendo Petrobras, Eletrobras e outros órgãos, sob a coordenação política do assessor internacional Marco Aurélio Garcia. O fato de que não tenham desembocado em uma crise atesta terem sido bem conduzidos.
160 Presidente da República Dominicana entre 1996 e 2000, e entre 2004 e 2012.
161 A crise que opôs o governo de Evo Morales à região do país conhecida como "Media Luna" será objeto de tratamento no capítulo específico sobre as relações com a Bolívia.
162 Conferência das Nações Unidas para Comércio e Desenvolvimento, na sigla em inglês.

relação direta com a Argentina, não deixou de representar um gesto de amizade e desprendimento.

Às vésperas de reunião ministerial da OMC, que se anunciava decisiva (como, de fato, foi, mas no mau sentido), comento as "dificuldades argentinas", que poderiam ser objeto de discussões no CMC de Tucumán e no encontro de presidentes.

26/6/2008 A previsão agora é de uma reunião ministerial no dia 21 de julho. Será a última chance. Antes disso, teremos que tentar contornar as dificuldades argentinas.

30/6/2008 É possível que no CMC de Tucumán se trate também das negociações de Doha, tema em relação ao qual Brasil e Argentina têm divergências importantes. Preparei pontos para a conversa entre os presidentes Lula e Cristina, mas não sou otimista que se possa sair de Tucumán com um acordo (neste caso, Uruguai e Paraguai estariam do nosso lado, o que reforça a sensação de intransigência da posição argentina – mas este já é outro assunto).

Tudo isso para dizer que é sem grande ânimo e mais como uma obrigação que participarei do CMC. A presença é especialmente importante, pois o Brasil assumirá a presidência a partir de amanhã.

A Argentina é um problema do Brasil

Em julho de 2008, ocorreu a reunião decisiva (e fracassada, como se sabe) da Rodada de Doha. Referências sobre a Argentina pontuam minhas anotações desses dias dramáticos. Muitas delas já apareceram em outro livro.[163] Em um texto sobre a Argentina, não há como evitar reproduzi-las. Em vários momentos, me refiro às dificuldades argentinas nas negociações sobre produtos industriais (NAMA). Extravasaria os limites desses diários uma explicação técnica sobre tema tão árido, a qual pode ser encontrada, com detalhes, na narrativa "Doha: o fio da meada"[164].

14/7/2008 Escrevo a caminho do Rio, voltando de uma cúpula bilateral Brasil-Indonésia em Jacarta, para reunião do Conselho Mercosul sobre OMC. Tenho a tarefa quase impossível de convencer nossos amigos argentinos de que há um "acordo possível" (dependendo naturalmente de que não surjam exigências adicionais absurdas) sobre Doha. Uruguai e Paraguai vão criticar o texto agrícola

---

163 AMORIM, 2015b.
164 AMORIM, 2015b.

(facilidades concedidas a economias importadoras de alimentos). Talvez o melhor seja não tentar chegar a conclusões precisas. O ideal é limitar o encontro à troca de informações e, em algum momento, manter reunião privada com Taiana. Estaremos cumprindo com nossas obrigações de transparência.

O primeiro-ministro britânico, Gordon Brown, que está muito debilitado internamente, quer aparecer como "*broker*" de um acordo na OMC. Na cúpula do G8+5 no Japão, Brown e seus assessores fizeram de tudo para que houvesse uma declaração conjunta Brown-Lula. Fiz várias modificações no texto, que já era bem genérico. Aceitaram todas! Na bilateral com Lula, Gordon Brown chegou a dizer que poderia "ajudar" junto aos argentinos, valendo-se das negociações com o Clube de Paris[165]. A ideia era absurda e presumia que o Brasil desejava pressionar a Argentina, o que nunca foi verdade. Não me contive e, conhecendo a preocupação de Lula com a harmonia das relações com a Argentina, antecipei-me ao presidente e disse ao primeiro-ministro que não achava boa ideia vincular comércio com dívida, mesmo que, neste caso, fosse sob a fórmula de estímulo.

A próxima anotação com referências à Argentina foi feita em Genebra, no momento em que as negociações da Rodada de Doha, já em crise, caminhavam para o impasse.

27/7/2008 O outro grande problema (menos para a Rodada, mas certamente para o Brasil) é a Argentina. Economia que emergiu de uma crise profunda e que conseguiu iniciar um processo de reindustrialização, a Argentina se opõe, na prática, a qualquer resultado que represente redução minimamente significativa em tarifas industriais. Ao longo dos últimos meses e ano, mantivemos uma postura de transparência e diálogo com a Argentina (como não poderia deixar de ser), mas uma convergência plena não foi possível. Assim, hoje, dois ou três dias antes de concluir o que pode ser a maior negociação deste início de século XXI, confronto-me com três problemas: como manter intacto (naquilo que nos interessa) o pacote de sexta-feira proposto pelo diretor-geral Pascal Lamy; como buscar pontes com a Índia, que obviamente se encontra em situação desconfortável (em boa parte por culpa dela própria), não só para viabilizar o acordo final, mas também para não permitir fissuras numa aliança que tem sido importante, em mais de um aspecto; e, finalmente, como atrair a Argentina para um eventual acordo,

---

[165] O Clube de Paris era o foro em que se negociavam termos para pagamento (ou perdão, parcial ou total) da dívida externa.

comprometendo-me, pelo Brasil, a assumir como nossas algumas de suas dificuldades.[166]

Tenho conversado com Taiana sobre este último aspecto, mas, até agora, não percebi dele qualquer reação. Taiana sempre me escuta com cortesia e serenidade, mas suponho que sua margem de manobra seja mínima ou mesmo nenhuma.

[...] Para os principais participantes da negociação (Lamy, Mandelson, Schwab[167]), "a Argentina é um problema do Brasil".

O secretário havia sido mal informado

3/8/2008 Três dias depois de regressar da reunião ministerial da OMC em Genebra[168], acompanho o presidente em uma curta visita à Argentina. Confesso que o faço com certo desconforto. Minha presença (inevitável) atrairá ainda mais as discussões para o tema de Doha [e para as diferenças entre Brasil e Argentina]. Mas minha ausência seria inexplicável e daria margem a interpretações equívocas.

4/8/2008 Jantar com Cristina Kirchner correu com tranquilidade. Algumas observações sobre Evo e Lugo. Alguns comentários sobre política interna. Importante, para mim, é o apoio do presidente Lula, que o enorme encontro empresarial de hoje deverá realçar[169].

Cristina estava muito animada. Falou muito sobre eleição nos Estados Unidos (tem óbvia simpatia por Obama). Deputada ativa que foi, teve oportunidade de fazer vários contatos, sobretudo com os democratas (Hillary Clinton, Jimmy Carter), sobre os quais discorreu com visível prazer.

---

166 Neste caso, a "generosidade" se justificava plenamente. Os benefícios para o Brasil com a diminuição substancial dos subsídios agrícolas eram significativos e as reduções tarifárias em produtos industriais se situavam em nível que era considerado aceitável pelos representantes do setor, sem falar no "ganho sistêmico" de manter a integridade do multilateralismo na área comercial.

167 Pascal Lamy, diretor-geral da OMC, Peter Mandelson, comissário de Comércio da União Europeia e Susan Shwab, representante comercial dos Estados Unidos. Do "núcleo duro", só não se manifestava no mesmo sentido o ministro do Comércio da Índia, Kamal Nath, pouco interessado no êxito das negociações.

168 Eu ficara muito abalado com o resultado negativo das negociações em Genebra. Minhas previsões algo lúgubres sobre suas consequências se confirmaram. O sistema internacional de comércio até hoje não se recuperou do fracasso e nada indica que isso ocorrerá em futuro previsível.

169 A anotação foi escrita na manhã seguinte ao jantar e antes do café da manhã empresarial. Minha preocupação, que se revelou infundada, com o "apoio" de Lula tinha que ver com a possibilidade de que o presidente se deixasse impressionar com a percepção dos argentinos no sentido de que o Brasil fora excessivamente flexível em relação a NAMA. Por outro lado, tinha a expectativa de que, durante o café da manhã, os empresários brasileiros confirmassem o respaldo que haviam dado às posições que eu defendera em Genebra, como de fato ocorreu.

Curiosidade: tendo eu mencionado *O presidente negro* e seu autor, Monteiro Lobato, que havia sido exilado na Argentina durante a ditadura Vargas, a presidenta argentina referiu-se a suas leituras das "aventuras de Naricita e Perucho", com grande entusiasmo. É interessante que a primeira mandatária argentina haja lido toda a obra infantil de Monteiro Lobato[170].

Néstor Kirchner estava presente. Taiana, também. Ambos foram muito simpáticos. Não se falou de OMC. Talvez fique para hoje. Com o apoio do presidente, bem informado sobre as negociações, não há com que me preocupar.

Adendo escrito em 14/11/2010 Na reunião de trabalho, com a presença dos presidentes, Cristina fez uma referência à OMC. Mas não foi algo que abalasse o clima de harmonia, expressado sobretudo no encontro empresarial. Enquanto os presidentes tinham uma conversa a sós, ministros e altos funcionários ficaram em uma sala próxima da Casa Rosada. Na oportunidade, Taiana, sempre conciliador, levou-me para falar com o secretário de Indústria (com o propósito de convencê-lo), que se surpreendeu quando lhe disse que a redução da tarifa proposta para o setor automotivo seria muito menor (cerca de metade) do que ele supunha, em função das "flexibilidades" e a despeito da "anticoncentração"[171]. Havia sido mal informado. Por quem? Com que intenção? Até hoje, isso não está claro para mim, mas não é impossível que alguém, certamente não Taiana, tenha exagerado as consequências negativas, até para valorizar-se junto aos Kirchner como defensor intransigente da política industrial. Ao fazer esta reflexão, talvez injusta, sou inevitavelmente levado a comparar a rigidez da Argentina na OMC com a relativa flexibilidade demonstrada nas negociações com a União Europeia. Em parte, pode ter sido por considerações econômicas (medo da concorrência chinesa, talvez). Mas não excluo que o grau de resistência maior no caso de Doha tivesse algo a ver com o papel de liderança exercido pelo Brasil. Razões psicológicas podem sempre estar presentes, mesmo que de forma subconsciente.

Em um tema totalmente diferente (representação proporcional no Parlamento do Mercosul), foi somente depois da saída de um alto funcionário, em geral simpático ao Brasil e a mim, que Buenos Aires, ou melhor, o San Martín aceitou a

---

170 Não ignoro as críticas, em geral justificadas, sobre expressões e, possivelmente, ideias racistas de Monteiro Lobato. Não creio que seja o caso de entrar nessa polêmica neste livro, cujo objetivo é registrar fatos históricos de outra natureza.

171 Seria impossível e, provavelmente, inútil, tentar explicar tecnicamente o sentido de cada termo utilizado no contexto das negociações de Doha. Muitos deles eram fruto da inesgotável imaginação dos delegados europeus, que sempre buscavam conceitos para encobrir interesses concretos. No caso da anticoncentração, basta dizer que esta visava a limitar o alcance das exceções nas reduções tarifárias sobre produtos industriais, evitando que um setor inteiro (por exemplo, o automobilístico) fosse excluído do processo de liberalização. Ver AMORIM, 2015b.

solução, previamente acordada pelos próprios parlamentares, inclusive, obviamente, os da Argentina!

Maradona e Pelé

Pouco depois da visita de Lula a Buenos Aires, em 2008, a presidenta argentina viria ao Brasil para participar das comemorações do nosso Dia da Pátria. No dia seguinte, Cristina Kirchner foi homenageada com almoço no Itamaraty. Cristina foi muito positiva sobre o papel do Brasil. Ao lado das demandas de concessões, sobretudo na área econômica, a presidenta argentina não se esquivou do reconhecimento de um fato (a liderança brasileira) que a chancelaria portenha teve sempre dificuldade em aceitar. Como mencionei, essa resistência intransponível ficou evidenciada especialmente na mudança de atitude do ministro Rafael Bielsa em suas manifestações sobre o pleito brasileiro em relação ao Conselho de Segurança, feitas antes de empossado e quando já no exercício do cargo. A ampla agenda positiva com a Argentina não impedia nuances de posição em relação a outros temas, conforme registrado na nota de 18 de setembro sobre a Bolívia, mas certamente contribuiu para iniciativas no plano do Mercosul e da América do Sul. Em notas de 25 e 28 de outubro, refiro-me a exitosas reuniões em Brasília com a presença de ministros do Exterior e da Economia, e de presidentes de bancos centrais com o objetivo de coordenar posições frente à crise financeira internacional. Mas as desconfianças não desapareceram de todo, como demonstra a anotação de 3 de novembro sobre uma sugestão iraniana de mediação (ou facilitação brasileira) no caso do ataque terrorista atribuído ao Irã[172]. Tampouco se poderia dizer que a constante aplicação de medidas restritivas às nossas exportações não tenha sido um irritante. Em relação às *trabas* impostas por Buenos Aires aos nossos produtos, eu defendia, habitualmente, a busca de solução pelo diálogo e negociação. Essa atitude era interpretada pela mídia oposicionista como tolerância permissiva. Uma revista chegou a estampar que "só falta o Amorim dizer que o Maradona é melhor do que o Pelé".[173]

Com relação à Rodada de Doha, já então saindo da UTI em direção ao necrotério, funcionários argentinos não deixaram de expressar o temor de isolamento[174].

---

172 Trata-se de referência ao atentado contra a Associação Mutual Israelita Argentina (AMIA) ocorrido em 18 de julho de 1994.

173 Outros, porém, compreenderam nossa posição. O jornalista Sergio Leo, do jornal *Valor Econômico*, referiu à "paciência estratégica", expressão que, mesmo em diálogos posteriores com o autor dos artigos, não consegui esclarecer se foi originalmente minha ou dele.

174 Ver nota de 7 de outubro de 2008.

Os fatos aqui mencionados, alguns dos quais se refletem nas anotações que se seguem, se deram em um contexto de otimismo em relação à integração sul-americana e à aproximação entre os países da América Latina e Caribe (inclusive Cuba). Em maio, havia sido formalmente institucionalizada a Unasul, na reunião de chefes de Estado e governo em Brasília, na qual o único mandatário ausente foi Tabaré Vázquez, que se fez representar pelo vice-presidente[175]. Já em dezembro, se realizaria uma inédita conferência de chefes de Estado e governo com todos os países da América Latina, a CALC[176], da qual resultou a CELAC. O estreitamento da aliança estratégica com a Argentina foi elemento central dessa dinâmica integracionista, mas o caminho não estava isento de solavancos.

26/8/2008 Às vezes, há problemas criados por atitudes que parecem buscar deliberadamente a divisão, antes que a unidade, na América do Sul. É o caso da candidatura Kirchner, suscitada pelo presidente Rafael Correa, para a Secretaria Executiva da Unasul. Como as manchetes dos jornais brasileiros não deixarão de dizer – e desta vez com razão –, a Unasul já nascerá dividida. Na visita que fiz ao Uruguai, o chanceler Gonzalo Fernández me disse que o nome de Kirchner era o único que seu país não poderia aceitar. Terá dito isso com a mesma clareza ao chanceler chileno, Alejandro Foxley, encarregado das consultas? A postulação pública da candidatura Kirchner, que sofre resistência também da Colômbia (em razão do episódio FARC/reféns), será fonte de polêmica e recriminações. Chávez, Correa e, quem sabe, Cristina talvez prefiram assim. O Brasil, que nada tem contra o ex-presidente, vai ser novamente criticado por não ter feito valer seu peso em benefício de uma solução conciliadora. A verdade é que, confirmando o que disse antes, fiquei algo afastado deste processo e quem esteve mais próximo não agiu ou não alertou com presteza.

A única coisa que me ocorre, no momento, é matizar as manifestações de apoio (de preferência pouco estridentes) com apelos à unidade e ao consenso. Seja como for, as ambições pessoais e o ativismo ideológico contaminam o projeto da união sul-americana no seu nascimento.[177]

---

175 As dificuldades levantadas pelo presidente equatoriano foram resolvidas em um café da manhã entre Lula, Chávez, Evo e Correa (objeto de referência em outro momento deste livro), do qual a Argentina não participou, sem que isso tenha ensejado "moléstia" de qualquer tipo.
176 Cúpula dos países da América Latina e Caribe, realizada em Sauípe, em dezembro de 2008. A iniciativa brasileira resultaria, um ano e pouco depois, em reunião realizada em Cancún, no México, na criação da CELAC (Comunidade dos Estados Latino-Americanos e Caribenhos).
177 Em retrospecto, vejo que minha avaliação estava errada. Com a chegada de Pepe Mujica ao poder, as resistências uruguaias arrefeceram. Néstor Kirchner foi escolhido secretário-geral da Unasul por consenso, em 4 de maio de 2010. Desempenhou muito bem a função, e teve excelente atuação na crise (mais uma) entre Venezuela e Colômbia em 2010.

Ampla agenda positiva

7/9/2008 Hoje, Dia da Pátria, deveria estar ao lado do presidente e da chefe de Estado da Argentina, assistindo ao desfile militar na Esplanada dos Ministérios. Mas a notícia de que teria de enfrentar uma cirurgia delicada na terça-feira levou-me a solicitar ao presidente Lula que me dispensasse da cerimônia. Na verdade, pretendia partir para o Rio (onde ocorrerá a operação) neste fim de semana, mas, ao mesmo tempo que reconhecia a urgência de submeter-me logo à intervenção e me liberava da parada militar, Lula disse que achava importante minha presença na reunião de amanhã com Cristina Kirchner. Assim, acabei caindo em uma situação esdrúxula de estar e não estar ao mesmo tempo. Paciência. Ponderei se deveria voltar atrás na decisão de não ir ao desfile, mas concluí que era melhor deixar tudo como estava, para evitar mais explicações.

A visita da presidenta argentina se dá em um bom momento das relações. Há uma ampla agenda positiva, com cooperação em áreas sensíveis (nuclear, espacial), estabelecimento de sistema de pagamentos em moedas nacionais (que poderá levar à moeda comum), acordos entre os bancos de desenvolvimento dos dois países para fomentar joint ventures e integração de cadeias produtivas, ajuda recíproca na área de energia, perspectiva de colaboração no setor aeronáutico etc. Segue havendo forte superávit em nosso favor, mas isso é compensado, em boa medida, por investimentos. Mesmo as diferenças com relação a Doha, se não forem totalmente superadas, certamente ficaram em segundo plano. Assim, além da participação de Cristina, como convidada de honra, nas comemorações do 7 de setembro, tudo faz crer que a visita terá sobretudo caráter celebratório. "Mas vamos bater na madeira."

Não deixar a Argentina sozinha

25/10/2008 Deveria ter empregado o tempo da semana que passou preparando (refletindo, estudando) a reunião extraordinária do CMC, que, por sugestão argentina, convoquei para segunda-feira próxima, dia 27. Não foi fácil convencer o Guido Mantega, inicialmente pouco propenso a sacrificar o feriado (Dia do Funcionário Público) e, agora, genuinamente absorvido pela crise, cujos reflexos no Brasil já não há como ocultar.

28/10/2008 Talvez em função da excitação decorrente do CMC extraordinário, talvez simplesmente porque tomei uma xícara a mais de café, eis-me desperto de madrugada (2 horas, aproximadamente). Na verdade, deveria estar descansando, após uma longa jornada. Estou na Bahia, hospedado na bela Pousada do Carmo, para participar de mais uma edição da cimeira (cúpula) Brasil-Portugal. O sumário antecipado das notícias já dá conta da repercussão da reunião ministerial de ontem, na qual miraculosamente o Mercosul (incluindo associados) conseguiu produzir uma declaração de consenso frente ao único tema da agenda: a crise financeira internacional. O desafio maior era garantir esse acordo, sem permitir que a discussão do comunicado sequestrasse o encontro. Finalmente, graças a uma série de coincidências, ajudadas por uma percepção generalizada da importância do momento e – sem falsa modéstia –, a uma boa condução dos trabalhos, logramos um comunicado de substância, com referências importantes à necessidade de reforma do sistema financeiro internacional e ao reforço da integração em um tom que, no geral, evitou recaídas protecionistas [...] (ficou nas entrelinhas). Até mesmo uma boa menção à Rodada de Doha foi possível manter (para atender a Argentina, aceitamos a troca do termo "urgência" por "necessidade": está bem!). O comparecimento foi, em geral, adequado. Os países mais importantes (Argentina, Chile, Venezuela e, obviamente, Brasil) estavam representados por dois ministros e alta autoridade do Banco Central. No nosso caso – ou porque Guido e Meirelles tenham se sensibilizado com meus apelos, ou porque se impressionaram com a presença de suas contrapartes, ou, ainda, porque Lula (com quem estiveram pela manhã em São Paulo) lhes deu instruções nesse sentido –, as autoridades brasileiras assistiram pacientemente às discussões até o final. É verdade que chegaram algo atrasado. Mas – à quelque chose malheur est bon – até isso me permitiu destravar, em uma reunião restrita do Mercosul, alguns temas comerciais, encaminhando-os aos órgãos apropriados do CMC.

A questão de uma possível mediação no conflito entre Buenos Aires e Teerã, mencionada nas considerações gerais mais acima sobre o "bom momento" das nossas relações, aparece em uma anotação sobre meu encontro com o ministro iraniano, que precedeu a audiência que tive com o presidente Ahmedinejad no contexto dos nossos esforços em torno do programa nuclear iraniano.[178]

3/11/2008 [...] Com Manouchehr Mottaki houve, na verdade, duas conversas. Uma com assessores, mais formal, em que tratamos de comissões mistas, acordos, visitas etc. Outra no jantar, em que abordamos temas mais delicados: Iraque, Afeganistão, Oriente Médio e Argentina. Sobre esta última, Mottaki pediu ajuda para possibilitar reaproximação. Não será fácil [...].

Votaria a refletir sobre o tema em um adendo escrito por ocasião da releitura dois anos depois:

---

[178] Ver a narrativa sobre "A Declaração de Teerã" no meu livro *Teerã, Ramalá e Doha*, 2015b.

Adendo escrito em 14/11/2010 Logo que tive oportunidade, comuniquei ao chanceler Jorge Taiana o desejo iraniano de diálogo e ofereci nossos préstimos, "se for o caso". Meu colega tomou nota, mas nunca voltou ao assunto. Cerca de um ano e meio mais tarde, durante uma conferência da Aliança das Civilizações realizada no Rio de Janeiro, soube pelo chanceler turco, meu amigo Ahmet Davutoglu, antes de uma planejada visita de Erdogan a Buenos Aires (que acabou sendo abortada, de última hora)[179] que os argentinos haviam pedido à Turquia que servisse de mediadora com Teerã! Isso, apesar de, nos idos de 94, o Brasil ter assumido a proteção dos interesses argentinos no Irã!

7/12/2008 A essa altura, começo a ter dúvidas sobre a utilidade desses esforços desesperados de empurrar a Rodada. Aliás, ontem mesmo, depois de uma conversa com Taiana, decidi despachar o subsecretário Pedro Carneiro de Mendonça e mais dois funcionários a Buenos Aires. Questão de "o Brasil não deixar a Argentina sozinha", como disse um negociador do nosso vizinho. Trabalhamos muito, nos planos político, diplomático e técnico, para tentar obter uma conclusão. Mas o resultado não pode se voltar contra nós (o que creio, de qualquer forma, não ocorrerá).

Turbulências

1/2/2009 Em conversa telefônica, o presidente uruguaio mencionou [...] os problemas que a Argentina está criando sobre o FOCEM[180] (utilizando o interesse nos recursos disponibilizados pelo Brasil como alavanca na disputa sobre as *papeleras*) [...]. Sobre o tema [...], falei com Taiana há alguns dias, mas o senti muito reticente. Vai ser necessário que Lula fale com Cristina.

22/2/2009 A imprensa brasileira deu grande importância às divergências que o encontro dos seis ministros (três brasileiros, três argentinos) teria revelado, ainda que a conferência de imprensa que Taiana e eu demos tenha transcorrido em

---

179 Como curiosidade ilustrativa da importância dos símbolos: o então primeiro-ministro turco deveria participar de uma homenagem ao herói nacional de seu país, Kemal Atatürk, cancelada por pressão da comunidade armênia. Os turcos consideram o cancelamento uma desfeita e Erdogan desistiu da viagem que faria, após sua passagem pelo Brasil.

180 O Fundo de Convergência Estrutural do Mercosul (FOCEM) foi criado, em 2005, largamente por iniciativa brasileira, com o objetivo de compensar debilidades das economias menores. Para facilitar a instituição do fundo, o Brasil se dispôs a arcar com um aporte financeiro maior do que o que normalmente lhe caberia e beneficiar-se do mesmo de forma limitada. Aportes adicionais, a título de contribuição voluntária, foram dirigidos especificamente para atender projetos no Paraguai e no Uruguai.

clima de harmonia. O contraste entre o ataque ao protecionismo pelo Brasil e a coleção de medidas restritivas da Argentina não passou despercebido.

7/3/2009 No *front* sul-americano, continuaremos a ter que lidar com a sucessão de medidas restritivas da Argentina, cuja economia está, segundo muitos, perto do colapso. Mesmo que haja um certo exagero nesta avaliação, a crise lá é forte e as exportações brasileiras são as primeiras a ser atingidas. É verdade que no sentido contrário e, mesmo sem medidas específicas, o comércio também caiu. Mas minha conversa na FIESP, na quinta-feira (dia da minha chegada do Egito), foi boa. O presidente Paulo Skaf e alguns outros dirigentes da entidade revelaram disposição de encontrar soluções. Samuel Pinheiro Guimarães também tem trabalhado sobre o assunto junto a MDIC, Fazenda etc.

[...] Às vezes penso em como será a política externa no período pós-Lula, mesmo que ganhe a candidata do governo. Certamente não terá o mesmo vigor. Isto reforça a necessidade de consolidar as iniciativas (e foram tantas) lançadas neste governo e deixar encaminhadas algumas linhas de ação.

Outro dia, um fato curioso: Lula me contou, na presença de Gilberto Carvalho e do presidente da EMBRAPA (que está de saída, o que reforçaria a natureza não sigilosa do comentário), que o presidente do Banco Central estava encontrando dificuldades em convencer Guido Mantega (pessoa com quem tenho boa afinidade de ideias) a incluir o MRE nas discussões sobre medidas financeiras no âmbito sul-americano, entre as quais o comércio em moeda local com a Argentina. Não tivesse eu, há alguns dias, ouvido diretamente do ministro da Fazenda algo que apontava na mesma direção, teria achado que era percepção equivocada do Henrique Meirelles. O próprio Lula, ao relatar o fato, mesmo com ar de casualidade, deixou transparecer certa surpresa. Minha reação – que exprimi na hora e que até agora me parece certa – é que se trata provavelmente de insegurança do Guido Mantega. O Gilberto Carvalho assentiu com a cabeça à minha avaliação. Lula não disse nada. Será que o ministro da Fazenda teme que eu invada sua competência ou, de alguma forma, lhe faça sombra [em função da participação no G-20 ou algo assim]? Seja como for, o episódio ilustra as múltiplas dificuldades do trabalho em equipe, mais necessário neste momento de uma crise internacional que não dá sinais de ceder.

Às vésperas de mais uma Cúpula do Mercosul, revelo a minha preocupação com o estado das relações entre Buenos Aires e Montevidéu.

20/3/2009 Subsiste o problema do veto uruguaio à indicação de Néstor Kirchner para a Secretaria-geral da Unasul. Além disso, há a complicação adicional da disputa suscitada pelo bloqueio de uma ponte entre Uruguai e Argentina, em função das *papeleras* e as celeumas em torno da dragagem do canal de Martín

García[181]. Há pouco que possamos fazer, salvo colocar uma "boa palavra" com nossos vizinhos argentinos, procurando não ferir suscetibilidades.

[...] nesta mesma semana tivemos o encontro Lula-Obama, a "*marvellous meeting of minds*" no dizer do presidente norte-americano para a mídia. O encontro merece um relato mais completo do que tenho condições de fazer agora, neste voo que se aproxima de Praia e depois de uma manhã intensa na FIESP com a presidente Cristina Kirchner. Estar com o presidente dos Estados Unidos e com a chefe de Estado da Argentina em menos de sete dias já é fato digno de nota. São as nossas relações mais intensas e complexas. Não me recordo que isso tenha precedente, salvo, talvez, em ocasiões multilaterais.

Turbulências à parte, nosso compromisso com a integração era total e frequentemente marcado por certo grau de otimismo. Isso se refletia por vezes em conversas com líderes de outras regiões, como transparece em trecho de relato de 23 de março 2009, sobre o diálogo com o primeiro-ministro britânico Gordon Brown:

> O presidente Lula informou que o Brasil estabeleceu com a Argentina o comércio com moeda local e que tal medida seria estendida futuramente para a América do Sul e mesmo com a China. Será possível contrair empréstimos dentro do Mercosul em reais[182].

Manter a rotina

23/4/2009 Buenos Aires. Mais uma reunião do mecanismo semestral[183] "inventado" quando da primeira visita de Cristina Kirchner ao Brasil. Revejo os projetos, divididos por quatro subcomissões (1- Economia, Produção, Ciência e Tecnologia; 2- Energia, Transportes e Infraestrutura; 3- Defesa e Segurança; e 4-

---

181 O acesso ao estuário do rio da Prata é assegurado por meio dos canais Mitre e Martín García. Naquele momento, em parte em razão da disputa das *papeleras*, havia discordâncias quanto à gestão do canal de Martín García, cuja dragagem ia sendo adiada, em prejuízo do porto de Nova Palmira, no Uruguai.

182 O comentário de Lula revela seu entusiasmo (que eu compartilhava) por formas inovadoras de aumentar o comércio Sul-Sul. Até então, o único exemplo era o comércio com a Argentina em moeda local. Na verdade, a parcela do comércio bilateral coberta por esse mecanismo era muito reduzida, cerca de 2% a 3% e, segundo me informavam os técnicos, visaria beneficiar, sobretudo, pequenas e médias empresas.

183 Estabelecia que os ministros, e eventualmente os presidentes, pudessem rever o estado e o desenvolvimento dos projetos a cada seis meses. O Mecanismo de Integração e Cooperação Bilateral Brasil-Argentina (MICBA), foi criado em dezembro de 2007, logo após a visita de Cristina Kirchner, que havia estado no Brasil como presidenta eleita em novembro.

Saúde, Educação, Desenvolvimento Social, Cultura e Circulação de Pessoas). Em geral, os avanços são lentos, esbarram em dificuldades burocráticas, diferenças de normas e, agora também, problemas financeiros. O de maior valor simbólico é o do pagamento em moedas locais, em vigor há alguns meses. Mas tanto o número de operações como os valores transacionados são baixos.

Na área financeira, há algumas ideias novas, como a do *swap* que poderia ajudar a proteger a Argentina de algum aperto cambial. No financiamento à produção, pouco andou. O presidente do BNDES, Luciano Coutinho, estará aqui; o Meirelles e o Melin[184] também. Vamos ver o que o presidente consegue extrair deles. Teremos um café da manhã de trabalho, às 08h30 a.m., dentro de cerca de meia hora, portanto.

[...] A reunião de hoje vai ser desorganizada como sempre. Lula e Cristina se verão separadamente. O resto será um grande jamboree ministerial, cada um procurando vender o seu peixe.

Contrariando a prática da maioria dos outros encontros, os chanceleres também vão para a vala comum do encontro desordenado.

24/4/2009 A viagem à Argentina foi rotineira, sem grandes iniciativas de impacto. Foi possível fazer alguns progressos com o aumento da margem do CCR[185] e alguns financiamentos do BNDES via Banco de La Nación. Mas, quando se trata de um vizinho com o qual temos relacionamento tão intenso, até manter a rotina é importante.

Não permitir que a Unasul seja sequestrada

25/7/2009 Ontem, reunião ordinária do Mercosul. O mais importante terminou sendo uma declaração sobre Honduras, que reforça a condenação do golpe contra Manuel Zelaya[186]. Houve, também, algo relativo à cooperação na prevenção à gripe H1N1. Nos assuntos mais propriamente "mercosulinos", o único resultado digno de nota foi a resolução que estendeu para o conjunto do bloco a possibilidade de comércio em moedas locais. Essa iniciativa, em tese importante, ainda não avançou o suficiente mesmo nas relações bilaterais Brasil-Argentina.

---

184 O economista Luciano Coutinho foi presidente do BNDES de 2007 a 2016. Henrique Meirelles foi presidente do Banco Central durante todo o governo Lula. Luiz Eduardo Melin, funcionário de carreira do Banco Central, foi assessor e chefe de gabinete do ministro da Fazenda.
185 O Convênio de Pagamentos e Créditos Recíprocos foi estabelecido em 1982, no âmbito da ALADI, com o objetivo de facilitar o intercâmbio comercial na região e o financiamento de iniciativas mediante garantias recíprocas.
186 O golpe contra o presidente de Honduras é objeto de referências mais detalhadas em outros capítulos deste livro, especialmente Bolívia.

Como fica claro em outros capítulos deste livro, a questão da instalação de bases norte-americanas na Colômbia viria a dominar a agenda regional por um bom tempo. Em 11 de agosto refiro, *en passant*, à convergência dos discursos de Lula e Cristina Kirchner sobre esse tema em uma Cúpula da Unasul em Quito[187], ocasião em que foi decidida a convocação de reunião dos presidentes em Bariloche, que teve lugar em 28 do mesmo mês. Encontros de presidentes em datas tão próximas são um fato incomum, explicável pelo clima de crise que cercava o tema. A anotação que segue visa, acima de tudo, ilustrar a participação ativa da Argentina em temas sul-americanos, alguns dos quais muito delicados. Em parte, isso poderia ter relação com a postulação de Buenos Aires de que Néstor Kirchner fosse indicado como secretário-geral da Unasul. Reproduzo a anotação, da qual constam detalhes pouco relevantes do ponto de vista político, mas que não deixam de ser ilustrativos da atribulada agenda dos chanceleres. Ao final da anotação, deixo transparecer minhas preocupações com as atividades da Unasul.

29/8/2009 Bariloche, como todo brasileiro de classe média sabe, fica no sudoeste da Argentina, a duas horas de Buenos Aires. Embora já tivesse ido uma vez à famosa estação de esqui, há pouco mais de três anos, para uma reunião do Grupo do Rio sobre Haiti, não me dava conta da distância de Brasília. Minha viagem entre Paris e Bariloche tomou ao todo 22 horas, entre voos (três pernas de aproximadamente seis horas cada) e as escalas em Madri e no Sal. A chegada à ilha caboverdiana foi marcada por um pequeno contratempo, nada sério, como se verificou, mas que contribuiu para aumentar um pouco a emoção do voo. É que nossa aterrissagem estava prevista para ocorrer, como de hábito nos últimos tempos, em Praia, mas, possivelmente por alguma falha de medição dos computadores, o comandante achou que a quantidade de combustível era muito apertada e, por prudência, decidiu pousar na ilha do Sal, cerca de cento e cinquenta quilômetros antes da capital, para quem vem da Europa. A descida foi um pouco mais rápida do que o habitual, talvez porque a autorização para o pouso só tenha sido recebida já nas proximidades do destino alterado. Isso provocou uma passageira ativação de sinais sonoros que alarmaram a minha chefe de gabinete e, por tabela, um dos meus assessores. Eu próprio ficara um pouco inquieto com a demora em iniciar-se o procedimento de descida. Tudo correu bem e mesmo a expectativa de que a mudança na escala pudesse implicar uma parada adicional não se confirmou. Assim, por volta de 01h40 da madrugada (hora local), chegamos a Brasília. Mas aí nova surpresa: devido a uma pane no sistema de aquecimento do Legacy, que poderia ocasionar congelamento da parte elétrica, tivemos que aguardar que a aeronave fosse substituída. Tive tempo de tomar uma chuveirada no "cassino dos oficiais" e às 04h00 decolamos para Bariloche, onde fui re-

---

187 Ver capítulo sobre Colômbia.

cebido pelo nosso embaixador, Mauro Vieira. Depois de rápidas formalidades, dirigi-me ao Hotel Llao Llao, o mesmo em que ocorrera a reunião do G-Rio, alguns anos antes. Quando cheguei, a reunião havia começado havia dez minutos. [...]

Para não permitir que a Unasul fique sequestrada por essa questão apenas, por mais importante que seja, é fundamental acelerar sua agenda positiva em temas menos polêmicos. Se bem que, dadas as clivagens ideológicas, é difícil pensar em um tema que não seja polêmico!

O "sócio-maior"

19/11/2009 A visita de Cristina Kirchner permitiu desanuviar um pouco o clima sempre tenso das relações comerciais Brasil-Argentina. O trabalho preparatório começou a ser feito em uma reunião que mantive com Taiana na segunda-feira passada no Rio de Janeiro. Depois de algumas trocas de papéis durante a semana, chegou-se, na parte comercial, a um texto que previa prazos mais rigorosos para a concessão de licenças e tratamento expedito para produtos perecíveis. As questões mais delicadas, que envolviam intervenção dos governos nos acordos entre agentes privados e discussão de critérios para investigação anti-dumping, valores de referência etc. estavam ainda entre colchetes. Como os presidentes haviam decidido que haverá reuniões mais frequentes de ministros (cada 45 dias) e deles próprios (cada 90 dias), foi possível, por meio de uma redação algo vaga, remeter a esses foros a solução dos problemas em aberto.

Cristina Kirchner é sem dúvida uma mulher inteligente e bem articulada. Mas é também algo impulsiva e frequentemente se deixa levar por noções equivocadas. Certa vez chegou a reclamar de uma medida que, na verdade, beneficiava produtos argentinos (redução de IPI brasileiro). Ontem, apesar do bom clima que presidiu à reunião, não foi possível convencê-la a levantar o veto a um projeto que destinava ao Uruguai recursos do FOCEM. Cristina alegou a humilhação [sic] que Tabaré impôs a Néstor Kirchner na questão da Secretaria-geral da Unasul.[188] E fez comentários que revolviam o mérito do conflito sobre as *papeleras*. O que parece não perceber é que o dinheiro do FOCEM é, em 70%, de origem brasileira e que, portanto, a Argentina está punindo o Uruguai com uma arma que a rigor não é sua.[189] Dada a premência de encaminhar outros problemas bilaterais, nem o presidente Lula nem eu insistimos em demonstrar este absurdo. Isso terá que

---

188 O Uruguai, ainda ao tempo de Tabaré Vázquez, se opôs ao nome de Néstor Kirchner para a Secretaria-geral da Unasul. Como essa decisão deveria ser tomada por consenso, a oposição equivalia a um veto. Kirchner viria a ser nomeado para o posto após a posse de José Mujica.
189 A objeção argentina, neste caso, era ainda menos justificada, já que se tratava de recursos provenientes de uma contribuição voluntária do Brasil, canalizada através do FOCEM.

ficar para outra ocasião. Por outro lado, Cristina parece autenticamente gostar do Brasil e querer uma boa relação com Lula. No discurso de improviso que fez no almoço, a presidenta qualificou o Brasil como "sócio-maior" em uma relação em que a Argentina é a "sócia-menor". Conhecendo o orgulho dos portenhos, não é pouco, ainda que o objetivo, agora, possa ser o de obter tratamento vantajoso em questões específicas.

8/12/2009 Mercosul sem nada de notável. FOCEM continua largamente subutilizado. Esperemos que a eleição de Mujica facilite a relação entre Uruguai e Argentina. [...] Mais uma comissão foi criada para discutir proporcionalidade de representação no Parlasul. Sinto falta de imaginação (além dos problemas que realmente existem) para dar impulso ao Mercosul. [...]

Em notas de 23 e 24 de janeiro de 2010 refiro-me ao apoio argentino durante a viagem que fiz ao Haiti após o terremoto de 12 de janeiro. Vali-me das instalações de um hospital de campanha argentino e utilizei um helicóptero dos nossos vizinhos para sobrevoar Porto Príncipe devastada. Faço esse breve registro para notar que não somente a coordenação Brasil-Argentina em relação ao Haiti foi sempre muito boa, mas também para assinalar que o esforço militar argentino foi considerável e contribuiu para fortalecer o caráter sul-americano da Minustah.

Diplomacia de Narizinho

As próximas anotações refletem o clima positivo do relacionamento bilateral. Uma curiosidade, a que já aludi antes, mas que voltou a aparecer na sequência, tem a ver com o inesperado papel da "menina do narizinho arrebitado" no meu relacionamento pessoal com a presidenta argentina. Mesmo sem exagerar a importância dessa "boa química", poderia dizer que Monteiro Lobato não teria imaginado esse "papel diplomático" da sua famosa personagem.

5/2/2010 Participo hoje de uma reunião "tri-ministerial" Brasil-Argentina. Do nosso lado, Guido Mantega, Miguel Jorge[190] e eu. Do lado argentino, Amado Boudou[191], Débora Giorgi[192] e Jorge Taiana. A reunião é resultado de uma sugestão que eu havia feito ao presidente quando da visita de Cristina Kirchner ao

---

190 Ministro do Desenvolvimento, Indústria e Comércio Exterior entre 2007 e 2010.
191 Amado Boudou foi ministro da Economia de julho de 2009 a dezembro de 2011, no governo de Cristina Kirchner. Em seguida, viria a ocupar o cargo de vice-presidente, até 2015.
192 Débora Giorgi foi ministra da Indústria de 2008 a 2015.

Brasil. Achava necessário que houvesse contatos mais frequentes entre presidentes e entre ministros – sobretudo os que têm a ver com a área econômico-comercial, em que surgem mais atritos. A situação está mais calma agora do que no ano passado, até porque as economias se recuperaram e os dados de comércio melhoraram. Mas pequenas dificuldades continuam. É o que tentaremos resolver hoje.

No plano político, as relações estão bem. As conversas minhas com Taiana sobre Honduras, Haiti, Mercosul revelaram boa sintonia. Cristina Kirchner recebeu-me na Casa Rosada por um bom tempo. Quis saber da política brasileira, da saúde de Lula, da Dilma etc. Depois falamos um pouco dos assuntos que eu já havia tratado com Taiana e da próxima visita de Lula a Buenos Aires, provavelmente no final de março. Os argentinos querem também que o presidente venha para a comemoração do bicentenário da independência, em 25 de maio. Pediram-me o retrato de um herói nacional, que só pode ser o Tiradentes. Quem sabe posso pedir ao Carlos Bracher, um dos únicos pintores modernos que é também um bom retratista.[193] Ainda no plano cultural e afetivo, Cristina me disse que estava ultimando a preparação do prefácio da edição que pretendemos fazer de *Reinações de Narizinho* ou *Naricita*, como era conhecida aqui. Em uma das visitas de Lula à Argentina, eu havia ficado ao lado da presidenta em um jantar oferecido pelo nosso embaixador, Mauro Vieira. Néstor Kirchner, já então como consorte, estava ao lado de Lula. Como a mesa de jantar da nossa residência é muito larga, por vezes as conversas se bilateralizavam. Foi então que o assunto Lobato surgiu, se não me engano a propósito de Obama, então candidato, e do livro premonitório *O presidente negro*, do nosso grande escritor infantil. Cristina, que não sabia que Monteiro Lobato vivera algum tempo exilado na Argentina, havia lido as aventuras da menina do narizinho arrebitado, que, segundo ela própria, haviam povoado seu imaginário de criança. Daí a ideia da reedição e do prefácio, que demorou muito a materializar-se, mas que agora vai sair. Seja como for, a presidenta demonstrou real interesse, pois foi o primeiro assunto que abordou, logo que nos sentamos em seu "despacho".

10/2/2010 A reunião "tri-ministerial" de Buenos Aires terminou bem. Embora não tenha havido muitos "avanços concretos", como é tão ao gosto da imprensa assinalar, o clima mudou totalmente. Obviamente a recuperação econômica e os dados do comércio bilateral ajudaram. Os entraves não desapareceram, mas sua

---

193 Afinal, conseguimos doar ao governo argentino o retrato do inconfidente que o pintor Carlos Bracher ofereceu gratuitamente ao Itamaraty com este objetivo. Alguns meses mais tarde, em visita a Buenos Aires por ocasião da cerimônia dos 200 anos, constatei que, ao lado de Tiradentes, as autoridades portenhas colocaram um retrato de Getúlio Vargas, mais identificado com os ideais peronistas do que nosso herói do século XVIII.

aplicação tem sido feita com moderação, respeitando as regras da OMC. As perspectivas de financiamentos e outras ações do BNDES, no sentido de maior integração produtiva, também criam expectativas favoráveis.

Em uma nota de fevereiro, trato do meu encontro com a alta representante da União Europeia para Relações Exteriores, Catherine Ashton, e com o ministro espanhol, Miguel Ángel Moratinos, no quadro da parceria estratégica entre Brasil e UE[194]. Saliento os temas relevantes para a região e para nossas relações com a Argentina.

16/2/2010 Mercosul-UE; Honduras; clima; Rodada de Doha foram alguns outros temas tratados. O primeiro destes é o que mais interesse tem no momento, com o impulso político dado pela presidência espanhola e o vislumbre de Cristina Kirchner de algum ganho político. Lula tem simpatia por Zapatero e Cristina, o que facilita as coisas do nosso lado. Da parte da Europa, em busca de boas notícias, um eventual acordo valeria também como uma espicaçada nos Estados Unidos, além de oferecer alguns ganhos – ainda que não no ritmo desejado – em manufaturas e serviços. Quanto às vantagens que poderíamos obter, necessito fazer uma avaliação mais precisa. O que havia sobre a mesa há cerca de cinco anos, quando pela última vez houve alguma negociação séria em nível ministerial, era muito pouco. Além disso, o ano eleitoral não facilitará muito a discussão com os empresários.

23/2/2010 Na primeira sessão plenária da Cúpula da Unidade da América Latina e do Caribe, em Cancún, Cristina Kirchner fez questão de entregar-me o prefácio que escreveu para a edição argentina das *Reinações de Narizinho*.[195] É um bonito texto, muito pessoal, em que junta suas recordações de infância com outras, menos agradáveis, em que os livros de Lobato (ou suas capas ilustradas) foram usados para esconder panfletos e jornais proibidos pela ditadura. Recorda, também, de maneira carinhosa, como surgiu a ideia dessa introdução, em um jantar na residência do nosso embaixador em Buenos Aires. Uma curiosidade: como a reunião de cúpula estava sendo filmada, uma câmera registrou a entrega do envelope que continha o texto. A imaginação fértil dos nossos jornalistas levou-os a pensar que se tratava de uma carta a Lula, em que se pediria o apoio do Brasil na questão das Malvinas (como se fosse necessário!). O subsecretário encarregado de América do Sul/América Latina, desfez o equívoco, mas os jornais não se interessaram em publicar o fato real, pouco escandaloso para merecer registro.

---

194 A parceria estratégica entre Brasil e União Europeia, uma iniciativa do então presidente da Comissão Europeia, José Manuel Durão Barroso, foi lançada formalmente em julho de 2007.
195 Lobato, José Monteiro. *Las travesuras de Naricita*. Buenos Aires: Editorial Losada, 2010.

Abusando um pouco da paciência da leitora e do leitor, refiro a minha emoção cada vez que releio o prefácio de Cristina Kirchner. Transcrevo um trecho:

> Sonhos e utopias
> Foi no ano de 2008 que tive meu terceiro encontro com Narizinho e Pedrinho. Desta vez – coisas da vida – aconteceu no Brasil. O Brasil de Monteiro Lobato. Eu já não era uma menina que lia incansavelmente, ou tampouco a jovem militante peronista com o cigarro constantemente na mão que lia e discutia o tempo todo. Tinha 55 anos e era presidente da República Argentina em visita oficial aos irmãos da República Federativa do Brasil. Dividia a mesa, entre outros, com o presidente Luiz Inácio Lula da Silva e com o chanceler Celso Amorim quando, de repente – jamais vou recordar o motivo –, Narizinho e Pedrinho apareceram uma vez mais na conversa. Celso disse algo sobre Monteiro Lobato e eu lhe contei sobre minhas leituras infantis. Ele não conseguia acreditar. Também eram seus livros preferidos. Surgiu ali a ideia de patrocinar, por parte do governo do Brasil, uma nova edição das aventuras de Narizinho e Pedrinho, dessa vez com um prefácio da presidente da Argentina. E cá estamos. [...] A Narizinho e Pedrinho, a Emília e ao Visconde, a Nastácia e Dona Benta, e a todos os que contribuíram para alimentar meus sonhos e criar minhas utopias.[196]

Um novo ator

Em 22 de junho de 2010, Héctor Timerman, até então embaixador em Washington, assumiria o lugar de Jorge Taiana na Argentina, que deixou o San Martín, ao que parece, em razão de entrevista ao jornal *Clarín*, arqui-inimigo do casal Kirchner. Timerman visitaria o Brasil em 30 de junho, portanto apenas oito dias depois de nomeado, mantendo assim a tradição de sinalizar a alta prioridade do relacionamento bilateral. Na ausência de uma anotação, reproduzo mais adiante trechos de uma nota oficial do Itamaraty sobre a visita. Como em geral acontece, a nota não mencionou o tema que mais me preocupava. Imediatamente antes de ser nomeado chanceler, Timerman fora, como indiquei, embaixador em Washington. Na Cúpula de Segurança Nuclear, realizada na capital americana[197], a Argentina pareceu buscar um ponto de aproximação com os Estados Unidos por

---
196 O prefácio foi publicado na íntegra em português pela *Folha de S.Paulo*, em 25 de abril de 2010.
197 A cúpula ocorreu em Washington nos dias 12 e 13 de abril de 2010 e destinava-se principalmente a prevenir o terrorismo nuclear. Durante a cúpula, ocorreu o encontro trilateral entre os líderes de Brasil, Turquia e Estados Unidos, tema tratado em AMORIM, 2015b.

meio do tema nuclear. Pode ter sido mera impressão, mas ainda assim a possibilidade me preocupou. Nosso vizinho vez por outra dava mostras de que poderia aderir ao Protocolo Adicional ao Tratado de Não-Proliferação Nuclear (TNP), o que deixaria o Brasil em uma posição incômoda. Era natural que este fosse um dos pontos que deveria ser abordado na conversa com Timerman. Não me recordo exatamente dos termos, mas lembro-me de que o que foi dito pelo meu colega (ou o que pude ler nas entrelinhas) me deixou mais tranquilo.

Talvez seja esse o lugar para uma digressão sobre as relações Brasil-Argentina no campo nuclear. Como se sabe, os primeiros gestos significativos de criação de confiança foram feitos no período Sarney-Alfonsín, com as visitas recíprocas dos dois presidentes a instalações nucleares. Já no governo Collor, como chefe do Departamento Econômico do Itamaraty, participei ativamente da negociação dos acordos que levariam à criação da ABACC, em 1991, e do Acordo Quatripartite com a Agência Internacional de Energia Atômica (AIEA), assinado pelo Brasil quando eu já era embaixador em Genebra e não era mais o responsável pelo tema. Na sequência, em 1994, os governos de Brasil e Argentina (e também Chile) tomariam as medidas para pôr o Tratado de Tlatelolco em vigor para os respectivos países. Anos mais tarde, em momentos diferentes, Argentina e Brasil assinaram o TNP (no nosso caso, segundo alguns, desnecessariamente). Após a primeira Guerra do Golfo, ainda sob o impacto da descoberta (verdadeira ou alegada) de um amplo programa nuclear do Iraque para fins militares, foi incorporada, entre as medidas de não proliferação, a ideia de um Protocolo Adicional, com previsão de acesso mais amplo às instalações nucleares, inclusive com inspeções "de surpresa". A pressão internacional para uma "adesão universal" a esse protocolo foi intensa. Ao mesmo tempo, as atitudes do Brasil e da Argentina em relação aos temas de desarmamento nuclear viriam a ser objeto de algumas nuances. Exemplo disso foi a participação da Argentina no "grupo ocidental" na Conferência do Desarmamento, enquanto o Brasil permaneceu entre os "Não-Alinhados". Seria impossível nessa obra abordar, em pormenor, os detalhes técnicos da questão, mas importa dizer que eventual adesão ao Protocolo Adicional é percebida, no Brasil, como incompatível com a manutenção de segredos tecnológicos do Programa Nuclear Brasileiro, em particular no que diz respeito ao método de enriquecimento. Embora aspectos relevantes das inspeções tenham sido resolvidos diretamente com a AIEA, em negociações de que participei com o diretor da agência, Mohamed ElBaradei, o problema político da "universalização" do protocolo reaparece de tempos em tempos. Em alguns momentos, Buenos Aires deu sinais de ser mais flexível do que Brasília. Afinal, a prioridade do entendimento entre os dois países nesse campo tem prevalecido. Vale notar que a produção de urânio enriquecido para propulsão nuclear (considerada como finalidade pacífica) é explicitamente admitida no acordo com a agência. Assim, do ponto de vista técnico-legal, o Programa de Construção de um

Submarino de Propulsão Nuclear pelo Brasil é um *non-issue*, apesar dos ruídos, principalmente nos meios acadêmicos. Nos meus intensos contatos com colegas argentinos, quando fui ministro da Defesa, jamais ouvi qualquer tipo de preocupação a esse respeito. A existência, em si, da ABACC é uma grande contribuição que Brasil e Argentina oferecem ao tema da não-proliferação e desarmamento, que, com as devidas adaptações, poderia ser inclusive utilizada em outras regiões.

Após esse longo parêntese, sigo com os trechos da nota à imprensa do Itamaraty que anuncia a visita de Timerman ao Brasil[198]:

> O Ministro de Relações Exteriores, Comércio Internacional e Culto da Argentina, Héctor Timerman, realizará visita a Brasília em 30 de junho, ocasião em que manterá reunião de trabalho com o Ministro Celso Amorim. Trata-se da primeira visita oficial ao Brasil do Chanceler argentino, que assumiu suas funções em 22 de junho.
> Os Chanceleres deverão passar em revista os principais pontos da agenda bilateral, tais como o andamento de projetos estratégicos no âmbito do Mecanismo de Integração e Cooperação Brasil-Argentina (MICBA), bem como a evolução do comércio bilateral e da integração das duas economias. [...] deverão, ainda, trocar impressões sobre [...] a próxima Cúpula do Mercosul, o desenvolvimento da Unasul e as possibilidades de cooperação para a reconstrução do Haiti.
> O Brasil é o principal sócio comercial da Argentina. Entre 2002 e 2008, o fluxo bilateral de comércio cresceu mais de 300%, passando de US$ 7 bilhões para mais de US$ 30 bilhões. De janeiro a maio de 2010, a corrente de comércio entre os dois países aumentou mais de 50% em relação a igual período de 2009 [...].

Despedidas

Em uma nota de 9 de agosto de 2010,[199] refiro-me ao ex-presidente Néstor Kirchner como secretário-geral da Unasul. Nos dias que se seguiram, Kirchner viria a ter um papel importante nos entendimentos entre a Venezuela e a Colômbia, após a saída de Uribe e a posse de Juan Manuel Santos. Foi essa sua última missão como secretário-geral. Néstor Kirchner faleceu em 27 de outubro.

---

198 Ver MINISTÉRIO DAS RELAÇÕES EXTERIORES. *Resenha de Política Exterior do Brasil*, 1º semestre de 2010.
199 Ver "Venezuela".

Em nota escrita à margem da Assembleia Geral da ONU, refiro o meu último encontro com o ex-presidente argentino.

29/9/2010 O dia de ontem foi mais tranquilo: algumas bilaterais pela manhã com colegas de relações exteriores (Jordânia, Irã, Afeganistão e Sri Lanka) precedidas de uma passada no G-77 para cumprimentar Cristina Kirchner, que me abraçou muito afetuosamente e perguntou por Dilma, desejando boa sorte. Estava acompanhada por Néstor Kirchner, que expressou confiança na "nossa" vitória.

28/10/2010 Ontem, tive a notícia chocante da morte de Néstor Kirchner. Coordenamos algumas mensagens (a presidência já havia soltado uma nota); telefonei para o chanceler Timerman e para o embaixador Lohlé[200]. Passei boa parte do dia – antes que o presidente definisse a sua presença no velório, afinal marcado para amanhã – sem saber se seguiria para Miami, onde receberia prêmio de uma revista ligada ao meio empresarial da Flórida, ou se deveria substituir Lula em Buenos Aires.

1/11/2010 Grande vitória de Dilma, comemorada no local do seu discurso (um auditório de hotel repleto). Em meio a empurrões, consegui cumprimentar a Primeira Presidenta mulher do Brasil. Recebi, logo, dois telefonemas: do meu filho Vicente e do ministro argentino, Héctor Timerman.

27/11/2010 Na Cúpula da Unasul em Georgetown, a Argentina demonstrou não ter interesse em que um nacional seu complete o mandato do ex-presidente Kirchner (talvez, como bem observou o embaixador Simões, para não diminuir, por comparação, a estatura de Néstor Kirchner, elevado ao panteão dos heróis da pátria).

---

200 Juan Pablo Lohlé ocupou o cargo de embaixador da Argentina no Brasil de julho de 2003 a dezembro de 2011.

7/12/2010 A Argentina e o Uruguai seguiram o exemplo do Brasil no reconhecimento ao Estado da Palestina[201]. Como Ramalá previa, o gesto brasileiro provocou uma reação em cadeia.

A Cúpula do Mercosul em Foz do Iguaçu foi um dos últimos eventos diplomáticos do governo Lula. A anotação que se segue é, na verdade, mais sobre Mercosul do que sobre Argentina. Parece-me adequado que figure aqui, dado o papel central das relações Brasil-Argentina na criação e desenvolvimento do Mercosul. A referência ao ex-ministro Lavagna ao final da anotação torna ainda mais justificada esta inclusão.

18/12/2010 Na esteira dos bons resultados da Cúpula de San Juan, pode-se dizer que a reunião de Foz foi exitosa em toda a linha. Avançamos na definição de metas e calendários para a consolidação da união aduaneira e demos passos importantes no sentido de acelerar a liberalização em serviços e investimentos intra-Mercosul. E teríamos concluído também a revisão do Protocolo de Compras Governamentais, não fosse uma atitude obtusa de alguns dos nossos sócios, que, não podendo ganhar tudo, acabaram sem ganhar nada. Mas acredito que será possível acordar o texto no próximo semestre. [...] Oxalá outros prossigam nestes temas com a mesma determinação com que os tratei. Seria bom para o Mercosul e bom para o Brasil.

Os progressos alcançados foram importantes. E – o que é mais significativo – apontam na direção correta. Saímos do "picadinho" e voltamos a colocar o Mercosul nos trilhos da progressiva consolidação da união aduaneira e do mercado comum. Mas isso só ocorreu porque, ao longo destes últimos anos, fomos pacientemente lidando com as queixas dos nossos vizinhos – sobretudo os menores. O clima hoje é outro. Enfim, avançamos.

Por ocasião do último CMC, em San Juan, na Argentina, em função dos progressos alcançados naquela reunião (principalmente nas questões da dupla cobrança da TEC e do Código Aduaneiro), resolvi adicionar à minuta de discurso que havia

---

201 A questão do reconhecimento do Estado da Palestina tinha implicações importantes, com repercussões que iam muito além da nossa região. Para todos os efeitos práticos, o Brasil já agia como se reconhecesse o Estado palestino, uma vez que mantínhamos uma representação diplomática, chefiada por um embaixador (aliás, no caso, uma embaixadora) em Ramalá, onde ficava a sede administrativa e política da autoridade palestina. Mas a questão do reconhecimento formal do Estado se ligava também ao processo de paz com Israel e os próprios palestinos hesitavam em solicitar formalmente o reconhecimento, temendo parecer que estavam rompendo o processo. Em 2010, em decorrência dos acontecimentos em Gaza e da decisão israelense de assentar cidadãos do seu país em Jerusalém Oriental (área reivindicada pelos palestinos como sua verdadeira capital), o governo de Mahmoud Abbas (Abu Mazen), com o qual já mantínhamos relações diplomáticas normais, formulou a solicitação de reconhecimento em nota ao governo brasileiro, que foi imediatamente respondida de maneira afirmativa.

sido preparada para o presidente alguns parágrafos com uma "visão de futuro", que constituíram o programa, por assim dizer, da presidência do Brasil neste segundo semestre. Acompanhei de perto, tanto quanto pude, a execução deste programa, mas é mérito dos funcionários do Itamaraty encarregados do tema, embaixador Antonio Simões e do (agora também embaixador) Bruno Bath, tê-lo levado a bom termo.

Assim, despeço-me do Mercosul, cujo tratado constitutivo rubriquei (como chefe de Departamento Econômico e "negociador chefe") em 1991. Depois disso, viria a assinar, como ministro do governo Itamar Franco (e juntamente com o presidente) o Protocolo de Ouro Preto – que criou as principais instituições do Mercosul e os instrumentos que balizaram a Tarifa Externa Comum (que, com o tempo, é bem verdade, viraria um "queijo suíço", cujos furos estamos ainda tratando de preencher). Aos trancos e barrancos, inicialmente, e com maior facilidade nos últimos anos, garantimos a coesão do bloco, evitando que fosse esquartejado nas negociações da ALCA ou que sofresse rupturas insanáveis em função da Rodada de Doha da OMC. [...] Sem ignorar o extraordinário papel do presidente Lula, que sempre entendeu a importância do Mercosul e colocou seu peso político e sua autoridade em favor do seu fortalecimento, creio que posso reivindicar um pedacinho das realizações dos últimos vinte anos no Mercosul como parte também do meu "legado".

A reunião de Foz foi marcada também por uma forte presença de vários ministros de países de fora da América Latina. Estiveram aí os ministros da Austrália (Kevin Rudd), dos Emirados Árabes (Sheik Abdullah bin Zayed), atualmente na coordenação do Conselho de Cooperação do Golfo (CCG), um ministro de Estado turco, o ministro da Economia da Palestina e o ministro do Marrocos. Este, na verdade, veio para a reunião do dia anterior, quando foram firmados os acordos da Rodada São Paulo do SGPC[202], processo que se iniciou na XI UNCTAD e que agora se completa com a assinatura de onze países em desenvolvimento. Lamentei muito não estar presente a essa assinatura porque sempre me empenhei em todas essas negociações Sul-Sul e, em particular, nessa, de cujo lançamento participei, como presidente da XI UNCTAD, ao lado do então ministro Roberto Lavagna, da Argentina, que presidiu o encontro. [...]

---

[202] Sistema Geral de Preferências Comerciais, por meio do qual países em desenvolvimento concedem benefícios tarifários a outros países em desenvolvimento.

Epílogo

A história, naturalmente, não para aqui. As relações com o mais estratégico dos nossos parceiros seguiriam se desenvolvendo no governo Dilma Rousseff. Como ministro da Defesa, visitei algumas vezes a Argentina e recebi, em Brasília, meus colegas: Arturo Puricelli e Agustín Rossi. Proferi palestras em escolas militares e instituições argentinas ligadas à defesa. Procurei desenvolver as relações entre as forças armadas dos dois países, inclusive por meio de projetos concretos. Militares portenhos foram convidados para participar em atividades do Centro de Defesa Cibernética do Exército, ilustrando, dessa forma, com o nosso principal sócio, o lema (espécie de corolário da Estratégia Nacional de Defesa) de que, na América do Sul, "a cooperação é a melhor dissuasão". O golpe contra Dilma Rousseff e a eleição de Macri esfriaram essa intensa aproximação. Mas foi já durante o atual governo brasileiro, em razão de inadmissíveis idiossincrasias ideológicas, que as relações realmente se deterioraram, colocando em risco décadas de laborioso e profícuo trabalho diplomático.

Nos últimos meses que precederam à pandemia, visitei quatro vezes Buenos Aires. Na última delas, usufruí da generosa hospedagem de Alberto Fernández, em Olivos, residência oficial do presidente argentino. Na ocasião, além dos problemas imediatos nos dois países, não deixamos de abordar os sonhos e as utopias a que se referiu Cristina.

URUGUAI

Espremido entre dois gigantes

Meus contatos iniciais com o Uruguai, antes de ser ministro de Itamar, estiveram sempre ligados a temas multilaterais, especialmente à Rodada de Negociações Comerciais do GATT. Como assessor internacional do ministro da Ciência e Tecnologia, acompanhava os temas que diziam respeito à propriedade intelectual e serviços, que potencialmente incidiriam sobre as nossas políticas de informática e de inovação. Por isso, estive presente ao lançamento da Rodada Uruguai, em Punta del Este, em 1986.[1] O desdobramento das negociações me traria de volta àquela cidade balneária, já quando diretor do Departamento Econômico do Itamaraty. Também nessa condição, lidei intensamente com negociadores uruguaios, no processo que levou à criação do Mercosul. Foi para atender suas preocupações que busquei uma fórmula "engenhosa", que combinava a desgravação automática das tarifas com redução gradual das exceções, facilitando a liberalização comercial, da forma como foi consagrada no Tratado de Assunção. A inexorabilidade da adesão do Uruguai ao Mercosul é referida como parte de uma longa anotação, escrita anos depois, em Genebra. Outros trechos aparecem nas seções sobre Argentina e Paraguai.

8/10/1999 A Iniciativa para as Américas do presidente Bush acabou atraindo para [...] o eixo Brasil-Argentina, o Uruguai e o Paraguai. Na verdade, já na época de Sarney e Alfonsín, o Uruguai de Sanguinetti[2] tratara de ligar-se ao processo de integração. A perspectiva de uma área de livre-comércio plena entre Brasil e

---

1   A Rodada Uruguai foi, até então, a mais ampla negociação comercial no âmbito multilateral. Pela primeira vez, temas como serviços e propriedade intelectual foram incluídos. Eu voltaria a me ocupar dela como diretor do Departamento Econômico do MRE (1990-1991) e como embaixador em Genebra (1991-1993). Como ministro das Relações Exteriores de Itamar Franco, eu firmaria pelo Brasil o Acordo de Marraquexe, já em 1994.
2   Julio María Sanguinetti, do Partido Colorado, foi presidente do Uruguai de 1985 a 1990 e novamente de 1995 a 2000.

Argentina tornou imperativo para a pequena economia uruguaia vincular-se ao processo.

Na minha primeira gestão como chefe da delegação do Brasil em Genebra, e ainda em função da Rodada, mantive intensos contatos com o representante permanente do Uruguai, o embaixador Julio Lacarte[3], o qual, além de zelar pelo bom andamento das negociações que levavam o nome de seu país, presidia um dos grupos de trabalho mais importantes. Lacarte era um veterano dos temas comerciais. Entre os embaixadores em Genebra, rezava a lenda – possivelmente verdadeira – que Lacarte não somente havia estado presente no lançamento do antigo GATT, como teria assinado a Carta de Havana[4]. Embora eu divergisse de Lacarte em alguns pontos (o Uruguai tinha uma posição bem mais livre-cambista do que o Brasil, mesmo nos anos de políticas liberalizantes do governo Collor), criei com ele muito boa camaradagem. Assim, quando o meu colega uruguaio resolveu lançar uma espécie de anticandidatura à direção-geral do GATT, em contraposição à do postulante europeu, Peter Sutherland, apoiei-o entusiasticamente[5].

Como ministro de Itamar, tratei de visitar Montevidéu logo no início da minha gestão, conforme assinalado em uma das poucas anotações sobre nosso vizinho, que consta dos meus "Cadernos de Londres":

19/6/2000 Mas também no plano das relações bilaterais procurei fazer que esta prioridade sul-americana se traduzisse em realidades. O Mercosul, obviamente, era um caso à parte. Tinha sua mecânica própria e, aí, o meu maior mérito (se é que existiu) foi o de assegurar que não houvesse desvios "naftianos" da meta da

---

3   Lacarte, como outros diplomatas uruguaios de sua geração, parecia saído de um clube inglês, semelhante aos que vim a conhecer em Montevidéu. Sempre bem vestido, costumava trajar um suéter (tipo colete), por baixo do paletó de *tweed*. Era muito respeitado por seu conhecimento e por sua postura elegante, tanto na indumentária quanto no comportamento e nas palavras. Ideologicamente, era um fiel partidário do liberalismo comercial, mas não deixava de revelar sensibilidade para os problemas dos países em desenvolvimento. O "grupo Lacarte" era um pequeno comitê que ele liderava sobre temas sistêmicos, como solução de controvérsias e estrutura organizacional. Das discussões nesse grupo, emergiram os conceitos que resultaram na criação da OMC.
4   A Carta de Havana, de 1947, destinava-se à criação da OIC (Organização Internacional do Comércio, inicialmente pensada como organização de comércio e emprego). A carta não entrou em vigor, notadamente em função da ausência de ratificação pelos Estados Unidos. Até a criação da Organização Mundial de Comércio, em 1995, o Acordo Geral de Tarifas e Comércio (GATT, na sigla em inglês) foi o principal instrumento destinado a regular as trocas comerciais entre países.
5   Moveu-me não apenas a simpatia por Lacarte, mas também o desejo de marcar posição em defesa de uma candidatura de um país em desenvolvimento, nomeadamente o Uruguai, país com que o Brasil tinha e tem muito boas relações. Não deixa de ser curioso que, anos mais tarde, eu tenha sido levado a apresentar o nome do embaixador Seixas Corrêa com o objetivo, entre outros, de barrar a candidatura de um outro nacional uruguaio: Pérez del Castillo. Este episódio está narrado em AMORIM, 2015b, no capítulo "Doha: o fio da meada". Topicamente, também é tratado neste livro.

união aduaneira. Seus integrantes, além dos associados Bolívia e Chile[6], eram países com quem mantínhamos constante diálogo (a Argentina foi a minha primeira visita oficial e o Uruguai, a segunda).

Na minha primeira gestão como chanceler, tive um relacionamento bastante próximo com o ministro Sergio Abreu[7], que depois, na oposição ao governo da Frente Ampla, contemporâneo, em parte, da administração Lula, se tornaria um crítico do Mercosul (ou, para ser mais preciso, da maneira como vinha sendo implementado). Naquele primeiro período, foi um interlocutor importante, que ajudou no processo de estabelecimento da união aduaneira e nas negociações que culminariam no Protocolo de Ouro Preto. Em uma das visitas que fiz ao Uruguai, levou a mim e a minha comitiva a um restaurante no centro de Montevidéu, chamado Dona Flor, para jantar. Abreu gostava de apresentar-se como uma verdadeira encarnação do Mercosul, já que tinha antepassados – avós ou bisavós – das três nacionalidades, além da uruguaia. Durante sua gestão, o Uruguai mostrou-se receptivo à proposta da ALCSA, que o presidente Itamar Franco havia lançado na Cúpula do Grupo do Rio de Santiago do Chile em outubro de 1993, e que eu tratei de detalhar em uma reunião da ALADI, em Montevidéu, em fevereiro do ano seguinte. Foi nesta ocasião que, hospedado na residência do embaixador Paulo Nogueira Batista, vi pela televisão um desfile de Candombe, durante o carnaval, e me dei conta de que a República Oriental tem uma significativa população de origem africana.

No plano bilateral, as relações também evoluíram de forma positiva, com acordos sobre a navegação na Lagoa Mirim e aproveitamento dos seus recursos. Pudemos, Abreu e eu, dar tratamento discreto às pouquíssimas questões de fronteira que, do ponto de vista do Uruguai, eram consideradas "remanescentes", a saber, a "ilha brasileira" (em Barra do Quaraí, RS) e Rincão de Artigas (em Santana do Livramento, RS)[8]. Em uma das visitas que fiz, fui recebido pelo

---

6   Bolívia e Chile só se tornariam membros associados do Mercosul em 1996, mas seus presidentes e ministros já costumavam participar das reuniões mais amplas, de caráter político. A principal exigência para que um país membro da ALADI se torne associado do Mercosul é a existência de um acordo de livre-comércio com o bloco (Decisão do CMC 14/96). Posteriormente, essa condição foi flexibilizada para permitir o ingresso de Guiana e Suriname nessa categoria. Hoje, todos os países da América do Sul (excluído, naturalmente, o território da Guiana Francesa) são membros plenos ou associados do Mercosul.
7   Sergio Abreu foi chanceler uruguaio de 1993 a 1995.
8   A prática uruguaia consistia em envio de uma nota diplomática, em que reafirmava a reclamação, sabendo, de antemão, que não seria respondida. Quando fui ministro novamente entre 2003 e 2010, não ouvi falar do tema. Ou a prática foi suspensa ou se tornara evento tão rotineiro e ritualístico que não merecia a atenção ministerial.

presidente Luis Alberto Lacalle[9]. Excelente orador (foi o primeiro e possivelmente o único estadista que vi discursar totalmente de improviso no debate geral da Assembleia da ONU), Lacalle, que pertencia ao Partido Blanco, era liberal em economia. Sempre me pareceu mais interessado na ALCA do que no Mercosul. Apesar disso, o Uruguai não foi obstáculo de monta nas negociações preparatórias da Cúpula das Américas, facilitando que a posição brasileira em relação a certos temas e, sobretudo, ao prazo de dez anos[10] fosse acatada.

Espremido entre dois gigantes e possuidor de forte tradição jurídica, apenas interrompida quando a onda de governos militares na América do Sul nos anos 1960 e 1970 não o poupou, o Uruguai cultivava sua capacidade de atuar no plano multilateral. Além da Rodada Uruguai, cujas reuniões, em nível ministerial, foram presididas, entre outros, por Enrique Iglesias[11], no lançamento, e, Sergio Abreu, na conclusão, nacionais uruguaios detiveram posições de relevo em negociações internacionais. Didier Opertti, um dos sucessores de Abreu, presidiu a Assembleia Geral da ONU entre 1998 e 1999, à época em que eu era representante permanente do Brasil. Anos mais tarde, o embaixador uruguaio Carlos Pérez del Castillo, que fora secretário permanente do SELA[12] e com quem mantivera, até então, uma relação profissional bastante fluida, presidiria o Conselho da OMC em um momento crucial da preparação da Ministerial de Cancún, que se realizou em agosto de 2003. Nem sempre esse protagonismo do nosso vizinho nos foi favorável. Se minhas relações com Opertti sempre foram bastante amistosas – apoiei-o, por exemplo, à secretaria executiva da ALADI –, em que pesassem as eventuais diferenças, derivadas das idiossincrasias do presidente Batlle[13], o mesmo não ocorreu com Pérez del Castillo, por ocasião da mencionada Reunião Ministerial. À frente do Conselho Geral, Castillo buscou acomodar posições dos Estados Unidos e da União Europeia, principalmente no que diz respeito à agricultura. O documento que produziu como proposta de

---

9 Luis Alberto Lacalle foi presidente do Uruguai entre 1990 e 1995 e seguiu carreira política como senador de 2010 a 2015.

10 A proposta norte-americana da Área de Livre Comércio das Américas foi uma versão democrata da Iniciativa para as Américas do presidente Bush, naturalmente com adaptações e acréscimos. O Brasil tinha muitas dúvidas sobre sua validade, mas, como já aludi no capítulo anterior, não tinha como opor-se frontalmente ao projeto sem causar uma desagregação imediata no Mercosul. Além das emendas que procuramos fazer, insistimos em um prazo alongado de dez anos para a conclusão das negociações, de modo a permitir uma consolidação das iniciativas de integração na América do Sul.

11 Ministro das Relações Exteriores do Uruguai de 1985 a 1988, foi também presidente do Banco Interamericano de Desenvolvimento (BID) de 1988 a 2005, e secretário-geral ibero-americano de 2005 a 2014.

12 O Sistema Econômico Latino-americano e do Caribe (SELA) é um foro intergovernamental criado em 1975, sediado em Caracas. Com a criação da Unasul e da CELAC, a iniciativa perdeu gradualmente sua relevância.

13 Jorge Batlle foi presidente do Uruguai de março de 2000 a março de 2005.

declaração teve de ser fortemente contestado pelo Brasil em Cancún[14]. Dessa contestação nasceria o G-20 comercial.

Dar satisfação a esses senhores

Em meu primeiro roteiro de visitas, no governo Lula, no início de fevereiro de 2003, eu repetiria o percurso que havia feito à época de Itamar: Buenos Aires e Montevidéu. No Uruguai, realizava-se uma reunião ministerial do Mercosul, que seria o meu "batismo de fogo" no que se refere ao tema da ALCA. Naturalmente, eu já preparara terreno na etapa anterior e fundamental, em Buenos Aires[15]. Creio que foi nessa ocasião (mas pode ter sido na visita-relâmpago que realizei em 8 de abril), que tive um longo encontro com o presidente Jorge Batlle. Na conversa, que durou mais de duas horas, em tom franco e amistoso, o primeiro mandatário uruguaio discorreu acerca de sua percepção da inserção do Uruguai no mundo. Embora reconhecendo que relações intensas com seus dois grandes vizinhos constituem uma realidade inelutável, o presidente uruguaio não escondeu a preferência pelo estreitamento de laços com os centros de poder econômico e político, com especial simpatia por Washington e Londres. Isso correspondia, em grande medida, à estrutura do comércio exportador uruguaio, concentrado em produtos derivados de lã e bens de origem agropecuária. Batlle não tinha entusiasmo pelo Mercosul e, menos ainda, por uma eventual integração sul-americana mais ampla. Curiosamente, acreditava que regiões do Brasil, da Argentina e do Uruguai mais próximas da Bacia do Prata poderiam ter tido um destino comum. Falava de "Entre Ríos" como um grande espaço que teria tido vocação de união. Ao comentar os impulsos reformistas de Lula no plano interno e meus no plano internacional, Batlle fez uma observação curiosa. "Veja", disse ele, apontando para os retratos de antepassados seus, todos ilustres estadistas uruguaios, "é fácil, para pessoas como Lula [implicitamente referia-se também a mim] ter atitudes inovadoras; eu tenho que dar satisfações a esses senhores que ficam me vigiando". De forma especialmente franca, o presidente uruguaio revelou as raízes do seu conservadorismo.

Em maio, o presidente Batlle viria ao Brasil. Como era praxe, acompanhei a reunião privada entre os dois mandatários, mas não guardei do encontro nenhum registro. Relendo o alentado comunicado conjunto, verifico que, além da cooperação bilateral em temas como agricultura, pesca, infraestrutura (inclusive conexão elétrica) e relações fronteiriças, o documento continha vários aspectos de interesse do Brasil, os quais, de certa forma, contrastavam com as opiniões que Batlle me voluntariara durante a conversa em sua residência em Montevidéu.

---

14 Ver AMORIM, 2015b, capítulo: "Doha: o fio da meada".
15 Ver capítulo sobre Argentina, nesta obra.

Há no comunicado referências específicas à integração da América do Sul, ao Acordo Mercosul-CAN e à necessidade de uma posição conjunta dos países que constituíam a união aduaneira do Mercosul nas negociações da OMC e da ALCA. Além disso, o texto continha uma menção simpática, embora cuidadosa, à aspiração do Brasil a um assento permanente no CSNU: "O presidente Batlle manifestou ao presidente Lula que, caso se decida a ampliação do número de membros permanentes do Conselho de Segurança das Nações Unidas, tal ampliação deve incluir o Brasil nessa categoria".

Além do Conselho de Segurança, as negociações da Rodada de Doha da OMC figurariam em várias anotações. Sobre estas, o leitor notará minha preocupação em, sempre que possível, acomodar interesses e visões do nosso vizinho, que não dava a mesma importância que o Brasil ao sistema de alianças entre países em desenvolvimento. Essa acomodação não era fácil. Como coordenador do G-20[16], o Brasil tinha que conciliar as ambições de países mais voltados para a exportação, como o Uruguai, em favor de abertura de mercados, com preocupações de países como Índia e os demais membros do chamado G-33[17] (que, em parte, coincidiam com as teses defendidas pelo MDA[18]).

No que diz respeito ao Conselho de Segurança, a posição de Montevidéu oscilou. A chegada do governo da Frente Ampla, de Tabaré Vázquez, não foi, a princípio, muito favorável, mas, com o tempo, evoluiu para uma atitude mais simpática. Independentemente de "direita" ou "esquerda", a diplomacia uruguaia sempre proclamou o princípio da "igualdade jurídica dos Estados" (com o qual obviamente estamos de acordo). Uma interpretação muito rígida do conceito levava, às vezes, à rejeição da simples ideia de novos membros permanentes. Entretanto, a aceitação da "liderança do Brasil", expressa nas palavras do último chanceler de Tabaré, Gonzalo Fernández, e ilustrada pelas atitudes de Pepe Mujica, facilitaram, ao menos temporariamente, uma evolução de posição em sentido mais favorável às nossas teses.

Como no caso de outros países, minhas anotações denotam o interesse que eu atribuía à presença ou ausência das autoridades uruguaias em reuniões que nós convocávamos ou, de um modo mais amplo, que tinham implicação para o processo de integração. Sutilezas, como referências à América Latina ou à América do Sul, eram objeto de acompanhamento atento.

---

16 Devido, em grande medida, ao papel de Pérez del Castillo nas negociações, o Uruguai só viria a integrar o G-20 no governo da Frente Ampla.

17 Liderado pela Índia e pela Indonésia, o G-33 era um foro que congregava países em desenvolvimento preocupados em limitar a abertura comercial no setor agrícola. Ver *Teerã, Ramalá e Doha*, 2015b, capítulo "Doha: o fio da meada".

18 O Ministério do Desenvolvimento Agrário, então chefiado por Miguel Rosseto, estava voltado, sobretudo, para a pequena agricultura e a reforma agrária, ao passo que o Ministério da Agricultura, Pecuária e Abastecimento (MAPA), sob as ordens de Roberto Rodrigues, se identificava com o agronegócio.

Uma observação de natureza técnica é necessária para entender certas descontinuidades e aparentes omissões. Trata-se de uma dificuldade comum à maioria dos capítulos, mas que está muito presente na seção sobre o Uruguai. A disputa em torno da questão das *papeleras* ilustra, talvez como poucas outras, a dificuldade de separar as notas sobre um país das relativas a outra (ou outras) partes em um conflito. Procurei dividir os registros entre Argentina e Uruguai, de acordo com a ênfase e o foco de cada comentário ou observação. Mas, obviamente, há um elemento arbitrário e mesmo aleatório nessa separação. Sempre que possível, evitei repetições, mas não creio que tenha sido bem-sucedido de todo. O mesmo ocorre em relação a Mercosul, FOCEM etc.

Un ALCA que no impida ni imponga

No início do governo Lula, nossa relação com os sócios do Mercosul foi dominada pelos temas comerciais. O Uruguai não foi exceção. Havia, na verdade, três ordens de questões. A posição nas negociações na ALCA; as queixas quanto ao Mercosul (sobretudo a questão das "assimetrias" e as negociações com países desenvolvidos); e a atitude em relação à extensão da integração comercial para além das fronteiras do Mercosul. Nessas três dimensões, a posição do Uruguai se afastava da brasileira. Economia pequena e exportadora de alguns poucos produtos primários e semimanufaturados, o Uruguai sofria forte atração por negociações com países desenvolvidos. Montevidéu dava alta prioridade à ALCA. Não foi fácil chegarmos a uma formulação comum, o que acabou ocorrendo graças a um intenso trabalho que buscou encontrar compensações na esfera bilateral, as quais só começaram a se materializar no segundo mandato de Lula.

A aceitação da existência de "assimetrias" dentro do Mercosul e a consequente tolerância quanto ao descumprimento ou cumprimento incompleto de certas metas (sobretudo no que tange à TEC) foi uma das formas de atender as queixas com relação ao bloco. Foi essa atitude tolerante que garantiu um mínimo de unidade nas negociações da ALCA. Relato isso com algum detalhe no capítulo referente à ALCA nas minhas *Breves narrativas diplomáticas*. Reproduzo, ali, a ginástica mental que tive que fazer para atrair o negociador principal do Uruguai para nossas posições. Recordo que me vali de uma expressão do vice-chanceler Guillermo Valles para caracterizar nossa visão da negociação: "*Un ALCA que no impida ni imponga*". Mas a maior dificuldade era engajar o Uruguai no esforço de integração da América do Sul, que começou com o Acordo Mercosul-Peru. Em outro capítulo da obra citada[19], descrevo os episódios, alguns beirando o

---

19 Ver capítulo "CASA: as origens da Unasul", in: AMORIM, 2013.

cômico, do esforço em ter o nosso brioso vizinho conosco. A atitude melhorou um pouco com a Frente Ampla[20], mas só mudaria de fato com Pepe Mujica, já ao apagar das luzes do governo Lula. As anotações que se seguem ilustram, de maneira fragmentada, essas dificuldades.

Uruguai se desgarrando

5/9/2003 Várias folhas com anotações esparsas terão sido perdidas. Assinalo apenas, em relação aos últimos meses, o acordo com o Peru[21], não só pelas dificuldades técnicas e políticas, mas pelas peripécias que envolveu, inclusive a "caçada" aos chanceleres do Mercosul (sobretudo Didier Opertti do Uruguai), a quem fui buscar com o Legacy cedido pela Embraer. Além disso, houve inúmeros telefonemas e contatos (inclusive diretamente meus para o presidente Batlle). Enfim, tudo deu certo e, no dizer do presidente Toledo[22] (que usou palavras sugeridas por mim, enquanto aguardávamos por Lula na base militar), deu-se o primeiro passo para a Comunidade Sul-Americana de Nações! [...] Hoje recebo ministro do Comércio da África do Sul. Na pauta, Cancún, África do Sul-Mercosul. Furlan estará presente na reunião, mas não no almoço em homenagem do sul-africano, que contará com os chanceleres da Argentina e Paraguai (Uruguai se fará representar por embaixador).

1/10/2003 [...] Há grandes dificuldades no fronte. A ALCA está sendo um teste muito forte para o Mercosul, com o Uruguai se desgarrando e dificultando inclusive a integração da América do Sul (adiamento de reuniões com a CAN etc.). Esta semana será muito importante, com a reunião do CNC [Comitê de Negociações Comerciais] da ALCA em Trinidad e a de chanceleres do Mercosul na segunda-feira (a qual deveria ser seguida de uma CAN/Mercosul, na terça, que infelizmente não se realizará!).

21/11/2003 Próximos passos CAN-Mercosul: (vencer resistências uruguaias e temores dos andinos, sobretudo Equador).

---

20 O governo da Frente Ampla, sob a presidência de Tabaré Vásquez, iniciou-se em março de 2005.
21 Trata-se do Acordo Mercosul-Peru, que abriu o caminho para o Acordo Mercosul-Comunidade Andina, base econômica da CASA, depois Unasul. Ver AMORIM, 2013.
22 Alejandro Toledo, presidente do Peru. Mais sobre ele no capítulo correspondente.

O anticandidato

De meados para fins de 2004, abriu-se o processo sucessório na OMC, com a proximidade do fim do mandato do diretor-geral, um tailandês que o Brasil ajudara a eleger, quando eu ainda era embaixador em Genebra, durante o governo FHC. O candidato mais forte era desde o início o comissário europeu, Pascal Lamy. Seu concorrente mais credenciado era o uruguaio Pérez del Castillo, representante permanente em Genebra, com quem tivéramos, como assinalado antes, sérias divergências durante a reunião ministerial de Cancún. Havendo liderado o G-20 comercial, que teve um papel fundamental em evitar um acordo nocivo para o Brasil e, de modo geral, para os países em desenvolvimento, parecia natural que o Brasil tivesse um candidato. Depois de alguma reflexão coletiva juntamente com meus principais assessores, inclusive o subsecretário para assuntos econômicos, Clodoaldo Hugueney, decidi lançar o nome do nosso embaixador em Genebra, Luiz Felipe de Seixas Corrêa, como candidato ao posto de diretor-geral. Tinha consciência plena dos problemas que isso traria para o nosso relacionamento com o Uruguai, mas a decisão se impunha para dar continuidade ao nosso esforço de mudar o perfil negociador da organização, até então dominada quase totalmente pelos parceiros desenvolvidos. Ao escrever essa anotação, não posso deixar de assinalar a diferença entre a situação que estava enfrentando naquele momento em relação ao Uruguai e a de anos atrás, quando dei total apoio à "anticandidatura" de Julio Lacarte, ao final da rodada anterior.

20/10/2004 Amanhã, vou tratar da candidatura do Seixas no G-20 em Genebra. A imprensa brasileira tem explorado a "rixa" com o Uruguai, a partir dos meus comentários à candidatura de Pérez del Castillo (baseados na experiência de Cancún) e das reações uruguaias, sobretudo do próprio Pérez del Castillo e do presidente Batlle, já que Opertti não se manifestou. Espero que o caso desapareça no "bueiro" da História, independentemente do resultado.

A falta de engajamento dos nossos vizinhos imediatos em relação ao processo de integração sul-americana era uma constante preocupação, conforme anotação em que comento o lançamento oficial da CASA.

19/12/2004 Em Cuzco, haviam faltado justamente os três do Mercosul (representados por vice-presidentes, no caso da Argentina e Uruguai, e pela chanceler, no caso do Paraguai). Foi o suficiente para que a imprensa brasileira resolvesse pintar a cúpula como um fracasso ou até uma humilhação para Lula[23].

Forte espírito sul-americano

13/2/2005 De partida para mais um vasto périplo que inclui vários países árabes. Volto ao Brasil a tempo (talvez) de ir à posse de Tabaré Vázquez, no Uruguai.

2/3/2005 De volta ao "*lear jet*" da FAB, entre Montevidéu e Rio de Janeiro. Chegando ao Brasil do périplo árabe, tive um dia e meio para descansar (!!) e embarquei de novo para o Uruguai, no avião presidencial, acompanhando o presidente Lula à posse de Tabaré Vázquez. [...]

No Uruguai, afora as cerimônias sempre cansativas, tivemos conversas com Paraguai, Peru e – conjuntamente – com Venezuela e Argentina. Deixando de lado os detalhes, verifico que se consolida um forte espírito sul-americano. A Comunidade Sul-Americana de Nações (que batizamos de CASA – o que talvez pegue) se firma e a reunião com os membros da Liga Árabe será uma primeira oportunidade para atuação internacional da América do Sul. A reunião trilateral de hoje e a que esperamos realizar no final do mês na fronteira com Colômbia e Venezuela vão na mesma direção.

Aproveitei os encontros formais e informais para tratar das candidaturas à OMC. Sinto que há desconforto crescente com a situação e o desejo de encontrar solução. Levantei com alguns interlocutores a hipótese de deixarmos para o Uruguai a Corte Internacional de Justiça, abdicando de reapresentar Rezek[24] (ou outro em seu lugar). Manuel Cuadros (Peru), Leila Rachid (Paraguai) e Rafael Bielsa (Argentina) viram méritos nessa hipótese. Infelizmente não estarei presente no encontro Lula-Tabaré, que se realiza agora em Paysandú[25], pois devo estar no Rio de Janeiro ainda hoje, para receber o prêmio do *Globo* "pessoas que fazem diferença" (no meu caso, Economia!). Sigo hoje mesmo para a África (Quênia, Etiópia, Moçambique e África do Sul). Material para outras anotações!

---

23 O Uruguai também deixaria de se fazer representar em seu nível mais alto em pelo menos duas outras ocasiões importantes: a Cúpula da CASA, em Brasília, em 2005, e na assinatura do Tratado Constitutivo da Unasul, em 2008.
24 José Francisco Rezek ocupou o cargo de ministro das Relações Exteriores do Brasil de março de 1990 a abril de 1992, durante o governo de Fernando Collor. Foi ministro do Supremo Tribunal Federal (de março de 1983 a março de 1990 e, novamente, de maio de 1992 a fevereiro de 1997. Foi ainda juiz da Corte Internacional de Justiça, na Haia, de fevereiro de 1997 a fevereiro de 2006.
25 No dia seguinte ao da posse de Tabaré, Lula acompanhou o presidente uruguaio na inauguração de uma fábrica de cevada da Ambev. Na ocasião, o presidente brasileiro fez pronunciamento a favor da integração. Não me consta que temas sensíveis, como o das candidaturas à OMC, tenham sido abordados.

A esquerda dá mais trabalho

3/4/2005 A visita do presidente do Uruguai, ocorrida anteontem, comportava, entre outros, dois assuntos problemáticos: as candidaturas à OMC e o pleito brasileiro sobre o Conselho de Segurança (em relação ao qual o novo governo parecia estar recuando). Não se resolveu nada, mas as conversas foram boas. Tabaré chegou a admitir que não tem nenhuma ligação especial com Pérez del Castillo. Mas a questão virou tema de orgulho nacional no Uruguai. Propus, a certa altura, uma ideia que Tabaré chegou a aceitar, mas da qual recuou mais tarde. Consistia em fazer uma verificação no G-20[26] sobre quem teria melhores possibilidades de manter a unidade do grupo e de levar adiante seus objetivos. Vamos ver. Com o passar do tempo, apesar de todos os esforços, as coisas vão ficando difíceis. Tivemos uma grande batalha de procedimento em Genebra, para assegurar que os países possam indicar preferência por mais de um candidato. Ganhamos, mas a vitória pode ficar na aparência apenas. Recebi na sexta-feira um e-mail do Frank Thompson Flores[27], em que afirma que as consultas serão na verdade um grande circo para viabilizar Lamy, eliminando Seixas no primeiro "round". Na conversa com Tabaré, Lula me deu respaldo, intervindo várias vezes com argumentos pertinentes – o que deixou o presidente uruguaio visivelmente na defensiva.

Sobre o Conselho, a discussão foi muito "engajada". Como no caso da dupla Zapatero-Moratinos, achei o chefe de governo (Tabaré) mais receptivo aos nossos argumentos do que o chanceler Reinaldo Gargano. Repetiu, mesmo, quase "*ipsis litteris*" (revelando, entre outras coisas, boa memória), a frase que extraímos de Lagos[28] (na primeira visita ao Brasil) e que eu lhe citei, trocando apenas "reconhece" por "entende", ao referir-se à atitude do Uruguai diante das "legítimas aspirações históricas do Brasil". Terei que continuar o trabalho, mas foi um bom começo. O comunicado também foi melhorado, embora na aparência ou do ponto de vista ótico (como se diz em Genebra) tenha ficado aquém do que assinamos com Batlle. A esquerda dá mais trabalho neste tema!

---

26 Sobre o G-20 comercial, ver o capítulo correspondente do *Breves narrativas diplomáticas*. Como já referido, a coalizão se formara como resistência ao texto proposto pelo presidente do Conselho da OMC, o uruguaio Carlos Pérez del Castillo. Por essa razão, além das inclinações neoliberais do presidente Batlle, o Uruguai não se juntou ao G-20 no momento de sua criação, só vindo a fazê--lo durante o governo de Tabaré.

27 O experiente embaixador Thompson Flores, que ocupara nossas representações na Argentina e na Alemanha, era DDG (vice-diretor-geral, na sigla em inglês) da OMC.

28 Trata-se, naturalmente, de referência a Ricardo Lagos, presidente do Chile (ver capítulo correspondente).

Em um aspecto, porém, a Frente Ampla demonstraria mais simpatia pelas teses brasileiras, a integração sul-americana. Em uma anotação de 22 de abril de 2005 sobre a evolução das negociações em torno da Comunidade Sul-Americana, a propósito de um encontro ministerial, que prepararia a Cúpula de Brasília, refiro-me à "atitude positiva" do ministro Reinaldo Gargano. Logo em seguida, volto a comentar a questão das candidaturas à OMC.

6/5/2005 A decisão de apoiar a Pérez del Castillo, após a eliminação do candidato brasileiro à direção geral da OMC, veio do próprio Lula, às vésperas da Cúpula ASPA. Eu já havia preparado o caminho dizendo que "não via como votar contra" um candidato sul-americano. Mas não havia dado o passo de afirmar que votaria a favor do embaixador uruguaio. Embora o presidente tenha tido a delicadeza de me avisar e permitir, assim, que eu anunciasse o fato ao presidente do Uruguai, não há dúvida que fui "atropelado" na decisão – ainda que, nas circunstâncias, deva reconhecer que tenha sido correta[29].

Afastado esse irritante e já com o Uruguai bem mais construtivo em relação à integração sul-americana, o outro tema sobre o qual persistiam algumas incertezas era o da ampliação do Conselho de Segurança. Às vésperas da Assembleia Geral, em que se comemoraria o sexagésimo aniversário das Nações Unidas, a questão da ampliação estava, por assim dizer, "no auge". Havia grande expectativa de que uma decisão importante pudesse ser tomada, o que, afinal, acabou não ocorrendo. As reuniões sobre o assunto se sucediam. Na sequência de encontros em Londres do G-4[30], do IBAS[31] etc., trato de uma visita a Montevidéu.

O rei do ouro

17/8/2005 [...] realizei uma viagem-relâmpago ao Uruguai, ocasião em que, além de retomar temas bilaterais e/ou do Mercosul, obtive a confirmação pública do apoio ao Brasil e ao G-4. Foi também uma boa oportunidade de estreitar os laços com o ministro Reinaldo Gargano – com quem, até agora, mantivera relações quase

---

29 Profundamente envolvido nas negociações da OMC, onde fora, poucos anos atrás, representante do Brasil, eu era especialmente sensível aos temas da organização. Não tinha nenhum tipo de animosidade pessoal com relação a Pérez del Castillo, mas o embate de Cancún deixara feridas não totalmente cicatrizadas. Recordo que, durante os pronunciamentos da Conferência Ministerial, o chanceler uruguaio, meu velho conhecido Didier Opertti, foi especialmente seco comigo.
30 Refiro-me aqui aos quatro "pretendentes" a um assento permanente, Alemanha, Brasil, Japão e Índia, e não ao outro G-4, que se constituiu, mais ou menos na mesma época, no seio da OMC (Brasil, Índia, Estados Unidos e União Europeia).
31 Fórum de cooperação e coordenação política, que reunia Índia, Brasil e África do Sul. Ver, a propósito, capítulo específico no meu livro *Breves narrativas diplomáticas*, 2013.

formais. É um homem interessante, de boa formação política, militante de esquerda, que, naturalmente, está ainda aprendendo o novo ofício. Durante o almoço que me ofereceu, presentes também os presidentes das Comissões de Relações Exteriores do Senado e da Câmara (esta uma mulher bastante jovem), contou-me episódio relativo a sua prisão por um mês no cárcere do DOPS paulista, aí por volta de 1976. A abertura lenta e gradual de Geisel dava os primeiros passos, mas o governo brasileiro ainda atendia às solicitações da Operação Condor. Contou-me, com humor, as peripécias que teve de enfrentar para conseguir comunicar-se com a família e, posteriormente, libertar-se da prisão. Relatou-me como teve que valer-se de um marginal – o "rei do ouro" – para enviar bilhetes etc. Penso que podemos desenvolver uma relação não só profissional, mas de amizade.

Sempre atento aos símbolos, em anotação de 1 de outubro de 2005, transcrita no capítulo sobre Argentina, manifesto decepção pela ausência do presidente uruguaio, Tabaré Vázquez, na Cúpula da CASA em Brasília. Encontro algum consolo para isso na atuação construtiva do vice-presidente, Rodolfo Nin Novoa, durante as discussões especialmente difíceis com o presidente venezuelano, que quase pôs a perder o encontro.

Uma conversa estratégica

Em 5 de fevereiro, consta em minhas notas uma breve referência à visita do chanceler Gargano no dia 2 do mesmo mês, sobre a qual não registrei nenhuma impressão especial. Nela, foram tratados temas como o da CASA e da reforma do CSNU – este de forma um tanto oblíqua –, além naturalmente de questões específicas do Mercosul.

Temas comerciais continuariam a ocupar um lugar central na minha percepção de como tratar com o Uruaguai. Em nota de 18 de fevereiro, isso se consubstancia em uma menção a um possível Acordo Mercosul-IBAS. Mais adiante, comentando negociações com a Venezuela no âmbito do acordo-quadro com a Comunidade Andina, transparece a minha preocupação em garantir que interesses de nossos vizinhos menores fossem adequadamente atendidos. Em outra anotação, saliento o "crescente descontentamento do Uruguai com o Mercosul" como uma razão para deixar de fazer uma viagem na qual tinha interesse.

18/2/2006 Outra tarefa espinhosa no quadro da nossa diplomacia econômica: convencer o Uruguai a não criar obstáculos à negociação de um ALC com o IBAS. Ainda que Montevidéu não tenha grande interesse, certamente não terá prejuízo; será real a objeção ou será para criar precedentes em relação ao sempre acalentado objetivo de negociar com os Estados Unidos? Preciso ter uma conversa mais estratégica com Gargano. Mas quando encontrarei tempo?

27/5/2006 Por telefone, negociei com o presidente Chávez a entrada em vigor da TEC e as medidas de liberalização comercial[32], com ênfase na abertura imediata para as exportações potenciais do Uruguai e do Paraguai, sempre uma preocupação minha.

Sem alienar o Uruguai

6/6/2006 Há momentos de inesperada calmaria. Hoje, após uma movimentada viagem a Nova York (Sessão Especial da Assembleia Geral sobre AIDS – combinada com iniciativa franco-brasileira-chilena-norueguesa sobre central de medicamentos) e São Domingos (Assembleia Geral da OEA), estou tendo uma tarde relativamente tranquila. Pedi à minha chefe de gabinete que cancelasse a visita que eu faria à Noruega, onde participaria de um seminário sobre solução de conflitos. É pena não ir, mas não me sinto à vontade para afastar-me do Brasil e da região num momento em que a América do Sul passa por tantas convulsões. Além da Bolívia, há os eternos problemas com o Paraguai e o crescente descontentamento do Uruguai com o Mercosul. Devo concentrar-me nisso e, inevitavelmente, na OMC.

9/6/2006 Reunião interna sobre Uruguai, Paraguai e Bolívia, com o objetivo de ver se conseguimos fazer algo novo, sobretudo com os dois menores do Mercosul. [...] Ainda na semana que vem haverá Conselho do Mercosul para formalizar entrada da Venezuela (a "celebração" será em Caracas, no início do próximo mês). O tema das *papeleras*[33] também estará presente. A propósito, é preciso definir uma linha precisa, mantendo o nosso ótimo relacionamento com a Argentina, mas sem alienar o Uruguai. [...]

New Deal

A visível insatisfação dos nossos dois vizinhos menores, em especial o Uruguai, com o Mercosul era motivo de real preocupação. Em parte, tal insatisfação tinha razões estruturais, ligadas à forma de inserção da economia uruguaia no comércio

---

32 Ver o capítulo sobre Venezuela.
33 A disputa em torno das fábricas de celulose em território uruguaio nas proximidades do rio Uruguai já foi tratada em "Argentina", em cujo capítulo figura uma nota explicativa.

mundial. Sobre isso, havia pouco que pudéssemos fazer. Mas como "sócio maior" tínhamos que buscar compensações às frustrações uruguaias, que os meros mecanismos do Mercosul não podiam resolver. É mais ou menos nessa época (meados de 2006) que me dedico à busca de um novo entendimento ("*new deal*"), que passaria a figurar de modo mais constante na minha agenda.

18/6/2006 Logramos aprovar e rubricar, no encontro ministerial do Mercosul (CMC), o protocolo de adesão da Venezuela. Tivemos uma discussão franca sobre os avanços e as frustrações do Mercosul, na qual pude expor minhas ideias sobre um novo entendimento ("*new deal*") para os países menores, com maior ênfase em financiamento, política industrial etc.[34] Alguns jornais no Brasil (e espero que em outras partes) captaram a ideia do "*new deal*". Com este objetivo, estarei indo nas próximas sexta e segunda-feira ao Uruguai e ao Paraguai.

23/6/2006 Início de um dia que pode ser importante. Pela primeira vez, que eu saiba, um chanceler do Brasil vem ao Uruguai acompanhado de representantes de tantos órgãos voltados para o desenvolvimento: BNDES, FINEP, INMETRO, INPI, ANVISA, SERPRO, além de altos funcionários do Ministério da Agricultura, de Minas e Energia etc. A ideia é buscar formas que dinamizem a economia uruguaia, com investimentos e linhas de comércio que possam dirigir-se principalmente ao mercado do Mercosul (principalmente Brasil). É a tentativa do "*new deal*" – ou novo entendimento que queremos propor para reforçar o bloco. Haverá também empresários, alguns deles já estabelecidos ou tentando estabelecer-se no Uruguai. A conversa entre nós, ontem, no avião foi boa. Vamos ver o que logramos de prático. Além disso, terei encontros com Tabaré, Gargano e outros ministros. O tema das *papeleras* – e as queixas relacionadas – vão surgir. Eduardo Santos[35] pediu-me que evitasse o termo "bilateral" para caracterizar a disputa. Mas como ajudar Montevidéu sem ofender mortalmente os argentinos? Eis um dos desafios que terei.

Vou tentar concentrar-me nos benefícios efetivos que o Uruguai pode ter com a integração. A disposição geral dos membros da comitiva é positiva. Vamos ver os resultados.

---

34 Na mesma anotação, faço referências à "exposição serena" do chanceler Gargano sobre *papeleras*. Ver capítulo sobre Argentina.

35 O embaixador Eduardo dos Santos fora assessor internacional do presidente Fernando Henrique Cardoso, que o enviou a Montevidéu, onde demonstrou grande capacidade diplomática. Era absolutamente confiável. Depois de um breve estágio em Berna (por motivos ligados à saúde de sua mulher), Santos voltou ao contexto sul-americano como embaixador em Assunção, onde serviu até o final da minha gestão. Já no governo Dilma Rousseff, Eduardo dos Santos foi secretário-geral nas gestões de Antonio Patriota e Luiz Alberto Figueiredo.

Bush está pronto a assinar o TLC

24/6/2006 De todas as minhas visitas ao Uruguai esta foi, certamente, a mais intensa. Após reunião de trabalho com a minha numerosa e qualificada comitiva, em que continuei e concluí a conversa que iniciara no avião sobre o sentido da visita, fiz a abertura de um encontro empresarial. Daí segui para uma ampla e amigável conversa com o presidente Tabaré Vázquez – em que o tema central foi inevitavelmente o TLC[36] com os Estados Unidos ("apenas uma hipótese", no dizer do presidente uruguaio). Procurei ser nesta, como em outras conversas, muito delicado e respeitoso, sem deixar de assinalar a incompatibilidade, do ponto de vista técnico, entre negociações em separado com os Estados Unidos e o Mercosul. Sempre busquei fazê-lo com humildade, sem ameaças ou atitudes arrogantes, ao mesmo tempo que reconhecia que o Mercosul "não cumprira sua promessa" em relação aos países pequenos. Tabaré teve palavras de apreço sobre os propósitos da minha missão. Ao final, tentei sintetizá-los dizendo que meu objetivo (e o do presidente Lula) era ajudá-lo a defender a permanência do Uruguai como membro do Mercosul "*à part entière*". Ao longo da nossa distendida conversa, contei episódios passados, quando se havia tentado fazer do Uruguai e do Paraguai membros de segunda categoria em um Mercosul de duas velocidades[37]. Lembrei como o Brasil se opusera a essa discriminação. Em suma, uma conversa agradável, em que Tabaré chegou a ser quase apologético em certos momentos, mas na qual transpareceu que a ideia de um acordo comercial com os Estados Unidos (a expressão TLC foi evitada) não foi de todo abandonada. Isso apenas aumenta a responsabilidade da missão.

Seguiu-se encontro "privado" com Reinaldo Gargano e Belela Herrera[38], que, na questão de eventual TLC com os Estados Unidos, são aliados nossos. Depois, uma reunião ampliada, na qual participaram todos os membros da minha comitiva. Do lado uruguaio, estiveram presentes cinco ou seis ministros, que permaneceram para o almoço no elegante Palácio Santos – um edifício entre o neoclássico e a *art nouveau*, com bonitas salas e um belo jardim interno.

Depois do almoço, tive um encontro de cerca de meia hora com Danilo Astori, ministro da Economia, que é, no governo uruguaio, o defensor mais ardente de um TLC e (as coisas vão juntas) o mais crítico do Mercosul. Não foi agressivo e,

---

36 Tratado de Livre Comércio, é a forma mais usada pelos países de língua espanhola. Aparece frequentemente abreviada.
37 Ver capítulo sobre Argentina, em especial os comentários sobre a atitude do ministro da Economia de Carlos Menem, Domingo Cavallo.
38 Belela Herrera foi vice-chanceler do Uruguai entre 2005 e 2008. Na década de 1970, havia tido vasta experiência em direitos humanos junto ao ACNUR e em missões da ONU. Após a redemocratização, teve importante papel como presidente da Comissão de Relações Internacionais da Frente Ampla.

curiosamente (como o presidente), evitou falar em TLC. Tentou assemelhar o que o Uruguai estaria buscando com o que nós próprios fizemos com os norte-americanos, durante o encontro Furlan-Gutierrez[39]. Não sei se propositadamente ou por real confusão, referiu-se ao secretário de Comércio norte-americano como se fosse o USTR[40]. Além de esclarecer o equívoco, aproveitei para indicar que, no caso do Brasil, a pessoa encarregada desse tipo de negociações – por delegação direta e expressa do presidente – era eu e não o titular do Ministério do Desenvolvimento da Indústria e Comércio (MDIC). Apesar das diferenças, a conversa não foi má. Em certo sentido, aproximou-se (como previra e desejara o Felício) da conversa que havia mantido dois ou três anos antes com o ministro Jorge Humberto Botero, da Colômbia[41]. Foi pena que, por razões de tempo, tenha ficado inacabada. Vou pedir ao Guido Mantega que o convide a visitar o Brasil.

Antes de passar aos dois últimos encontros, anoto dois aspectos que foram mencionados no encontro com Tabaré, ilustrando em um dos casos o que eu descrevi como atitude apologética. Referindo-se a seu encontro com Bush, chegou a dizer que o presidente norte-americano se revelara "pronto a assinar o TLC com o Uruguai" e que fora ele, Tabaré, quem dissera ser necessário tempo para analisar o assunto. Buscou desta forma desmentir certas versões da imprensa. No que toca a minha própria atitude, a "humildade" a que aludi, pode ser exemplificada pelo pedido informal de que desse um "crédito de confiança" para ver se as medidas que estávamos propondo – e que constituíam o que chamei insistentemente, inclusive com a mídia, de "*new deal*" – funcionariam.

Volto aos outros encontros. Com o vice-presidente, a conversa foi fácil e fluida, mas não muito longa. Sendo ele o presidente do Senado, após uns vinte minutos de diálogo ameno conduziu-me à Comissão de Relações Exteriores, onde havia senadores e deputados dos vários partidos. Pela oposição falaram (mais criticamente) meu ex-colega Sergio Abreu e o meu meio ex-colega, antigo ministro da Economia, Isaac Alfie. Também se pronunciaram, estes de forma bem mais positiva, o deputado Roberto Conde (da Comissão Mercosul) e o presidente da Comissão, Alberto Curiel, ambos do governo. [...] Estavam presentes vários outros políticos de peso, inclusive o ex-candidato a presidente Jorge Larrañaga[42].

Aqui foram pipocando questões difíceis como Zona Franca de Manaus, harmonização de incentivos e coordenação de políticas macroeconômicas. Em todas elas há, sem dúvida, um déficit de realização de nossa parte. Mesmo o tema das *papeleras* e a decepção com a atitude "omissa" do Brasil foram objeto de con-

---

39 Carlos Gutierrez foi secretário de Comércio do governo George W. Bush.
40 Representante de Comércio dos Estados Unidos.
41 A conversa com o ministro Botero, que foi um momento de virada nas negociações com a Colômbia, também é referida no capítulo sobre a CASA, em AMORIM, 2013.
42 Larrañaga foi candidato a presidente nas eleições de 2004 pelo Partido Nacional.

versa. Respondi como pude a cada um destes quesitos e acentuei os objetivos políticos da minha missão.

Ao final do dia, voltei a ter uma reunião bastante longa com os membros da minha comitiva e outros que se haviam juntado a ela, em que acordos e entendimentos foram enumerados, bem como providências a adotar. Hoje, ainda terei três breves encontros (Didier Opertti – secretário executivo da ALADI –, Carlos Alvarez – presidente da Comissão do Mercosul – e o editorialista de um grande jornal local), antes de partir para o Brasil, no meio da tarde, no "poderoso" sucatinha.

Cenouras e chicote

25/6/2006 De volta a Brasília, procuro fazer uma avaliação da viagem ao Uruguai. Creio que o programa intenso de contatos e a expressiva delegação tiveram efeito positivo. Não sei se terá sido suficiente, porém. Boa parte da imprensa uruguaia, ainda que reconhecendo o meu "tom ameno", enfatizou o veto do Brasil ao TLC. Um dos jornais, mais ligado aos Blancos, legendou minha foto com os dizeres: "Cenouras e chicote". Há também muito ceticismo em relação às propostas que levamos. Temos que procurar um rol de ações imediatas. Penso que, dentro de umas duas semanas, terei que fazer outra reunião com alguns dos personagens que foram comigo a Montevidéu para ver se os projetos estão caminhando. A mais jovem das minhas assessoras, Bárbara Bélkior, tomou nota em detalhe dos vários relatos verbais que os membros da delegação fizeram na noite de sexta-feira. [...] No despacho com o presidente Lula, amanhã, deverei concentrar-me em América do Sul: Uruguai (resultados da visita etc.), Paraguai [...] e Bolívia [...].

19/7/2006 São quinze para as quatro, hora do Brasil. O avião da TAM deve, há algum tempo, estar sobrevoando território nacional. Volto à casa depois de oito dias de viagem, incluindo Salvador (CIAD[43]), Londres, Porto (pernoite apenas), São Petersburgo, Genebra e Paris (parte do dia de ontem). Estava previsto para hoje um encontro/almoço com Chávez, mas, depois que ele mudou o horário pela terceira vez, há dúvidas se se realizará. A meu pedido, o presidente Lula está convocando, para a tarde de hoje, uma reunião sobre Mercosul. Sugeri a presença dos ministros da Fazenda; Minas e Energia; Desenvolvimento, Indústria e Comércio; Agricultura e Transportes, além do BNDES e da FINEP. Servirá para verificar o que foi feito na sequência da minha viagem ao Uruguai e traçar planos para a presidência brasileira do Mercosul.

---

43 Conferência de Intelectuais da África e da Diáspora.

No lesionar el corazón del Mercosur

21/9/2006 Haveria muito que anotar sobre eventos dos últimos dias: a Cúpula do IBAS; o encontro bilateral com o primeiro-ministro da Índia (um novo "eixo-do-bem" se vai criando); as dificuldades com o presidente Tabaré e, em geral, com a postura "dissidente" do Uruguai nas discussões do Mercosul (acompanhada cada vez mais pelo Paraguai).

29/9/2006 Ontem recebi do nosso embaixador em Montevidéu, José Eduardo Felício, a boa notícia de que o Uruguai desistira – por ora – de assinar TLC com os Estados Unidos (que teriam tentado impor o modelo "à peruana", i.e, com ampla liberalização e compromissos que vão muito além do estritamente comercial). Na reunião de gabinete, ou como resultado dela, Tabaré ter-se-ia referido às conversas com Lula e ao seu desejo de não lesionar [sic] o coração do Mercosul, "segundo a definição do que isso significa dada pelo chanceler do Brasil". Nossos esforços deram algum resultado. Mas, como disse em minha reunião com dirigentes da FIESP, temos que perseverar em nossos gestos concretos, sem esperar manifestações explícitas de gratidão.

Gratidão ou não gratidão, achei de bom alvitre telefonar para o ministro Gargano, registrando o nosso reconhecimento e pedindo que transmitisse o meu abraço ao presidente Tabaré Vázquez.

Adendo escrito em 6/11/2010 Relendo a nota sobre a atitude positiva de Tabaré, recordo do encontro que tivemos [em 8 de setembro de 2006] na refinaria Alberto Pasqualini, em Canoas, nos arredores de Porto Alegre. Chovia muito e o presidente Lula chegou com considerável atraso. Essa circunstância me permitiu ter uma longa conversa com Tabaré, muito amistosa e esclarecedora. Foi quando usei a expressão a que o presidente uruguaio se referiu depois, com uma tradução algo mais dramática ("*lesionar el corazón*"). Eu me referia naturalmente à TEC, que, com todas as imperfeições, é o cerne da integração profunda a que o Mercosul se propôs, diferente de uma mera área de livre-comércio. Disse a Tabaré que, independentemente do que pensássemos, não poderíamos nos opor a acordos sobre temas como serviços e investimentos. Nem teríamos nada contra concessões unilaterais dos Estados Unidos ao Uruguai (que obviamente não ocorreriam). Mas é evidente que Washington não se contentaria com essas aberturas limitadas; daí a reação de Tabaré. Tenho a nítida sensação, inclusive pelo gestual, de que, naquela conversa, enquanto esperávamos Lula, e também na continuação, já com a presença de nosso presidente, comecei a conquistar a simpatia do presidente uruguaio. Foi a partir daquele encontro em Canoas que Tabaré passou a tratar-me de forma especialmente carinhosa, que manteve até o final de seu mandato.

Trânsito em pontes

5/11/2006 Primeira oportunidade de escrever algo desde as eleições. Vim substituir o "insubstituível Lula" na Cúpula Ibero-americana. É a segunda vez que isto acontece. A outra foi em São José, em final de 2004. Mas é óbvio que a ausência de Lula foi muito mais sentida agora. A sensibilidade uruguaia, normalmente alta, estava exacerbada pelos conflitos com a Argentina (por sinal, a cúpula terá servido para algo, pois ambos concordaram numa mediação, ou facilitação, do rei da Espanha. Fazendo um parêntese dentro do parêntese – a manchete de um grande jornal uruguaio hoje era algo assim como "Kirchner aceita do rei o que recusa de um operário"[44]. A verdade é que o presidente argentino sempre reagiu negativamente às nossas tentativas de ajudar no diálogo. Fecho ambos os parênteses). Além da sensibilidade, houve uma decepção, misto de tristeza, dos uruguaios que autenticamente torceram pela reeleição de Lula.

25/11/2006 (Santiago, sábado). Últimos dias: forte ênfase na América do Sul. Quinta-feira passada, voltei a Montevidéu para participar de uma celebração dos vinte anos da Rodada Uruguai, promovida por um instituto dirigido pelo ex-chanceler Sergio Abreu, hoje na oposição, mas devidamente encampada pelo meu colega atual, Reinaldo Gargano. [...] Minha ida ao Uruguai – com chegada pela manhã e partida logo depois do almoço para Assunção – se deveu principalmente[45] ao desejo de mostrar interesse pelo vizinho, que anda com a autoestima abalada. O Uruguai tinha obtido uma vitória importante na véspera (votação no Banco Mundial sobre empréstimo para *papeleras*, com apoio do Brasil). Como Kirchner reagiu com palavras algo contundentes às perguntas dos jornalistas sobre a "derrota" argentina, inclusive qualificando Tabaré de intransigente, este passara a ser o assunto do dia. A imprensa me assediou um pouco, com as perguntas de hábito ("Brasil não vai fazer nada?" etc.), às quais respondi com o seguinte comentário: se o rei da Espanha (escolhido mediador) resolveu o problema da democracia na Espanha, por que não resolverá a questão de trânsito em pontes? Brincadeiras à parte, teremos que enfrentar o problema na próxima reunião do CMC. Isto se a Argentina permitir sua inclusão na agenda. A única recomendação que fiz aos meus amigos uruguaios (do governo e da oposição) é a de que devem ser humildes na vitória.

---

44 Apesar da repetição, achei importante transcrever a frase, que aparece também em uma anotação que consta do capítulo sobre Argentina, uma vez que ilustra, de forma sintética e irônica, a percepção de muitos uruguaios acerca das atitudes do vizinho platino.

45 Outro atrativo do encontro era a possibilidade de uma troca de ideias com o diretor-geral da OMC, Pascal Lamy, também convidado para o evento.

26/11/2006 A reunião da CASA, em Santiago, foi positiva. Houve avanços na institucionalização, ainda que modestos. Inicialmente, o texto parecia conter impasses insuperáveis. A presidência chilena, em determinado momento, chegou a propor adiar a reunião, o que na prática significaria desistir. Insisti que continuássemos a discussão e finalmente pudemos alcançar uma boa conclusão aceitável para todos. A vice-ministra uruguaia, Belela Herrera, entusiasta da CASA, foi generosa: *"Tu eres un genio; ¿como conseguiste?"*. Respondi com o dito de que o diabo sabe das coisas não porque é esperto, mas porque é velho. Belela Herrera é uma pessoa de muito bom nível e sensibilidade. Deve ter sido uma militante aguerrida. Hoje deve andar por volta dos setenta, mas no Uruguai é jovem!

3/12/2006 [...] Foram à Cúpula de Abuja América do Sul-África[46] seis chefes de Estado da nossa região e quatro outros se fizeram representar por ministros (no caso do Uruguai, a vice-ministra, mas, com o Reinaldo Gargano preso a Montevidéu pela saúde da mulher, é como se Belela Herrera fosse a chanceler). [...] Na próxima semana, teremos intensa atividade dedicada à América do Sul. Na terça-feira, dia 5, o presidente deverá realizar reunião de vários órgãos em torno de Bolívia, Paraguai e Uruguai. [...] Pendente ainda, por desencontro de datas, a visita que o presidente fará ao Uruguai, em parte para compensar a ausência na Cúpula Ibero-americana.

Quem se lembra do EFTA?

17/12/2006 [...] Mal cheguei da Argentina[47] e recebi o ministro russo, Sergei Lavrov, em 14/12. Foi um dia especialmente cheio de eventos: instalação solene do Parlamento do Mercosul, no Senado brasileiro pela manhã e, à tarde, diplomação do presidente no TSE, seguida de recepção para ministros e assessores mais próximos, no Itamaraty. Durante o almoço, ao responder ao meu brinde, Lavrov disse, referindo-se ao período em que estivemos juntos em Nova York, que se "os princípios [sic] Amorim fossem seguidos ter-se-ia evitado a guerra no Iraque". Um exagero simpático. No dia seguinte, Lavrov assinou com os ministros do Mercosul memorando sobre consultas políticas – o que valorizou mais a viagem. Durante o próprio dia 15, presidi o CMC. Foi uma reunião densa, em que deixamos o picadinho da agenda

---

46 A cúpula bicontinental foi resultado da visita do presidente Lula a Abuja no ano anterior. A proposta do presidente da Nigéria, Olusegun Obasanjo, era uma reunião de chefes de Estado entre o Brasil e a África. A "contraproposta" brasileira, feita por Lula durante o mesmo diálogo, ilustra nosso interesse em envolver a América do Sul em iniciativas mais amplas, com o duplo objetivo de contribuir para a consolidação da integração e dar à região uma personalidade internacional. Algo semelhante, como já comentado aqui, ocorreu em relação à ASPA.

47 A visita ocorreu em 12 de dezembro e está registrada no capítulo correspondente.

formal e tivemos uma discussão séria sobre conceitos (além inevitavelmente de farpas sobre *papeleras*). Falaram pelo Uruguai Gargano e Astori (que saíra da reunião com seus colegas ministros de Economia com o propósito um tanto inusitado de dirigir-se aos chanceleres). O ministro Astori procurou desenvolver as razões pelas quais o Uruguai necessitava de "compreensão" dos sócios para negociar bilateralmente (não usou a expressão "livre-comércio"). Esperei que os outros ministros (Taiana, Ramírez e Maduro[48]) falassem. Valendo-me do fato de estar na presidência, fiz minucioso pronunciamento, em que reconheci o bem fundado das queixas uruguaias – que deveríamos buscar solucionar dentro do Mercosul – sem deixar de enfatizar a incompatibilidade entre violações à TEC e a união aduaneira. Lembrei teóricos da integração (Scitovsky)[49] e velhas leituras (*Europe at Sixes and Sevens*).[50] "Quem se lembra do EFTA?"[51] – perguntei retoricamente. Os argentinos adoraram ("*Tu te has superado*", disse o vice-ministro Alfredo Chiaradía). Gargano (integracionista sincero) também gostou. Só Astori continuou ressabiado.

Bendita água

A "irresistível atração" do Uruguai por negociações com os Estados Unidos não se extinguiria com a ascensão da Frente Ampla ao poder. Enterrada a ALCA na reunião de Mar del Plata[52], Montevidéu passou a considerar, de modo mais intenso, a possibilidade de um TLC em separado com Washington. Esse empenho transpareceu, sobretudo, nas atitudes do ministro da Economia, Danilo Astori,

---

48 Jorge Taiana, para quem chegou até aqui, dispensa apresentações; Rubén Darío Ramírez Lezcano foi ministro das Relações Exteriores do Paraguai entre agosto de 2006 e agosto de 2008, no governo de Nicanor Duarte Frutos; Nicolás Maduro, presidente da Venezuela no momento em que escrevo esta nota, foi chanceler de Chávez desde 2006 até tornar-se vice-presidente e, posteriormente, chefe de governo.

49 Scitovsky, Tibor. *Economic Theory and Western European Integration*. Stanford: Stanford University Press, 1958.

50 Benoît, Émile. *Europe at Sixes and Sevens: the common market, the Free Trade Association, and the United States*. New York: Columbia University Press, 1961. "*At sixes and sevens*" é uma expressão idiomática que significa um estado de confusão; pouca clareza. O autor a emprega, no título de seu livro, como um trocadilho, já que, no momento em que foi escrito, o então Mercado Comum Europeu (MCE) contava com seis membros e o EFTA (sigla em inglês para Área Europeia de Livre Comércio) incluía sete nações. A minha citação da obra tinha a ver com a discussão, por Benoît, dos méritos e deméritos de uma integração profunda (união aduaneira/mercado comum) ou "frouxa" (área de livre-comércio). Meu ponto era fazer ver ao ministro Astori que o Uruguai não poderia aspirar ao melhor dos dois mundos.

51 Ver nota anterior.

52 A Cúpula das Américas de Mar del Plata, em 2005, lançou a pá de cal nas negociações da ALCA, apesar de já estarem, para todos os efeitos práticos, suspensas desde início ou meados de 2004. Ver, a propósito: "ALCA: fim de linha", in: AMORIM, 2013. Ver, também, o capítulo sobre Argentina, neste livro.

ilustradas em várias das minhas anotações. Ao mesmo tempo, o Uruguai, pela voz de Astori (mas não de forma limitada a ele), se queixava incessantemente das insuficiências (ou deficiências) do Mercosul. Essa atitude era fundamentada principalmente na existência de alegados obstáculos, as chamadas "travas" ao comércio.

Um caso emblemático, em que a posição uruguaia era absolutamente justificada, foi o da importação de água mineral uruguaia ao Brasil. Segundo Montevidéu, o Uruguai exportava esse produto para vários países europeus, mas não conseguia fazê-lo para o Brasil, em virtude de barreiras sanitárias artificiais, que apenas encobriam propósitos protecionistas. Depois de muito esforço de convencimento, que envolveu o próprio presidente brasileiro (Lula chegou a referir-se à água mineral uruguaia em um discurso no Congresso Nacional por ocasião da aprovação do Parlasul), nossas autoridades técnicas/sanitárias concordaram em certificar o produto do nosso vizinho. O fato foi comemorado como uma vitória dos "integracionistas". Garrafinhas de água originárias do Uruguai foram colocadas à frente dos presidentes e delegados que assistiram à Cúpula Mercosul/CASA, que se realizou no Hotel Copacabana Palace, no Rio de Janeiro, no início de 2007. Com o caso "resolvido", qual não foi minha surpresa quando, passados alguns meses, recebi uma chamada do nosso embaixador em Montevidéu, José Eduardo Felício, que buscou o meu socorro para reverter a proibição de que caminhões que transportavam a bendita água atravessassem a fronteira entre o Uruguai e o Rio Grande do Sul. Diante do meu espanto, Felício explicou: "É que agora estão dizendo (os técnicos da Anvisa ou do Inmetro, não estou seguro) que a água mineral aprovada era 'natural' e esta é 'sabor limão'". O problema foi finalmente contornado, embora eu nunca tenha conferido pessoalmente se aquele singelo produto é disponível em algum supermercado brasileiro. Foi em função destes obstáculos ou outros do mesmo jaez, que cunhei a frase que menciono também em uma nota sobre Paraguai e que foi ocasionalmente repetida pelo presidente: "não basta que o presidente da República ou o ministro do Exterior sejam integracionistas; é preciso que o guarda da esquina seja integracionista".

Como ocorreria também com o Paraguai, desenvolvi, juntamente com meus colaboradores, a percepção (que afinal veio a ser compartilhada por técnicos de outros ministérios, entre os quais eu citaria de modo especial o secretário executivo do MDIC, Ivan Ramalho[53]) de que a abertura comercial era importante, mas não suficiente, para atrair nossos parceiros mais vulneráveis (e mantê-los atrelados) ao Mercosul e à integração sul-americana. Foi por isso, como assinalei

---

53 Ivan Ramalho, apesar das limitações do cargo e da natural deferência ao ministro, foi um contraponto útil à visão mais utilitarista do titular da pasta, inicialmente sob a chefia de Luiz Fernando Furlan. No segundo mandato do presidente Lula, Ramalho permaneceria no cargo sob as ordens de Miguel Jorge, mais afinado com as orientações do Itamaraty do que o antecessor. Em julho de 2012, sucederia a Samuel Pinheiro Guimarães como alto representante do Mercosul.

antes, que havia proposto um "novo entendimento" – uma alusão ao famoso *New Deal* do presidente norte-americano Franklin Roosevelt. Seria uma espécie de "ação afirmativa" que demonstrasse, por meio de ações concretas, os benefícios de pertencer ao Mercosul.

Por ocasião da reunião do CMC, em janeiro de 2007 concedi entrevista ao *Bom Dia Brasil*, já citada no capítulo de Argentina. Nela, ressalto a importância do FOCEM, que, de certa forma, era parte do que eu chamava de *new deal*. Transcrevo aqui o trecho da minha resposta que se relaciona mais diretamente com o Uruguai.

> [...] tem o FOCEM dentro do Mercosul, que é o [...] mecanismo para compensar essas assimetrias, diminuir um pouco essas queixas a que vocês se referiram – e que são justas muitas vezes – porque houve muitos anos de abandono de países como Paraguai e Uruguai.

Iniciativas concretas

23/1/2007 Ontem recebi o secretário executivo da ALADI, Didier Opertti – homem de centro, mas bom amigo e de comportamento correto. Está sendo muito atacado pelo México, que tem ciúmes do que se passa na América do Sul. Dei-lhe respaldo integral. Vou ver se falo com a nova chanceler mexicana (talvez em Davos)[54].

25/2/2007 Pode parecer um exagero, mas escrever estas anotações é uma atividade que demanda disciplina. Às vezes, chega a representar esforço, se não sacrifício. Seja como for, nada de muito relevante ocorreu nos últimos dias. Prossegui nos preparativos para a visita do presidente ao Uruguai. Tivemos uma reunião no Planalto, na presença do presidente, em que procuramos encontrar formas de ajudar o Uruguai, que muito se queixa das "travas" impostas ao comércio de bens e serviços. Detectamos várias áreas em que podemos aprofundar algumas iniciativas tomadas durante minha viagem em novembro. É impressionante a resistência de alguns órgãos (especialmente a Receita) a mudar velhas práticas. Uma delas, um tributo cobrado pelo Brasil – erradamente classificado como imposto de renda –, praticamente impede que embarcações brasileiras sejam consertadas em estaleiros uruguaios. É

---

54 Os choques com o México na ALADI vinham de longe. Inicialmente, tratava-se das incompatibilidades do NAFTA com dispositivos da associação latino-americana, especialmente no que toca à extensão dos benefícios concedidos a terceiros países. Neste caso, o México buscava inibir o ativismo do secretário-geral em temas específicos da América do Sul, dos quais aquele país se sentia excluído.

algo que terá que ser revisto, talvez mediante acordo específico. Há avanços nas questões de metrologia e sanitárias, os quais, espero, permitirão remover algumas das "travas". [...] Voltando ao Uruguai, temo que tudo o que Lula pode oferecer pareça limitado aos nossos ressabiados amigos do sul. Tabaré, apesar das demonstrações de simpatia e mesmo afeto, não tem uma posição firme nas questões fundamentais (diferentemente de Gargano – o chanceler –, sempre ameaçado de perder o cargo, por sinal). O presidente parece pender mais para as posições de Astori, cuja influência, em função de afinidades culturais e ideológicas, se estende também à Chancelaria. De qualquer forma, a visita de Lula, duas semanas antes da de Bush, é mais do que oportuna e servirá, espero, para catalisar algumas iniciativas concretas em favor do nosso queixoso vizinho.

O ministro quer só deixar constância?

2/3/2007 A visita do presidente ao Uruguai correu bastante bem[55]. O tom empregado por Lula e as medidas concretas foram vistos como positivos. A imprensa brasileira, sempre crítica, teve que admitir o avanço nas relações com o vizinho e suas boas repercussões no Mercosul. Contribuiu para isso a admissão pelo ministro uruguaio da Economia, Danilo Astori, que qualquer acordo (do Uruguai) com os Estados Unidos terá que respeitar as regras do Mercosul. A visita também foi útil do ponto de vista do relacionamento pessoal. Ao final das reuniões e após um farto churrasco, os dois presidentes saíram para um passeio de barco, no Rio da Prata, a partir do pequeno ancoradouro na propriedade de campo de Anchorena. Embora não seja muito dado a excursões aquáticas, praticamente puxado por Tabaré para dentro do barco, acompanhei – "*noblesse oblige*"! – os dois mandatários. A vista da costa uruguaia, bastante preservada, era bonita. Do outro lado, à distância, vislumbrava a Argentina. Felizmente estávamos longe das *papeleras*! [...]

Tão importante – ou quase – quanto os acordos que temos feito com o Uruguai, Bolívia etc... (e na realidade como complementos indispensáveis deles)

---

55 Ao anunciar a visita, o comunicado oficial do Itamaraty referiu-se à Nova Agenda de Cooperação e Desenvolvimento Fronteiriço. A ideia de Nova Agenda (inspirada no *New Deal* de Roosevelt) foi a maneira que eu encontrara de expressar que as relações entre Brasil e Uruguai entrariam em uma nova fase. O objetivo era atender ao máximo as queixas uruguaias quanto ao desequilíbrio das vantagens obtidas por cada país com o processo de integração. No pano de fundo, havia sempre a "ameaça" de um ALC entre o nosso vizinho e os Estados Unidos. O comunicado conjunto emitido após o encontro lista um amplo rol de projetos e acordos de grande interesse para o Uruguai. Detém-se, também, na integração sul-americana (Mercosul e CASA), na cooperação no âmbito do G-20 em relação às negociações da Rodada de Doha e na reforma do Conselho de Segurança.

tem sido o trabalho interno de convencimento de outros órgãos da administração brasileira no sentido de adotarem comportamento mais "integracionista" e solidário com a política externa, ou até, mais especificamente, com a política de comércio exterior. Neste sentido, a reunião da CAMEX[56] de ontem foi um marco. Aprovamos medida provisória que cria o suporte legal para créditos concessionais (tied aid), fundamentais para a política de integração e para ações na África, entre outras. O acordo entre os ministros foi possível graças a uma negociação prévia entre mim e o Guido Mantega. Também foi importante a criação de um grupo de trabalho para tratar da redução da dupla cobrança da TEC, por proposta – quem diria! – do Furlan.

8/5/2007 Ontem, fiz uma rápida viagem ao Uruguai, para participar da cerimônia de abertura do Parlamento do Mercosul. Além do simbolismo da ocasião, que contou com a presença de mais de quarenta parlamentares brasileiros (e número similar dos demais países, inclusive Venezuela), a visita relâmpago me permitiu ter uma boa conversa com o ministro Reinaldo Gargano, integracionista convicto e frequentemente centro dos ataques da oligarquia pró-americana do Uruguai. Interessava-me dar-lhe força, demonstrando (nas palavras de um assessor meu) seu "poder convocatório". Tivemos uma conversa agradável na bonita residência do embaixador Felício, ex-chefe da assessoria de Planejamento no meu gabinete. Contei o que sabia sobre Banco do Sul[57], a partir de uma conversa na véspera com Guido Mantega, e ouvi seus comentários sobre as dificuldades que enfrenta no próprio governo. Falamos de alguns acordos que não ficaram prontos para a visita presidencial e comentamos a importância de contatos frequentes entre os chefes de governo. Em seis meses aproximadamente, esta foi a quarta ou quinta vez que visitei o Uruguai (incluindo naturalmente a viagem de Lula), o que dá uma medida do empenho em manter este pequeno e orgulhoso país próximo de nós (por "nós", entendo Brasil e Mercosul).

2/7/2007 É quase obrigatório escrever algumas linhas sobre a última reunião do Mercosul, que teve lugar em Assunção, em 28 de junho.[58] [...] Houve pequenos progressos no que diz respeito às reivindicações dos países menores, como flexibilização das regras de origem, e criaram-se grupos especiais para barreiras não tarifárias e tratamento de incentivos. O fato mais positivo, a meu ver, tem sido a participação ativa dos ministros de Economia, o que há muito não ocorria.

[...] o pior obstáculo é a óbvia má vontade do ministro uruguaio da Economia, Danilo Astori. Era óbvio seu desejo de, a cada passo, tomar qualquer coisa que eu

---

56 Câmara de Comércio Exterior.
57 Ver capítulo sobre Argentina.
58 *Idem.*

dissesse como prova de que não se poderia tratar em profundidade da questão central (a ausência de benefícios para o Uruguai), o que era uma evidente distorção. Mesmo quando propus uma solução baseada em algo que ele próprio havia acatado, Astori preferiu sublinhar as dificuldades. "Que se deje constancia[59]", disse. O que me obrigou a retrucar: "Mas afinal o ministro Astori quer fazer progressos ou só 'deixar constância'?".

A reunião começou com um jantar na quarta-feira, em que fiz, a pedido dos colegas, uma exposição bastante detalhada sobre a reunião de Potsdam[60]. Todos ouviram com extrema atenção e elogiaram tanto a posição do Brasil quanto o relato (à exceção do enfezado e ressentido ministro uruguaio da Economia, que qualificou minha fala como um "discurso inútil e uma perda de tempo"). Taiana reiterou as palavras de apreço pela atitude brasileira. Gargano (que não entende muito do assunto) e Ramirez fizeram o mesmo. A mais enfática foi Felisa Miceli, ministra da Economia argentina, que chegou a dizer que gostaria de ter tido um gravador para registrar a exposição.

26/10/2007 O CMC de ontem, que desde logo não tinha propósito claro, já que se tratava de discutir um relatório que é ainda um *work in progress*, serviu ao menos para baixar o tom das divergências entre as posições do Brasil (e agora mais claramente da Argentina) e do Uruguai (ou melhor, do seu ministro da Economia). Nada avançou na substância, mas o grau de "incivilidade" diminuiu. No almoço, descontraído, pude passar algumas mensagens de interesse da Petrobras ao ministro Gargano e ao Jorge Taiana. Mas vejo que estamos perdendo terreno para a PDVSA[61].

---

59 Forma corrente em castelhano; em português, o equivalente seria "para que fique registrado".
60 Como relato no meu livro *Teerã, Ramalá e Doha*, em julho de 2007, realizou-se no simbólico balneário de Potsdam um encontro do G4 (Brasil, Índia, Estados Unidos, União Europeia), que constituía, àquela altura, o núcleo principal das negociações da Rodada de Doha. A expectativa era que o G4 pudesse se pôr de acordo sobre alguns elementos básicos, que permitiriam desbloquear o conjunto das negociações. O ônus político de ser visto como o país responsável pelo impasse era, em tese, muito elevado. Como sempre, as questões centrais giravam em torno de agricultura (principalmente subsídios) e produtos industriais (acesso a mercados). Não houve nenhum avanço significativo em agricultura, o que, entre outros fatores, levou o Brasil, apoiado pela Índia, a objetar à tentativa da União Europeia, com endosso norte-americano, de forçar uma proposta em acesso a mercado para manufaturas, que contrariava o nosso interesse e, de forma mais geral, o dos países em desenvolvimento. O assunto gerou enorme polêmica nos meios de comunicação, com acusações recíprocas. O apoio do Mercosul às atitudes que havíamos tomado se revestia de especial importância.
61 A estatal venezuelana de petróleo estava nitidamente empenhada em realizar incursões nos países da América do Sul. Na região, era a única empresa que poderia rivalizar com a Petrobras. A relação entre ambas nem sempre foi fácil e isenta de arestas.

Nuances e pequenas vitórias

Enquanto esse esforço de eliminar pontos de atrito e criar novas áreas de co-operação com o Uruguai se desenvolvia bilateralmente, as negociações da OMC seguiam com sua dinâmica. Desde a chegada da Frente Ampla ao poder, nossas posições se aproximaram. Talvez o fato mais significativo, já mencionado aqui, tenha sido o ingresso do Uruguai no G-20 comercial, cujo nascimento, em larga medida, tinha a ver com a rejeição da proposta de declaração ministerial, em 2003, feita por um nacional do país, Pérez del Castillo. Mas diferenças ou, pelo menos, matizes subsistiam. Mesmo em agricultura, tema central do G-20, o Uruguai defendia a liberalização do comércio, sobretudo na parte referente a acesso a mercados, de forma por assim dizer "intransigente", o que contrariava nossa postura de acomodar as dificuldades dos países em desenvolvimento importadores de alimentos. Como país líder do grupo, juntamente com a Índia, tínhamos interesse estratégico de manter a união entre seus membros, o que nos levava a uma atitude mais "compreensiva". Essas nuances explicam o pequeno comentário que segue, a propósito de um encontro em Genebra.

16/11/2007 A reunião do G-20 foi um tento. [...] As nuances que existem no grupo sobre salvaguardas especiais e produtos especiais nunca chegaram a adquirir contornos de aspereza. O representante do Uruguai, que não havia pedido a palavra, se sentiu compelido a elogiar a "intervenção construtiva" da ministra indonésia, Mari Pangestu [falando em nome do G-33].

25/12/2007 A Cúpula do Mercosul transcorreu, surpreendentemente, em clima positivo. Tabaré, desde o início, evitou o tom queixoso dos últimos encontros e manteve atitude amistosa em relação a Cristina Kirchner, apostando acertadamente no esvaziamento do problema das *papeleras*. Lula fez um pronunciamento otimista, no qual criticou a visão dos líderes do bloco, em geral concentrados nos problemas do Mercosul, sem olhar para suas realizações. Muito positivo foi seu enfoque sobre a necessidade de eliminar-se a dupla cobrança da Tarifa Externa Comum, assunto que nunca havia sido tratado no nível político e que foi sendo assumido como uma prioridade da presidência argentina. Chávez quase mudou o tom da reunião, com um discurso que parecia prolongar-se indefinidamente, mas Tabaré (sempre muito carinhoso comigo, por sinal) conseguiu interrompê-lo, com tato, para anunciar a entrada de Michelle Bachelet, Evo Morales e os demais associados, observadores etc.

A viagem a Montevidéu encerrou-se com a inauguração dos escritórios do Banco do Brasil e do BNDES no Uruguai – o que não deixa de ser uma vitória da política externa[62].

El líder natural

9/5/2008 Entre Natal e Dacar, a caminho de São Tomé e Príncipe. [...] Olhando um pouco para a semana que findou, registro duas visitas: primeiramente, a do novo chanceler uruguaio, Gonzalo Fernández[63], com quem mantive conversas francas e amigáveis. Na ocasião, frisei nosso desejo de ir alargando a cooperação, inclusive para áreas de especial interesse do nosso vizinho, como complementação industrial e energia. Em relação a esse último tema, tenho procurado envolver, de maneira positiva, o ministro Edison Lobão, das Minas e Energia, aparentemente com bons resultados.

O chanceler Fernández, sem deixar de mencionar as decepções do Uruguai com as insuficiências do Mercosul, foi muito afirmativo na disposição de fazer do Uruguai um sócio estratégico do Brasil. "*Brasil es el líder natural en América del Sur y en América Latina. Uruguay quiere beneficiarse de ese liderazgo*", foi o que disse com palavras que reproduzo quase literalmente. Buscou acentuar o valor que uma aliança com o Uruguai – país pequeno, mas de tradição jurídico-diplomática – pode ter para o Brasil. Naturalmente concordei. Celebramos o aprofundamento desta amizade em um agradável almoço, em que, entre outras coisas, preparei o espírito do ministro Lobão para que desse tratamento político às reivindicações uruguaias sobre custo de energia.

Ausência inexplicável

Em maio de 2008, realizou-se a cúpula sul-americana, na qual foi firmado o Tratado Constitutivo da Unasul, objeto de anotações mais detalhadas ao longo deste livro. Saliento a breve menção ao Uruguai.

24/5/2008 Em suma, sob qualquer ângulo, a reunião foi um grande êxito. [...] Com todos os presidentes presentes, salvo, inexplicavelmente, o do Uruguai, o socialista Tabaré Vázquez.

---

62 O escritório do BNDES viria a ser fechado em 2016, já no governo Temer.
63 Gonzalo Fernández foi ministro das Relações Exteriores de março de 2008 a agosto de 2009, quando assumiu a pasta da Defesa, posição que ocuparia até março de 2010.

Curiosamente, o ponto do meu comentário viria a ser objeto de observação de Raúl Castro, em diálogo que tivemos em Havana:

31/5/2008 Tabaré vem a Cuba em 18 de junho: a ausência do presidente Tabaré Vázquez na reunião da Unasul foi notada pelo presidente cubano. Comentei [com Raúl] sobre as reclamações que os uruguaios têm feito em relação ao bloco (Mercosul).

A dinâmica entre o global e o regional, no que tange ao comércio, que exigia certo malabarismo diplomático de nossa parte, voltaria a aparecer em uma palestra a alunos do Instituto Rio Branco, em 6 de agosto de 2008. Transcrevo um pequeno trecho:

> [...] essa questão dos produtos especiais e das salvaguardas especiais começava a aparecer como um ponto em que era muito difícil conciliar interesses (mesmo dentro do G-20). Havia países como Uruguai e Paraguai, nossos vizinhos, que eram totalmente contrários a uma aplicação ampla dessas medidas restritivas, e havia países como a Índia e a China, mesmo a Indonésia, querendo usar esse mecanismo de uma forma mais protecionista.

18/8/2008 Viagem de um dia a Montevidéu. Objetivo principal é fazer um discurso perante o Parlamento do Mercosul, estando o Brasil na presidência *pro tempore*. [...] Recordo-me que, há cerca de três anos, quando Chávez insistia no Grande Gasoduto do Sul, chegou a fazer-se um traçado, que atravessava o Uruguai, sem que este estivesse presente à reunião! Estávamos no auge do problema das *papeleras* e Kirchner não queria sentar-se à mesa com Tabaré. Afinal, o gasoduto não saiu e a ideia absurda não teve consequências. Mas, da última vez que estiveram juntos, os presidentes voltaram a falar no gasoduto. Não creio que o projeto prospere por ora. A Petrobras resiste, com ou sem razão. Mas se avançar não poderá ser sem o Mercosul.

10/11/2008 Novamente hospedado no Palácio Pamphilj, desta vez como integrante da comitiva presidencial em uma visita de Estado à Itália. A viagem também tem servido para conversar com o presidente sobre temas que me incomodam. Ontem mesmo, Lula ligou para o Mantega, para ter notícias do G-20[64], mas também para cobrar atitudes mais flexíveis em relação ao Paraguai e instalações do BNDES/Banco do Brasil em Montevidéu.

---

64 Trata-se aqui do G-20 financeiro, que, na esteira da crise do Lehmann Brothers, viria a envolver não só os ministros de economia, mas os chefes de governo.

25/11/2008 Saí quase correndo da Granja do Torto, à hora que combinara com o Gilberto Carvalho, que atuava como secretário da reunião de gabinete convocada pelo presidente. Cheguei no Itamaraty às 11h30, a tempo de passar os olhos no discurso que faria no encontro Mercosul-ASEAN[65]. [...] A reunião ministerial teve amplo comparecimento dos membros da ASEAN (seis ministros, três vice-ministros e um embaixador nas Nações Unidas). Não assim por parte do Mercosul. Afora o Brasil, apenas o Paraguai enviou um ministro (da Indústria e Comércio). Uruguai e Argentina mandaram os secretários-gerais. [...] Este nível de comparecimento dos vizinhos, apenas sofrível, foi arrancado a fórceps, quando, há poucos dias, descobri que não viria nenhum ministro do Mercosul e que a Argentina iria ser representada pelo diretor-adjunto para integração (que, ainda por cima, queria ser o "*lead speaker*" sobre Doha!). O fato demonstra como, nestas iniciativas em que procuramos envolver o Mercosul (mesmo sabendo que o interesse dos interlocutores seja principalmente no Brasil), temos que carregar nossos vizinhos nas costas. O que não sei se Uruguai e Paraguai percebem é que eles são os maiores beneficiados, pois não têm massa crítica para atrair a atenção de distantes (mas dinâmicos) países asiáticos.

Enquanto a Frente Ampla está no poder

Em uma anotação de 27 de novembro, durante a crise financeira, refiro-me a um projeto de informação ao presidente da República, em preparação da CALC, que continha observações sobre relações bilaterais com alguns países, entre eles o Uruguai. Como minha nota menciona um "projeto" e minha memória a respeito, passados tantos anos, se tornou algo difusa, não sei se o documento foi efetivamente formalizado. De qualquer forma, o texto ilustra minhas preocupações da época.

27/11/2008 Mesmo em países como o Uruguai, onde não se prevê o surgimento de conflitos propriamente, o tom de recriminação em face do Mercosul (e, portanto, do Brasil) tenderá a aumentar, sobretudo se a recuperação das exportações uruguaias ao Brasil for revertida devido à nova realidade cambial. [...] No caso do Uruguai, a construção de uma agenda positiva pode basear-se em ações e/ou projetos anteriormente acordados. A perspectiva de visita do presidente uruguaio oferece um horizonte razoável para um trabalho tranquilo, porém consistente.

1/2/2009 O presidente Lula conversou com Tabaré Vázquez, que o havia chamado a propósito da introdução do sistema de licenças prévias (em seguida retirado)

---

65 Associação de Nações do Sudeste Asiático.

para a importação. Mencionou, [...] além da questão do FOCEM[66], o fornecimento de energia brasileira (interrompido, segundo Tabaré, em dezembro)[67]. [...] Com o Uruguai, temos que fazer um esforço, enquanto o governo da Frente Ampla está no poder. Apesar dos pesares, tem sido mais simpático ao Brasil, sobretudo depois da saída de Danilo Astori (que é pré-candidato – aparentemente sem grande chance – à presidência, pela própria Frente Ampla).

13/2/2009 Gonzalo Fernández esteve aqui para preparar a visita de Tabaré Vázquez. As relações do Uruguai com o Brasil têm evoluído muito positivamente. O problema deles é com a Argentina, que agiria como grande potência frente ao irmão menor do Prata. Mas isso também nos afeta!

Um bom aliado

20/3/2009 É curioso, mas compreensível, que não tenha feito nenhuma anotação sobre uma semana tão intensa quanto a que se seguiu à minha volta do Egito. [...] Ainda assim, vale notar que aqui estiveram cinco visitantes (um chefe de Estado, um chefe de governo, um príncipe herdeiro, um dirigente de organismo internacional e um chanceler). [...] Na terça-feira, tivemos a visita do simpático Tabaré Vázquez, com cujo governo sempre procuramos manter boas relações. Este esforço deu resultados e hoje pode-se dizer que não há contenciosos na relação Brasil-Uruguai. Tampouco há queixumes ou manifestações de despeito que costumavam marcá-las. Alguns projetos frutificaram. Em outros casos, os investimentos seguiram espontaneamente a prioridade governamental. Mas foi, sobretudo, a atenção pessoal que o presidente dedicou a seu colega, atendendo telefonemas em momentos críticos (ameaça de protecionismo, crise energética), que teve repercussão muito favorável no nosso pequeno e altivo vizinho. Também (e infelizmente) o contraste de nossas atitudes com as do outro sócio grande do Mercosul terá contribuído para a boa percepção com relação ao Brasil. O comércio cresceu. Alguns entraves foram abolidos e os investimentos aumentaram. Tudo isso, mais o amor próprio satisfeito, fez de Tabaré um bom aliado nas últimas iniciativas que temos tomado (Mercosul, CALC). [...]

Não consta dos meus apontamentos a visita que "Pepe" Mujica, como candidato a presidente, me fez em 5 de agosto de 2009. Suponho que tenha encontrado também o presidente Lula, mas nunca cheguei a verificar se isso de fato

---

66 Ver capítulo sobre a Argentina.
67 Trata-se de energia proveniente de termoelétricas próximas à fronteira, que teria sido direcionada ao consumo brasileiro.

ocorreu. Eu tivera contato pessoal com essa figura legendária dos Tupamaros quando ele era ministro da Agricultura do governo Tabaré Vázquez. Muito identificado com a agricultura familiar, Mujica compareceu a mais de uma reunião sobre a Rodada de Doha da OMC e, em especial, a encontros do G-20. Seu principal assessor, desde então, era Luis Almagro, futuro ministro das Relações Exteriores e, hoje, secretário-geral da OEA. Paralelamente à visita de Mujica, esteve no Brasil Danilo Astori, ex-ministro da Economia com quem eu tivera vários embates a propósito da intenção de firmar um TLC com os Estados Unidos. Astori fora pré-candidato contra Mujica, mas foi por ele derrotado nas eleições internas da Frente Ampla, tendo que contentar-se em ser companheiro de chapa de "Don Pepe". Prudentemente, Astori, cujo discurso se havia moderado, visitou apenas autoridades da área econômica. Detalhe curioso: na visita que me fez, Mujica presenteou-me com uma reprodução autêntica da camisa de Ghiggia, "carrasco" do Brasil na final da copa de 1950 (até hoje conhecida no Uruguai como *Maracanazo*). Como eu já havia sido acusado pela imprensa brasileira de "preferir Maradona a Pelé", evitei ser fotografado com o brinde trazido pelo meu visitante. A circunstância, entretanto, não escapou a um representante da oposição uruguaia, o senador e ex-ministro Sergio Abreu, que esteve no meu gabinete quinze dias depois. Segundo Abreu, o episódio refletiria a pouca habilidade diplomática de Mujica. Este, entretanto, revelou-se grande amigo do Brasil e defensor da integração sul-americana.

O tanto que Lula fez pela América Latina

25/3/2010 A semana começou com uma visita ao Rio para a conferência do UN Habitat. [...] A terça-feira foi movimentada. Já às 9h da manhã, eu recebia, no próprio hotel onde estava hospedado, o novo ministro do Uruguai, que veio preparar a visita do presidente José "Pepe" Mujica na próxima semana. Foi uma conversa fácil. As relações estão muito bem; o comércio tem crescido, sobretudo as exportações uruguaias para o Brasil. Falamos um pouco de Mercosul, negociações com União Europeia e projetos de infraestrutura. O ministro Luis Almagro é uma pessoa simpática ao Brasil e já trabalhou antes com Mujica, quando este era ministro da Agricultura. Esteve em várias reuniões do G-20 da OMC[68]. Prevejo um bom relacionamento[69].

1/8/2010 De volta de uma viagem ao Oriente Médio que incluiu Istambul, Tel Aviv e Damasco[70], cheguei ao Brasil na quinta-feira de manhã depois de um voo de dezoito horas incluindo as paradas em Madri e Sal. [...] Na sexta-feira, parti muito cedo para Rivera, na fronteira do Uruguai com o Brasil, para participar do encontro entre Lula e Mujica. Foi uma reunião ampla com presença de vários ministros, mais uruguaios que brasileiros. O encontro ocorreu no regimento de cavalaria mecanizada do Exército Brasileiro em Santana do Livramento. Antes da reunião, houve uma breve parada na praça, que é dividida ao meio por uma linha imaginária: metade Uruguai, metade Brasil. Os dois presidentes deram a volta ao marco que assinala a fronteira. A grande popularidade de Lula foi mais uma vez comprovada. Muitos abraços e pedidos de fotos de populares. Até sobrou um pouco para mim. [...] Durante a reunião foram assinados quatro acordos (Defesa, Pesca, Navegação da Lagoa Mirim, Ciência e Tecnologia). Foi também feito um relato dos avanços no programa de cooperação e integração bilateral. Muita coisa está acontecendo em energia, investimentos brasileiros no Uruguai etc. O relato do nosso lado foi feito pelo Antonio Simões, subsecretário para América do Sul, "promovido" por seu par uruguaio a vice-ministro. Na minha breve intervenção, salientei o progresso do comércio, a despeito da crise. No ano passado, as exportações uruguaias para o Brasil bateram recorde e este ano continuam a crescer em ritmo acelerado. Aproveitei a ocasião para mencionar um tema delicado, que envolve um aspecto sempre difícil nas negociações externas no Mercosul: a tendência, até certo ponto natural, de países menores a criar obstáculos a acordos com outros países em desenvolvimento. O chanceler e o ministro da Indústria do Uruguai manifestaram sua concordância.

Estava presente também o atual vice-presidente Danilo Astori, com quem tive um relacionamento nada fácil enquanto era ministro da Economia do governo Tabaré Vázquez. Astori atribuía ao Brasil, e especialmente a mim, o fracasso de sua tentativa de celebrar um acordo de livre-comércio com os Estados Unidos, que por sua vez serviria como plataforma para sua candidatura à presidência. Em muitas das reuniões ministeriais do Mercosul, Astori e eu tivemos diálogos duros. O então ministro uruguaio costumava invocar o passivo do Mercosul não com o

---

68 Em uma delas, segundo Almagro, eu, como presidente do grupo, lhe teria cortado a palavra, ou, pelo menos, restringido sua fala. O então assessor de Mujica levantara a mão ao final de um longo debate do qual emergira um difícil consenso entre os membros do grupo. "Dou a palavra ao representante do Uruguai, mas só se for para concordar."

69 A decepção com Almagro só ocorreria muito depois, em função, sobretudo, de sua atitude em relação à Venezuela. Como se sabe, as posições do ex-chanceler foram a tal ponto subservientes à linha dura de Washington que a Frente Ampla uruguaia decidiu expulsá-lo.

70 Ver AMORIM, 2015b.

objetivo de resolver os problemas, mas com o intuito de justificar seu afã em busca de um acordo com os Estados Unidos. Seu incômodo com a postura firme que adotei [...] chegou a assumir contornos de grosseria. Logo depois da reunião ministerial da OMC de julho de 2008, fiz uma exposição, a pedido da presidência *pro tempore*, sobre as discussões de Genebra. "Não sei por que perdemos tempo com isso", disse Astori, referindo-se à minha fala e de modo que eu o ouvisse. Astori mudou de atitude. Depois que passou a ser o vice de Pepe Mujica, tem sido todo sorrisos. Na reunião de sexta-feira, a propósito de nossa disposição de financiar uma nova ponte sobre o Rio Jaguarão com recursos quase exclusivamente brasileiros, não resisti a uma pequena brincadeira: "De forma proporcional às assimetrias". Astori entendeu minha referência a suas constantes críticas do passado, mas também riu.

Todo o encontro foi marcado por um clima de cordialidade e mesmo afeto entre os dois presidentes. Mujica começou a reunião ampliada referindo-se ao papel de Lula na busca da paz no Oriente Médio. Em declaração à imprensa, fez uma bela louvação ao nosso presidente, um pouco em tom de despedida. Em certo momento chegou a dizer que os anos de vida que ele, Mujica, ainda terá não serão suficientes para agradecer o tanto que Lula fez pela história da América Latina. Todos ficamos emocionados.

Código Aduaneiro, FOCEM e Palestina

9/8/2010 [...] a reunião do Mercosul em San Juan, 2 e 3 de agosto, foi uma das melhores nos últimos anos. Avançamos em um programa de eliminação da dupla cobrança da TEC, Código Aduaneiro e FOCEM. Todos esses temas eram prioritários para o Uruguai. Firmamos um acordo sobre o aquífero Guarani, que anos antes havia sido proposto pelo ministro Didier Opertti[71]. Concluímos e assinamos o acordo de livre-comércio com o Egito. Tudo foi resolvido nas reuniões técnicas e na ministerial (CMC). Dei uma pequena ajuda sobre a maneira de tratar a questão do imposto à exportação no Código Aduaneiro[72]. De algum lugar no fundo da memória busquei uma formulação usada no acordo de TRIPs[73] sobre "importação paralela" ou mais tecnicamente "exaustão de direitos da patente". ("Este acordo não trata de ...") Com pequenas emendas da Argentina e do Uruguai, que se neutralizaram mutuamente, a proposta foi aceita. Durante a reunião presidencial, os

---

71 O acordo entre os fundadores visa assegurar a soberania de cada um dos países sobre o importante reservatório de água doce.
72 Nessa questão, as posições argentinas e uruguaias se chocavam. Não dizer nada poderia sugerir que o tema não fora tratado ou não era importante, o que os uruguaios não aceitavam. A fórmula encontrada foi a solução possível.
73 Acordo sobre Propriedade Intelectual Relacionada a Comércio, no âmbito da OMC.

paraguaios esboçaram uma manobra dilatória, mas bastou o cenho cerrado da minha parte e, sobretudo, do presidente Lula, para que desistissem do intento. [...]

18/10/2010 Hoje fui a Montevidéu. Parti às 08h da manhã de Brasília e devo chegar de volta às 21h30 aproximadamente. A ocasião foi a reunião do Parlasul, em que o presidente de turno faz uma exposição sobre os planos para o semestre – que já vai adiantado. Aproveitando a ocasião, meus assessores para o tema, com o apoio de alguns parlamentares, combinaram uma reunião/almoço sobre a questão da representação cidadã no Parlamento. O tema havia sido bem encaminhado pelos próprios parlamentares, mas esbarrava em resistências da chancelaria argentina, descontente com o número de representantes brasileiros, que de qualquer forma é muito menor do que resultaria de um critério de estrita proporcionalidade. Aliás, o acordo negociado pelo deputado "Doutor" Rosinha[74], um devotado adepto do Mercosul, já fora bem generoso. Depois de uma fase de transição, estipulava 75 deputados brasileiros, 43 argentinos e 18 para os dois sócios menores. Recentemente, porém, a atitude do San Martín flexibilizou-se, o que tornou o acordo viável. Mas novas questões foram levantadas pelo Paraguai, não se sabe bem com qual objetivo, o que ameaçava pôr a perder este importante avanço. O almoço, na casa do embaixador Regis[75], permitiu que se chegasse a um consenso, que consistiu em "aprovar" o próprio documento dos parlamentares, conhecido como "acordo político", alcançado em maio de 2009. Esta solução deixa em aberto algumas questões de procedimento – que sempre podem ser utilizadas de forma obstrucionista –, mas pelo menos fixa, de uma vez por todas, o tamanho de cada representação nacional no Parlasul. Neste sentido, foi uma vitória[76].

Em seguida ao almoço, li meu discurso no plenário do Parlasul. Além dos deputados e dos chanceleres, estava presente o presidente José "Pepe" Mujica, a bela figura avoenga, ex-Tupamaro, que governa o Uruguai.

A última referência ao Uruguai, em minhas anotações, é de 7 de dezembro de 2010. Assinalo o reconhecimento, por Montevidéu, do Estado da Palestina, na sequência da decisão do Brasil[77].

---

74 Médico, Florisvaldo Fier, mais conhecido como "Dr. Rosinha", foi deputado federal pelo Paraná de 1999 a 2015. Foi presidente da Comissão do Mercosul no Congresso Nacional e viria a ocupar o cargo de presidente do Parlasul de fevereiro de 2008 a junho de 2009.
75 Especialista em negociações comerciais, Regis Arslanian, antes de ter sido designado embaixador na ALADI, tinha sido responsável, no Itamaraty, pelas negociações entre Mercosul e União Europeia. Participou de alguns esforços, afinal infrutíferos, de fazer avançar essas negociações.
76 Desde 2010, o critério de representação no Parlasul é o de proporcionalidade atenuada, que considera pesos distintos em relação ao tamanho das populações dos Estados-membros. Por esse critério, o Brasil tem direito a 73 cadeiras, a Argentina, a 43, a Venezuela, a 32 e o Paraguai e o Uruguai, a 18 assentos cada.
77 Ver AMORIM, 2015b.

PARAGUAI

Um *grand seigneur*

Meus primeiros contatos diplomáticos com o Paraguai ocorreram em razão das negociações que levariam à constituição do Mercosul. Antes disso, minha única incursão ao país vizinho foi como parte de uma "expedição consumista" (eu, aliás, nada comprei) a Ciudad del Este, então chamada Puerto Stroessner, por ocasião de uma reunião Brasil-Argentina sobre biotecnologia em Foz do Iguaçu, em 1985. Alguns anos mais tarde, após a deposição do ditador Alfredo Stroessner e a chegada ao poder de um presidente eleito, o general Andrés Rodriguez, o Paraguai reivindicou participar de negociações conjuntas do Brasil, Argentina e Uruguai com os Estados Unidos, no quadro da Iniciativa para as Américas[1]. A admissão do Paraguai nesse grupo foi um gesto essencialmente político, que partiu do ministro José Francisco Rezek, com o objetivo de contribuir para a consolidação da jovem e frágil democracia, após trinta e cinco anos de ditadura personalista. Embora os técnicos dos três outros países tenham inicialmente demonstrado algum desconforto com a presença de um sócio cuja economia se caracterizava pela mais ampla informalidade (para usar uma caracterização suave), a verdade é que os representantes de Assunção se comportaram de forma profissional, tanto nas negociações com Washington quanto nas relativas à formação do Mercosul. Na sequência, o Paraguai se ofereceu para sediar a assinatura do tratado constitutivo do Mercosul[2]. Como negociador-chefe por parte do Brasil, rubriquei a minuta do tratado e integrei a comitiva presidencial na cerimônia da assinatura. Os primeiros problemas surgiriam mais tarde. Eu só me conscientizaria plenamente deles quando fui embaixador em Genebra pela primeira vez, entre 1991 e 1993. Ao mesmo tempo que se constituía o Mercosul como união aduaneira, o Paraguai negociava sua adesão ao GATT. Nesse processo, Assunção fez várias concessões a países desenvolvidos, entre eles os Estados Unidos, que perfuravam a base do que viria a ser a Tarifa Externa Comum.

---

1 Ver Celso Amorim e Renata Pimentel, 1996.
2 O Tratado de Assunção foi assinado em 26 de março de 1991.

Referências a esses fatos aparecem nas minhas esparsas notas constantes dos "Cadernos de Londres".

De volta de Genebra, e ainda como ministro interino, acompanhei o presidente Itamar Franco à posse do presidente Juan Carlos Wasmosy, em 15 de agosto de 1993. Meu relacionamento com Luis María Ramírez Boettner, nomeado chanceler em dezembro de 1993, foi ameno e positivo. Ramírez Boettner era um veterano diplomata, um verdadeiro *grand seigneur*, que fora representante do PNUD[3] no Brasil e embaixador do seu país em Brasília.[4] Quando jovem funcionário, Ramírez Boettner havia preparado a visita de Getúlio Vargas a Assunção, a primeira de um presidente brasileiro ao nosso vizinho. As queixas, com raízes históricas profundas, que o Paraguai viria a formular sobre o relacionamento bilateral estavam algo dormentes. Não me recordo, ao longo do processo que levou à adoção da Tarifa Externa Comum e ao Protocolo de Ouro Preto, que o Paraguai tenha criado dificuldades de monta. De minha parte, como já fizera no período que precedeu ao Tratado de Assunção, procurava, sempre que possível, acomodar sensibilidades e reivindicações do Paraguai e do Uruguai. Mais importante do que isso, conforme transparece das anotações de Londres, reproduzidas em capítulos anteriores deste livro, defendi com firmeza a integridade do Mercosul face às investidas do governo Menem no sentido de fazer com que os dois países não fossem sócios *à part entière* do bloco. Talvez por isso o chanceler tenha resolvido me condecorar com a Grã Cruz da Ordem Nacional do Mérito quando eu já havia deixado de ser ministro e aguardava minha transferência para Nova York. Era uma distinção pouco corriqueira na diplomacia.

Viajei a Assunção especialmente para receber a comenda. Voltaria a encontrar Luis María quando fui embaixador em Genebra pela segunda vez, em 1999. Meu antigo colega fora indicado como representante permanente junto aos organismos internacionais, em função de seus conhecimentos jurídicos, imprescindíveis ao tratamento de complexas questões financeiras do Paraguai com o governo suíço. À época, enquanto nos preparávamos para a ministerial de Seattle com objetivo de lançar a Rodada do Milênio, meu octogenário amigo empenhou-se em fortalecer a coordenação intra-Mercosul, muito menos que perfeita a essa altura.

---

3   Programa das Nações Unidas para Desenvolvimento.
4   Nosso embaixador em Assunção, nomeado por mim ao final do governo Itamar, o grande historiador e africanista Alberto da Costa e Silva, disse-me certa vez que Ramírez Boettner era uma das poucas pessoas confiáveis (na verdade, usou um adjetivo mais forte) da elite paraguaia.

Economia com alto grau de informalidade

Começo minhas notas transcrevendo registros feitos nos "Cadernos de Londres". A maioria deles dispensa explicações. Alguns se referem a fatos ocorridos na época; outros são reminiscências. O leitor não terá dificuldade em distinguir uns dos outros.

10/8/1999 [...] O Rubens Barbosa[5], que me sucedera como chefe da área econômica do Itamaraty, me ligava praticamente todos os domingos (à tarde em Brasília, à noite em Genebra, mas sempre numa hora razoável). Nessas ocasiões, eu lhe dava um *briefing* sobre o andamento dos temas no GATT, especialmente aqueles que se relacionavam com o Mercosul, pelos quais tinha pronunciado interesse. Havia, entre outras, a questão da "acessão" do Paraguai ao GATT e as complicações que dela decorriam para a Tarifa Externa Comum, dada a sinuosidade e pouca transparência com que os paraguaios atuavam.

Boa parte das anotações contidas nos "Cadernos de Londres" tinha que ver com assuntos antigos, mas que continuavam a ter desdobramentos. Várias delas se relacionavam com a origem do Mercosul. Em um desses registros, menciono o papel "catalisador" que, paradoxalmente, teve a Iniciativa para as Américas, lançada pelo presidente Bush. O tema também é tratado nos capítulos anteriores. Restrinjo-me aqui ao Paraguai.

8/10/1999 A iniciativa acabou atraindo [...] o Paraguai, cuja economia era caracterizada por alto grau de informalidade. Talvez o Paraguai não tivesse um interesse econômico tão definido em uma negociação conjunta. O país acabava de democratizar-se (embora seu presidente fosse um general) e buscava uma legitimação. Seria politicamente oneroso não permitir que se juntasse ao "bloco".

Em agosto de 2002, escrevi um longo artigo[6] em que relato as peripécias da negociação em torno da TEC. Reproduzo trecho sobre o Paraguai:

> É verdade que o Paraguai, que então negociava a sua adesão ao GATT, não resistiu às pressões para consolidações abaixo dos níveis acordados pelos demais (35% para produtos industriais não previamente consolidados, que

---

5 Rubens Barbosa, diplomata de destaque, havia sido embaixador junto à ALADI. Muito ligado ao PSDB e ao presidente Cardoso, exerceria outros postos importantes, entre os quais o de embaixador em Londres e Washington.
6 "A caminho de Ouro Preto: a diplomacia da tarifa externa comum". In: SILVA, Raul Mendes (coord.). *Missões de paz*: a diplomacia brasileira nos conflitos internacionais. Rio de Janeiro: Multimídia, 2003.

eram a maioria, e um teto algo maior para produtos agrícolas), o que ensejou alguns atritos [...][7].

A grande barganha

O Paraguai que encontrei como ministro do presidente Lula era um país marcado por assassinatos políticos e escândalos financeiros. No início dessa segunda gestão como chanceler, cheguei a ter algum contato com o ministro Moreno Ruffinelli[8] e seus assessores em reuniões do Mercosul e na preparação de encontros da ALCA e da OMC. Embora o Paraguai tendesse a posições liberais em comércio, que o aproximavam do Uruguai, e, nessa época, também da Argentina, Assunção terminou por alinhar-se às posições brasileiras, ainda que sem grande convicção, diferentemente do que ocorreria mais tarde com Leila Rachid[9], que se revelaria uma entusiasta do G-20 da OMC. Para obter essa mudança, recorri, desde o primeiro encontro com Ruffinelli, em fevereiro de 2003, em Montevidéu, ao discurso da "grande barganha", que envolvia concessões, no âmbito do Mercosul, aos sócios menores e, também, em certa medida, à Argentina. A contrapartida dessa "generosidade" seria uma frente comum nas negociações com outros blocos ou países, de maneira imediata na ALCA. Um tema recorrente nesse contexto foi o das chamadas "assimetrias". Assunção se valia do conceito menos para obter benefícios específicos de acesso a mercados do que para conseguir dos "sócios maiores" atitude benevolente em face das inúmeras perfurações da TEC.

Minha primeira visita a Assunção no período pós-2003 não foi, contudo, para tratar de temas comerciais. Às vésperas das eleições presidenciais, em um quadro político bastante complexo, sobre cujo pano de fundo pairava a ameaça de golpe, fui encontrar-me com todos os principais candidatos. Nicanor Duarte Frutos, que se sagraria presidente, foi um deles. Todos esses encontros ocorreram na residência do embaixador do Brasil, Luiz Augusto de Castro Neves. Não deixei de ver o presidente Wasmosy, com quem mantivera relacionamento correto. Wasmosy, aliás, foi um dos primeiros presidentes sul-americanos, ainda durante minha gestão no governo Itamar Franco, a apoiar explicitamente, do

---

7 Seria impossível detalhar as questões específicas. Era óbvio que os países desenvolvidos, especialmente os Estados Unidos, tinham interesse nas concessões paraguaias para chegar aos mercados dos demais membros do Mercosul, notadamente o Brasil, que ainda aplicava tarifas elevadas a bens de capital e, especialmente, informática.
8 Ministro das Relações Exteriores do Paraguai de 2001 a 2003.
9 Ministra de Relações Exteriores do Paraguai de 1993 a 1996, no governo de Nicanor Duarte Frutos.

pódio da AGNU, a candidatura brasileira a membro permanente do Conselho de Segurança. Vários dos candidatos que encontrei, inclusive o próprio Nicanor Duarte, eram acusados, justa ou injustamente, de ligações com o comércio ilícito, que se processava, principalmente, através de Ciudad del Este, com destino ao Brasil. Depois de eleito, Duarte Frutos manteria com o Brasil uma relação pragmática, contrabalançando as queixas em relação ao Mercosul e as "injustiças" de Itaipu[10] com o apoio a iniciativas diplomáticas brasileiras.

Antes de passar a uma abordagem de caráter cronológico, baseada nas minhas anotações, faço um pequeno apanhado do nosso relacionamento durante o período em que fui ministro pela segunda vez. Menciono os assuntos da forma como foram surgindo, sem preocupação de hierarquizá-los de modo algum.

Boa parte da nossa energia nas negociações comerciais com os membros da Comunidade Andina e, especificamente, com a Venezuela foi despendida com a tentativa de assegurar vantagens para o Paraguai, o membro economicamente mais fraco do Mercosul. Obras de infraestrutura e esforços para regularizar a atividade dos "sacoleiros" de Ciudad del Este também fizeram parte da agenda bilateral, tanto no governo Duarte Frutos, quanto no governo Lugo.

A questão de Itaipu (pagamento por cessão de energia, "dívida espúria"[11] etc.) era, evidentemente, uma constante e ganhou contornos mais estridentes com a chegada ao poder do "bispo emérito", Fernando Lugo[12]. Uma solução, mesmo que não definitiva, para os problemas de Itaipu somente seria encaminhada com a Declaração de Assunção, em julho de 2009.

---

10   O Tratado de Itaipu foi firmado em 1973, depois de prolongadas negociações, durante o regime militar no Brasil, estando o Paraguai sob a ditadura de Alfredo Stroessner. Além do objetivo de suprir a crescente "fome" de energia do Sudeste brasileiro, que então se industrializava rapidamente, a construção da gigantesca barragem hidrelétrica tinha, do ponto de vista dos diplomatas e militares brasileiros, o objetivo geopolítico de colocar o Paraguai na órbita de influência do Brasil, afastando-o de uma posição pendular entre nosso país e a Argentina. O tratado foi, desde o início, objeto de muitas críticas, inclusive no Brasil, que não caberia aqui discutir. No Paraguai, tais críticas se avolumaram após a queda do ditador Stroessner. Além de um sentimento geral de "desequilíbrio", as objeções do nosso vizinho se centravam em três pontos principais: a insuficiência do pagamento por cessão ao Brasil de energia não consumida no Paraguai; a vedação a que Assunção vendesse a terceiros países parte dessa energia; e as condições de pagamento da dívida contraída pela empresa binacional com o Brasil, o que limitava os ganhos a serem auferidos pelo Paraguai, fosse diretamente, fosse por investimentos da empresa binacional. Obviamente, somava-se a essas críticas o natural e justificado ressentimento paraguaio decorrente da guerra da Tríplice Aliança.
11   O conteúdo dessas questões será objeto de anotações adiante, neste capítulo.
12   Fernando Lugo foi eleito em 2008, por uma coalizão ampla de partidos. Sua vitória simbolizou o fim de 61 anos de governos do Partido Colorado. Lugo deixou o poder em junho de 2012, ao sofrer um golpe de Estado.

Em temas de nosso interesse, desde os mais complexos, como reforma do Conselho de Segurança, até os mais simples, como concessão de *waiver*[13] para importação de têxteis do Haiti, o governo Lugo não facilitou nossa vida, confirmando assim o mote que eu usara em relação a Tabaré Vázquez: "A esquerda às vezes dá mais trabalho".

Um assunto que nem sequer aparece em minhas anotações, mas que foi objeto de preocupação constante, refere-se à possibilidade de uma base militar norte-americana no Paraguai. Essa questão ganhou relevo em 2005, quando o Congresso paraguaio aprovou, a pedido do governo, status diplomático para militares norte-americanos que participaram de manobras de treinamento conjunto, alegadamente com objetivos humanitários ou de combate ao terrorismo. Jornais da época[14] chegaram a referir-se a uma "polêmica" entre Brasília e Assunção, reproduzindo declarações minhas e do presidente paraguaio. Além das manobras, havia, subjacente, a suspeita em relação à pista de pouso no município de Mariscal Estigarribia[15], no Chaco paraguaio, próximo à fronteira boliviana.

À preocupação com eventual base, em 2005, se somava à atitude do vice-presidente Luis Castiglioni[16], que abertamente falava de uma "barganha" com Washington, envolvendo também um TLC com os Estados Unidos, o que, obviamente, afetaria a integridade do Mercosul. O convite de Castiglioni ao secretário de Defesa norte-americano, Donald Rumsfeld, para uma visita ao Paraguai (aparentemente sem o conhecimento do presidente Duarte Frutos) acrescentou um elemento aos nossos temores. A questão de eventual base – e, mais amplamente, de alguma forma de presença militar norte-americana no Paraguai – foi

---

13 O termo *waiver*, que nas traduções oficiais do GATT aparece às vezes como "perdão", significa renúncia de um dos membros a cobrar uma obrigação de outro membro do acordo, a que normalmente estaria sujeito. Na prática, é a concessão de uma flexibilidade para o descumprimento de uma norma. Nesse caso, o *waiver* consentiria em permitir que o Brasil adquirisse produtos têxteis haitianos, dentro de uma determinada cota, sem cobrar a Tarifa Externa Comum.

14 Ver, *i.a.*, "EUA e Paraguai negam base militar", *Folha de S.Paulo*, 7 de julho de 2005; "Paraguai rebate críticas de Amorim sobre aproximação com os EUA", *Folha de S.Paulo*, 14 de setembro de 2005; "Amorim nega atrito com vizinho", *Folha de S.Paulo*, 16 de setembro de 2005.

15 Construída em 1982, com auxílio norte-americano, a pista de pouso de quase quatro quilômetros, em meio a uma área de população rarefeita, só se explicaria por uma possível motivação estratégico-militar dos Estados Unidos, dada a sua centralidade no sul do continente, tendo em vista, entre outros, um interesse norte-americano na tríplice fronteira e, segundo algumas interpretações, nos depósitos de gás da Bolívia. Interessante matéria foi publicada na época pelo jornal *Folha de S.Paulo*: "Mistério da base dos EUA inquieta paraguaios", 2 de outubro de 2005.

16 Luis Alberto Castiglioni foi vice-presidente de agosto de 2003 a agosto de 2008.

recorrente. Embora não tenha chegado a provocar um atrito propriamente, permaneceu como um foco potencial de tensão[17].

Sócio íntimo e aliado especial

Como já mencionado, minhas anotações praticamente ignoram o primeiro ano e meio de governo. Em relação ao Paraguai, elas dão um salto. Isso não significa a ausência de fatos relevantes. Já referi a visita que fiz a Assunção em abril de 2003, com o objetivo principal de tomar pé no estado das relações bilaterais e da situação política do país. Nessa ocasião, participei de uma sessão solene do Centro Paraguaio de Estudos Internacionais. Em meu discurso, ressaltei a consolidação da democracia em nossa região e a prioridade que atribuía ao Mercosul e à América do Sul. Ao assinalar a importância de uma "visão compartilhada" da integração, disse não desconhecer a responsabilidade do Brasil. Era uma maneira indireta de reconhecer as assimetrias existentes no bloco. Qualifiquei o Paraguai como "sócio íntimo e aliado especial", em óbvia alusão à importância da hidrelétrica de Itaipu. Foi também a primeira vez que abordei a situação da numerosa comunidade brasileira que vivia no Paraguai, dedicada sobretudo à agricultura.

O presidente Lula compareceria à Cúpula do Mercosul em junho de 2003. Ao dirigir-se aos chefes de Estado presentes, Lula reafirmou seu compromisso com a integração, dando ênfase à disposição do Brasil de contribuir para "reverter o quadro recessivo enfrentado por Uruguai e Paraguai". Dois meses depois, voltaríamos a Assunção para a posse de Nicanor Duarte Frutos. Notei, como algo curioso, o fato de o presidente paraguaio fazer parte do seu discurso em idioma guarani. À margem da posse, Lula e Duarte Frutos se reuniram em Foz do Iguaçu, sinalizando, simbolicamente, o papel central de Itaipu no relacionamento entre os dois países.

Em outubro, Duarte Frutos veio ao Brasil. O longo comunicado à imprensa destaca temas que viriam a se repetir nos anos seguintes. Além de questões multilaterais, como a Rodada de Doha (o Paraguai foi membro do G-20 desde o início), a reforma da ONU com apoio ao pleito brasileiro, a integração sul-americana e o Mercosul foram tratados extensamente, com o reconhecimento explícito do conceito de "assimetria". A necessidade de uma nova "engenharia

---

17 Em 2012, após o golpe contra Lugo e quando eu já ocupava a pasta da Defesa, o tema ressurgiu. Na ocasião, me pronunciei a respeito. Um portal de notícias assim se referiu à minha reação: "No Brasil, o ministro da Defesa, Celso Amorim, classificou como 'esdrúxula' a hipótese, e afirmou que, caso se concretizasse a instalação, 'resultaria no isolamento de longo prazo do Paraguai'". Ver "Presença de militares dos EUA levanta suspeitas no Paraguai", *Portal Terra*, 25 de agosto de 2012.

financeira" para tratar da dívida de Itaipu – fator que impacta diretamente na receita do Paraguai – foi objeto de referência, prenunciando discussões que voltariam à mesa em encontros subsequentes. O documento não deixou de mencionar ações conjuntas para o combate ao crime organizado (especialmente narcotráfico) e tratou, sem grande detalhe, do aprofundamento da cooperação na área militar.

Compulsando a documentação disponível publicamente, noto comunicados de imprensa de reuniões sobre o chamado "mecanismo 3+1", relativo à tríplice fronteira Brasil-Argentina-Paraguai. Desde o início da minha gestão, estranhei a existência desse foro, voltado ao combate ao terrorismo, em que o "+1" era obviamente o governo norte-americano. Meu objetivo era desativá-lo ou, pelo menos, subtrair a sua importância. Não achava apropriado que Washington, à época voltada para a "guerra ao terror", interferisse em questões regionais, inclusive sobrevalorizando ameaças que eu não percebia como dirigidas diretamente contra nós[18]. Não sei dizer se fui bem-sucedido de todo. O mecanismo perdeu visibilidade nos governos em que servi como chanceler e ministro da Defesa. Tenho plena consciência, porém, de que a coordenação entre órgãos de inteligência com toda certeza sobreviveu, de forma disfarçada, nos subterrâneos da administração.

No início de 2004, em anotação sobre o Acordo CAN-Mercosul, deixo clara a minha preocupação em garantir que os países menores do Mercosul, sobretudo o Paraguai, tivessem seus interesses contemplados nas negociações com outros países e blocos.

---

18 O "mecanismo 3+1" havia sido criado em 2002. Em comunicado à imprensa sobre a segunda reunião plenária do mecanismo, em Assunção, de 12 de dezembro de 2003, destaca-se a necessidade de ampliar a cooperação para reduzir a "visão estereotipada da região". O mesmo comunicado, referindo-se a um encontro anterior em Brasília, ressalta "a ausência de provas, ou mesmo indícios de transferências financeiras, lícitas ou ilícitas, a partir daquela região, para grupos terroristas ou entidades de fachada no Oriente Médio". Em 2006, os Estados Unidos apresentaram formalmente nomes de pessoas e instituições que estariam envolvidas em atividades supostamente ligadas ao financiamento do terrorismo, em seu entendimento. O assunto foi debatido na V Reunião do Grupo 3+1, em Buenos Aires, em dezembro. Segundo o comunicado, "as delegações dos três países sul-americanos coincidiram quanto à inexistência, nas informações sobre tais nomes, de quaisquer novos dados, ou evidências, que corroborassem as denúncias formuladas pela parte norte-americana". Cf. MINISTÉRIO DAS RELAÇÕES EXTERIORES do Brasil. *Resenha de Política Exterior do Brasil*, 2º semestre de 2003 e 2º semestre de 2006.

3/4/2004 CAN-Mercosul: o que terá ocorrido na reunião de ontem à noite? Segundo o Gaúcho[19], tudo dependia de acertar as preferências do Paraguai no mercado equatoriano de soja! Pergunto-me se não podíamos/devíamos bancar a diferença[20].

28/9/2004 [...] Filipe de Macedo Soares me disse que houve avanços nas negociações entre Venezuela e Paraguai, o que permitirá protocolizar o respectivo acordo. Com isso, a Venezuela pode concretizar sua associação ao Mercosul! É uma vitória, que ainda tem que ser completada com os acordos com o Peru (dificuldades com o Uruguai), Equador e Colômbia. Mas conseguimos caminhar. A ministra do Paraguai ligou para agradecer.

Señora asimetría

Antes de passar adiante, talvez valha uma palavra sobre a ministra das relações exteriores de Nicanor Duarte, Leila Rachid. Vestia-se e maquiava-se com um esmero que alguns consideravam exagerado. Ela própria referia-se com certa ironia a esses cuidados com a beleza. Certa vez que tentei marcar uma reunião para um horário que considerou excessivamente matutino, Leila disse algo assim: "*Celso, las señoras tienen que cuidarse*"; referiu-se, até, a cílios postiços. No entanto, enganava-se quem pudesse imaginar que se tratava de pessoa fútil. Estudava os dossiês e era muito militante na defesa dos interesses do Paraguai, notadamente nas negociações do Mercosul, chegando a dizer que gostaria de ser conhecida como "*señora asimetría*". Leila era, em geral, receptiva às iniciativas brasileiras, às quais buscava se associar. Já mencionei que, juntamente com o reticente Opertti, dei "carona" à ministra paraguaia em um Legacy da Embraer para uma importante reunião em Lima, o que me valeu, por algum tempo, o qualificativo de ser seu "taxista". Nas negociações da OMC e com a União Europeia, inclusive quando lhe tocou, dentro do rodízio do Mercosul, conduzir as conversas, a ministra Rachid sempre se comportou de modo positivo em relação ao Brasil, cuja liderança reconhecia e apreciava.

---

19 "Gaúcho" era a forma como era universalmente conhecido o diplomata (hoje embaixador) José Antonio Marcondes de Carvalho. Negociador duro com grandes e pequenos, Marcondes de Carvalho trabalhara comigo quando eu era representante junto às Nações Unidas, ocupando-se dos temas da 5ª Comissão (assuntos orçamentários). Sua atuação como líder do grupo de países em desenvolvimento G-77 lhe valera forte hostilidade da delegação norte-americana. Em tom jocoso, cheguei a comentar que, durante minha gestão como embaixador na ONU, recebi reclamações de Washington em função de duas pessoas: Saddam Hussein e o "Gaúcho".

20 O Brasil bancaria a diferença abrindo mão de concessões do seu próprio interesse.

Um fato ilustra a militância de Leila em assuntos de interesse comum em que o Brasil estava especialmente envolvido. Em janeiro de 2004, Lula foi o convidado de honra nas comemorações da data nacional indiana. Na ocasião, negociou-se um acordo-base Mercosul-Índia sobre acesso a mercados. Eduardo Duhalde, como presidente do Conselho de Representantes do Mercosul, integrou-se à nossa delegação. Os chanceleres dos membros do Mercosul foram convidados. A única a comparecer pessoalmente foi Leila Rachid.

A anotação que segue comenta sua presença em outra reunião.

20/10/2004 Hoje, 20 de outubro, reunião em Lisboa entre Mercosul e União Europeia. Iniciativa do ministro de Portugal, meu antigo colega nas Nações Unidas, António Monteiro. Presentes Pascal Lamy, Franz Fischler e uma grande delegação da Comissão[21]. Do nosso lado, Leila Rachid, a exuberante ministra do Paraguai, vice-ministros do Uruguai e da Argentina e eu próprio, como presidente *pro tempore* do Mercosul.

Em uma anotação de dezembro de 2004, comento a Cúpula do Mercosul em Ouro Preto, que, entre outros aspectos, era uma celebração da cúpula de 1994, da qual, como ministro de Itamar Franco, eu havia participado. Comemoro avanços importantes, alguns dos quais referidos em outros capítulos deste livro. A anotação trata de questões relativas a vários países. Achei impossível desmembrá-la. O Paraguai é citado mais de uma vez, no contexto de nossos esforços para assegurar que seus interesses fossem levados em conta nas negociações externas do Mercosul.

19/12/2004 [...] Muito mais haveria que escrever: as inúmeras ligações de Duhalde, que fazia questão de me dar conta de suas conversas com presidentes sul-americanos; meus contatos pessoais com alguns presidentes, às vezes ajudados pela sorte, como o encontro com Uribe na Cúpula Ibero-Americana de São José; o esforço de mediação[22] entre terceiros países (Equador-Paraguai, Uruguai-Peru, e até o encontro com a Venezuela para atender aos problemas da Bolívia com o Paraguai!). Ficarão estes fatos para o dia em que realmente possa escrever minhas memórias.

---

21 António Monteiro foi ministro de Relações Exteriores de Portugal de julho de 2004 a março de 2005. Franz Fischler era comissário europeu para Agricultura. Lamy, então comissário de Comércio Exterior da União Europeia, foi posteriormente diretor-geral da OMC.

22 A palavra "mediação" é certamente um exagero. Refiro-me aqui ao empenho do Brasil em encontrar soluções para reivindicações de Assunção e Montevidéu, nas negociações com países sul-americanos no contexto do Acordo CAN-Mercosul.

A ministra Leila Rachid, talvez em parte por sua origem libanesa, apoiou entusiasticamente a iniciativa do presidente Lula de convocar uma Cúpula da América do Sul com países árabes. Meu livro *Teerã, Ramalá e Doha*, várias vezes citado neste livro, contém uma foto em que Leila, durante a Cúpula da ASPA, aparece com destaque. A anotação que se segue, referente a meu encontro com o secretário-geral do Conselho de Cooperação do Golfo, tem a ver com a preparação do evento, especialmente com os entendimentos com o CCG.

22/2/2005 [...] Falamos também sobre o Acordo-quadro Mercosul-CCG e prometi impulsionar os trabalhos, o que de fato fiz, naquela mesma tarde, num telefonema para Leila Rachid, que estava no momento em Honduras. Segundo soube mais tarde, o projeto de acordo está bem encaminhado. [...]

Rachid *versus* Rachid

Em 3 de abril de 2005, há uma breve referência, em uma anotação sobre outro tema, à questão do comércio fronteiriço, os famosos "sacoleiros". Esse assunto, se fosse objeto de uma película de Hollywood, bem poderia ser rotulado como Rachid *versus* Rachid, por envolver, de um lado, a dinâmica ministra Leila Rachid e, de outro, o nosso secretário da Receita Federal, Jorge Rachid. Seria impossível descer à minúcia do problema dos "sacoleiros", e dos sobressaltos causados por cada intervenção das autoridades da Receita Federal nesse comércio "formiguinha". Para o Brasil, tratava-se essencialmente de fazer cumprir as nossas leis tributárias, mas, para o Paraguai, a questão, além de econômica, era política, em função do peso eleitoral de Ciudad del Este. Em um dos muitos episódios em que a nossa receita parecia estar exercendo rigor desproporcional, recorri ao presidente Lula e sugeri que ele chamasse o ministro da Fazenda, à época ainda Antonio Palocci. "Não adianta", disse Lula. "Vou falar com o Rachid". Alguma solução paliativa foi dada naquela ocasião, mas a questão só encontraria encaminhamento formal com a criação do Regime Tributário Unificado (RTU), que substituía por uma alíquota única todos os impostos federais. O RTU foi aprovado pela Câmara e pelo Senado em 2008, mas sua aplicação continuaria sujeita a percalços. Uma "dor de cabeça" semelhante tinha a ver com o imposto diferenciado pago pelos caminhoneiros paraguaios, que transportam produtos para o porto de Paranaguá. Questões como essas foram um "espinho" permanente no relacionamento Brasil-Paraguai.

As boas relações com a ministra paraguaia teriam outras repercussões. Em uma nota de abril de 2005, comento que o apoio paraguaio ao candidato chileno para o disputadíssimo posto de secretário-geral da OEA foi decidido no meu gabinete, durante uma conversa que tive com Leila Rachid. Ela própria era candidata a outro posto na OEA e estava inclinada a entrar em uma barganha com o postulante mexicano, Luis Ernesto Derbez. Não chega a ser um fato notável, mas ilustra a franqueza e proximidade das relações.

22/4/2005 Uma pequena nota à margem de uma reunião da CASA: a candidatura de José Miguel Insulza[23] veio a consolidar-se definitivamente com a decisão do Paraguai de apoiar o chileno, a qual foi comunicada por um telefonema de Leila Rachid ao presidente Lagos, então em visita ao Brasil, dado a partir do meu gabinete!

O presidente foi mais generoso

Um instrumento importante para combater – ou pelo menos compensar – as "assimetrias" era a criação de um fundo, à semelhança do existente na União Europeia, guardadas as devidas proporções. Na nota seguinte e em comentário atual, trato da criação do FOCEM[24]:

20/6/2005 Deixei de ir a Doha, onde representaria o presidente na Cúpula do G-77, por dois motivos. O principal, a turbulência política interna. [...] O outro foi o próprio Mercosul. Reuni-me na segunda-feira com os principais responsáveis no Itamaraty, na esperança de buscar algum impulso novo. Pelo menos, pude ajudar no diagnóstico que o presidente fará hoje no discurso: a existência de um verdadeiro mal-estar e a necessidade de atacar suas causas (a começar pelo desequilíbrio comercial crescente). Em conversa com Palocci, acertara também as bases do fundo estrutural. O presidente ontem foi ainda mais generoso, autorizando valores maiores para o primeiro ano de vigência. Tanto melhor.

Não sei ao certo quem foi o autor original da ideia do Fundo de Convergência Estrutural do Mercosul (FOCEM), mas ela certamente nasceu da percepção por parte da diplomacia brasileira do *malaise* entre os membros do bloco, sobretudo os menores, em relação ao que consideravam as "promessas não cumpridas" do Mercosul. O esforço em torno das "assimetrias", por meio de exceções

---

23 José Miguel Insulza, político e diplomata chileno, foi chanceler de 1994 a 1999 e ministro do Interior de 1999 a 2005. Nessa época, era candidato à Secretaria-geral da OEA, posto para o qual foi eleito pouco depois. Será mencionado com frequência ao longo deste livro.

24 O Fundo para a Convergência Estrutural do Mercosul (FOCEM) destina-se a "financiar programas para promover a convergência estrutural, desenvolver a competitividade e promover a coesão social, em particular das economias menores e regiões menos desenvolvidas; apoiar o funcionamento da estrutura institucional e o fortalecimento do processo de integração". Objeto de uma primeira decisão no CMC de Assunção, em 2005, entraria em vigor no início de 2007.

ou flexibilidades para implementação de certas regras, não fora suficiente para diminuir esse mal-estar. A busca de soluções para essa insatisfação gerou, nas entranhas burocráticas do Itamaraty, a ideia do fundo. Inicialmente, o ministro da Fazenda brasileiro havia aceitado a ideia, mas com valores limitados, que foram ampliados pelo presidente, já na sala de Duarte Frutos, no palácio presidencial, em Assunção, momentos antes da cúpula. À última hora, para manter o apoio argentino, tivemos de negociar uma participação maior do Brasil no financiamento do FOCEM, e uma utilização menor, pelo nosso país, dos recursos do fundo. Isso não era muito relevante para nós, já que o nosso objetivo com a criação do mecanismo era assistir às economias menores, mas foi o que permitiu o acordo.

Para o presidente Duarte Frutos, foi uma grande vitória que o fundo tenha sido estabelecido em uma reunião de presidentes na capital paraguaia. Efetivamente, o Paraguai viria a ser o maior beneficiário dos recursos do FOCEM, com a aprovação, quatro anos mais tarde, da linha de alta tensão entre Itaipu e Assunção, cujo valor total superou 300 milhões de dólares.

Pacta sunt servanda

As relações com o Paraguai eram uma preocupação permanente. Conhecia bem as queixas e ressentimentos do nosso vizinho, derrotado e humilhado em uma guerra desigual. Tal fato era relembrado pelos meios de comunicação e políticos de oposição, independentemente de ideologia, a cada viagem que fazia ao país. Algumas visitas tiveram mesmo que ser adiadas em função do clima interno e, quando realizadas, eram invariavelmente pontilhadas por artigos e editoriais sobre a "injustiça" de Itaipu. Certa vez, para indicar os limites das nossas concessões, servi-me do famoso postulado de que parte Hans Kelsen, o jurista austríaco cuja Teoria Pura do Direito eu lera no Instituto Rio Branco: *pacta sunt servanda* ("os pactos têm de ser respeitados"). Disse isso para indicar a intocabilidade do tratado em suas partes essenciais, ainda que concessões pudessem ocorrer em aspectos específicos, que não afetassem sua integridade. As notas que se seguem ilustram a preocupação e, também, a busca de soluções razoáveis.

2/10/2005 A realização da I Cúpula da Comunidade Sul-americana de Nações deveria ser um momento para pausa e reflexão. Afinal, todos os principais objetivos que nós traçamos [para a política externa] – salvo aqueles em relação aos quais seria pretensão excessiva tentar definir os rumos, como reforma do CSNU e OMC – foram alcançados, em alguns casos muito além das expectativas. É o que gostaria de fazer. Mas a vida continua e os fatos não param. A mera leitura de jornais já me faz sentir a necessidade de novas ações: a análise mais profunda das relações com o Paraguai é essencial.

24/11/2005 De Genebra, rumei para Arusha, cidade tanzaniana no sopé do Kilimanjaro para um encontro com o G-90[25]. [...] De volta ao Brasil (creio que não irei a Iquitos para reunião da OTCA[26], como havia programado), encontrei alguma razão para preocupações imediatas: Paraguai (pacote de "bondades"), acordos com Argentina [...], Cúpula do Mercosul, CASA etc.

Por pouco, não se pôs tudo a perder

9/12/2005 Ontem, vim com o presidente a Montevidéu para a Cúpula do Mercosul, pensando principalmente nas bilaterais, uma vez que os temas principais do Mercosul e da CASA pareciam bem encaminhados. Foi importante. Graças à liderança esclarecida, sincera e generosa do presidente, conseguimos concluir dois acordos com o Paraguai, nosso vizinho turbulento, especialmente o da compensação pela "energia cedida"[27] pelo Paraguai ao Brasil. Isso resultará em transferência líquida adicional de US$ 21 milhões/ano. Foi algo arrancado a duras penas do Tesouro/Fazenda etc. Mas por pouco a excessiva politização da questão Itaipu/Brasil no Paraguai não levou o Nicanor a pôr tudo a perder. Afinal, prevaleceu o bom senso e assinamos o acordo. Os méritos foram, sem dúvida, do presidente, com seu discurso franco, sem subterfúgios ou jogos de cena. Mas creio que ajudei, sobretudo ao convencer os líderes de que era necessário firmá-lo aqui mesmo e não esperar vários dias, o que com toda probabilidade daria lugar a ataques de todos os lados. Justificou-se plenamente a minha vinda, que representou uma dose razoável de sacrifício em função do acúmulo de viagens e da otite que ainda não me largou desde a volta de Arusha. Não é nada, não é nada, temos feito muito

---

25 Foro criado durante a Rodada de Doha que congrega as menores e menos desenvolvidas economias do mundo de modo a fortalecer sua posição nas negociações. O Brasil não era obviamente parte do grupo, mas passou a ser convidado a suas reuniões a partir de um encontro em Georgetown na Guiana, a que me referirei mais adiante, neste livro. Do encontro em Arusha, trato no capítulo "Doha: o fio da meada", em AMORIM, 2015b.
26 Organização para o Tratado de Cooperação Amazônica.
27 O Paraguai é sócio em partes iguais da Usina de Itaipu. Tem, pois, direito a metade da energia gerada pela hidrelétrica. Como sua demanda é muito menor, o Paraguai "cede", mediante compensação financeira, parte da energia a que teria direito. O valor dessa compensação foi objeto de uma decisão na reunião de Montevidéu. Como se verá, o aumento, bastante modesto, não satisfez as reivindicações de Assunção e o tema seria retomado três ou quatro anos mais tarde.

pelo Paraguai (FOCEM, doação, ponte[28] e agora este reajuste considerável nos nossos pagamentos, pela primeira vez desde 1986[29]). O ministro da Energia, Silas Rondeau, fez boa intervenção, explicando o porquê do nosso limite. Foi o que me permitiu sintetizar o nosso gesto da seguinte forma: "Uma compensação justa ao Paraguai, que, ao mesmo tempo, mantém uma relação realista com o custo da energia no Brasil". [...]

19h10 (hora do Brasil)

A bordo do voo da SAA para Johannesburgo. Creio interessante registrar, como curiosidade, a maneira pela qual se chegou à fórmula do aumento da compensação ao Paraguai. O presidente Duarte Frutos havia apresentado, de formas variadas, o pleito de receber mais recursos em função de Itaipu. Inicialmente, concentrou-se na revisão da "dupla indexação" da dívida[30]. Posteriormente, sugeriu uma engenharia financeira complicada, que provavelmente beneficiaria, sobretudo, o banco que fizesse a operação (além de algum funcionário esperto que concebeu o esquema). A primeira hipótese tampouco seria de fácil realização, uma vez que as normas vigentes (anexo C do tratado) obrigam a transferir para a tarifa, reduzindo-a, qualquer ganho com menor pagamento da dívida. Seria, portanto, necessário começar com uma emenda ao anexo, o que exigiria ratificação pelos Congressos. Inviável. O curioso é que o caminho, depois de mais de um ano e meio de propostas e tergiversações, foi encontrado pelo secretário do Tesouro Nacional, o "famigerado"[31] Joaquim Levy. Pressionado pelo presidente Lula a encontrar resposta para as várias propostas paraguaias, Levy descobriu um acordo executivo de 1986, que estabelecera um fator de multiplicação do preço originalmente contratado. Tal fator fora objeto de correções progressivas até atingir o índice "4" em 1992. De lá para cá, nenhuma outra atualização. A grande vantagem, do ponto de vista do Paraguai, é que o valor (e suas eventuais atualizações) incidia sobre o preço da energia cedida, não sendo considerado diretamente na formação de preços. Era possível, pois, aumentá-lo, gerando maiores recursos para o Paraguai. Obviamente Levy não surgiu com essa ideia

---

28 Não me recordo a que se refere a doação aqui mencionada. É possível tratar-se de uma ajuda para combate a algum desastre natural ou epidemia. O gado paraguaio sofria periodicamente de problemas com a febre aftosa, em cujo combate tínhamos todo interesse em prestar assistência. Quanto à ponte, suponho tratar-se da discussão sobre uma segunda comunicação rodoviária sobre o rio Paraná, assunto que se arrastou por muitos anos, em função do custo, mas também devido aos temores das autoridades policiais e aduaneiras com aumento do contrabando e outros ilícitos. A propósito, em um momento de irritação com as objeções da Receita, cheguei a obtemperar: "Se a questão é cercear o contrabando, então é melhor dinamitar a ponte que já existe".

29 Como aparecerá mais adiante, na realidade, houve reajustes até 1992.

30 Por "dupla indexação", conceito rejeitado pelas autoridades brasileiras, os paraguaios se referiam à correção, pela inflação norte-americana, acrescida dos juros.

31 Sim, o adjetivo consta da anotação original, feita muito antes que se tornasse ministro da Fazenda no segundo mandato de Dilma Rousseff.

para "ajudar" o Paraguai, mas para prevenir um problema futuro de cashflow, que decorreria da colocação em funcionamento das novas turbinas – o que, por um mecanismo que não consigo reproduzir, obriga o nosso vizinho a pagar mais caro pela energia que utiliza. Em suma, Levy encontrara uma fórmula de dar por um lado e tirar pelo outro, evitando um problema para o Tesouro brasileiro. Independentemente da procedência do problema, não fora este o objetivo que movera o Paraguai a formular seus pedidos e o presidente Lula a buscar uma forma de atendê-los. Mas, do ponto de vista técnico, Levy havia, involuntariamente, encontrado a solução. Bastava dar um aumento algo mais generoso do que o proposto e desvencilhar a sugestão do condicionante que o secretário do Tesouro apusera. Foi o que propus e, após algumas semanas – e graças naturalmente ao apoio de Lula –, a questão foi resolvida. Devo dizer que, neste caso, não escapou ao próprio Palocci a importância de não criar obstáculos à vontade do presidente. Pudemos, assim, trazer para o encontro do Mercosul uma contribuição positiva, afinal aceita por nossos interlocutores.

É interessante assinalar que todo esse processo foi desencadeado por mim (ou, se se quiser, pelo Itamaraty), em decorrência, principalmente, da crescente preocupação nossa com a presença militar norte-americana no nosso vizinho. Surgiu como parte de um conjunto de outras medidas, que vão do comércio a investimentos de infraestrutura, além de cooperação militar. Espero que o 8 de dezembro seja lembrado como um verdadeiro "dia da amizade" nas relações Brasil-Paraguai. Por isso me senti recompensado! Mais uma vez o presidente Lula demonstrou sua imensa vocação para uma integração generosa, que se pode qualificar como "*enlightened self-interest*"[32].

La Ronda de Doha debe cambiar de nombre

Uma anotação sobre a Conferência Ministerial de Hong Kong, onde a atuação do Brasil na liderança do G-20 foi decisiva para uma conclusão positiva (do ponto de vista dos países em desenvolvimento) do encontro, ilustra a amizade que havia desenvolvido com a chanceler do Paraguai.

19/12/2005 A reunião do G-20 foi marcada por momentos emotivos: os aplausos (absurdamente, não me recordo quem os propôs!); o pedido público e quase formal de desculpas do Kamal Nath – que se penitenciou por me haver, de certa forma, abandonado no momento crítico do "*Green Room*" –, e um bilhete da minha fiel amiga Leila Rachid, no qual, entre outras coisas, dizia que eu me havia

---

32 A expressão, corrente em inglês, talvez possa ser traduzida como "autointeresse esclarecido".

tornado um "cidadão universal" e que o mundo me devia uma homenagem, passando a chamar a Rodada de Doha de "Rodada Amorim"!

Transcrevo a íntegra do bilhete, significativo do bom momento da comunicação entre os dois países no plano multilateral.

> Querido Celso,
>
> Me tengo que ir, pero no quería partir sin decirte: ¡Que sois una persona admirable y cada día te constitúes en nuestro guía!
> Dejás de ser "ciudadano brasileño y te convertés en "ciudadano universal". La Ronda de Doha debe cambiar de nombre y se tendría que llamar "Ronda Amorim" en tu louvor. El mundo te debe rendir un homenaje!
> Leila

Leila Rachid era muito presenteadora. Certa vez, encontramo-nos casualmente em um voo Paris-Rio, e ela observou que eu estava usando uma gravata que ela me havia dado. Em Hong Kong, Leila não faltou com uma demonstração material de apreço. Deu-me outra gravata, desta vez com uma marca curiosa: "G-2000". "Não encontrei só G-20", desculpou-se.

Foz do Iguaçu/Ciudad del Este

No voo de volta de uma longa viagem ao Japão, em que, a instâncias da Dilma e por decisão do presidente, fui negociar com Tóquio termos para a implementação da decisão brasileira sobre TV digital (assunto que conhecia apenas pela rama), escrevo uma nota reflexiva sobre as questões mais candentes. Após referir OMC, países árabes etc., detenho-me na região.

15/4/2006 Os temas da América do Sul continuam a gerar preocupação. [...] o Paraguai segue com os problemas de sempre, só que agravados: ações da nossa

Receita Federal; represálias contra brasileiros[33]. Há muitos anos, não vejo um clima de tamanha tensão em nossa (sub) região. [...] Busquei baixar os decibéis com o Paraguai, inclusive obtendo da ministra Leila Rachid promessa de convite – que, afinal, não se materializou – para a reunião que Uruguai, Paraguai e Bolívia irão fazer sobre gás, com a presença de Chávez! Tomei conhecimento, em uma das escalas, que a minha chefe de gabinete estava convocando, para a próxima semana, uma reunião interna do Itamaraty sobre a visita do presidente francês, Jacques Chirac. Mais urgente será ter uma discussão sobre América do Sul! Já decidi que não poderei ir à reunião de ministros da Caricom (uma pena!). Talvez tampouco possa ir à ministerial da SADC[34], no dia 26. No momento, a América do Sul tem que ser a prioridade.

No primeiro semestre de 2006, recrudesceram as queixas dos países menores em relação ao Mercosul. Para mim, isso era uma preocupação constante. Em uma nota de 27 de maio, expresso de novo minha preocupação em garantir mercados para as exportações de Uruguai e Paraguai nas negociações do acordo com a Venezuela. Conforme assinalei no capítulo sobre Uruguai, um dos meus principais objetivos naquela época era estabelecer um "novo entendimento" ou uma "nova agenda" em nosso relacionamento bilateral com esses países. Fui parcialmente bem-sucedido nesse esforço em relação ao Uruguai, devido, entre outras razões, à boa química entre Lula e Tabaré. Com o Paraguai, a tarefa era mais difícil. Volta e meia, além de questões estruturais, como Itaipu, despontavam problemas pontuais envolvendo a questão dos "sacoleiros", direito das transportadoras paraguaias etc. A oposição ao presidente Nicanor Duarte era mais intensa e se alimentava de ressentimentos históricos contra o Brasil, facilmente compreensíveis. Algumas das anotações aqui transcritas refletem esse clima difícil.

28/4/2006 [...] Nossos atritos com o Paraguai, em função do contrabando, das ações repressivas da Receita etc., também se tornaram mais frequentes.

23/6/2006 A notícia surpreendente de ontem foi o pedido de Leila Rachid no sentido de que eu adie a minha visita ao Paraguai: teme protestos etc. A grande

---

33 A questão dos brasileiros no Paraguai, chamados "brasiguaios", era um tema espinhoso. Muitos desses emigrantes, frequentemente gente humilde, se tornaram empresários rurais bem-sucedidos. As estimativas sobre seu número chegavam a indicar algo em torno de 300 mil pessoas (incluindo descendentes). Sua regularização como residentes e a questão da propriedade da terra eram objeto de polêmica e sempre voltavam como elemento de barganha nas negociações com o nosso vizinho. O tema foi objeto de um encaminhamento positivo (ainda que longe de definitivo) durante os entendimentos sobre a Ata de Assunção, de 2009 (ver adiante).

34 Sigla em inglês para Comunidade de Desenvolvimento da África Austral.

questão é Foz do Iguaçu/Ciudad del Este, embora haja queixas (até que ponto justificadas?) sobre a iniquidade de Itaipu. O que podemos fazer? Sobre o primeiro ponto, conversei ontem duas vezes com Rachid (o nosso, da Receita). Haverá alguma alternativa imaginosa que possamos oferecer ao plano de contingência?[35] Itaipu ainda é mais complexo. O tratado foi feito na época dos militares e certamente contém desequilíbrios. O projeto visava duas coisas: 1) garantir energia ao desenvolvimento brasileiro e 2) (principalmente) colocar o Paraguai na nossa órbita política. Só que, no mesmo lance, também nos tornamos de certa forma "satélite energético" do Paraguai.

Um para negociar, outro para implementar

22/7/2006 O meu último dia e meio em Brasília poderia quase ser considerado como "gazeta", pois pela primeira vez, como ministro, faltei a uma Cúpula do Mercosul. Tive que insistir um pouco com Lula e só o tempo dirá se fiz bem. Lamento ter deixado de estar presente nas conversas com Nicanor Duarte, Morales e Chávez, mas realmente me senti física e mentalmente inabilitado a viajar para Córdoba, participar de um jantar, assistir aos encontros (havia também o café da manhã com a Michelle Bachelet), sair antes do final da reunião e tomar o voo em São Paulo. Tentarei, ao chegar em Genebra para os encontros da OMC, ou mesmo durante a conexão em Paris, ter uma avaliação por meio do Samuel e do Marco Aurélio, embora ciente de que as óticas de cada um deles e as minhas nem sempre sejam idênticas.

Apesar de tudo, participei, na véspera, de reunião ministerial que o presidente convocou, a meu pedido, para tratar de alguns temas do Mercosul e que ocorreu no mesmo dia em que cheguei da viagem. Na reunião, tratamos principalmente de Paraguai, sobretudo da dívida de Itaipu. A proposta do Mantega de algumas benesses para o Paraguai, embora reveladora de boa vontade, não resolverá, a meu ver, o problema. As benesses serão obviamente "embolsadas", mas tratadas como "migalhas", como ocorreu em dezembro. Nossos técnicos do Tesouro, do Ministério das Minas e Energia e do próprio Itamaraty dizem que o atendimento da reivindicação paraguaia (eliminação da "dupla indexação", taxa de juro mais inflação norte-americana) não trará benefícios ao Paraguai. Lula fez a pergunta óbvia: "Então por que pedem?". Não há evidentemente resposta satisfatória. Mas a disposição positiva de Mantega de entabular conversas com seu colega para- guaio é um progresso em relação à postura semi-indiferente e menos engajada

---

35 O plano de contingência foi criado em 1 de abril de 2005 como solução provisória para a questão do comércio dos chamados "sacoleiros" na região de fronteira entre Ciudad del Este e Foz do Iguaçu.

do seu antecessor. Vamos ver se resulta. Engajamento parece ser também a tônica nova presente na atitude do secretário da Receita em relação às propostas paraguaias – sempre maximalistas e desprovidas de realismo – em relação a Ciudad del Este. O presidente do BNDES e o próprio ministro da Indústria, Luiz Fernando Furlan, revelaram disposição positiva em relação a outras "bondades", que teríamos de conceder aos sócios menores, em termos de financiamento, regra de origem[36] etc. O interesse do presidente, instigado (ou pelo menos aguçado) pelo Itamaraty, começa a dar resultados. Necessário dizer que em outras questões do Mercosul houve menos avanços: compras governamentais, por exemplo, andam emperradas por causa da Eletrobras. Neste caso, a Dilma – normalmente uma aliada – não ajudou (sofre ainda do paroquialismo burocrático do seu antigo ministério [...]. Tentei ainda persuadir o ministro Silas Rondeau, mas, não tendo viajado para Córdoba, não estou certo do resultado.

Essa luta incessante para tornar realidade, não digo o total, mas uma pequena parcela do que o presidente ou eu próprio, na sua esteira, prometemos é extremamente desgastante. Como disse em uma palestra recente: a rigor seriam necessários dois ministros do Exterior, um para negociar, outro para implementar.

5/8/2006 No plano interno, as pesquisas continuam apontando larga margem em favor de Lula, com provável vitória no primeiro turno. Não creio que o quadro se modifique, mesmo com o início do horário gratuito na televisão.

Diante desse provável resultado, o que me reserva o futuro? O que eu gostaria de fazer? Não posso presumir que ficarei onde estou, o presidente pode querer caras novas. Pode, também, querer deslocar-me para outra função (MDIC, Cultura?). E eu? O que preferiria? Obviamente a Chancelaria tem seu apelo, embora a tarefa de consolidar os avanços da política externa seja, em alguns casos, mais trabalhosa e menos atraente que a sua conceptualização e arrancada inicial. Uma coisa é trabalhar na arquitetura da integração, por exemplo. Outra é aguentar as ranhetices dos uruguaios e as malcriações destemperadas do Nicanor Duarte.

---

36 Regra de origem refere-se a um percentual mínimo do valor do bem produzido em determinado país. É elemento essencial nos acordos de livre-comércio ou mesmo de preferências comerciais, para garantir que o benefício dado a um país não seja transferido a outro por meio de triangulação comercial. Numa união aduaneira efetiva, a existência da TEC, em princípio, elimina a necessidade de regra de origem.

Paciência, tolerância e determinação

20/9/2006 Depois do fim de semana dedicado ao G-20[37], rumei para Brasília, onde recebi o novo ministro do Exterior do Paraguai, Rubén Ramírez, em sua primeira visita oficial ao exterior. Jovem e pragmático, espero poder trabalhar com ele para resolver alguns dos problemas que afligem constantemente as relações entre nossos países.

O comunicado sobre a visita não registrou nada de excepcionalmente novo, embora reflita uma certa distensão no clima das relações. Dele constam questões como Itaipu e dos migrantes brasileiros no Paraguai (os chamados "brasiguaios")[38], o Plano de Contingência Ciudad del Este-Foz do Iguaçu, e temas atinentes ao comércio bilateral no Mercosul, com especial ênfase ao FOCEM e, inevitavelmente, às assimetrias. Um aspecto interessante é o reforço da cooperação em matéria de defesa, sobretudo a decisão de estabelecer "contingente militar do Paraguai para integrar a Minustah, como parte do contingente brasileiro, com o apoio financeiro e operacional do Brasil". Era uma maneira de contrabalançar os efeitos da "ajuda americana" nesse terreno.

Embora esse fato não tenha sido objeto de registro escrito, recordo-me que dei importância à decisão sobre o contingente paraguaio na Missão das Nações Unidas para Estabilização do Haiti. De um lado, reforçava a cooperação militar entre Brasília e Assunção, afastando desconfianças mútuas (no nosso caso, relativas à presença de contingentes militares ou, até mesmo, de uma base militar dos Estados Unidos no nosso vizinho). Por outro lado, o envio de tropas paraguaias para uma importante missão de paz da ONU era algo que certamente reforçava a autoestima do Paraguai.

25/11/2006 Às cinco da tarde, tomei o avião (um Legacy da FAB!) em Montevidéu, com destino a Assunção, atendendo a convite que Ramírez me fizera durante sua visita ao Brasil. Sabia que iria enfrentar não só demandas das autoridades, mas críticas e acusações da imprensa e dos empresários: sobre Itaipu, sobre Ciudad del Este, sobre as "travas" ao comércio. Jantei com cinco ministros, estive longamente com o presidente Nicanor Duarte e tive uma sessão (tipo sabatina) com os empresários. Não escapei das continuadas críticas da mídia (sobretudo do famigerado *ABC Color*[39]). Creio, porém, ter deixado uma impres-

---

37 Trata-se, evidentemente, do grupo de países em desenvolvimento no âmbito da OMC, do qual o Paraguai era ativo participante.
38 Como já notado, a questão de brasileiros no Paraguai sempre foi difícil. Ela se tornaria mais aguda durante o governo Lugo, sobretudo em função dos problemas fundiários. Muitos "brasiguaios" haviam se tornado proprietários de terras, o que gerava conflitos com nacionais paraguaios.
39 O *ABC Color* é um jornal paraguaio costumeiramente crítico das ações do Brasil.

são razoavelmente positiva no governo e junto aos empresários sobre a nossa disposição de tentar resolver os problemas. Alguns chegaram mesmo a falar de uma "nova atitude". Agora, falta concretizar!

As relações com o Paraguai são complexas, não só do ponto de vista econômico, mas pelo pano de fundo psicológico, desde a guerra do século XIX. Além disso, parte do meio empresarial se dedica (ou se aproveita) da "informalidade". Frequentemente, agita os meios de comunicação contra o "imperialismo brasileiro". Muitas das queixas, porém, são fundamentadas: o custo da dívida de Itaipu, a falta de solução para os problemas fronteiriços, as dificuldades burocráticas brasileiras (que sempre servem a interesses protecionistas) para que um comércio legal se consolide.

Daí a necessidade de muita paciência, tolerância e determinação. É o que o presidente Lula tem demonstrado. Mas, como disse nas conferências de imprensa em Assunção, não basta que os presidentes e os chanceleres sejam integracionistas. É preciso fazer com que os guardas de esquina (ou melhor, de fronteira) também o sejam.

Tudo é tão lento e difícil...

25/2/2007 [...] continuo batalhando para eliminar algumas causas das assimetrias, especialmente a dupla cobrança da TEC. Estou certo que progrediremos, mas tudo é tão lento e difícil! Às vezes, a demora acaba minando o propósito político de certas medidas. Nas relações com o Paraguai, se tivéssemos atendido de forma rápida – ainda que parcial – os pedidos de Nicanor, feitos há quase três anos, não estaríamos talvez tendo que enfrentar a situação em que os dois principiais candidatos a presidente no nosso vizinho fazem oposição ao Brasil – um pela direita, outro pela esquerda. Se tivéssemos agido com determinação, no momento oportuno, teríamos fortalecido Duarte Frutos e – quem sabe? – até ajudado a viabilizar sua reeleição.

12/5/2007 A reunião com o presidente e alguns ministros, ontem de manhã no Planalto, correu muito bem. Aliás, poderia dizer, melhor seria impossível, com o presidente traçando orientações de firme sentido integracionista em todos os temas que discutimos, do muro da Receita[40] ao financiamento de linha de

---

40 A Receita Federal efetivamente pretendia construir um muro em território brasileiro, de modo a impedir que volumes atirados da Ponte da Amizade, pudessem ser recolhidos na margem brasileira do rio Paraná. Não é difícil imaginar que setores de terceiros países potencialmente interessados no agravamento das tensões Brasil-Paraguai se referissem a essa construção de forma pejorativa, comparando-a com o muro de Berlim ou o que foi construído por Israel para isolar os palestinos.

transmissão. Iniciei a reunião com uma breve exposição sobre a psicologia do Paraguai em relação ao Brasil. Descrevi o quadro político atual[41], em que de um lado temos um populista[42], à esquerda (diante do qual as ações do Evo Morales poderão parecer brincadeiras), e de outro um reacionário defensor de uma relação especial com os Estados Unidos. Resta-nos atuar de modo a fortalecer o governo atual, cuja candidata, ministra da Educação, deverá seguir a linha algo ziguezagueante, mas no fundo positiva (para o Paraguai e para nossas relações), do presidente Nicanor Duarte.

Destravar projetos

27/5/2007 Rápidas notas para não deixar em branco pelo menos um evento importante: a visita do presidente Lula ao Paraguai em 21 de maio. [...]

A viagem de Lula ao Paraguai – a primeira de natureza estritamente bilateral – foi importante para "destravar" medidas e projetos de interesse do nosso vizinho: linha de transmissão; regime aduaneiro único; encontros empresariais; biocombustíveis. Alguns ainda estão em fase inicial e outros enfrentam a indomável resistência da burocracia, especialmente na esfera da Receita. Mas a determinação do presidente – assistido pelo Itamaraty – é grande. Tudo o que temos procurado fazer é visto como pouco para superar as queixas do nosso vizinho, algumas legítimas, outras exageradas. Assim, a avaliação é mista: maior compreensão do governo; trabalho real em projetos importantes, de um lado; explosão midiática "anti-imperialista" por outro. O qualificativo "midiático" cabe. Não vi nas ruas nenhum sinal de protesto. Não fomos importunados no hotel. Nem mesmo houve manifestações malcriadas nos seminários (o de biocombustíveis tinha cerca de setecentas pessoas no momento em que os presidentes discursaram). A visita ao

---

41   Essa era minha perspectiva em maio de 2007, quando o panorama eleitoral se esboçava. Em um artigo de jornal de 2007, um professor da UnB descreve o quadro da corrida presidencial: "Aproxima-se a eleição do novo presidente do Paraguai, um dos países mais importantes para a política externa brasileira na América do Sul. Entre os prováveis candidatos destacam-se quatro: Blanca Ovelar (candidata preferida do atual presidente), Luis Castiglioni Joria, ex-vice-presidente (do atual governo), e o bispo Fernando Lugo. Além desses três há ainda com chances de disputar as eleições e chegar à presidência um candidato polêmico, o general Lino Oviedo. Blanca Ovelar, ou qualquer outro candidato ligado ao Partido Colorado, no poder há 60 anos, significa a manutenção do *status quo*. Luis Castiglioni, outro colorado, é o candidato preferido pelos Estados Unidos e, portanto, também um problema a mais para o Brasil, uma vez que já se declarou favorável a que o Paraguai firme um Tratado de Livre Comércio independente do Mercosul com os Estados Unidos". Penna Filho, Pio. "O futuro do Paraguai". *A Gazeta*, 24 de outubro de 2007.

42   Minha avaliação sobre Fernando Lugo era, na realidade, mais complexa, e flutuaria de acordo com os "altos e baixos" das relações bilaterais. Na reunião com ministros brasileiros, achei melhor "carregar nas tintas".

Paraguai transcorreu com o pano de fundo do escândalo que levaria à saída do ministro Silas Rondeau, peça importante nas negociações sobre Itaipu. [...]

O longo comunicado conjunto da visita detalha alguns dos temas mencionados na minha anotação, a maior parte dos quais já foi tratada aqui. Há, entretanto, algumas novidades. Uma delas é a preocupação com um "fluxo estável de energia" que pudesse contribuir "para o desenvolvimento industrial do Paraguai e para a formação de cadeias produtivas em áreas de utilização intensiva de energia". É a primeira vez, que me recorde, que a ênfase não é colocada apenas no "aproveitamento justo" de Itaipu, mas também na diversificação produtiva do Paraguai. Ligada a isso, está a oferta de financiamento, por intermédio da Itaipu Binacional, para a construção de linha de transmissão de 500 quilovolts entre Ciudad del Este e a região de Assunção[43]. No mesmo sentido de diversificação produtiva, foi firmado Memorando de Entendimento para a Promoção do Comércio e do Investimento, no âmbito do Programa Brasileiro de Substituição Competitiva de Importações (PSCI)[44]. É de se notar, também, a satisfação com a "aprovação dos primeiros projetos apresentados pelo Paraguai no âmbito do FOCEM", cuja criação ocorrera justamente durante uma Cúpula do Mercosul em Assunção, conforme relatei em anotação anterior. Como sempre, foram abordados temas multilaterais, como a Rodada de Doha e a reforma da ONU. Em relação a este, assinalo o agradecimento ao "apoio do Paraguai, durante o processo de reforma em curso, ao pleito brasileiro de ocupar um assento permanente no Conselho de Segurança". Embora esse apoio não fosse novo, sua reiteração contrastaria com as dificuldades e dúvidas que o governo Lugo viria a levantar sobre o tema.

Lugo eleito: pode ser uma boa

22/4/2008 Voo de Guiné-Bissau a Natal, em um Legacy da FAB. Enquanto observo uma faixa de luz dourada que anuncia o pôr do sol – oblíquo em relação ao trajeto da nossa aeronave –, procuro pensar nos últimos acontecimentos. Ontem Lugo foi eleito no Paraguai, o que pode ser uma boa coisa. Alguns jornais procuraram contrastar minhas palavras com as de Lula, apresentando minha fala como indicativa de uma disposição de rever o Tratado de Itaipu – o que certamente não

---

43 A linha de alta tensão, no valor aproximado de US$ 300 milhões, viria a ser integralmente financiada pelo Brasil, por meio do FOCEM, e constituiu-se efetivamente em elemento importante para o desenvolvimento industrial do Paraguai.

44 Criado em 2003, o PSCI objetiva estimular as trocas comerciais entre o Brasil e os países da América do Sul, por meio da substituição – sempre que possível e de forma competitiva – de importações brasileiras de outros mercados por importações oriundas de países da região.

cheguei a dizer. Em geral, nestes temas, Lula aparece como o "bonzinho" e eu como o "durão". Desta vez foi o contrário. Da maneira como foi dada a notícia, temo uma nova convocação ao Congresso, que certamente não seria oportuna. Cheguei a receber um pedido de entrevista do *Jornal Nacional*, entre um encontro e outro em Bissau. Achei que a situação não se prestava a tanto (estava acompanhado do secretário de Estado de Cooperação e me preparava para encontrar o presidente). Talvez tenha sido um erro. Vamos ver.

28/4/2008 Muitos temas por tratar. Paraguai: Itaipu, outras medidas. Politicamente, o que seria melhor? Chamar Lugo para vir ao Brasil proximamente? Ou esperar que as coisas esfriem? Inclino-me pela primeira hipótese, mas o presidente parece preferir a segunda. A favor da primeira: a conveniência de evitar que se aproxime demais de outros líderes militantes, especialmente Chávez. Também, o excesso de debate pela mídia não é bom. O encontro dos dois presidentes obrigará a uma convergência de posições, sem outras intromissões. [...] Comitê Gestor[45]: será depois de amanhã. Vamos revisar os projetos já encaminhados. Talvez se possa acelerar alguns de interesse para o Paraguai. [...]

16/6/2008 Na semana que findou, o único fato medianamente significativo foi a visita do presidente Nicanor Duarte Frutos, que teve um jantar de despedida com o presidente Lula no Alvorada. Nicanor, que, em essência, veio pedir apoio a Lula para que lhe deixem assumir a cadeira de senador (o que é justo), revelou um ânimo que não me pareceu de todo positivo em relação ao sucessor. Disse que Lugo não tinha base partidária; que estava criando atritos com seus próprios aliados do partido liberal etc. Com ar de satisfação, afirmou; "já há quem acredite que não durará seis meses". Provavelmente para mostrar sua "força" para Oviedo[46], colocou-o no celular com Lula, mas a conversa foi breve e puramente protocolar. No fim de semana, a ministra do Exterior nomeada por Lugo [e que não chegou a assumir o cargo], cujo nome não consegui gravar, fez declarações pouco construtivas sobre Itaipu. Vamos ter trabalho pela frente.

Ontem, no Rio, assisti com um dos meus filhos à partida de futebol com o Paraguai. O Brasil perdeu por dois a zero. [...]

---

45 Como resultado de uma das reuniões entre o presidente e ministros sobre projetos na América do Sul, havia sido criado um "comitê gestor" para monitorar sua implementação. Inicialmente os próprios ministros compareciam às reuniões. Com o tempo, as reuniões foram se esvaziando.

46 General Lino Oviedo teve uma carreira política turbulenta, tendo sido asilado no Brasil por algum tempo. Candidato nas eleições presidenciais de 2008, foi derrotado por Fernando Lugo, mas teve uma votação expressiva (cerca de 23%). No caso, Duarte Frutos quis demonstrar que tinha ainda aliados poderosos.

Um aspecto que indiretamente poderia ter reflexos no Mercosul (na verdade, isso nunca ocorreu) era o fato de que o Paraguai mantinha relações diplomáticas com Taiwan. A circunstância seria um complicador na eventualidade de uma negociação de acordo entre o Mercosul e a China, mas essa hipótese nunca saiu do domínio da teoria. Ainda assim, o tema não deixava de atrair a atenção e foi objeto de uma rápida menção no meu encontro com Raúl Castro, em Havana, em junho de 2008.

29/6/2008 Lugo e a China. Na conversa que tivemos sobre temas da América Latina, mencionamos a possibilidade de que Lugo pudesse fazer algo para aproximar-se da China. Nosso representante em Cuba, Bernardo Pericás, que fora embaixador em Assunção, recordou o volume de recursos despejados por Taiwan no Paraguai.

A velha política do Prata

18/8/2008 Viagem de um dia a Montevidéu. Repasso possíveis temas para inclusão no discurso perante o Parlasul. [...] Energia seria uma hipótese, já que se fala tanto do tema trilateralmente (Venezuela, Argentina e Brasil). Sempre achei que Uruguai e Paraguai deveriam ser convidados para esse tipo de reunião. Mas há inconvenientes, pelo menos até termos superado as questões relativas a Itaipu. [...] Neste caso, queremos tratar bilateralmente com o Paraguai. O histórico do Tratado de Itaipu impôs que seja desta forma. [...] É a velha política do Prata – agora com implicações econômicas mais concretas – que interfere na política de integração do Mercosul. É assim. Não há nada a fazer. [...]

7/9/2008 Hoje, dia da Pátria. [...] A semana incluiu visitas dos ministros das Relações Exteriores de Moçambique (Oldemiro Balói) e do Paraguai (Alejandro Hamed Franco[47]), dois relacionamentos importantes do Brasil. Há progressos com Moçambique (fábrica de antirretrovirais, cooperação técnica). A conversa com o ministro paraguaio foi serena. Os temas difíceis (a começar por Itaipu) ficarão para o dia 17, quando da visita do presidente Lugo ao Brasil.

18/9/2008 Numa semana de agenda internacional especialmente intensa, recebi dois chanceleres (Sri Lanka e Namíbia) e participei das reuniões do presidente com o primeiro-ministro da Noruega (quase um momento de férias,

---

47 Alejandro Hamed foi ministro das Relações Exteriores do Paraguai de 15 de agosto de 2008 a 29 de abril de 2009, durante o governo Lugo.

poder-se-ia dizer) e com o presidente Lugo, do Paraguai, na primeira visita deste ao Brasil depois de empossado.

Deixarei os comentários sobre a visita de Lugo para um outro momento. Registro apenas que se realizou em clima muito fraterno e construtivo. A batalha para conseguir soluções justas e adequadas aos problemas do Paraguai, sem naturalmente prejudicar os interesses do Brasil, será sobretudo interna. [...]

Durante viagem a Nova Délhi (IBAS), Moçambique e Zimbábue, minhas vistas se voltam para os problemas da região.

17/10/2008 As complicações na América do Sul nos perseguem, mesmo em viagem. Além da continuada repercussão dos problemas no Equador[48], agora é o Paraguai que reagiu de forma mais contundente que a habitual à desastrada combinação de iniciativas nossas na área da defesa; entre elas, um aparentemente (ainda não consegui ler o texto integral) mal concebido decreto sobre mobilização nacional, que fala na proteção dos interesses brasileiros além fronteiras. Com o recrudescimento dos conflitos envolvendo "brasiguaios" e manobras brasileiras próximas dos limites com o Paraguai, tudo isso agravado por declarações impróprias de um general brasileiro, Assunção vestiu a carapuça!

Dobrar a aposta no FOCEM

27/11/2008 [...] todos estes movimentos na região, radicalismo de Correa, impulsos de Chávez, [...] as questões recorrentes com a Bolívia, radicalismo na Argentina, angústias uruguaias e aflições e gritos de rebeldia no Paraguai me fazem pensar na necessidade de iniciativas nossas em relação ao Paraguai, Uruguai e, mais amplamente, Mercosul. Há algumas coisas encaminhadas: propostas sobre Paraguai, financiamentos para Bolívia, entre outros. Mas quem sabe poderíamos também "dobrar" nossa aposta no FOCEM?[49]

Conforme já mencionei no capítulo sobre Uruguai, em uma anotação de 27 de janeiro, um projeto de informação ao presidente da República em preparação da CALC continha observações sobre as relações com vários países. O seguinte trecho se refere ao Paraguai:

> [...] Em alguns casos, os contenciosos envolvem disputas relacionadas com o uso de recursos naturais. De maior potencial conflitivo pela gama de inte-

---

48 Ver capítulo sobre o Equador, mais adiante neste livro.
49 Pouco tempo depois, seria anunciado um aumento substancial da nossa contribuição ao FOCEM, sob a forma de um aporte voluntário.

resses, inclusive a presença de grande comunidade de brasileiros no país, é a questão de Itaipu com o Paraguai. [...] A forte reação paraguaia a ações militares brasileiras, mesmo quando em nosso território, ilustra o ponto delicado a que chegou a relação.

10/12/2008 Boa reunião hoje com o presidente sobre Paraguai e Mercosul. Diferentemente de ocasiões similares no passado, foram chamados apenas três ministros (Fazenda, Minas e Energia e Relações Exteriores). Eu estava acompanhado do Enio Cordeiro. Mantega levou o Melin (que, em geral, nos tem ajudado, embora ultimamente tenha demonstrado certa rigidez). O ministro Lobão, das Minas e Energia, estava com uma assessora. Aproveitando o fato de ter sido o primeiro a falar, procurei conduzir a discussão com base nas informações que havia preparado para o presidente e que na verdade motivaram a reunião. Sobre Paraguai, houve, como era inevitável, longa discussão, com Lobão sublinhando a "irracionalidade" das posições paraguaias, especialmente "soberania energética" e "preço justo", expressões a que frequentemente recorriam os negociadores do nosso vizinho. Mantega, por sua vez, relembrou criticamente os argumentos sobre dívida espúria, dívida já paga etc.[50] O presidente assinalou, adequadamente, a dimensão política do problema. Ao final, as linhas de ação que eu havia proposto nas informações foram mantidas. No que tange a Itaipu, ficou acertado que se buscaria algum aumento na compensação por energia cedida ("eu vou te ajudar", disse Lobão, que compreende a dimensão política da questão, em que pese ao seu viés conservador). Mantega também aceitou a ideia de um fundo, equivalente a certo percentual dos juros recebidos pelo Tesouro, para projetos de interesse do Paraguai. Tampouco contestou a ideia da linha de crédito que possa cobrir até US$1,5 bilhão, incluída aí a linha de transmissão até Assunção (cada projeto seria aprovado individualmente). As cifras dos dois primeiros pilares não ficaram fixadas, mas um grande passo foi dado, é preciso dizer, graças às intervenções do presidente.

No caso do Mercosul (FOCEM), o presidente aprovou integralmente o aporte que eu havia sugerido (US$70 milhões). Em certo momento, eu próprio já estava aceitando a barganha proposta pelo Guido (aumento de apenas US$30 milhões, para chegar a um total de US$100 milhões). Mas Lula, que acabava um telefonema para

---

50 Não é o caso aqui (nem eu tenho competência para tanto) de descrever as complexidades – atuariais, contábeis e outras – envolvidas na dívida de Itaipu. Os argumentos de um lado e de outro nunca foram totalmente convincentes, do meu ponto de vista. Em audiência pública na Comissão de Relações Exteriores e Defesa Nacional (CRE) no Senado, referi-me à questão da dívida do Paraguai. O jornal *Valor*, no dia 9 de março, registrou: "Sobre a possibilidade de o Paraguai também dar calote no Brasil – no valor de US$ 19 bilhões devido a uma dívida contraída para a construção da Hidrelétrica de Itaipu – o ministro afirmou que o Brasil pretende manter a paz com o país vizinho. Amorim explicou que o Paraguai argumenta que a dívida é injusta, mas que o Brasil nunca concordou com essas críticas. 'Queremos relação saudável com o Paraguai', comentou".

o ministro dos Transportes sobre o estágio da segunda ponte, cortou a conversa: "O Guidô (com sua pronúncia paulistana), deixa de ser unha de vaca e solta os 70 milhões". Como não tenho interesse em brigar com o ministro da Fazenda, é possível que acabe com US$70 milhões em duas etapas.

Do ponto de vista da luta burocrática, foram duas vitórias importantes. Mas não sei se resolveremos o problema com o Paraguai, tingido que é por forte conteúdo político e emocional. Seja como for, Lobão foi instruído a dizer a seu colega o que é possível (e o que não é), sem especificar números ou outros detalhes. Se necessário (será!), Lula falará com Lugo em Sauípe[51].

No caso do FOCEM, é torcer para que os negociadores sejam ágeis, pois é preciso uma decisão do Mercosul que permita contribuições voluntárias (não previstas no estatuto).

Muito aquém das expectativas

No dia 26 de janeiro de 2009, uma segunda-feira, houve uma reunião entre ministros brasileiros e ministros paraguaios, precedida, na semana anterior, de discussões internas entre os titulares das pastas.

27/1/2009 Durante a reunião de ministros ouvimos pacientemente longa exposição do nosso ministro de Energia sobre as benesses de que o Paraguai já desfruta. Depois escutamos propostas de alongamento da dívida, que a Fazenda viria a refutar [...]. De positivo, a aceitação do aumento do fator de multiplicação para o pagamento por cessão de energia, que significaria US$115 milhões a mais para o Paraguai. Este foi o ponto, aliás, que mais interessou os ministros paraguaios na reunião, embora declarassem que esta cifra estava "muito aquém das expectativas" (cerca de US$600 milhões) que teriam sido criadas na conversa entre Lula e Lugo em Sauípe, à margem da CALC. Eu participei daquele encontro e não me recordo de qualquer promessa da nossa parte que desse fundamento a essa expectativa, que o lado paraguaio criou por sua conta. As outras duas ofertas nossas, um fundo para investimentos e uma linha de financiamento, não despertaram maior interesse. O clima da reunião com os paraguaios, capitaneada pelo bom Alejandro Hamed, foi positivo, talvez porque de antemão ficara decidido que apenas ministros falariam. Do nosso lado, resolvidas as pendências internas, a coordenação acabou funcionando. Eu falei a maior parte do tempo, inclusive sobre temas até certo ponto técnicos (o que mereceu uma expressão de admiração do nosso chefe do Cerimonial e futuro embaixador na OEA, Ruy Casaes), com Guido Mantega e

---

51   Na Costa do Sauípe, Bahia, em 2008, ocorreu uma "multicúpula", com reuniões sucessivas de chefes de governo da Unasul, Mercosul, CALC e G-Rio.

Edison Lobão complementando ou ilustrando. Aqui e ali, tive que pôr panos quentes nas intervenções deste último, como, por exemplo, quando quis caracterizar como "concessão" – e não compensação – o pagamento pela energia não usada. Foi, aliás, a única vez que o pacífico Hamed se viu obrigado a responder.

O lado paraguaio ficou de dar resposta em quinze dias. Vamos aguardar.

1/2/2009 De volta de Davos, a bordo do Legacy, em direção a Brasília, com escala em Praia. [...] Enquanto estive em Davos, o presidente foi a Belém participar do Fórum Social Mundial, onde se encontrou com Chávez, Evo Morales (cuja proposta de constituição acaba de sair vitoriosa em referendo nacional), Lugo e Correa. [...] Creio, sinceramente – e tenho reafirmado várias vezes – que estes novos líderes representam anseios de mudança que há muito vinham sendo represados. Indiscutivelmente, a relação com eles é trabalhosa, cada uma a sua maneira. Alguns são mais reivindicativos, outros dados a gestos teatrais, mas é muito melhor tê-los como parceiros do que desenvolver atitudes hostis, como talvez quisessem a nossa mídia e boa parte da nossa elite econômica. O fato de Lula manter com todos uma relação de companheirismo autêntico atenua os conflitos e abre espaço para resolvermos os problemas pelo diálogo. Na verdade, tirante a Venezuela, que teria em tese outras opções, a maioria dos outros têm que olhar para o Brasil em busca de apoio. O mesmo ocorre com o Uruguai e, até certo ponto, apesar de tratar-se de economia de maior peso, a Argentina. Por isso, temo-nos esforçado para exercitar o máximo de paciência e compreensão com nossos vizinhos, mesmo quando eles chegam perto do limite. Foi o caso da Bolívia e poderá ser o do Paraguai se não soubermos ser flexíveis em relação a demandas por melhor remuneração pela energia cedida. Um ponto em que o Paraguai insiste muito e que – prima facie – não parece contrariar o tratado é a possibilidade de a ANDE[52] participar da venda direta de eletricidade no mercado brasileiro. Há aspectos técnicos que não domino e, por isso mesmo, pedi ao embaixador Enio Cordeiro que estude a questão. Para mim, tudo parece resumir-se na participação da ANDE nos lucros que a Eletrobras retira de Itaipu. Se for assim, não é uma demanda absurda, embora seu atendimento envolva mudanças legislativas no Brasil, o que indiscutivelmente é um complicador. Se resolvêssemos estes dois problemas e aceitássemos um sistema de cogestão para diretoria técnica e financeira, daríamos importante passo para reduzir o contencioso.

23/4/2009 Viagem presidencial à Argentina. Ontem, no avião, falou-se muito de Lugo, seu enfraquecimento, agravado pela denúncia sobre o surgimento de filhos nunca antes mencionados (já são três aparentemente). Será que resistirá?

---

52 A Administración Nacional de Electricidad (ANDE) é uma estatal paraguaia destinada a operar o sistema de transmissão e distribuição de energia elétrica.

Ao mesmo tempo, é preciso fazer algo pelo Paraguai. Alguma proposta nova será necessária, mas os próprios paraguaios não ajudam com suas demandas irrealistas e cheias de conteúdo ideológico.

28/4/2009 De volta de uma viagem presidencial a Lima. Na escala em Cuiabá fiquei sabendo da queda do ministro paraguaio, Alejandro Hamed, com quem havia desenvolvido um bom relacionamento. Intelectual progressista, muito interessado em temas do Oriente Médio (foi embaixador no Líbano), Hamed procurava sempre manter um tom moderado. Não conheço seu substituto, um deputado Mercosulino, Héctor Lacognata[53]. Dificilmente será melhor.

Visita anticlimática

7/5/2009 Hoje, vamos celebrar, longe da data real, o dia do diplomata. Teremos, também, a visita do presidente Fernando Lugo. Ontem, por cerca de três horas, o presidente reuniu-se com vários ministros e uma infinidade de técnicos para discutir Itaipu. Em resumo, Lula decidiu que deveria começar mostrando a Lugo que seria impossível continuar negociando enquanto o Paraguai, especialmente o próprio governo, mantivesse uma política de ataques, críticas e reivindicações infundadas em relação ao Brasil. Somente um compromisso de seguir política de maior transparência e sinceridade conosco permitirá que o governo brasileiro implemente – apesar da grande oposição interna – medidas práticas que tragam benefícios concretos ao Paraguai. Se a resposta de Lugo a essas ponderações for positiva, o Brasil "melhoraria" a sua proposta (em relação à de 26 de janeiro) com três objetivos: aumentar o pagamento por cessão de energia, chegando talvez a um adicional de US$240 milhões; aceitar (não está claro se por uma emenda a um dos anexos do tratado ou por uma decisão do conselho) a plena paridade entre os diretores; e iniciar estudos (conjuntos?) sobre a venda direta de energia pelo Paraguai no mercado brasileiro. Esta última concessão, que, segundo os técnicos, não traria grandes vantagens materiais ao Paraguai, visaria a atender, de alguma maneira, à reivindicação de campanha sobre a "livre disponibilidade"[54]. Além disso, se manteriam os projetos conjuntos (industriais ou outros) no

---

53 Héctor Ricardo Lacognata Zaragoza foi ministro das Relações Exteriores do Paraguai de abril de 2009 a março de 2011.
54 O Paraguai reivindicava poder dispor livremente da metade que lhe cabia do total da energia gerada em Itaipu. Tal demanda, dependendo da maneira que fosse efetivada, poderia contrariar o tratado, o qual estipulava que a energia não consumida por um dos dois sócios seria vendida ao outro. A venda da energia pela estatal paraguaia no mercado brasileiro poderia dar satisfação, ainda que parcial, à demanda de Assunção.

Paraguai e a ideia de financiamento de até US$1,5 bilhão para linha de transmissão e outras obras de infraestrutura que venham a ser acordadas.

Um ponto a ter em conta é que Lugo está muito enfraquecido, sobretudo após os escândalos ligados à existência de filhos que ele não reconhecera ou revelara. Em tese, isso deveria levá-lo a ser mais flexível e pragmático (foi interessante saber, na reunião de ontem, que o tal "*apagón*" pela soberania foi um total fiasco – o que indicaria a limitada capacidade de mobilização dos opositores mais estridentes "à esquerda"). Por outro lado, qualquer atitude que signifique abandono das reivindicações originais tenderá a ser lida – e explorada – pela oposição como uma "venda" da honra paraguaia em troca de vantagens imediatas (políticas e outras) para o próprio Lugo. A questão seria saber se a obtenção de algumas vantagens materiais nada desprezíveis e alguma satisfação simbólica permitirão a Lugo chegar ao Paraguai como um vencedor ou se, ao contrário, será visto como um líder fraco, que empenhou por preço barato a soberania do país. Em parte, isso vai depender do próprio Lugo, de sua capacidade de liberar-se do discurso de campanha e de apontar para realizações concretas que beneficiarão o povo paraguaio. Nosso embaixador, o comedido e atento Eduardo dos Santos, tende a crer na hipótese mais otimista.

Com relação ao pagamento, há ainda um aspecto interno que me preocupa. Das duas vezes anteriores que se alterou o fator de multiplicação (uma em 1986, outra mais recente, 2005 ou 2006), isso foi feito por troca de notas, sem envio ao Congresso. Há, portanto, precedentes, um deles que remonta ao início da operação de Itaipu. Mas as quantias eram significativamente menores. É um ponto que deve ser melhor estudado, caso efetivamente se avance no caminho do pragmatismo.

8/5/2009 A visita de Lugo foi totalmente anticlimática. A rigor, nada foi discutido. A conversa "tête-à-tête" entre o presidente brasileiro e o presidente paraguaio serviu para constatar que seria inútil entrar em detalhes de qualquer espécie. O ministro do Exterior do Paraguai, Héctor Lacognata, bem que tentou dar uma abertura à minha enfática sugestão de que assinássemos os acordos que estavam prontos (todos de interesse do Paraguai). Mas não teve eco do seu próprio presidente. Na verdade, Lugo já havia dito a Lula que, caso assinasse os acordos previstos, úteis mas nada revolucionários, sem avanços em relação a Itaipu, seria acusado de ter-se vendido.

Quanto a este tópico, sem dúvida central, não houve clima para aprofundar as discussões. Mas a preparação técnica parece ter servido para que Lula percebesse que há campo para oferecer algo mais ao Paraguai, sobretudo em matéria de venda direta ao Brasil.

Não sei como o resultado da reunião, misto de bravata (não assinatura dos ajustes) e fracasso (nenhum resultado sobre Itaipu), será recebido em Assunção.

Ou que efeito terá sobre a situação de Lugo, muito enfraquecido pelos escândalos pessoais. Se conseguir aguentar-se até à próxima reunião, proposta para junho, quem sabe poderemos avançar.

O novo ministro do Exterior pareceu bem-intencionado e desejoso de seguir uma linha de negociação que possa trazer resultados. Mas alguns assessores de Lugo, possivelmente mais influentes, seguem em posição muito radical. É o que Lenin chamaria de "esquerdismo". Já o ministro da Economia é pragmático a seu modo. Quer, sobretudo, cobrir o buraco financeiro do país (o que é normal), mas revela pouca preocupação com projetos de desenvolvimento. Não chegou a dizer que não quer a linha de transmissão, mas disse já dispor de oferta generosa do Banco Mundial para financiamento em quarenta anos, com oito de carência e juros de 2%. Pode ser que seja verdade, mas, do lado brasileiro, ninguém acreditou.

15/5/2009 A audiência na Câmara, na última quarta-feira, durou quase quatro horas. As perguntas versaram, além da Unesco[55], questões como relações com Paraguai e Bolívia, com ênfase na situação dos brasileiros que aí residem, Sudão, Cúpula das Américas, Convenção da Haia sobre devolução de menores etc. O clima foi respeitoso e o diálogo foi mantido em alto nível. Apesar da provável persistência de divergências, não houve contestações ou réplicas. O presidente da comissão chegou mesmo a referir-se de forma muito simpática à minha atuação, dizendo que eu era "uma personalidade de importância mundial [sic] que, porém, não perdia a simplicidade". [...] Acompanho a partir de hoje o presidente Lula em uma viagem a três países importantes para a continuada diversificação das nossas relações internacionais: Arábia Saudita, China e Turquia. Espero ter a ocasião de tratar também do Paraguai, especialmente Itaipu, assunto que continua a me preocupar.

Em meio às preocupações sobre as relações bilaterais, eu acompanhava a movimentação de Lugo. Notei, por exemplo, sua presença na "recepção" ao presidente Zelaya em El Salvador, após uma "frustrada tentativa" de retorno deste a Honduras. Talvez mais interessante tenha sido a atitude pragmática e humana do bispo emérito diante de conclamações irrealistas pelo regresso à força do presidente hondurenho. "Os presidentes não precisam ser mártires", ponderou Lugo, em um café da manhã em La Paz, com participação de vários chefes de governo, em 16 de julho de 2009, conforme anotações em outras seções desse livro.

---

55 A questão da eleição ao cargo de diretor-geral da Unesco tornara-se polêmica, em razão das candidaturas autoproclamadas de dois brasileiros, o senador Cristovam Buarque e o ex-diretor-geral adjunto da organização, Márcio Barbosa, em contraposição à decisão do governo brasileiro, de apoiar o candidato egípcio, endossado pelos países árabes. Ver o segundo capítulo de AMORIM, 2015b.

Ninguém trabalhou tanto para este resultado

21/7/2009 (A bordo do Legacy, à altura do Equador) [...] Amanhã, recebo o indigesto ministro de Israel, Avigdor Lieberman. Já na quinta-feira, terei a visita da ministra Patricia Espinosa do México. Na própria quinta, parto para Assunção com o presidente, para a Cúpula do Mercosul e a bilateral, em que o tema central será Itaipu. Sobre este tema, concedi entrevista ao Sérgio Leo, do *Valor*, na qual confirmei (segundo ele, a primeira autoridade do governo a fazê-lo) que o Brasil estava considerando favoravelmente a venda direta pelo Paraguai de energia de Itaipu no mercado brasileiro.

25/7/2009 (Assunção) [...] Ontem, reunião rotineira do Mercosul. [...] Nesta vinda a Assunção, o que vai contar mesmo é o que puder ser alcançado na relação bilateral, especialmente no que toca a Itaipu. A semana que passou foi marcada por intenso bombardeio jornalístico, com os repórteres em busca de cifras e outras precisões. O fato é que o clima entre os dois países tem sido mais positivo e há boas perspectivas para uma declaração política que contenha os principais elementos de um acordo. Muitos aspectos terão que ser submetidos ao Congresso, o que retardará a transferência de recursos para o governo Lugo, muito necessitado deles para cumprir suas promessas, sobretudo no campo social.

Ontem, houve jantar na residência oficial, em clima muito amistoso. O assessor internacional, Gustavo Codas[56], era o mais ansioso em saber se haveria resultados. Lugo parecia tranquilo. O meu colega Héctor Lacognata, também. Antes do jantar, realizou-se curto evento, em que uma construtora brasileira apresentou seu projeto, já bem avançado, de investimento de US$100 milhões em uma fábrica de cimento no Paraguai (aparentemente será o maior investimento estrangeiro privado no país, em todos os tempos!). Tomara que dê certo. Para chegar aonde chegamos, houve muitos desgastes dentro do governo brasileiro. (Tenho que interromper. O presidente chama.)

26/7/2009 A negociação entre os presidentes foi mais rápida do que se poderia prever. O trabalho dos técnicos, com o Enio Cordeiro à frente, do nosso lado, havia avançado bastante. Os dois ou três pontos que os paraguaios reivindicaram eram previsíveis e, de certa forma, razoáveis. A venda no mercado brasileiro diretamente pela ANDE já estava aceita. Neste e em outros pontos, a insistência minha e do

---

[56] Economista, Gustavo Codas foi também diretor de Itaipu durante o governo Lugo. Em certos momentos, me pareceu representar a "ala radical" do "luguismo". Após a queda de Lugo, Codas transferiu-se para o Brasil, onde tinha ligações com instituições brasileiras, como a Fundação Perseu Abramo e a Universidade Federal do ABC. Pude apreciar melhor suas qualidades humanas, seu espírito vivo e sua capacidade de argumentar de forma serena, porém firme. Fiquei muito chocado com seu falecimento precoce em meados de 2019.

Enio foi permitindo que se desfizessem mitos, constantemente levantados pelos técnicos do MME, Eletrobras etc. Ficou claro, por exemplo, que não há impedimento no tratado para que tal comercialização se faça. Adaptações legislativas terão que ocorrer, mas sem alterar o tratado ou seus anexos. Os outros dois pontos referiam-se ao multiplicador para a cessão de energia e a questão da venda em terceiros países. Quanto ao multiplicador, os paraguaios pediam, com base no que já fora ventilado pela imprensa em vazamentos vários, que fosse elevado para 15,3, o que significa um pagamento extra de US$240 milhões. A oferta brasileira de construir a linha de transmissão, sem ônus para o Paraguai, desta vez bem recebida, deveria, segundo os paraguaios, ser tratada à parte (exigência que eu já previra). Do nosso lado, explicitou-se que o aumento do multiplicador deveria ser submetido ao Congresso. A mesma cautela tivemos, por insistência minha, com relação à reivindicação paraguaia sobre venda a terceiros mercados. O pedido paraguaio não se referia a qualquer data e o compromisso brasileiro de "trabalharmos juntos" com este objetivo só vale para depois de 2023, com aprovação do Congresso, no nosso caso. No imaginário coletivo, 2023 é uma data em que o tratado deverá ser renegociado. Na verdade, isso só é válido para o anexo C, que trata do cálculo da tarifa (e temas correlatos). Tal como consta do tratado, a obrigação de vender para o país sócio a energia não consumida em um deles é "eterna". Neste caso, a percepção equivocada funciona a nosso favor e deverá facilitar a flexibilização pós-2023, até porque o Brasil, segundo a determinação de Lula, deve construir a disponibilidade de um excedente energético, que nos torne menos dependentes da parte paraguaia de Itaipu.

Em toda essa discussão (como de resto ao longo dos últimos meses e anos) eu ia fornecendo insumos que ajudavam a decisão de Lula em favor de uma posição mais "generosa" para com o Paraguai. Foi o caso, também, durante o encontro presidencial, da discussão em torno do montante pela cessão de energia. Ponderei que, afinal de contas, o difícil era passar do multiplicador atual (5,1) para um multiplicador perto de 15. Se seria 15,3 (como pediram os paraguaios) ou 13,5 ou 14 (como estava implícito na proposta brasileira de incluir nesse total o valor do pagamento pela linha de transmissão) parecia irrelevante. Foi o que eu disse. Lula concordou.

Apesar de toda a nossa boa vontade, não pude deixar de constatar certa "mesquinhez" do lado paraguaio (essa atitude já havia transparecido na recusa, por ocasião do CMC, em conceder o "*waiver*" para nossas importações de têxteis do Haiti)[57]. Agora, voltava a se manifestar na hesitação em confirmar o apoio ao

---

57 Com o objetivo de ajudar a combalida economia haitiana, mesmo antes do terremoto, o Brasil havia proposto aos Estados Unidos uma flexibilização das regras de origem de produtos têxteis haitianos que conteriam insumos brasileiros, no contexto do programa Hope. Washington concordou, mas exigiu reciprocidade, o que envolvia a anuência dos países do Mercosul. O único a levantar problemas – até porque as importações estariam sujeitas a quotas – foi o Paraguai.

Brasil para o Conselho de Segurança. Evidentemente, este apoio está longe de ser decisivo para a concretização da nossa aspiração. Seria um "gesto de amistad" (tanto mais que reiteraria um apoio já dado), que não poderíamos impor, mas que apreciaríamos. Afinal, diante da resistência paraguaia, encarnada pelo assessor diplomático, Gustavo Codas, e, apesar das expressões conciliatórias do ministro Héctor Lacognata, o próprio Lula disse que devíamos deixar a discussão para outro momento – o que, do meu ponto de vista, teve o mérito de evitar que a mídia brasileira interpretasse as nossas concessões em Itaipu como uma "troca" pelo Conselho de Segurança. Sugeri, então, que se retirasse toda a parte multilateral (Unasul, OMC etc.), para, ao menos, tornar menos gritante o lamentável recuo. Lula, com sua habitual perspicácia, notou que eu não ficara muito feliz com a solução. Assim, embora tivesse antes pedido que os "chanceleres falassem", acabou ele próprio fazendo breve alocução, em que chamou o acordo alcançado de "histórico". Poupou-me, portanto, de dirigir-me à imprensa. Já no carro, a caminho do aeroporto, o presidente observou: "Nestes sete [sic] anos em que trabalhamos juntos, nunca te vi de tanto mau humor". Disse compreender as minhas razões em função da "mesquinharia" paraguaia, mas ponderou que eu devia alegrar-me. "Afinal", disse ele, "ninguém trabalhou tanto para este resultado como você".

A imprensa hoje, talvez pressionada pelo fechamento das edições dominicais, foi razoavelmente objetiva e concisa. Vamos ver como virão os editoriais.

Há muito por fazer, sobretudo no plano interno. Temos que evitar que manobras dilatórias impeçam a concretização das medidas.

Há outro ponto que não foi totalmente concluído: o decreto presidencial que deve ratificar o acordo de residência do Mercosul, de valor simbólico e prático para os brasileiros no Paraguai, que se contam em mais de 100 mil (algumas estimativas chegam a 300 mil). O instrumento de barganha de que dispomos é o decreto que fixa os parâmetros do Regime Tributário Unificado (RTU), de interesse para os sacoleiros de Ciudad del Este. Não é do meu temperamento valer-me desses instrumentos de ameaça ou retaliação, mas alguma pressão temos que exercer sobre os nossos trabalhosos amigos do outro lado do rio Paraná.

Cabe, aqui, o comentário feito em uma nota escrita em 19 de novembro de 2010, quando reli essas anotações:

Não é o momento de grandes digressões sobre a percepção que nossos vizinhos têm do Estado brasileiro (diferentemente da imagem que fazem de governantes como Lula) e, em particular, do Itamaraty. Desconfianças sobre os objetivos hegemônicos do Brasil sempre fizeram parte do imaginário de países como Bolívia e Paraguai. Recordo-me, no caso de Assunção, não só da ferocidade das críticas do *ABC Color*, mas também de expressões do então presidente Nicanor

Duarte. Aos poucos, essa percepção foi mudando, sob a impulsão de fatos e atitudes concretas. O mesmo se passou com La Paz e Caracas, cujos líderes professaram, desde o início, boa relação com Lula (e até com o Marco Aurélio, com quem várias vezes procuraram lidar diretamente), mas tinham óbvias reticências a respeito da figura oficial do "*canciller*".

Nada ilustra de forma tão eloquente o fato de que a Declaração de Assunção foi um marco no relacionamento Brasil-Paraguai como o virtual desaparecimento de referências a esse país e seus dirigentes da minha agenda por praticamente um ano. A única exceção é o breve comentário sobre as preferências ao Haiti, que consta na anotação a seguir:

8/12/2009 (Montevidéu, Mercosul). [...] Paraguai segue dificultando as concessões que queremos fazer para o Haiti. [...]

Decían que eras muy duro

1/8/2010 Cheguei ao Brasil na quinta-feira de manhã, procedente de Damasco, depois de um voo de 18 horas, incluindo as paradas em Madri e Sal. Após o encontro presidencial em Rivera/Santana do Livramento, [...] tomamos o avião rumo a Assunção. Aí ocorreram dois atos simbolicamente importantes: o início dos trabalhos de construção de uma nova linha de transmissão de Itaipu a Assunção com recursos brasileiros via FOCEM e o lançamento da pedra fundamental de uma fábrica de cimento, empreendimento que conta com a participação de duas empresas brasileiras. É, segundo meus assessores, a maior inversão privada jamais feita no Paraguai. Embora nem todas as reivindicações paraguaias estejam atendidas (esta semana pode haver uma votação crucial na Câmara dos Deputados sobre as notas reversais que permitirão triplicar o pagamento pela cessão de energia)[58], esses dois eventos demonstram nossa disposição de efetivamente ajudar o vizinho mais pobre. O Paraguai começa a ser visto de maneira mais positiva por empresários brasileiros. Trata-se, entretanto, de uma relação complexa, marcada por traumas e que a todo momento pode deteriorar-se. Exige acompanhamento atento.

A última referência ao Paraguai nas minhas anotações é um breve registro que fiz sobre Cúpula do Mercosul em Foz do Iguaçu:

---

58 Decreto Legislativo n. 129, de 2011: "Aprova o Texto das Notas Reversais entre o Governo da República Federativa do Brasil e o Governo da República do Paraguai sobre as Bases Financeiras do Anexo C do Tratado de Itaipu, firmadas em 1º de setembro de 2009".

18/12/2010 [...] Também nos últimos anos, reforçamos o sentido de cooperação, com ações bilaterais e a criação do FOCEM. A propósito, faço um pequeno parêntese. Ao despedir-se de mim, no final da reunião bilateral com Lula, o presidente Lugo, do Paraguai, abraçou-me e disse: "*el famoso Amorim. Decían que eras muy duro; pero pude ver que tienes un gran corazón*". De fato, poucas pessoas terão trabalhado mais intensamente para que o Paraguai tenha (e perceba) as recompensas adequadas por sua associação com o Brasil e sua participação no Mercosul. Mas sempre o fiz evitando concessões demagógicas, que não teriam possibilidade de aprovação no Brasil (no Congresso ou pela própria burocracia)[59].

---

59 Lendo essas anotações, sinto necessidade de acrescentar outro aspecto que caracterizou nossa ação em relação aos vizinhos, sobretudo os menores. Em todos os casos, fomos sempre respeitosos da soberania e da dignidade de cada país, mesmo quando algumas de suas posições nos descontentavam. Nunca usamos o poder de que disporíamos para impor mudanças de atitude ou obter vantagens injustificadas. Creio que esse respeito pela dignidade nacional era uma dimensão essencial da nossa política externa e acabava, em geral, sendo reconhecido por nossos vizinhos, ainda que depois de discussões ásperas e naturais incompreensões.

CHILE

Uma amizade sem limites

A expressão que serve de título a esta introdução é atribuída ao Barão do Rio Branco e frequentemente repetida pelos diplomatas dos dois países. O jogo de palavras nela contido exprime, de modo feliz, a combinação dos dois fatores: a distância física e a excelência das relações bilaterais. Em uma época em que a disputa de fronteiras era o tema dominante das relações internacionais na América do Sul, e levara a vários conflitos armados, o relacionamento Brasil-Chile estava "protegido" pelo relativo afastamento geográfico. O interesse pelo Chile estava presente, também, em intelectuais brasileiros que se dedicaram ao estudo da política sul-americana. Joaquim Nabuco, notadamente, escreveu uma interessante, ainda que algo parcial, biografia sobre o presidente José Manuel Balmaceda[1]. É curioso que um monarquista liberal tenha encontrado, no líder autoritário e nacionalista, um ponto de contraste, que lhe permitiu estudar o sistema político chileno e demonstrar sua indisfarçável simpatia pelo regime oligárquico que preexistiu e viria a suceder ao fim trágico de Balmaceda. A amizade entre a monarquia brasileira e a república chilena é ilustrada, entre outros episódios, pela visita da belonave chilena *Almirante Cochrane* ao Rio de Janeiro por ocasião do famoso baile na Ilha Fiscal, no qual Dom Pedro II, dias antes da Proclamação da República, homenageou aquele país com sua presença.

Em período mais recente da história, o pêndulo democracia/autoritarismo se deslocaria de forma um tanto assimétrica. Na sequência do golpe militar no Brasil, o Chile democrático de Frei[2] e Allende[3] abrigaria grande contingente de

---

1 NABUCO, Joaquim. *Balmaceda*. Rio de Janeiro: Typographia Leuzinger, 1895. José Manuel Balmaceda foi presidente do Chile de 1886 a 1891.
2 Eduardo Frei Montalva, do Partido Democrata-Cristão, foi presidente do Chile de 1964 a 1970.
3 Salvador Allende, do Partido Socialista, governou de 1970 a 1973. Foi deposto pelo golpe de Estado militar comandado pelo general Augusto Pinochet, com incentivo e apoio direto de Washington. As esperanças e frustrações em torno do processo chileno foram objeto de um artigo que publiquei na revista *Carta Capital*, por ocasião do cinquentenário da posse de Allende. Ver "Allende foi adepto do socialismo e democrata convicto". *Carta Capital*, 29 de setembro de 2020.

exilados brasileiros. Após a queda do socialista, o fluxo se inverteria (não, obviamente, na mesma proporção). No curso da abertura "lenta, gradual e segura", o Brasil manteria alguma distância diplomática em relação a Santiago, depois dos anos de intensa colaboração entre os regimes militares. Recordo-me que, trabalhando na assessoria de planejamento do ministro Antônio Azeredo da Silveira (governo Geisel), inseri, em discurso a ser proferido pelo chanceler, a expressão "relações corretas" para definir nossos laços com o Chile. Os diplomatas que cuidavam diretamente das relações bilaterais não gostaram, mas Silveira leu essa parte do discurso tal como eu a havia escrito. O uso dessa expressão, que denota certa frieza, talvez refletisse mais um *wishful thinking* de minha parte do que uma realidade. O fato de que ela tenha passado pelo crivo dos assessores mais próximos do ministro, e o dele próprio, é indicativo de um ânimo menos caloroso em relação ao regime de Pinochet, independentemente do que ocorria nos subterrâneos dos serviços de inteligência e que não era do conhecimento da maioria dos diplomatas que, como eu, era (felizmente, devo dizer) deixada à margem das operações secretas, como a Condor[4]. Já na Nova República, e trabalhando no ministério da Ciência e Tecnologia, recordo-me de ter evitado embarcar no entusiasmo do embaixador chileno pinochetista por uma cooperação bilateral mais intensa.

Restaurada a democracia nos dois países, a circunstância geográfica e os rumos diferenciados das políticas econômicas viriam a marcar, de forma algo contraditória, as relações entre Santiago e Brasília. No plano comercial, a nítida opção chilena por uma economia mais aberta o tornaria um "sócio relutante" – "associado" e nunca membro pleno – do Mercosul.

Alguns temas serão dominantes nas minhas anotações sobre o Chile. Um deles é a integração da América do Sul. O Chile, ao longo de vários governos, sofreria dois tipos de atração: o modelo liberal herdado de Pinochet impulsionaria Santiago a acordos de livre-comércio com países desenvolvidos, notadamente com os Estados Unidos. Isso, naturalmente, dificultava uma integração mais profunda, como a do Mercosul. Ao mesmo tempo, os governos chilenos à época da *Concertación*[5] buscavam aproximar-se do "Mercosul político"[6]. Essa dicotomia é objeto de muitos dos registros que fiz. As reservas chilenas ao radicalismo

---

4   Um relato minucioso das relações Brasil-Chile no período Geisel/Silveira consta da obra de Roberto Simon, *O Brasil contra a Democracia*. São Paulo: Companhia das Letras, 2021.
5   A *Concertación de Partidos por la Democracia*, conhecida simplesmente como *Concertación*, foi uma coalizão ampla de partidos políticos de esquerda e de centro. Estabelecida em 1988, teve importante papel na oposição à ditadura de Pinochet. O grupo venceu todas as eleições presidenciais de 1990 a 2010, quando foi eleito o conservador Sebastián Piñera.
6   O "Mercosul político" nunca foi uma realidade jurídica. Era a forma como se tratavam os encontros ministeriais ou sobretudo presidenciais dos quais, além dos quatro membros plenos, participavam também os países associados, Chile e Bolívia. Com as iniciativas de integração sul-americana, como a CASA e a Unasul, a designação caiu em desuso.

de alguns líderes regionais também constituíram um fator que influiria negativamente no ânimo de Santiago em relação à integração sul-americana.

A minha primeira anotação, escrita em outubro de 1999, nesses "diários", refere-se a uma rememoração da tentativa frustrada, quase dez anos antes, de envolver o Chile em uma negociação 4+1 com os Estados Unidos, no contexto da Iniciativa para as Américas, lançada pelo presidente George Bush. Foi desse esforço de coordenação que resultou o próprio Mercosul, com o Chile afinal substituído pelo Paraguai[7]. Somente em 1996 o Chile se tornaria membro associado do grupo, o que o deixava livre dos rigores da Tarifa Externa Comum.

8/10/1999 A intenção inicial fora estender a coordenação [para a negociação da iniciativa Bush] ao Chile, que chegou a participar de reunião com esse fim em Brasília, mas seus dirigentes não acharam oportuno amarrar-se às economias – menos abertas – do Brasil e da Argentina[8].

A anotação seguinte, escrita cerca de ano e meio depois, aborda um tema totalmente diverso. Trata-se de questão que me ocupou bastante durante o meu período como ministro do exterior no governo Itamar Franco. Ilustra, de certa forma, o fato de que a democratização no país andino não era um processo acabado.

25/3/2002 [...] O outro caso envolvendo uma brasileira, prisioneira política, foi o de uma moça chamada Tânia Vaz[9]. Tânia tinha sido presa pela polícia chilena (carabinieri) e teria confessado, sob tortura, participação em um assalto a banco. O fato teria ocorrido já depois da "democratização" chilena. Tânia efetivamente tinha ligações, inclusive por meio do namorado, se bem me recordo, com grupos de extrema-esquerda que continuavam suas atividades, apesar da transição. Não sei se Tânia participou ou não do tal assalto; aparentemente não havia provas e o seu depoimento sob tortura não podia ter nenhuma validade. Não só política, mas também humanamente, o caso me interessou muito. Além de brasileira, presa no exterior e torturada, Tânia tinha uma filha que vivia no Brasil. Empenhei-me junto ao chanceler chileno, Enrique Silva Cimma, com quem tratei

---

7 Ver Paraguai e também Amorim e Pimentel, 1996.
8 O Chile participou, com uma ampla delegação, da primeira reunião sobre a iniciativa Bush no Palácio Itamaraty, em Brasília. Do lado brasileiro, o encontro foi coordenado pelo embaixador Marcos Azambuja. Como diretor de Departamento Econômico, fiz parte do "time" de Azambuja. Logo ficou claro que, dadas as diferenças de política comercial, Santiago não se juntaria ao grupo.
9 Um jornal brasileiro referiu-se brevemente ao caso: "A segunda câmara da Suprema Corte chilena decretou hoje, por voto unânime, a libertação da psicóloga brasileira Tânia Cordeiro Vaz, presa no Chile desde março de 1992. O tribunal inocentou Vaz das acusações de roubo à mão armada e vinculação com um grupo extremista". *Folha de S.Paulo*, 4 de março de 1994. A referência em minhas anotações a "outro caso" diz respeito aos esforços para liberar a brasileira/palestina Lamia Marouf, presa em Israel. Ver AMORIM, 2015b.

do assunto em várias oportunidades. O ministro era um homem respeitável, que parecia movido por um autêntico desejo de resolver o problema humano e, também, remover o "irritante" nas relações com o Brasil. Tive também outros contatos, inclusive com o ministro do Interior, durante uma reunião do Grupo do Rio, realizada em Santiago. Indiscutivelmente, eram todos democratas, mas impotentes em relação ao que continuava a se passar nos "porões". A impressão que formei daqueles meus contatos e do prestígio de que continuavam a gozar certos generais (a começar pelo próprio Pinochet) era que a democracia chilena existia apenas na superestrutura. Esta era justamente a impressão que Silva Cimma desejava evitar. Como resultado de nossas várias conversas durante a 48ª AGNU, em Brasília e em Santiago, propôs – e obteve o consentimento do presidente Patricio Aylwin para isso – que o presidente Itamar Franco mandasse ao Chile um emissário especial, com o objetivo de investigar e avaliar a situação. O presidente concordou. Enviei a Santiago o professor Cançado Trindade, juiz brasileiro na Corte Interamericana de Direitos Humanos e ex-consultor jurídico do ministério [...]. O resultado de sua missão confirmou o que sabíamos: Tânia fora torturada e o depoimento obtido dessa forma era a "prova" de que as autoridades policiais e militares do Chile dispunham. O assunto já entrara na esfera judiciária, o que complicava uma solução administrativa. Mas, afinal, Silva Cimma obteve uma decisão da Corte Suprema, que resultou na expulsão da brasileira. Quando chegou ao Brasil Tânia veio visitar-me no Itamaraty. [...]

Não fiz nenhum registro relevante sobre Chile por um bom tempo, embora mantivéssemos relações amistosas com o país andino, que se refletiam inclusive no meu contato pessoal com o então embaixador chileno em Genebra, um integrante da ala esquerda da Democracia Cristã, Radomiro Tomic, então um já respeitável senhor e um verdadeiro humanista, mas com limitada atuação nos foros em que eu participava.

Outro tema sempre presente era o da reforma do Conselho de Segurança da ONU. Nas esparsas notas sobre a minha primeira gestão como chanceler, no período Itamar Franco, escritas entre 1999 e 2002, refiro-me ao apoio do Chile à candidatura do Brasil como membro permanente do Conselho de Segurança. Cito a circunstância em que esse apoio foi expresso em "nível presidencial".[10] Itamar Franco foi a Santiago duas vezes: a primeira, para uma reunião do Grupo do Rio, ainda no governo de Patricio Aylwin (1990-1994), e por ocasião da posse de Eduardo Frei Ruiz, em março de 1994, mas não me recordo que o assunto tenha sido tratado. Não

---

10 A referência consta de uma longa mensagem analítica enviada informalmente ao secretário-geral do Ministério das Relações Exteriores. As circunstâncias em que essa mensagem foi enviada bem como a ausência de resultados práticos estão descritas de forma sumária no artigo "O Brasil e as Nações Unidas: 70 anos" (AMORIM, 2015a).

tenho registro escrito ou mental de uma visita de Frei ao Brasil. É possível que a minha referência a apoio em "nível presidencial" esteja relacionada a pronunciamento de Frei na Assembleia Geral da ONU, já no período do governo FHC, quando eu era o representante permanente do Brasil ou, ainda, a alguma manifestação feita por ocasião de visita do presidente Fernando Henrique a Santiago. Já no período do presidente Lula, o Chile, inicialmente, demonstrou alguma hesitação, que se reflete em episódio relatado em um dos meus livros[11] e de que trato brevemente adiante.

As oscilações de Santiago em relação a esses dois temas (Mercosul e Conselho de Segurança) têm a ver com vários fatores. Do ponto de vista comercial, o tipo de inserção que o Chile buscava – e ainda busca – na economia mundial é incompatível com uma organização como o Mercosul, cuja espinha dorsal é a existência (ainda que precária) de uma união aduaneira. Esse modelo de integração comercial pressupõe, entre outras coisas, negociação conjunta com outros parceiros. É sintomático que, ao mesmo tempo que iniciava negociações com Estados Unidos e com União Europeia com vistas a acordos de livre-comércio, o Chile tenha firmado acordos de associação com o Mercosul e considerasse a si próprio como um membro pleno do "Mercosul político". Na visita que fez a Lula em setembro de 2003, em tom de reflexão (mais do que de confidência), o presidente Lagos comentou: "se soubesse do empenho que o Brasil viria a ter na integração sul-americana, talvez não tivesse dado prioridade ao acordo de livre-comércio com os Estados Unidos".

Em relação ao Conselho de Segurança, estranhei o recuo na posição chilena durante os primeiros meses do governo Lula. Atribuo essa mudança, ainda que de nuance, à aproximação com os Estados Unidos, decorrente das negociações comerciais, e, possivelmente, à convivência com o México, em 2003, como membro não-permanente do Conselho de Segurança. O México era tradicionalmente refratário à ampliação do Conselho com novos membros permanentes. Essas circunstâncias refletiam-se nas atitudes da chancelaria chilena, à época chefiada por Soledad Alvear[12]. Ignacio Walker (este ainda no mandato de Lagos) e Alejandro Foxley (já sob Michelle Bachelet) se mostraram, em geral, mais positivos no apoio à pretensão brasileira.[13]

---

11 AMORIM, 2011.
12 Soledad Alvear foi ministra das Relações Exteriores do Chile de 2000 a 2004.
13 Ignacio Walker foi ministro das Relações Exteriores do Chile de 2004 a 2006; Alejandro Foxley, de 2006 a 2009.

Uma palavrinha o senhor não vai me negar

Como já referi várias vezes, minhas notas do primeiro ano e meio de governo foram esparsas. Muitas vezes não passavam de meras indicações. Em uma anotação enumerativa sobre temas do momento, escrita em 5 de setembro de 2003, figura uma referência à atitude chilena sobre o Conselho de Segurança: "*Apoio do Chile (extraído a fórceps) ao Brasil para o CSNU*". Esse registro e a metáfora nele incluída diziam respeito à conversa que o presidente Lula e eu tivemos com o presidente Lagos na Granja do Torto, em uma visita em 19 de agosto. O presidente Lagos se mostrava relutante em reafirmar explicitamente o apoio ao Brasil, que vinha sendo repetido desde 1994. O máximo que eu tinha obtido durante as negociações prévias para o comunicado conjunto foi a afirmação de que o Chile reconhecia nossa "aspiração histórica" nesse tema. Acho oportuno reproduzir, aqui, pequeno trecho do diálogo relatado no meu já citado livro:[14]

> [...] o presidente Lula levanta o tema. [...] o presidente Lagos, apontando a minuta de comunicado, respondeu: "já está aqui. [O Chile] reconhece a aspiração histórica". [Dirigindo-me a Lagos,] eu disse: "uma palavrinha o senhor não vai me negar. Vamos colocar *legítima* aspiração histórica" [...][15].

Lagos concordou com o acréscimo. A relutância inicial refletia as atitudes da ministra das Relações Exteriores, Soledad Alvear. A chanceler chilena fizera visita oficial ao Brasil em 15 de abril, na esteira da invasão norte-americana ao Iraque. O comunicado conjunto decorrente desse encontro faz referência à importância do respeito às normas das Nações Unidas e, de modo vago, advoga o fortalecimento do CSNU.

Em junho, estive no Chile por ocasião de uma Assembleia Geral da OEA, em que o tema da Venezuela (o Chile integrava o Grupo de Amigos) foi tratado bilateralmente, à margem da reunião. Soledad Alvear, como outros chanceleres que a sucederam, pertencia aos quadros da Democracia Cristã e, portanto, situava-se à direita de Lagos, membro do Partido Socialista. O seu principal objetivo para a política externa chilena era a concretização do acordo de livre-comércio com os Estados Unidos, cujas negociações se haviam iniciado ainda

---
14 AMORIM, 2011.
15 O comunicado conjunto assim afirma: "4. Os Presidentes concordaram com a necessidade de reformar e revitalizar o Sistema das Nações Unidas, em particular o Conselho de Segurança, de modo a torná-lo mais representativo diante das novas realidades mundiais. Nesse contexto, o Presidente Lagos manifestou ao Presidente Lula que, caso se decida a ampliação do número de membros permanentes do Conselho de Segurança das Nações Unidas, o Chile reconhecerá o legítimo interesse histórico do Brasil em integrar essa categoria de membros". In: MINISTÉRIO DAS RELAÇÕES EXTERIORES. *Resenha da Política Exterior do Brasil*, 2º semestre de 2003.

no governo de Eduardo Frei Ruiz.[16] Não posso excluir, a partir dos relatos que recebia da nossa delegação junto à ONU, que o representante permanente do Chile, então membro não-permanente do Conselho de Segurança, Heraldo Muñoz, tenha também exercido alguma influência no sentido de tornar menos firme o apoio do Chile ao Brasil. A atitude alegadamente ambígua de Muñoz em relação a esse tema foi várias vezes objeto de comentários por parte dos nossos representantes na ONU, mesmo depois que o presidente Lagos voltou a afirmar, de modo inequívoco, o apoio ao Brasil.

Você usou a palavra "problema"

As vacilações sobre o Conselho e as hesitações quanto à integração sul-americana continuariam a marcar a posição chilena em relação a esses dois temas, caros à diplomacia brasileira. Quando de minha primeira visita bilateral a Santiago, nosso embaixador no Chile, o inteligente – e algo cético – Gelson Fonseca, chegou a me advertir de que não valeria a pena levantar o tema da integração sul-americana, uma vez que o Chile, como já foi dito, se encontrava mais interessado nas relações com os Estados Unidos e, até certo ponto, com o México. Não esmoreci, entretanto, nos meus esforços para atrair o Chile à integração sul-americana, baseando-me, para tanto, nas afirmações positivas do presidente Lagos, que haviam sido refletidas no comunicado conjunto relativo a sua visita ao Brasil em agosto[17].

Outro fato viria a dominar a repercussão de imprensa da minha visita a Santiago: a reivindicação boliviana de acesso ao mar[18]. O tema foi objeto das entrevistas que dei aos dois principais jornais chilenos, *El Mercurio* e *La Tercera*. Ciente da delicadeza da questão que, de tempos em tempos, voltava às manchetes, fui extremamente cuidadoso. Ao terminar as conversas com jornalistas, minha maior preocupação era a de que eu poderia ter desagradado, com minha declaração, nossos vizinhos bolivianos. Fiquei surpreso ao perceber, no dia seguinte, que minhas palavras haviam causado incômodo no Chile! Na visita de cortesia que lhe fiz, o presidente Lagos se estendeu sobre o tema, sem se queixar

---

16 As negociações do Tratado de Livre Comércio entre Chile e Estados Unidos foram concluídas em dezembro de 2002. O TLC foi assinado em junho de 2003 e entrou em vigor em janeiro de 2004.

17 "Reafirmaram a importância da integração sul-americana, que, no marco de uma atmosfera democrática e pacífica, harmoniosa e cooperativa, deve traduzir-se na conformação de um modelo de desenvolvimento no qual se aliem o crescimento, a justiça social e a dignidade dos cidadãos". In: MINISTÉRIO DAS RELAÇÕES EXTERIORES. *Resenha da Política Exterior do Brasil*, 2º semestre de 2003.

18 A Bolívia perdeu para o Chile o acesso ao mar, como consequência da Guerra do Pacífico (1879--1883). Em consequência da guerra, a Bolívia foi obrigada a ceder a província de Antofagasta, o que até hoje é objeto de contestação.

diretamente da minha fala. Um dos meus interlocutores chilenos, um parlamentar que encontrei no almoço oferecido pela ministra Alvear, explicou: "É que você usou a palavra 'problema' e o simples reconhecimento de que se trata de um problema já é percebido negativamente no Chile".

Antes de virar a página relativa a 2003, creio oportuno fazer duas observações que relativizam a possível interpretação de uma "prioridade norte-americana" de parte do governo chileno. O Chile se comportou com muita dignidade na discussão da questão iraquiana no Conselho de Segurança, abstendo-se da resolução com que Washington e Londres procuraram legitimar a ação contra Bagdá.[19] No que toca às negociações da ALCA, que o Chile favorecia (ainda que sua prioridade fosse o TLC bilateral com os Estados Unidos), a ministra chilena se mostrava cuidadosa em não confrontar o Brasil.

Um parceiro valioso

Em 2004, outro tema viria a aproximar Brasil e Chile no plano multilateral: a Ação Contra a Fome e a Pobreza. Em janeiro, Lagos se juntaria à iniciativa lançada pelos presidentes Lula e Chirac – à qual aderiria também o secretário-geral da ONU, Kofi Annan – em uma reunião em Genebra. O Chile se manteria como um ativo participante da iniciativa. Em setembro, Lagos viria a copresidir, ao lado de Lula, Chirac e, já então, José Luis Zapatero, primeiro-ministro da Espanha, a cúpula sobre o tema, realizada à margem da AGNU.[20]

Ao mesmo tempo que buscava levar adiante uma política comercial que aproximava seu país das grandes potências econômicas, Lagos se preocupava em manter a proximidade com o Mercosul e, em particular, com o Brasil. O carisma internacional de Lula certamente era um fator. No que toca a temas sociais, havia uma preocupação autêntica por parte do presidente chileno em se identificar com esforços por um mundo mais justo e igualitário. A Ação Contra a Fome e a Pobreza propiciava ao presidente socialista a oportunidade de demonstrar (inclusive para parte de seu público interno) apego à causa da justiça social em plano global. A iniciativa tinha também uma característica que a distinguia de outras ações: buscava amparar-se em fontes inovadoras de financiamento, o que, de

---

19 No comunicado conjunto do encontro com a ministra Soledad Alvear em 15 de abril (expedido, portanto, enquanto as hostilidades prosseguiam), fica patente a afinidade de posições entre o Brasil e o Chile em relação ao uso unilateral da força liderado pelos Estados Unidos. Ver MINISTÉRIO DAS RELAÇÕES EXTERIORES. *Resenha de Política Exterior do Brasil*, n. 92, 1º semestre de 2003.

20 Uma curiosidade: minha anotação de 23 de setembro, que menciona a copresidência da cúpula, termina com um parênteses que reproduzo aqui: "[...] o caderno em que estão esses comentários, e que pretendo seguir usando nas minhas viagens, foi presente de Dilma Rousseff".

certa forma, distanciava o Chile de uma "ideologia neoliberal", que poderia ser lida nos acordos de livre-comércio que o país assinara[21].

Em dois outros temas, que se desenvolveram em 2003/2004, o Chile revelou-se um parceiro valioso. Nas negociações da Rodada de Doha da OMC, o Chile integrou o G-20, liderado pelo Brasil.[22] A outra questão em que a cooperação chilena foi importante refere-se ao Grupo de Amigos da Venezuela, objeto de capítulo específico em outro livro[23]. Com o governo de centro-esquerda, fortemente apegado à institucionalidade democrática, o Chile ajudava a fazer um contraponto a outros membros mais à direita do grupo, especialmente Estados Unidos, Espanha e Portugal.

De 22 a 24 de agosto de 2004, o presidente Lula realizou visita de Estado ao Chile. O evento foi marcado por forte simbolismo. Além das visitas protocolares e das conversas presidenciais, Lula acompanhou Lagos na inauguração de projeto de natureza urbanística e popular em um *barrio* da periferia de Santiago, que significativamente se chama João Goulart. Ambos os presidentes discursaram para a população local. A declaração conjunta, além da parte bilateral, avança em alguns pontos e consolida outros de natureza conceitual, sobretudo no que toca à integração sul-americana e à reforma do CSNU. Apresenta também outro elemento inovador, o diálogo do Grupo do Rio com Cuba[24].

Um mês após a visita de Estado do presidente Lula a Santiago, a chanceler Soledad Alvear deixaria o cargo para concorrer às eleições presidenciais de 2005. Em seu lugar, assumiu Ignacio Walker, também membro da Democracia Cristã. Walker tinha um perfil mais acadêmico, que o levava, por vezes, a demonstrar muita confiança em suas ideias. Mantive com ele muito boa relação, ajudada pelo fato de que sua esposa, Cecilia, compositora e cantora, tinha em seu

---

21 A Ação Contra a Fome e a Pobreza acabaria tendo um desenvolvimento concreto, voltado à saúde: a Unitaid, que visa a levar medicamentos a populações mais pobres.

22 Uma referência à solidariedade entre países sul-americanos, que contribuiria para uma posição conjunta dos países em desenvolvimento, aparece no comunicado conjunto Lula-Lagos de 19 de agosto de 2003: "[...] Concordaram em manter uma estreita coordenação do Mercosul ampliado com a América Latina e com outros países em desenvolvimento, com vistas à Conferência Ministerial da OMC em Cancún, de modo a permitir que a Rodada de Doha seja concluída com êxito".

23 AMORIM, 2013. Ver também o capítulo de Venezuela, neste livro.

24 Creio útil reproduzir textualmente alguns trechos do documento: "[Os presidentes] reafirmaram a importância que atribuem à crescente vinculação entre os países da região e sua determinação de estreitar a relação institucional entre o Mercosul, a CAN e o Chile como base para a construção progressiva de uma comunidade sul-americana de nações. [...] Recomendaram a abertura de um diálogo do Grupo do Rio com Cuba. [...] Avaliaram positivamente os avanços conquistados na Rodada de Doha. [...] Sublinharam, igualmente, o destacado papel que tem exercido o G-20 na liberalização do comércio de produtos agrícolas. [...] O Presidente Lagos reiterou ao Presidente Lula que, caso se decida pela ampliação do número de membros permanentes do Conselho de Segurança das Nações Unidas, o Chile reconhecerá o legítimo interesse histórico do Brasil de integrar essa categoria de membros".

repertório muitas canções brasileiras. A primeira referência a Walker aparece nas minhas anotações de 25 de outubro de 2004. É uma breve menção à visita que me faria no dia seguinte e ao fato, salientado por ele próprio, de que se tratava de sua primeira viagem como chanceler de natureza estritamente bilateral. Segundo a nota emitida pelo Itamaraty, a visita do chanceler chileno constituiria oportunidade para dar seguimento às decisões tomadas na visita que o presidente Lula fizera ao Chile dois meses antes.[25] Refere-se, também, aos recentes desdobramentos no Haiti, onde o Chile e o Brasil detinham, respectivamente, os comandos civil e militar da Missão de Paz da ONU[26].

"Praia boliviana"

As relações com o Chile são objeto de algumas anotações feitas no final de 2004. Em uma delas, rememoro episódios em que atuamos de forma a apaziguar conflitos e aliviar tensões (Chile-Bolívia; Venezuela-Chile, principalmente). Na sequência de um registro puramente fatual, refiro-me a um almoço de Lula com Chávez, por ocasião de uma reunião de Cúpula das Américas no México, em que esses temas foram abordados. Ainda nessa anotação, menciono a visita que me fez o ministro boliviano Juan Ignacio Siles, pouco antes de uma Assembleia Geral da OEA. Conforme relatado no capítulo de Bolívia, Siles me informou de sua intenção de pronunciar discurso sobre a questão na referida assembleia. Chegou mesmo a querer me mostrar o texto, o que polidamente recusei. Tratei de ser transparente com a chanceler chilena.

26/9/2004 [...] Acho útil, ainda que de memória, relatar brevemente os dois episódios. As relações entre Venezuela e Chile haviam azedado, sobretudo em função de declaração de Chávez – de típico oportunismo – de que pretendia tomar banho de mar numa praia boliviana no Pacífico. Houve reações e contrarreações, que culminaram na retirada do embaixador do Chile em Caracas. Tudo isso se deu antes da Cúpula Extraordinária das Américas, em Monterrey, no México, em janeiro.
Lula gostou muito do almoço com Chávez. Convenceu o líder venezuelano a não voltar ao tema das reivindicações bolivianas, como pretendia fazer, durante a cúpula. A "gestão" de Lula visava apaziguar os ânimos, de modo que as relações entre Santiago e Caracas se normalizassem, o que não deixava de ter alguma im-

---

25 A nota destaca, entre os temas a serem tratados, o fortalecimento do processo de integração da América do Sul e a reforma da ONU.
26 O secretário-geral da ONU indicou como representante especial para a Minustah o chileno Juan Gabriel Valdés, que havia exercido, entre outras, a função de ministro das Relações Exteriores e a de representante permanente do Chile junto à ONU. Mantive com Valdés estreita coordenação. O diálogo Brasil-Chile sobre o Haiti se tornou de grande importância durante a crise que se cercou à eleição de René Préval, no início de 2006.

portância para o processo venezuelano, tendo em vista, inclusive, que o Chile era um dos membros do Grupo de Amigos da Venezuela, que o Brasil coordenava. [...]

26/9/2004 Falei por telefone com a ministra chilena Maria Soledad Alvear, a quem pedi moderação e relatei meu encontro com Siles. Afinal, os dois tiveram encontro razoavelmente amistoso durante a assembleia da OEA no Equador. Com isso, evitou-se uma crise a mais.

Sobre a substância propriamente da questão do acesso boliviano ao Pacífico, embora tenha tido algumas ideias, nunca senti clima para me aventurar. Ao contrário, durante a já mencionada Cúpula das Américas, dei argumentos que contribuíram para dissuadir Lula de fazer declarações que poderiam ser mal interpretadas de um lado ou de outro.

Apoio explícito ao Brasil

Conforme já notei, a posição do Chile com relação à integração sul-americana era uma constante preocupação. Em uma anotação relativa à reunião ministerial da CASA, realizada em 15 de abril, com vistas a preparar a Cúpula de Brasília, constam duas breves referências ao Chile e a seu chanceler. Depois de assinalar a evolução positiva, do nosso ponto de vista, da atitude chilena, a anotação segue com referência à visita do presidente Lagos, dia 18, a São Paulo:

22/4/2005 [...] O ministro Ignacio Walker – que é da mesma corrente política da sua antecessora, Soledad Alvear (Democracia Cristã) – desfez-se em expressões de louvor a uma aliança Brasil-Chile ("os dois únicos países que têm política externa"). [...] Ignacio Walker foi o mais entusiasta sobre o futuro da comunidade (meta seria uma "União da América do Sul").

[...] Passei a segunda-feira em São Paulo, onde participei do encontro de trabalho entre os presidentes Lagos e Lula. Muito voltada para a candidatura de Insulza à OEA[27], a breve visita de Lagos serviu também para reafirmar, em termos absolutamente explícitos, o apoio ao Brasil para o Conselho de Segurança[28].

A propósito da eleição de José Miguel Insulza para secretário-geral da OEA, cabe lembrar que a organização é historicamente sensível, para usar um eufemismo, a desejos e pressões de Washington. Afora a forte amizade entre o Brasil e o Chile (que se estendia a seus líderes), para nós era mais interessante ver à frente da organização um socialista chileno do que um ex-ministro mexicano, em tese mais suscetível à influência norte-americana. O candidato mexicano, Luis Ernesto Derbez, contava com o respaldo, ainda que discreto, dos Estados Unidos. Assim que percebeu qual seria o resultado provável, a favor de Insulza, a secretária de Estado Condoleezza Rice rapidamente adaptou-se à realidade, e logo veio a festejar a escolha do chileno. Do ponto de vista do Brasil, não tenho dúvida de que nossa opção foi correta. Em situações conflituosas, como a crise que se seguiu ao ataque colombiano às FARC em território equatoriano, tratada em outra parte destes "diários", ou quando da revogação da suspensão de Cuba da organização, Insulza viria a demonstrar a "independência possível" para um secretário-geral da OEA.

La democracia no se impone

29/4/2005 Santiago do Chile. Aqui ontem tratou-se de uma reunião da "Comunidade das Democracias", uma invenção que resulta do ativismo dos países da Europa Oriental, egressos do comunismo, com o apoio óbvio dos Estados Unidos. A esses países se foram juntando alguns outros, de várias regiões. Afinal, quem não quer estar associado com a ideia de Estado democrático? A participação no evento não me animou muito de início, mas a presença de países importantes e variados e o protagonismo que ofereceu ao Brasil (único país da América Latina a

---

27 O apoio do Brasil à candidatura chilena foi decisivo. No capítulo sobre Paraguai, relato como o apoio paraguaio, que inclinou a balança a favor de Insulza, foi comunicado ao presidente do Chile.

28 A *Agência Brasil* publicou a seguinte matéria sobre o assunto: "Em entrevista após encontro com o presidente Luiz Inácio Lula da Silva, o presidente do Chile, Ricardo Lagos, afirmou que seu país apoia a candidatura do Brasil a uma vaga permanente no Conselho de Segurança da Organização das Nações Unidas desde 1945 e que este apoio havia sido reiterado por seu antecessor, Eduardo Frei. [...] Após destacar a importância da realização da Cúpula de chefes de Estados da América Latina e da Liga Árabe, prevista para maio, Lagos lembrou que seu antecessor, Eduardo Frei, 'em mensagem na Assembleia Geral das Nações Unidas, pleiteou [*sic*] que a posição do Chile era apoiar o Brasil como membro permanente do Conselho de Segurança. Esse apoio não é novo. Quando se debateu na Carta de São Francisco, em 1945, se discutiu se o Brasil faria parte ou não do Conselho de Segurança e, nesse momento, o Chile apoiou a postulação do Brasil'". Ver Albuquerque, F.; Montoia, P. "Chile apoia Brasil no Conselho de Segurança da ONU desde 1945, diz Lagos". *Agência Brasil*, 18 de abril de 2005.

falar na abertura, afora o anfitrião) me convenceram a vir. Além disso, a perspectiva de sair daqui para o Equador fazia com que o trajeto fosse quase natural. Vivemos, também, um certo "namoro" Brasil-Chile, reflexo das boas relações Lula-Lagos, do nosso apoio militante a Insulza e do engajamento crescente do Chile em causas que nos são caras, da integração sul-americana à ampliação do Conselho de Segurança. O meu discurso foi bem recebido e apresentou um pequeno diferencial em relação aos demais, com uma ênfase no social e no econômico e referências explícitas às questões de raça e gênero. Além disso, aproveitei para dar ênfase à situação do Equador[29]. Creio que a frase mais importante que pronunciei foi a propósito desse país. Ao referir-me à ajuda que a Comunidade Sul-Americana poderá dar (não me referi à OEA!) frisei: "*la democracia no se impone; ella nace del diálogo*".

Em uma longa anotação, refiro-me à viagem a Quito, acompanhado do chanceler boliviano, Juan Ignacio Siles, para tratar da crise equatoriana que se seguiu à queda do presidente Lucio Gutiérrez. Depois de descrever os contatos com os equatorianos, faço a seguinte observação:

30/4/2005 Em meio a isso tudo, trabalhei para desativar (ou diminuir) uma crise entre Bolívia e Chile, decorrente da eleição de Insulza. Discretamente, e após uma conversa com o chanceler boliviano no meu automóvel, provoquei uma ligação telefônica de Insulza ao ministro Siles. Mas ainda não estou certo de que funcionará. A Bolívia parece fazer da vitória de Insulza uma derrota nacional, associando-a às históricas disputas entre os dois países, o que é um grande erro. Continua no próximo capítulo!

2/5/2005 (Voando para Paris em voo comercial da TAM.) Relatei ao presidente Lula minha visita ao Chile e episódios que marcaram a vitória do Insulza, na qual o Brasil teve um papel fundamental. Sugeri ao presidente que telefonasse a Lagos e Mesa[30], contribuindo para diminuir a acrimônia. Quem sabe essa situação especial crie a oportunidade para algum tipo de solução. Em boa parte, isso dependerá da atitude do Chile: saber receber a vitória com humildade. Do lado boliviano, insisti muito com Juan Ignacio Siles para que não transformasse a eleição do Insulza em uma derrota nacional – "*que de hecho no lo es*". Devo agora desencarnar deste papel de moderador e pacificador na América do Sul e reassumir o de negociador comercial, pronto para enfrentar todas as manobras e

---

29 O Equador vivia a crise após a queda do presidente Lucio Gutiérrez, tratada em outro capítulo deste livro.
30 Carlos Mesa, presidente da Bolívia, após a queda de Sánchez de Lozada, será personagem importante do capítulo seguinte deste livro.

pressões. Começarei pela ALCA e o encontro com Portman, recém-confirmado USTR[31].

2/8/2005 (Voo de Guayaquil a Lima em um avião da companhia centro-americana Taca). II Reunião de Ministros da CASA. [...] Ignacio Walker do Chile teve discurso contraditório. Por um lado, insistiu na ideia da união sul-americana como objetivo último – o que foi positivo. Apoiei-o sem restrições. Por outro lado, deu asas à resistência colombiana à institucionalização da CASA como foro político, mesmo recuando no final.

Nessas ocasiões, Walker costumava dar vazão às suas certezas acadêmicas, o que não deixava de causar irritação em alguns ministros. Neste caso, Walker defendera enfaticamente a constituição de uma área de livre-comércio na América do Sul, indo, portanto, algo além da rede de acordos que haviam sido assinados entre o Mercosul, os membros da Comunidade Andina e o próprio Chile. Por outro lado, demonstrava pouca paciência com as tentativas de fortalecimento institucional da CASA como entidade política, o que desgostava a Venezuela, entre outros. Essa polêmica continuaria até a criação da Unasul, com o Brasil, muitas vezes, servindo de mediador entre bolivarianos, apoiadores de instituições de integração fortes, e os defensores de modelos mais flexíveis.

Amortecedor de conflitos

As anotações que se seguem abordam aspectos variados das relações com o Chile ao longo de 2005. Além das questões bilaterais e daquelas mais diretamente ligadas à integração, outros problemas surgiam que despertavam nossa preocupação. Já mencionei os enredos do Chile com a Bolívia. No final de 2005, outra questão apareceria, embora nesta nada ou quase nada pudemos fazer. Em voo para Londres, relembro um encontro com Kofi Annan, à margem de uma reunião do Conselho de Segurança sobre Síria.

4/10/2005 Ontem, dei uma aula no Rio Branco. [...] Falei naturalmente da CASA, recordando suas origens remotas, em outubro de 1993, e relatei o enorme avanço entre as minhas duas reuniões na ALADI sobre o tema, com intervalo de

---

31 Robert Portman exerceu a função de representante dos Estados Unidos para Comércio de maio de 2005 a maio de 2006.

dez anos³². Aproveitei para abordar outros temas em evidência, explicando a prioridade dada aos países do Sul (especialmente América do Sul), não excludente de busca do melhor relacionamento possível com parceiros tradicionais. Falei um pouco das atitudes de vários países em relação ao projeto sul-americano – mostrando como evoluíram, destacando a atitude firme – e ao mesmo tempo aberta ao diálogo – do Brasil. Contei um pouco do nosso papel como amortecedor nos conflitos entre o Chile e a Bolívia e entre aquele e a Venezuela.

7/11/2005 [...] Com Kofi Annan conversei brevemente: política brasileira e algumas questões regionais em que sei que está interessado: Venezuela, Bolívia, Equador. Aliás, agora, além dos focos de instabilidade tradicionais, emerge (ou ressurge) algo que estava dormente: o limite marítimo Peru-Chile. Ações e reações que darão trabalho. Há quem ache (Equador, por exemplo) que podemos ter um papel nisso. Se ao menos tivesse mais tempo para concentrar-me nesses temas! Talvez possa pedir a algum embaixador (o Chohfi, por exemplo) para estudar a questão mais a fundo.³³

Em voo de volta da Conferência Ministerial da OMC em Hong Kong, dias 18 e 19 de dezembro, redigi anotação em que menciono o ministro Ignacio Walker como parte do "grupo variado e representativo" (que incluiu ministros da Índia, Argentina, Zimbábue e Tanzânia) na conferência de imprensa do G-20, nos momentos dramáticos que antecederam as importantes decisões tomadas em Hong Kong³⁴. Para mim, a presença de dois ministros sul-americanos ajudava a legitimar nosso papel de coordenador do G-20. Como já mencionei, o Chile foi importante parceiro na construção desse grupo de países em desenvolvimento, interessado na liberalização do comércio agrícola. No momento de maior pressão sobre o G-20, logo após a Reunião Ministerial de Cancún, quando vários países desertaram do grupo (alguns voltariam), o Chile manteve-se firmemente ao nosso lado, apesar dos procedimentos em curso para a conclusão do TLC com os Estados Unidos. Ao longo das negociações em Genebra, os delegados chilenos algumas vezes destoavam das posições brasileiras, sobretudo no que diz respeito à NAMA (Non-Agricultural Market Access), tema em

---

32   Refiro-me à proposta ALCSA feita pelo presidente Itamar Franco em cúpula do G-Rio, em Santiago, já referida em outras partes deste livro. Em início de 1994, detalhei um pouco a proposta em uma reunião ministerial da ALADI. No final de 2004, foi assinado, na sede da ALADI, o ACE-59, entre Mercosul-Comunidade Andina.
33   Osmar Chohfi fora embaixador em Quito, à época da guerra de curta duração entre Peru e Equador, e ocupara a Secretaria-geral do Itamaraty na gestão Celso Lafer. À época dos fatos aqui relatados, era chefe da Missão Permanente junto à OEA. A proposta de facilitação não evoluiu.
34   A decisão mais importante tinha que ver com uma data final para a eliminação dos subsídios à exportação de produtos agrícolas. Ver a propósito "Doha: o fio da meada", in: AMORIM, 2015b.

que adotavam posturas muito liberais, se comparadas com as nossas. Mais de uma vez precisei recorrer a Walker e seus sucessores no Ministério do Exterior de modo a moderar o "entusiasmo" da representação chilena em Genebra por iniciativas que considerávamos excessivamente liberais na área industrial. Formalmente, o tema de NAMA não era parte do programa do G-20, concentrado em questões agrícolas. Mas havia, obviamente, inter-relação entre as áreas de negociação. A tarefa revestia-se de alguma complexidade, entre outras razões porque, frequentemente, a delegação chilena era chefiada pelo filho do presidente Lagos[35]. A presença de Walker nessa conferência de imprensa é também testemunho do interesse do chanceler pelas negociações da OMC, diferentemente de sua predecessora.

Outro tema em que Brasil e Chile atuaram de forma coordenada foi o do Haiti. Além do diálogo constante com o representante do secretário-geral da ONU naquele país, Juan Gabriel Valdés, mantive intenso contato com Ignacio Walker e com o presidente Ricardo Lagos. Com este, tive uma conversa importantíssima, que reforçou a decisão brasileira no sentido de apoiar a legitimidade da vitória de René Préval, logo após as tumultuadas eleições no início de 2006[36].

Poder de irradiação

Logo no início do ano seguinte, fui a Santiago.

22/3/2006 Estou em visita ao Chile, para ter um contato com a Michelle Bachelet e sua equipe. Estava na Europa, em Londres, creio, quando tive a ideia de visitar o Chile, para estar com a nova presidenta, o que há de mais novo hoje – juntamente com o próprio Lula – na América do Sul. O "novo" aqui implica também o poder de irradiação que mesmo um Evo Morales, com indiscutível ineditismo em termos de sua representatividade na sociedade boliviana, não tem. A decisão consolidou-se durante as últimas duas semanas e eis-me aqui. É claro que a maior parte do tempo vou estar reunido com o ministro Alejandro Foxley, com quem, aliás, já jantei hoje, na casa do embaixador brasileiro. Mas o contato, ainda

---

35 Ricardo Lagos Weber, dentre outras funções, havia sido diretor dos Assuntos Econômicos Multilaterais do Ministério das Relações Exteriores do Chile, quando participou de negociações do TLC com os Estados Unidos e chefiou os departamentos de OMC e da APEC.

36 Em dado momento da crise, quando o povo haitiano havia tomado as ruas e prédios públicos em defesa de Préval e contra a fraude dos opositores, tive que tomar atitude firme, contrariando a tendência, entre outros, da secretária de Estado Condoleezza Rice, e do próprio Kofi Annan, que se inclinavam por um segundo turno. Depois de conversar diretamente com Lagos ao telefone, afirmei que "as tropas brasileiras não atirarão sobre o povo". A defesa da legitimidade da escolha popular por Brasil e Chile foi fundamental para que o Conselho Eleitoral haitiano e a chamada "comunidade internacional" aceitassem a vitória de René Préval.

que breve, com a presidenta poderá servir para forjar uma visão comum sobre a América do Sul, importante para a nossa integração. Bachelet – que me visitou quando foi ao Brasil como ministra da Defesa – estará em Brasília no próximo dia 10 ou 11, quando, espero, um pouco do brilho de sua aura poderá ser absorvido pela do presidente Lula, algo esmaecida ultimamente pelos problemas internos.

A importância que atribuí a meu encontro com a presidenta Bachelet refletiu-se no cuidado, pouco comum, de preparar um esquema para a conversa. Transcrevo abaixo os pontos que assinalei:

23/3/2006 Esquema para conversa com Michelle Bachelet:
» Integração / Aliança sul-americana
» Parceria / Aliança Brasil-Chile
  - *Conceito: fenômeno novo na América do Sul*
  - *Dois* [líderes] *com poder de irradiação: Lula e Michelle*
» Capacidade de influenciar a região:
  - Sensibilidade social / reformas / democracia / diálogo
  - *Dois* [líderes] *com carreiras "emblemáticas"*
» [Passos] *práticos:*
  - *Encontro de ministros* [de diferentes pastas]
  - *Infraestrutura / transporte / energia*
  - *Cultura*
» *OMC / Merkel*[37] */ Resultado ambicioso*
Importância do G-20. OMC. Sul-Norte. Sul-Sul por outros meios[38]
Cooperação em defesa?
Outros acordos saúde
Área social

Não fiz nenhuma anotação após o encontro, durante o qual Bachelet demonstrou grande interesse em aprofundar a relação com o Brasil e não escondeu sua admiração pelo presidente Lula. Antecipando um pouco o que está dito *en*

---

37 Angela Merkel assumira meses antes a chefia do governo alemão. Minha referência nesse esquema para conversa com Michelle Bachelet tem a ver com a minha percepção de que era necessário envolvê-la nas discussões sobre a Rodada de Doha. É mais que provável que tivesse em mente uma possível facilidade de diálogo pela identidade de gênero das duas governantes. Mais tarde, eu mesmo teria um encontro com a chefe de governo alemã sobre a rodada, intermediado pelo primeiro-ministro britânico Tony Blair (ver AMORIM, 2015b). Não creio que a "isca" que lancei tenha sido "mordida" pela presidenta chilena.

38 Essa referência a "Sul-Norte" e a "Sul-Sul por outros meios" soa algo enigmática. Penso que tem a ver com a minha visão de que as negociações comerciais com países desenvolvidos deveriam ser conduzidas preferencialmente no foro multilateral. Já acordos entre países em desenvolvimento poderiam dar-se por meio de negociações bilaterais ou birregionais.

passant em outras anotações, observo que, em mais de uma ocasião, a presidenta chilena viria a ter papel importante em temas como a integração sul-americana. Bachelet adotaria, neste particular, atitude bem menos cautelosa do que o seu antecessor, demonstrando, mesmo, mais ousadia que seu ministro do Exterior.

Aliança renovada

Dois meses depois da minha ida ao Chile, no final de maio, o ministro Alejandro Foxley visitaria o Brasil. Não posso deixar de notar a importante evolução da atitude chilena em relação à integração sul-americana, inclusive como meio de resolver os "conflitos abertos e latentes" (nas palavras do meu colega chileno) entre os países da região. Foxley percebia que a relevância da integração ia além de aspectos puramente comerciais e econômicos. Essa sempre fora a minha visão. Na ocasião, tratei com o ministro da Iniciativa Contra a Fome e a Pobreza e da criação de uma Central Internacional para a Compra de Medicamentos, visando o tratamento da AIDS, Malária e Tuberculose, origem de um programa (uma "quase-organização"), a Unitaid[39].

Em uma nota de 22 de julho de 2006, escrita em voo de Paris para Genebra, refiro a minha ausência na Cúpula do Mercosul em Córdoba, devido a uma multiplicidade de outras ocupações, entre as quais a crise com os brasileiros do Líbano, que se refugiavam do conflito com Israel, e as intermináveis negociações da OMC. Nessa anotação, lamento, especialmente, não participar do café da manhã entre Lula e Bachelet, o primeiro encontro bilateral dos dois presidentes desde a mudança de governo no Chile.

Um grande círculo sul-americano

Ao mesmo tempo que o Chile se aproximava do Brasil e se comprometia com a ideia da integração sul-americana, começavam a surgir rumores sobre a criação de um "Arco do Pacífico", incluindo países de economias supostamente mais abertas do que as do Mercosul, especialmente Colômbia, Peru e Chile. Não me recordo exatamente como tomei conhecimento da iniciativa em gestação à

---

39 A Unitaid é uma entidade internacional dedicada a promover investimentos nos tratamentos de HIV/AIDS, malária e tuberculose de modo a torná-los mais acessíveis. Dedica-se, também, a melhorar o acesso a diagnósticos e tratamento para coinfecções de HIV, como hepatite C e HPV. A instituição é abrigada pela OMS. Seus membros incluem França, Reino Unido, Noruega, Espanha, entre outros. Como o Brasil, o Chile é membro originário da Unitaid. Anos mais tarde, eu viria a presidi-la por breve tempo. Tive como sucessora em caráter interino a diplomata chilena Marta Mauras.

época. A fragmentação da América do Sul era uma fonte de preocupação, como fica claro em uma anotação de setembro de 2006[40] na qual menciono especificamente, com alguma perplexidade, "as juras de amor à CASA" feitas por Foxley.

12/10/2006 Passada a excitação do fim de semana [com a campanha para o segundo turno das eleições presidenciais], voltei a dedicar-me aos afazeres diplomáticos. Promovi uma boa reunião sobre Mercosul e América do Sul, buscando injetar energia nos trabalhos da nossa presidência. Dei vários telefonemas relacionados com a Cúpula América do Sul-África[41]. Não há muito entusiasmo dos nossos vizinhos, mas ontem o Alejandro Foxley, que tem sido bom companheiro e muito leal, me disse que a presidente Bachelet iria à Nigéria.

Em 24 de novembro, realizou-se, em Santiago, a III Reunião de Chanceleres da CASA. Nas notas subsequentes, trato da minha viagem à capital chilena.

25/11/2006 No Chile, uma boa reunião dos chanceleres da CASA (nome que inventei, por ocasião de um encontro Lula-Toledo, em Lima, e agora é universalmente aceito!)[42] em preparação da Cúpula de Cochabamba. Passo aqui o fim de semana para poder participar de evento sobre América Latina e Pacífico na segunda-feira. Espero que contribua para manter nossa unidade sul-americana (depois explicarei mais).

Em minhas palavras iniciais no encontro de chanceleres, ditas de improviso, procurei acentuar alguns princípios que deveriam nortear a comunidade, entre os quais a pluralidade, a democracia e a institucionalidade, esta última necessária para que a América do Sul criasse personalidade própria. Visava, com isso, desfazer os temores de que a CASA representaria, de alguma forma, uma camisa-de-força ideológica, que limitaria a opção de cada país. Ao mesmo tempo, busquei minimizar o valor de alegações sobre suposta natureza excludente da nova comunidade em relação a outros países da América Latina e Caribe. Revelando minha preocupação com a fragmentação da América do Sul, disse que, em vez de um "Arco do pacífico" contraposto a "um Arco do Atlântico", deveríamos construir um "grande círculo sul-americano". Afirmei também que não havia que temer o reforço institucional da comunidade, a ser formalmente

---

40 Ver nota de 1 de setembro de 2006, reproduzida no capítulo sobre Argentina.
41 A I Cúpula África-América do Sul (ASA) ocorreu em 30 de novembro de 2006 em Abuja, Nigéria.
42 Vê-se que eu superestimava o meu "feito". Nas reuniões subsequentes de presidentes, Chávez insistiria em um nome mais vigoroso e acabaria emplacando a denominação que foi adotada: Unasul, ou, na versão espanhola, Unasur.

criada por um acordo constitutivo, e defendi que a entidade pudesse dispor de uma Comissão de Representantes e uma Secretaria[43].

Contrabalançar influências

26/11/2006 A reunião da CASA foi positiva. Avanços lentos, mas seguros na institucionalização. Texto parecia conter impasses insuperáveis. Presidência chilena queria adiar (desistir). Insisti e conseguimos concluir. [...]

Hoje, domingo, estou assistindo ao amanhecer em um hotel a cavaleiro do Pacífico, cerca de 50 quilômetros ao norte de Santiago. É raro que tenha ocasião de atender a um convite como este que o Foxley me fez. Vim com minha mulher e o Mario Vilalva[44]. Passamos um sábado muito agradável, com uma boa caminhada pelas rochas vulcânicas. No almoço, na bela varanda da casa de Alejandro e Gisela Foxley, juntaram-se a nós o ex-chanceler Ignacio Walker e sua mulher, Cecilia, boa cantora, que tem um disco que se chama "Brasil Amado" com músicas da Bossa Nova e a quem já havia condecorado com a ordem do Rio Branco. Mas só vim conhecê-la pessoalmente agora. Depois do almoço, caminhamos até a casa dos Walker, que fica numa propriedade da família de Cecilia, em uma encosta entre um bosque e o mar. Descansamos nas espreguiçadeiras à beira da piscina e ainda tivemos uma sessão de canções chilenas (não foi possível ouvir o repertório brasileiro de Cecilia, porque Ignacio não consegue acompanhá-la ao violão nos nossos ritmos).

A atitude amistosa de Foxley, além de real simpatia, reflete o desejo da atual liderança chilena de reafirmar uma "aliança renovada" (a expressão foi minha, durante a primeira visita do atual chanceler ao Brasil) conosco. É a maneira de mostrar a associação com um governo progressista e, ao mesmo tempo, buscar contrabalançar a influência de Chávez. Aliás, minha presença no Chile ao longo de um fim de semana se deve a esta percepção. Amanhã participo da abertura de um seminário sobre relações entre América do Sul (ou América Latina, pouco importa no caso) e Ásia-Pacífico. O objetivo de Foxley ao convidar-me foi, entre outros, mostrar – em parte em resposta a uma observação minha – que não há um eixo do Pacífico, em contraposição a um eixo do Atlântico (o primeiro mais liberal, tanto no sentido político quanto econômico, e o segundo, presumidamente mais estatista e populista). Achei que devia corresponder e graças a isso estou

---

[43] Ver a íntegra do discurso em: MINISTÉRIO DAS RELAÇÕES EXTERIORES. *Resenha de Política Exterior do Brasil*, a. 33, n. 99, 2º semestre de 2006. Para uma análise de todo o processo, ver o capítulo "CASA: origens da Unasul", in: AMORIM, 2013.

[44] Diplomata de carreira, Mario Vilalva foi embaixador em Santiago entre 2006 e 2010.

desfrutando momentos de descontração, vendo o dia amanhecer e escutando as ondas do Pacífico na praia de Zapallar.

3/12/2006 Hoje, estou em Brasília e só. É mais por disciplina do que por impulso natural que resolvo escrever. Depois do Chile, acompanhei o presidente à Nigéria. A Cúpula América do Sul-Países Africanos saiu melhor que o esperado. Apesar da desistência de Michelle Bachelet, à última hora, foram à cúpula seis chefes de Estado da América do Sul e quatro outros se fizeram representar por ministros. [...] Como tive ocasião de dizer a vários de meus colegas sul-americanos, o Brasil estava compartilhando as relações privilegiadas que tem na África com seus vizinhos. [A cúpula] é também uma forma de firmar a personalidade internacional da Comunidade Sul-Americana de Nações, na esteira da reunião ministerial da CASA no final de novembro, em Santiago.

[...] Retomo este caderninho que me foi dado pela minha chefe de gabinete[45], significativamente intitulado "*Travel Notes*". [...] O fato de voltar ao caderno, que busquei para anotar algumas tarefas, me levou a reler a breve anotação sobre meu fim de semana, na costa do Pacífico. Achei que para ser completa (ainda que não exaustiva) deveria conter alguma referência a Valparaíso, onde almoçamos olhando uma bela vista sobre o porto, após termos visitado a casa (uma das três) do grande poeta chileno, Pablo Neruda. Contrariamente a Santiago e sobretudo aos seus bairros novos – que desafiam Manhattan ou Seattle em modernidade –, Valparaíso é um Chile mais modesto, mais pobre, mas certamente mais inspirador e mais poético. Misto de Salvador e Lisboa (antes da entrada de Portugal na Comunidade Europeia), se estende por várias colinas, cobertas de um casario colorido, cujos muros frequentemente são revestidos de placas de zinco. Desigual, descuidada e sem pretender esconder sua gente pobre ou remediada, Valparaíso causa forte e evocativa impressão. Não poderia deixar de registrá-la, ainda que sumariamente e com atraso.

A primeira participação da presidenta Bachelet em reunião de âmbito sul-americano ocorreu na Cúpula da CASA em Cochabamba, na Bolívia. Recordo-me do seu mal-estar diante de propostas de conteúdo mais radical do presidente Chávez. Conforme transparece em anotações transcritas em outros capítulos deste livro (especialmente sobre Bolívia e Venezuela), as intervenções moderadas do presidente Lula contribuíram para tranquilizá-la. Bachelet, que, em alguns momentos da reunião, compartilhou suas preocupações comigo, estava genuinamente interessada na integração sul-americana e queria encontrar soluções que lhe permitissem apoiá-la. Ao mesmo tempo, se sentia desconfortável diante de uma

---

45 A hoje embaixadora Maria Nazareth Farani Azevedo foi a primeira mulher a exercer essa função no Itamaraty.

possível concepção ideológica desse processo. Como me disse certa vez o ministro chileno, o Brasil aparecia como o "seguro de vida" entre o conservadorismo pró-americano da Colômbia e o radicalismo dos bolivarianos. Evo Morales, que presidia a cúpula, revelou equilíbrio e moderação no encaminhamento das propostas, o que também ajudou a "apaziguar" os temores de Bachelet.

Minhas anotações em que o Chile aparece no início do ano de 2007, em 21 de janeiro (posse do presidente Correa no Equador)[46] e em 4 de março (Cúpula do Grupo do Rio em Georgetown)[47], procuram ilustrar o engajamento da presidenta Bachelet com vizinhos da América do Sul e América Latina.

A cúpula energética de Isla Margarita, em abril, além do tema-título, daria sequência aos debates, até então inconclusivos, sobre a institucionalização da Comunidade Sul-Americana de Nações. Após a reunião presidencial de Cochabamba, no final de 2006, o tema voltaria a ser discutido em uma nova cúpula (espécie de Mercosul ampliado, com Guiana e Suriname) à margem da reunião regular do Mercosul, desta vez realizada no início de 2007, no Rio de Janeiro. Mais uma vez, as opiniões de Chávez se contrapuseram às de outros líderes, sobretudo da Colômbia e do Chile. No caso da presidenta Bachelet, que já havia demonstrado grande incômodo em Cochabamba, a resistência à maior institucionalização e, em especial, a uma secretaria permanente, refletia o temor de que se criasse um bloco ideologicamente rígido, de acordo com o figurino bolivariano. Como é notório, os governos socialistas, no Chile, não alteraram a natureza essencialmente capitalista-liberal da economia do país. Já a visão de Chávez para a integração acentuava a criação de mecanismos estatais nas mais diferentes áreas (energia, comunicações, finanças). A sugestão da mudança de nome de "CASA" para "Unasul", feita pela primeira vez na Cúpula do Rio, e, sobretudo, a justificativa de Chávez para tal, de que esse termo seria mais "viril", certamente não contribuíram para persuadir a presidenta chilena.

Com essas questões em aberto, a reunião de chanceleres, que se realizou em Isla Margarita simultaneamente ao jantar de presidentes, transcorreu em clima tenso, quase de confrontação. Foi essa a primeira vez – e provavelmente a única – em que vi meu colega Alejandro Foxley sair de seu tom habitualmente calmo e adotar uma atitude exaltada. Em um momento, falando logo depois de mim, Foxley chegou a ser rude. No curso da reunião, entendi que sua falta de polidez era dirigida a um comentário anterior da delegação venezuelana, e não à observação que eu fizera. Foi no jantar privado entre presidentes que se obteve um acordo sobre os próximos passos da institucionalização da Unasul, como menciono no capítulo sobre Venezuela. Até hoje não sei dizer quais os argumentos que o líder venezuelano utilizou para convencer Michelle Bachelet.

---

46 Ver "Equador".
47 Ver "Guiana".

Em anotação do final de abril, me refiro à visita do presidente Lula ao Chile, mas não comento seu conteúdo.[48] Logo retomo o objeto da viagem em outro registro:

25 e 26/4/2007 No Chile, acompanhando o presidente, me pergunto: haverá, no governo (pois só sei me mover dentro dele), vida mais interessante do que esta minha, que me traz a participar do diálogo entre Lula e Bush ou Lula e Bachelet (para citar dois exemplos) e, com diferença de dias, me leva a negociar a Rodada de Doha com meus colegas da Índia, dos Estados Unidos ou da União Europeia, em lugares tão diferentes como Jacarta, Nova Délhi, Genebra ou Ottawa (para ficar só com as situações recentes ou próximas)? [...]

Em uma anotação sem data, refiro-me às visitas presidenciais ao Chile e à Bolívia em 25 e 26 de abril de 2007. Indiretamente, trato também de Argentina.

Embora formalmente ambos estejam comprometidos com a integração (ver reunião de chanceleres em Santiago, novembro de 2006), Argentina e Chile têm visões distintas do processo. O Chile (como a Colômbia) resiste a conferir institucionalidade à nova organização (lembrar do diálogo de chanceleres em Isla Margarita). Há nuances entre a presidente e a chancelaria. Esta é mais conservadora, mais apegada à relação com o México e ao TLC com os Estados Unidos. Mas devemos (conscientes das limitações) continuar a atraí-los para a órbita Mercosul/América do Sul. É importante valorizar o papel do Chile na ligação com a Ásia/Pacífico. Não podemos fraturar a América do Sul num Arco do Pacífico e num Arco do Atlântico (divididos pelos Andes?). Também é necessário compreender as dificuldades do Chile com energia (gás). Não deve haver oposição entre ideias de conexão Norte-Sul (Grande Gasoduto do Sul, mascote de Chávez) e anel energético (ênfase do Chile). Temos que trabalhar nas duas vertentes, que são

---

48 O comunicado conjunto dos dois presidentes cobre uma vasta área de temas globais, regionais e bilaterais. Com relação à reforma da ONU, o governo do Chile reafirmou "seu tradicional apoio à aspiração do Brasil para ocupar um posto como membro permanente no Conselho de Segurança". Dentre outros temas, o comunicado referiu-se à Rodada de Doha (apoio ao G-20 comercial e ênfase nos temas agrícolas), à integração sul-americana (apoio à Declaração de Isla Margarita e saudação à criação do Grupo de Trabalho de Políticas Sociais da CASA). É de notar-se o grande destaque a direitos humanos (direito das mulheres, combate ao racismo) e às questões sociais. No plano bilateral, mas com repercussões regionais, o documento se detém em aspectos de infraestrutura, especialmente os "corredores bioceânicos". TV digital e biocombustíveis foram objeto de referências no comunicado, que inclui também uma longa lista de acordos de cooperação técnica, além de memorandos e planos de ação em defesa, energia etc. O aumento do comércio Brasil-Chile e o expressivo investimento do Chile no Brasil são objeto de referência. Cf. MINISTÉRIO DAS RELAÇÕES EXTERIORES. *Resenha de Política Exterior do Brasil*, a. 34, n. 109, 1º semestre de 2007.

complementares. A dimensão Chile-Mercosul também é importante (acordo de serviços[49], conectividade[50], liberalização comercial).

O Brasil é o nosso seguro de vida

27/5/2007 [...] A semana contou com a visita ao Brasil do presidente Martín Torrijos[51], na sexta-feira, e o meu encontro com o ministro chileno, Alejandro Foxley ontem no Rio. [...] Chávez – e sobretudo sua ação em relação à integração sul-americana – voltaria a ser um tema nas conversas que mantive com Foxley. Meu colega chileno se ressente muito dos procedimentos adotados pelo presidente da Venezuela, que resultam em aceleração artificial (e tendenciosa) de decisões sobre integração. Concordei com ele em muitos pontos, embora também tenha apontado o excesso de cautela (ou reticência mesmo), que, no outro extremo, pode paralisar os esforços de integração sul-americana. Foxley falou-me muito sobre o desejo chileno de uma maior liderança do Brasil ("o Brasil é o nosso seguro de vida", chegou a dizer em um arroubo). De minha parte, instruí meus colaboradores a intensificar o diálogo, a despeito dos excessos de formalismos da chancelaria chilena. Operacionalizar a integração sul-americana nunca foi tarefa fácil, mas as investidas radicais de Chávez – e a percepção de uma certa tolerância de nossa parte – são indiscutivelmente um complicador. Como encontrar o ponto de equilíbrio é um desafio complexo, que exigirá, entre outras coisas, firmeza em relação aos excessos da Venezuela.

Relendo notas anteriores, verifico que passei ao largo das visitas presidenciais ao Chile e à Argentina. Não será mais possível reproduzir de memória tudo o que se passou nos encontros. Os telegramas do Mario Vilalva e do Mauro Vieira, dois embaixadores atentos e competentes, certamente terão os elementos mais importantes. Tanto num caso como no outro, as visitas serviram para aumentar a confiança entre os chefes de governo e suas equipes. No Chile, transformamos em "estratégica" nossa "aliança renovada" (sutilezas diplomáticas são importantes)

---

49 Vê-se que já em 2007 eu me preocupava em expandir o escopo das relações comerciais entre Mercosul (ou Brasil) e Chile. Depois de intensas e difíceis negociações (inclusive com resistência da parte brasileira em aceitar regras já previstas no acordo da OMC), o tema de serviços e outros foram incluídos em um amplo acordo assinado entre Brasil e Chile, em 2018.

50 Trata-se de ligação viária terrestre entre o Pacífico e o Atlântico, que passaria por Chile, Bolívia e Brasil.

51 Presidente do Panamá de 2004 a 2009.

e firmamos muitos acordos[52] (aos quais procurei dar seguimento na conversa com Foxley ontem) [...].[53]

2/7/2007 [...] Também a presidente Bachelet fez uma forte declaração de apoio ao Brasil por nossa atuação na reunião de Potsdam da OMC e de ênfase em agricultura. Isso, na prática, equivaleu a uma desautorização das atitudes do embaixador chileno em Genebra[54].

Gesto de grandeza

Minhas anotações relativas ao ano de 2007 não voltam a referir-se ao Chile, salvo uma menção à presença de Bachelet em La Paz, em cerimônia sobre o corredor interoceânico[55]. Embora a referência seja muito breve, o fato, em si, foi significativo. Não é de menor importância que um chefe de governo chileno visite La Paz para tratar de um projeto de interconexão viária com o Brasil, passando pela Bolívia. Isso seria impensável poucos anos antes, quando as reivindicações bolivianas haviam provocado forte reação de Santiago. De algum modo, na minha percepção sempre otimista, vi na presença de Michelle Bachelet em La Paz não só um gesto de grandeza da presidenta, mas também uma evidência de que o progresso da integração acabaria por mitigar os conflitos bilaterais que subsistiam.

Já mencionei no capítulo sobre a Argentina a atuação positiva dos países do chamado "Cone Sul" na reunião do Grupo do Rio de São Domingos, em que se tratou do conflito entre Colômbia e Equador na sequência do ataque aéreo à base das FARC em território equatoriano. A solução encontrada reafirmou, em termos incisivos, o princípio da inviolabilidade da integridade territorial[56]. Nas minhas anotações, aparece breve referência à presidenta Bachelet:

---

52 A maioria dos acordos dizia respeito a temas sociais: saúde, educação, mulheres, entre outros. Na conversa com Foxley, um tema que viria a merecer atenção era o da "conectividade", referente à ligação entre o Pacífico e o Atlântico. O Chile tinha grande interesse em projetos nesse campo, em parte, pelas implicações para as relações com a Bolívia, dando-lhes algum grau de normalidade.
53 Ver também capítulo sobre Argentina.
54 Pouco depois do impasse verificado em Potsdam (ver *Teerã, Ramalá e Doha*, 2015b) o representante do Chile, juntamente com seu colega mexicano, e outros "*like-minded*", havia feito uma proposta aparentemente conciliatória em acesso a mercados de bens industriais (NAMA), a qual, entre outros problemas, retirava o foco e a pressão da negociação sobre agricultura. A declaração de Bachelet ilustra o que já disse antes sobre a ambivalência da atuação chilena na Rodada de Doha da OMC.
55 Ver "Bolívia".
56 A descrição da cúpula do G-Rio e seus resultados aparece de modo mais extenso no capítulo sobre Equador (ver também "Colômbia" e "Venezuela").

7/3/2008 A catequese de Lula[57], Bachelet, Torrijos e outros terá pesado. Notei, por exemplo, que a Michelle Bachelet, embora inscrita antes de mim, tenha preferido intervir em seguida à minha fala [...].

A opção de Bachelet por falar depois de mim ilustra, sobretudo, sua preocupação em alinhar as posições de Santiago com as de Brasília em um tema evidentemente delicado. Não seria exagero dizer que a postura do Brasil era vista por muitos como um "ponto de equilíbrio" entre as visões extremas de Chávez e de Correa, de um lado, e de Uribe, de outro, independentemente do nosso reconhecimento da justiça da reclamação do Equador e da inequívoca condenação da ação militar da Colômbia.

Uma mulher falando em nome da Unasul

As dificuldades das negociações visando a conclusão do Tratado Constitutivo da Unasul se estenderam até o dia da assinatura. Não é o caso aqui de descer a detalhes sobre os problemas, descritos no capítulo sobre o Peru[58]. Assinalo, porém, que o Chile, por meio do chanceler, foi um dos países que até o último momento demonstrou certa hesitação. Entretanto, a presidenta Bachelet participou da cúpula de 23 de maio e da assinatura do tratado.

No final do mês de junho, fiz uma viagem a Cuba. Na ocasião, mantive uma longa conversa com Raúl Castro, que se mostrou surpreendentemente bem informado sobre os avanços e dificuldades da Unasul. Por exemplo, em relação à proposta de criação do Conselho de Defesa Sul-Americano, o líder cubano, segundo a minha nota, "está ciente de que haverá primeiro um grupo de trabalho, que entende será bem conduzido pela presidenta Bachelet".

Na Cúpula de Brasília, tinha havido certa resistência à criação do conselho da parte do presidente colombiano, conforme relatado em outra parte deste livro. A presidenta Bachelet, como primeira presidenta de turno da Unasul, ficou encarregada de realizar consultas sobre a questão, finalmente resolvida a contento com a decisão tomada na cúpula extraordinária da Unasul, em 16 de dezembro, na Costa do Sauípe.

---

57 Na verdade, o presidente Lula não esteve presente na cúpula de São Domingos, onde foi representado por mim. A menção diz respeito aos contatos pessoais que manteve com os líderes mais diretamente envolvidos.

58 A inclusão da anotação a respeito da Unasul no capítulo sobre o Peru se deve aos antecedentes, que remontam às tratativas para o Acordo Mercosul-Comunidade Andina e, mais especificamente, à cúpula de Cuzco, em que a Comunidade Sul-Americana de Nações, precursora da Unasul, foi formalmente lançada.

De forma mais concreta, Michelle Bachelet voltaria a ter papel importante na consolidação da Unasul, ao presidir, em 15 de setembro, a cúpula extraordinária da nova organização, realizada em Santiago, poucos meses após a sua criação. Tratava-se da crise interna da Bolívia, que opunha basicamente a "Media Luna", mais capitalizada e com menor presença indígena, ao Altiplano, essencialmente controlado pelo governo. No capítulo sobre Bolívia, relato o teor das discussões, ao final das quais foi emitida a importante Declaración de La Moneda, reproduzida como um dos anexos deste livro. A condução pela presidenta chilena contribuiu para um resultado satisfatório, o que fortaleceu a entidade como foro político.

As boas relações com o Chile não se limitavam aos laços de amizade entre presidentes e chanceleres. Passavam também por um entendimento bastante fluido com personalidades chilenas em postos internacionais. Mais adiante me referirei a Juan Somavía, diretor-geral da Organização Internacional do Trabalho. De maior relevância para as questões regionais, foram os contatos frequentes com Juan Gabriel Valdés, durante bom tempo representante do secretário-geral da ONU para o Haiti. O mesmo se passou com José Miguel Insulza, que ajudáramos a eleger secretário-geral da OEA. Transcrevo, abaixo, anotação sobre visita de Insulza ao Brasil, quando tratamos, principalmente, da revogação da suspensão de Cuba daquela organização.

20/3/2009 Durante o jantar que lhe ofereci, bastante descontraído, comentei com Insulza a inveja que tivera trinta e cinco anos atrás dos jovens embaixadores chilenos que atuavam com desenvoltura e brilho, além de defenderem posições avançadas. Recordava-me, disse eu, de um desses embaixadores, especialmente bem articulado, que chefiou a delegação chilena (era época de Allende, naturalmente) em uma conferência sobre ciência e tecnologia patrocinada pela OEA. Insulza ficou contente com a lembrança. O jovem embaixador em questão era ele próprio. [...]

Volto a mencionar a presidenta Bachelet a propósito da II Cúpula de Países Árabes e América do Sul, realizada no Catar. Ao notar o bom nível de comparecimento de ambos os lados, faço um comentário específico sobre a líder chilena:

7/4/2009 [...] Estavam lá, entre os presidentes, Lula, Cristina Kirchner, Michelle Bachelet, Fernando Lugo, Evo Morales, Hugo Chávez e Ronald Venetiaan[59]. Havia ainda os vices do Uruguai, Peru e Colômbia. Guiana e Equador estavam representados pelos chanceleres. Os árabes também tiveram boa participação, facilitada pelo fato de que no dia anterior se havia realizado a Cúpula da Liga Árabe. [...] Ainda mais tendo em conta a idade de alguns líderes, hábitos locais etc. Na véspera, se realizara um seminário empresarial, com boa participação de ambos os

---

59 Ronald Venetiaan foi presidente do Suriname de 1991 a 1996 e de 2000 a 2010.

lados. Talvez o momento mais significativo tenha sido o da cerimônia de abertura, realizada em um grande salão abundantemente decorado com arabescos. A imagem de uma mulher, a presidenta do Chile, falando em nome da Unasul para um grupo de presidentes sul-americanos e monarcas, presidentes e outros líderes árabes, foi para mim simbólica da evolução da percepção que a América do Sul tem de si mesma e de suas relações com o mundo. [...]

Clima amistoso e empenho integracionista

Em março de 2009, o chanceler Foxley, com quem eu tivera um relacionamento em geral bastante positivo e amistoso, deixou o cargo para se dedicar a atividades acadêmicas em uma fundação privada. Foi substituído por Mariano Fernández, que, como seus antecessores com quem convivi, integrava os quadros da Democracia Cristã. Fernández exercia, até então, a função de embaixador em Washington. Em um primeiro momento, cheguei a temer que essa circunstância levasse Fernández a um relativo afastamento dos esforços pela integração sul-americana, que o Chile havia abraçado de forma mais consistente em tempos recentes. Esse temor revelou-se infundado. Em anotação de 5 de maio de 2009, faço uma breve, porém positiva, referência à primeira visita de Fernández ao Brasil, na véspera:

5/5/2009 [...] Toda esta novela[60] se desenrolou durante um dia em que recebi o chanceler do Nepal (cujo primeiro-ministro acabara de cair, outra complicação que impediu a assinatura de um acordo de cooperação técnica), ofereci um almoço ao casal Carter[61] (depois de ter participado de audiência com o presidente) e recepcionei com um jantar de trabalho o novo chanceler do Chile, Mariano Fernández. Nada de transcendental aconteceu nessa visita, mas cabe registrar o clima amistoso e a confirmação do empenho integracionista de ambos os países. [...]

Voltaria a interagir com o chanceler do Chile na Reunião de Consulta da OEA, realizada em San Pedro Sula, que formalmente deixou sem efeito a decisão de 1962 de suspender Cuba[62]. Da mesma forma que o outro chileno presente ao encontro, o secretário-geral da OEA, José Miguel Insulza, Mariano Fernández

---

60 A novela, no caso, se refere às tratativas para o adiamento da visita de Ahmadinejad ao Brasil; ver AMORIM, 2015b.
61 Jimmy e Rosalyn Carter visitaram o Brasil para consultas políticas. Em determinado momento, o ex-presidente, para sublinhar nossas afinidades, saiu-se com essa frase: "a política do Centro Carter é a política externa do Brasil".
62 Uma descrição, "no calor dos acontecimentos", aparece no meu livro *Conversas com jovens diplomatas*, 2011. Ver especialmente capítulo "Nem automaticidade, nem condicionalidade".

apoiou minha sugestão de convocar um grupo reduzido para tratar do tema. Ambos foram participantes ativos dos entendimentos que possibilitaram uma solução.

Em 18 de janeiro de 2010, pronunciei discurso na Academia Brasileira de Letras em homenagem a Joaquim Nabuco[63], por ocasião do centenário de seu falecimento. Em minha palestra, estendi-me sobre o livro *Balmaceda*, que Nabuco dedica ao estudo do governo e da personalidade daquele presidente chileno. Além do aspecto já mencionado na introdução deste capítulo, interessava-me chamar atenção à prioridade conferida por Nabuco à América do Sul, sobretudo após a Proclamação da República no Brasil. Não resisto ao impulso de reproduzir alguns trechos dessa obra notável e pioneira:

> O interesse que antes já me inspiravam as coisas sul-americanas aumentou naturalmente depois da Revolução de 15 de novembro. Desde então, começamos a fazer parte de um sistema político mais vasto. Desse modo, o observador brasileiro, para ter ideia exata da direção que levamos, é obrigado a estudar a marcha do Continente, a auscultar o murmúrio, a pulsação continental. [...]
>
> Desde que é preciso aceitar o inelutável – isto é, a República – o estudo da Revolução chilena tem grande interesse para nós do ponto de vista da evolução política do Hemisfério. De fato, dado o progresso da moral universal, não é possível que a civilização assista indefinidamente impassível ao desperdício de força e atividade humana que se dá em tão grande escala em uma das mais consideráveis seções do globo, como é a América Latina.

A visita ao Chile foi um gol

A anotação seguinte trata de visita a Santiago, a convite do chanceler Mariano Fernández. Nela me refiro à primeira conversa que tive com o recém-eleito presidente Sebastián Piñera, que, com sua vitória por estreita margem sobre o democrata cristão Eduardo Frei Ruiz, quebrara a hegemonia da "Concertação".

12/2/2010 Estou voltando de Santiago, onde fui instalar uma comissão binacional com Mariano Fernández, o ministro que está de partida. Fernández fez questão de condecorar-me com a Grã-Cruz da Ordem do Mérito [...]. Tivemos uma boa

---

63 Ver Conferência na Academia Brasileira de Letras em homenagem ao centenário do falecimento do embaixador Joaquim Nabuco. In: MINISTÉRIO DAS RELAÇÕES EXTERIORES. *Resenha de Política Exterior do Brasil*, n. 106, 1º semestre de 2010, p. 33-48.

conversa sobre Irã. A pedido de Mariano, discorri sobre nossas ações em relação ao programa nuclear iraniano. Expus como via a situação[64]. [...]

Também assinei, em nome do Ministério das Comunicações, um memorando de entendimento sobre TV digital, que abre a porta para a cooperação em um domínio de tecnologia avançada (sempre e quando os japoneses permitirem/ajudarem).

Mas o mais importante desta viagem foi o longo encontro que tive com o presidente eleito, Sebastián Piñera, o bem-sucedido empresário que derrotou Eduardo Frei, o candidato da *Concertación*, que governou o Chile desde a queda de Pinochet. Como fiquei sabendo, fui a primeira autoridade estrangeira a visitar o presidente recém-eleito. Distinguiu-me com um café da manhã em sua residência privada, uma elegante mansão cercada de um jardim em estilo inglês, em um bairro "nobre" de Santiago, quase ao sopé da cordilheira. Piñera procurou ser simpático, com várias manifestações de apreço pelo Brasil e por Lula. Sem que eu haja sequer aludido ao tema, expressou apoio à "candidatura" do Brasil a membro permanente do Conselho de Segurança. Piñera estava acompanhado do futuro ministro do Exterior, Alfredo Moreno Charme, que até há pouco presidia uma instituição de natureza empresarial. Nessa qualidade, organizou há dois anos um evento voltado para as relações econômicas com Ásia-Pacífico, em cuja abertura falei, atendendo a um convite do então chanceler Alejandro Foxley. Piñera foi muito positivo nos assuntos bilaterais e exaltou a importância da cooperação com o Brasil nos mais variados campos, da infraestrutura ao esporte. Onde senti menos firmeza foi em relação à integração sul-americana, tema a que voltei várias vezes, sem, a rigor, muito eco (ainda que tampouco tenha ele contestado minhas afirmações). É um tipo diferente do que imaginava. Sua imagem de empresário exitoso me fazia pensar em um homem de menos idade (tem 61 anos), mais alto e fazendo um gênero "galã de cinema mudo". Na verdade, é baixo, fala muito, quase compulsivamente por vezes. Revelou conhecimento de episódios históricos, o que não deixou de me surpreender. Por exemplo, sabia de Toussaint Louverture, o herói da independência do Haiti – que mencionou quando conversamos sobre aquele país. Contou também um fato curioso sobre a origem da fortuna do ramo inglês dos Rothschild, que eu ignorava: a rapidez com que a família utilizou a derrota de Napoleão em Waterloo – antes que a notícia se espalhasse – para uma grande manobra especulativa na bolsa de Londres. Piñera é grande amante de futebol (é o presidente/dono do Colo-Colo), o que rendeu

---

64   Em fevereiro de 2010, Brasil e Turquia estavam empenhados em aproximar das exigências do Ocidente as posições iranianas em relação ao "acordo de troca" de urânio levemente enriquecido (LEU) por material combustível. Como relato em um dos meus livros (ver AMORIM, 2015b), nossos esforços culminariam na Declaração de Teerã de 17 de maio. O interesse do chanceler chileno não era puramente acadêmico, já que o país detinha alguma capacidade na área.

bons minutos de conversa até que o diálogo esquentasse. Reiterei nosso apoio à reeleição de Insulza – uma das figuras importantes do Partido Socialista – à Secretaria-geral da OEA. Coincidência ou não, Piñera e Insulza conversaram hoje, pouco depois do meu encontro com o presidente-eleito. À saída, Piñera confirmou o respaldo a seu compatriota e quase opositor (Insulza era um dos candidatos possíveis da *Concertación* à sucessão de Bachelet). A imprensa quis saber do conteúdo do meu diálogo com Piñera. Procurei ser o mais positivo, mantendo-me, porém, nas generalidades. Não sei o que vai sair, mas, do meu ponto de vista, a visita ao Chile e o encontro com o novo presidente foram um gol. Como diriam alguns dos nossos vizinhos: "*¡Itamaráty* (assim pronunciam) *no improvisa!*"

Em uma anotação de 23 de fevereiro de 2010, trato da reunião de Cancún em que foi criada a CELAC e, nesse contexto, menciono o debate que envolveu Chile e Venezuela em torno do seguimento a ser dado à coordenação entre os países da América Latina e Caribe. A "disputa" entre Chile e Venezuela correspondia, em parte, a concepções diferentes da cooperação e integração regionais, com o Chile buscando afirmar a precedência da entidade mais flexível (Grupo do Rio) e a Venezuela acentuando a prioridade de uma associação mais "orgânica" (CALC). Afinal, os dois processos se unificaram na CELAC. A propósito, assinalei:

23/2/2010 [...] A reunião de Cancún foi, a meu ver, muito positiva. Criou-se a Comunidade dos Estados Latino-Americanos e Caribenhos, cujo formato exato dependerá de discussões futuras, mas que, desde já, aparece como uma realidade que ninguém contesta. Evitaram-se as disputas menores em torno da primazia para coordenar o processo de convergência do Grupo do Rio e da CALC. Adiou-se a questão do nome definitivo da nova entidade. A vontade de avançar na cooperação latino-americana e caribenha prevaleceu sobre ambições de liderança passageira.

27/2/2010 Hoje, houve terrível terremoto no Chile. Aparentemente nada ocorreu com nosso pessoal, mas não pude manter contato com o embaixador. Algumas providências já foram tomadas para reforçar a ação consular. Lula me ligou preocupado com o diretor da FAO para América do Sul, seu amigo José Graziano[65], que vive em Santiago. Depois de várias horas de tentativas frustradas de comunicação, soube que estava bem. Fiz chegar a notícia ao presidente por meio de seu chefe de cerimonial, mais afeito aos hábitos presidenciais nos fins de semana.

---

65 Um dos coordenadores do Programa Fome Zero no Brasil, José Graziano da Silva é experiente agrônomo e acadêmico. Em 2011, tornou-se o primeiro latino-americano a ser eleito diretor-geral da FAO, cargo que ocupou por dois mandatos consecutivos, de 2012 a 2019.

Parceria estratégica

7/4/2010 Hoje haverá a visita da presidenta Ellen Johnson-Sirleaf da Libéria; amanhã estará aqui o presidente Amadou Touré do Mali; e, depois de amanhã, será a vez do presidente Sebastián Piñera do Chile, na sua primeira visita de Estado a outro país. Domingo, embarco novamente para os Estados Unidos, onde acompanharei o presidente em uma cúpula sobre Segurança Nuclear, convocada pelo presidente Obama.

Em meio a uma atividade tão intensa, não me detive a escrever sobre a visita de Piñera, que se concentrou nas relações econômicas entre os dois países. O comunicado conjunto, intitulado "Brasil-Chile: Parceria Estratégica para a Integração Sul-Americana e a Inserção Internacional Competitiva", não deixaria de falar de Mercosul e de Unasul, inclusive sob sua dimensão política. Abordou também a prioridade ao corredor bioceânico e comentou, de forma positiva, o início das negociações para um acordo de investimento. Em relação à reforma da ONU, foi bastante enfático: "O Presidente da República do Chile reiterou, no marco de uma política exterior permanente de Estado, o apoio chileno à aspiração brasileira a ocupar um assento permanente no Conselho de Segurança reformado [...]".

18/8/2010 No ciclo de contatos com autoridades sul-americanas (as únicas relativamente ativas neste mês de agosto) recebi, ontem, o novo ministro do Chile, Alfredo Moreno. De passado empresarial, não deixa de ter sensibilidade política, o que se revelou sobretudo no tratamento que deu aos temas centro-americanos, a despeito da diferença de posições entre o Chile de Piñera e o Brasil na questão de Honduras. Mais uma vez, reafirmou o apoio firme do Chile à pretensão brasileira quanto ao Conselho de Segurança, ressaltou a importância de nossa liderança na região e demonstrou boa abertura em relação à Unasul. Está claro que nesses pontos não haverá retrocesso em relação ao governo da *Concertación*. Talvez até o contrário.

Uma breve anotação de 19 de setembro sobre conversa que tivera na véspera com Raúl Castro ilustra que minhas expectativas positivas com relação ao governo de centro-direita, nos temas de política externa, não eram compartilhadas por Havana.

19/9/2010 Raúl Castro comentou que Cuba tem adotado posição moderada frente a críticas como as dos presidentes Alan García e Sebastián Piñera.

Ao longo do meu período como chanceler do governo Lula, estabeleci e/ou consolidei amizades com várias personalidades chilenas que ocupavam ou viriam a ocupar posições internacionais. Mantive, por exemplo, vários contatos com o presidente Ricardo Lagos, fosse em função da questão climática, para a qual fora designado por Ban Ki-Moon[66], fosse por causa da questão de Honduras, onde atuou como mediador. Na nota que se segue, referente a uma visita que fiz à sede da OIT em Genebra, dois outros personagens são mencionados: Michelle Bachelet e Juan Somavía.

23/11/2010 [...] [Na OIT] me haviam reservado uma pequena salinha próxima ao auditório em que se realizou o evento de que eu participaria. Michelle Bachelet [que está começando suas funções na ONU à frente do UNWomen] queria apenas estabelecer um contato, além de exprimir palavras de apreço e amizade por mim, pela presidenta eleita e, sobretudo, por Lula. Disse-lhe que o Brasil teria muito prazer em participar de um dos primeiros projetos que ela venha a realizar. Após os acordos que assinamos – um evolvendo o IBAS, outro só entre o Brasil e a OIT – Juan Somavía fez questão de receber-me por alguns minutos em seu gabinete. Renovou os protestos de amizade e expressou grande apreço pela cooperação que desenvolvemos ao longo dos últimos quinze anos aproximadamente. Simpaticamente, disse ser sua intenção convidar-me para alguma tarefa "interessante e agradável" que a OIT venha a patrocinar em Genebra.

Una amistad sin limites

Como ministro da Defesa durante boa parte do primeiro mandato de Dilma Rousseff, seguiria mantendo boa relação com minhas contrapartes chilenas. Fui convidado a fazer pronunciamentos em escolas militares e recebi apoio em nossas excursões antárticas. Na única vez que fui ao continente gelado, parti de Punta Arenas, no extremo sul do país, e pousei em uma base chilena, de onde me desloquei até a estação brasileira, pouco depois destruída em um lamentável incêndio. Ministros e militares chilenos participavam regularmente das reuniões do Conselho de Defesa Sul-Americano, mas era nítida a sua preferência pelo foro interamericano da JID[67]. Ainda nessa capacidade, tive a honra de receber, acompanhado pelo general Enzo Peri, Comandante do Exército, Michelle Bachelet no Centro de Treinamento para Operações de Paz, no Rio de Janeiro. Além de conhecer o trabalho das nossas forças armadas nessa área, Michelle veio propagar a mensagem, inerente a sua posição como chefe da UNWomen, de melhor aproveitamento de mulheres em funções importantes nas missões de paz das Nações Unidas.

---

66 Secretário-geral da ONU de 2007 a 2017.
67 Junta Interamericana de Defesa, órgão ligado à OEA.

Em novembro de 2016, já fora do governo e como presidente da Unitaid, instituição que o Chile e o Brasil (juntamente com outros países como França e Noruega) haviam ajudado a fundar, visitei Michelle Bachelet no Palácio de La Moneda[68]. Michelle me recebeu com enorme festa, registrada em vídeo divulgado pela assessoria de comunicação da presidência chilena. Apesar da amizade que tínhamos desenvolvido, não deixei de me surpreender com a reação calorosa da presidenta. Atribuí parte dessa efusão afetiva às boas memórias que Bachelet deve ter conservado de sua primeira presidência, de nossos feitos conjuntos nas relações internacionais e, sobretudo, das recordações que guardava do presidente Lula.

Independentemente de diferenças pontuais sobre as negociações comerciais da Rodada de Doha em relação a produtos manufaturados e serviços, em que os chilenos trilhavam um caminho mais liberalizante, e de matizes no que toca ao ritmo e à forma da integração sul-americana (ou latino-americana e caribenha) durante os oito anos do governo do presidente Lula, nenhum atrito de monta ocorreu no relacionamento com o Chile, confirmando o dito atribuído ao Barão, que os chilenos gostam de repetir: *"una amistad sin limites"*.

---

68 Bachelet foi novamente presidente do Chile de março de 2014 a março de 2018. Desde setembro de 2018, é alta comissária das Nações Unidas para Direitos Humanos.

BOLÍVIA

Já notei, em algum momento, que, ao longo da minha carreira diplomática, nunca fui um "especialista" em América do Sul. O período em que tive maior interação com os países da região foi por ocasião da minha permanência em Washington entre 1972 e 1975, como jovem diplomata membro da delegação brasileira junto à OEA, em uma época em que pertencer ao corpo de representantes do Brasil no exterior era um desafio não só profissional como moral. Evidentemente, tinha consciência da importância da Bolívia, país com o qual o Brasil tem a mais longa fronteira, e em relação ao qual mantínhamos constantes preocupações quanto ao tráfico de entorpecentes. Meus estudos de história diplomática inevitavelmente incluíram a questão do Acre, a presença do Bolivian Syndicate e o papel do Barão do Rio Branco na incorporação daquele território ao Brasil. Como um adolescente interessado em política, tomei conhecimento vago das tratativas que culminaram nos Acordos de Roboré, objeto de um livro que se tornou leitura obrigatória, nos anos 1950, por parte dos nacionalistas brasileiros, de autoria de Gondin Fonseca[1].

Além disso, sabia do potencial interesse brasileiro no acesso aos recursos energéticos bolivianos e não ignorava que o país integrava a Organização do Tratado da Bacia do Prata e o Tratado de Cooperação Amazônica, ambos de evidente importância para a nossa política na região. Como qualquer diplomata brasileiro, tinha consciência da inconformidade boliviana com sua situação mediterrânea, em decorrência da Guerra do Pacífico. A centralidade da Bolívia na América do Sul fora realçada pela famosa tentativa frustrada de Che Guevara de fazer do país o foco de eventual processo revolucionário sul-americano na década de 1960. "*El nombre del hombre muerto*", na forte expressão de Caetano Veloso, e a foto do rosto do cadáver marcariam o imaginário de muitas pessoas da minha geração.

---

1 FONSECA, Gondin. *Que sabe você sobre petróleo?* Rio de Janeiro: Editora São José, 1955.

Con o sin el Banco Mundial
tendremos el gasoduto

Três ou quatro temas, além dos citados, perpassam pelas minhas anotações: a preocupação com a instabilidade do nosso vizinho, a questão do gás, a situação dos brasileiros na província de Santa Cruz, mas sobretudo nas regiões de fronteira em Beni e Pando. Minha interação efetiva com autoridades bolivianas teve início durante o período em que fui ministro de Itamar Franco. Embora a Bolívia somente se tenha tornado membro associado do Mercosul em dezembro de 1996, após a assinatura do acordo de livre-comércio com o bloco, o ministro das Relações Exteriores da Bolívia já era convidado a participar de reuniões do Conselho do Mercado Comum (CMC). Em uma nota escrita, sem data, em 2002, nos meus "Cadernos de Londres", registro as circunstâncias da minha primeira visita a La Paz, em 27 de janeiro de 1994:

> No que diz respeito à América do Sul, penso que deveria fazer uma breve referência ao relacionamento com a Bolívia, nem que seja em homenagem a seu então chanceler, Antonio Aranibar[2], um homem de muita categoria, socialista, que fora candidato a presidente, obtivera poucos votos, mas em número suficiente para credenciá-lo a entrar para a coligação chefiada pelo presidente Gonzalo Sánchez de Lozada, o "Goni" (como era conhecido)[3]. As reuniões internacionais propiciam ocasiões para encontros em que os chanceleres travam conhecimento, fazem amizades etc. No caso de Aranibar, recordo-me que tivemos uma longa conversa, à margem de uma reunião do Mercosul, no Uruguai. Aranibar insistiu que eu visitasse La Paz, o que fiz poucas semanas depois. Recebeu-me muito bem, condecorou-me e qualificou-me, em um dos seus discursos, de "grande estadista latino-americano". Tínhamos uma pauta importante de assuntos. Do meu lado, queria aproveitar a ocasião para "vender" a ALCSA e falar do Conselho de Segurança, não só com ele próprio, mas com o presidente. Goni, um político conservador, era, no contato pessoal, um homem simpático e bem-humorado, que, como eu, havia feito cinema quando mais jovem (embora mais pelo lado da produção)[4]. Ouviu com atenção minhas colocações. Suas ligações com os

---

2   Antonio Aranibar Quiroga, fundador do movimento de centro-esquerda Bolivia Libre, se havia candidatado três vezes a presidente da República, antes de ser nomeado ministro das Relações Exteriores no primeiro governo de Sánchez de Lozada. Posteriormente, foi ministro de Hidrocarburos no governo Mesa. Após uma passagem pela Comunidade Andina de Nações, integrou os quadros da Organização dos Estados Americanos. O chanceler boliviano retribuiria a minha visita a La Paz nos dias 12 e 13 de setembro de 1994.

3   Gonzalo Sánchez de Lozada foi presidente de 1993 a 1997, e novamente de 2002 a 2003, quando renunciou em meio a uma revolta popular.

4   Antes de ingressar na carreira diplomática, eu fui assistente em dois filmes nos primórdios do chamado Cinema Novo, no início dos anos 1960. Em ambos, trabalhei em tarefas ligadas à direção.

Estados Unidos, onde havia vivido muitos anos e adquirira o sotaque que ainda exibia com orgulho ("cicatriz do exílio"), sem falar na forte dependência da Bolívia da ajuda financeira norte-americana, não permitiam que concordasse comigo [na prioridade a ser dada à América do Sul]. O presidente expôs algumas ideias que me pareceram mirabolantes. Uma delas consistia na criação de um grande lago no rio Paraguai, que provavelmente causaria arrepio aos ecologistas, já então muito influentes.

A questão principal, do lado boliviano, entretanto, era a da construção do gasoduto. Esta é uma novela com muitos capítulos, dos quais só conheço alguns, que remontava a acordos da década de 1950. Havia pouco tempo, o tema avançara, com os atos de Cochabamba[5], já no governo Itamar Franco, quando FHC era ministro. O enorme déficit na balança comercial boliviana conosco, além das nossas necessidades energéticas, era um forte incentivo para levar o projeto adiante. Ademais, se o Brasil quisesse ter a Bolívia como aliada nos dois outros temas do nosso interesse, era importante dar a La Paz satisfação neste assunto vital. Envolvi-me na questão e procurei colaborar para que progredisse, o que efetivamente ocorreu, inclusive durante uma visita de Goni ao Brasil, em que este se reuniu, deixando o protocolo de lado, com o presidente da Petrobras e técnicos da área econômica. Pediu, entretanto, minha presença (queria "a visão política do chanceler"). Chegamos a um acordo (mais um!), mas o tema só se "desenrolaria" finalmente no governo FHC. Fui convidado para o lançamento formal das obras do gasoduto, mas, na época, representante permanente junto às Nações Unidas, não pude ir. Sugeri a FHC que homenageasse Itamar, convidando o ex-presidente a ir a Cochabamba.

Voltando à viagem a La Paz. Foi esta a primeira vez que tive uma ideia mais viva (mais gráfica, poderia dizer) da importância do *canciller brasileño* na América do Sul. Tive uma entrevista coletiva logo após o meu encontro com Aranibar. Os jornalistas perguntaram muito sobre as dificuldades de financiar o gasoduto, em função de exigências privatizantes do Banco Mundial (a política de evitar o crowding out[6]), que se chocariam com os interesses do Brasil, em particular da Petrobras. Num lance de ousadia (mas também porque já tinha sabido por assessores que havia bancos privados interessados na operação), disse que encontraríamos uma forma de financiar obra tão importante. No dia seguinte, o principal jornal de La Paz estampava em manchete a afirmação do chanceler do Brasil: "*Con el Banco Mundial o sin el Banco Mundial tendremos el gasoducto*".

---

5   Acordo assinado em Cochabamba, em 17 de fevereiro de 1993, por meio de troca de notas reversais, sobre a venda de gás boliviano ao Brasil.
6   Por *crowding out* entendia-se o deslocamento de empresas privadas, no caso, a Petrobras, em decorrência da presença do Estado.

Um aspecto das negociações com a Bolívia tinha que ver com a questão do diâmetro do gasoduto e, portanto, com a quantidade de gás que o Brasil compraria. Não me recordo dos pormenores, que ficaram mais a cargo do Stepanenko[7] e do presidente da Petrobras, mas causou-me certa estranheza que, do lado boliviano, quem parecia deter a última palavra era uma companhia estrangeira, à qual La Paz havia não só feito a "concessão" da obra, mas delegado a competência de negociar. Esta companhia era a hoje "notória" (no sentido anglo-saxão) ENRON[8]!

É interessante notar que os dois temas de meu maior interesse naquele momento, ALCSA e CSNU, foram tratados de forma muito adequada, do nosso ponto de vista, nos comunicados conjuntos relativos à minha visita a La Paz em 27 de janeiro de 1994[9], e a de Aranibar ao Brasil em 12 e 13 de setembro do mesmo ano[10]. No que toca ao Conselho, em um relatório informal escrito em abril de 2000, já mencionado no capítulo sobre Argentina[11], incluí a Bolívia entre os países que nos haviam manifestado apoio em conversas bilaterais. Em ambos os comunicados, embora não haja referência explícita a tal apoio, a linguagem acordada aponta nessa direção.

Registro outro aspecto curioso relacionado à minha visita a La Paz em janeiro de 1994. Creio ter sido esta uma das primeiras vezes que, como ministro, utilizei um avião da Força Aérea Brasileira. Tratava-se de um Learjet do mesmo tipo que eu viria a usar meses depois em uma viagem ao Senegal[12]. Mesmo tendo mais autonomia que o outro modelo de "jatinho" da FAB (o antigo HS), a aeronave não podia decolar de La Paz, cujo aeroporto, em El Alto, fica a quatro mil metros de altitude, com o tanque cheio. Essa circunstância nos obrigou a uma escala em Santa Cruz, onde fui recebido pelo governador e pelo prefeito. Foram ambos muito solícitos. Expressaram satisfação pela presença de importante comunidade brasileira na cidade. No curso da conversa, foi mencionada a existência de interessantes ruínas das missões jesuíticas, a uma distância de cerca de 200 quilômetros. Percebendo a minha curiosidade, um dos meus anfitriões se prontificou a conduzir-me até o local. O transporte seria efetuado em um veículo da DEA[13], a famosa agência antidrogas do governo norte-americano. Essa oferta foi feita com total naturalidade. Declinei do convite, o qual evidenciava a profundidade da

---

7   Alexis Stepanenko foi ministro-chefe da Secretaria de Planejamento, Orçamento e Coordenação da Presidência da República e ministro de Minas e Energia, no governo Itamar Franco, entre 1993 e 1994.
8   A Enron Corporation foi uma companhia de energia americana que, em meio a escândalos financeiros, pediu proteção no âmbito da lei de falência, em 2001.
9   Ver comunicado conjunto de 27 de janeiro de 1994, assinado na cidade de La Paz.
10 Ver comunicado conjunto de 13 de setembro de 1994, Brasília.
11 Ver anotação de 18 de abril de 2000.
12 Ver AMORIM, 2013.
13 Drug Enforcement Administration.

penetração da entidade estrangeira em território boliviano, quase um governo paralelo. Anos mais tarde, em uma visita do presidente Lula à terra natal de Evo Morales, este comentou que o aeroporto em que baixamos era, até pouco tempo antes, reservado à DEA e vedado às autoridades bolivianas, inclusive as mais altas.

O Brasil não envergonhará a América do Sul

Em agosto de 2002, o presidente Sánchez de Lozada voltaria ao poder na Bolívia, alguns meses antes da posse de Lula. Em abril de 2003, Goni visitaria o Brasil. O comunicado conjunto do dia 28 deixa entrever as tensões que levariam à queda do presidente, cerca de seis meses depois. Enfatizava a importância de assegurar a normalidade constitucional nos países da região, ao mesmo tempo que defendia a democracia e a justiça social. O comunicado se estendeu sobre temas bilaterais, especialmente a compra de gás (como elemento da "parceria estratégica") e o tráfico de entorpecentes. O tema da integração sul-americana foi retomado nos projetos de infraestrutura (inclusive com a possibilidade de financiamento conjunto pela CAF[14] e pelo BNDES). Menciona também as negociações para um acordo de livre-comércio entre a CAN e o Mercosul, parte da estratégia brasileira para a criação de uma Comunidade Sul-Americana de Nações[15]. De algum modo, representava uma volta ao tema da ALCSA, objeto das conversações que tivera com Goni quase dez anos antes. Quanto ao CSNU, o apoio ao pleito brasileiro foi explícito[16].

Especialmente interessante, dadas as conhecidas relações de Sánchez de Lozada com os Estados Unidos, é a alusão feita às negociações comerciais:

> Os presidentes salientaram a importância da coordenação de países sul-americanos [...] na Organização Mundial do Comércio e no processo de formação de uma Área de Livre Comércio das Américas. [...] destacaram a importância de que as negociações da ALCA se deem de forma equilibrada e equitativa, levando em conta os diferentes níveis de desenvolvimento econômico dos países do Hemisfério, bem como os objetivos estratégicos e de política econômica necessários para superar as enormes carências sociais [...].

---

14 A Corporação Andina de Fomento foi criada em 1968. Inicialmente voltada para os países da Comunidade Andina, a CAF evoluiu no sentido de um verdadeiro banco sul-americano, sob a presidência do boliviano Enrique García, grande entusiasta da integração.
15 Ver AMORIM, 2013.
16 "O Presidente Sánchez de Lozada declarou o apoio da Bolívia a que o Brasil integre o Conselho de Segurança na qualidade de membro permanente." Cf. MINISTÉRIO DAS RELAÇÕES EXTERIORES. *Resenha de Política Exterior do Brasil*, jan-jun de 2003.

Para um observador atento à discussão sobre a ALCA nessa época, é evidente a proximidade do texto em relação às preocupações brasileiras. Durante o diálogo bastante informal, Goni expressou o dilema boliviano com uma metáfora litero-cinematográfica: a Bolívia seria como *Dona Flor e seus dois maridos*, não podendo fazer uma opção excludente, quer pela América do Sul, quer pelos Estados Unidos. Em sua declaração após a assinatura dos atos, Lula teve a preocupação de enquadrar os entendimentos com a Bolívia nos esforços pela integração sul-americana, salientando o conjunto de contatos bilaterais entre ele e líderes da região. Ao agradecer o apoio de Goni em relação a um assento permanente junto ao Conselho de Segurança, Lula adotou o tom pessoal característico de tantas de suas falas: "O Brasil não envergonhará nenhum país da América do Sul"[17].

¿Cancilleres hablan con arcebispos?

A Bolívia voltaria ao centro das atenções em função da convulsão político-social[18] que levou à queda de Goni em outubro de 2003. Em 13 de outubro, poucos dias antes da renúncia, o Itamaraty emitiu nota em que destacava a grave preocupação com a situação e enfatizava a necessidade de diálogo na busca de soluções pacíficas para a crise, respeitando-se o compromisso democrático firmado no âmbito do Mercosul. No dia da renúncia, em 17 de outubro, outras notas foram emitidas, em que o Brasil reconheceu os preceitos constitucionais na sucessão de Goni. O grupo do Rio reagiria no mesmo sentido. As notas do Itamaraty salientam o envio conjunto de emissários especiais do Brasil[19] e da Argentina para facilitar o diálogo em busca de uma solução pacífica. Outra nota oficial menciona a bem-sucedida evacuação de brasileiros de La Paz.

Dez dias após a renúncia, eu seria o primeiro chanceler a visitar La Paz desde a crise. Na ocasião, encontrei o chanceler Juan Ignacio Siles[20] e conversei com membros da alta hierarquia católica, na tentativa de entender melhor os conflitos sociais que continuavam a se manifestar na Bolívia. Fui também recebido pelo presidente Carlos Mesa, que fora eleito como vice-presidente na chapa de Goni em 2002. A aceitação pela comunidade internacional da situação política que se seguiu à queda de Sánchez de Lozada ficaria patente com a realização da

---

17 Ver MINISTÉRIO DAS RELAÇÕES EXTERIORES. *Resenha de Política Exterior do Brasil*, jan--jun de 2003.
18 Tensões sociais e políticas foram uma característica constante da Bolívia, marcada por grandes desigualdades sociais, econômicas e culturais. A política neoliberal do governo Sánchez de Lozada agudizou os conflitos.
19 No caso do Brasil, o enviado foi Marco Aurélio Garcia, assessor especial do presidente.
20 Diplomata de carreira, Juan Ignacio Siles foi chanceler da Bolívia de 2003 a 2005, durante a presidência de Carlos Mesa.

XIII Reunião da Cúpula Ibero-americana em Santa Cruz, em 14 e 15 de novembro. Nessa ocasião, o presidente Lula manteve contato, a pedido deste, com Evo Morales, que já despontara como forte liderança política na eleição presidencial de 2002. Evo se dirigiu a Lula com muita deferência, mas não escondeu sua insatisfação com a subida de Mesa ao poder. Ao tomar conhecimento do encontro que eu tivera com os arcebispos de El Alto e La Paz, Evo demonstrou estranheza: *"no sabía que los cancilleres hablaban con los arcebispos"*.

Em 18 de novembro, o presidente Mesa viria ao Brasil, para uma visita de trabalho. O comunicado conjunto, além de pontos que já haviam figurado no que fora assinado com Sánchez de Lozada, deu destaque à presença positiva do Brasil durante a crise. O presidente Mesa saudou o envio de emissários pelo Brasil e Argentina, e a visita que eu próprio havia feito, dias depois de sua posse.

O período que se seguiu à queda de Goni foi relativamente tranquilo para o relacionamento Brasil-Bolívia. Era evidente, porém, que a questão do gás, que estivera presente nos acontecimentos de outubro de 2003, em algum momento voltaria a ocupar um lugar central na relação entre os dois países. Durante o ano de 2004, a abordagem dos temas, mesmo aqueles potencialmente conflituosos, ocorreu sem maiores sobressaltos. Em abril desse ano, o ministro Juan Ignacio Siles visitou o Brasil, acompanhado do meu amigo Antonio Aranibar, agora a cargo da área energética boliviana. O comunicado conjunto consignou várias áreas de cooperação, como a criação de um polo gás-químico na Bolívia, construção de usinas termoelétricas e cooperação técnica para a utilização doméstica e veicular do gás. Transparece nesses projetos o desejo comum de dar um encaminhamento cooperativo às reivindicações bolivianas quanto ao seu principal recurso natural. O mesmo espírito de entendimento se manifestou em três encontros, muito próximos um do outro, entre o presidente Mesa e o presidente Lula. Em junho, o presidente boliviano participou da XI UNCTAD, em São Paulo; no mês seguinte, Lula foi a Santa Cruz de la Sierra no quadro das comemorações do vigésimo aniversário de relançamento da Câmara de Comércio Brasileiro-Boliviana; em agosto, Lula e Mesa encontraram-se na fronteira entre Cobija e Brasileia.

Na visita a Santa Cruz, foram assinados alguns acordos bilaterais[21] e uma extensa declaração[22], em que não faltaram referências a temas habituais de interesse regional e global, além de menções a comércio, infraestrutura etc. Transparece,

---

21 Acordo sobre Facilidades para o Ingresso e Trânsito de seus Nacionais em seus Territórios; Acordo para a Permissão de Residência, Estudo e Trabalho a Nacionais Fronteiriços Brasileiros e Bolivianos; Contrato de Reestruturação da Dívida Bilateral e seus Anexos; e Acordo-quadro entre o Banco Nacional de Desenvolvimento Econômico e Social da República Federativa do Brasil e o Ministério da Fazenda da Bolívia.

22 Ver MINISTÉRIO DAS RELAÇÕES EXTERIORES. *Resenha de Política Exterior do Brasil*, 2º semestre de 2004.

no documento – um verdadeiro "protocolo de intenções" – a preocupação com a situação política do nosso vizinho, com a reafirmação do apoio de Lula a Mesa. Igualmente significativa é a referência aos povos originários, cuja situação de discriminação estava, em grande parte, por trás da instabilidade política boliviana. A questão energética é tratada com destaque, mas de maneira cuidadosa. A menção, constante na declaração, a possíveis impactos que o referendo planejado sobre o gás poderia ter no fornecimento ao Brasil deixa claro que as preocupações a esse respeito antecediam a ascensão de Evo Morales ao poder. Quanto a projetos conjuntos de maior fôlego, alguns evoluíram, como se verá, enquanto outros enfrentaram dificuldades ou foram simplesmente abandonados.[23]

Três grandes ecossistemas

O encontro de agosto de 2004 entre os presidentes na fronteira tinha como foco a inauguração da ponte entre Brasileia, no Acre, e Cobija, na Bolívia. O evento deu ensejo a uma pouco usual e interessante reunião trilateral com o presidente peruano, Alejandro Toledo, cuja presença se devia ao lançamento da pedra fundamental da Ponte da Integração, ligando o Brasil ao Peru, entre as cidades de Assis Brasil e Iñapari. Lula, Mesa e Toledo emitiram uma declaração[24] sobre uma variedade de temas. Não faltou, inclusive, o apoio conjunto de Bolívia e Peru à aspiração brasileira em relação ao Conselho de Segurança da ONU. Constam do documento trilateral referências positivas aos acordos entre Mercosul e Comunidade Andina e, de forma mais ampla, à ideia de "consolidar a visão de um espaço Sul-Americano de integração". Mereceu destaque a "Iniciativa MAP (Madre de Dios, Acre e Pando), [...] importante esforço regional para concretizar uma zona de integração fronteiriça". A declaração levanta uma ideia ambiciosa: "a ligação fluvial da Bolívia e Peru ao Atlântico, e do Brasil ao Pacífico". O encontro trilateral e o documento que dele resultou ilustram a centralidade da Bolívia nos três grandes ecossistemas da América do Sul: o amazônico, o andino e o platino.

Esse clima de relativa tranquilidade no relacionamento bilateral deveu-se, entre outras razões, à evidente empatia que Lula nutria por Mesa, um político moderado, com preocupações sociais. Mesa era jornalista e historiador e autor de vários livros. Os sentimentos de Lula em relação a Mesa eram plenamente

---

23 Entre os temas que não evoluíram de forma significativa, mencionaria dois, que guardam relação com a situação de mediterraneidade da Bolívia: as discussões sobre o canal de Tamengo, que facilitaria o acesso ao Atlântico pela Bacia do Prata, e o aproveitamento hidroviário do rio Madeira, que propiciaria o acesso pela Bacia Amazônica.
24 Ver MINISTÉRIO DAS RELAÇÕES EXTERIORES. *Resenha de Política Exterior do Brasil*, 2º semestre de 2004.

correspondidos pelo presidente boliviano. Lula mais de uma vez comentou o "papel extraordinário" que Mesa poderia desempenhar na Bolívia[25], similar, no seu entender, ao de Itamar Franco no Brasil. A realidade boliviana, entretanto, provaria ser mais dura e intratável do que fora a nossa à época de Itamar.

Acesso ao Pacífico

Em 1 de junho de 2004, dias antes de uma Assembleia Geral da OEA, em Quito, o ministro Juan Ignacio Siles havia voltado ao Brasil, com o objetivo principal de obter apoio (expresso ou tácito) para demandas bolivianas de acesso ao Pacífico. Esse tema, que ficara algo dormente na gestão Sánchez de Lozada, voltara a ocupar um lugar de destaque na agenda de La Paz com a ascensão de Mesa. Siles era um diplomata jovem, que, anos antes, fora diretor da academia diplomática. Filho de pai boliviano e mãe chilena, nascera no Chile, onde teve parte de sua formação inicial. Essa circunstância pode explicar que Juan Ignacio se sentisse especialmente vulnerável a críticas de opositores[26]. A forma enfática e algo emocional como pretendia tratar das diferenças com seu vizinho na OEA refletia, a meu ver, essa insegurança. Mas o jovem ministro era uma pessoa aberta ao diálogo e parecia ouvir os meus conselhos.[27]

26/9/2004 [...] Na pendência Chile-Bolívia, que certamente perdurará por muitos anos, tivemos sempre a preocupação de evitar que saísse do controle[28] [...]. Muitas vezes, atuamos de forma discreta, conversando com uma ou outra parte. Um momento significativo se deu às vésperas da Assembleia Geral da OEA, em Quito, em 7 de junho de 2004. O ministro boliviano Juan Ignacio Siles pediu para me ver e apareceu em Brasília num fim de tarde/início de noite, dias antes da Assembleia. Queria mostrar o discurso que faria na ocasião, em que, contrariando uma prática dos últimos anos [baseada em um acordo tácito], a Bolívia trataria da substância do diferendo. Com muito jeito, recusei-me a lê-lo, dizendo que não me caberia opinar sobre o texto e que mesmo o meu silêncio poderia ser interpretado como um sinal verde. Creio que o convenci também a evitar linguagem que levasse a

---

25   Nunca voltei a comentar com o ex-presidente brasileiro o papel de Mesa na política boliviana. Mas estou seguro de que faria uma revisão dessa avaliação positiva, à luz do comportamento de Mesa ao longo dos anos, especialmente nos acontecimentos que levaram ao golpe contra Evo Morales, no final de 2019.
26   Isso, de fato, viria a ocorrer em abril de 2005, em função de declarações sobre as águas fluviais no contexto das disputas com o Chile.
27   A visita de Siles e outros aspectos do contencioso Bolívia-Chile, bem como o papel "apaziguador" do Brasil estão tratados mais adiante neste capítulo e também no referente ao Chile.
28   Ver capítulo de Chile.

reações chilenas, uma vez que conhecia a sensibilidade política do tema em Santiago (já que a havia experimentado pessoalmente um ano e meio antes).

O antecedente do Jânio

Com a atenção voltada para outros temas (organização da Cúpula América do Sul-Países Árabes, Rodada de Doha, aproximação com os países africanos), não pude acompanhar de perto a evolução dos acontecimentos em La Paz nos últimos meses de 2004. É, assim, de forma algo abrupta, em uma anotação escrita em Nairóbi, durante uma viagem que inclui cinco ou seis países africanos, que registro o agravamento da crise boliviana:

7/3/2005 Falei com Samuel Pinheiro Guimarães, que está em Lima para reunião de vice-chanceleres sul-americanos. A notícia importante que me deu foi a da "renúncia" do presidente Mesa, da Bolívia. A renúncia, consubstanciada em uma carta de hoje, terá que ser apreciada pelo Congresso[29]. Segundo nosso embaixador em La Paz, poderia ser uma "jogada". Será que ele conhece o antecedente do Jânio?

A anotação seguinte foi escrita em 8 de março, em Adis Abeba, onde fui plantar a semente do relacionamento institucional do Brasil com a União Africana. Depois de descrever em algum detalhe minhas impressões da capital etíope e o meu encontro com o presidente da UA, Alpha Oumar Konaré, encerrei as reflexões do dia da seguinte forma:

8/3/2005 Acompanho à distância a questão da Bolívia e converso com nosso embaixador em La Paz. Não pude falar com o presidente, mas utilizei os intermediários de que dispunha para aconselhá-lo a ligar para Mesa (sugerindo, ao mesmo tempo, que Marco Aurélio falasse com Evo Morales). Fiquei satisfeito em ver, hoje, a notícia de que o telefonema foi realizado. Pelos horários, terá sido após a minha sugestão.

Em 9 de março, *en route* entre Adis Abeba e Dar es Salaam, a bordo do 737 da FAB que o presidente me havia cedido para o périplo africano, concluí minha anotação sobre a viagem, com uma referência à crise boliviana:

---

29 Na carta, o presidente Carlos Mesa alega não estar em condições de governar "garantindo ao país as condições mínimas de convivência civilizada e pacífica". Segundo agências de notícias, o presidente se referia à onda de greves e protestos contra a empresa privada de águas. A esses se somava um movimento por autonomia de províncias. Por trás dos movimentos de oposição ao governo, estaria Evo Morales.

9/3/2005 Em tempo: a situação na Bolívia parece ter-se acalmado um pouco com a esperada recusa do pedido de renúncia de Carlos Mesa pelo Congresso. Mas Evo Morales continuará a dar trabalho. Segundo Antonino[30], há aí uma tarefa para o presidente Lula, inclusive junto a Chávez. A ver...

No final de abril, fui a Santiago, para uma reunião da "Comunidade das Democracias"[31], de onde segui para o Equador, em uma missão pacificadora da CASA[32]. Em uma anotação do dia 29, a propósito de encontros à margem da reunião, fica clara a minha continuada preocupação com a Bolívia.

29/4/2005 Avistei-me rapidamente com António Guterres, ex-primeiro-ministro de Portugal e candidato ao ACNUR[33]. Quem sabe encontro amanhã um momento para falar com Kofi Annan. Guterres vinha da Bolívia e se mostrou muito preocupado com a falta total de diálogo [entre as forças políticas locais]. Se as coisas no Equador fossem mais simples, bem que gostaria de ir a La Paz, ainda mais que (coisa rara!) disponho de um avião seguro. [...]

Dias antes, a secretária de Estado Condoleeza Rice havia visitado o Brasil a caminho de Santiago. Na anotação em que registrei os temas tratados com Rice, a Bolívia não aparece de forma explícita. Há apenas uma referência ao fato de que "a secretária de Estado foi positiva quanto a nossa ação na Venezuela e em outros países latino-americanos". Não deixa de ser curioso que, cerca de dois meses mais tarde, após o desenlace da crise, o jornalista Clóvis Rossi, ao comentar um telefonema da secretária de Estado norte-americana para Eduardo Rodríguez, que assumiria a presidência após a queda de Carlos Mesa, tenha feito uma matéria com o título "Estados Unidos delegam Bolívia a Brasil e Argentina"[34]. É possível que o diálogo que mantive com Condoleeza tenha fornecido elementos para essa decisão.

Bolívia na *troika* da CASA

Mas estou me antecipando aos fatos. Em meio à crise da Bolívia, no final de abril, o ministro Juan Ignacio Siles me acompanhou em uma viagem ao Equador,

---

30 Antonino Lisboa Mena Gonçalves foi embaixador do Brasil na Bolívia entre 2003 e 2006.
31 Sobre a "Comunidade das Democracias", ver no capítulo sobre Chile outro trecho da anotação de 29 de abril de 2005.
32 Ver capítulo sobre Equador.
33 António Guterres foi alto comissário das Nações Unidas para Refugiados de 2005 a 2015 e, desde 2016, é o secretário-geral das Nações Unidas. Mantive contato relativamente frequente com Guterres em suas duas funções internacionais.
34 *Folha de S.Paulo*, 29 de junho de 2005.

na esteira da queda do presidente Lucio Gutiérrez. A Bolívia integrava a *troika*[35] da Comunidade Sul-americana de Nações, por se ter oferecido como sede da cúpula que se seguiria à próxima, a realizar-se no Brasil[36]. Juntamente com o embaixador peruano (o Peru sediara a cúpula anterior), Siles esteve em vários dos encontros que mantive, inclusive com o presidente equatoriano interino, Alfredo Palacio. Desempenhou um papel positivo, contribuindo, com sua presença, para "legitimar" a missão da CASA.

O contencioso político com o Chile era uma obsessão do chanceler boliviano. A perspectiva da eleição do chileno José Miguel Insulza como secretário-geral da OEA seria o catalisador de novas manifestações de ansiedade. Conforme descrevi na seção sobre Chile, tive de intervir para apaziguar a situação e cheguei a provocar um telefonema de Insulza a Juan Ignacio Siles com esse objetivo.

Em nota de 30 de abril, menciono a viagem a Guayaquil:

30/4/2005 [...] Meu amigo boliviano já partira, creio, para a reunião da OEA em Washington, para uma de suas "últimas atuações como chanceler", a julgar por suas próprias palavras. Lamentarei, se estiver certo, pois tive com o jovem ministro um bom diálogo, inclusive, em certos momentos, aconselhando-o sobre como administrar, em reuniões internacionais (como a última Assembleia Geral da OEA, que se realizou em Quito), as difíceis relações com o Chile[37].

Ley de hidrocarburos

Em 24 de maio, fui à abertura do IV Fórum Global sobre Reinvenção Governamental, na Coreia. Durante o evento de propósitos não muito claros e após o discurso do presidente Lula, enquanto seguia, sem maior interesse, os sucessivos pronunciamentos, aproveitei o tempo para recapitular fatos recentes sobre América Latina e Caribe, África etc.:

24/5/2005 Também na semana passada, ocupei-me um pouco da situação da Bolívia. Tive uma conversa longa com minha amiga Dilma[38], cuja visão sobre a necessidade de permanecermos "engajados" coincide com a minha. A conversa foi na quinta-feira, dia 19. No dia 20, estiveram no Brasil os ministros da Energia

---

35 A *troika* é uma forma bastante generalizada de garantir certo grau de governança compartilhada em fóruns ou grupos que não dispõem de secretaria permanente. Nesse caso, era composta pela presidência corrente (Brasil), juntamente com a anterior (Peru) e a futura (Bolívia).
36 Efetivamente, a cúpula da CASA em Cochabamba viria a ocorrer em 8 de dezembro de 2006.
37 A mediação que procurei fazer entre o ministro boliviano e a chanceler chilena Soledad Alvear está descrita no capítulo sobre Chile.
38 A ex-presidenta Dilma Rousseff era, então, ministra de Minas e Energia.

e das Relações Exteriores, que conversaram com a ministra e tiveram um longo encontro comigo. O objetivo era aliviar a repercussão negativa da "ley de hidrocarburos"[39], que entrara em vigor dias antes. Não sei se Mesa está perdendo o controle da situação. Parece-me alguém que se mantém à tona graças ao entrechoque de placas que nem se afastam, nem se esmagam. A ameaça mais imediata proviria das pressões para que Mesa renuncie. O MNR e o MIR[40] estariam juntos neste "complô". Evo Morales poderia ser instrumentalizado, embora venha a ser prejudicado. O ministro do Exterior Juan Ignacio Siles achou boa a ideia de Lula de enviar o Marco Aurélio para conversas com "perfil baixo". Vamos ver. Eu, na realidade, me havia oferecido a ficar no Brasil e, se necessário, visitar La Paz, mas o presidente preferiu que eu o acompanhasse na visita a Seul e pediu ao Marco Aurélio para eventualmente ir à Bolívia.

Após o encontro de Seul, onde escrevi a nota transcrita acima, segui para o Japão, como parte da comitiva da visita oficial do presidente Lula. Enquanto a crise se agravava na Bolívia, segui com as minhas ocupações "normais" de chanceler. Viajei para Tel Aviv e Jerusalém em minha primeira visita a Israel, na sequência da Cúpula América do Sul-Países Árabes, no Brasil.

No início de junho, fiz uma breve parada em Brasília. No dia 4, o Itamaraty emitiu uma nota[41] em que revela preocupação com a situação da Bolívia, ao mesmo tempo que expressa a expectativa de que a crise seja solucionada de acordo com a "normalidade institucional e o respeito à democracia, com base no diálogo e na cooperação entre todos os segmentos da sociedade boliviana". Significativamente, a nota expressa também disposição de engajamento: "O Governo brasileiro, sempre que solicitado, estará disposto a cooperar prontamente,

---

39 A lei dos hidrocarbonetos foi promulgada em 16 de maio de 2005. O que estava em jogo era fundamentalmente a divisão dos recursos obtidos com a exploração do gás entre as empresas estrangeiras e o Estado boliviano. A atitude de Mesa refletia a complexa problemática política em torno da lei. Vista com apreensão pelas empresas em virtude da mudança na repartição das receitas em benefício do Estado boliviano, a lei tampouco agradou aos setores mais nacionalistas, entre eles o MAS (Movimento al Socialismo), que consideraram insuficiente o percentual a ser revertido ao Estado. A crise social e política se agravaria.

40 Por ocasião da crise, o Senado era presidido por Hormando Vaca Díez, do Movimento de Izquierda Revolucionario (MIR); a Câmara dos Deputados era chefiada pelo Movimento Nacionalista Revolucionario (MNR). Sem aprofundar nas complexidades da política interna boliviana, pode-se dizer que o MNR era o partido do *establishment* boliviano, ao qual pertenceu, entre outros, Gonzalo Sánchez de Lozada. O MIR foi, inicialmente, dissidência mais à esquerda do MNR, ao qual pertencia Antonio Aranibar, mas também se ligou ao presidente Goni.

41 Ver MINISTÉRIO DAS RELAÇÕES EXTERIORES. *Resenha de Política Exterior do Brasil*, a. 32, n. 96, 1º semestre de 2005.

em estreita coordenação com os países da América do Sul, para a normalização política e institucional da Bolívia"[42].

Segui para Fort Lauderdale, na Flórida, onde participei da XXXV Assembleia Geral da OEA. Achei importante estar presente nessa conferência devido à situação no Haiti e às críticas crescentes na mídia internacional sobre o comportamento supostamente brando das nossas tropas, tema que tratei com a secretária de Estado Condoleezza Rice.

Não chegou a desembarcar em Sucre

Da Flórida, fui à República Dominicana, no dia 6 de junho. A visita tinha caráter diplomático e empresarial, e estava programada para estender-se até o dia seguinte, mas foi abreviada em função da nova renúncia do presidente Carlos Mesa, no próprio dia 6. Somente uma semana depois é que encontrei tempo para um registro a esse respeito:

15/6/2005 Encurtei em algumas horas a viagem à República Dominicana por causa da crise na Bolívia, o que me permitiu ter vários contatos com La Paz. Além disso, participei de reunião com o presidente e de telefonema de Lula com o então presidente Mesa.

Durante esse telefonema, o mandatário boliviano, já politicamente agonizante, solicitou o envio de uma missão conjunta de observação à Bolívia, a ser integrada por Brasil, Argentina, e um representante da ONU[43]. Após algumas manobras confusas, mas que acabaram resultando na saída simultânea dos presidentes da Câmara e do Senado (uma exigência dos manifestantes liderados por Evo Morales), Mesa deixaria o poder no dia 9. No dia seguinte, assumiu a presidência Eduardo Rodríguez Veltzé, presidente da Corte Suprema, com o compromisso de convocar eleições. Em nota oficial, o presidente Lula saudou o novo presidente e destacou que "as lideranças políticas bolivianas, em situação de grande complexidade, souberam chegar a uma fórmula de consenso para a sucessão presidencial".

---

42 Essa disposição de atuar positivamente, em conjunto com outros países sul-americanos, respeitando sempre a institucionalidade de cada Estado, ilustra a atitude de "não indiferença", que, a meu ver, complementava, sem afetá-lo, o princípio da não intervenção.

43 A missão foi composta por Marco Aurélio Garcia, pelo argentino Raúl Alconada Sempé e pelo colombiano José Ocampo, ex-diretor da CEPAL.

Cerca de dez dias depois do desenlace da crise, durante uma viagem ao Paraguai, para uma Cúpula do Mercosul, fiz um registro em que rememorei minhas impressões sobre os últimos momentos de Mesa.

20/6/2005 Muito brevemente sobre a Bolívia. O nosso enviado especial, Marco Aurélio Garcia, não chegou a desembarcar em Sucre [onde estava reunido o Parlamento]. Mas teve conversas importantes, que tratou de me relatar. De minha parte, creio haver contribuído com dois conselhos, ambos veiculados pelo Marco Aurélio: pedir a Chávez que ajudasse a moderar o Evo Morales; e instar o presidente Mesa a não prosseguir com o plano de dissolver o Congresso e convocar, ele próprio, eleições. Marco Aurélio chegou a pensar que essa poderia ser uma solução ("desde que com o apoio do Cardeal"). Eu comentei que, na minha opinião, isso daria ao presidente do Senado uma base para resistir. As forças armadas, que estavam contidas, poderiam tomar o partido da constitucionalidade contra os movimentos sociais, ou dividir-se. Em qualquer caso, o risco de guerra civil seria muito grande. Repeti a mesma opinião ao ministro Ignacio Siles, que ficou de transmiti-la a Mesa. Acrescentei que Mesa deveria fazer uma última tentativa de diálogo com os presidentes do Senado e da Câmara. Não sei se o fez ou se simplesmente decidiu esperar. Seja como for, nossa sugestão (digo "nossa" porque o Marco Aurélio a acatou) de que não prosseguisse com a ideia de dissolver o Congresso foi seguida. Poucas horas depois, minha chefe de gabinete informou que os presidentes das duas Casas do Legislativo haviam renunciado. O presidente do Supremo assumiria o compromisso de convocar eleições, seguindo o rito constitucional. O estopim imediato de uma crise ainda mais grave, com risco de guerra civil, foi apagado.

Elemento estabilizador

Superada essa etapa da crise boliviana, minhas atenções se voltam para os assuntos de sempre. Em uma extensa anotação de julho sobre as movimentações em torno da Reforma do Conselho de Segurança, que não caberia reproduzir aqui, o apoio do "novo chanceler da Bolívia", Armando Loaiza[44], ao projeto de resolução do G-4[45] é mencionado ao final de uma enumeração.

17/8/2005 Neste mês temos recebido inúmeras visitas de líderes africanos. [...] Mas não foi só de África que foram tecidos os dias da política externa neste mês

---
44 Diplomata de carreira, Armando Loaiza Muriaca foi ministro das Relações Exteriores de junho de 2005 a janeiro de 2006, durante o governo de Eduardo Rodríguez Veltzé.
45 Projeto A/59/L.64.

de agosto. Tenho procurado dedicar mais atenção à América do Sul, com ênfase na relação política. Por isso estive na Bolívia na segunda-feira e encontro-me agora no Equador. Em ambos, a presença e atuação do Brasil durante os fortes abalos que sofreram nos últimos meses tem sido elemento estabilizador. É também o momento de atrair ambos os países (e, com mais razão, agora, no caso da Bolívia) para o seio da América do Sul. Penso tratar de cada uma das visitas de forma individual[46], pois há, em ambos os casos, elementos interessantes a notar.

Consultando minha agenda do dia 15 de agosto, verifico que dela constaram encontros, na residência do embaixador do Brasil, com Evo Morales e Jorge Quiroga[47], os dois principais candidatos à próxima eleição presidencial. A mera presença dos dois líderes em nossa embaixada era ilustrativa do desejo das diversas forças políticas de ter o Brasil envolvido em eventuais tratativas que se fizessem necessárias em caso de agravamento da situação.

29/10/2005 Outros temas seguem preocupando. Equador e Bolívia, países pelos quais me interessei pessoalmente, continuam muito instáveis. [...]

Na Bolívia, duas preocupações. A mais imediata, o adiamento das eleições, devido a um problema (não insignificante) de ajuste do número de cadeiras no Parlamento em função de mudanças demográficas. Essas mudanças penalizariam as forças políticas de esquerda ou populares (concentradas no Altiplano e em La Paz). Superada essa questão, haverá que assegurar-se do comportamento dos atuais candidatos (e das forças políticas que eles encarnam), pós-eleição. Kofi Annan gostaria que a ONU ajudasse no diálogo e chegou (por meio de seu representante no Brasil) a falar em "pacto", que se materializaria em reunião a realizar-se sob os auspícios de um presidente da região [sic]. Lula seria o patrocinador natural deste movimento. Marco Aurélio, presente à reunião com o representante de Annan, apressou-se a encampar a ideia e disse que trataria do assunto em

---

46 Como em muitas outras ocasiões, a intenção de voltar ao tema não se concretizou. O comunicado relativo à minha visita a La Paz, em 15 de agosto, além de destacar o bom nível das relações bilaterais e expressar apoio à CASA, aborda, entre outras, questões fronteiriças, regularização migratória de nacionais brasileiros e bolivianos. O comunicado menciona, ainda, a visita que fiz ao presidente Rodríguez Veltzé, a quem ratifiquei a "decidida vontade política" do presidente Lula de aprofundar as relações com a Bolívia. Refere-se, ainda, à minha visita, pouco tempo depois das mudanças políticas, como "uma clara evidência do decidido apoio do Governo do Brasil ao Governo boliviano". Ver MINISTÉRIO DAS RELAÇÕES EXTERIORES. *Resenha de Política Exterior do Brasil*, 2º semestre de 2005.

47 Evo Morales dispensa apresentações. Jorge Fernando Quiroga Ramírez foi vice-presidente da Bolívia entre agosto de 1997 e agosto de 2001, quando assumiu a presidência, posto que ocuparia por um ano. Liderou o partido liberal de direita conservadora Acción Democrática Nacionalista (ADN), fundado por Hugo Banzer em 1979.

viagem que está fazendo a La Paz. Na substância, estou de acordo. Trata-se de ver a oportunidade.

Evo Morales representou uma revolução

Em 18 de dezembro, Evo Morales foi eleito presidente da Bolívia com grande votação. Em anotação do dia 20, de volta de uma exaustiva, mas exitosa, Conferência Ministerial da OMC em Hong Kong[48], comento as tarefas que tinha pela frente. Menciono vários temas da América do Sul. Entre eles, encontro a seguinte referência críptica:

20/12/2005 [...] além disso, há Evo Morales (Bolívia no Mercosul?).

No dia 21, eu faria uma primeira reunião interna sobre a Bolívia, no Itamaraty, para analisar as perspectivas do governo Morales. O governo brasileiro havia emitido uma nota, provavelmente redigida no Palácio do Planalto, em que o presidente Lula manifestou o regozijo pela eleição de Morales e salientou a transparência do processo, que demonstraria a maturidade democrática [*sic*] da Bolívia[49]. O respeito à democracia e a disposição para a cooperação foram o *leitmotiv* das notas que anunciaram a visita de Evo ao Brasil, como presidente eleito, em 13 de janeiro, bem como a participação de Lula em sua posse, no dia 22.

No início de 2006, minhas atenções estavam voltadas para os acontecimentos no Haiti, logo após a trágica morte do General Bacelar[50], comandante da Minustah. Além disso, meu pai encontrava-se em coma, em um hospital do Rio de Janeiro, no qual viria a falecer, no dia 18. Somente no dia 26, a caminho de mais uma reunião da OMC, em Davos, voltaria a tratar da Bolívia nas minhas anotações. Lamentando que o tempo consumido com a OMC me impedisse de dedicar mais atenção a assuntos da América do Sul, escrevi:

26/1/2006 [...] gostaria de concentrar-me mais na Bolívia. Evo Morales, sem dúvida, representou uma revolução, com índios, mulheres e empregadas domésticas ocupando ministérios. Mas precisará de apoio e orientação. Na área internacional, por exemplo, o discurso de posse de Evo, embora cheio de palavras de gratidão aos vizinhos (demorou muito a mencionar o Lula, talvez por

---

48 Ver a narrativa sobre a Rodada de Doha em AMORIM, 2015b.
49 A nota deixa transparecer uma certa preocupação com o tratamento a ser dado à questão do gás, ao afirmar que "a cooperação é o caminho natural para aprofundar nosso diálogo político, ampliar nossas parcerias econômicas [...]".
50 A morte do General Urano Bacelar chegou a inspirar especulações de natureza conspiratória, mas todas as evidências apontavam para o suicídio.

estar falando de improviso e não ter o nosso presidente no seu ângulo de visão), colocou Mercosul, CAN, ALCA e TLC no mesmo plano. Será que, apesar do esquerdismo, haverá uma "síndrome de Paraguai"[51] enraizada no coração dos bolivianos? O Goni Sánchez de Lozada, que era de direita, mas não era bobo, falava de Dona Flor com seus dois maridos. Nosso desafio é fazer com que o marido do Sul seja mais atraente, não só ideologicamente, mas também economicamente (Chávez pode ajudar, mas também pode entornar o caldo).

Endurecendo o jogo

No início do ano, além de Doha, reforma do CSNU, IBAS etc., outra tarefa afastou-me dos temas latino-americanos, inclusive da Bolívia. A pedido de Dilma Rousseff, já então chefe da Casa Civil, o presidente Lula me designou para coordenar a negociação com o Japão sobre TV Digital[52]. Na volta de uma viagem a Tóquio, minhas atenções se voltam novamente para a região e, no caso da Bolívia, para a questão do gás:

15/4/2006 [...] a Bolívia tem endurecido o jogo na negociação com a Petrobras (aparentemente instigada pelos venezuelanos!); [...] tenho procurado atuar como posso: convoquei reunião sobre Bolívia no Itamaraty, com a presença do ministro Silas Rondeau (MME) e da Petrobras.

28/4/2006 [...] A situação que nos atinge mais de perto e que pode ter consequências muito negativas é a da Bolívia. O Evo Morales foi eleito com base em uma plataforma nacionalista e de reforma social. Teve o apoio explícito do presidente Lula – que se arriscou a expressá-lo publicamente pouco antes da

---

51 Na verdade, não sei bem o que tinha em mente quando me referi à "síndrome de Paraguai". Uma possibilidade seria a de que a Bolívia encarasse o Brasil como uma "potência imperialista". Não faltariam razões históricas para tanto.

52 As discussões sobre qual sistema de TV digital o Brasil deveria adotar se haviam tornado um tema de grande importância no governo e eram coordenadas pela ministra Dilma Rousseff. Participavam diretamente dessas conversas os ministros do MDIC, Luís Fernando Furlan, e o das Comunicações, Hélio Costa. Ocasionalmente, estava presente o ministro da Ciência e Tecnologia. O Itamaraty era representado pelo embaixador Antonino Marques Porto, encarregado de assuntos de C&T. Propositadamente, eu evitava envolvimento direto no tema, que me parecia mal colocado, uma vez que a opção pelo sistema japonês fora anunciada antes mesmo de serem negociadas as condições de conteúdo local, transferência de tecnologia etc. Não é o caso, aqui, de descrever os aspectos técnicos, ou mesmo políticos, da questão. Basta assinalar que a adoção de um novo padrão tecnológico era assunto de grande importância econômica, que viria, inclusive, a fazer parte da agenda brasileira com outros países sul-americanos. Apesar da minha relutância, em virtude da minha "fama de bom negociador" (nas palavras de Dilma), não escapei da missão de coordenar as negociações com as autoridades japonesas.

eleição. Depois de empossado, Morales tem-se refugiado num total isolamento, salvo no que toca as relações com Cuba e, principalmente, com a Venezuela. Até que ponto a atitude de confrontação, beirando a hostilidade, de alguns de seus ministros é inspirada e estimulada do exterior ou provém de ressentimentos históricos contra o Brasil e suas empresas com atuação na Bolívia? Sabemos que a presença venezuelana (em especial da PDVSA[53]) é grande. O jogo tem sido duro nas conversas com a Petrobras, e não faltam ameaças. Outra empresa brasileira, que havia iniciado importantes investimentos na região de fronteira (Puerto Suárez), está sendo escorraçada da Bolívia. Ainda que La Paz possa ter razão (total ou parcial) quanto à substância dos temas, a forma de conduzi-los é preocupante e deverá ter alguma resposta de nossa parte.

Não estou preocupado com o longo prazo

3/5/2006 Chegada ao Brasil um dia antes do previsto [na volta de mais uma reunião da OMC em Genebra].

No simbólico 1 de maio, Evo Morales nacionalizou as empresas e estabeleceu novos números para a receita do Estado boliviano com os "hidrocarbonetos". O total da participação boliviana passou a ser de 82%. Além disso, mandou tropas "guardarem" os ativos petroleiros. No Brasil, a reação foi, como não poderia deixar de ser, muito forte. Empresários mais à direita falaram em retaliação. O presidente, com quem falei três vezes entre anteontem e ontem, convocou reunião, que durou várias horas. Quando soube dos acontecimentos, eu estava jantando com Rob Portman e Susan Schwab, na residência do representante norte-americano junto à OMC. Creio que houve injustificada demora em me avisarem. Não teria feito diferença. Seria tarde para embarcar em Genebra, fazer conexão em Paris etc. Nas circunstâncias, fiz o possível para permanecer informado. Além do presidente, conversei com o secretário-geral do Itamaraty, o nosso embaixador em La Paz, a Dilma Rousseff (que estava em Nova York), e o ministro de Minas e Energia, Silas Rondeau. Aparentemente, durante a reunião de ontem, o presidente decidiu que telefonaria para Evo Morales e Chávez. Também seria emitida nota em que haveria referência a algum tipo de negociação. É a mais grave crise da política externa desde que Lula assumiu. Curiosamente, antes de embarcar para Genebra, ao encontrar-me com Samuel no aeroporto de Guarulhos, disse-lhe: "não estou preocupado com o médio e o longo prazo, mas com os próximos dias". Não esperava estar tão certo.

---

53 Petróleos de Venezuela.

16/5/2006 Volto aos fatos de início de maio. [...] Durante a semana de 1 de maio, a questão do gás teve vários desdobramentos. [Em 4 de maio], houve uma cúpula quadrilateral de emergência em Puerto Iguazú[54]. A participação de Chávez em um problema bilateral pode ter ajudado no plano imediato, mas, como era de se esperar, foi explorada pela oposição no Brasil. Já antes, o líder venezuelano se havia colocado como "mediador" nas questões sub-regionais, para grande irritação de Lula e Kirchner.[55] [...] Talvez devêssemos ter insistido que só poderíamos cogitar o Gasoduto do Sul quando a questão com a Bolívia estivesse resolvida. [...] A referência a esse projeto foi o preço de ter Chávez como "mediador"[56]. A menção ao gasoduto na declaração correspondia, também, ao desejo da Argentina, que tem seus próprios problemas de abastecimento de gás. Em troca, obtivemos bons parágrafos sobre segurança de fornecimento e discussão racional de preço ("equitativo e que viabilize os empreendimentos"). Os presidentes se reuniram a sós, mas coube aos ministros redigir o documento com base em pontos lidos por Kirchner (anfitrião e coordenador). Estes, em parte, se inspiraram em aide-mémoire que eu havia preparado no avião, mas o tom foi mais débil.

Na terça seguinte, 9 de maio, fui ao Senado, em meio a críticas, cada vez mais fortes, da oposição e de embaixadores, aposentados. Na própria quinta-feira (dia da reunião de Iguazú) já havia dado entrevista à *GloboNews*, que foi em geral bem recebida (Mercadante[57], Chico Buarque, entre outros – além dos próprios entrevistadores). Isso não impediu a continuação dos ataques no fim de semana. O mesmo ocorreu no Senado, com os parlamentares da oposição (Jefferson Peres, José Agripino e Arthur Virgílio) muito aguerridos. Cristovam Buarque, Roberto Saturnino e Pedro Simon foram, em graus distintos, positivos. A senadora Idely Salvati, do PT de Santa Catarina, concentrou-se mais na defesa do governo como um todo e do Marco Aurélio, objeto de muitas críticas e perguntas de outros parlamentares, às quais procurei responder com o máximo de isenção e frieza, evitando as armadilhas.

Seja como for, minha colocação inicial e as respostas que dei dominaram o noticiário. Chávez, que tudo acompanha de perto, se sentiu incomodado [com minhas declarações no Senado] e emitiu uma nota crítica. Do ponto de vista interno, talvez isso não tenha sido de todo mau para mim e para o governo.

As coisas estavam nesse pé quando, no dia 10 de maio, partimos para Viena para uma Cúpula União Europeia-América Latina e Caribe. No avião, tratei de OMC e das bilaterais que o presidente teria com Tony Blair e Angela Merkel. Não

---

54 Refiro-me à Cúpula Brasil-Argentina-Venezuela-Bolívia. Ver capítulo sobre Argentina.
55 Ver capítulo sobre Paraguai.
56 Minha resistência, ao final vencida, à menção ao Gasoduto do Sul não se devia a uma oposição ao projeto (sobre o qual, de qualquer forma, eu era cético). O que eu desejava evitar era, sobretudo, misturar nossas questões bilaterais com a Bolívia com discussões mais amplas e complexas.
57 Aloizio Mercadante foi senador e, em 2009, era líder do governo no Senado.

esperava grandes problemas em relação aos temas sul-americanos, salvo talvez alguma cara feia de Chávez. Antes de aterrissar, tivemos a notícia da entrevista "bomba", algo induzida pela mídia brasileira, de Evo Morales, inclusive com referências ao Acre, que teria sido "trocado por um cavalo" etc. Seguiu-se a tempestade amplamente noticiada, que, para desespero dos nossos jornalistas, amainou com as declarações [de tom conciliador] do próprio Evo, no final da sexta-feira, e o encontro Evo-Lula no sábado, dia 13. O tiroteio, nas vinte e quatro horas, entre uma declaração e outra, foi intenso. Eu próprio fui obrigado a dar duas coletivas, além de uma conversa informal com os jornalistas. Daí saíram o "Gasoduto do Oeste"[58] e a "ameaça" implícita de retirada do nosso embaixador[59]. Quando partimos de Viena, após uma singela visita de Estado bilateral no sábado, as coisas pareciam mais calmas. Será?

Ao longo da crise, várias frases minhas fizeram manchete e foram glosadas pelos editorialistas, em geral críticos. Em alguns casos chegaram a revelar certo incômodo, especialmente a minha defesa de uma política de "boa vizinhança vs. diplomacia do porrete"[60]. Em dado momento, cheguei a acenar com a possibilidade de chamada para consultas do nosso embaixador em La Paz, com o objetivo de demonstrar à opinião pública a seriedade com que estava tratando o assunto. Também deixei transparecer meu desconforto com algumas atitudes do presidente Chávez ao longo do episódio. Lembrei também um fato (a rigor, não sei se verdadeiro ou lenda) da história diplomática, ilustrativo da arrogância imperial. No final do século XIX, ou início do século XX, em face de uma disputa entre Londres e La Paz, a Rainha Vitória teria determinado que as canhoneiras britânicas bombardeassem [sic] a Bolívia. Informada da impossibilidade física de tal ação contra um país sem litoral, Sua Majestade teria decidido que a Bolívia deveria ser banida dos mapas ingleses, sendo substituída por um espaço em branco.

É melhor você tomar conta da Bolívia

20/5/2006 Em voo para La Paz. Depois das tormentas iniciais, a questão boliviana perdeu espaço, na mídia e nos meios políticos, para a explosão do crime organizado em São Paulo. Apesar disso, no almoço que ofereci na última quarta-feira para a Comissão de Relações Exteriores, os questionamentos foram intensos. Talvez por respeito ao anfitrião e à Casa, já não ouvi palavras como "*tibieza*" etc.

---

58 "Gasoduto do Oeste" foi a expressão que usei, ironicamente, quando algum jornalista me perguntou se haveria um "Gasoduto do Sul" sem a participação da Petrobras.
59 Na verdade, tratar-se-ia de chamada para consultas, como explico a seguir.
60 Tratava-se, obviamente, de alusão ao contraste entre a atitude, em relação à América Latina, da parte dos dois "Roosevelt", o Ted e o Franklin Delano.

Ao contrário, meus interlocutores parlamentares procuraram, não sei dizer com que grau de sinceridade, distinguir a atitude do Itamaraty e a minha pessoa dos "erros" e "fraquezas" do governo (encarnados, segundo eles, pelo próprio presidente e pelo Marco Aurélio). O deputado Fernando Gabeira, com quem eu mantinha um bom diálogo, inclusive quando apoiei uma missão parlamentar ao Haiti, chegou a dizer que eu havia beneficiado, com minhas ações diplomáticas, não só o Brasil, mas a humanidade [sic]. Referia-se especificamente ao Iraque[61].

O fato é que minha missão a La Paz não será fácil. É bom que possa estabelecer uma interlocução direta – "de Estado" – com os novos líderes bolivianos. Mas os dilemas persistem. A cobrança da sociedade brasileira – sobretudo dos meios conservadores – que agora se arvoram em grandes defensores da dignidade da Petrobras! – é no sentido de exigir compensações, não aceitar mudanças em contratos, enfim, ser duro. Ao mesmo tempo, tenho que mostrar aos bolivianos nossa disposição para uma relação criativa e construtiva, na base do respeito e do interesse recíprocos – sem os quais os protestos de amizade pouco significam. O próprio Lula, depois do início da crise, mas antes dos episódios de Viena, me disse: "Celso, é melhor você tomar conta da Bolívia. Eu não posso. Fico com muita pena quando vejo aqueles indiozinhos pobres". Os instrumentos de que dispomos são limitados (comparados com os petrodólares da Venezuela). Há que trabalhar olhando para o longo prazo. Mas, face às demandas e recalques históricos, será possível?

Até os divórcios podem ser amigáveis

24/5/2006 Estive na Bolívia no domingo e na segunda-feira. O primeiro dia foi praticamente para me adaptar à altitude, salvo o encontro com o Enrique García, presidente da CAF (Corporação Andina de Fomento) e conversas com o pessoal da embaixada.

Com García, além de temas específicos da instituição que dirige – a qual tem mantido uma boa parceria conosco –, conversei um pouco sobre a situação boliviana. García é, ele próprio, boliviano, mas sua visão não diverge da nossa. Ofereceu-me alguns insights interessantes, que não chegam a alterar minha percepção das coisas. Na segunda-feira, mantive encontros com o meu colega das Relações Exteriores, David Choquehuanca[62], que me ofereceu um almoço. Em

---

61 A referência tinha relação com o meu papel nas tentativas de solução pacífica para a crise iraquiana, sobretudo à época em que eu fora representante permanente do Brasil no Conselho de Segurança das Nações Unidas. Ver o primeiro capítulo de *Breves narrativas diplomáticas*, 2013.

62 Chanceler da Bolívia de 2006 a 2017, durante os três mandatos de Evo Morales, e, desde novembro de 2020, vice-presidente eleito na chapa de Luis Arce.

momentos diversos, esteve acompanhado dos ministros da Agricultura e da Defesa[63], além de vários vice-ministros e funcionários da chancelaria. À tarde, encontrei-me com o presidente Evo Morales no palácio presidencial. Estavam presentes também o vice-presidente Álvaro García Linera, o ministro da presidência Juan Ramón Quintana e o próprio Choquehuanca.

No encontro privado com Choquehuanca, mas sobretudo com Evo Morales, tratei da questão do gás sem entrar em pormenores. Evitei cuidadosamente qualquer atitude que pudesse enfraquecer a posição negociadora da Petrobras. Creio que é o melhor a fazer neste momento, ainda que, em algum ponto, a intervenção política venha a ser necessária.

Nos vários encontros, foram também tratadas as questões das terras e o problema correlato dos brasileiros que vivem na Bolívia[64]. Ouvi palavras tranquilizadoras com relação aos produtores de soja, ainda que haja uma área cinzenta entre a situação desses e a de colonos brasileiros que estariam em situação ilegal, seja por haverem alugado terras improdutivas de bolivianos, desejosos de contornar as disposições da reforma agrária, seja por estarem em áreas de fronteira.

Sobre o gás, disse a Morales que era importante que as negociações entre a Petrobras e a YPFB[65] prosseguissem no marco traçado pelo ministro das Minas e Energia do Brasil e pelo ministro de Hidrocarburos da Bolívia. Acrescentei que ficara preocupado com as declarações radicais do ministro Soliz Rada,[66] após a primeira reunião técnica. Segundo a imprensa, Soliz teria dito que todas as discussões seriam suspensas por um prazo de 90 dias enquanto fossem realizadas as "auditorias". Morales assegurou-me – como já havia feito o ministro Choquehuanca – que é interesse boliviano acelerar as discussões de modo a encerrar o mais rapidamente esse capítulo.

Ainda sobre o gás, expressei preocupação com declarações por vezes contraditórias de que não haveria qualquer indenização à Petrobras, o que contrastaria com outras afirmações que admitiam o pagamento em espécie. Finalmente, disse

---

63 A presença do ministro da Agricultura tinha que ver com planos de reforma agrária e ocupação da fronteira com impacto na situação de colonos brasileiros, tema de que tratarei adiante. Com relação à Defesa, não me recordo de uma questão específica, mas a Bolívia tinha interesse em reequipar suas Forças Armadas com auxílio do Brasil, ainda que modesto.
64 Havia, essencialmente, dois tipos de situação de brasileiros vivendo na Bolívia: grandes proprietários rurais, na região de Santa Cruz de la Sierra, e pequenos posseiros em áreas fronteiriças, em províncias do norte boliviano, na região do Pando. Ambos inspiravam cuidados, mas eu me preocupava especialmente com os posseiros. As discussões sobre o tema se prolongaram por vários anos, como ilustra uma matéria jornalística de 28 de setembro de 2009 (*Agência Estado*, "País discute com Bolívia situação de brasileiros ilegais"). Interessante notar que, diante da decisão boliviana de expulsar os brasileiros, o Brasil buscou a cooperação da Organização Internacional das Migrações (OIM), no processo de reassentamento de famílias afetadas.
65 Yacimientos Petrolíferos Fiscales Bolivianos.
66 Ver "Argentina".

que seria um gesto de boa vontade a retirada dos militares das instalações da Petrobras, ocupadas desde o início de maio. Isso contribuiria para o clima das discussões. Evo Morales reagiu positivamente e, após rápida troca de palavras com o vice-presidente, deu a entender que não era impossível atender ao meu pedido[67].

Solicitou-me, entretanto, reserva. Acrescentou que, quando o anúncio da retirada fosse feito, não deixaria de vinculá-lo à minha solicitação. Muitos outros temas foram abordados, além de terra e gás. Eu mesmo disse que a relação com a Bolívia era estratégica para nós e que queríamos aprofundá-la e estendê-la a várias áreas; para isso era importante termos o ambiente político adequado. O clima das reuniões foi, em geral, amistoso. Morales desdobrou-se em protestos de apreço e companheirismo em relação ao presidente Lula. Mais uma vez, escusou-se da falta de aviso antes da nacionalização. Fez acenos positivos no sentido de buscar soluções baseadas no entendimento mútuo, mas nada afirmou de muito concreto (por isso, o gesto em relação à ocupação militar ganha especial importância).

O presidente boliviano foi afável e buscou dar mostras de reconhecimento da importância da relação com o Brasil, inclusive, pela forma como me recebeu e pelo tempo que dedicou à audiência. Pareceu assustado quando, comentando a questão do gás e a necessidade de resolvê-la com civilidade, eu disse que "até os divórcios podem ser amigáveis". Ou bem a figura do divórcio não existe na cultura aymara ou Evo Morales de fato se surpreendeu com a explicitação da hipótese de o Brasil se retirar das operações de hidrocarbonetos na Bolívia. Em face do "susto" do presidente, achei necessário acrescentar que tal hipótese naturalmente não era a que desejávamos.

García Linera, considerado o principal ideólogo do governo, praticamente não pronunciou palavra durante a reunião. Sua gesticulação, contudo, parecia indicar concordância com muitos dos conceitos que emiti. Outro interlocutor, com quem mantive reunião em separado, foi o ministro do Planejamento, Carlos Villegas. Tem um discurso racional e bem encadeado, desprovido de qualquer tipo de agressividade. De todas as pessoas com quem falei, quem me parece dominar menos a situação é justamente o chanceler. Foi gentil e educado, mas é uma personalidade tímida e retraída, que se expressa por meio de conceitos previamente elaborados, com pouquíssima margem para improvisação[68].

Estive também com o presidente do Senado, Santos Ramírez, a seu pedido, o que contribuiu para dar um caráter mais amplo à minha visita. Em suma, conversas úteis e produtivas no quadro de uma recepção adequada (o que não parecia

---

67 A retirada dos militares viria a ocorrer, efetivamente, no fim de semana seguinte.
68 Essa avaliação que fazia de David Choquehuanca, provavelmente influenciada por algum preconceito inconsciente, mudou com o tempo, à medida que o meu amigo iria revelando ser possuidor de tato diplomático e, mesmo, de sabedoria.

garantido de antemão). Mas uma justa avaliação terá que aguardar os desdobramentos[69].

6/6/2006 [...] Os bolivianos continuam a agir de modo errático e inesperado. Depois de pronunciamentos estridentes, no fim da semana passada, o presidente da YPFB adotou tom conciliatório, dizendo notar disposição negociadora [sic] da Petrobras. Também digno de nota foi o fato de que Choquehuanca faltou ao encontro que marcamos em São Domingos à margem da Assembleia Geral da OEA. Fosse outra pessoa, teria sido uma gafe diplomática imperdoável. Mas a pouca experiência e o temperamento tímido do chanceler me levam a relevar a falta. Curiosamente, quando se encontrou comigo, já no plenário, não tentou desculpar-se ou, sequer, referir-se a eventual mal-entendido. Fez um comentário casual sobre o "show" cultural da véspera, que eu havia perdido! [...]

Um registro adicional sobre outros encontros à margem da AGOEA: tive boa conversa com o vice-secretário de Estado Bob Zoellick, com quem, desde os tempos em que era USTR, mantive diálogo fluido, apesar do começo turbulento[70]. Falamos sobretudo sobre Bolívia e Venezuela. Em relação à primeira, [...] defendi a prorrogação do ATPDEA[71] (seria melhor que um acordo de livre-comércio e nos daria tempo de buscar compensações no Mercosul). [...]

Popular entre os sindicalistas

Em 8 de junho, fiz em meu caderno anotação que, a rigor, poderia ser reproduzida em qualquer seção deste livro, mas que, dado o contexto da época, e as críticas que as nossas ações (ou "falta de ações", segundo alguns) na Bolívia recebiam, é especialmente cabível aqui.

8/6/2006 Ontem, palestra no Congresso da CUT em São Paulo. Fui à sede da Central no início do governo. Desta vez, fui a uma grande reunião, com delegados

---

69 Ver comunicado conjunto da visita à Bolívia em 22 de maio de 2006. *Resenha de Política Externa do Brasil*, 1º semestre de 2006. Não consta das anotações, mas aparece no comunicado referência ao encontro com o ministro da Presidência, Juan Ramón Quintana, que viria a ser importante interlocutor em momentos críticos.
70 Ver "Argentina".
71 Andean Trade Promotion and Drug Eradication Act (ATPDEA): sistema de preferências comerciais concedido pelos Estados Unidos a Bolívia, Peru, Equador e Colômbia, criado em 2002, em substituição ao Andean Trade Preferences Act (ATPA), de 1991. Seu objetivo declarado era desestimular a produção de narcóticos por meio de isenção tarifária no mercado norte-americano para produtos desses países. O programa na Bolívia foi encerrado em 2008, e a inciativa como um todo, em 2013. Minha referência a acordos de livre-comércio relacionava-se à pressão de Washington para que os países beneficiários do programa aceitassem substituir o ATPDEA por TLCs.

de muitos países. Vários dentre os presentes pediram para tirar fotos. Um dos meus assessores comentou: "o senhor está popular entre os sindicalistas". O chefe dos tradutores, Sérgio Ferreira, que é também intérprete para o presidente, disse à minha chefe de gabinete que era a primeira vez que um ministro do Exterior do Brasil vinha a um Congresso da CUT. Não é muita vantagem, tratando-se de um governo do PT. Mas foi bom sentir que a política externa continua a contar com a receptividade dos trabalhadores.

This guy, did he confiscate all your assets?

25/6/2006 Ressurge agora a preocupação com a Bolívia, desta vez centrada na questão das terras. Que alguns brasileiros sejam desalojados será inevitável. A questão é quantos serão eles e de que maneira. O uso da força terá impacto traumático no Brasil. Pedi ao Samuel que faça uma reunião amanhã, mas talvez eu tenha que envolver-me pessoalmente logo. Minha viagem a Genebra (para mais uma reunião da OMC) terá que ficar para terça-feira, diminuindo o tempo de preparação dos encontros que terei lá.

Assim tem sido a minha vida ultimamente: de crise em crise, sem tempo para planejar ou lançar novas ideias.

As relações com La Paz continuaram no centro das minhas atenções. Em uma nota de 5 de julho, que aparece no capítulo sobre Venezuela, faço referência à presença de Evo Morales entre os presidentes dos membros plenos do Mercosul no ato que celebrou a entrada oficial da Venezuela no bloco, no dia 4 de julho. Nessa nota, teço comentários sobre o Gasoduto do Sul, proposto por Caracas, e suas implicações para nossas relações com a Bolívia. As tensões e complexidades das relações entre Brasília e La Paz não escapavam aos líderes de outros países. Constituíam tema incontornável das conversas com altas autoridades norte-americanas, sempre interessadas em analisar nosso relacionamento regional. Em outra anotação, reproduzo um comentário provocativo do presidente Bush a Lula no encontro bilateral que tiveram à margem de reunião de cúpula G8+5, de São Petesburgo[72]:

18/8/2006 [...] O cowboy texano tem simpatia real por Lula, embora talvez o considere um tanto ingênuo. Ou assim me pareceu. Disse: *"This guy, Evo Morales, did he confiscate all your assets?"*[73]. Lula desconversou.

---

72 Também tratada no capítulo "Doha: o fio da meada", in: AMORIM, 2015b.
73 "Esse cara, Evo Morales, confiscou todos os seus ativos?"

25/8/2006 [...] após uma semana basicamente dedicada à América do Sul, com as visitas do presidente do Conselho de Representantes do Mercosul (Carlos "Chacho" Álvarez[74]), do vice-presidente da Bolívia (Alvaro García Linera) e do ministro das Relações Exteriores do Peru (José Antonio García Belaúnde), e tendo cancelado uma viagem à Austrália, eis que fiquei livre para o ato político[75]. [...] Os três encontros desta semana também foram bons. Chacho Álvarez, sem a mesma desenvoltura de Duhalde, está numa linha muito parecida com a nossa, em especial no que toca a proteger os países pequenos. Procurarei dar todo o apoio a sua presidência. A visita de García Linera também transcorreu em tom em geral positivo. Assisti à parte das discussões sobre energia – das quais participaram Dilma Rousseff, Silas Rondeau, Marco Aurélio Garcia e o presidente da Petrobras. Constatei que nossa empresa estatal continua a reagir de maneira muito rígida aos pedidos bolivianos. García Linera procurou demonstrar moderação. Na conferência de imprensa – como antes, no encontro privado que tive com ele e no almoço que lhe ofereci – referiu-se ao Brasil como parceiro estratégico, elogiou nossa conduta política e, em ocasião menos pública, a nossa paciência [sic].

Em 11 e 12 de setembro de 2006, representei o presidente Lula na Cúpula dos Não-Alinhados, presidida por Raúl Castro. Como o Brasil não é membro pleno, mas mero observador, fui dos últimos a falar. Na véspera do encontro, havia participado de uma reunião do G-15[76]. Como de hábito, à margem das conferências, ocorreram encontros paralelos. Um deles foi com o presidente Evo Morales, a seu pedido. Não ficou claro qual o seu objetivo. A conclusão mais importante que extraí da conversa foi a constatação de que o presidente boliviano desejava manter a parceria com o Brasil, evitando atitudes que tensionassem ainda mais as relações.

21/9/2006 [...] Haveria muito que anotar sobre eventos dos últimos dias: [...] à margem da Cúpula dos Não-Alinhados em Havana, onde representei o presidente Lula, mantive conversa com Evo Morales. [...] Tratamos, entre outros temas,

---

74 Carlos "Chacho" Álvarez sucedeu a Eduardo Duhalde como presidente da Comissão de Representantes do Mercosul de dezembro de 2005 a dezembro de 2009, e havia sido vice-presidente de Fernando de la Rúa.
75 O "ato político" era um comício de campanha do presidente Lula em Nova Iguaçu, Rio de Janeiro. Era a primeira vez que participava de um evento desse tipo. Daí o registro.
76 Grupo de Consulta e Cooperação Sul-Sul, estabelecido na nona reunião de cúpula do movimento dos Não-Alinhados em Belgrado.

de um decreto sobre as refinarias[77] [que causou muito incômodo à Petrobras]. A polêmica em torno do assunto acabou levando à demissão do ministro de Hidrocarbonetos Soliz Rada (mas o ato não foi revogado!).

Truculenta com os fracos e submissa com os ricos

Em outubro de 2006, enquanto os candidatos Lula e Alckmin se preparavam para o segundo turno das eleições presidenciais, o debate sobre política externa "esquentou", contrariando a tradição brasileira de ignorar questões diplomáticas durante o processo eleitoral. O foco era, naturalmente, Bolívia. A oposição, apoiada pela grande mídia, criticava a "atitude débil" do governo em face do que considerava como "ações provocadoras" de Evo Morales.

12/10/2006 Domingo passado, convidado pelo presidente Lula, fui assistir ao debate entre os candidatos. Qualquer coisa que escreva agora, com o resultado da pesquisa Datafolha publicada ontem, parecerá sabedoria "*ex post*". [...] Em relação à política externa, achei que Lula poderia ter sido mais contundente e direto. Mas suas respostas sobre o tema foram muito elogiadas. Em um dos intervalos, dei uma rápida entrevista, da qual foi extraída uma "frase do dia" pelo Painel da Folha. A propósito das críticas em relação à Bolívia, disse que a política proposta pelo candidato do PSDB era "truculenta com os fracos e submissa com os ricos". [...]

Voltei a ocupar-me da Bolívia com mais intensidade, depois de um telefonema – tipo emergência – do García Linera ao Marco Aurélio. Nada de explosivo ocorreu nas negociações sobre as refinarias, mas não há avanços e o risco de uma atitude intempestiva permanece. (Não faltaram, aliás, explosões – de dinamite! – nos conflitos internos bolivianos entre facções rivais dos mineiros de estanho.) [...]

19/10/2006 [...] Ontem, com colegas de ministério, assisti ao segundo debate deste segundo turno. [...] Enquanto aguardávamos o debate, conversei um pouco com o presidente da Petrobras, José Sérgio Gabrielli, sobre a situação na Bolívia,

---

[77] O ato dizia respeito ao controle intrusivo, pelo governo boliviano, da produção de duas refinarias da Petrobras. Uma notícia da época assim define a questão: "A resolução na prática confiscou o fluxo financeiro das empresas refinadoras, convertendo-as em meras prestadoras de serviço, e também regulamentou, para os combustíveis líquidos, as determinações do decreto de nacionalização editado em maio pelo presidente Evo Morales. As empresas privadas, antes livres para comprar e vender derivados de gás e petróleo, agora são obrigadas a comprar e vender exclusivamente à estatal YPFB, que terá trinta dias para repassar pagamentos às empresas". Ver "Bolívia assume refinarias sem pagar Petrobras". *Valor Econômico*, 14 de setembro de 2006.

que voltou a um ponto crítico nos últimos dias, com impasse nas negociações e mensagens muito negativas de emissário político boliviano transmitidas ontem ao Marco Aurélio (e aparentemente respondidas à altura). Gabrielli pareceu-me resistir à ideia de uma reunião em nível político, envolvendo os ministros de Energia, mas acabou cedendo, desde que a mesma fosse precedida de contato técnico. Tudo bem, disse eu, desde que não se perca tempo. Antes eu já havia falado com o ministro Silas Rondeau, que não havia objetado à ideia. Assim, espero que o encontro se concretize. Se necessário, teremos que envolver o presidente, apesar do momento eleitoral.

O curioso é que todos estes sinais negativos coincidem com declarações e artigos de tom muito conciliador de Evo Morales, ontem mesmo (artigo na *Folha* e discurso em Santa Cruz, por ocasião de acordo/contrato com a Argentina). Se tiver tempo, tentarei ligar hoje para o Quintana[78], ministro da Presidência, que parece imbuído de uma linha racional. [...]

Continue o seu trabalho na Bolívia

23/10/2006 Brevemente: participei da caminhada/comício do Lula em Cidade Tiradentes, uma das áreas mais pobres da periferia paulistana. Aí, entre muitas outras manifestações dirigidas a mim e à política externa por gente do local, um gari, baixinho, subnutrido e cuja fala demonstrava limitada educação formal, abraçou-me e disse mais ou menos o seguinte: "Continue o seu trabalho, do jeito que tem sido, especialmente na Bolívia".

28/10/2006 Ontem foi o último debate antes do segundo turno. [...] Baseado essencialmente em perguntas de eleitores indecisos, concentrou-se em questões muito específicas [...]. Pouco se tratou de política econômica ou mesmo social (apesar de citação de muitos números). Política externa nem falar! [...]

Nos últimos dias, andei novamente às voltas com as negociações sobre o gás na Bolívia. Tive que lutar muito para que o nosso encarregado de negócios tivesse acesso às reuniões (e mesmo às informações) entre a Petrobras e os bolivianos. Um diretor da Petrobras chegou a dizer que o diplomata representava os interesses de apenas um acionista [sic] e que não poderia ter acesso privilegiado às negociações[79]. Depois de chamadas que fiz aos ministros Silas Rondeau e Dilma, as coisas melhoraram. Resolveu-se também enviar funcionários graduados

---

78 Juan Ramón Quintana, ministro da Presidência, muito próximo a Morales. Já o havia engajado em momentos difíceis, em geral com resultados positivos.
79 A forma arrogante pela qual o diretor em questão se referiu à União evidencia uma visão puramente empresarial, que ignorava o papel da Petrobras como entidade pública.

do MME (o que a Petrobras não desejava) e mais um diplomata que trabalha na presidência com o Marco Aurélio Garcia. Como tudo conspira contra nessas horas, este reforço político acabou sofrendo vários atrasos e a missão só chegou a La Paz no final da tarde de ontem. De acordo com os relatos do encarregado de negócios Alfredo Camargo[80], as negociações progrediram um pouco. A própria Petrobras estaria moderadamente otimista. Hoje os jornais já noticiam que a Bolívia fechou dez contratos com outras empresas para campos de exploração novos. Ainda que se trate de situação diversa, é possível que o fato exerça alguma pressão (positiva) sobre a atitude da Petrobras. Vamos ver. [...]

Ao final do dia – ou foi no dia seguinte, não me lembro mais – recebi com grande alívio a notícia do acordo entre a Petrobras e a Bolívia[81]. Certamente terei ocasião de voltar a este tema.

20/11/2006 Depois da Venezuela e de breve passagem em Brasília, fiquei cinco dias no Rio [...]. Participei de algumas atividades, por assim dizer, "leves": encontro com membros da Academia de Letras; palestra na FEBRABAN, por ocasião de encontro latino-americano de bancos. Conclamei por maior atenção a projetos de integração sul-americana. Não deixei de ocupar-me dos temas urgentes. Procurei contribuir para a conclusão de acordo sobre o perdão da dívida da Bolívia no BID. Para tanto, mobilizei o presidente, falei com o ministro do Planejamento e com o negociador brasileiro em Washington. Além disso, telefonei para Condoleezza Rice, que me atendeu (segundo ela) minutos antes de embarcar para o Vietnã. Na noite de quinta-feira, quando os elementos essenciais já estavam acertados entre Brasil e Estados Unidos, o presidente do BID telefonou para agradecer.

3/12/2006 Normalmente, faço essas anotações durante viagens de avião, em quartos de hotel ou nas embaixadas em que por vezes me hospedo. Em geral, isso ocorre de manhãzinha, antes do café da manhã, quando estou só e já completei a tarefa que me fez viajar [...]. Nessas ocasiões, escrever é também uma

---

80 O então ministro de Segunda Classe Alfredo Camargo era profundo conhecedor das questões étnicas e culturais da Bolívia. Sua tese para o Curso de Altos Estudos, "A emergência do poder político dos grupos autóctones na Bolívia: o desenho de novo paradigma político e suas implicações diplomáticas para o Brasil" (2004), escrita antes da ascensão ao poder de Evo Morales, me ajudou a compreender a complexidade do quadro político boliviano.

81 Reproduzo trechos de uma matéria jornalística: "Depois de vários dias de intensas negociações, a Petrobras fechou neste sábado um acordo para continuar operando na Bolívia, nos campos de gás de San Alberto e San Antonio. Além da Petrobras [...], outras seis empresas estrangeiras assinaram novos contratos [...], completando dentro do prazo estabelecido o processo de nacionalização do setor de hidrocarburos, previsto pelo decreto presidencial de primeiro de maio. [...] Os novos contratos preveem uma relação de parceria das empresas estrangeiras com a YPFB, que fica com uma parte do faturamento das companhias". Ver "Petrobras fecha acordo para ficar na Bolívia". *BBC Brasil*, 29 de outubro de 2006.

forma de matar o tempo, vencer as longas madrugadas nos voos ou a espera pela hora em que o café começa a ser servido, nos hotéis ou nas embaixadas.

Hoje, estou em Brasília e só [...]. Assim, é mais por disciplina do que por impulso natural que resolvo escrever. Depois do Chile, acompanhei o presidente à Nigéria. A Cúpula América do Sul-Países Africanos saiu melhor que o esperado. [...] É também uma forma de firmar a personalidade internacional da Comunidade Sul-Americana de Nações, cujos presidentes se estarão encontrando dentro de poucos dias em Cochabamba, na Bolívia. [...] Além dos discursos – alguns surpreendentemente articulados, como o de Evo Morales – e dos documentos, a Cúpula de Abuja propiciou também a oportunidade para reuniões bilaterais [...].

Na próxima semana, teremos intensa atividade dedicada à América do Sul. Na terça-feira, dia 5, o presidente deverá realizar reunião de vários órgãos em torno de Bolívia, Paraguai e Uruguai. [...]

Uma breve observação sobre o "status" internacional de Evo Morales. Pela primeira vez (e não apenas por ser uma plateia predominantemente africana, como o preconceito poderia sugerir), tive a sensação de que o presidente boliviano – inclusive pelo tom reflexivo do seu discurso – era ouvido não só com curiosidade, mas com respeito. Quando, no passado, ocorreu algo semelhante com um presidente da Bolívia? Temos que pensar nisso, apesar de todas as dificuldades e contratempos do relacionamento bilateral.

Coração da América do Sul

Em 8 de dezembro, com Lula já reeleito, teve lugar a Cúpula de Cochabamba. A decisão de sediar o evento era uma importante demonstração de interesse por parte do governo Evo Morales em engajar-se no processo de integração sul-americana.

9/12/2006 Transcrevo a nota que fiz ontem à noite durante a cerimônia inaugural da Cúpula da CASA: "No seu discurso de abertura, Lula propôs que Cochabamba – coração da América do Sul – seja a sede de um parlamento sul-americano. Eu lhe havia "soprado" a ideia, no caminho do aeroporto ao hotel. Provocou aplausos e alguns 'bravos' da plateia".

No mais, o discurso escrito – certamente minutado no Itamaraty – era longamente inspirado nas palavras de improviso que eu pronunciara em reunião de chanceleres em Santiago.[82] Tinha alguns acréscimos – principalmente no que toca a mecanismos financeiros e algumas outras sugestões operacionais. Como ocorre quase sempre, ao rever o texto no avião, tive que cortar um pouco. No seu

---

82 Ver "Chile".

improviso, Lula falou também de "grupos executivos" para os "protocolos" (da CASA ou bilaterais), retomando ideia que ele mesmo havia sugerido de manhã ao presidente eleito Rafael Correa.[83]

Antes da abertura, tivemos um encontro bilateral com Evo Morales. O clima está muito mais distendido, embora muitos problemas estejam longe de ser resolvidos (preço do gás, refinarias, reforma agrária, com implicações para interesses de brasileiros). Mas falamos com franqueza. Uma comissão de três ou quatro ministros deverá acompanhar Choquehuanca no próximo dia 18 ao Brasil. A população de Cochabamba me causou uma impressão simpática. Em todos os percursos que fizemos, havia muitos populares (índios vestidos a caráter, "cholos" e descendentes de europeus), que acenavam para nós, alguns com bandeiras do Brasil e gritando o nome de Lula.

Não cedeu aos arroubos de Chávez

Passados dez dias, ao registrar alguns aspectos da reunião do Conselho Mercado Comum do Mercosul, de 15 de dezembro, inclusive uma breve referência à Bolívia, rememoro impressões deixadas pela Cúpula de Cochabamba:

17/12/2006 A segunda Cúpula da Comunidade Sul-Americana transcorreu de forma semelhante à anterior, em Brasília, com o presidente Chávez voltando a criticar o trabalho feito pelos chanceleres. Foi muito agressivo com a CAN e o próprio Mercosul – "*como están, no sirven para nada*". [...] Afinal, uma declaração foi acordada e pôde ser assinada pelos presidentes[84]. Evo Morales, por sinal, se portou muito bem na presidência, não cedendo aos arroubos de Chávez. Ainda houve, de positivo, a decisão da Bolívia de solicitar ingresso no Mercosul (sem sair da CAN!)[85]. Lula fez um bom discurso, que contribuiu para amenizar o clima e diminuir o incômodo de outros presidentes, especialmente a do Chile [com os pronunciamentos radicais do líder venezuelano]. É óbvio que vamos ter mais confusão pela frente. Para satisfazer a inconformidade de Chávez com a falta de

---

83 Ver "Equador".
84 Ver *Segunda Cumbre de Jefes de Estado de la Comunidad Sudamericana de Naciones. Declaración de Cochabamba. 8 y 9 de deciembre de 2006*.
85 O ponto de exclamação se explica: a Comunidade Andina fora inicialmente concebida como uma União Aduaneira, o que, a rigor, tornaria impossível o ingresso da Bolívia no Mercosul. Na prática, entretanto, esse aspecto já vinha sendo ignorado, inclusive em negociações da Colômbia e do Peru e TLCs com os Estados Unidos. O assunto também ganhou relevo político em função das negociações da Venezuela com o Mercosul e a decisão de Chávez (contrariamente a Morales), de retirar-se da Comunidade Andina.

debate, Lula sugeriu que se separasse um tempo na Cúpula do Mercosul no Rio de Janeiro, para discussão "só entre presidentes". A ver. [...]

Na entrevista de imprensa, foi unânime o apoio dos chanceleres ao Mercosul e à candidatura boliviana. Com o "*background*" do Parlamento e de um "memorando de consultas políticas" Mercosul-Rússia, ficou claro que iremos adiante. "A Bolívia entra, agora é a vez do Equador"[86], lia-se em um dos jornais de ontem, normalmente muito crítico da política externa. Segunda-feira, se a situação na Bolívia não se agravar, receberei seis ministros do nosso vizinho, inclusive o meu colega David Choquehuanca. Vai querer tratar, possivelmente, das hidrelétricas no rio Madeira.[87]

Evo chega no dia 14

9/2/2007 Para variar, e porque o presidente me havia sugerido que eu o acompanhasse em viagens pelo Brasil, juntei-me à comitiva que veio à Bahia, nesta sexta-feira. Além da oportunidade de conversar com Lula, a participação nestas comitivas quebra a minha rotina. [...] Em um dos trajetos, entre a refinaria e a estação do gás, apreciei a bela visão de fundo do Recôncavo Baiano, com pequenas cidades encarapitadas em morros, sempre ornadas de graciosas igrejas (algumas antigas, aparentemente) e riachos que se transformam em grandes línguas de água antes de desembocarem na baía. Sobre os eventos em si mesmos, nada de especial a notar, salvo a ocasião que propiciaram para algumas conversas com pessoal da Petrobras, naturalmente, sobre a Bolívia. A Bolívia foi também objeto de conversa no avião, presente o ministro Silas Rondeau. O presidente, que algumas vezes se tem mostrado muito receptivo às demandas de Evo Morales, parece ter agora sido convencido pelos argumentos da Petrobras e passou a uma atitude oposta. Com a ajuda do Waldir Pires[88], tentei trazê-lo de volta a uma posição mais flexível. Com o Silas, que tem sido um bom parceiro (diferentemente do pessoal da Petrobras, que resiste a qualquer "interferência" política), busquei alternativas técnicas que ajudem a atender os bolivianos, sem extrapolar os limites da racionalidade. Conversei também longamente, à margem de uma das cerimônias, com o Ildo Sauer, diretor de Gás da Petrobras, tentando entender melhor os

---

86 O protocolo de adesão da Bolívia ao Mercosul só viria a ser firmado em dezembro de 2012. Até o momento da redação desse texto, a Bolívia ainda não é membro pleno do Mercosul. Para seu ingresso, resta pendente a aprovação do protocolo pelo Congresso Nacional.
87 Trato desse tema mais adiante.
88 Waldir Pires era então ministro da Defesa. Integrou o governo Lula, inicialmente como ministro-chefe da Controladoria Geral da União. Político veterano (havia sido consultor-geral da República à época de João Goulart), era muito respeitado por outros membros do governo, e pelo próprio presidente.

argumentos da empresa para justificar sua rigidez na questão do preço. Em suma, a Petrobras alega já estar perdendo dinheiro no mercado interno do gás – dadas as limitações de preço impostas pelo próprio governo. A questão é, em todo caso, muito complexa e não tenho como detalhá-la aqui. A solução que o Silas e eu estaríamos buscando é, em linhas gerais, a seguinte: melhorar o preço médio do gás por meio de aumento no preço do gás novo (o que implica aumentos em investimentos) e, ao mesmo tempo, tentar uma solução sobre o preço do gás que vai para Cuiabá – este, sim, escandalosamente barato. Aí, trata-se de empresas privadas, Shell e Prisma (esta última, segundo me disse o meu assessor Antonio Simões, sucessora da famigerada Enron). A maneira de eliminar este complicador, a curto prazo, envolveria a absorção da diferença pelos usuários da energia, especialmente Furnas. Mas há dificuldades. Como o Evo chega no dia 14, há urgência em esboçar uma solução.

A anotação seguinte refere-se a uma viagem ao interior da Bahia, em que o tema central foi o dos biocombustíveis, na época quase uma obsessão da nossa política energética. A Bolívia aparece muito superficialmente (no início e no final). Optei por transcrevê-la por conter, além de comentários interessantes da primeira-dama Marisa Letícia, observações que fiz sobre a relação de Lula com o povo. O leitor mais exigente poderá saltá-la e passar direto à nota seguinte.

11/2/2007 Antes de passar a uma semana que será dominada pela vinda do Evo Morales, quero deixar anotadas algumas outras impressões da minha viagem a alguns pontos da Bahia, com o presidente Lula. Até porque, em parte, essas anotações, neste caso, têm uma motivação adicional: um pedido de Dona Marisa, mulher do presidente. Havíamos (o presidente, o governador do Piauí e eu próprio) voltado de uma excursão às profundezas da Chapada Diamantina (à qual me referirei em seguida). Enquanto aguardávamos o almoço, já por volta de quatro e meia da tarde, [...] Marisa perguntou-me sobre o evento na Chapada, por que havíamos nos atrasado etc. Contei-lhe um pouco do que vou registrar mais adiante. Com o seu jeitinho de quem está apenas dando um palpite sem pretensões, Marisa indagou se eu havia participado de atividades semelhantes antes. Demorei um pouco a entender que o antes não era antes daquele dia, mas antes do governo Lula, tanto assim que mencionei minhas viagens com o presidente na campanha de 2006 e no início da gestão, em 2003. "Não", disse ela, "antes de você estar com o Lula". Respondi-lhe então que não havia estado em eventos com tanta participação popular (o MCT[89] e, sobretudo, a Embrafilme me tinham permitido andar um pouco pelo Brasil, mas nada comparável). Certamente não de

---

89 Eu fora assessor e secretário do Ministério da Ciência e Tecnologia, ao tempo do ministro Renato Archer, durante os três primeiros anos do governo do presidente José Sarney.

forma tão intensa. "Eu acho", prosseguiu Marisa, sempre com seu ar autenticamente despretensioso, "que você deveria escrever sobre essas experiências. Será interessante para quando ficarmos velhinhos". Achei muito expressiva a sugestão; disse-lhe que, de forma irregular, já o fazia [...]. Mais curioso, Marisa viria a insistir por duas vezes na ideia: durante o voo e quando nos despedimos, ao chegar em Brasília. [...]

O que me impressiona em eventos como este, na pequena localidade de Iraquara, é a comunicação do presidente com o povo. E é verdadeiramente o povo que comparece a essas inaugurações/comícios. Em meio a uma grande massa de pessoas humildes (na maioria pequenos agricultores), havia também alguns operários e até gente de classe média. Em dado momento, uma mulher de cerca de sessenta anos, bem vestida e que fotografava tudo, despertou em minha mente a associação com uma figura semelhante na famosa cena das escadarias de Odessa, no filme *O Encouraçado Potemkin*. Embora, ao contrário daquele episódio de 1905, este fosse um evento festivo, que não terminou em tragédia, num caso, como no outro, o personagem simbolizava a adesão da classe média (ou parte dela) às causas populares.

Deixando de lado as divagações cinematográficas, observo a atração que Lula exerce sobre o povo. Alguns – os mais preparados, pela leitura ou pela vida – veem no presidente o líder com quem têm afinidades políticas. Outros, porém, são movidos por sentimentos mais simples: a necessidade de um guia em quem confiar e que poderá trazer a redenção de seus problemas vitais. Não seria exagero imaginar – embora isso não me tenha ocorrido enquanto ouvia os discursos e contemplava a massa de gente, que apanhava sol há mais de duas horas – que a maioria ali daria a vida por Lula, se isso fosse necessário. Poucas vezes algo semelhante terá ocorrido no Brasil. O que, sim, me ocorreu foi a ideia (que não estou seguro de ser certa) de que há um elemento semirreligioso no sentimento do povo, sobretudo das camadas mais humildes. Talvez por isso figuras como a de Lula não agradem àquelas que pretendem manipular este tipo de sentimento em seu próprio favor.

Lula é um apaixonado pelo biodiesel (mais ainda do que pelo etanol) – o qual vê, com razão, como uma "invenção" (no sentido político e não tecnológico) do seu governo. O presidente está convencido – e o repete várias vezes – de que o biodiesel, além das vantagens energéticas e ecológicas, trará a redenção das populações pobres do campo (não só no Brasil, mas na América do Sul e na América Central e na África), por meio do estímulo à agricultura de base familiar. É uma aposta que parece disposto a fazer, em que pese a argumentos de "mercado" em favor da soja ou de outras culturas baseadas no agronegócio. A fábrica que inaugurou na Chapada Diamantina pretende usar preferencialmente a mamona. Não conseguirá, porém, fazer isso sem o apoio do governo e da Petrobras (não são necessariamente a mesma coisa). [...]

Durante a excursão a Lençóis, nos vários trajetos que fizemos, além das úteis conversas com o Silas sobre Bolívia, Guiana etc., mantive bom diálogo com o governador de Piauí sobre como envolver o Estado em ações internacionais. [...] Assim, encerrou-se esta minha escapada de dois dias fora das tarefas correntes da diplomacia.

Não quero que o Brasil prejudique a Bolívia

14/2/2007 Hoje será um dia crucial para as relações Brasil-Bolívia. Evo Morales estará visitando nosso país pela primeira vez desde as turbulências do ano passado. Embora não grave, um fato pouco auspicioso marcou o início da viagem. Evo veio no seu avião – o que é normal –, mas a segunda parte de sua equipe, à qual se juntou o embaixador brasileiro, que não pôde partir antes de La Paz, em função das tratativas de último minuto, está vindo no Tango 2, avião argentino. O curioso disso tudo é que antes haviam pedido – e em seguida dispensado – um avião da FAB. Seja como for, o importante é que o presidente boliviano, após alguma hesitação, confirmou a vinda. Já na semana anterior, diante de rumores de que Morales só viria ao Brasil se a questão do preço do gás estivesse resolvida de antemão, mandei dizer que não era possível aceitar condicionantes. Reiterei, com palavras suaves, a mesma mensagem publicamente. As coisas pareciam assentadas, após um encontro entre o nosso embaixador e o ministro Quintana – uma das ilhas de racionalidade (como a entendemos, pelo menos) no governo boliviano. Mas anteontem ressurgiu a "ameaça". Finalmente foi marcado um telefonema entre Lula e Evo, que acabou ocorrendo ontem. Lula seguiu, em linhas gerais, o roteiro que eu havia preparado, em tom amistoso, porém firme.[90] Não fechava as portas para a negociação (uma atitude mais rígida transparecera, de algum modo, em uma declaração da Dilma); acenou com avanços na questão de Cuiabá, mas tampouco aceitou ultimatos ou fez apelo. Aliás, no melhor momento da conversa, havendo Morales dito que poderia vender para terceiros países por 8 dólares o gás que vinha para o Brasil a 1 dólar (referia-se a Cuiabá), Lula respondeu: "olha, Evo, este gás vai nos fazer falta, mas, se você puder vender por este preço para outro, vá em frente. Eu não quero que o Brasil prejudique a Bolívia". Essa fala, melhor que qualquer raciocínio técnico-econômico, mostrou qual seria a nossa atitude: flexibilidade, sem chantagem. Resta saber se a rigidez da Petrobras ou o radicalismo dos bolivianos permitirão que se chegue a um acordo. Saberemos em poucas horas.

---

90 Ao destacar a importância do diálogo, Lula procurou enquadrar as negociações sobre o gás dentro de um contexto mais amplo de uma "parceria estratégica", em benefício mútuo, que incluiria temas como aproveitamento energético do rio Madeira, modernização da agricultura boliviana, investimentos em infraestrutura etc.

15/2/2007 Em meio a uma visita totalmente atípica, em que não faltaram atrasos de avião, pancada de chuva no momento de passar em revista às tropas e uma negociação que se prolongou até às 22 horas, chegou-se finalmente a uma série de acordos. Os temas abarcaram desde um acordo na área de defesa, até construção de ponte sobre rio Mamoré, passando por um número de ajustes de cooperação técnica, vários deles relativos ao desenvolvimento rural e cooperativas (importantes para amenizar as ameaças que pesam sobre nossos cidadãos que vivem na Bolívia, especialmente os colonos pobres).

O ponto mais difícil foi o do preço do gás. [...] A Petrobras demonstrou inicialmente pouca flexibilidade. Como empresa ("cotada na bolsa de Nova York", como gostam de lembrar seus diretores), é compreensível. Como país, nosso interesse nacional [não só em matéria de abastecimento], inclusive geopolítico, é colocado em segundo plano. Após idas e vindas, a empresa concordou com uma proposta boliviana, construída de forma inteligente, que separou o preço do gás comum de outros componentes de maior valor calórico (e que não são estritamente gás), pelos quais se passaria a pagar o preço do mercado internacional. Além disso (e aí a Petrobras não está envolvida), acordou-se aumentar o preço pago pelo gás de Cuiabá, fixado por antigo contrato da Enron e que era escandalosamente baixo. De sua parte, os bolivianos se comprometeram a rever suas resoluções recentes que afetavam a destinação do gás (com percentuais obrigatórios para o mercado interno) e, concomitantemente, a homologar os contratos de exploração firmados em 28 de outubro.

Em paralelo, meus colegas do Itamaraty concluíram as discussões sobre comunicado conjunto e protocolos. Tudo estava pronto para assinar, mas, como já eram dez da noite, o presidente preferiu deixar para hoje cedo: uma boa decisão do ponto de vista de mídia, mas que sempre comporta algum risco. Minha experiência indica que uma vez acordado um texto, fruto de negociação complicada, como neste caso, deve proceder-se imediatamente à assinatura, não se deixando tempo para reconsiderações que possam surgir. Se tudo correr bem, os atos, num total de 13 ou 14 (incluindo um substancioso comunicado conjunto intitulado "bases para uma parceria estratégica"), serão firmados às 9 horas no Palácio do Planalto.

Como curiosidade, noto que Evo Morales acabou se apossando do meu gabinete – onde os presidentes haviam mantido encontro privado depois do almoço – e lá ficou por várias horas. Discretamente me afastei. Só espero que ninguém lhe tenha apontado a bela mesa francesa, estilo império, sobre a qual o Barão e o delegado boliviano firmaram o Tratado de Petrópolis[91]!

---

91 Em 1903, pelo Tratado de Petrópolis firmado entre Brasil e Bolívia, assegurou-se a permuta de territórios e outras compensações, e o Acre foi incorporado ao território brasileiro.

Não queremos papel de agente dos Estados Unidos

No início de março, a secretária de Estado norte-americana Condoleezza Rice visitaria o Brasil. Transcrevo a reflexão que fiz a propósito da conversa que iria ter com Rice. Embora de caráter genérico sobre a América do Sul, a "reflexão" tinha muito a ver com a Bolívia, mencionada ao final da anotação.

9/3/2007 A tentação de todos os governos brasileiros sempre foi a de ter uma relação privilegiada com os Estados Unidos, com o objetivo principal, se não único, de fazer ressaltar a nossa superioridade vis-à-vis os vizinhos da América do Sul/América Latina. Hoje, a integração da América do Sul é a prioridade da política externa brasileira. Temos feito grandes esforços para ajudar nossos vizinhos, sobretudo os menores ou mais turbulentos, como a Bolívia, mas não apenas eles. [...] Nos acordos Mercosul-CAN assumimos o princípio do tratamento assimétrico e tomamos para nós a maior parte da carga.

Essa prioridade política, que é real e não apenas retórica, dá ao atual ciclo de visitas entre dirigentes brasileiros e norte-americanos (sobretudo as duas visitas presidenciais) um sentido diverso daquele que teria em outras épocas. O Brasil não quer um papel de "*surrogate*" ou agente dos Estados Unidos na região. Queremos sobretudo fortalecer a América do Sul. Achamos que isto pode contribuir para a estabilidade e segurança do continente. Mas ações que promovam o desenvolvimento serão necessárias. É preciso também ter compreensão com a pluralidade política e o surgimento de movimentos de contestação, sobretudo em países onde sempre imperou a injustiça. Podemos ter influência moderadora (é do nosso interesse), mas o diálogo é o melhor caminho. [...] Podemos ter parcerias com os Estados Unidos, mas têm que ser muito bem calibradas. Ações como prorrogação do ATPDEA, continuação da ajuda do programa antidrogas e possível inclusão no *Millenium Account*[92] ajudariam na estabilidade da Bolívia. Seria a maneira de ajudar a neutralizar outras influências, sem hostilizar ninguém. [...]

(Uma pergunta que faço para mim mesmo: no caso da Bolívia, queremos maior ajuda dos Estados Unidos para evitar radicalização? Sim, se for limitada e temporária. Mas isso é possível?)

---

92 O *Millenium Challenge Account* (MCA) é um programa de assistência financeira oferecido pelos Estados Unidos a determinados países em desenvolvimento. Exige-se como contrapartida dos países receptores a adoção de reformas políticas e financeiras.

Em anotação escrita no longo trajeto para uma reunião do G-33[93] na Indonésia, fica claro que as "assombrações regionais" não me abandonavam:

19/3/2007 Mesmo estando na Indonésia, não poderei descuidar de todo de outras questões: turbulências na execução dos contratos da Petrobras na Bolívia, preparação da visita a Camp-David entre elas.

A Bolívia continuaria a ser tema das pautas bilaterais, sobretudo com os Estados Unidos, conforme ilustrado pelo comentário relativo ao encontro de Lula com Bush em Camp David.

1/4/2007 Para além dos temas discutidos e dos avanços feitos – em cooperação com países pobres, na parceria do etanol e, de forma mais difusa, na Rodada de Doha –, a imagem pública deste encontro, vinte dias após a reunião de São Paulo, será a de uma relação fortalecida e renovada, na qual o Brasil passa a ser um sócio respeitado pelos Estados Unidos, e cuja opinião é levada em conta. Lula deu conselhos sobre como tratar países como Equador e Bolívia.[94] [...]

Mi cabeza está en tus manos

25/4/2007 [...] Viajamos para o Chile e a Argentina, mas a sombra dos acontecimentos na Bolívia nos persegue. Lula foi firme com Evo em Isla Margarita.[95] A imprensa interpretou a atitude (que apreciou, diga-se de passagem) como um "basta". Mas não será em última análise necessário negociar? Se a Petrobras aspira, como diz o Antonio Simões (baseado em informações da empresa), manter o controle das refinarias, a solução teria que envolver algum elemento de transitoriedade. O "preço de mercado", a que se refere a Petrobras, é um mito. Quem compraria as refinarias bolivianas neste momento (salvo, talvez, a PDVSA)? E se ninguém compra, que mercado é esse? O que há são fórmulas de cálculo, baseadas no patrimônio (levando em conta ou não sua valorização em função dos investimentos) ou, possivelmente, na rentabilidade atual. Mas é óbvio que, qualquer

---

93   Minha viagem à Indonésia relacionava-se com os esforços para articular posições entre o G-20, que o Brasil liderava, com outros grupos de países em desenvolvimento da Rodada de Doha, como o G-33.
94   No caso da Bolívia, Lula mencionou projetos de cooperação que poderiam eventualmente ter participação norte-americana. Foi mais longe. Sugeriu que Bush convidasse Evo Morales. O presidente norte-americano foi reticente, alegando necessidade de aguardar os "trabalhos da Assembleia Constituinte".
95   A "Cúpula Energética" está citada no capítulo sobre Chile e é mencionada amplamente no capítulo de Venezuela. A "firmeza" de Lula em relação a Evo tinha que ver com as discussões em torno de gás e biocombustível.

que seja a base, terá que se chegar a um número. Silas falou hoje em 100 a 120 milhões. Parece algo razoável, mas não é à toa que se divulgam cifras muito maiores. O objetivo da Petrobras seria dificultar a negociação para, no final, talvez fazer alguma concessão no valor em troca do controle. Mais uma vez creio que a chave pode estar no conceito de transitoriedade. Amanhã, enquanto estivermos conversando com Bachelet, poderá haver algum desdobramento. Temos que esperar.

8/5/2007 "*Mi cabeza está en tus manos.*" Esta frase, dita pelo ministro de Energia da Bolívia, Carlos Villegas Quiroga, ao nosso embaixador em La Paz, Frederico Araújo, teria sido o título do capítulo relativo à nacionalização das refinarias se a novela tivesse terminado no 1º de maio. Com efeito, graças a uma série de contatos diplomáticos, sob instruções muito claras que dei pessoalmente, havíamos conseguido evitar a promulgação no dia do trabalhador (data utilizada para anúncios dramáticos por Evo Morales) de mais um "decreto supremo" cujo efeito prático teria sido o de "sequestrar" a receita auferida pela Petrobras com as refinarias, diminuindo-lhes o valor para efeitos de indenização. Uma semana transcorrida, a frase ainda pode ter alguma validade, mas já não está claro quem tem nas mãos a cabeça de quem. Seguindo o seu estilo impulsivo e de fatos consumados, Evo Morales decretou no dia de ontem que as companhias petrolíferas (e não só a Petrobras) já não podiam exportar petróleo e derivados, tendo que entregar todo o produto para a YPFB. Com isso, a Petrobras vê a lucratividade do conjunto da "operação petróleo" diminuir drasticamente (ou mesmo desaparecer). Assim, a empresa, que, até dois ou três dias antes, dizia que era importante, por motivos técnicos, deter o controle das refinarias – mesmo que como prestadora de serviços – passou a desinteressar-se da atividade e quer vender as refinarias logo. Na prática, deu um ultimato ao governo boliviano. Como me encontrava em viagem a Montevidéu, para a sessão inaugural do Parlamento do Mercosul – evento simbolicamente importante que mereceria comentário à parte – instruí Samuel a que se reunisse com o Silas Rondeau (Gabrielli também participou) para analisar os efeitos reais do decreto e preparar uma nota firme, mas sem ameaças que não pudéssemos cumprir.

O texto, que me foi passado quando já estava no automóvel que me levaria do Parlamento uruguaio ao aeroporto, tinha muitas imperfeições. A mais grave era o tom ameaçador sobre as "sérias consequências para o relacionamento", resquício provável de um anteprojeto preparado por nossa embaixada para circunstância bastante diversa, no 1º de maio. Havia também referências inoportunas à natureza recorrente deste tipo de atitude – que poderiam ser lidas como indesejável autocrítica pública de ausência de resposta firme no passado. Com algum esforço – pois acabara de sair de uma longa cerimônia, em que eu discursara – encontrei uma fórmula alternativa para a "ameaça", algo assim como "o governo brasileiro não pode deixar de notar o efeito negativo de gestos unilaterais para a cooperação bilateral"⁹⁶. Essa fórmula, que continha certa advertência, poderia ser lida não como ameaça, mas como constatação de um fato. A ambiguidade era importante, no caso, pois no momento em que a nota foi expedida, pensou-se que ainda poderia ter algum efeito na decisão boliviana de aceitar ou não a "última proposta" da Petrobras. Em suma, estávamos diante – situação algo rara! – de um "fato meio consumado". Isto é: o decreto supremo já era uma realidade, mas restava a esperança de uma acomodação – o que ainda não sabemos se acontecerá. O que torna toda a negociação muito difícil – além da imprevisibilidade e o ímpeto dos bolivianos – é a total falta de transparência da Petrobras, cujos objetivos centrais, limites de negociação etc. são permanentemente ocultados não só do Itamaraty, mas do governo como um todo. Com sua linguagem agressiva, seus ultimatos, a Petrobras acaba fortalecendo a posição dos setores mais radicais na Bolívia e inibe a ação diplomática, que, mesmo sendo firme, como deve ser, não feche as portas à negociação. Acima de tudo, a Petrobras age como se não tivesse nada mais em jogo na Bolívia e parece esquecer que existe hoje (e existirá por algum tempo) uma dependência mútua entre os dois países, em matéria de hidrocarbonetos.

9/5/2007 Enquanto o problema Petrobras-Bolívia vai evoluindo, eu me desloco para o Canadá, para uma visita oficial em retribuição à que o meu jovem colega canadense, Peter MacKay, fez ao Brasil no início do ano. [...]

Alguns jornais tentaram explorar diferenças de opinião entre o Itamaraty e o MME (e até mesmo o Planalto) na questão da nota sobre a Bolívia. Dizem que Marco Aurélio queria um tom mais duro (talvez para redimir-se da visão – verdadeira ou falsa, pouco importa – que ficou do episódio da nacionalização). Acho que encontramos o tom certo. Ontem, o nosso embaixador foi chamado para um jantar com o vice-presidente García Linera. Não sei bem em que contexto. O Frederico Araújo tem-se revelado um representante ativo e hábil. Tem bom diálogo com muitas autoridades bolivianas. Mas às vezes se deixa levar pela emoção. Foi o que ocorreu com o texto do anteprojeto que enviou, marcado por ameaças excessivas e por referências retóricas (ainda que indiretas) a episódios anteriores, que no fundo nos deixavam mal.

Estar fora do Brasil num momento como este é desconfortável, mas pode ter suas vantagens. Evito expor-me excessivamente numa situação ainda pouco clara. Minha ausência será longa, no total, embora tenha encontrado uma maneira de passar algumas horas em Brasília na manhã do dia 11, de modo a participar de

---

96 A nota oficial a esse respeito foi emitida em 7 de maio de 2007. Reproduzo o quarto parágrafo: "Independentemente das ações legais que a Petrobras venha a tomar em defesa de seus interesses legítimos, o Governo brasileiro não pode deixar de notar o impacto negativo que este e qualquer outro gesto unilateral pode ter na cooperação entre os dois países". MINISTÉRIO DAS RELAÇÕES EXTERIORES. *Resenha de Política Exterior do Brasil*, n. 100, 1º semestre de 2007.

uma reunião preparatória da viagem do presidente ao Paraguai. Até lá, já terei uma ideia mais clara de como está evoluindo a questão das refinarias [na Bolívia]. (A questão é: ao vociferar, estabelecer ultimatos etc., a Petrobras terá recebido apoio do presidente? Não condiz muito com o que tenho ouvido dele, apesar da reação firme – e correta – em Isla Margarita).

12/5/2007 A bordo de um Boeing 777 da Air France (5:00 a.m. hora de Paris). [...] Na escala que fiz em Caracas (Maquetía), fiquei sabendo que as refinarias foram vendidas por US$ 120 milhões, após estridências, choros e ranger de dentes desnecessários por parte da Petrobras. A repercussão do fato ficou algo abafada pela visita do Papa Bento XVI, iniciada na véspera.

Notas dissonantes e gestos positivos

Pouco tenho me referido aqui às diferenças com a Bolívia no plano multilateral. Nas negociações de Doha, a Bolívia integrava o G-20 de países em desenvolvimento. Sua atuação, entretanto, era algo divergente em relação a outros membros do grupo (o mesmo, aliás, ocorria com Venezuela e Cuba). Em uma nota de 12 de junho, escrita pouco antes da reunião de Potsdam[97], descrevo uma reunião ministerial do G-20 em Genebra, ocorrida na véspera, em que a maioria das delegações se referiu positivamente à "liderança" do Brasil nas negociações da Rodada. A "queixa" da Bolívia tinha que ver com as negociações no âmbito do G-4, que o Brasil integrava juntamente com União Europeia, Estados Unidos e Índia, e poderia ser interpretada como falta de confiança por parte de um vizinho.

12/6/2007 [...] As notas dissonantes ficaram por conta da Bolívia, Venezuela e Cuba. No caso da Bolívia, o delegado, meu conhecido Pablo Solón[98], fez uma referência infeliz à falta de transparência das negociações, o que não deixava de ser uma crítica ao Brasil. [...]

Nossas relações com os vizinhos bolivianos nunca se caracterizaram pela monotonia. Encaminhadas, ainda que temporariamente, as questões mais complexas relativas aos *hidrocarburos*, um novo problema surgiria, em função da construção de hidrelétrica no rio Madeira, em território brasileiro, com alegados

---

97 O encontro de Potsdam entre Brasil, Índia, Estados Unidos e União Europeia (o G-4) era objeto de grande expectativa como um possível *breakthrough* nas negociações de Doha. Esse episódio está descrito em detalhe no capítulo correspondente em *Teerã, Ramalá e Doha*, 2015b.
98 Pablo Solón era um importante assessor do presidente Morales, com forte influência em questões ambientais e em temas relacionados à política externa. Mais tarde, viria a representar a Bolívia junto às Nações Unidas.

impactos ambientais na Bolívia. Também houve um início de discussão sobre a navegabilidade do rio, que daria à Bolívia uma saída ao Atlântico pela via da Bacia Amazônica. A decisão brasileira de deixar de lado esse aspecto pesou negativamente na percepção boliviana. A breve anotação reproduzida a seguir tem esses fatos como pano de fundo.

29/7/2007 [...] O chanceler boliviano David Choquehuanca aceitou enviar uma missão técnica para receber informações sobre a hidrelétrica do rio Madeira (o assunto não vai terminar por aí, mas é um gesto positivo, depois dos esperneios do Pablo Solón).

Vamos revisar todos os acordos

Não apenas com os Estados Unidos a Bolívia seria um tema das pautas bilaterais. Em uma nota de 29 de setembro, comento reunião entre Lula e Chávez em 19 do mesmo mês. No contexto do diálogo sobre energia, Chávez manifestou preocupação com situação política de Evo Morales, objeto, na época, de grande contestação por parte das forças conservadoras bolivianas, sempre propensas a resolver as crises políticas por meio de golpes de Estado. Em alusão à influência dos Estados Unidos, o presidente venezuelano afirmou que a Bolívia poderia transformar-se em um Vietnã. No dia 29, tive um encontro com o presidente Chávez e o chanceler Maduro, em Caracas. Na ocasião, durante a longa conversa que tive com o presidente, Chávez voltou a expressar inquietação sobre a situação na Bolívia[99].

Os temores de Chávez se revelaram exagerados naquela época, o que não quer dizer que a Bolívia não viesse sofrer sérias turbulências políticas. Nossa relação bilateral com La Paz, resolvida a questão das refinarias, entrou em período mais calmo, o que se reflete na diminuição de referências nas minhas anotações. Nosso vizinho voltaria a aparecer em uma nota de caráter geral sobre projetos de cooperação na América do Sul e em outra, mais reflexiva, sobre a dificuldade de concentrar-me nas questões regionais:

7/10/2007 A semana se apresenta trabalhosa. Terei uma reunião ampla, convocada pelo presidente, sobre a América do Sul, precedida de um encontro preparatório com nossos embaixadores. [...] A reunião sobre América do Sul é uma iniciativa do próprio Lula. "Vamos revisar o estado de implementação de todos os acordos que assinamos", foi o que me disse. Vamos ter que nos concentrar em alguns poucos projetos por país e questões que perpassam pela relação com todos ou alguns

---

99 Ver capítulo sobre Venezuela.

deles (financiamento, comércio, cooperação técnica). A ideia em si mesma revela uma ótima disposição do presidente e é um sinal importante da prioridade das relações com a América do Sul. Foram convocados muitos ministros. A questão que exige preparação e reflexão é como fazer do encontro algo prático, com resultados. A presença dos embaixadores brasileiros pode dar mais conteúdo a pontos concretos, mas apresenta também certos riscos de derrapagem[100]. Sobretudo, reforça a necessidade de coordenação prévia. Tenho tido pouco tempo para expor ao presidente detalhes do nosso relacionamento com cada país. Há questões importantes (hidrelétricas próximas à fronteira com a Bolívia, por exemplo) sobre as quais mal falamos. Não creio que seja o momento de fazê-lo diante de um plenário tão amplo.

A geopolítica da América do Sul é muito complexa

10/11/2007 [...] Para poder dedicar-me a esta tarefa [negociações da Rodada de Doha] pedi ao presidente que me dispensasse de acompanhá-lo a Santiago, onde se realiza a Cúpula Ibero-americana. É sempre uma perda não estar junto com o presidente, sobretudo nas bilaterais. O acúmulo desordenado de atividades e iniciativas me estava deixando inseguro e "sem controle" dos acontecimentos. As questões sul-americanas, importantes como são, encontram-se no momento razoavelmente enquadradas (o que não quer dizer resolvidas), com os encontros recentes e/ou programados para o futuro próximo (visitas a Bolívia, Venezuela e Colômbia, visita da Cristina Kirchner ao Brasil, Mercosul). A geopolítica da América do Sul é muito complexa e obviamente muito importante. A rigor exigiria tempo integral. Mas como conciliar este nível de dedicação com a necessidade de manter o Brasil engajado nas grandes questões mundiais? Estes problemas se refletem não só no uso do meu tempo (e obviamente o do presidente) mas também na estrutura do ministério, na possibilidade de delegação de funções. Envolvem, naturalmente, pessoas. A transferência de responsabilidades e a precisão no seu desempenho não são questões fáceis.

5/12/2007 [...] Sobre a América do Sul, sempre haveria o que dizer, enquanto se aguardam os desdobramentos do referendo da Venezuela, em relação a outros países. A expectativa é que a derrota de Chávez leve líderes como Evo Morales e Rafael Correa (este já menos radical) a atitudes de maior moderação. No telefonema em que Lula propôs o adiamento da visita a La Paz dos dias 11 e 12 para 16 e 17, Evo parecia estar muito acossado, defendendo-se dos ataques da oposição

---

[100] Não tenho certeza, mas creio que me referia à tendência natural dos embaixadores em enfatizar excessivamente certos problemas, com prejuízo ao foco em questões centrais.

de maneira que me pareceu denotar alguma insegurança. Isso não é bom. Alertado por mim, Lula exortou Evo a continuar a buscar o diálogo. [...]

25/12/2007 [...] No domingo, 16 de dezembro, embarquei com o presidente para a Bolívia. Nesta mesma noite, ocorreu o evento relativo ao corredor interoceânico – momento em que o Tarso Genro[101] desfaleceu, deixando-nos assustados a todos. Dado o histórico de conflito nas relações entre o Chile e Bolívia, desde a Guerra do Pacífico, no final do século XIX, o acontecimento, com a presença de Bachelet, Evo e Lula, teve uma relevância política maior do que o mero lançamento de mais uma obra de infraestrutura.

O cerne da parte bilateral da visita foi a questão dos novos investimentos da Petrobras, o que exigiu, mais uma vez, uma posição firme em relação às pretensões de La Paz no que toca ao rateio da produção entre mercado interno e externo. De quebra, ficou assim resolvido o impasse que dificultava realizar o pagamento do gás de acordo com os termos da Ata de Brasília. Pela manhã do dia 17, fomos inteirados, o presidente e eu, da natureza das dificuldades. Percebendo que, neste caso, a Petrobras parecia ter, efetivamente, razão, sugeri a Lula que ligasse a Evo Morales, antes do início da parte protocolar da visita. Lula preferiu não o fazer, mas autorizou-me a que chamasse o Quintana, o equivalente a chefe da Casa Civil, interlocutor com quem havia dialogado de forma útil, em ocasiões passadas. Mais tarde, Marco Aurélio e eu conversamos com o vice-presidente García Linera. Isso ocorreu mais ou menos simultaneamente ao esforço de persuasão que Lula realizou junto a Evo Morales, ao qual se seguiram novas discussões entre a Petrobras e a YPFB. Finalmente, os dois lados chegaram a um acordo sobre os percentuais de destinação do gás bem como as condições de pagamento. Em clima positivo, foram assinados também vários outros atos, o que fez com que este capítulo da tumultuada, mas inevitavelmente estreita, cooperação Brasil-Bolívia terminasse a contento[102].

"Grupo de amigos"

As anotações que se seguem têm a ver com mais uma grave crise política interna na Bolívia, relacionada com a nova Constituição e a questão das autonomias das províncias, sobretudo as da chamada região da Media Luna (Santa

---

101 Tarso Genro foi ministro da Justiça de março de 2007 a fevereiro de 2010. O desfalecimento relacionava-se a questões de altitude e teve de se providenciar um avião para seu retorno a Brasília.
102 Por ocasião da visita do presidente Lula à Bolívia, além da declaração conjunta bilateral, de sentido político amplo, e da declaração de La Paz sobre o corredor interoceânico, foram assinados atos bilaterais sobre cooperação em diversos temas: energia; educação superior; gestão florestal e infraestrutura. As preocupações com o tema do gás boliviano voltariam a emergir, em função de uma cúpula tripartite entre Brasil, Bolívia e Argentina, a que me referi no primeiro capítulo deste livro.

Cruz, Tarija, Beni e Pando). Não é meu propósito, aqui – nem eu teria competência para tal – analisar as causas profundas ou os fatores de desencadeamento da crise, que chegou a despertar temores sobre a integridade territorial do país. Alguns dos textos que li na época, referentes às leis básicas de certas províncias, que seriam objeto dos referendos, iam muito além do federalismo e beiravam o separatismo. Em um caso, ao menos, até a cobrança de tarifas aduaneiras sobre o comércio intra-boliviano estava prevista. A autoridade central de La Paz seria gravemente debilitada. Embora outros elementos estivessem presentes, era evidente a inconformidade de líderes provinciais, representativos das classes economicamente dominantes, com a ascensão dos povos originários da Bolívia. Meus comentários, feitos ao longo da crise, se limitam à participação do Brasil e, indiretamente, de outros países na busca de uma solução.

30/3/2008 [...] Além das providências relacionadas com a Unasul, a agenda sul-americana deverá ser ocupada pela Bolívia. David Choquehuanca telefonou no fim de semana para me consultar sobre nossa disposição de integrar "grupo de amigos [da Bolívia]", composto também por Argentina e Colômbia[103], que ajudaria no diálogo com a oposição. Tanto Choquehuanca quanto Evo Morales já me haviam abordado a respeito à margem de reuniões do Grupo do Rio e da OEA. Dados os antecedentes, inclusive a experiência positiva com a Venezuela[104] no início do governo, é natural que o Brasil deva ajudar. Mas há complicações. Será necessário nos certificarmos que os termos de referência sejam aceitáveis tanto para o governo quanto para a oposição. Além disso, haveria que manejar as personalidades. O ex-presidente Néstor Kirchner parece ter sido sugerido pela Argentina [como representante de Buenos Aires]. Mas isso me foi dito pelo Marco Aurélio (ele próprio interessado em participar, apesar do incômodo que isso eventualmente causaria à oposição). Amanhã conversarei com o nosso entusiasmado embaixador em La Paz, Frederico Araújo, chamado ao Brasil para este fim.

---

103 É de notar a preocupação dos governantes bolivianos (provavelmente, neste caso, o chanceler) em manter certo "equilíbrio ideológico" na composição do Grupo de Amigos, o que se refletiu no convite ao ministro colombiano.

104 Refiro-me, evidentemente, ao Grupo de Amigos da Venezuela, na esteira da crise de 2002-2003.

Quieren tumbar el indio

5/4/2008 Missão de grupo de amigos na Bolívia: Argentina, Brasil e Colômbia. Jorge Taiana e Camilo Reyes[105] vieram na quinta-feira. Eu só pude vir ontem à noite (sexta) devido à visita do presidente da Guatemala, Álvaro Colom[106] [...].

Meu dia começou às sete horas com uma longa entrevista com Evo Morales, que esteve acompanhado do vice-presidente, Álvaro García Linera, do chanceler David Choquehuanca, além dos assessores. A reunião se deu no mesmo salão em que Evo me recebeu há pouco menos de dois anos, logo depois da nacionalização e da ocupação das refinarias. Desta vez, me pareceu mais bem pintada e mais clara. A conversa durou mais de hora e meia. O presidente fez uma explanação sobre a política boliviana, em boa parte centrada em suas próprias lutas e decepções com as elites. Em meio ao discurso, que não parecia chegar a uma conclusão, fez admissões interessantes, como a de que nunca confiou na Igreja Católica, apesar de sua influência no país. Agradeceu nossa disposição [em ajudar na busca de uma solução para a crise]. Disse que a oposição não pode aceitá-lo – um índio – e as mudanças que ele, Evo, representa. "*Quieren tumbar el indio*", disse mais de uma vez. García Linera complementou com um pouco mais de precisão a descrição da situação atual.

Depois de ouvir respeitosamente o discurso por uns bons três quartos de hora, fiz algumas observações e perguntas que permitiram encaminhar a discussão para algo prático. Ao final, obtive a confirmação de que o governo estaria disposto a discutir os principais temas da Constituição desde que isso pudesse levar à suspensão ou adiamento dos referendos sobre autonomia (o primeiro deles em Santa Cruz, baseado em proposta que claramente extrapola os limites da Constituição vigente). "*¿Estará todo sobre la mesa?*" – foi a pergunta que fiz e à qual tanto Morales quanto Linera responderam com um categórico "*sí*".

Do palácio, fui a um encontro com líderes da área de Direitos Humanos, jornalistas etc., no escritório da Defensoria Pública[107]. Em seguida, encontrei-me, na residência, com dois chefes oposicionistas, Doria Medina e Tuto Quiroga – um de cada vez. Afora as críticas ao governo, demonstraram algum ceticismo quanto à possibilidade de parar o processo dos referendos. A mesma sensação me transmitiu um intelectual que encontrei à noitinha, Fernando Campero. Amanhã tomo

---

105 O embaixador Camilo Reyes, diplomata experiente e vice-chanceler, havia sido meu colega quando fui embaixador em Genebra.
106 Álvaro Colom, eleito com uma plataforma de centro-esquerda, decidiu fazer sua primeira visita presidencial ao Brasil, fato nada desprezível quando se pensa na história turbulenta da Guatemala e a relação de dependência do país para com Washington.
107 É curioso que não tenha feito um registro do encontro, que não era meramente protocolar. A decisão de ouvir a "sociedade civil" ilustra minha preocupação em obter elementos para uma avaliação ampla da crise. O cansaço da viagem, agravado pela altitude, além da pesada agenda, explicam a omissão.

café da manhã com os ministros do Tribunal Eleitoral. Encontraremos também o presidente do Senado, na base aérea, em El Alto. Aproveitarei a indispensável escala em Santa Cruz para estar com o prefeito Rubén Costas, e o líder do "movimento cívico", Branco Marinkovic, ambos ferrenhos opositores de Evo Morales. Antes de partir para o aeroporto, devo falar por telefone com o Cardeal Terrazas[108], que está em Cochabamba. A Igreja parece dar sinais de retomar o diálogo. Será emulação com o grupo de amigos? De qualquer forma é positivo!

Minha avaliação – aliás a de todos – antes mesmo de ir a Santa Cruz é que será muito difícil uma retomada do diálogo antes do dia 4 de maio[109]. Se for assim, o grupo de amigos terá pouco a fazer.

7/4/2008 [...] "Chamei a serviço"[110] o nosso embaixador na Bolívia, Frederico Araújo, há precisamente uma semana. Ele vinha pedindo para vir ao Brasil para falar sobre a questão dos brasileiros do Pando[111]. Convoquei-o com outro objetivo: o de conversar sobre a crise que eu via avolumar-se no país vizinho, ainda que o meu acompanhamento da situação fosse superficial e fragmentado, dadas outras emergências a que tive de me dedicar.

Não sei se a maratona de contatos que encerrei ontem com uma larga conversa com as lideranças de Santa Cruz (o "*prefecto*" Rubén Costas e o coordenador do "movimento cívico", Branco Marinkovic) contribuirá de alguma forma para o bom encaminhamento da grave situação em que se encontra a Bolívia. Certamente esse esforço de facilitação seria ainda menos efetivo se eu não estivesse razoavelmente informado sobre alguns dos elementos centrais da complexa problemática boliviana. Sob esse aspecto, a conversa com o embaixador Araújo foi de grande ajuda.

Saí da Bolívia ligeiramente mais otimista sobre a possibilidade de solução pacífica para os atuais impasses do que quando lá cheguei. O governo parece interessado em diálogo e a oposição, apesar de se dizer "escaldada" com intentos anteriores de negociação, nos quais se considerou, em suas palavras, "traída", sente algum conforto pela presença de países amigos – ainda que um ou outro personagem tivesse preferido a inclusão de representante da União Europeia ou do México, por exemplo. (A segunda hipótese não seria de descartar, dado o bom momento das nossas relações com o México e o fato de que o país está coordenando o Grupo do Rio.)

Minha lista de compromissos em La Paz e Santa Cruz foi extensa. Não pude ir a Cochabamba, por limitação do tempo em que disporia do avião. Conversei com

---

108 O Cardeal Julio Terrazas Sandoval foi arcebispo de Santa Cruz e presidente da Conferência Episcopal Boliviana.
109 Alguns dos referendos, se não todos, estavam marcados para data anterior.
110 A "chamada a serviço" de um embaixador no exterior é uma prática da rotina diplomática, diferentemente da "chamada para consultas", que significa a existência de um mal-estar nas relações.
111 Refiro-me à presença de pequenos agricultores brasileiros em região fronteiriça, mencionada em outras partes deste capítulo.

o Cardeal Terrazas por telefone. Transmiti as impressões que havia colhido até então, sobretudo a intenção manifesta do governo de colocar "tudo sobre a mesa" em diálogo sob os auspícios da Igreja e dos países amigos. Disse-lhe da sensação de que poderia haver um caminho se os cruceños, mesmo sem desistir da realização do referendo sobre o estatuto autonômico, assumissem o compromisso de não o implementar, enquanto durasse o diálogo. Sua Eminência, que havia comparado qualquer esforço de adiar o referendo a eventual tentativa de cancelar o carnaval no Brasil, reagiu bem. Mais tarde, o presidente do senado, Oscar Ortiz (com quem me encontrei no aeroporto de La Paz, antes de partir para Santa Cruz) e os dois líderes da "província rebelde" pareceram compreender o argumento [sobre a postergação do referendo ou sua implementação] – ainda que com algumas reticências. Agora é ver os desdobramentos – pois cada dia traz novas surpresas.

Ao final da visita, telefonei para o chanceler Choquehuanca – que se tem revelado moderado e habilidoso – para transmitir, em breves palavras, minha avaliação das conversas. Fiz o mesmo com o chanceler argentino, Jorge Taiana – que estava em Paris, acompanhando a presidenta Cristina Kirchner. Retribuí, assim, a atenção que tivera comigo.

Bendita propuesta

9/4/2008 No "Aero-Lula", a caminho de Roterdã. Após minha chegada a Brasília, falei duas vezes com David Choquehuanca, segunda e terça-feira. Entre esses dois telefonemas, houve o encontro entre a Igreja e os prefeitos e "*conversaciones de pasillo*", no dizer do chanceler, entre os embaixadores dos países amigos e os líderes autonomistas. No primeiro telefonema, Choquehuanca me relatou sua conversa com Evo Morales, cuja posição parece agora menos flexível. Na ocasião, fixamos os elementos (bastante vagos, é preciso dizer) que poderiam ser a base de um diálogo com a oposição. Os pontos eram os seguintes:

1) o diálogo se faria sob a égide da Igreja e dos países amigos;
2) teria início "*tan pronto cuanto posible*";
3) "*todo está sobre la mesa*";
4) não haveria condições prévias;
5) a primeira reunião seria para definir a agenda.

Repeti três ou quatro vezes estes elementos para meu colega boliviano, de modo a não ter dúvida sobre o que poderia transmitir à Igreja. Logo após o telefonema, liguei para o Frederico Araújo, que se encontrava em Cochabamba, juntamente com os representantes da Argentina e da Colômbia, com o propósito de acompanhar as conversas entre a Igreja e os "*prefectos*". Para não deixar margem à dúvida, pedi que instruísse o diplomata mais graduado em La Paz a entregar ao ministro um aide-mémoire com os elementos-base. Choquehuanca confirmou--os, o que foi um bom sinal.

Do lado dos prefeitos, as coisas teriam ocorrido de forma algo confusa, com exigências e pré-condições. A sensação que tive, pelos relatos do nosso embaixador, foi a de que não havia percepção clara ou desejo de diálogo da parte deles. Mas no café da manhã, no hotel em que estavam os embaixadores e os governadores ("*prefectos*"), algo inusitado ocorreu. Conversando com o Fred – nosso embaixador –, o governador de Pando, indiretamente apoiado pelo de Beni e Santa Cruz, se teria dito disposto a representar os governadores em um "pré--diálogo". Mais tarde (no segundo telefonema), Choquehuanca diria que o governo estaria disposto a trabalhar nas bases que eu havia proposto, com a presença dos países amigos. Aguardava apenas confirmação formal da Igreja. O "pré-diálogo" é, na verdade, o último ponto dos meus elementos (definição da agenda). Os pontos um e dois, que são de procedimento, estariam implícitos no exercício. Restaria, assim, uma confirmação inequívoca dos elementos três e quatro – que são os que se referem à substância do que seria discutido.

Ao refletir sobre o processo que se estava iniciando e supondo que o exercício prospere, ocorre-me uma questão: valerá a pena a inclusão de elementos sobre economia e paz social, de modo a não deixar a conversa excessivamente centrada nos pontos mais sensíveis, ou isso atrapalhará?

Uma nota simpática: ao receber os "elementos" com a notícia de que o governo os aceitaria, o Cardeal teria dito: "*bendita propuesta*". Por que então ainda não teria ele favorecido o pré-diálogo? Fred achou que seria por motivos puramente acidentais (não havia tido ocasião de estar com seu interlocutor habitual, o ministro da Defesa). Oxalá seja somente isso.

O Grupo de Amigos tornou-se coadjuvante

12 e 13/4/2008 [...] Chegada ao Brasil na madrugada de domingo, ainda sem saber se irei ou não à Bolívia na noite do mesmo dia (em algumas horas, portanto). [...]

18/4/2008 Relendo as notas anteriores, verifiquei que minha avaliação sobre o comportamento dos atores na crise boliviana foi algo ingênua. Governo e oposição dão constantemente sinais contraditórios. Talvez o caso mais notável seja o do ministro Choquehuanca, que me pareceu estar com atitude razoável e construtiva e agora se tornou porta-voz dos elementos mais radicais (indígenas e outros). A oposição, por sua vez, espera obter concessões do governo; não cede nada e só se dispõe a dialogar após o referendo. Em todo este processo, Brasil,

Argentina e Colômbia têm que preservar sua própria credibilidade e a do Grupo de Amigos. Por isso creio que a ideia de uma declaração dos embaixadores não é de todo má. A questão é o timing. Não podemos deixar escapar a oportunidade de um diálogo verdadeiro, mas tampouco podemos esperar indefinidamente. Falei com Frederico Araújo ontem. Se tiver tempo, ligarei para o Taiana hoje ainda, antes da partida para Porto Alegre e Gana. [...]

28/4/2008 Muitos temas por tratar. [...] Bolívia: o Grupo de Amigos tornou-se coadjuvante, com o acionamento da OEA pelo próprio governo[112]. Vamos ver se, ao menos, mantemos alguma coordenação.

5/5/2008 [...] a viagem de férias por alguns dias a Ouro Preto e Mariana não deixou de ter um efeito positivo para o meu ânimo – que não chegou a ser quebrado pelas consultas transmitidas pela minha chefe de gabinete sobre a Bolívia ou pelo telefonema de Jorge Taiana sobre o mesmo tema. A orientação que transmiti terá contribuído para o bom desfecho da reunião do Conselho Permanente da OEA, em que o governo da Bolívia recebeu um inesperado apoio.

De regresso a Brasília, voltei a interessar-me mais de perto sobre a situação da Bolívia. Não há como nos livrarmos da responsabilidade de ajudar aquele vizinho a reencontrar a estabilidade, respeitadas as conquistas da população indígena (a mais pobre), mas evitando radicalizações. Temos, agora, que nos preparar para o pós-referendo e verificar se ainda há como restabelecer o diálogo. A oposição ganhou força com o sufrágio (independentemente de sua discutível legalidade). O governo tem o respaldo, ainda que qualificado, da OEA.

Dependendo da evolução de hoje, talvez tenha que voltar a dar uns telefonemas (Taiana, Choquehuanca, Insulza). [...]

Em meio a essas anotações sobre a evolução da crise boliviana, fiz dois breves registros das menções ao tema em conversas com autoridades cubanas. A primeira delas se refere ao diálogo com o chanceler Felipe Pérez Roque em uma visita minha a Havana em final de maio, na qual menciono a preocupação com o isolamento de Evo Morales, especialmente a "perda de apoio da classe média de La Paz". A segunda é parte de longo relato de minhas conversas com Raúl Castro, em junho[113]. Nela, comentei minha viagem à Bolívia em abril. Fiz

---

112 Em algum momento, não referido nas minhas anotações, o governo boliviano solicitou a assistência da OEA no diálogo. Talvez o tenha feito para ter um pretexto para recuar em relação à proposta que havia aceito antes.
113 A transcrição desse diálogo aparecerá, talvez, em futuro livro em que tratarei das relações com a "outra América Latina".

referência aos estatutos de autonomia e expressei o desejo de que Cuba pudesse ter uma influência positiva (moderadora) sobre o governo.

Líderes entrincheirados

Minha próxima anotação começa com uma referência à crise envolvendo a Geórgia e a Rússia, a propósito do território da Ossétia do Sul. Resolvi mantê-la, pois trata do princípio da integridade territorial dos Estados, que era relevante para o posicionamento jurídico em face da crise boliviana, à luz dos possíveis intentos secessionistas que estariam por trás da questão das "autonomias".

11/8/2008 [...] O fim de semana foi pródigo em eventos internacionais. A "invasão" do território georgiano da Ossétia do Sul em resposta à ocupação desta região rebelde por tropas da Geórgia é o fato de maior repercussão. Convém ter atitude discreta, dadas as nossas boas relações com a Rússia e ausência quase total de relações com a Geórgia. Mas é difícil não nos pronunciarmos de todo quando a integridade territorial de um Estado é violada. A presença de tropas russas, como "força de paz", dá direito a Moscou de agir como agiu, em que pese à natureza intempestiva e provocativa do presidente Saakashvili[114]? Temos aqui uma situação formalmente parecida com outras (Kosovo, Tibete), só que, desta vez, as complexidades são maiores (criação recente do Estado da Geórgia, após a queda da União Soviética, presença de forças de paz autorizadas pela ONU etc.). Há que estudar mais profundamente o assunto. Foi o que pedi que fizessem, hoje mesmo.

O outro fato importante – e este mais próximo – foi a vitória de Evo Morales, mas também de vários governantes de oposição (inclusive o de Santa Cruz) no referendo de ontem.[115] O resultado não resolverá o impasse; os dois principais líderes (Evo e o *prefecto/gobernador* de Santa Cruz, Rubén Costas) seguirão entrincheirados em suas posições. Evo se sentirá mais legitimado para levar adiante suas reformas. Costas insistirá com mais ênfase na autonomia. Talvez seja o momento de restabelecer o diálogo, através do grupo de amigos. Não será tarefa fácil.

Seguindo conselho do nosso embaixador em La Paz, sugeri ao presidente, que me havia ligado ontem à noite, que chamasse a Evo para felicitá-lo e convidá-lo ao Brasil (Frederico Araújo pensa numa espécie de "retiro" no Pantanal, o que de antemão sei que não ocorrerá). O embaixador também está preocupado com a

---

114 Mikheil Saakashvili foi presidente da Geórgia por dois mandatos consecutivos, de janeiro de 2004 a novembro de 2013.

115 Em 10 de agosto, ocorreu o referendo que confirmava Evo Morales no cargo. Dois terços dos eleitores aprovaram a continuação do seu mandato. A crise entre La Paz e a Media Luna prosseguiria, porém, e em setembro seria acirrada em função de retenção de repasses orçamentários às províncias.

necessidade de que o Itamaraty retome o comando do processo. Creio que tinha em mente uma nota, assinada pelo assessor diplomático, dando apoio ao referendo (antes de sua realização). Essas coisas exigem grande concentração. Como poderei retomar uma atividade como a que desenvolvi quando da minha viagem à Bolívia, há cerca de três ou quatro meses, em meio às articulações para reviver a Rodada de Doha?

Em anotação escrita por ocasião de uma rápida viagem a Montevidéu em que fiz o pronunciamento de abertura do Parlamento do Mercosul, comento as contradições entre o espírito de integração e os interesses nacionais concretos. Trechos dessa anotação aparecem também nos capítulos sobre o Uruguai e o Paraguai. Como já assinalei, tinha ainda fresca na memória a tentativa do presidente Chávez de "multilateralizar" a questão energética, que me causara profundo incômodo. O trecho, reproduzido a seguir, sobre a Bolívia, se insere nesse quadro de preocupações.

18/8/2008 Viagem de um dia a Montevidéu. [...] Com relação ao gás, passa-se algo semelhante ao que ocorre com a energia hidroelétrica com o Paraguai.[116] [...] Não queremos (e, a rigor, não podemos) abrir mão do tratamento do tema do gás em bases bilaterais com a Bolívia. [...]

A crise atingiu novo clímax

No início de setembro, a situação na Bolívia se agravou. Ações violentas por parte dos opositores ao governo ocorreram no departamento de Tarija, com a tomada de gasoduto e, em Santa Cruz, com a ocupação de prédios do governo e outras instalações.[117] Essas ações foram objeto de nota condenatória do Itamaraty em 10 de setembro, pela qual, além de lamentar "o recrudescimento da violência e dos atos de desacato às instituições e à ordem legal", o "Governo brasileiro se solidariza com o Governo constitucional da Bolívia [...] e está tomando todas as medidas necessárias para garantir o abastecimento de gás no País". Um dia depois

---

116 Ver "Paraguai".
117 Matéria veiculada por agência de notícias assim repercutiu a situação: "As autoridades da Argentina e do Brasil mostram-se preocupadas com os atuais enfrentamentos entre o governo central de La Paz e os departamentos autonomistas do leste e do sul da Bolívia, conflito esse que pode ameaçar o abastecimento em gás dos dois países". Ver "Argentinos e brasileiros estão preocupados com as suas importações de gás boliviano em razão das tensões existentes neste país". *Le monde/Uol Notícias*, 11 de setembro de 2008.

da nota, a violência assumiria aspecto mais trágico com vinte vítimas fatais, em sua maioria camponeses, na província de Pando.[118]

18/9/2008 Fui operado na noite de terça-feira [9 de setembro]. Cirurgia bem-sucedida e resultados laboratoriais, como soube depois, negativos. Saí do hospital na quarta de manhã. Aliás, a quarta-feira foi o único dia de descanso verdadeiro. Havia tomado a decisão de evitar envolver-me em assuntos de trabalho, pelo menos até o fim de semana, mas as coisas se passaram de outro modo.

A crise interna da Bolívia atingiu novo clímax. No dia 10, à noite, me ligou o vice-ministro argentino. Não permiti que aprofundasse o assunto. Remeti-o ao secretário-geral. Mas já na manhã de quinta, foi o presidente Lula quem me chamou. Daí em diante, e mesmo procurando delegar ao máximo o tratamento do tema ao secretário-geral, já não pude deixá-lo totalmente de lado.

Depois do primeiro telefonema do presidente, eu próprio tomei a iniciativa de chamá-lo para insistir que falasse com Evo Morales, para hipotecar solidariedade e apoio, mas também para incentivá-lo ao diálogo. Lula, efetivamente, chamou o presidente da Bolívia e lhe propôs a ida imediata do Grupo de Amigos a La Paz. Morales concordou. O dispositivo logístico chegou a ser montado. Do Brasil iriam o secretário-geral do Itamaraty e o assessor internacional da presidência. Mas acabou sendo desativado. Os bolivianos, por motivos não totalmente claros naquele momento, disseram que preferiam continuar tratando do assunto por meios próprios, sem ajuda externa.

Ao ler a transcrição do telefonema do presidente Lula, fiquei sabendo de um detalhe que demonstrava, a meu ver, a existência de certo grau de paranoia, se não mesmo de prevenção, com relação ao Brasil. Logo no início da conversa, Evo queixou-se ao Lula de uma declaração minha ("do ministro Amorim"), em que eu teria favorecido a separação [sic] das províncias autonomistas. A afirmação era obviamente absurda e foi rebatida na hora pelo próprio presidente. Lula aproveitou para chamar atenção para a nota que o Itamaraty havia soltado na véspera, que aludia, entre outros pontos, à legalidade institucional e à solidariedade com o governo constitucional da Bolívia. Um ou dois dias depois, em contato com embaixador boliviano em Brasília, que o procurara para tratar de outros aspectos da crise, o secretário-geral manifestou, a meu pedido, estranheza em relação ao fato. O diplomata respondeu que certamente se tratava de um mal-entendido.

Apesar de todas as nossas manifestações de apoio à institucionalidade democrática encarnada pelo governo de Evo Morales, a existência de certo grau de

---

118 Uma comissão da Unasul, estabelecida para investigar o massacre de Porvenir, entendeu que o massacre foi de responsabilidade das autoridades locais, e clamou por investigações, inclusive do ex-governador de Pando. Ver "Comissão da Unasul culpa governador". *Folha de S.Paulo*, 22 de novembro de 2008.

desconfiança continuou a transparecer nas atitudes bolivianas, inclusive durante a reunião da Unasul em Santiago (à qual voltarei adiante). Nessa ocasião, o presidente Evo Morales fez uma referência à eventual ida de um dos líderes da oposição, o governador de Tarija, à embaixada do Brasil, fato que simplesmente não ocorreu. Em verdade, o embaixador Frederico Araújo havia participado de uma reunião dos embaixadores do Grupo de Amigos na missão argentina, onde os três embaixadores, em conjunto, receberam o *"prefecto"* da província de Tarija, Mario Cossío, a pedido deste. O objetivo seria – e efetivamente foi – o de ouvir relato da conversa que Cossío tivera com o vice-presidente, García Linera, na tentativa de restabelecer algum diálogo. O mais curioso é que foi o nosso embaixador, e por instrução minha (já em Brasília no sábado de manhã), quem comunicou ao chanceler David Choquehuanca a realização de tal conversa. Eu havia solicitado ao Frederico Araújo que fizesse essa gestão, até mesmo porque tinha interesse em conhecer a versão do governo sobre o encontro García Linera-Cossío. A referência [à visita de Cossío à embaixada do Brasil], do mesmo modo do que aquela relativa à minha suposta declaração, não foi feita em tom acusatório, mas de forma algo vaga e *en passant*, muito característica da maneira como Evo Morales lança insinuações, às quais um interlocutor desprevenido poderia deixar de responder.

A verdade é que, embora sempre apoiando, de forma inequívoca, o governo Morales, a atitude do presidente Lula tem sido sempre marcada pelo pragmatismo e o estímulo à solução dos conflitos, com o mínimo de enfrentamento. Na minha percepção, esta não é a atitude de outros líderes da região, especialmente do presidente Hugo Chávez, cuja tendência, muito explícita, é apostar na confrontação. Mesmo a presidenta da Argentina parece por vezes inclinar-se – certamente não no tom de Chávez – a uma linha de maior rigidez, o que em boa parte se explica pela situação interna da Argentina.[119]

O governo brasileiro não tem nenhuma simpatia pela atitude dos *"prefectos- -gobernadores"*. Quando estive em La Paz e Santa Cruz, fiz ver, de forma inequívoca, a inaceitabilidade de muitos aspectos contidos nos chamados "referendos autonômicos"[120]. Disse, mesmo, tanto aos meus interlocutores cruceños quanto de público, que a autonomia, nos termos em que estava sendo colocada, não seria reconhecida pelo Brasil nem pelo Mercosul. Além do aspecto político geral, referi-me à questão das aduanas, que inviabilizaria totalmente até mesmo as relações comerciais. O Brasil tem forte interesse na solução pacífica do conflito, não só como um princípio geral, mas porque a radicalização tem o potencial de atingir o fornecimento do gás boliviano, do qual continuamos a ser muito

---

119 Mais ou menos na mesma época, o governo argentino se viu confrontado por ferrenha oposição dos ruralistas, descontentes com medidas tributárias adotadas por Buenos Aires.
120 Os referendos autonômicos ocorreram em várias etapas, começando em maio no departamento de Santa Cruz e se prolongando em junho nos demais departamentos de Tarija, Beni e Pando.

dependentes. Daí os nossos constantes apelos ao diálogo e a uma atitude pragmática, que provavelmente não agradam aos setores mais radicais do governo de La Paz.

Saem os Estados Unidos, entra a América do Sul

18/9/2008 A Cúpula da Unasul se realizou na segunda-feira, 15, em Santiago. Confesso que, de início, da mesma forma que o presidente Lula, tinha dúvidas sobre a sua utilidade. Temia, sobretudo, que atitudes muito radicais, da parte de alguns, ou excessivamente conservadoras, de outros, pudessem levar a um impasse, que seria muito desgastante para nossa organização recém-nascida. Não foi o que ocorreu. No simbólico Palacio de la Moneda, onde 35 anos antes Salvador Allende morreu brutalmente, em meio ao golpe militar, [os presidentes dos países membros da Unasul acordaram] uma boa declaração, que combinou firmeza na condenação aos atos de violência e a possíveis intentos de golpe com uma sábia insistência no diálogo, condicionado ao fim de atitudes claramente incompatíveis com a ordem democrática (ocupações de prédios públicos, bloqueios de estradas, sabotagens a gasodutos etc.). Refletindo em parte o que ocorreu na reunião e as advertências dos dias anteriores, o jornal espanhol *El País* creditou o êxito à liderança do Brasil. Sua manchete proclamou: "Presidente Lula toma as rédeas da crise na Bolívia."[121] Igualmente positivo, por outro ângulo, foi o título do artigo do Clóvis Rossi: "Saem os Estados Unidos, entra a América do Sul."[122]

Mesmo sem superestimar a efetividade da mudança, a nova atitude dos países sul-americanos, ao tratarem desses problemas de forma adulta e sem se sujeitarem a pressões externas (atitude que já se havia revelado na recente Cúpula do Grupo do Rio e na Reunião de Consulta da OEA sobre a crise Colômbia-Equador)[123], é talvez o fato mais notável. Não passou despercebido da grande mídia. [...] Evo Morales, durante a reunião de Santiago, ao comentar a criação de uma comissão de representantes da Unasul, fez questão de assinalar que "com isso, termina o Grupo de Amigos". No seu lugar, foi criada uma Comissão da Unasul. Dado o alto perfil – e nem sempre sob luz positiva – do Brasil na Bolívia, não é de todo mau que possamos atuar por meio do biombo multilateral da Unasul. Ontem mesmo nomeei o embaixador Macedo Soares, ex-subsecretário para América do Sul e atual representante junto à Conferência do Desarmamento, para ser o nosso "comissário".

---

[121] "Lula toma las riendas de la crisis boliviana". *El País*, 15 de setembro de 2008.
[122] *Folha de S.Paulo*, 17 de setembro de 2008.
[123] Ver "Equador".

Lula é uma espécie de pai

Apesar dos progressos promovidos pela Unasul, a situação interna na Bolívia não era tranquila, conforme transparece em uma anotação do início de outubro.

5/10/2008 [...] preocupa-me a situação na Bolívia, sobretudo em função do desgaste que a Unasul pode vir a sofrer, se não puder ter um papel significativo no diálogo entre Evo e os *prefectos*.

Nossa atuação na crise interna boliviana foi mencionada com frequência em diálogos bilaterais como exemplo do papel do Brasil e do presidente Lula na região, sempre buscando mediar conflitos e encontrar soluções pacíficas. Por curiosidade, transcrevo uma anotação, escrita em Genebra, quando eu voltava de Teerã, relativa a uma conversa que tive com o presidente do Irã, Mahmoud Ahmadinejad.

3/11/2008 A conversa com Ahmadinejad foi amena e simpática. Falei do interesse do Lula de receber sua visita e também de vir ao Irã. No primeiro caso, deixei claro que não poderia ser uma visita na esteira de outra ou outras na região. Teria que ser uma visita focalizada no Brasil, ainda que, naturalmente, não objetássemos (seria absurdo) que fosse também a outros países, entre os quais a Bolívia. Durante toda a conversa, que versou também sobre crise financeira, cooperação Sul-Sul etc., procurei acentuar a especificidade do Brasil, a qual, naturalmente, não impedia nossos esforços pela integração. Mencionei o papel moderador de Lula na região, especialmente em crises como a do Equador com a Colômbia[124] e a crise interna na Bolívia. Salientei que, sem deixar de defender os pontos de vista mais justos, Lula recomendava sempre, talvez por sua formação de líder sindical, paciência e diálogo. Era o que havia permitido uma solução razoável na Bolívia. Ahmadinejad seguiu minha fala com atenção, por vezes apertando ainda mais seus olhos pequenos, e sempre com um leve sorriso. Fez uma observação interessante, reveladora, em certa medida, de acuidade psicológica, em contraste com declarações bombásticas que costuma fazer: "Lula é uma espécie de 'pai' na América Latina". E que um pai às vezes tem que puxar a orelha do filho, mas sempre com ternura... Nesta nota simpática nos despedimos.

---

124 Ver capítulos relativos a Colômbia e Equador.

Momento relativamente calmo

Em uma anotação ao fim de novembro, reproduzi trecho relativo à Bolívia no projeto de informação ao presidente da República sobre a CALC, já mencionado em outros capítulos:

27/11/2008 "[...] Com a Bolívia, apesar de momento relativamente calmo, há muitos pontos de controvérsia que tendem a agravar-se, sobretudo em um quadro de receitas declinantes com o gás (devido à forma de cálculo do preço do produto, atrelado ao de outros combustíveis). Tais questões vão desde disputas com construtoras até as reclamações sobre eventual impacto na Bolívia de hidrelétricas a serem construídas no Brasil. [...] Todos estes fatores recomendam esforço adicional do Brasil no sentido de fazer ver [...] os benefícios da integração. Objeto de especial atenção devem ser os países menores do Mercosul e, dada a extensão da fronteira, a interdependência energética e a sensibilidade dos temas ambientais, a Bolívia."

No final de janeiro de 2009, Lula voltaria a encontrar-se com Evo Morales à margem do Foro Social Mundial, em Belém. Na anotação em que tratei do encontro[125], registrei, quase *en passant*, a aprovação do projeto de Constituição proposto por Morales[126]. A situação política na Bolívia entrava em um curso menos turbulento. O Brasil, bilateralmente e por meio do Grupo de Amigos, assim como da recém-criada Unasul, havia contribuído para esse resultado.

Em março, David Choquehuanca veio ao Brasil:

20/3/2009 [...] Não vou alongar-me sobre o encontro com Choquehuanca, no último dia 12.[127] O mais positivo foi o anúncio de que a Bolívia estaria pronta para encomendar tratores brasileiros com financiamento em bases concessionais[128].

---

125 Ver "Paraguai".
126 A reforma proposta por Evo Morales era abrangente. Tratava da questão indígena, da descentralização política, da questão agrária, do repúdio a bases estrangeiras, além de possibilitar novas eleições, ainda em 2009. A aprovação da proposta em referendo, em 25 de janeiro de 2009, constituiu importante vitória do governo Morales, na esteira dos conflitos com a oposição.
127 O comunicado conjunto reflete uma melhora acentuada no relacionamento Brasil-Bolívia. Trata de vários projetos de cooperação na área social e ambiental bem como da proteção de recursos naturais amazônicos e do combate ao narcotráfico. Significativamente – dadas as hesitações do governo Morales sobre o assunto – o comunicado registra nosso agradecimento pela "reiterada manifestação de apoio da Bolívia para que o Brasil se torne membro permanente do Conselho de Segurança das Nações Unidas". Ver MINISTÉRIO DAS RELAÇÕES EXTERIORES. *Resenha de Política Exterior do Brasil*, 1º semestre de 2009.
128 Nas operações de financiamento a países menos desenvolvidos, o Brasil passou a adotar metodologia inspirada na da OCDE para créditos concessionais, com o objetivo de ajudar o país em questão e de tornar mais competitivas as exportações de bens e serviços brasileiros.

Choquehuanca estava contente com o clima da reunião de vice-ministros em que se discutiu o impacto das hidrelétricas do rio Madeira sobre o ecossistema boliviano. Na conferência de imprensa, elogiou muito a atuação do Brasil na crise entre La Paz e os prefeitos, mencionando especificamente a minha participação. Choquehuanca fez questão de dar solenidade à visita. Em telefonema que a precedeu, anunciou que pretendia condecorar-me, dando a esse ato um significado que ia além de um evento rotineiro de caráter cerimonial.

A presença de Evo Morales na Cúpula da ASPA, no Catar, em março, foi objeto de registro em uma anotação de caráter geral sobre aquela reunião. A propósito, ocorre-me comentar a importância que o governante boliviano atribuía a eventos internacionais desse tipo. Já notei que Morales havia estado presente na 1ª Cúpula América do Sul-Países Africanos (ASA), que teve lugar em Abuja em 2006, quando fez um discurso reflexivo e bem articulado. Morales também era presença constante em outras cúpulas como a do Grupo do Rio, a dos Não-Alinhados, a ibero-americana etc. Em pelo menos duas delas, o presidente boliviano pediu encontros bilaterais comigo.

Os esforços para garantir um tratamento adequado aos nossos nacionais incluíram a articulação com a Organização Internacional de Migrações (OIM), fato que foi assinalado positivamente no comunicado conjunto relativo à visita do chanceler Choquehuanca em 12 de março. Mesmo depois que os principais temas contenciosos entre Brasília e La Paz haviam sido encaminhados a contento, a "questão boliviana" continuou a ocupar espaço importante nas audiências de que participei, na Câmara e no Senado. De minha parte, julgava perceber, nas críticas à atitude compreensiva que adotávamos em relação ao vizinho, preconceito ideológico (e talvez racial) de grande parte dos nossos parlamentares para com o governo de Evo Morales.

15/5/2009 A audiência na Câmara na última quarta-feira durou quase quatro horas. As perguntas versaram [...] sobre questões como relações com Paraguai e Bolívia, com ênfase na situação dos brasileiros que aí residem. [...]

"El eje del mal más Brasil"

15/7/2009 Meu plano era passar essa semana em Brasília depois do longo período no exterior. Não foi possível. Parto para La Paz dentro de uma hora. Vou representar o presidente na celebração de 200 anos de Independência Boliviana. O chanceler Choquehuanca havia também enviado um convite pessoal para mim, do qual eu pretendia polidamente declinar. Mas não há como fugir à indicação do presidente Lula. Não haverá tempo para conversas bilaterais mais profundas.

Nosso embaixador, Frederico de Araújo, insistiu em agendar um encontro com Evo Morales. O horário oferecido foi às 6h30. Achei que o esforço a 4 mil metros de altitude era excessivo. Devo, contudo, participar de um café da manhã juntamente com alguns presidentes e chanceleres. Depois serão três horas de "desfile cívico". Ficarei também para o almoço oferecido pelo presidente boliviano. Pretendo partir de volta para Brasília às 16 horas.

16/7/2009 Contrariamente ao que temia, o desconforto com a altitude não foi muito grande. Já devo ter estado em La Paz pelo menos umas seis vezes, algumas delas em situações muito mais difíceis. Minha última visita foi em março ou abril do ano passado, quando, a pedido do chanceler Choquehuanca (que, ontem, por sinal, me esperou no aeroporto), vim participar das preliminares do diálogo entre o governo e a oposição, em um momento crítico. De lá para cá, Evo Morales consolidou sua posição, tendo vencido por boa margem o referendo sobre a reforma constitucional. Em dezembro próximo haverá eleições gerais e a expectativa é que tenha maioria. Aparentemente, a única pendência é a de saber se terá os 2/3 nas duas casas, o que asseguraria a aprovação de emendas constitucionais. Mas a oposição continuará a manter o controle de alguns departamentos-chave da "meia-lua", sobretudo Santa Cruz. As eleições para *gobernadores/prefectos* terão lugar em abril de 2010. Será interessante ver como evoluem as relações entre o poder central e os departamentos que continuarem em mãos da oposição. A impressão que me deixaram as análises de alguns dos diplomatas é que não há nenhuma mistura, nenhuma "liga". O ministro conselheiro da embaixada, que voou ontem comigo entre Brasília e La Paz, fez uma observação que me parece correta. Sempre que está em jogo alguma vantagem política, o MAS[129] se agarra a ela, ainda que daí resulte prejuízo econômico. Por outro lado, não parece surgir uma força política na oposição com alguma vocação para o diálogo. Prevalece a divisão mais completa. Até que ponto será possível seguir assim é uma incógnita.

Hoje, de qualquer forma, é dia de festa. Comemoram-se duzentos anos não propriamente da independência, como anotei antes, mas de um levante em La Paz, que a precedeu de 16 anos. Estarão aqui alguns presidentes (notadamente os da Alba[130]) e um que outro chanceler (Argentina e Chile, foi o que ouvi falar). Haverá um café da manhã oferecido pelo presidente Evo Morales a presidentes e chanceleres. Possivelmente terei a oportunidade de encontrá-lo privadamente entre o café e o desfile. Aproveitei para transmitir a mensagem de Lula relativa a seu interesse em visitar a Bolívia logo após a Cúpula do Mercosul.

---

129 O Movimiento al Socialismo (MAS) é o partido de Evo Morales. Fundado em 1997, tem raízes na defesa dos direitos dos indígenas e dos camponeses.
130 Aliança Bolivariana para os Povos da Nossa América.

A presença de Chávez, Correa, Lugo, e, talvez, Ortega[131] me faz pensar que poderá haver tentativa de declaração conjunta sobre Honduras.[132] Ontem, havia dado instruções ao embaixador na OEA no sentido de endurecer o discurso, sem chegar a apoiar atitudes belicosas. Ainda não sei o que ocorreu.

São 6h30 da manhã. Supostamente, o café [na residência do embaixador, onde estou hospedado] deveria estar servido, mas o andar térreo continua às escuras. Vou adiantar a arrumação da mala, pois temos que sair daqui para os encontros e cerimônias às 7h15 e, em princípio, não devemos voltar. Outras observações, se as houver, ficarão para a viagem de regresso.

[Já na volta ao Brasil, retomo minhas anotações.] A bordo do Legacy, escrevo algumas breves notas sobre a visita à Bolívia.

O dia começou com um fato algo cômico. Creio que apenas o embaixador e eu próprio percebemos. À entrada do palácio presidencial, fui recebido por uma guarda de honra, totalmente perfilada. Até aí tudo bem, já que eu era o chefe da delegação brasileira. Ao aproximar-se, no gesto de cortesia habitual diante de visitantes, com a espada levantada, o comandante se dirigiu a mim como "*señor presidente*". Para que eu não tivesse ilusões sobre o tratamento que me era dispensado, fui colocado em uma sala, onde, junto com outros chanceleres, deveria esperar o sinal para passar para o salão onde seria servido o café da manhã, este sim em companhia dos presidentes. Aí, fui colocado na extremidade da mesa, embora outros chanceleres, não chefes de delegação, estivessem "melhor sentados", como se diz no jargão dos cerimoniais. A impropriedade não escapou ao meu colega boliviano, que revelou habilidade e elegância. Sem que eu tenha feito qualquer sinal de surpresa, Choquehuanca propôs que trocássemos de lugar, já que "teria que levantar várias vezes para tomar providências", o que ocorreu apenas uma vez. Dessa forma, acabei ficando ao lado do presidente do Paraguai e não muito longe dos outros presidentes. Todos esses detalhes de protocolo parecem fúteis e sem importância. Às vezes, como neste caso, influem na possibilidade de participar das discussões.

O tema de Honduras, como previa, dominou o café da manhã [...].

Seria interessante descrever alguns aspectos do desfile cívico-militar. Registro, por ora, apenas um: o nítido orgulho dos participantes (quase todos índios ou mestiços), sobretudo os das organizações sociais, de estarem ali, o que contagiava os espectadores. Iniciei minha breve conversa com Evo destacando este fato.

Durante a sessão de fotos com presidentes e ministros, Chávez se voltou para mim e disse: "*Es el eje del mal más Brasil*". A mídia brasileira não captou a frase,

---

131 José Daniel Ortega Saavedra, presidente da Nicarágua entre 1985 e 1990 e novamente reconduzido ao cargo em 2006. Foi reeleito em 2011 e 2016.
132 Refiro-me ao golpe de Estado contra o presidente hondurenho Manuel Zelaya, ocorrido em 28 de junho de 2009.

mas reproduziu a foto, em que apareço ao lado de presidentes e chanceleres da Alba. Havia também um vice-ministro espanhol cuja presença não foi comentada. Os ministros da Argentina e do Chile só chegaram para o desfile e não apareceram na foto. Os bolivianos, a julgar pelos comentários feitos e tratamento dispensado, ficaram muito contentes com a presença do *"canciller de Brasil"*.

ATPDEA do Brasil

22/8/2009 De partida para Cochabamba e de lá para Villa Tunari. Embarco em Brasília num "sucatinha" acompanhado de alguns diplomatas e pessoal de apoio. Em Cochabamba, encontraremos o presidente Lula, que estará vindo de Rio Branco. Aí tomaremos um avião de transporte da FAB, que nos levará a Chimoré, de onde nos deslocaremos para Villa Tunari, o reduto eleitoral de Evo Morales, sua célula mater, por assim dizer. Aí, segundo me consta, começou sua atividade como líder dos cocaleiros e dos indígenas, que terminaria por levá-lo à presidência.

Nossas relações com a Bolívia melhoraram muito, embora não estejam nunca livres de sobressaltos. Sem abandonar o discurso ideológico tradicional, os bolivianos vão compreendendo a importância dos investimentos e dos financiamentos brasileiros para o progresso da Bolívia. Ainda ontem, por exemplo, foi firmado o decreto que possibilitará a venda de produtos têxteis bolivianos (na maioria, confecções) no Brasil, sem tarifas e com regras de origem favorecidas. Como disse o próprio Evo, quando de minha mais recente visita a La Paz: "é o ATPDEA do Brasil". Ao que eu complementei: "*sem condicionalidades*!".

24/8/2009 O "sucatinha" nos deixou em Cochabamba, onde encontramos o presidente. Daí seguimos em um avião de transporte (um espanhol, Casa, uma versão menor, porém mais moderna dos tradicionais Hércules). Depois de sobrevoar o platô montanhoso onde se situa Cochabamba, o avião dirigiu-se, num sentido Oeste-Leste e ligeiramente para o Sul, à pré-Amazônia boliviana. Chegamos a Chimoré, pequena localidade, onde há uma base aérea, até há pouco administrada pela Drug Enforcement Administration (DEA), dos Estados Unidos. Enquanto Lula passava em revista as tropas, fiquei ao lado de Evo Morales e Choquehuanca. O presidente boliviano me relatou que, há não muitos anos, um vice-presidente da Bolívia, Víctor Hugo Cárdenas, no exercício da presidência, fora impedido de pousar na pista de Chimoré, pois não havia obtido autorização da embaixada dos Estados Unidos (!). Terá sido pelo fato de que Cárdenas, apesar de vice de Sánchez de Lozada, político da elite e que falava com sotaque norte-americano, era ele próprio de origem indígena? Ou simplesmente porque os agentes da DEA, que controlavam a base, não podiam confiar nas autoridades locais? [...]

De Chimoré, fomos de carro, em comboio, a Villa Tunari. A paisagem muito verdejante não dava sinais de um cultivo sistemático de produtos agrícolas. Disseram-me depois que os principais produtos da região – fora a coca, para consumo local, mas inevitavelmente também comercializada pelos narcotraficantes – eram banana e palmito. Fizemos uma breve parada em um hotel ou pousada, muito bem arranjado, que ficava a cavaleiro do rio Chapare, um afluente do rio Madeira. É o rio que dá o nome à região de onde proveio Evo Morales. Aí tivemos breve reunião, em que o tema principal, para variar, foi o do preço do gás. Mas falou-se também de novos investimentos, dos brasileiros no Pando etc. Os nossos diplomatas na Bolívia acharam a reunião ótima, talvez porque temessem algum enfrentamento a propósito das infindáveis delongas da Petrobras em pagar o que ficou acordado há mais de dois anos.

A cerimônia, organizada para celebrar a assinatura de um contrato de financiamento para a construção de uma estrada que irá de Villa Tunari a San Ignacio de los Moxos, no sopé dos Andes (e não muito longe de La Paz, a julgar pelo mapa), foi realizada em um estádio de futebol. Milhares de populares flanqueavam a estrada que conduzia à vila e ao estádio, vindos, segundo a rádio do automóvel em que eu estava, dos mais diversos pontos da região. Para chegar a Villa Tunari teriam cruzado, de acordo com o animado locutor, "*ríos y montañas*". Já na volta, no mesmo carro, ouvi a estimativa de que eram 100 mil. Certamente, eram muitos: jovens, velhos, mulheres, crianças com roupas coloridas, e rostos sorridentes. No estádio, houve hinos e shows de dança, discursos, assinatura de atos (eu assinei três com o chanceler boliviano sobre formação profissional, defesa civil e cooperação sobre lítio). Seguiram-se bailados etc.

Evo Morales esmerou-se na recepção a Lula. Além dos cartazes, faixas, bandeiras, a banda da "*guarda de honor*" não apenas tocou o hino nacional, mas entoou-o em português! Lula fez um discurso em que elogiou Morales, identificando-o com a população ali presente (o que provocou várias interrupções por aplausos). Não deixou de mencionar a expectativa de tratamento adequado aos brasileiros na fronteira (um problema delicado, cuja eclosão temos até aqui conseguido evitar). [Em seu discurso,] Evo fez um *lip-service* à ideologia revolucionária e anti-imperialista, mas proferiu uma fala que poderia ser considerada "juscelinista", tal foi a ênfase em construção de estradas e infraestrutura. Referiu-se publicamente, como já o havia feito em nosso recente encontro em La Paz, ao ATPDEA do Brasil, "*sin condicionamientos*".

Já próximo ao final da cerimônia, que durou umas três horas, uma jovem quéchua vestiu os dois presidentes com um poncho típico. Passados alguns minutos, Evo tirou o poncho que ele próprio vestia e colocou-o em mim. O gesto reflete uma mudança de percepção a meu respeito e uma superação das desconfianças iniciais quanto ao papel da "*Cancillería de Brasil*".

Interesse nacional e solidariedade

A Bolívia praticamente desapareceu das minhas anotações após a cerimônia de Villa Tunari. Há referências esparsas à atitude crescentemente amistosa do presidente Evo Morales em relação a mim, inclusive o aceno que me fez após meu discurso de abertura da Assembleia Geral da ONU, quando ele simpaticamente disse que eu deveria ser "o candidato de Lula" à sucessão. Bolívia, juntamente com Paraguai, foi frequentemente citada no contexto de apreciações feitas pelo presidente e por mim sobre o sentido de solidariedade presente em nossa ação diplomática durante os dois mandatos de Lula. No mesmo diapasão, Chico Buarque, já no período eleitoral, afirmou "Gosto desse Governo, porque ele não fala fino com Washington e não fala grosso com a Bolívia". Nosso vizinho se tornara (tanto para os apoiadores quanto para os críticos) um símbolo de uma diplomacia sul-americana baseada em uma concepção do interesse nacional que não exclui a solidariedade.

Como ministro da Defesa, fui três vezes à Bolívia, o que não deixa de ser ilustrativo da intensidade das relações. Nas três ocasiões, estive com o presidente Evo Morales e mantive conversas com David Choquehuanca, além naturalmente dos contatos protocolares e de trabalho com meus interlocutores na área de que me ocupava mais diretamente. Fui sempre tratado com muita distinção. Em um dos encontros com Morales, o presidente boliviano me pediu que ajudasse na liberação de um crédito relacionado à construção de uma estrada. Tendo ouvido de minha parte que, em um caso deste, seria melhor que se dirigisse diretamente à nossa presidenta, o presidente boliviano respondeu com uma expressão que não deixou de me surpreender. Referindo-se à nossa governante, comentou: "*No tengo amistad con ella*". Mesmo levando em conta que "*amistad*" seja, nesse caso, sinônimo de intimidade e que, portanto, Morales não estivesse aludindo a qualquer tipo de mal-estar, não pude deixar de me recordar do tratamento afetivo que Lula dispensava aos outros chefes de Estado sul-americanos. Algo quase imaterial parecia haver-se perdido.

PERU

Do pluralismo ideológico à fujimorização

Meus contatos diplomáticos com o Peru antes do governo Lula foram escassos. Como jovem diplomata, acompanhei com interesse a inflexão nacionalista do governo de Velasco Alvarado[1], que se refletiu em atitudes de maior independência no foro da Organização dos Estados Americanos, onde servi entre 1972 e 1975. Recordo-me, por exemplo, do debate em torno do "pluralismo ideológico", conduzido, em grande medida, pela diplomacia peruana. O Brasil de Médici, empenhado no "combate ao terrorismo", resistia a essa visão, que se opunha à ideia de uma organização voltada para a defesa da "democracia representativa", tal como definida pela potência hegemônica no continente. Também notei como Lima procurava dar um caráter operacional à ideia de soberania, aplicada aos recursos naturais, de modo a justificar a política de nacionalizações seguida pelo governo peruano. Como diplomata de um país submetido à ditadura militar, eu via nas iniciativas do Grupo Andino[2], apoiadas pelo Peru, perspectivas de uma política de integração menos subserviente aos desejos de Washington.

Depois da queda de Velasco Alvarado, a política peruana voltou a um eixo mais tradicional, no qual alguma retórica reformista se combinava com uma orientação mais conservadora em economia. Em política externa, manteve, entretanto, um perfil de relativa autonomia, que se refletiu na participação peruana em foros internacionais. O Peru foi um membro atuante do Movimento Não-Alinhado, do G-15 e do G-77. Foi também um dos primeiros países latino-americanos a integrar a Conferência do Desarmamento, de Genebra. Nesse

---

1   O general Alvarado assumiu o poder com o golpe que derrubou o presidente Fernando Belaúnde, em 1968, e governou o Peru até 1975. O governo Alvarado teve forte conotação nacionalista e caracterizou-se por medidas de natureza social, como a nacionalização do petróleo e tentativa de reforma agrária.

2   O Pacto Andino surgiu em 1969 e viria a chamar-se Comunidade Andina em 1996. É um bloco econômico sul-americano formado atualmente por Colômbia, Bolívia, Equador e Peru. A Venezuela foi membro entre 1973 e 2006 e o Chile, membro fundador, abandonou o bloco já em 1976.

tema, movido sobretudo pela rivalidade com o Chile, o Peru é autor de várias propostas com o sentido de limitar gastos militares, e sempre se manteve como um ator de relativa importância. A tradição diplomática da chancelaria peruana, o Torre Tagle[3], foi objeto de reconhecimento com a eleição de Javier Pérez de Cuéllar[4] para o cargo de secretário-geral da ONU.

Ao longo da minha carreira, dentro e fora do Itamaraty, as oportunidades de contato pessoal com o Peru, parceiro do Brasil no Tratado de Cooperação Amazônica e no Grupo do Rio, ocorreram, sobretudo, em foros multilaterais. Ao tempo em que fui ministro das Relações Exteriores no governo Itamar, a presença do ditador Alberto Fujimori[5] à frente do governo peruano era um inibidor a iniciativas de maior aproximação. Nas minhas passagens por Nova York, Genebra e Londres, não tenho registro de iniciativas conjuntas de relevo com meus colegas peruanos, o que não excluiu, naturalmente, cooperação em assuntos pontuais, como desarmamento, comércio etc. Em uma anotação sem data, quando eu era embaixador em Londres, em 2002, resumo minhas impressões sobre a relação com o Peru à época do governo Itamar:

Sem data Com os peruanos tive muito pouco contato. Itamar não nutria simpatia por Fujimori e os ministros peruanos pareciam suceder-se com enorme rapidez. Foi pena a coincidência com o período de governo autoritário em Lima, pois, mais de uma vez, senti receptividade da parte peruana em projetos nossos, como a ALCSA e (já mais tarde, na ONU) a ampliação do CSNU. Tivemos contatos corretos, polidos, mas nada de muito relevante.

Como embaixador e ex-ministro, acompanhei à distância o trabalho diplomático do Brasil, juntamente com outros países, para restaurar a paz entre Peru e Equador.[6] O conflito eclodiu já no governo Fernando Henrique Cardoso. Percebi que a mediação brasileira para restabelecer o *statu quo ante* foi levada a cabo com eficiência por embaixadores como Ivan Cannabrava e Osmar Choffi, na gestão de Luiz Felipe Lampreia. O único papel que me coube, extremamente limitado e desprovido de complexidade, foi, como representante permanente junto às Nações Unidas, o de garantir que o tema não fosse trazido ao Conselho

---

3 O nome da sede da chancelaria peruana faz referência ao marquês de Torre Tagle, presidente de seu país de 1823 a 1824.

4 Político e diplomata peruano, Javier Pérez de Cuéllar foi secretário-geral da ONU de janeiro de 1982 a dezembro de 1991.

5 Alberto Fujimori foi presidente do Peru de julho de 1990 a novembro de 2000. Em 5 de abril de 1992, em meio a uma crise constitucional, Fujimori instaurou o "Governo de Emergência e Reconstrução Nacional". Entre outras medidas, dissolveu o Congresso e suspendeu a vigência de alguns artigos da Constituição de 1979. O "autogolpe" inaugurou um processo que, no Brasil, era referido como "Fujimorização", cujo espectro era invocado constantemente como uma ameaça.

6 Ver capítulo de Equador.

de Segurança da ONU. Faço esse registro para não deixar em branco fatos importantes que ocorreram logo em seguida ao término da minha gestão como ministro de Itamar Franco. Vale como homenagem aos principais envolvidos.

Toledo queria uma conversinha com Lula

A presença do presidente Alejandro Toledo[7] na cerimônia de posse do presidente Lula viria a dar impulso à aproximação bilateral entre Brasília e Lima, com importantes implicações para a integração sul-americana. O diálogo de Toledo com Lula, na presença dos respectivos ministros do Exterior e, no nosso caso, também do assessor diplomático do presidente, está descrito com algum detalhe em um dos meus livros.[8]

Já ao final da minha gestão como ministro de Lula, escrevi uma anotação recapitulativa, em que trato desse episódio:

23/10/2010 Um dos encontros no primeiro dia do governo, que viria a ter consequências e desdobramentos importantes, foi com o presidente Toledo, do Peru. Depois de exaustiva cerimônia de cumprimentos, o presidente peruano não partiu logo do Palácio Alvorada, pois queria ter uma "conversinha" com Lula. A conversa acabou se estendendo pelo jantar. Participamos eu, o Marco Aurélio Garcia, o então ministro do Exterior peruano, Allan Wagner[9], e possivelmente alguns outros personagens do cerimonial da presidência. Toledo queria buscar uma relação mais forte com o Brasil (obras, investimentos, comércio etc.). Não tinha tanto interesse no Mercosul, mas compreendeu logo, a partir das explicações que eu mesmo dei, que uma maior aproximação comercial entre Peru e Brasil teria que passar por algum tipo de negociação que envolvesse o nosso bloco e, possivelmente, também, a Comunidade Andina. Com essa ressalva, Lula e eu respondemos entusiasticamente a esse desejo de maior proximidade. Percebi que havia ali uma oportunidade para relançar o velho sonho, que entretivera quando fora chanceler de Itamar Franco, de uma Área de Livre Comércio Sul-Americana (ALCSA). Por outro lado, a integração com o país governado por um líder centrista e liberal ajudaria a evitar a caracterização ideológica do esforço de integração sul-americana que iríamos desenvolver. [...]

---

7   Alejandro Toledo foi presidente do Peru de 2001 a 2006.
8   AMORIM, 2013.
9   Allan Wagner foi ministro do governo Toledo até dezembro de 2003. Foi secretário-geral da CAN de 2004 a 2006 e ministro da Defesa de julho de 2006 a dezembro de 2007, no governo de Alan García.

O encontro com Toledo deu a partida para reuniões presidenciais, que acabaram por envolver todos os países da América do Sul, nas quais o tema da integração sempre se fez presente. [...]

O desejo de Toledo em estreitar relações com o Brasil seria o ponto de partida para o acordo entre o Mercosul e a Comunidade Andina, que criou a base econômica da Comunidade Sul-americana de Nações (CASA), mais tarde rebatizada de Unasul. O interesse do presidente Toledo, assistido por seu eficiente ministro do Exterior, Allan Wagner, nada tinha a ver com afinidade ideológica. De origem indígena, Toledo havia estudado nos Estados Unidos e era casado com uma antropóloga belga, que, segundo se dizia, tinha sobre ele acentuada ascendência. Sua política econômica era de corte liberal. Estava muito interessado em negociar acordo de livre-comércio com os Estados Unidos, mas intuía que era necessário contrabalançar os laços com Washington com uma forte relação com o Brasil de Lula. Revelou, não somente nessa primeira conversa, mas ao longo do restante da sua gestão, grande empenho na integração física com o Brasil, que, na verdade, contribuía para a integração do próprio Peru, aproximando sua região amazônica dos Andes e do Pacífico. Toledo gostava de comparar sua origem humilde com a do presidente brasileiro, de quem dizia buscar inspiração para os programas sociais do seu governo.

Embora o presidente peruano tenha vestido integralmente a "camisa" da integração sul-americana (foi o primeiro chefe de Estado a referir-se explicitamente a uma "comunidade sul-americana de nações"[10]), sua política comercial ensejaria algumas fricções com o Brasil. Na reunião ministerial da OMC em Cancún, o Peru havia aderido ao G-20, grupo que o Brasil liderava, juntamente com a Índia.[11] Na sequência daquele encontro, porém, o Peru afastou-se do grupo, por fortes pressões de Washington, como de resto ocorreu com outros países latino-americanos. Recordo-me que, em uma das minhas viagens a Lima, Toledo manifestou certo desconforto com o que erradamente considerava "pressão" do Brasil em matéria de política comercial. O presidente peruano confundia o nosso apego à integridade do G-20 e as posições em relação à ALCA com uma suposta oposição brasileira a que o Peru assinasse um acordo de livre-comércio com os Estados Unidos. Embora, obviamente, o Brasil preferisse que isso não ocorresse, sempre nos abstivemos de qualquer pressão nesse sentido. Ao contrário, como será relatado mais adiante, Lula chegou, em um encontro com Bush, a apoiar a assinatura do TLC.

---

10 Detalhes sobre o episódio aparecem mais adiante, neste capítulo.
11 Sobre o G-20, ver nota explicativa no capítulo sobre Argentina, neste livro.

O papel do chanceler

Em meus diálogos com Toledo, fui sempre ajudado por Allan Wagner, que percebia a importância estratégica da integração com o Brasil e, por extensão, da América do Sul, contrariamente às posições mais neoliberais do ministro do Comércio, Diez Canseco, com quem meu diálogo foi sempre mais difícil. A sucessão de Toledo por Alan García[12] não alteraria substancialmente a essência desse relacionamento pragmático. O Peru voltaria a integrar o G-20 na gestão da ministra de Comércio de Alan García, Mercedes Fernández. A ministra Fernández participaria de uma importante reunião do grupo em setembro de 2006, no Copacabana Palace, em um dos muitos "momentos críticos" da Rodada de Doha. Em outros temas de interesse do Brasil, como a reforma do Conselho de Segurança, o Peru manteve, ao longo dos diferentes governos, uma posição construtiva. Colaborou ativamente para a consolidação da Unasul e agiu de forma pragmática em questões delicadas, como os conflitos internos no Equador e na Bolívia e a questão das bases norte-americanas na Colômbia. Bilateralmente, o comércio cresceu, os investimentos brasileiros no Peru se multiplicaram e as obras de infraestrutura prosseguiram, entre elas, a mais importante, a ligação rodoviária do Sudeste brasileiro ao Oceano Pacífico, cruzando a Cordilheira dos Andes.

É justo destacar o papel do chanceler Allan Wagner nesse processo de aproximação entre Brasil e Peru. Wagner tinha uma clara visão da importância do Brasil para as relações exteriores do Peru. Em parte, isso tinha a ver com a existência de disputas latentes ou potenciais com três dos seus vizinhos (Chile, Equador e Bolívia). Sabia, também, que a proximidade com Brasília contribuiria para fortalecer o Peru no cenário mais amplo das relações internacionais. Em 2003, o Peru presidia o Grupo do Rio. Wagner valeu-se dessa condição para me convencer a participar de uma reunião da *troika* do G-Rio com o presidente Vladimir Putin, na esteira da invasão do Iraque pelos Estados Unidos. O encontro com o líder russo ocorreu em 1º de abril, logo em seguida a uma reunião ministerial de rotina entre o grupo e a União Europeia, em Atenas. Eu já havia visitado Moscou para conversas com meu colega, Igor Ivanov, em torno do mesmo tema. Inicialmente, fui algo cético em relação à proposta do chanceler peruano de articular com a Rússia uma declaração crítica ao ataque norte-americano, tanto mais que o outro membro da *troika* era o ministro da Costa Rica, aliado próximo dos Estados Unidos. Eu considerava, na ocasião, que a nossa firme posição de condenação à ação militar poderia ser diluída na tentativa de uma posição conjunta, o que afinal não ocorreu. O encontro dos três chanceleres com Putin teve mesmo uma razoável repercussão na mídia, com a nossa

---
12 Alan García foi presidente do Peru por duas vezes, entre 1985 e 1990, e entre 2006 e 2011.

posição preservada. No plano bilateral, Allan Wagner insistiu no estabelecimento de uma "parceria estratégica" entre Lima e Brasília, com a qual concordei

Os contatos, inclusive em nível presidencial, entre Brasil e Peru foram intensos no primeiro ano de governo. Em 11 de abril, o presidente Toledo veio novamente ao Brasil. Na ocasião, foi firmado um amplo programa de trabalho. Em declaração à imprensa,[13] Lula fez menção à "relação estratégica" e destacou a cooperação para o desenvolvimento sustentável da Amazônia, além da participação do BNDES em projetos de infraestrutura e integração. Assinalou os avanços na construção da ponte entre a cidade de Assis Brasil e Iñapari.

Em 24 e 25 de agosto, Lula retribuiu a visita. A declaração conjunta firmada pelos dois presidentes[14] se estendeu sobre a Parceria Estratégica e seus vários aspectos bilaterais, regionais e multilaterais. Foi mencionado com destaque o acordo comercial Mercosul-Peru, em um contexto de integração regional, que deveria passar também por um acordo Mercosul-Comunidade Andina. Grande ênfase foi dada à integração física. A declaração conjunta retoma acordos anteriores no âmbito sul-americano, como a IIRSA[15] e refere-se à disposição de consolidar uma Zona Sul-americana de Paz e Cooperação, adotada na II Cúpula Sul-americana de Guayaquil, em 2002.[16]

Eu tomaria um avião e viria

Como no caso de outros países, há poucas anotações durante o primeiro ano e meio, justamente quando se deu maior impulso ao relacionamento. Em uma anotação de 5 de setembro de 2003, transcrita parcialmente no capítulo de Uruguai, refiro-me à "odisseia" política e logística que permitiu a assinatura do acordo entre o Mercosul e o Peru. Refiro-me, ali, à exclamação de Toledo sobre a criação da Comunidade Sul-americana de Nações.

Em uma nota escrita em 2009, durante uma viagem ao Peru, recordo com mais detalhe essa operação:

14/8/2009 [...] Foi um acontecimento precedido de vários lances dramáticos. Recordo-me dos telefonemas que demos do escritório do presidente Toledo ao presidente do Uruguai, Jorge Batlle, que resistia a autorizar a assinatura do acordo

---

13 Ver MINISTÉRIO DAS RELAÇÕES EXTERIORES. *Resenha de Política Exterior do Brasil*, 1º semestre de 2003.
14 Cf. texto da declaração conjunta de 25 de agosto de 2003, disponível no site da embaixada do Brasil em Lima.
15 Iniciativa para a Integração da Infraestrutura Regional Sul-Americana.
16 A II Cúpula realizou-se em Guayaquil em 26 e 27 de julho de 2002, na sequência da Reunião de Presidentes da América do Sul, em Brasília, em 31 de agosto e 1 de setembro de 2000.

pelo ministro Didier Opertti. Na verdade, este partiu sem o fazer e foi o embaixador uruguaio em Lima quem, afinal, firmou o ato. Já antes, para trazer Opertti a Lima, tinha recorrido ao expediente de buscá-lo em Montevidéu, com um Legacy cedido pela Embraer (nossa Força Aérea então dispunha apenas de modestos e obsoletos "Lears", sem comodidade para transporte de ministros estrangeiros). Na mesma ocasião, trouxe comigo de Montevidéu Leila Rachid, ministra do Paraguai, que, em função da carona, passou a chamar-me de "*mi taxista*".

4/10/2003 Uma semana difícil. A duras penas, mantivemos a unidade do Mercosul na reunião da ALCA[17]. Ontem, duas notícias que constituem revés sério: Peru e Colômbia, cedendo às pressões dos Estados Unidos (com quem negociam acordos de livre-comércio), anunciaram a saída do G-20. O chanceler peruano enviou-me recado de que isso não significaria abalo da nossa aliança estratégica! Mas como ignorar o impacto? A curto prazo, o mais importante é consolidar a relação com a Argentina, razoavelmente reconstituída após o encontro Lula-Kirchner em Nova York. Mas a defecção do G-20 de dois grandes países sul-americanos, contrariando seus próprios interesses [em relação ao que estava em jogo na seção de agricultura da Rodada de Doha], demonstra que os norte-americanos parecem dispostos a tudo. Certamente já devem estar tentando algumas coisas no Brasil.[18] [...]

No fim de semana, devo informar o presidente das atitudes do Peru e Colômbia.

31/10/2003 Ontem, meu encontro com o presidente Toledo. Diálogo difícil no início, apesar de amistoso na superfície. A tática de Toledo foi deixar-me na situação de país grande que pressiona ou toma satisfação de país menor. Em vários momentos, demonstrei que não se tratava disso. Ao contrário, eu buscava desfazer a falsa imagem que se havia criado (ou melhor, que haviam criado) do G-20, atribuindo à iniciativa objetivos políticos e ideológicos. Reafirmei tratar-se de um grupo que essencialmente se unia em torno da temática agrícola. Ao final, sem comprometer-se a voltar ao G-20 (que, ademais, como sublinhei, não tem existência formal), Toledo concordou que era importante continuar a trabalhar conosco em torno dos mesmos objetivos no plano multilateral. Disse ao presidente que nossa cooperação bilateral não seria afetada, qualquer que fosse a decisão do Peru a respeito do G-20 e agradeci efusivamente a carta em que, formalmente, o Peru pede o ingresso ao Mercosul como membro associado.

---

17 Refiro-me à reunião de Miami, em que supostamente os contornos definitivos da ALCA seriam acordados. Os resultados do encontro e as tensões que o cercaram são objeto da narrativa "ALCA: fim de linha", em AMORIM, 2013.
18 Minha preocupação não era infundada. Os vazamentos revelados pela WikiLeaks no início de 2011 ilustrariam manobras envolvendo a embaixada norte-americana em Brasília e altos funcionários dos ministérios da Fazenda e da Agricultura brasileiros.

Sempre sublinhando que não tínhamos nenhuma objeção a que o Peru assinasse um TLC[19] com os Estados Unidos, não deixei de assinalar o caráter bilateral – com concessões comerciais recíprocas – desse empreendimento (diferente do ATPDEA)[20]. Notei que, se o Peru tinha tido problemas na negociação com o Mercosul (sobretudo com Uruguai e Paraguai), estes certamente se multiplicariam em relação aos Estados Unidos. O ministro Allan Wagner, presente à reunião, pareceu concordar. O outro ministro presente, Diez Canseco, do Comércio – inspirador da decisão de retirar o Peru do G-20 –, não deu uma palavra durante a reunião. Ao final do encontro, Toledo saiu de seus cuidados e acompanhou-me até a porta do palácio. Ao me despedir, eu disse que, sempre que o presidente tivesse qualquer dúvida, me chamasse. Eu tomaria um avião e viria.

26/12/2003 Foi um ano duro, mas com realizações. Refiro-me, naturalmente, à política externa. Se tivesse de resumir os principais fatos, assinalaria os seguintes:
1) o reequilíbrio das negociações da ALCA (talvez de todos o mais difícil, o que mais polêmica gerou, mas afinal aceito pela esquerda e por boa parte dos empresários);
2) os acordos Peru-Mercosul e CAN-Mercosul. Há trabalho a fazer, mas as bases de uma área de livre-comércio de toda a América do Sul estão lançadas – e solidamente! [...]

Felizes palavras

A próxima anotação em que o Peru é citado é de setembro de 2004. Nesse intervalo, as negociações entre o Mercosul e os países andinos prosseguiram. O Peru, que havia sido pioneiro ao assinar o acordo-quadro com o Mercosul, demonstrou muitas dificuldades quando as tratativas passaram ao nível técnico, fato que consignei no meu diário em 28 de setembro. Na mesma data, porém, anotei uma recordação agradável:

28/9/2004 [...] Comentando frases e expressões, minha assessora Andréa Watson lembrou-me de uma cuja origem deve ser registrada. Trata-se da "Comunidade Sul-Americana de Nações", nascida numa conversa a sós com o presidente Toledo (grande entusiasta retórico da integração, embora na prática com certos "desvios

---

19 O Tratado de Livre Comércio (TLC) com os Estados Unidos seria assinado na gestão Alan García, e entrou em vigor em 2009.
20 No Peru, como na Colômbia, a perspectiva de encerramento das preferências andinas (ATPA, posteriormente ATPDEA) tornava a negociação de um acordo de livre-comércio com os Estados Unidos praticamente inevitável, em função dos interesses que se formaram em torno do aproveitamento dessas preferências para certos produtos.

hemisféricos"). Depois de intensas negociações com os ministros peruanos e do Mercosul, que envolveram até carona no Legacy para os chanceleres do Uruguai e do Paraguai (para evitar desculpa de falta de tempo),[21] estávamos já prestes a fechar o acordo. Toledo e eu esperávamos o presidente Lula, na sala VIP da base aérea de Lima. Em determinado momento, mencionei que estávamos ali criando a tal comunidade, que tinha valor histórico etc. Toledo se encantou com a expressão e perguntou-me se poderia usá-la. A pergunta era obviamente política, relativa à eventual reação de Lula; nada tinha que ver com eventual prurido de direito autoral. Assegurei-lhe que não haveria problema, que uma afirmação daquelas por parte do presidente peruano seria extremamente bem-vinda. Passou a usá-la então em discursos, o que nos permitiu, durante algum tempo, citar a "ideia" ou as "felizes palavras" do presidente do Peru. Com o tempo, a fórmula foi adotada por outros líderes e hoje está praticamente aceita.

20/10/2004 Ficou sem registro e, com certeza, terei que voltar ao tema, a finalização (salvo pequeníssimos detalhes) dos acordos CAN-Mercosul e Mercosul-Peru. [...] Tenho dito, com algum exagero, talvez, que completadas estas negociações (há, como disse, dois ou três nós por desatar, mas os anúncios de anteontem tornam o processo irreversível) poderia aposentar-me. [...]

29/10/2004 O fato recente mais importante foi efetivamente a protocolização dos acordos CAN-Mercosul, na segunda-feira da semana passada[22] em Montevidéu. Reproduzo trechos do breve discurso de improviso que fiz na ocasião:
"[Saliento] a importância histórica deste acordo, juntamente com aquele que firmaremos também, em definitivo, com o Peru.
A presença do Secretário-Geral da ALADI e do Presidente do Comitê de Representantes Permanentes, Presidente Eduardo Duhalde, valorizam [...] [a] cerimônia.
[...] estamos dando um passo da maior importância para fazer da América do Sul uma área de livre-comércio. Isso será a base para a constituição de uma Comunidade Sul-Americana de Nações. [...]
Esse ato culmina um esforço, [...] de todos os países envolvidos, [...] em demonstrar as flexibilidades necessárias em prol de um projeto maior, a nossa integração.
[...] não há nenhuma contradição – pelo contrário, há uma complementaridade – entre este passo que damos na integração sul-americana e o objetivo maior da integração latino-americana e caribenha. [...]
[...] damos um passo de grande significado no processo de integração sul-americana e latino-americana."

---

21 Trato desse episódio nos capítulos de Uruguai e Paraguai.
22 O ACE-59, entre o Mercosul e a Comunidade Andina, foi protocolado em cerimônia na sede da ALADI em 18 de outubro de 2004.

É a nova geografia comercial

O Peru continuou tendo um papel importante na integração sul-americana e no lançamento da CASA. Não duvido que o interesse político em manter protagonismo nesse tema tenha levado o presidente Toledo a agilizar soluções para as questões técnicas do acordo de associação do Peru com o Mercosul. Não foi fácil. Em certo momento das negociações, Toledo me telefonou propondo que separássemos o aspecto político do comercial e, dessa forma, "salvássemos" a cúpula programada para realizar-se em Cuzco em 8 de dezembro de 2004, antes da reunião presidencial do Mercosul. Conhecendo a tendência, em nossa região, a deixar que as iniciativas não superassem o plano da retórica, insisti com Toledo que a conclusão dos acordos de livre-comércio era essencial se quiséssemos garantir a credibilidade da CASA. Ao mesmo tempo tratei de convencer o nosso setor agrícola a abandonar algumas exigências excessivas (principalmente em relação ao mercado de açúcar, sempre muito sensível). A nota de 19 de dezembro reflete a minha satisfação com os avanços.

19/12/2004 Fim de ano intenso. As últimas semanas foram dedicadas à América do Sul e, em particular, ao Mercosul. Em menos de dez dias se realizaram duas cúpulas: a de Cuzco, em 8 de dezembro, para o "lançamento" da Comunidade Sul-americana, nascida na viagem de Lula ao Peru, e a do Mercosul. Entre uma e outra, estiveram presentes todos os chefes de Estado dos países sul-americanos, à exceção do Equador, cujo presidente, Lucio Gutiérrez, sofre ameaças de impeachment. Em Cuzco, haviam faltado justamente os três do Mercosul (representados por vice-presidentes, no caso da Argentina e Uruguai, e pela chanceler, no caso do Paraguai). Foi o suficiente para que a imprensa brasileira resolvesse pintá-la como um fracasso ou até uma humilhação para Lula.

Em Ouro Preto, quando se celebrou o décimo aniversário da reunião em que se institucionalizou o Mercosul, por meio do protocolo que leva o nome da cidade, estavam todos os presidentes, salvo Gutiérrez, do Equador, e Uribe, da Colômbia, que enviou a ministra Carolina Barco. (Assinalo, porém, que Uribe estivera presente na Cúpula de Cuzco, que lançara a CASA.) De quebra veio o presidente do Panamá, Martín Torrijos. Muitos outros ministros estiveram também na cúpula (México, Suriname) ou na Reunião do Conselho do Mercosul, em Belo Horizonte, como convidados. Mais importante: todos os países da Comunidade Andina ingressaram no Mercosul como associados. O significado pleno disso ainda está por determinar, mas o fato é que há uma rede de acordos de livre-comércio, há investimentos crescentes, há projetos de infraestrutura. Além disso, está prevista nova cúpula para iniciar a institucionalização da Comunidade. No momento, sofremos do "embaraço da escolha" e há risco de certa confusão conceitual[23], mas este, como disse na reunião do Mercosul ampliado, é um "bom problema". Além disso, concluímos acordos preferenciais Mercosul-Índia e Mercosul-SACU[24]. É a nova geografia comercial se formando, conforme assinalou, em seu discurso de Ouro Preto, o presidente Lula.

Peru na *troika* da CASA

Em anotação de 22 de abril de 2005, que aparece no capítulo de Argentina, tratei das dificuldades, finalmente superadas, no processo de institucionalização da CASA. Destaco o apoio recebido do ministro do Exterior do Peru, Manuel Rodríguez Cuadros[25], que exercia a secretaria *pro tempore* da Comunidade. Na nota seguinte, trato do papel positivo do Peru na crise do Equador, fato tão mais significativo quanto se sabe que os dois países haviam estado em guerra havia apenas uma década. Para mim, incurável otimista que era, os esforços de integração, sintetizados na CASA, pareciam deixar para trás antigas rivalidades entre os países da região.

23/4/2005 [...] Anteontem, juntamente com o ministro do Peru, articulei uma nota da CASA, que, entre outras coisas, determinou a ida ao Equador de uma missão de chanceleres da troika[26] da Comunidade Sul Americana, mais o secretário *pro tempore* do Grupo do Rio. [...]

Em uma reflexão posterior, comento o fato de que essa nota foi, provavelmente, a primeira manifestação política da CASA diante de uma crise na região. O foro começava, assim, a ganhar personalidade. Em 30 de abril, refiro-me à participação peruana na missão em Quito.

30/4/2005 [...] Foram uma tarde e parte da noite extremamente produtivas, ainda que o ministro do Peru não tenha vindo, acometido, segundo disse, de uma forte gripe. O embaixador peruano em Quito, Luis Marchand, um velho conhecido

---

23 Creio que, ao mencionar possível "confusão conceitual", tinha em mente que, com o ingresso dos países da Comunidade Andina no Mercosul, ainda que como associados, e não membros plenos, este bloco e a CASA em grande medida se superpunham. Em algum momento teríamos de definir as atribuições de cada instituição.
24 SACU: South African Customs Union – criada em 1970, é uma união aduaneira composta por África do Sul, Lesoto, Botsuana, Namíbia e Suazilândia.
25 Diplomata, Manuel Rodríguez foi ministro das Relações Exteriores do Peru de 2003 a 2005, durante a presidência de Alejandro Toledo.
26 Ver "Equador".

dos tempos de quando era jovem secretário na OEA, acompanhou a mim e ao ministro boliviano, Juan Ignacio Siles. [...]

À saída do encontro com o prefeito Jaime José Nebot, Marchand comparou meu comportamento com o de um "toureiro" (não sei se ao desviar-me das chifradas ou ao espetar as bandarilhas!).

Já mencionei, no início deste capítulo, a atitude receptiva do Peru em relação ao pleito brasileiro de vir a ocupar um assento permanente no Conselho de Segurança. Em uma anotação de julho de 2005, quando as gestões do G-4 em relação à reforma do Conselho de Segurança estavam a pleno vapor e a submissão de um projeto de resolução sobre o tema ao plenário da AGNU parecia iminente, registrei que Lula havia chamado Toledo, de quem obteve apoio à proposta. Em outra anotação, feita em outubro, expresso reconhecimento pelo comportamento positivo de Toledo na Cúpula da CASA de Brasília, quando o presidente peruano teria ajudado Lula a "domar o ímpeto contestatório de Chávez"[27].

Uma conversa amena

No início de 2006, com o governo Toledo já próximo ao final, voltaria ao Peru:

18/2/2006 Na minha sétima (ou oitava) visita ao Peru, recebi as homenagens já pouco usuais para chanceleres (soldadinhos, hinos), troquei condecorações, assinei vários acordos com o meu colega peruano, Oscar Maúrtua[28] (um simpático embaixador às antigas) e me encontrei com o presidente Toledo, já no ocaso de seu mandato. Diferentemente da última vez que estive em seu gabinete, pouco depois da saída do Peru do G-20, tivemos uma conversa amena, em que não faltaram amabilidades e expressões (sinceras e bem fundamentadas) de satisfação pelo grande avanço das relações Brasil-Peru, no período Lula-Toledo. A conexão entre o Brasil e o Pacífico é o que mais o entusiasma, mas há também empresas brasileiras em vários setores para além da construção (Petrobras, Vale, AMBEV, talvez Marcopolo). Em realidade, o que foi feito cumpre plenamente ou, mesmo, supera as expectativas iniciais com a "parceria estratégica".

O Acordo Mercosul-Peru foi fundamental para a ampliação do livre-comércio em toda a América do Sul e, por via de consequência, para a Comunidade Sul-Americana. Evidentemente, o TLC que o Peru, como outros países, firmará com os Estados Unidos criará problemas, ao permitir compra de produtos subsidiados

---

27 Ver capítulo sobre "Venezuela".
28 Jurista e diplomata, Oscar Maúrtua foi chanceler no governo Toledo por um curto período, de agosto de 2005 a julho de 2006.

e oferecer desgravação mais rápida para produtos norte-americanos do que para os nossos. Esse recado dei, de forma clara para o meu amável anfitrião, na presença de outros altos funcionários da Chancelaria. Toledo, que se entusiasmou quando falamos de voos regionais (entre outras formas de ligação), resolveu vir à recepção da nossa embaixada e terminou ficando na residência por mais de duas horas. Em suma, sente-se a crescente presença brasileira, talvez mesmo um interesse em mudar o eixo das relações. Mas a força de atração dos Estados Unidos, potencializada pelo ATPDEA, é muito grande. Até que ponto isso comprometerá a integração ou poderá ser, ao menos parcialmente, corrigido por ela, ainda teremos que ver.

10h50 am (hora de Lima)
13h50 (hora de Brasília – horário de verão)
Este foi provavelmente o último encontro oficial com Toledo, que deixará o governo no próximo mês de julho. Minha relação com ele sempre foi cordial, seguindo a simpatia entre Lula e o dirigente peruano. Mas já tivemos palavras duras, em 2003, por ocasião do abandono pelo Peru do G-20, sob pressão norte-americana. Estavam comigo o ex-embaixador André Amado e Andréa Watson, minha assessora. Creio que José Eduardo Felício, meu assessor para temas latino-americanos, também assistiu àquela reunião. Toledo me recebeu à margem de encontros que tive em Lima, com a Comunidade Andina, quando tratávamos do Acordo CAN-Mercosul. Em algum momento, me pareceu que o presidente achou que eu estava sendo impertinente, como se eu desejasse impor uma posição ao Peru. Ao longo da conversa, que estará registrada em alguma parte, pude desfazer essa impressão e Toledo reafirmou seu empenho na integração sul-americana. O presidente peruano nunca entendeu claramente a questão do G-20, misturando-a com o acordo com o Mercosul (confusão explicável, pois ambas as situações envolviam atitudes de maior ou menor dependência em relação aos Estados Unidos). A confusão de Toledo chegou a gerar episódios cômicos. Alguns meses depois da conversa referida acima, nosso embaixador em Lima me contou que Toledo lhe dissera, em tom de grande confiança, que o Peru não mais iria deixar o G-20! Isso ocorreu quando o Peru já não fazia parte do grupo! Provavelmente Toledo foi simplesmente "enganado" pelo ministro do Comércio. Como, para nós, a questão deixara de ser tão importante em função das adesões ou "re-adesões" que o grupo recebera no meio tempo, preferi não voltar ao assunto. Mas o episódio mostra uma das debilidades de Toledo: a ausência de um domínio efetivo sobre a realidade, não obstante as belas palavras. Apesar de tudo, sua atitude de buscar maior integração com o Brasil, com entusiasmo pela infraestrutura, e a decisão corajosa de ter um acordo de livre-comércio com o Mercosul fazem com que o balanço sobre o seu papel na integração sul-americana seja positivo. Assim, um homem que às vezes era objeto de avaliações

críticas não deixou de revelar uma visão progressista. Infelizmente, a excessiva dependência do ATPDEA acabará levando o Peru a firmar com os Estados Unidos um tratado desequilibrado, que dificultará a maior integração com o Mercosul. [...]

O xadrez sul-americano se torna mais complexo

No primeiro semestre de 2006, o Peru teve eleições gerais. O primeiro turno foi realizado em abril. A disputa presidencial foi decidida em segundo turno, em 4 de junho, enquanto eu me encontrava em São Domingos, para uma Assembleia Geral da OEA. Os candidatos da disputa final foram Alan García (Partido Aprista Peruano – APRA) e Ollanta Humala (Unión por el Perú – UPP). García venceu o pleito com cerca de 53% dos votos. Humala, de origem militar, mas com raízes no movimento popular, era visto como uma espécie de "Chávez peruano".

Em anotação de 6 de junho, comento a possível interferência de Hugo Chávez na eleição peruana:

6/6/2006 [...] Na eleição peruana, por exemplo, há muita gente que pensa que o apoio pouco discreto de Chávez e sobretudo sua crítica vociferante a Alan García terão contribuído para a derrota de Ollanta Humala. Seja como for, o presidente venezuelano terá "queimado os dedos". Espero que tire daí alguma lição. Seria o normal. Mas não posso excluir que radicalize ainda mais o discurso. Sobre a rivalidade de Chávez com Alan García, fiquei sabendo que o presidente eleito peruano é compadre de Andrés Pérez[29]. Isso explica alguma coisa.

Dei a notícia da vitória de Alan García ao presidente Lula no próprio domingo, dia 4, enquanto eu estava na Assembleia Geral da OEA, na República Dominicana. Na segunda, Lula chamou o vitorioso, que deverá vir logo ao Brasil. O xadrez sul-americano se torna mais complexo e isso não deixa de ter aspectos positivos.

Como se fôssemos os grandes mediadores

A disputa entre Lima e Caracas, além do caráter pessoal, tinha uma dimensão ideológica. Alan García, em seu primeiro mandato como presidente, era visto como um "populista esquerdizante". Ao voltar ao poder, concorrendo contra Ollanta Humala, aproximou-se de teses mais neoliberais.

---

29 Carlos Andrés Pérez foi presidente da Venezuela de 1974 a 1979 e de 1989 a 1993. Durante sua última gestão, sofreu uma tentativa de rebelião liderada por Hugo Chávez, que foi então preso.

8/6/2006 Na OEA, a disputa Peru-Venezuela eclodiu no "diálogo privado", mais ou menos ao mesmo tempo que Alan García vencia a eleição. Fiz uma intervenção relativamente longa, que foi vista como positiva pelos dois lados. O chanceler peruano, Oscar Maúrtua, com quem mantivera breve encontro à margem da assembleia, a interpretou como apoio, e o ministro venezuelano, Alí Rodríguez, que era o atacado pelas críticas a Chávez, viu nela uma busca de conciliação. Antes da sessão formal, quando cheguei à sala em que o presidente dominicano, Leonel Fernández, recebia os ministros, fui "convocado" para aparecer na foto do mandatário com os dois chanceleres, que trocavam amenidades. Como se Fernández e eu fôssemos os grandes mediadores...

O máximo a que podemos aspirar é certo equilíbrio

9/6/2006 É possível que na próxima terça esteja aqui o Alan García. Esta será uma visita importante para reequilibrar o eixo das relações na América do Sul.

15/6/2006 A visita de Alan García foi uma peça na construção de maior equilíbrio na integração da América do Sul. A "química" com Lula foi excelente. As possibilidades de cooperação são grandes na infraestrutura, nos programas sociais e nos investimentos. Dois pontos são importantes em relação ao Peru: 1) o gás, em relação ao qual o interesse da Petrobras parece ser puramente empresarial, enquanto García sugere algo de maior vulto; e 2) o TLC com os Estados Unidos. O ideal seria que não caminhasse rápido, o que nos daria fôlego para aprofundar nossa integração. A questão é que, no curto e médio prazos, não constituímos um mercado capaz de substituir as vantagens que os Estados Unidos podem oferecer[30]. A menos que espontaneamente ocorram dificuldades de aprovação [no Congresso norte-americano], o máximo a que podemos aspirar é um certo equilíbrio.

Então você não vai ao Peru

Em 28 de julho, Alan García tomou posse. Em uma anotação escrita na véspera, refiro-me a um telefonema que fiz ao presidente Lula a partir da cidade

---

30 Obviamente, o preço cobrado pelos Estados Unidos em troca dessas vantagens (que essencialmente eram as mesmas já concedidas no quadro do ATPDEA) era alto e exigia alinhamento com Washington em temas como propriedade intelectual, serviços, investimentos etc., além da abertura de mercado para manufaturas.

turca de Adana, para onde afluíam brasileiros que se refugiavam dos bombardeios israelenses no Líbano. Após um relato de cenas de forte conteúdo emocional, nas quais não faltaram abraços e gritos de "Viva o Brasil", concluí a anotação da seguinte forma:

27/7/2006 Deixei o aeroporto por volta de 22 horas e terminei meu dia de trabalho (que incluiu entrevistas às TVs brasileiras e turcas e encontros com autoridades turcas de Adana) com uma chamada ao presidente, que ouviu meu relato, perguntou quando eu estaria de volta ("Ah, então você não vai ao Peru!") e concluiu com um "valeu, querido".

Acompanhei a posse à distância. Na saudação que fez ao presidente peruano em nome dos presentes, Lula não se limitou a um mero brinde. Em tom otimista, estendeu-se sobre a integração, especialmente a CASA e as várias dimensões da associação estratégica entre os dois países, com ênfase em infraestrutura e em programas sociais[31]. Referiu-se, também, à trajetória política de Alan García e assinalou sua ligação com o histórico líder popular peruano: "Você tem como inspiração o ideário de Víctor Raúl Haya de la Torre[32], que sempre associou o destino de seu país ao do nosso continente".

Arco do Pacífico

Em uma semana dedicada à América do Sul, registro a visita do novo ministro do exterior peruano ao Brasil, menos de um mês após a posse do presidente Alan García.

20/8/2006 Semana que entra será dedicada à América do Sul. Segunda-feira, Chacho Álvarez (presidente da Comissão de Representantes Permanentes do Mercosul); quinta-feira, García Linera (vice-presidente da Bolívia); sexta-feira, José Antonio García Belaúnde (novo ministro das Relações Exteriores do Peru)[33]; ainda há a possibilidade da visita da nova chanceler da Colômbia.

---

31 Ver MINISTÉRIO DAS RELAÇÕES EXTERIORES. *Resenha de Política Exterior do Brasil*, a. 33, n. 99, 2º semestre de 2006.
32 Haya de La Torre (1895-1979), um dos mais importantes políticos peruanos, foi fundador do APRA (Aliança Popular Revolucionária Americana), partido que, inicialmente, tinha forte conteúdo anti-oligárquico e, como o nome indica, "revolucionário". Com o tempo, o partido e seu líder se acomodariam à política tradicional peruana. Alan García foi o único membro do partido e do seu sucessor, o Partido Aprista Peruano (PAP) a chegar à presidência.
33 Veterano diplomata, conhecido popularmente como "Joselo", José Antonio García Belaúnde foi ministro de julho de 2006 a julho de 2011.

25/8/2006 [...] A conversa com o ministro peruano foi ampla. Além dos temas bilaterais, tratamos da CASA, das relações Mercosul-CAN, de OMC, integração física etc. Tendo ele mencionado o interesse peruano em conformar com outros países um "Arco do Pacífico latino-americano", não escondi os riscos de uma eventual anteposição entre regimes mais "liberais" do Pacífico e os supostamente populistas e estatizantes do Mercosul. Ademais, procurei mostrar os inconvenientes de criar-se uma coalizão que, de uma forma ou de outra, acompanhasse a visão "mexicana"[34], inspirada em algum tipo de status subordinado (não usei esta palavra) aos Estados Unidos. De mais positivo, foi o anúncio de que o Peru quer voltar ao G-20 e de que já participará da reunião do grupo no Rio de Janeiro.[35]

Independentemente das preocupações com o "Arco do Pacífico", a visita de García Belaúnde transcorreu em clima de harmonia, que se refletiu na entrevista coletiva que concedemos à imprensa, durante a qual, entre outras coisas, agradeci o apoio consistente do Peru à pretensão do Brasil no que toca à reforma do Conselho de Segurança da ONU. A mesma expressão de reconhecimento figuraria na declaração do presidente por ocasião da visita que Alan García faria a Brasília,[36] pouco depois, em 9 de novembro. Novamente, o compromisso com a Comunidade Sul-Americana de Nações, a integração física e o estímulo a investimentos brasileiros no Peru fizeram parte das conversas.

Ataques desnecessários

As relações com o Peru transcorriam de maneira bem positiva, o que mereceu alguns registros em minhas anotações em reflexões de caráter amplo sobre o equilíbrio latino-americano, que aparecem em outros capítulos. Foi, assim, com certa decepção que constatei a atuação, a meu ver pouco construtiva, de Alan García durante a II Cúpula da Comunidade Sul-Americana de Nações, em Cochabamba. O pronunciamento do presidente peruano caracterizou-se por forte crítica ao processo de integração, tal como se vinha desenvolvendo. Até que ponto isso se deveu ao fato de não ter participado da iniciativa da CASA e a alguma rivalidade com seu antecessor, Alejandro Toledo, não saberia dizer. Não é impossível que um elemento de vaidade pessoal tenha influído

---

34 Refiro-me às posições que o México adotava desde, pelo menos, sua entrada para o NAFTA.
35 A reunião de alto nível do G-20 no Rio de Janeiro realizou-se em 9 e 10 de setembro de 2006. Ver AMORIM, 2015b.
36 Ver MINISTÉRIO DAS RELAÇÕES EXTERIORES. *Resenha de Política Exterior do Brasil*, 2º semestre de 2006.

nesse comportamento. Seja como for, o tom cético da sua fala não ajudava na difícil construção de um consenso que nós buscávamos para a institucionalização da CASA.

17/12/2006 Alan García, falando antes de Hugo Chávez, fez ataques desnecessários à ênfase em questões comerciais e de infraestrutura (em total contraste com o que disse no Brasil), sugerindo que nos concentremos em educação.

Nada mais consta de minhas anotações sobre o Peru durante um bom período. Recordo, também, encontro que tive com Alan García à margem de uma reunião multilateral, creio que na Cúpula dos Não-Alinhados, em Havana. Na ocasião, fiz uma gestão em favor do interesse brasileiro na mineração de fosfato no Peru. Ignoro se essa manifestação teve algum peso na decisão peruana, mas registro que, em setembro de 2008, foi anunciado o início do projeto.

Circunstâncias trágicas, frutos inesperados

Voltaria a escrever em agosto de 2007, por ocasião de um infausto acontecimento.

20/8/2007 Ontem cheguei a Lima, para uma curta visita cujo foco original era uma reunião, promovida pelo governo peruano, sobre as relações entre América Latina e Ásia-Pacífico. O convite ao chanceler do Brasil para participar da abertura tem um óbvio significado: o de mostrar que não se trata (em tese, ao menos) de opor um Arco do Pacífico a um Arco do Atlântico, tema que fora objeto de conversas minhas com o ministro José García Belaúnde. O evento ocorrerá hoje. O terremoto de quarta-feira acabou alterando o sentido da visita. O Brasil, graças ao interesse pessoal do presidente Lula e ao esforço do Itamaraty, está prestando importante ajuda humanitária. Assim, já a bordo do Legacy, vim ruminando a ideia de deslocar-me ao local mais afetado e cheguei a perguntar ao piloto sobre a viabilidade de um voo entre Lima e Pisco, a mais atingida pelo terremoto. No solo, descobri que um Hércules C-130 da FAB, que trazia ajuda brasileira, chegaria a Pisco às 15 horas. Rapidamente acionei, com a ajuda do nosso embaixador – que a princípio se surpreendeu, mas logo se entusiasmou com a ideia –, as autoridades peruanas para confirmar que minha presença e mais um avião na pista não iriam causar problemas logísticos. As providências foram tomadas pelo embaixador Araújo Castro[37] no automóvel que nos levava à residência – onde apenas tivemos tempo de tomar um cafezinho, antes de voltar ao aeroporto.

Em Pisco fui recebido pelo chanceler. Enquanto era apresentado a outras autoridades peruanas, o nosso C-130 (similar ao que me levou a Beirute, há um ano)[38] aterrissou.

[...] Alan García me recebeu em seguida à visita que lhe fez o presidente colombiano Álvaro Uribe. Nosso encontro, no salão da base aérea, estendeu-se por uns bons três quartos de hora. Foi uma conversa descontraída, em que falamos mais sobre política do que sobre as consequências do terremoto. No meu regresso a Lima, animado pelo tom amistoso do diálogo com Alan García, telefonei a Lula, com o objetivo de sugerir um encontro na fronteira e uma visita de Estado. Minha viagem ao Peru, em busca de reequilibrar e complementar os intensos contatos com o Mercosul (e o Chile), já rendeu – pela coincidência com as circunstâncias trágicas que a precederam – frutos inesperados.

Um grande intervalo separa essa anotação da seguinte, em que me refiro a uma Cúpula América Latina e Caribe-União Europeia, da qual não participei, e, na sequência, a reunião de Brasília, em que foi assinado o Tratado da Unasul:

9/5/2008 O primeiro pensamento que me vem ao escrever estas notas hoje é o de que talvez eu esteja indo na direção errada. Com efeito, a próxima semana será de intensa atividade político-diplomática na América do Sul e, mesmo, no Brasil. Pela primeira vez, que me recorde, não estarei acompanhando o presidente em um encontro América Latina e Caribe-União Europeia, que será realizado em Lima entre 15 e 17 de maio.[39] A ausência na reunião em si mesma não seria uma grande perda. Pouco se discute e quase nada se decide que seja de real interesse nessas cúpulas tão amplas e de agendas vagas. Além disso, América

---

37 Luís Augusto Araújo Castro, filho do lendário embaixador João Augusto de Araújo Castro (último chanceler de João Goulart), teve importante carreira diplomática. Antes de ser designado embaixador em Lima, havia sido subsecretário de assuntos multilaterais, representante alterno junto à ONU e embaixador no México.

38 Trata-se de referência à minha visita ao Líbano, levando doações brasileiras, um dia após o cessar-fogo com Israel. Ver AMORIM, 2015b.

39 Em paralelo à Cúpula América Latina e Caribe-União Europeia, o presidente Lula realizou visita bilateral ao Peru, em 17 de maio. A nota por meio da qual o Itamaraty anunciou o encontro refere-se a vários ajustes complementares ao Acordo de Cooperação Técnica. Trata, também, de integração física e energética, cooperação em políticas sociais e, naturalmente, Unasul. Mereceu destaque a intensificação do comércio bilateral: "Em 2007, o Brasil exportou US$ 1,6 bilhão para o Peru (aumento de 9% com relação a 2006), tendo importado US$ 1 bilhão (27% a mais que em 2006)". O dinamismo do comércio fica mais claro quando se comparam esses dados com os de 2002. Naquele ano, o Brasil havia exportado US$ 486 milhões e importado US$ 217 milhões do Peru. A tendência ascendente se manteria ao longo da década. Ver MINISTÉRIO DAS RELAÇÕES EXTERIORES. *Resenha de Política Exterior do Brasil*, 1º semestre de 2008.

Latina (e Caribe) mais União Europeia formam um conjunto excessivamente vasto, muito pouco operacional. Tampouco há, neste momento, passos importantes a dar entre Mercosul e UE – o que poderia aumentar o interesse da reunião. O prejuízo com a ausência fica mais por conta dos encontros bilaterais e do significado que podem ter para a política sul-americana (Bolívia, Paraguai, Colômbia, visita oficial ao Peru). Será o momento também de o presidente reiterar convite para a reunião da Unasul no Rio. Aproveitarei a escala em Dacar para mencionar este tema ao secretário-geral, que me substituirá em Lima. [...]

A longa viagem que estou fazendo – e cuja primeira etapa será São Tomé – deve-se a dois eventos aos quais seria difícil faltar: o encontro ministerial do IBAS, na África do Sul [...] e a primeira reunião de ministros do Exterior do BRICs, em Ecaterimburgo. Entre uma e outra reunião, devo estar com Susan Schwab para ver até onde podemos avançar na direção da conclusão da Rodada de Doha.

A próxima anotação, relativa à cúpula em que foi criada a Unasul, poderia, a rigor, aparecer em qualquer das seções deste livro. Parece-me, entretanto, mais adequado reproduzi-la neste capítulo. Inseri-la na seção sobre o Peru não deixa de ser uma homenagem ao pioneirismo de Lima nessa fase da integração sul-americana. Afinal, vale lembrar, esse processo se iniciou com a proposta de Toledo de um acordo comercial Peru-Brasil, que se acabaria tornando, após algumas etapas, um acordo entre o Mercosul e a Comunidade Andina.

24/5/2008 "Como transformar uma grande vitória em uma pequena derrota". Este poderia ter sido o título de alguma coluna que se dedicasse a estudar com isenção o que se passou em termos de expectativas e realidades na reunião da Unasul.

Do ponto de vista substantivo, a cúpula foi um grande êxito. Culmina um processo que, de certa forma, tem suas raízes no governo Itamar Franco, que recuperou o conceito de América do Sul, ao propor a ALCSA. Na época, escrevi um artigo intitulado "A Construção da América do Sul". Suponho que seja possível encontrá-lo em alguma coletânea sobre a política externa daquele período. O tratado firmado [para a constituição da Unasul], com sua vocação nitidamente mais política do que comercial (ao contrário do Mercosul, que, superficialmente – embora equivocadamente –, é, em geral, visto como um acordo de comércio), é o primeiro sinal real de união e independência envolvendo todo nosso continente ou subcontinente, dependendo da ótica. É também o resultado de vários anos de esforço diplomático, conduzido pelo Brasil – de maneira quase isolada no início – que passou pelo Acordo Mercosul-Peru, seguido pelo Mercosul-CAN, e pela criação (por declaração política e não por instrumento jurídico) da CASA, em 2004, em Cuzco. O êxito é ainda maior se levarmos em conta o momento difícil da América do Sul, com os conflitos entre Equador, Colômbia, Venezuela etc. [...]

Sob qualquer ângulo, a reunião foi um grande êxito. Só que a desnecessária e até mesmo descabida, naquele momento, elevação de perfil do projeto de criação do Conselho de Defesa (em si mesmo, uma boa ideia) gerou expectativas que não se confirmaram. Ocorreu o que já prevíamos, no melhor cenário possível: a criação de um grupo de trabalho para discutir o tema.[40] Mas a publicidade dada à proposta permitiu que a mídia logo deixasse em segundo plano o fato histórico da assinatura do tratado e desse destaque à "tentativa fracassada" de criar o Conselho de Defesa.

Eis aí uma pequena parábola política de como, com uma condução inadequada e a criação de expectativas infundadas, se pode transformar uma grande vitória em uma pequena derrota. É claro que o tempo corrigirá essa percepção. Mas fica mais difícil celebrar o triunfo que indiscutivelmente foi a assinatura do tratado constitutivo da Unasul.

Em 21 de julho, quando eu estava em Genebra participando das frustradas tratativas da Rodada de Doha, Lula voltaria a encontrar-se com Alan García em uma reunião em que também esteve presente Álvaro Uribe, realizada em Letícia, na Colômbia. Foi emitido "Comunicado Tripartite",[41] no qual os presidentes, além da cooperação fronteiriça e temas amazônicos, destacaram a subscrição do tratado constitutivo da Unasul e reiteraram seu compromisso "em avançar na construção de um espaço de integração e de união regional".

Ação esporádica, inconstante e menos eficaz

O trecho que segue, extraído de uma anotação de 26 de agosto, refere-se à minha recorrente frustração em não poder dar mais atenção à América do Sul, especialmente ao papel moderador que, como chanceler, eu poderia introduzir na "diplomacia presidencial". O Peru é mencionado, ao lado de outros países da região:

26/8/2008 [...] Mas se a OMC, o multilateralismo, a reforma da ONU (um dia ocorrerá) serão parte da arquitetura mundial, a integração sul-americana certamente também o será, e de forma essencial. E aqui nos deparamos com situações complexas, algumas inevitáveis, como os confrontos na Bolívia e um governo social populista no Paraguai, com suas repercussões para as relações com o Brasil.

---

40 A criação do Conselho de Defesa concomitante com a institucionalização da Unasul não foi possível por conta das previsíveis objeções do presidente colombiano Álvaro Uribe. Após intenso processo de consultas, a criação do Conselho de Defesa foi finalmente aprovada em dezembro de 2008.
41 Ver MINISTÉRIO DAS RELAÇÕES EXTERIORES. *Resenha de Política Exterior do Brasil*, 2º semestre de 2008.

Outras, como os conflitos e rivalidades entre Venezuela, Colômbia, Peru e Equador, são exacerbadas por posturas ideológicas extremadas. Se não são evitáveis de todo, podem ao menos ser mitigadas por uma diplomacia intensa, mas equilibrada. Tento, como posso, orientar nosso relacionamento nesta direção, evitando que afinidades (que existem e são naturais) predominem sobre interesses. Tenho a sensação de que algo de minhas observações é captado e termina por influenciar – em sentido moderador – a "diplomacia presidencial". A atenção que inevitavelmente tenho que dar a outros temas (notadamente à OMC), combinada com a velocidade das mudanças e a ocorrência de "fatos novos" na América do Sul, indiscutivelmente limita a minha ação – que acaba sendo esporádica, inconstante e, por conseguinte, menos eficaz. [...]

Política sul-americana em ação

Ao contrário da relação com outros vizinhos, não havia contenciosos importantes na relação com o Peru, que continuava a evoluir de maneira positiva. Mesmo a impressão de um personalismo pouco construtivo de Alan García, que me havia incomodado durante a Cúpula da CASA de Cochabamba, não se repetiria em outros encontros. O Peru continuou a atuar positivamente e em sintonia com o Brasil nos temas regionais. Ao cabo de uma longa anotação, em que tratei principalmente da crise interna na Bolívia e me referi brevemente a uma visita do presidente paraguaio, concluí:

18/9/2008 [...] Hoje, quinta-feira, viajo a São Paulo para acompanhar Lula em um encontro político-empresarial com o presidente Alan García do Peru.[42] É a nossa política sul-americana em ação.

Alan García não compareceu à II Cúpula ASPA[43], em Doha, no Catar. O Peru foi representado pelo vice-presidente. Esse sinal, que poderia ser interpretado como desinteresse pela iniciativa, não impediu que o Peru, algo surpreendentemente, se oferecesse para sediar a cúpula seguinte.[44] Em uma das anotações que se segue, registro minha satisfação com esse fato.

---

42 A nota oficial que anuncia a visita destaca a realização de uma exposição de produtos de exportação peruanos (Expo Peru), o que, de alguma maneira, refletia a permanente preocupação de nossa parte em buscar equilíbrio nas relações comerciais com os países da América do Sul. Ver MINISTÉRIO DAS RELAÇÕES EXTERIORES. *Resenha de Política Exterior do Brasil*, 2º semestre de 2008.

43 Ver nota de 7 de abril de 2009, em "Chile".

44 Depois de alguns adiamentos, motivados, entre outros fatores, pelas turbulências da Primavera Árabe, a III Cúpula ASPA viria a ter lugar em Lima, em outubro de 2012.

Em meados de abril, o popular "Joselo" faria nova visita ao Brasil:

17/4/2009 [...] Ontem, conversei sobre alguns destes temas do momento, como Cúpula das Américas, situação de Cuba no continente, Unasul e CALC, com o ministro peruano García Belaúnde na visita de trabalho/oficial que fez ao Brasil. Recebi-o no velho Palácio Itamaraty do Rio de Janeiro. Além de temas bilaterais, tentei impressioná-lo com a necessidade de o Peru engajar-se mais nas questões de integração sul-americana. Afinal foram os encontros de Lula com Toledo que deram partida à CASA, depois Unasul. No caso do Peru, a integração bilateral com o Brasil tem expressão bastante concreta, com a construção de estradas que ligarão o Pacífico a Rio Branco, no Acre, e, a partir daí, ao Sudeste do Brasil. Agora fala-se muito de integração energética, inclusive com construção de hidrelétricas. Também temos expectativas de que o Peru venha a adotar o sistema japonês (ou nipo-brasileiro, como dizemos, forçando um pouco a realidade) de TV digital.[45] Os investimentos brasileiros no Peru seguem crescendo. Tem sido um bom parceiro; mas gostaríamos que fosse mais engajado. O convite para que a III ASPA se realize em Lima é um bom indício de um possível maior empenho. [...]

28/4/2009 Escrevo em um bloco de papel da quinta Cúpula das Américas, cedido por um dos meus jovens assessores. Volto de um encontro entre os presidentes Lula e Alan García, que teve lugar em Rio Branco, capital do Acre. Antes da chegada do presidente Lula, que veio de Manaus, e dos ministros, que viajamos de Brasília, teve lugar uma reunião de empresários, a maioria do Peru e dos estados brasileiros vizinhos. Nada de notável se definiu na reunião, embora os presidentes tenham reafirmado os propósitos integracionistas e identificado linha de trabalho para os ministros: energia (especialmente hidrelétrica), investimentos, integração fronteiriça e cooperação entre pequenas e médias empresas (PMEs) dos dois países. A inauguração de uma linha de ônibus ligando uma cidade peruana, Puerto Maldonado, a Rio Branco, de valor simbólico, não pôde ocorrer por empecilhos burocráticos. Não cheguei a irritar-me com nosso embaixador, até porque estava com outras preocupações nos últimos dias (Venezuela, Paraguai) e o tema é reconhecidamente menor. Mas não deixei de observar, para mim mesmo, como a maioria dos colegas apenas "testemunha" os fatos, quase apaticamente. Quando lhe perguntei a razão, mal parecia estar a par. Enfim, talvez eu seja excessivamente obsessivo.

Alan García é um tipo simpático e comunicativo. É esperto e pragmático, sem convicções ideológicas muito marcadas. No Brasil, estaria mais perto do PSDB, mas parece nutrir autêntica simpatia por Lula. Veio com vários governadores

---

45 O Brasil tinha a expectativa de poder exportar bens e serviços que viesse a desenvolver em função do acordo com o Japão sobre o tema.

provinciais, cujo aspecto físico, entre o índio e o mestiço (em um caso, cafuzo) contrasta com o tipo predominante na elite limenha, de que é exemplar o meu colega José García Belaúnde.

Como estamos voltando em um ERJ 145, vamos fazer escala em Cuiabá. Não chegaremos a Brasília antes da meia-noite. Já tive dias mais bem empregados.

Nos vemos en Bariloche

14/8/2009 Interessante viagem a Lima. A programação começou com encontro com o presidente Alan García, que me recebeu com grande cordialidade. Inicialmente, falamos das relações bilaterais, sobretudo os avanços na cooperação na fronteira, ilustrada, entre outros aspectos, pela linha de ônibus de Puerto Maldonado, Peru, a Assis Brasil, no Acre, uma distância de mais de seiscentos quilômetros. Mas há muitos outros aspectos que apontam para uma evolução favorável. Aos poucos, a ligação com o Pacífico vai deixando de ser uma miragem. Alan García estendeu-se também sobre as relações econômicas, com ênfase em investimentos brasileiros. Falou dos seus planos sobre ferrovia, hidrelétricas, exploração de gás, fertilizantes. Em todos os casos, contempla participação de empresas brasileiras.[46] "*Como Lula no viene aquí y Amorim no me quiere ayudar, tengo que hablar directamente con ellas*", disse em tom de brincadeira, mas que deixou transparecer um curioso ponto de contato com Chávez, em matéria de estilo.

Conversamos bastante sobre a situação na região, especialmente as bases na Colômbia. Disse o presidente que não estava de acordo com a presença militar estrangeira, que ele nunca permitiria tal coisa no Peru. Ao mesmo tempo demonstrou ceticismo quanto à possibilidade de que algo seja feito sobre o assunto. No entanto, ouviu atentamente minhas ideias sobre transparência e garantias[47], assim

---

46 Não imaginava que as relações do Peru com empresas brasileiras levassem a acusações de corrupção, na esteira da Lava-Jato, sobre cuja veracidade não tenho elementos para me pronunciar. Em qualquer hipótese, o fim trágico de Alan García, que cometeu suicídio no momento em que seria detido, não deixou de chocar-me.

47 Creio que é necessário explicar o que eu entendia como "garantias" no contexto da questão de eventual "base" norte-americana na Colômbia. Eu recolhera o conceito, por analogia, das discussões sobre desarmamento nuclear, em que estive envolvido, tanto como membro da *New Agenda Coalition* no processo de revisão do TNP quanto pela posição de presidente da Conferência de Desarmamento, que ocupei por duas vezes, em 1993 e 2000. Na área nuclear, as "garantias", sempre referidas como "garantias negativas de segurança" (*negative security assurances*) consistiriam em uma obrigação a ser legalmente assumida por um Estado nuclear de não atacar nuclearmente um Estado não nuclear. No caso de base norte-americana na Colômbia, a ideia de "garantia" era assegurar que não seria utilizada para ataque aos países da região. Obviamente, isso se aplicaria a eventuais situações análogas na América do Sul.

como sobre diálogo Unasul-Estados Unidos[48]. Insisti muito na importância da presença de Alan García em Bariloche, na Cúpula da Unasul[49]. Não sei se o convenci com meus argumentos sobre a necessidade de trabalharmos pela paz na América do Sul ou se simplesmente já tinha a intenção de ir e apenas simulou descrença. O fato é que, ao final da nossa reunião, que durou pouco menos de uma hora, disse algo assim como: "*nos vemos en Bariloche*".

Dada a aversão que o presidente peruano tem demonstrado por reuniões internacionais (pelo menos as da região), não posso dizer que estou seguro que vá à Argentina, mas acho que há uma boa possibilidade de que isso ocorra[50]. García pareceu compreender que é preciso assegurar algum equilíbrio entre a posição de distanciamento e o custo que pode ter, para a região, alguma ação bélica, provocada pela questão das bases na Colômbia.

Alan García recebeu-me na mesma saleta, que fica logo atrás do grande salão do palácio, cuja suntuosa decoração pude apreciar pela primeira vez, embora já tenha participado aí de vários eventos, o mais importante dos quais foi a assinatura do Acordo-quadro Peru-Mercosul, precursor do Acordo Mercosul-Comunidade Andina, em 2003[51]. [...]

Nessa saleta, estive várias vezes com Toledo falando de ALCA, do Acordo Mercosul-Comunidade Andina e da Comunidade Sul-Americana de Nações (CASA), que ele, para todos os efeitos, lançou. Desta vez, o presidente García estava acompanhado do ministro do Exterior, meu amigo "Joselo", com quem mantive produtiva reunião, em seguida ao encontro no palácio presidencial. Homem culto e de bom gosto, Joselo, que me havia convidado a assistir a uma ópera hoje à noite (convite que não pude aceitar), amenizou nossos encontros de trabalho com uma passagem pela bela igreja de São Pedro, um templo jesuíta com bonito trabalho em madeira nos altares laterais e que dispõe de uma impressionante sacristia.

Ao terminarmos o almoço com que me homenageou, Joselo levou-me ao museu do Banco Central, que dispõe de uma coleção de objetos em ouro (máscaras, pequenos ídolos, adereços vários) e cerâmicas das várias culturas peruanas, cujos últimos representantes foram destruídos pela conquista espanhola.

As posições do Brasil e do Peru em matéria de integração e de relações com os Estados Unidos não são obviamente idênticas, não tivessem os peruanos um TLC

---

48 Como aparece em outras partes deste livro, o presidente Barack Obama, na primeira Cúpula das Américas de que participaria, solicitou um encontro com a Unasul. Era minha opinião de que esse modelo de interlocução poderia ser replicado com benefícios para ambos os lados.
49 A cúpula, que é objeto de referência em outros capítulos, especialmente sobre Colômbia, trataria da questão das bases norte-americanas nesse país.
50 O presidente Alan García de fato compareceu à reunião extraordinária de chefes de Estado da Unasul, ocorrida em Bariloche em 28 de agosto de 2009.
51 Ver, *i.a.*, capítulo sobre Uruguai.

com Washington. Mas nos encontramos no interesse comum em desenvolver uma forte relação bilateral, que termina por ser um importante elemento da própria integração sul-americana. Afinal será através das ligações entre o Acre e o Peru que o Atlântico e o Pacífico se ligarão na parte, por assim dizer, mais "ancha" da América do Sul.

15/8/2009 Um dos comentários interessantes de Alan García na conversa sobre as "bases" teve que ver com o caráter de Uribe. García disse que é típico de Uribe fazer as coisas que quer e depois do fato consumado sair dando explicações. (Lembrei-me da opinião de Raúl Castro, segundo o qual o presidente colombiano seria "sonso".) Para o presidente peruano, o acordo [com os Estados Unidos sobre as bases] já teria sido assinado, antes do "périplo mudo" de Uribe pela América do Sul. Hoje, circula a notícia de que as negociações foram concluídas entre Colômbia e Estados Unidos. Analisando os fatos, vejo que García tem razão, se não no sentido estritamente formal, certamente no substantivo.

[...] O embaixador Jorge Taunay[52] fez notar à minha chefe de gabinete que a recepção que tive no Peru foi marcada por sinais de especial gentileza. Além do encontro com o presidente, em seguida ao qual me foi dada a oportunidade de falar à imprensa, minha chegada ao Torre Tagle, o belo casarão do século XVIII, que abriga a parte nobre da chancelaria, foi solene. Um regimento de honra, em uniforme de gala, me esperava. Após as saudações de praxe, houve breve cerimônia, em que passei em revista (de forma bastante sumária, é verdade) a tropa e em que foram entoados os hinos do Brasil e Peru. Já tinha tido uma recepção semelhante em outra visita minha ao Peru, há cerca de três anos. Mas é fato que estas honrarias se vão tornando cada vez mais raras, à medida que as visitas de chanceleres se banalizam.

No regresso de Lima, o Legacy sobrevoou os Andes de forma quase longitudinal, o que me permitiu apreciar não só os altos picos nevados e os lagos de águas verdes, mas também os vastos platôs, nos quais, vez por outra, despontavam algumas casas, cercadas ou não de plantações e caminhos que circundavam as elevações, em altitudes nas quais dificilmente se poderia imaginar ocupação humana. Foi só na altura do Lago Titicaca que o avião deixou o sentido Noroeste-Sudeste para, de forma mais decidida, embicar para o Ocidente, em direção a Brasília, onde chegamos após quatro horas de voo bastante tranquilo.

---

52 Embaixador brasileiro em Lima de 2007 a 2011, Jorge d'Escragnolle Taunay Filho havia sido embaixador em Luanda e subsecretário-geral para a América do Sul.

O Peru não tem medo do Brasil

12/12/2009 Semana dedicada à integração, começando com a morna Cúpula do Mercosul e terminando com a boa visita de Lula ao Peru. Alguns acordos e medidas na área de fronteira começam a dar vida à associação cujas origens remontam ao início do nosso governo. O mais interessante desta visita de agora foi a conversa tranquila com Alan García, com destaque especial para os comentários deste sobre Uribe e Chávez. Apesar das conhecidas desavenças com o líder venezuelano, Alan García demonstrou, com aparente sinceridade, ter mais apreço por Chávez que por Uribe. "Pelo menos, Chávez age como age (*i.e.*, sem muito respeito pelos outros, com retórica inflamada etc.) movido por uma ideologia, enquanto Uribe atua apenas por interesse próprio", foi mais ou menos o que me disse. Não sei qual a experiência que terá levado Alan García a pensar dessa forma. Trata-se, em todo caso, de uma observação pertinente. Também é válido o comentário que fez sobre a relação entre Colômbia e Venezuela: pode-se tentar evitar o pior (*i.e.*, o conflito armado), mas seria ingênuo pensar que é possível restabelecer a amizade entre os dois governos.

Alan García foi muito enfático ao rejeitar bases norte-americanas na região, embora haja quem diga que certa presença militar dos Estados Unidos já exista, de alguma forma, no seu país. Seja como for, concordou com a observação que fiz de que, apesar dos avanços da reunião de Quito[53], em matéria de criação de confiança e garantias, não se pode "desproblematizar" a questão das bases. O grau de sinceridade de Alan García neste tema é uma incógnita. Ollanta Humala, o militar nacionalista, "ex e futuro" candidato, um pouco "à la Chávez", que encontramos mais tarde, não crê nela. Mas García pareceu, com muita franqueza e abertura, querer um aprofundamento da relação com o Brasil. Em vários momentos, em público e em privado, asseverou que "o Peru não tem medo do Brasil". E, em seu discurso, antes do almoço, chamou Lula de "peregrino da integração".

Nada que merecesse um registro especial ocorreu no ano final de governo nas relações Brasil-Peru. Como ministro da Defesa no governo Dilma Rousseff, procurei intensificar os contatos com minhas contrapartes peruanas. A extensa fronteira amazônica ensejava a necessidade de cooperação. Também me empenhei em aprofundar o intercâmbio no que diz respeito à base industrial de Defesa dos dois países. Tratativas foram iniciadas com vistas a reparo de submarinos e a um projeto de navio fluvial. Havia, da nossa parte, grande interesse da Embraer na venda de Super-Tucanos, operação que nunca se concretizou, a despeito da alegada simpatia do presidente Ollanta Humala pelas relações com o Brasil.

---

53 Trata-se de referência à reunião de ministros da Defesa e de Relações Exteriores sobre a questão das bases na Colômbia.

De todo esse período, fica a visão de uma cooperação frutífera, responsável, em boa parte, pelos avanços na integração, que se inicia com o acordo de livre-comércio entre o Mercosul e o Peru, o qual logo se desdobrou no Acordo Mercosul-Comunidade Andina. Também no que diz respeito à infraestrutura, os esforços foram consistentes, com a ligação rodoviária entre o Acre e o Pacífico. Recordo, a propósito, que, durante um encontro em Rio Branco, em que o tema dominante foi naturalmente o da integração física, um funcionário de algum órgão do governo brasileiro me contou, com satisfação, que havia ido de carro de São Paulo ou do Rio – não estou seguro – até Lima, algo impossível até então.

Em temas multilaterais, do comércio à reforma da ONU, o Peru foi um parceiro importante, sempre receptivo às nossas teses. Nada mais expressivo dessa disposição positiva do que a frase de Alan Garcia que serve de título à última seção deste capítulo.

EQUADOR

Um país amazônico

Como aprendemos na escola, o Equador, como o Chile, é um dos dois únicos países da América do Sul com o qual não temos fronteiras. Não seria assim se Quito tivesse conseguido preservar para si o território que considerava ser sua herança do período colonial.

Nos meus tempos de jovem secretário na Missão do Brasil junto à OEA, viajei três vezes a Quito, para participar de reuniões internacionais. A primeira, em 1972, por ocasião de um encontro ministerial da CEPAL. Não sei bem por que meu nome foi lembrado para integrar a delegação brasileira. O tema central era ligado à Ciência e Tecnologia, assunto de que me viria a ocupar de forma intensa, anos mais tarde, como assessor especial do ministro Renato Archer, já no governo democrático de José Sarney. Voltaria ao Equador para um encontro do CIES (Conselho Interamericano Econômico e Social), acompanhando o embaixador George Álvares Maciel[1], que me deixou encarregado da negociação do texto do documento final, ao lado de diplomatas de outros países (embaixadores e, salvo engano, até ministros) bem mais experientes do que eu.

É de notar-se que, em pleno governo Médici, talvez o pior momento da ditadura militar, o Brasil, do meu ponto de vista, tinha posições de caráter marcadamente nacionalista em assuntos econômicos internacionais. Na reunião da CEPAL, por exemplo, o chefe da delegação brasileira era o embaixador Miguel Osório de Almeida[2], que se notabilizou por estudos sobre desenvolvimento.

---

1   Diplomata de carreira, o embaixador George Álvares Maciel teve importante atuação junto à Organização dos Estados Americanos (OEA). Foi, por longos anos, embaixador em Genebra e representante permanente junto às Nações Unidas, em Nova York. Ficou especialmente conhecido pelo trabalho em temas econômicos. No início dos anos 1990, liderou negociações em um dos grupos de redação da Rodada Uruguai.
2   O embaixador Osório de Almeida ocupou diversos postos ao longo de sua carreira diplomática, com destaque para sua atuação junto à Conferência das Nações Unidas para Comércio e Desenvolvimento (UNCTAD), junto ao Conselho Econômico e Social das Nações Unidas (ECOSOC) e à Comissão Econômica para a América Latina (CEPAL). Na gestão do chanceler Mário Gibson Barbosa, foi assessor especial. Fez parte também da equipe do Plano de Metas no governo JK.

Miguel Osório tinha uma posição bem avançada em relação ao papel do planejamento estatal nas políticas de crescimento econômico. Com ele trabalhava o competente diplomata Álvaro Alencar[3], com quem voltaria a me relacionar profissional e pessoalmente em vários momentos da minha carreira. O mais interessante, porém, foi a liberdade com que, sob a orientação de Osório de Almeida, nossa delegação, contrariando as instruções, vigentes na época, de que os diplomatas brasileiros evitassem contato com os representantes de Havana, se movimentava em defesa de teses desenvolvimentistas, inclusive coordenando posições com a de Cuba, chefiada pelo comunista histórico Carlos Rafael Rodríguez. Anos mais tarde, quando trabalhava no Ministério da Ciência e Tecnologia, acompanhei o então ministro Luiz Henrique da Silveira a Havana. Na ocasião mencionei o fato a Fidel Castro, que recebeu a comitiva brasileira para uma longa conversa, de madrugada. Rapidamente, Fidel buscou na estante de livros do escritório o volume que continha o discurso de Rodríguez no encontro da CEPAL.

Ainda servindo na OEA, e já no setor político, voltei a Quito para participar da XV Reunião de Consulta dos Ministros das Relações Exteriores, em novembro de 1974, que tratou da possibilidade do levantamento das sanções contra Cuba. A reunião ocorreu já no governo Geisel, que tinha Azeredo da Silveira[4] como chanceler. Para minha agradável surpresa, o Brasil não votou contra, mas se absteve da resolução que propunha o levantamento das sanções. Na prática, dadas as regras de procedimento das reuniões de consulta da OEA, a abstenção equivalia a voto negativo, já que eram necessários dois terços de votos positivos dos membros para que uma resolução fosse aprovada. Do ponto de vista simbólico, entretanto, a atitude era reveladora de uma certa abertura, de cuja sinceridade eu ainda desconfiava. Mais tarde, como membro da assessoria especial do próprio Silveira, testemunharia outras ações que confirmaram uma considerável guinada da ideologia que impregnara a política externa daqueles tempos sombrios.

Nada disso, evidentemente, tem a ver com o Equador, salvo pela localização dos eventos. Mas a disposição de sediar tantas reuniões, em período relativamente curto, não deixa de ser reveladora de um ativismo diplomático, à primeira vista pouco compatível com as dimensões e o peso político do país. Explicava

---

3   O embaixador Álvaro Alencar teve atuação destacada em temas econômicos, tanto no Itamaraty quanto no Ministério da Fazenda. Além de atuar em diversas representações diplomáticas, exerceu importante papel junto ao Clube de Paris, especialmente no contexto das negociações a respeito da dívida externa brasileira na década de 1980.

4   Diplomata de carreira, antes de assumir a chancelaria, Antonio Francisco Azeredo da Silveira havia sido embaixador em Genebra e em Buenos Aires. Sua atuação à frente do Itamaraty ficaria conhecida como "pragmatismo responsável e ecumênico". Com Geisel e Silveira, a política externa brasileira sofreria uma inflexão no sentido de maior autonomia em relação aos Estados Unidos. O "não-alinhamento automático" que caracterizou a diplomacia da época se refletiu, entre outras atitudes, no reconhecimento do governo do MPLA em Angola, no estabelecimento de relações diplomáticas com Pequim, e na autorização para a abertura do escritório da OLP em Brasília.

esse protagonismo o fato de que o então secretário-geral da OEA era, ele próprio, um ex-presidente equatoriano, Galo Plaza[5], figura fisicamente imponente, e muito distante, em termos de convívio, de um jovem secretário como eu. Para mim, o Equador permaneceria como um país relativamente distante, com o qual manteria escasso contato. O mais significativo deles talvez tenha sido na área cultural. Quando chefiei este setor no Itamaraty, apoiei várias atividades, a mais notável delas, por iniciativa do então conselheiro Edgard Telles Ribeiro, uma importante exposição do grande pintor nacional, Oswaldo Guayasamín.

A questão fronteiriça com o Peru sempre teve forte conteúdo emocional para os equatorianos, que não cessavam de frisar que o "Equador é um país amazônico" (não deixa de ser, mesmo na configuração atual, ainda que com território amazônico muito limitado). Nas minhas visitas a Quito como jovem secretário, pude observar que havia, mesmo, um certo irredentismo, que por vezes se expressava em mapas que incluíam uma parte da Amazônia hoje peruana. Havia também anedotas diplomáticas. Segundo uma lenda, talvez com fundamento real, o representante brasileiro em Quito, à época da "guerra de 41"[6], teria mesmo tentado influenciar a nossa chancelaria a não reconhecer a decisão que favorecia as teses peruanas. Um dos filhos desse representante permanecera no Equador, como oficial de chancelaria da nossa missão, e se tornara um verdadeiro equatoriano. Apesar das tensões mais ou menos constantes entre os dois países, foi já em meados dos anos 1990 que eclodiu um conflito armado de monta.[7]

A primeira referência ao Equador nos meus cadernos aparece em uma nota sem data, escrita em 2002, e diz respeito ao meu período como ministro de Itamar Franco, entre 1993 e 1994:

Sem data [...] estive várias vezes com o então ministro do Exterior do Equador, Diego Paredes Peña[8], a maioria delas em eventos internacionais. O chanceler Paredes chegou a visitar o Brasil durante minha gestão. Preparávamos uma viagem de Itamar Franco a Quito. Itamar nutria especial simpatia pelo presidente

---

5   Galo Plaza foi secretário-geral da OEA de 1968 a 1975. Havia sido presidente do Equador de 1948 a 1952.
6   O conflito equatoriano-peruano, ocorrido entre julho de 1941 e janeiro de 1942, tinha que ver com disputas fronteiriças herdadas do período colonial. Ao término da guerra, foi firmado o Protocolo do Rio de Janeiro, por meio do qual o Equador renunciou sua antiga pretensão de saída para o rio Amazonas.
7   Em janeiro de 1995, Peru e Equador tiveram conflito armado por uma área de fronteira na região do Vale do Cenepa. Na função de coordenador dos países garantes do Protocolo de 1942 (cf. nota anterior), o Brasil patrocinou Declaração de Paz firmada em Brasília, em fevereiro. Além disso, a Missão de Observadores Militares no Equador e no Peru (MOMEP), foi chefiada por um general brasileiro.
8   Chanceler do Equador de agosto de 1992 a outubro de 1994.

equatoriano, Sixto Durán Ballén[9], um senhor de certa idade, que transmitia uma impressão de modéstia e dignidade, características muito a gosto do nosso presidente. A visita estava praticamente acertada para ocorrer em junho, em seguida à IV Conferência Ibero-americana, na Colômbia, mas acabou não se realizando, em virtude da morte do sobrinho de Itamar, no hotel em que estávamos hospedados, em Cartagena. Durante o período da minha gestão, o conflito do Equador-Peru permaneceu latente [...]. Um dos projetos em que o Equador tinha muito empenho era a "via interoceânica", na prática um trecho de estrada que ligaria um dos rios que correm para o litoral do Pacífico com algum tributário da Bacia Amazônica. Eu achei o projeto interessante, sobretudo porque ajudava a "dar satisfação" à ideia do Equador como país amazônico, depois da amputação que considerava haver sofrido na guerra com o Peru. Assinei alguns documentos (protocolo de intenções etc.), mas os passos reais só foram dados pela administração seguinte, como um "adoçante" que viabilizou os acordos com o Peru[10]. O Brasil teve importante papel na mediação que levou ao cessar-fogo e ao acordo de paz. Esta, aliás, foi talvez a maior vitória da diplomacia brasileira no primeiro período da "era FHC".

Ao vencedor, as bananas

Quando assumi pela segunda vez a chefia da missão do Brasil em Genebra, em maio de 1999, tive uma surpresa agradável. Descobri que uma ação minha, oito anos antes, viria a beneficiar o Equador, de uma forma que eu não poderia prever. Tratava-se de uma proposta em relação ao tema de solução de controvérsias, feita em um momento tenso das negociações e que acabou sendo incorporada aos Acordos de Marraquexe. A história é um pouco longa e praticamente desconhecida. Merece ser contada. A rigor, não chega a ser uma digressão, já que teve uma influência positiva na forma como foi resolvida uma questão de grande interesse para o Equador: a disputa que esse país teve com a Comunidade/União Europeia em torno da questão das bananas, principal item de sua pauta de exportações.

---

9   Ballén foi presidente do Equador de agosto de 1992 a agosto de 1996.
10 Uma matéria da Agência Inter Press Service (IPS), de 2002, relativa à Assembleia Anual do BID, dá a ideia dos desdobramentos que o projeto de integração interoceânica teve durante o governo FHC: "*Los proyectos de integración fronteriza para consolidar la paz acordada por Ecuador y Perú en 1998 incluirán a Brasil, que participará en la construcción de una vía entre los océanos Atlántico y Pacífico que comprenderá carreteras, ríos y transporte por ferrocarril. [...] La propuesta fue formulada [...] por el presidente Gustavo Novoa, de Ecuador, y respaldada por Toledo y por su par brasileño Fernando Henrique Cardoso. Ecuador, con costas sobre el océano Pacífico, pretende hacer realidad su viejo sueño de que el río Amazonas le abra una salida al océano Atlántico, propósito frustrado hasta ahora por el conflicto fronterizo con Perú, que causó tres guerras entre 1942 y 1995*". Lama, Abraham. "Transporte-America Latina: vía interoceánica Brasil-Ecuador-Perú". *IPS*, 13 de março de 2002.

Um dos últimos temas que foi objeto de discussão durante a Rodada Uruguai tinha que ver com a possibilidade de aplicação de sanções, autorizadas pelo órgão competente, de forma "cruzada", *i.e.*, penalizando uma violação de normas em um setor das negociações com retaliação em outra área.[11] Mais especificamente, os países desenvolvidos, Estados Unidos à frente, desejavam poder "retaliar" alegados descumprimentos em serviços e propriedade intelectual – áreas em que tinham grande interesse ofensivo – com corte de benefícios em bens. O raciocínio, do ponto de vista desses países, fazia sentido: como a maior parte dos países em desenvolvimento tinha pouca capacidade de produção competitiva em serviços e propriedade intelectual, somente o risco de sofrerem punições na área de bens (agrícolas ou industriais) é que funcionaria como dissuasão para evitar quebra de compromissos em temas como serviços financeiros, patentes ou audiovisuais, caros aos países ricos.

A clivagem sobre essa questão, como tantas outras durante a Rodada Uruguai, era nitidamente de natureza Norte-Sul. Os principais contendores nessa batalha eram Estados Unidos e Comunidade Europeia, de um lado, e Índia e Brasil, de outro. Depois de exaustivas e inconclusivas discussões, em que os indianos, com nossa ajuda, tentaram amenizar o recurso à "retaliação cruzada", dificultando sua utilização por meio de exigências diversas, ficou claro que não teríamos condição de resistir à pressão e que essa modalidade nova de sanção seria aprovada, com ou sem o nosso acordo. Foi então que me ocorreu a ideia de estipular que, caso finalmente adotada, a "retaliação cruzada" valeria para os dois lados. Isto é: não apenas possibilitando retaliações em bens no caso de alegadas violações em serviços e propriedade intelectual, mas também no sentido inverso, com a possibilidade de retirada de concessões em serviços e em propriedade intelectual na hipótese de o descumprimento dar-se na área de bens. Isso era importante, porque os países em desenvolvimento, devido à própria fragilidade de suas economias, teriam muita dificuldade de responder a uma violação das regras que atingisse produtos de seu interesse com ameaças à importação de bens de países ricos. Em suma, a faculdade que lhes era assegurada pelo acordo de retaliar na própria área de bens era totalmente inócua. Não assim, porém, em serviços e propriedade intelectual, como se verificou.

Minha sugestão, dada ao apagar das luzes de uma reunião de quatro delegações na sede da missão norte-americana junto ao GATT, tomou a todos de surpresa, inclusive o meu colega indiano. Em um primeiro momento, houve mesmo dificuldade de compreender seu alcance. Afinal foi aceita, em parte porque nem Washington nem Bruxelas viam nela uma ameaça real, mas mero desejo de "manter as aparências", garantindo certa simetria no tratamento das diversas áreas da

---

11 Para entender plenamente a natureza algo extraordinária do recurso a esse tipo de retaliação, deve-se atentar para o fato de que Bens, Serviços e Propriedade Intelectual (TRIPS) eram objeto de acordos distintos, embora todos negociados ao longo da mesma "rodada".

negociação. Ninguém na sala – nem eu mesmo, que fizera a proposta – poderia imaginar que a primeira vez que um país recorreria a essa possibilidade de "retaliação cruzada", no curso de uma disputa concreta, viria a ser justamente em um caso em que o demandante era uma nação em desenvolvimento: o Equador, em relação a uma grande potência comercial, a União (não mais Comunidade) Europeia.[12] Anos mais tarde, o Brasil se valeria desse recurso para convencer os Estados Unidos a dar compensações efetivas no caso do subsídio ao algodão.[13] Creio haver mencionado aos negociadores equatorianos, em 1999, minha participação na decisão, que possibilitou que o ganho de causa que tiveram no caso das bananas não fosse mera vitória de pirro. Mas nunca aludi à eventual gratidão por essa ação. Nem creio que a maioria dos diplomatas e negociadores equatorianos tenham a menor noção de como as coisas se passaram, oito anos antes, nas altas horas da noite/madrugada em dezembro de 1991, no escritório do USTR, em Genebra.

Um militar com raízes populares

O Equador foi palco da primeira viagem internacional do presidente Lula depois de empossado. Lula foi a Quito assistir à posse de Lucio Gutiérrez[14] em 15 de janeiro.[15] Gutiérrez chegou ao poder após uma sucessão de presidentes de curto mandato, alguns de apenas dias. De origem militar, mas com raízes populares, Gutiérrez havia sido eleito com uma plataforma social que incluía a tentativa de dar novo tratamento à questão indígena. A primeira ministra das Relações Exteriores, Nina Pacari[16], era ela própria quéchua. Gutiérrez havia despertado expectativas positivas, inclusive da parte do presidente Lula, que não se furtava

---

12 Demanda do Equador no âmbito do regime de importação de bananas da União Europeia (caso DS27). Entre outros, a demanda é tratada em dois textos analíticos: Abott, Frederick. *Cross-Retaliation in TRIPS: Options for Developing Countries*, issue paper n.8, ICTSD, 2009; e Smith, James McCall. *Compliance Bargaining in the WTO: Ecuador and Bananas Dispute*. Paper prepared for a Conference on Developing Countries and the Trade Negotiation Process, UNCTAD, 6-7 November, 2003, Geneva. Deste último, extraio a seguinte citação, em tradução livre: "o que chama atenção, nesse caso, é o quanto aquelas regras – algumas das quais interpretadas e aplicadas pela primeira vez – habilitaram o Equador a pressionar muito acima do seu poder [*punch above its weight*] no sistema multilateral".
13 Demanda do Brasil contra os subsídios dos Estados Unidos ao setor de algodão (caso DS267).
14 Presidente do Equador de 2003 a 2005.
15 A viagem de Lula ao Equador em 15 de janeiro, do ponto de vista bilateral, se limitou a aspectos protocolares. Entretanto, foi à margem da cerimônia que se realizou encontro de presidentes no qual o presidente brasileiro lançou a ideia do Grupo de Amigos da Venezuela. Ver AMORIM, 2013.
16 Nina Pacari foi chanceler do Equador de janeiro a outubro de 2003, durante o governo Gutiérrez. Jurista, Pacari tem longo histórico de lutas pelos direitos dos povos indígenas. Em 1998, foi a primeira deputada indígena eleita na história do Equador e, em 2007, foi escolhida como juíza da corte constitucional equatoriana.

a dar-lhe conselhos nos vários encontros que tiveram. O presidente equatoriano não era, entretanto, um político hábil, e logo sucumbiu às contradições sociais e políticas que tinham sido responsáveis pela enorme instabilidade do país na década anterior. A própria Nina Pacari, que esteve em reunião privada comigo na véspera do encontro de Gutiérrez com Lula em Brasília, no dia 27 de maio, logo deixaria o cargo, em decorrência de conflitos entre governo e populações indígenas. Lamentei a saída daquela minha colega, que parecia simbolizar uma época de mudança no seu conturbado país. Guardo, dessa visita, um sugestivo quadro que Nina Pacari me trouxe de presente, representando uma aldeia indígena. A pintura, em cores vivas e estilo *naïf*, contém elementos da religião católica (cúpulas de igrejas) e figuras (ovos e pássaros, possivelmente cegonhas), que poderiam ser uma alusão aos povos originários. Gutiérrez, ele próprio, seria o que nos países andinos é considerado um *cholo*, muito diferente de alguns personagens equatorianos de origem europeia que eu havia conhecido ao longo da minha carreira, entre os quais o secretário-geral da OEA, Galo Plaza.

Relendo a Declaração à imprensa do presidente Lula[17] por ocasião da visita de Gutiérrez ao Brasil em maio de 2003, constato que os temas principais continuariam a marcar o relacionamento entre os dois países nos anos subsequentes: obras de infraestrutura, inclusive com financiamento do BNDES, estímulo ao comércio bilateral, com reativação do convênio de créditos recíprocos, integração física, cooperação técnica com ênfase em projetos de natureza social. A integração da América do Sul foi o marco contextual da visita, com referências explícitas a acordos de livre-comércio entre o Mercosul e os países da Comunidade Andina. Não faltou, na declaração de Lula, agradecimento ao apoio que o Equador já vinha dando ao pleito do Brasil em relação ao CSNU. O encontro Lula-Gutiérrez ocorreu pouco antes da Cúpula do G-8 ampliado, em Évian, para a qual o Brasil fora o único país sul-americano convidado. Lula fez questão de caracterizar sua participação no encontro de Évian como uma oportunidade para defender os interesses dos países da nossa região.

Uma espécie de bombeira

Enquanto esses programas bilaterais se desenvolviam, temas comerciais dominariam minha pauta com o Equador. Nesses casos, minha interlocução era, sobretudo, com a ministra do comércio Ivonne Baki. A ministra Baki atuou como uma espécie de "bombeira", em incêndio que quase destruiu uma reunião

---

17 MINISTÉRIO DAS RELAÇÕES EXTERIORES. *Resenha de Política Exterior do Brasil*, 1º semestre de 2003.

da ALCA em Lansdowne, preparatória da conferência ministerial de Miami.[18] Ivonne Baki também procuraria desempenhar papel positivo nas negociações com vistas ao Acordo CAN-Mercosul. Por sugestão sua, mantive encontro com empresários equatorianos do setor exportador, com vistas a interessá-los. Essa *démarche* não chegou a ter grandes resultados, já que não foi possível atender a principal demanda do Equador: a abertura do mercado brasileiro em bananas.[19] Afinal, foram considerações de ordem política, além de certa flexibilidade revelada pelo Brasil nas demandas de abertura do mercado equatoriano, que levaram Quito a aderir ao Acordo CAN-Mercosul.[20]

As negociações da ALCA constituíam, de certa forma, um pano de fundo inescapável para nossos esforços de integração sul-americana. Os países sul-americanos, em sua maioria, não rejeitavam as propostas brasileiras de integração regional, mas tampouco queriam abrir mão de um acordo de livre-comércio com os Estados Unidos. Em muitos casos, esse interesse evoluiria na direção de acordos bilaterais desses países com Washington. Em 2003, entretanto, a opção que estava sobre a mesa era a ALCA.

O trem da ALCA sofreu uma meia-trava

Em 21 de novembro de 2003, refiro-me à reunião ministerial da ALCA em Miami. A Área de Livre Comércio das Américas era, naquele momento, de grande interesse do Equador, que, a exemplo de outros países andinos, se tornara muito dependente do mercado norte-americano em função das preferências concedidas por Washington com o objetivo declarado de redirecionar a produção de drogas nestes países para outros cultivos/produtos. A esse interesse se contrapunha a percepção de que, politicamente, o Equador não poderia ficar de fora de um acordo amplo de livre-comércio na América do Sul, o que em parte explica as atitudes positivas e conciliatórias da ministra Ivonne Baki. Embora a referência ao Equador em minha anotação seja puramente pontual e se refira a outro tema, creio interessante reproduzi-la aqui.

21/11/2003 Miami[21] terminou melhor que a encomenda. O trem da ALCA, que vinha a todo vapor num sentido que não nos interessava, sofreu, graças a nossa

---

18 Ver "ALCA: fim de linha", in: AMORIM, 2013.
19 Para manter fechado o mercado, o Brasil recorria a alegações de ordem fitossanitária. Era óbvia, entretanto, a existência de preocupações protecionistas.
20 Trata-se do Acordo de Complementação Econômica, o ACE 59, entre Mercosul, Colômbia, Equador e Venezuela.
21 A VIII Reunião Ministerial da ALCA ocorreu em Miami, Estados Unidos, no dia 20 de novembro de 2003.

atuação, uma meia-trava. A desaceleração em si mesma é um ganho. A flexibilização das metas também. Os americanos têm hoje a noção do que é possível. O curioso é que o "possível" teve que ser desenhado quase a partir do nada. O governo anterior, sobretudo no final, foi cedendo em toda a linha. E os próprios formuladores do PT davam ênfase aos obstáculos à exportação dos produtos sensíveis segundo o *Trade Promotion Authority*[22]. O essencial, que era pôr limites às propostas dos Estados Unidos em propriedade intelectual, investimentos, normas de serviços e compras governamentais, entre outros temas, não era objeto de muita discussão.

[Para nos contrapormos às propostas norte-americanas nesses setores,] primeiro inventamos os "três trilhos", depois (adaptando uma ideia argentina) as "plurilaterais".[23] ALCA flexível ou realista, o fato é que conseguimos, pelo menos por ora, alterar o curso da negociação. A imprensa hoje, sobretudo a internacional, do *Clarín* ao *Financial Times* (embora este a qualifique de "oca"), reconhece que o Brasil obteve uma vitória. Um pesquisador universitário da Flórida, que me foi apresentado no hall do hotel pelo nosso cônsul, disse: "mas afinal, o que saiu é o que vocês propuseram em Port of Spain!"[24] Ele tinha razão.

Próximos passos: CAN-Mercosul (vencer resistências uruguaias e temores dos andinos, sobretudo Equador).

Nas poucas anotações em que trato das negociações do Mercosul com o Equador, há sempre referências às dificuldades. Uma delas foi feita em 3 de abril de 2004 e aparece no capítulo sobre Paraguai. Como outras, ilustra os problemas que enfrentávamos para concluir os acordos com os países andinos, a maioria dos quais guardava pouca ou nenhuma relação direta com interesses específicos brasileiros e tinham que ver com reivindicações de outros membros do Mercosul.

Comunhão de ideais e de compromissos

A despeito dessas dificuldades, o Equador viria a firmar o ACE 59 com o Mercosul, garantindo assim a viabilidade do projeto de integração. No plano político,

---

22 Autorização concedida pelo Congresso dos Estados Unidos para que o Executivo possa negociar acordos comerciais.
23 A abordagem dos "três trilhos" (*three track approach*) consistia essencialmente no seguinte: temas amplos de caráter normativo seriam tratados na OMC e, portanto, estariam fora da ALCA. Regras específicas de comércio poderiam fazer parte de um "trilho" multilateral dentro da ALCA. Questões de acesso a mercados seriam objeto de negociações bilaterais; no nosso caso, envolveriam o Mercosul. As "plurilaterais" visariam permitir negociações limitadas aos países expressamente interessados, não acarretando obrigações para os demais. Ver AMORIM, 2013.
24 Na capital de Trinidad e Tobago, realizou-se uma das reuniões sobre a ALCA em nível de altos funcionários (vice-ministros). Na ocasião, o Brasil havia feito uma proposta de reconfiguração dos objetivos da negociação, que foi amplamente rejeitada.

a instabilidade do Equador era objeto de preocupação. Consta da minha agenda um encontro com o embaixador equatoriano, Diego Rivadeneira, em 11 de fevereiro de 2004. Não era fato corriqueiro que eu recebesse embaixadores estrangeiros, tarefa que normalmente incumbia ao secretário-geral ou aos subsecretários do Itamaraty. Não fiz nenhuma anotação a respeito. A visita estava certamente ligada ao desejo de fortalecer a cooperação entre o Brasil e o Equador, inclusive com o objetivo de promover a estabilidade no país. O mesmo pensamento esteve presente na decisão de Lula de fazer uma visita bilateral a Quito em 24 de agosto. Vários protocolos foram assinados na ocasião. Havia, entretanto, no gesto de Lula um nítido sentido político de apoio ao presidente equatoriano. A popularidade do mandatário brasileiro, não só em nosso país mas em toda a região, contrastava com o visível desgaste do presidente equatoriano. Gutiérrez evitou até mesmo aparecer na ampla sacada do palácio presidencial para recepcionar Lula, segundo ele próprio, por temor de ser vaiado por manifestantes que se aglomeravam na praça central de Quito. Vale notar que o Equador adotara, havia alguns anos, o dólar americano como sua moeda, o que limitava consideravelmente o espaço para política monetária e fiscal e, por conseguinte, para projetos sociais. No diálogo com Gutiérrez, Lula não escondeu sua preocupação com os sinais da crise e, sobretudo, com a atitude tímida (na verdade, quase acovardada) do presidente equatoriano. O desejo de apoiar Gutiérrez ficou patente nas primeiras palavras do discurso de Lula no jantar oficial em sua homenagem:

> Vim a Quito para a posse do Presidente Gutiérrez, pouco depois de haver assumido a Presidência do Brasil. Quis mostrar a solidariedade que nos unia, em um momento de grandes esperanças para os nossos países. Volto agora para reafirmar aquela comunhão de ideais e de compromissos.[25]

Na sequência, Lula se referiu aos vários projetos de cooperação nas áreas de infraestrutura, energia, saúde, entre outras, procurando sempre assinalar o sentido social das iniciativas. Falou ainda de comércio, sob uma ótica integracionista (CAN-Mercosul). Refletindo a justificada preocupação decorrente do acentuado déficit comercial do Equador com o Brasil, Lula convidou o país a participar do Programa de Substituição Competitiva de Importações[26]. Naturalmente, não faltaram referências à participação de Quito na criação da Comunidade Sul-Americana de Nações (CASA). A despeito desses avanços na cooperação bilateral e regional, Lula partiu de Quito visivelmente preocupado com a situação do Equador e bastante decepcionado com a postura pouco afirmativa de Gutiérrez.

---

25 MINISTÉRIO DAS RELAÇÕES EXTERIORES. *Resenha de Política Exterior do Brasil*, 2º semestre de 2004.

26 Ver nota explicativa sobre o programa em "Paraguai".

Amigos do Equador?

Nas semanas e meses seguintes, a crise equatoriana continuou a aprofundar-se. Em uma anotação de novembro de 2004, há uma referência sintética, quase críptica à crise. Escrevendo em um domingo e mencionando "tarefas para a semana seguinte", assinalo:

14/11/2004 [...] Zuquilanda – Amigos do Equador?

A referência era ao ministro do Exterior, Patrício Zuquilanda[27], que substituíra Nina Pacari em meados de 2003. Mantivera com Zuquilanda bons contatos à margem do encontro de Lula com Gutiérrez e em reuniões internacionais, como a Assembleia Geral da OEA, em Quito, em junho de 2004. A preocupação do chanceler equatoriano com a instabilidade política no país era tal que ele próprio chegou a verbalizar a ideia de um "grupo de amigos" do Equador, a exemplo do bem-sucedido Grupo de Amigos da Venezuela.[28] Infelizmente, a sugestão surgiu um pouco tarde e não pôde ser desenvolvida. Em nota de 19 de dezembro, parcialmente transcrita em Peru, refiro-me *en passant* à ausência de Lucio Gutiérrez na Cúpula de Cuzco, por ocasião do lançamento oficial da CASA. Em 22 de abril, comento os dias conturbados da América do Sul e me concentro na situação do Equador.

Os militares retiraram a escada

Em 19 de abril, teve lugar em Brasília uma reunião ministerial da CASA. No dia seguinte, o congresso equatoriano, após uma semana de protestos populares, destituiu Gutiérrez.

22/4/2005 [...] A queda de Gutiérrez era previsível, embora, como qualquer outra derrocada de presidente legitimamente eleito, seja sempre um choque. No caso, não se pode dizer que tenha havido um golpe. Os militares – que eram a última força a apoiar o presidente – "retiraram a escada". Com isso, a Assembleia, num gesto de constitucionalidade duvidosa, destituiu Gutiérrez. É verdade, porém, que as instituições já vinham sendo progressivamente erodidas, com as sucessivas ações do governo e do parlamento em violação à Corte Suprema (dissolvida a antiga, instituída uma nova, depois igualmente destituída) e a decretação de estado de emergência, em circunstâncias igualmente discutíveis. Quando da vi-

---

27 Patrício Zuquilanda foi ministro das Relações Exteriores do Equador de 2003 a 2005.
28 Ver "Venezuela".

sita de Lula a Quito, em agosto de 2004, havíamos constatado o brutal declínio da popularidade de Gutiérrez, que se afastara de sua base original (esquerda, indígenas, movimentos sociais), sem conseguir conquistar o apoio das forças conservadoras, apesar de sua adesão ao receituário do FMI.

A notícia da queda de Gutiérrez chegou quando me preparava para entrar no Planalto para uma reunião com os ministros da área social, para a qual o presidente Lula gentilmente me convidara. As muitas entradas e saídas que tive que fazer, os telefonemas para Quito, a revisão apressada das notas[29] que emitimos já dariam para uma crônica. [...]

No mesmo dia em que escrevi essa anotação, viajei para São Paulo, onde proferi uma palestra no Tribunal Regional Federal e participei de uma entrevista no *Jornal da Globo*. Creio ter sido nessa ocasião que um jovem repórter me fez a seguinte pergunta: "Por que o senhor dá tanta atenção à América do Sul?", ao que respondi de forma singela: "Porque eu moro aqui".

23/4/2005 [...] O dia de ontem, em São Paulo, foi repleto de atividades públicas. [...] Foi dominado pela questão do Equador. Falei com o presidente, que me chamou enquanto eu almoçava. Também conversei várias vezes com Samuel, Macedo Soares, Felício etc. Abreviando um pouco o que se passou nos últimos dias, enfrentamos dois problemas imediatos. O primeiro e mais emergencial é o da obtenção do salvo-conduto para retirada de Lucio Gutiérrez da embaixada, de modo que possa vir ao Brasil como asilado. À parte qualquer simpatia pessoal de Lula por Gutiérrez, temperada agora por críticas severas a seu comportamento na crise, o asilo é uma instituição do direito brasileiro e do direito latino-americano, que deve ser respeitada. A última notícia de ontem, recebida quando conversava com a entrevistadora da *Globo*, era que o salvo-conduto havia sido concedido. No entanto, não sabíamos se haveria condições [...] de transportar Gutiérrez ao aeroporto.

No plano político interno, parece reinar grande confusão. O presidente Alfredo Palacio[30], que acabou de assumir, quer afirmar-se, nomear ministros etc. As forças armadas continuam sem comandante. Anteontem, juntamente com o ministro do Peru, articulei uma nota da CASA que, entre outras coisas, determinou a ida ao

---

29 Em 20 de abril, o governo brasileiro emitiu duas notas: "comunicado à imprensa a respeito da situação no Equador" e "comunicado à imprensa sobre a concessão de asilo diplomático ao Senhor Lucio Gutiérrez" (Ver MINISTÉRIO DAS RELAÇÕES EXTERIORES. *Resenha de Política Exterior do Brasil*, 1º semestre de 2005). São a elas que me refiro no texto. Assinalo, inclusive pelos desdobramentos diplomáticos, que a CASA também emitiu nota a respeito da crise em 21 de abril: "comunicado à imprensa da Comunidade Sul-Americana de Nações sobre o Equador" (*idem, ibidem*).

30 Alfredo Palacio havia sido eleito como vice do presidente Lucio Gutiérrez. Com a queda de Gutiérrez, assumiu a presidência em abril de 2005 e permaneceu no cargo até janeiro de 2007. Foi sucedido por Rafael Correa.

Equador de uma missão de chanceleres da troika da Comunidade Sul-Americana (Brasil, Peru e Bolívia).[31] A missão incluiria também o secretário *pro tempore* do Grupo do Rio. Era a forma de incluir a Argentina. [...]. Mais importante do que atender às vaidades feridas, era ver o que podíamos fazer no Equador e o mais rápido possível. Ofereci-me para ir logo, mas aparentemente as condições de segurança são precárias. Do ponto de vista político, aguardo também um informe do nosso embaixador sobre a existência de canais válidos para algum tipo de interlocução. Talvez o melhor seja aguardar a partida de Gutiérrez (para não misturar os assuntos) e deixar a missão para daqui a alguns dias (depois da passagem de Condoleezza Rice pelo Brasil e da reunião da Comunidade de Democracias[32] no Chile). Vejamos.

28/4/2005 Lucio Gutiérrez chegou ao Brasil, no domingo, depois de alguma delonga das autoridades equatorianas.

A retirada de Gutiérrez da embaixada do Brasil foi cheia de peripécias. Além da demora do governo equatoriano em conceder o salvo-conduto, houve aspectos que beiraram a comédia. Mesmo depois de obtido o documento que habilitava o presidente deposto a viajar ao Brasil, foi necessário enfrentar uma situação delicada. Grupos de manifestantes se haviam formado em frente à residência do embaixador do Brasil. Exigiam a entrega de Gutiérrez, sobre quem pesavam acusações de corrupção, para que fosse preso. Afinal saiu escondido na mala do automóvel do embaixador Sérgio Florêncio[33], que o acompanhou a uma base aérea distante da capital. Ali o aguardava um avião da Força Aérea Brasileira (FAB), que, como vim a saber, pousara às escuras, para não despertar atenção.

A chegada de Gutiérrez ao Brasil coincidiu com várias visitas de chanceleres, entre as quais a da secretária de Estado norte-americana Condoleezza Rice. Logo em seguida, participei de uma reunião em Santiago da "Comunidade das Democracias". Em outros capítulos, reproduzo a anotação que fiz a propósito da conversa que teria com Rice. As reflexões nela contidas se aplicam a vários países, inclusive ao Equador, que não é citado nominalmente. Em anotação de 29 de abril, refiro-me ao Equador, a propósito do discurso que pronunciei no encontro de Santiago.

29/4/2005 [...] Parto daqui para o Equador, onde começa a parte verdadeiramente importante dessa viagem. Alguns encontros já estão marcados, inclusive

---

31 Na visita ao Equador, fui acompanhado pelo ministro das Relações Exteriores boliviano Juan Ignacio Siles, e o embaixador do Peru em Quito, Luis Marchand, que representou o chanceler. Por motivos que ignoro, o ministro argentino acabou não indo ao Peru.
32 Ver "Chile".
33 Sérgio Florêncio foi embaixador em Quito de 2002 a 2006. Depois do Equador, Florêncio seria representante alterno em Genebra e, a partir de 2008, embaixador no México.

com o presidente Alfredo Palacio, o prefeito de Quito, Paco Moncayo, e o antigo (não o que foi deposto agora, mas o seu antecessor) presidente da Assembleia. Poderá haver outros. É uma pena que a Argentina, que exerce, no momento, a presidência rotativa do Grupo do Rio, não se faça presente. [...]

Trouxe comigo alguns jornalistas – Eduardo Holanda, que me acompanhou em uma das viagens à África; Helena Chagas, colunista do *Globo*, que esteve comigo no Haiti e produziu excelente artigo, e Eliane Cantanhêde – que gosta de dar suas alfinetadas, mas que não deixa de ter certa admiração pela política externa. Além disso, como é óbvio, a Radiobras (uma moça chamada Aline e o cinegrafista). Espero que o ambiente nas ruas de Quito não dificulte a missão ou crie cenas de constrangimento, tão a gosto da imprensa!

Todas as cortes estão no limbo

30/4/2005 [...] algumas rápidas notas sobre o dia de ontem, enquanto espero um cafezinho e fecho a mala.

A troika começou a visita com o encontro com o presidente Alfredo Palacio, que durou bem mais de uma hora. Recebeu-nos na mesma sala de reuniões em que, há pouco mais de seis meses, se realizara a "reunião ampliada" com o ex-presidente Lucio Gutiérrez. (Aliás, esta noite dormi no mesmo quarto em que Gutiérrez ficou hospedado, enquanto aguardava o salvo-conduto. Não tive pesadelos.) Voltando a Alfredo Palacio. O até há pouco vice-presidente é um homem sem tradição política. Ultimamente, Palacio já se vinha afastando de Gutiérrez. Parecia algo nervoso no início do encontro, mas relaxou após as observações relativamente tranquilizadoras [...] a propósito do sentido não intervencionista da visita. Desfiou com algum detalhe a lista de "desmandos" do presidente deposto, as rupturas constitucionais, a ausência de política social, a ilusão dos números aparentemente positivos da macroeconomia (sem o aumento do preço do petróleo teria havido queda líquida do PIB per capita), a revolta da população etc.

Palacio contou, também, os momentos de angústia que ele, vice-presidente, e os deputados haviam vivido no prédio "improvisado" do Congresso, em virtude do cerco conduzido por grupos que, até a véspera, haviam sido gutierristas, mas que se apresentavam depois como radicais, a exigirem a saída de todos os políticos. Falou também sobre as deficiências econômicas do país, atacou (sem dizer que pretendia removê-la) a dolarização. Foi enfático na apreciação crítica ao TLC. Expressou preocupação quanto ao tratamento dado à questão de patentes e seu impacto em temas de saúde, especialmente AIDS. Palacio é ele próprio médico de profissão. Notou, também, a total ausência [no TLC] de projetos para desenvolvimento tecnológico.

O presidente assinalou a incapacidade de investimento do Estado equatoriano, decorrente do comprometimento quase total dos recursos provenientes do petróleo (70%) com o pagamento da dívida externa. Em suma, a impressão que transmitiu – e que os outros encontros não desmentiram – é a de um país quase falido, a despeito de uma "casca" de normalidade. O retrato era de uma sociedade alienada dos benefícios da riqueza, um sistema político incapaz de lidar com as crises, agravadas por um presidente (Gutiérrez) inexperiente, que jogou de maneira leviana com as diferentes correntes políticas e acabou abandonado por todos – salvo os ligados ao líder populista deposto por incapacidade mental, Abdalá Bucaram[34].

Quanto a planos para o futuro, sublinhou a prioridade à América do Sul. Acolheu com "satisfação" a missão da CASA e as intenções de cooperação. Palacio mencionou o desejo de normalização do Judiciário ("todas as cortes estão no limbo") e a "busca de diálogo", aproveitando as formas de organização popular que brotaram das manifestações dos últimos dias. Pareceu bem-intencionado, mas não sei se totalmente consciente das dificuldades profundas que o país enfrenta e que constatamos com mais clareza nos encontros seguintes.

Terminei com uma impressão positiva sobre os propósitos, que transmiti à imprensa, à saída do palácio presidencial e na coletiva que dei, juntamente com os dois outros membros da troika, após o encontro com o prefeito de Quito, Paco Moncayo. O prefeito, aliás, me pareceu um homem sério e ponderado. Esteve por trás da resistência dos quitenhos às atitudes de Gutiérrez. Além de Moncayo, vimos em Quito dois deputados, um deles o atual presidente do Congresso, Wilfrido Lucero, que assumira o cargo três dias antes. Terminei o dia com uma longa e proveitosa conversa com a ex-ministra das Relações Exteriores e líder indígena, do movimento Pachacuchi, Nina Pacari. Nina rompeu com o governo (ou foi afastada) logo nos primeiros meses: um dos primeiros sinais visíveis das guinadas oportunistas de Gutiérrez. Como os demais líderes com quem falamos, também favoreceu a institucionalização e reformas graduais, sem ruptura. Admitiu, no entanto, por força da "militância", a hipótese de antecipação de eleições.

A vários dos meus interlocutores, disse que a situação que vive o Equador (obviamente em um quadro socioeconômico e mesmo institucional mais grave) tem pontos de contato com a que enfrentamos após a queda de Collor. Apontei que o maior "feito" de Itamar (mais importante, talvez, que o Plano Real) foi ter conduzido adequadamente a transição. Para que um processo desse tipo seja bem-sucedido, é necessário um pacto, ainda que tácito, de governabilidade, com

---

34 Abdalá Bucaram, apelidado de "*el loco*", exerceu a presidência a partir de agosto de 1996. Na esteira de protestos, foi declarado "mentalmente incapaz" pelo Congresso, deixando o poder em fevereiro de 1997.

uma agenda mínima consensuada. No caso do Equador, são necessárias reformas que devolvam credibilidade às instituições. A todos ofereci, juntamente com os colegas da troika, apoio da Comunidade Sul-Americana (observadores, mediação para diálogo, cooperação para reforma judicial, discussão sobre organização partidária etc.).[35] Ninguém falou de OEA, que até ontem tinha também uma missão no país, o que não deixa de ser curioso. Hoje, devo encontrar com líderes dos movimentos sociais. Em seguida, após uma reunião protocolar na Chancelaria, vamos a Guayaquil ver o prefeito. [...]

Um país, dois sistemas

Em uma anotação escrita algumas horas depois, retomo meus comentários sobre a viagem ao Equador:

30/4/2005 Encontro-me novamente no confortável "sucatinha", rumo a Brasília. Reuni-me, como previsto, com participantes de um dos movimentos que iniciou os protestos contra o fechamento da Corte Suprema. Um líder do movimento Participación Ciudadana ajudou-me a abrir os olhos sobre as diferenças de atitudes (e não apenas de interesses econômicos ou de etnias) entre as diversas regiões do Equador. Tive um encontro quase de "cortesia", na Chancelaria equatoriana [como demonstração de consideração institucional] – fato que, diga-se de passagem, foi bastante apreciado. Dei também algumas entrevistas para jornais e TVs do Equador. Por volta de meio-dia embarquei para Guayaquil, levando comigo o embaixador peruano Luis Marchand. O chanceler boliviano já partira para a reunião da OEA em Washington[36] [...].

Em Guayaquil, maior cidade litorânea, estivemos com o prefeito Jaime Nebot, um homem muito diferente dos políticos de Quito. Falou como um empresário, pouco afeito a sutilezas e complexidades da política. Sua atitude em relação à "serra" (a região andina) e, em particular, à capital poderia resumir-se numa espécie de "*live and let live*", ou seja, façam o que quiserem desde que me deixem em paz. [...] Foi muito crítico de todos os políticos, a começar por Gutiérrez (sobretudo pelos desvios constitucionais), mas não poupou Alfredo Palacio e membros do Congresso, passando pelas lideranças dos movimentos populares. Confessou-se "pragmaticamente cínico". Com muito custo, pude interessá-lo em discutir uma agenda mínima de governabilidade ou a criação de um foro de diálogo: "Não vejo por que perder tempo em conversas que não levam a nada. As

---

35 Tais "oferecimentos", especialmente na parte judicial, refletiam, entre outras coisas, confiança na solidez das instituições brasileiras, que hoje soa algo ingênua.

36 Para as circunstâncias que levaram Ignacio a deixar a missão, ver "Bolívia".

diferenças entre a serra e a costa são enormes. Um país, dois sistemas!", disse Nebot. E acrescentou: "A dolarização trouxe problemas, mas trouxe um mínimo de estabilidade econômica". Nebot revelou simpatia por um eventual TLC com os Estados Unidos. Não me recordo que haja pronunciado a expressão América do Sul ou, mesmo, América Latina uma única vez. Talvez por cortesia, disse que nossa presença era bem-vinda e a cooperação para introduzir bom senso na discussão político-institucional poderia ser útil. [...] Pelo menos, concordou que Palacio deve terminar seu mandato e não parece ter interesse em tumultuar o processo.

Minha sensação é de que, em seu conjunto, os contatos foram úteis e contribuíram para dar credibilidade à Comunidade Sul-Americana como interlocutora. Agora, trata-se de garantir, na medida do possível, continuidade às ideias que discutimos. [...]

2/5/2005 Tive uma noite de descanso em Brasília. Aproveitei para ir esta manhã ao Clube das Nações [...]. Levei o livro sobre Ibn Battuta, o viajante árabe do século XIV, que um diplomata me deu na viagem que fiz há pouco ao Oriente Médio. Na verdade, li muito pouco. [...] Das duas horas que passei no clube, pelo menos metade estive semiadormecido. A brisa fresca e o aroma das várias plantas tornaram o descanso agradável. Mais cedo dei conta ao presidente da missão ao Equador, salientando a boa recepção e mesmo as palavras de agradecimento que tiveram, entre outros, o prefeito Paco Moncayo, e o dirigente da Participación Ciudadana. Entenderam e apreciaram o sentido positivo do asilo a Gutiérrez para a paz no Equador. Agora trata-se de dar alguma continuidade às ações, nos planos político (seminários, fórum de debates, cooperação eleitoral) e institucional.

Alfredo Palacio faria questão de retribuir nossas atenções para com o Equador. Poucas semanas após a sua posse, compareceu à Cúpula América do Sul-Países Árabes, em 10 de maio, em Brasília. Logo em seguida, no início de agosto, o Equador sediaria a II Reunião Ministerial da CASA, em Guayaquil, da qual, naturalmente, participei. A presença de Palacio na ASPA e a convocação do encontro de ministros da América do Sul, independentemente de outras motivações, não deixavam de constituir gestos em relação ao Brasil, dado o sabido empenho brasileiro nessas iniciativas. Em 16 de agosto, duas semanas depois da reunião de Guayaquil, eu iria novamente ao Equador, em visita bilateral, dessa vez com o propósito principal de estreitar os laços que eu havia estabelecido durante a visita da *troika* da CASA, em abril. Estive com o presidente, Alfredo Palacio e com o presidente do Congresso, Wilfrido Lucero. Mantive conversas com o ministro das Relações Exteriores, Antonio Parra Gil[37], com o ministro de Comércio, Oswaldo

---

37 Antonio Parra Gil ocupou por um período curto a chancelaria equatoriana (de abril a outubro de 2005).

Molestina, e com a ministra de Economia, Magdalena Barreiro. Não escrevi anotação específica sobre essa viagem ao Equador. Aludi a ela *en passant* em 17 de agosto, em uma nota reproduzida em "Bolívia", na qual saliento o "papel estabilizador" que via para o Brasil em crises internas de países sul-americanos.

A nota que o Itamaraty emitiu a respeito da minha visita, inspirada, talvez, pelo conceito de não-indiferença, atestou a disposição de engajamento positivo por parte do Brasil. Incluiu, entre os objetivos da viagem, "reestruturação e fortalecimento institucional do Equador".[38] Não se tratava, aliás, de propósito puramente retórico. Como resultado dos contatos, iniciou-se uma cooperação entre órgãos do Poder Judiciário dos dois países. Durante a crise em torno da queda de Gutiérrez, o Judiciário havia revelado ser o elo mais fraco da estrutura constitucional equatoriana.

Dois aspectos que não constam das minhas anotações merecem registro. Um deles diz respeito às atitudes do ex-presidente Lucio Gutiérrez. Logo ficou clara a intenção do ex-presidente em manter um alto perfil político e, de certa forma, preparar sua volta ao Equador. Tal atitude contrariava as regras do asilo e, sobretudo, incomodava as autoridades de Quito. Tive de ser firme ao fazer ver a incompatibilidade entre a condição de asilado e a atividade política. Diante dessa posição, para a qual obtive o apoio de Lula, Gutiérrez decidiu deixar o Brasil.[39] Outro fato curioso: durante a minha estada em Quito em abril, logo após a queda de Gutiérrez, tomei conhecimento de que o ministro de Economia escolhido por Palacio era um economista jovem "de ideias radicais", chamado Rafael Correa. Correa permaneceu no cargo de ministro por pouco mais de três meses. Só viria a ter contato com ele, já como presidente eleito, em dezembro de 2006.

Atitude prudente e respeitosa

A instabilidade política no Equador continuava a me preocupar, conforme se depreende de várias referências ao país em minhas anotações. Uma delas é uma menção esquemática em 25 de outubro:

25/10/2005 Equador – ligar para Florêncio.

29/10/2005 [...] Aproveitei a visita do embaixador equatoriano, que veio despedir-se, para enviar uma mensagem ao presidente Palacio, exortando-o a manter

---

38 Ver MINISTÉRIO DAS RELAÇÕES EXTERIORES. *Resenha de Política Exterior do Brasil*, 2º semestre de 2005.
39 Gutiérrez então seguiu para Peru e Estados Unidos, e retornou ao Equador, onde ficou preso por alguns meses.

uma atitude de diálogo com o Legislativo. Fiz o mesmo, através do Florêncio, com o cuidado de recomendar-lhe atitude prudente e respeitosa (e não "à americana").

No primeiro semestre de 2006, o Equador não foi objeto de registros nas minhas anotações, sinal de que, embora os problemas persistissem, a crise institucional havia sido por ora superada, e que Palacio, provavelmente, chegaria ao fim do mandato.
Nossas boas relações com Quito continuaram.

13/7/2006 Ontem, Lula autorizou-me a apoiar a candidatura do presidente do Equador, Alfredo Palacio, para a direção geral da OMS.[40] É médico e realmente se interessa pelos problemas de saúde. Aliás, temos desenvolvido boa cooperação nesta área. Além disso, é uma retribuição por sua atitude positiva em relação à CASA, ASPA etc.

Na listagem de atitudes simpáticas ao Brasil por parte de Quito, é preciso incluir também a decisão de voltar a integrar o G-20 comercial, materializada em uma reunião ministerial no Rio de Janeiro, em setembro.[41]

Agimos com grande rapidez

Em 26 de novembro de 2006, o jovem economista Rafael Correa, que fora por breve tempo ministro de Alfredo Palacio, venceu em segundo turno as eleições presidenciais no Equador, à frente de uma coalizão que incluía o movimento *Alianza País e o Partido Socialista – Frente Amplio*.
Em dezembro, em uma sequência de curtas anotações, refiro-me à visita ao Brasil de Rafael Correa.

3/12/2006 Na próxima semana, teremos intensa atividade dedicada à América do Sul. [...] no dia 8, oferecerei café da manhã ao candidato vitorioso no Equador, Rafael Correa. O presidente também o receberá para uma *photo-op* e lhe dará carona para a Cúpula da CASA em Cochabamba. A expectativa é manter um bom relacionamento com Quito, o que, entre outras coisas, contribuirá para evitar

---
40 A candidatura de Alfredo Palacio para a Organização Mundial de Saúde, como era de se esperar, não teve êxito. A chinesa Margareth Chan seria eleita para o cargo.
41 O Equador, como outros países latino-americanos, havia saído do G-20 comercial logo depois da reunião ministerial de Cancún. O regresso ao grupo de alguns desses países reforçava a posição do Brasil dentro do bloco, além de contribuir para realçar o papel da América Latina nas negociações da OMC.

ações radicais contra a Petrobras, [42] embora algum ajuste deva inevitavelmente ocorrer. [...]

[...] No que diz respeito à eleição de Correa, no Equador, agimos com grande rapidez, reconhecendo a vitória antes mesmo da Venezuela.

9/12/2006 [Rafael Correa] causou muito boa impressão. Só fiquei preocupado com a ideia de iniciar consulta popular sobre Assembleia Constituinte mediante decreto. Tomara que seja bem-sucedido.

Em uma anotação de dezembro sobre reunião do CMC do Mercosul, há uma referência breve, porém significativa, às nossas expectativas sobre o Equador. Depois de descrever a reunião e fazer uma breve menção à candidatura da Bolívia a membro pleno do Mercosul, em um arroubo de otimismo, transcrevi o título de uma matéria de jornal: "Bolívia entra; agora é a vez do Equador".[43]

Influências radicais

21/1/2007 No dia 15, tão logo terminadas as "férias", embarquei com o presidente para Quito. Contando com a parada em Guayaquil, para reabastecimento, na volta, viajamos cerca de doze horas. Ainda que mero ato de presença, a ida de Lula à posse de Correa foi importante, não só como retribuição ao gesto do jovem presidente, que escolheu o Brasil para sua primeira visita depois de eleito, mas também para contrabalançar influências mais radicais. É verdade que Uribe e Alan García, vizinhos do Equador, também lá estavam, assim como Bachelet. Mas é Lula quem poderá fazer a diferença, contribuindo para que Rafael Correa siga um caminho de reformas sem ruptura com a democracia. Não será fácil. As instituições no Equador são muito frágeis e os partidos tradicionais, mais do que conservadores, são clientelistas. A corrupção é endêmica e esteve na raiz da derrubada de vários presidentes. A posse de Correa se dá um ano e meio após a queda de Gutiérrez, a quem demos asilo, sem permitir que fizesse do Brasil plataforma de ação política. Apoiamos o governo de Alfredo Palacio, através de assistência técnica e cooperação em matéria de organização judiciária, entre outras. Desde então, estive duas vezes no Equador em missões políticas (sem contar a viagem que fiz a Guayaquil para uma reunião de chanceleres da CASA). [...]

---

42 A Petrobras havia adquirido interesse na exploração de alguns campos petrolíferos no Equador por meio de sua filial argentina. Como se verá, as disputas em torno de questões ambientais e, sobretudo, da migração dos contratos para o formato "prestação de serviços" acabariam levando à saída da empresa brasileira, o que se concretizou em 2010.

43 Até a redação deste texto, o Equador segue apenas como membro associado do Mercosul, conforme decisão n. 43/04 do CMC, de 16 de dezembro de 2004.

Em anotação de 23 de março, fiz breve referência às anunciadas visitas ao Brasil do presidente Rafael Correa em 4 de abril, precedida da visita da chanceler María Fernanda Espinosa[44], em 26 de março. Não consta de minhas anotações nenhum registro sobre as duas visitas. Atribuo essa omissão à minha sempre intensa agenda de compromissos internacionais. A leitura dos comunicados relativos a ambas visitas, apesar da longa relação de acordos assinados, tampouco permite inferir algo de mais significativo, do ponto de vista político. Merece ser assinalada a manifestação de interesse de Rafael Correa – ao que me recorde, pela primeira vez – de que o Equador viesse a sediar uma eventual secretaria da CASA.

Um tema que surgiu com mais força foi a cooperação na área ambiental. Questões que haviam entrado na pauta brasileira, como biocombustíveis e TV digital, apareceram no comunicado conjunto ou foram objeto de protocolos específicos. Um ponto curioso foi o reconhecimento do princípio da corresponsabilidade e cooperação Sul-Sul para o reassentamento, no Brasil, de refugiados do conflito colombiano no Equador. Desconheço, entretanto, se esse tema teve desdobramentos.

Não deixar que Correa se desgarre

Em 31 de março, pouco antes de receber a visita de Correa, Lula havia estado com o presidente norte-americano em um longo retiro em Camp David. No diálogo que teve com Bush, Lula expressou a opinião no sentido de ser necessária uma atitude aberta em relação ao novo governo de Quito por parte dos Estados Unidos. Destaco trecho de registro feito por minha assessoria sobre essa conversa entre os dois mandatários:

> Bush perguntou sobre Rafael Correa, afirmando que lhe fora sugerido convidá-lo a visitar os Estados Unidos. O presidente Lula elogiou o presidente do Equador ("Correa cumpre as promessas"), observando, porém, que ele está perdendo popularidade em seu país. Acrescentou que as demandas sociais cobram elevado preço das lideranças políticas em decorrência das disparidades existentes nos países. Sugeriu a Bush que convide Correa a Washington, depois de renovar as preferências para o Equador no quadro do ATPDEA.

Nas minhas próprias anotações, muito esquemáticas, a frase com que resumi o pensamento de Lula é mais direta e incisiva:

---

44 Espinosa foi ministra das Relações Exteriores durante o ano de 2007, representante permanente do Equador junto à ONU em 2008, ministra da Cultura de 2009 a 2012. De 2012 a 2014, sua gestão no Ministério da Defesa coincidiu com o período em que estive à frente do Ministério da Defesa no Brasil.

31/3/2007 [...] não permitir que Correa se desgarre.

Em anotação de 4 de setembro[45], refiro-me ao estado das relações entre países sul-americanos. Menciono como um fato preocupante as tensões entre Colômbia e Equador. Esse registro simples antecede de alguns meses o ataque pelas Forças Armadas da Colômbia ao acampamento das FARC em território equatoriano. Os atritos já eram grandes, em virtude, principalmente, do número de refugiados colombianos no Equador e as suspeitas, justificadas ou não, de Bogotá de que Quito faria vista grossa às atividades das FARC em seu território.

29/9/2007 [...] A reunião com Correa em Manaus, em 19 de setembro, nada revelou de excepcional. O presidente equatoriano discorreu sobre as perspectivas das eleições (autorizadas por referendo em abril) para a Assembleia Nacional Constituinte[46], expressando confiança. Reiterou desejo de receber investimentos brasileiros; renovou empenho na interconectividade (eixo Manta-Manaus) e comprometeu-se a resolver prontamente pelo menos uma das pendências com a Petrobras, relativa a uma licença ambiental. A impressão que se confirmou é que Correa, além do interesse no contato fluido com Lula, deseja essencialmente uma "oportunidade de foto" com o presidente do Brasil, antes do pleito.

¿Que puedo hacer para mejorar tu visita?

6/10/2007 Como nada tenho para ler, vou escrever. Estou voltando de Quito, desta vez em um RJ 145 que a FAB, via BNDES, herdou da Rio Sul. Não é tão confortável quanto o Legacy, mas, para uma viagem curta, é razoável. A desvantagem maior é a autonomia mais limitada. No voo de ida, fomos obrigados a fazer escala em Manaus. Para a volta, não faz diferença, pois mesmo o Legacy, não podendo decolar de Quito com o tanque cheio, teria que parar em Porto Velho, nosso destino imediato. Deixei de fazer registros da estada em Nova York em função da Assembleia Geral da ONU. Tampouco comentei a breve passagem em El Salvador, onde me encontrei com o presidente Antonio Saca no sábado, ou da visita no mesmo dia a Caracas. [...]

Agora, é melhor escrever sobre o mais imediato, *i.e.*, o Equador. Minha visita já estava preparada há algum tempo, como retribuição à que fez ao Brasil a elegante e simpática ministra equatoriana, María Fernanda Espinosa. A data escolhida acabou recaindo sobre o período imediatamente posterior à eleição para a Assembleia Constituinte – em que o presidente Rafael Correa emergiu como o grande vitorioso. Esta circunstância constituía um motivo adicional de interesse.

---

45 Ver "Argentina".
46 As eleições para a Assembleia Nacional Constituinte ocorreram em outubro de 2007.

Durante o "governo de transição" de Alfredo Palacio, eu estivera três vezes no Equador, cuja situação política acompanhei com alguma atenção. Como já notei em uma destas viagens, integrei a primeira missão da Comunidade Sul-Americana, que acabara de se formar. [...] Na ocasião, a missão e as declarações que emitimos contribuíram para evitar uma atitude mais formalista e negativa da OEA, que teria causado complicações para o delicado processo político no país.

Além desse interesse político e do fato de que seria eu, provavelmente, a primeira autoridade ministerial a visitar o Equador depois do pleito, havia naturalmente muito o que conversar sobre os projetos bilaterais, integração etc.

O petróleo naturalmente seria um tema, dados os variados e complicados interesses da Petrobras no Equador. Eu havia decidido não fazer das reivindicações da Petrobras o ponto central da viagem, que se me afigurava relativamente tranquila. Entretanto, quando eu ainda estava na residência do embaixador, minutos antes de dirigir-me ao palácio presidencial, fui informado de que Correa havia baixado decreto, reduzindo, de forma drástica, a margem de lucro das empresas petrolíferas. A medida não fora dirigida especificamente contra a Petrobras, que, hoje, como o próprio Correa me disse, é responsável por apenas 9% da produção equatoriana. Fosse como fosse, a decisão, tomada de forma abrupta e sem nenhum pré-aviso, embaralhava as cartas e me obrigava a mudar as ênfases e o tom da minha conversa com o presidente. Assim que fui informado, procurei contato com o representante local da Petrobras, que me forneceu alguns dados sobre a situação. Dirigi-me ao palácio presidencial, acompanhado pelo embaixador Antonino Marques Porto e alguns assessores.

Cheguei alguns minutos adiantado, o que deu tempo a que a chanceler Espinosa se juntasse ao grupo. Rafael Correa não se fez esperar. Recebeu-me na hora aprazada. O que era para ser uma simples visita de cortesia acabou sendo uma conversa densa, que durou cerca de hora e meia.

Obviamente, eu não podia ignorar uma medida com impacto direto sobre os interesses da Petrobras. Por outro lado, não queria dar um tom de reclamação ou, menos ainda, de intromissão em assuntos que se reportariam a um "ato de soberania". O espectro de uma nova crise "à la boliviana" – se bem que não tão dramática, pois não se tratava aqui de abastecimento do Brasil – me obrigava a adotar um tom firme. Por outro lado, a posição fortalecida de Correa e o próprio interesse da Petrobras de permanecer no Equador recomendavam alguma prudência.

Resolvi que tinha que tratar do assunto logo no início da audiência. Transmiti os cumprimentos do presidente Lula, aos quais juntei os meus, pela vitória em relação à Assembleia Constituinte. Disse que o Brasil desejava contribuir para o desenvolvimento do Equador, nessa nova etapa que se abria. Esta era a minha missão, em preparação da viagem que Lula deve fazer no início do ano. Não contava, porém – disse eu – com a "*sorpresita*" que me esperava em Quito. Afirmei que a medida sobre o petróleo poderia ter repercussão negativa para as empresas brasileiras que desejavam investir no Equador. Acrescentei, sem dramatizar excessivamente este aspecto, que a publicação do decreto no momento da minha chegada era, no plano dos símbolos, muito inconveniente.

Correa disse lamentar a coincidência; discorreu longamente sobre as razões da medida; lembrou o comportamento pouco correto das petroleiras no passado (ainda que reconhecendo, neste particular, a inocência da Petrobras). Deixou claro que deseja mudar o padrão de relacionamento do Estado equatoriano com as empresas, que deveriam transformar-se em prestadoras de serviços. Este, em suma, é o objetivo do decreto: forçar uma "migração de contratos", hoje baseados em um modelo de associação. Disse, entretanto, que estava disposto a negociar. Até mesmo os percentuais anunciados poderiam ser revistos (o que me parece improvável). Demonstrou abertura em relação a um item específico do cálculo dos lucros extraordinários (índice de correção), que me havia sido levantado pela Petrobras – "a primeira empresa que chamamos para conversar, logo na segunda-feira". E acrescentou: "¿En cuanto a los símbolos, que puedo hacer para mejorar la situación de tu visita?".

A pergunta me permitiu introduzir outro aspecto da relação da Petrobras com o governo, a licença ambiental para o Bloco 31[47], muitas vezes procrastinada, contrariamente às promessas do próprio presidente Correa. Após várias digressões, que deixo aqui de lado, Correa me garantiu que a licença sairia nos próximos dias. Disse que ordenara a sua ministra de Meio Ambiente que ficasse em Quito – ao invés de acompanhá-lo em uma reunião de governo itinerante – de modo que me desse as explicações da demora, durante meu encontro com a chanceler, marcado para o dia seguinte, sexta-feira. Em tom de brincadeira – mas com substrato de seriedade, que não escapou a meu interlocutor – eu disse que melhor que a ministra me dar explicações seria ele a chamar pelo telefone e dar-lhe uma instrução. Era, de resto, o que acabara de fazer sobre outro ponto (questão da compra de aeronaves da Embraer com empréstimo do BID), em relação a outro ministro. Correa riu, mas as coisas ficaram assim. Conforme pude comprovar mais tarde, ao baixar o nível político da interlocução, o tema da licença ambiental voltaria ao pantanal burocrático em que estava atolado[48]. De qualquer forma, o encontro com Correa forneceu uma ocasião para que eu manifestasse, no momento mesmo em que o decreto fora anunciado, a preocupação do Brasil e os possíveis encaminhamentos. Agora é esperar os próximos dias para ver se algo de positivo contrabalança o impacto desfavorável da medida.

---

47 Trata-se de um dos campos de petróleo do Equador.
48 Mantive aqui a transcrição fiel de minhas anotações, mas vale registrar que no dia 23 de outubro 2007 a Petrobras obteve a licença do governo do Equador.

Uma coletiva "multitudinária"

As próximas anotações guardam relação com o bombardeio pela aviação colombiana (com Super Tucanos brasileiros!) ao acampamento das FARC em território do Equador, na manhã de 1 de março de 2008. Como se verá, a cronologia das anotações não necessariamente corresponde à dos fatos. Embora se refiram a vários países, preferi agrupá-las, tanto quanto possível, em um só capítulo, de modo a evitar excessiva fragmentação de textos, que dificultaria ainda mais a leitura.

Em uma nota do dia 10 de março, posterior, portanto, às que aparecem na sequência deste relato, recapitulo os fatos que antecederam a XX Cúpula de Chefes de Estado e de Governo do Grupo do Rio, em São Domingos. A cúpula já estava programada como um encontro de rotina. Diante das circunstâncias, sua agenda concentrou-se quase exclusivamente no ataque colombiano ao Equador:

10/3/2008 Nas notas algo confusas e apressadas que fiz sobre os acontecimentos da semana passada, não cheguei a detalhar as circunstâncias que precederam a cúpula de São Domingos. Não era nem mesmo minha intenção substituir o presidente na cúpula, uma vez que eu havia sido convidado pelo próprio Lula a acompanhá-lo na inauguração de algumas obras nas favelas do Rio, inclusive, no Complexo do Alemão. O fato é que, ao chegar a São Paulo de uma viagem ao Vietnã e a Singapura no domingo, 2 de março, e após breve descanso, que incluiu uma visita a uma exposição da Tarsila, na Pinacoteca do Estado, e um almoço em restaurante árabe (atividades que fiz com meu celular desligado), fui alertado pela minha chefe de gabinete sobre a grave crise provocada pela incursão – bombardeio aéreo – colombiana para matar Raúl Reyes e outros membros das FARC em território equatoriano. Soube, por exemplo, que a ministra do Equador, Maria Isabel Salvador[49], e o ministro Fernando Araújo[50], da Colômbia, me haviam chamado. Tratei de comunicar ao presidente o ocorrido e pus-me, imediatamente, a telefonar para os dois chanceleres. No curso do dia, mantive também contato com os ministros Foxley, do Chile, e Taiana, da Argentina, além do secretário-geral da OEA, José Miguel Insulza. Antes dos telefonemas, eu já havia decidido que deveria voltar imediatamente a Brasília (o que acabou ocorrendo no fim da tarde). Para tanto, foi necessário cancelar compromissos em São Paulo [...]. Entre segunda e quarta, às cinco da tarde, quando parti para São Domingos, meu tempo foi quase integralmente dedicado à crise, entre chamadas minhas e apoio ao presidente em alguns te-

---

49 Maria Isabel Salvador foi ministra das Relações Exteriores do Equador de dezembro de 2007 a dezembro de 2008.
50 Fernando Araújo Perdomo foi ministro das Relações Exteriores da Colômbia de fevereiro de 2007 a julho de 2008, no governo de Álvaro Uribe. Volto a referir-me a ele no capítulo de Colômbia.

lefonemas, além da conversa com Rafael Correa, na quarta de manhã. Dei, também, duas coletivas muito concorridas: a primeira, se não me engano, na segunda-feira e a outra logo após a visita de Correa. A repórter do *Clarín* classificou uma delas de "multitudinária". Não sei se já anotei isso em algum lugar, mas registro que, na entrevista da quarta-feira, após a partida de Correa, anunciei que havia conversado com Insulza minutos antes e lhe havia dito que, se a resolução sobre o tema não fosse aprovada logo, a credibilidade da OEA estaria em jogo. Arriscando a minha própria credibilidade, declarei à mídia que a resolução da OEA seria aprovada em pouco tempo[51] – o que efetivamente ocorreu.

Ocorreu um milagre

O presidente Lula não tinha intenção de comparecer à Cúpula do G-Rio e não modificou seus planos em função dos acontecimentos. Coube a mim representá-lo.[52] Não era a primeira vez nem a última que isso ocorreria. Só que as circunstâncias tornavam essa "representação" mais delicada. Inicio as minhas anotações sobre a cúpula com comentários sobre Colômbia, inclusive referência a uma conversa com o presidente Uribe à noite do dia 6 de março, na véspera do encontro presidencial.[53] Retomei minhas anotações na noite do dia 7:

7/3/2008 [...] À noite, no avião.

"Ocorreu um milagre". Assim resumi para o presidente Lula o resultado da Cúpula do Grupo do Rio em São Domingos. Nada que escutara, em conversas bilaterais, diretamente ou via terceiros, ou do que foi dito em plenário, permitia prever um acordo tão preciso como o que figurou na declaração aprovada.[54] Muito

---

51 Trata-se da resolução do Conselho Permanente da OEA – CP/RES. 930 (1632/08) – de 5 de março de 2008. Além de reiterar a inviolabilidade territorial dos Estados e caracterizar a ação colombiana como violação da soberania, a resolução criou uma comissão composta pelo secretário-geral mais quatro embaixadores, com o objetivo de produzir um relatório a ser submetido a uma Reunião de Consulta dos ministros das Relações Exteriores, convocada para 17 de março.

52 Não fui o único chanceler a ocupar o lugar que normalmente deveria ser do chefe de Estado. Lembro-me distintamente que, entre outros, esteve presente, como chefe da delegação, o ministro do Exterior da Argentina, Jorge Taiana.

53 Ver capítulo sobre Colômbia.

54 Chama atenção a ênfase em conceitos como a inviolabilidade territorial e a condenação da intervenção armada de um estado em outro: "[...] Rechazamos esta violación a la integridad territorial de Ecuador, y por consiguiente reafirmamos el principio de que el territorio de un Estado es inviolable y no puede ser objeto de ocupación militar ni de otras medidas de fuerza tomadas por otro Estado, directa o indirectamente, cualquiera fuera el motivo, aún de manera temporal". Ver *Declaración de los jefes de Estado y de gobierno de Grupo de Río sobre los acontecimientos recientes entre Ecuador y Colombia*, Santo Domingo, República Dominicana, 7 de marzo de 2008.

menos seria possível antecipar os gestos teatrais de reconciliação (apertos de mão, em alguns casos abraços) entre Correa, Uribe, Chávez e Ortega.

[De maneira totalmente inesperada, salvo alguma manobra de bastidor que eu desconheça, o presidente dominicano fez um apelo à pacificação e à reconciliação.] Foi um lance de risco do presidente da reunião, Leonel Fernández[55], revelador de uma surpreendente intuição. Correa foi o que mais resistiu. Mesmo depois dos aplausos que se seguiram as suas próprias palavras, quando deu o episódio por encerrado, Correa voltou a discursar com críticas e recriminações. Mas o importante já havia ocorrido. O que terá feito com que posições tão rígidas, como as que ouvi antes de Uribe ou hoje de manhã de Chávez (que exigia uma condenação explícita da Colômbia) e do próprio Correa, tenham cedido espaço às concessões, que só nos mais ousados sonhos imaginava possíveis, ainda assim como uma hipótese remota, após o relatório da Comissão de Investigação e da Reunião de Consulta da OEA?

Na minha intervenção, diante de vários discursos radicais e outros que, embora moderados (como o do México), deixavam escapar um aspecto essencial da questão (a inaceitabilidade da violação da integridade territorial), defendi a comissão da OEA como um caminho que poderia ajudar na busca de uma reconciliação. A própria comissão ficou algo supérflua e terá que redefinir seu plano de trabalho. Ela foi pensada como um meio de avançar para uma solução. Agora corre-se o risco – se a comissão não atuar com muito tato – de que venha a tornar-se um fator suscetível de reacender a crise. Com as desculpas, formais e incondicionais, de Uribe, garantia colombiana de que os ataques não se repetirão e a questão das acusações/revelações encaminhadas de maneira criativa (ideia panamenha de entregar os documentos ao próprio Correa para que os investigue), os objetivos que inicialmente inspiraram a comissão como que evaporaram. Como diz o Enio Cordeiro, meu assessor para assuntos da América Latina e Caribe, será necessário redefini-los, sem sair do mandato (algo como mecanismos de monitoramento nas fronteiras, outras medidas de criação de confiança).

[...] O sentimento de isolamento de Uribe deve ter pesado na flexibilização da sua posição. Temores de Chávez e Correa sobre possíveis revelações obtidas por Uribe através dos computadores[56] podem ter influído no ânimo dos dois líderes. Nossa atuação foi reconhecida e saudada. Recebi muitas felicitações, que, na verdade, se devem menos ao que fiz hoje do que à atuação do Brasil nos últimos dias [agindo com firmeza na condenação, mas trabalhando sempre pelo diálogo].

---

55 Leonel Fernández, presidente da República Dominicana desde agosto de 2004 (em seu segundo mandato), mantinha boas relações com os vários atores envolvidos no conflito.

56 As "revelações", cujo teor exato desconheço, diriam respeito a ligações de ambos os líderes com os guerrilheiros das FARC e constariam dos computadores apreendidos na investida ao acampamento das FARC em território equatoriano.

O fato de ter sido o único chanceler a falar numa reunião de presidentes, em que mais de um chefe de Estado não teve a oportunidade de entrar no debate, foi um reconhecimento de que a voz do Brasil carrega força. [...] A presença de Lula, mesmo à distância, se fez sentir.

Esses são alguns pensamentos preliminares. Muita água, por vezes turva, vai correr por baixo dessa ponte criada em São Domingos. Teremos que seguir com monitoramento intenso, além de delicado manejo da reunião da OEA. Mas as pequenas nesgas de esperança a que procurei me agarrar em meu pronunciamento se revelaram mais resistentes do que poderia esperar. Foi uma vitória da Paz, foi uma vitória do presidente Leonel Fernández [...].

Sobre o meu pronunciamento, transcrevo uma anotação feita em novembro de 2010, em meio a outras reminiscências:

No meu discurso, fui firme na condenação à intervenção armada da Colômbia no Equador, ainda que conciliador na procura de soluções. Correa não estava na sala quando falei, mas fez questão de vir cumprimentar-me depois na bancada. Uribe, como era de se esperar, discordou.[57]

Um substrato de sinceridade?

8/3/2008 (em Brasília) Uribe e Chávez, em que pesem todas as diferenças ideológicas ou de estilo, têm uma coisa em comum: são homens profundamente convencidos de estarem fazendo o que é melhor para os respectivos países. Em meio a todas as atitudes dúbias que possam tomar, têm, a meu ver, um substrato de sinceridade no que dizem e fazem.[58] Isto torna as discussões de certo modo interessantes, apesar de longas e por vezes repetitivas.

Chávez, ontem, adotou um tom pacificador, assumiu compromissos públicos de não financiar as FARC ou de interferir nos assuntos colombianos... Além disso, ofereceu a Uribe uma saída para as acusações já feitas ao referir-se a ataques

---

57 Uma descrição razoavelmente detalhada da reunião foi feita pela jornalista Marcia Facundo, da BBC, no próprio dia 7 de março. Na matéria, a jornalista faz breve referência ao meu pronunciamento: "El canciller brasileño, Celso Amorim, coincidió con Calderón al expresar la tristeza del presidente brasileño, Luis Inacio Lula da Silva, 'por la tensión y disputa entre dos países hermanos', mientras que calificó de 'rechazable y condenable, la invasión de la territorialidad de otro país. 'No se puede permitir bajo ningún concepto y por eso Brasil condenó la incursión colombiana en territorio ecuatoriano', afirmó Amorim".

58 Essa minha apreciação sobre a sinceridade contrasta com a opinião que viria a ouvir de Alan García, que qualificou Uribe como "um sonso" (ver capítulo sobre Peru). Aliás, o presidente colombiano, em diálogo comigo, usaria o mesmo termo em relação a Chávez.

que recebera no passado de Samper e de Banzer[59] [quanto à alegada interferência de Chávez em assuntos internos na Colômbia e na Bolívia, respectivamente] e que afinal se baseavam em informações equivocadas dos serviços de inteligência. Sua atitude ajudou ao "*gran finale*" da reconciliação.

Uribe, certamente o mais insultado dos chefes de Estado, respondeu as críticas com uma serenidade surpreendente (com argumentos bons ou maus, é outra questão). Demonstrou realismo, ao aceitar um documento muito mais favorável ao Equador do que à Colômbia e foi o primeiro a atender ao apelo do presidente Fernández, levantando-se e dirigindo-se ao lugar onde estava sentado Correa, do outro lado da sala. Depois fez o mesmo com Chávez e Ortega.

A posição do presidente Lula e, também, a minha atuação pessoal em todo o episódio tiveram ampla cobertura da imprensa. Eliane Cantanhêde (*FSP*) disse que Lula e eu tínhamos obtido uma vitória e o presidente Sarney[60] elogiou o Itamaraty e o chanceler. Até o ex-ministro Lampreia, sem chegar ao mesmo ponto, escreveu um artigo, no meio da semana, em que diz que Lula fez bem em deixar o assunto a meu cargo (obviamente com o objetivo de criticar o Marco Aurélio, mas não importa).

Na conversa com José Miguel Insulza, na qual fui acompanhado do nosso embaixador na OEA, Osmar Chohfi, surgiu a questão da composição da comissão criada pela resolução do Conselho Permanente de 5 de março, dias antes da Cúpula do Grupo do Rio. Insulza disse estar sofrendo pressões para incluir o Canadá. Fui muito firme no sentido de que a comissão deveria ser totalmente latino-americana e caribenha e, na medida do possível, sul-americana. Acrescentei, porém, que nada teria contra a sugestão de que o México fosse convidado na qualidade de coordenador do Grupo do Rio. Isso corresponde, também, ao desejo de manter o nível das nossas relações com aquele país, que melhoraram muito desde que passamos a tratar com a dupla Calderón/Espinosa[61].

Dei seu recado a Tom Shannon

10/3/2008 [...] O noticiário do fim de semana de 8 e 9 de março continuou a dar conta de uma aceleração dos movimentos de pacificação. Correa já fala em reatar

---

59 Ernesto Samper foi presidente da Colômbia de 1994 a 1998, pelo Partido Liberal. Hugo Banzer Suárez foi presidente do Equador em dois períodos, de 1971 a 1978 (regime militar) e de 1997 a 2001. Em ambos os casos, a atribuição das acusações a Chávez a informações infundadas havia permitido a desativação de crises políticas entre os países.
60 O ex-presidente José Sarney era então senador pelo Amapá. Sempre revelou interesse pelos temas de política externa, sobre os quais tinha habitualmente posições bastante construtivas.
61 Refiro-me ao presidente mexicano Felipe Calderón, que governou de dezembro de 2006 a novembro de 2012, e à ministra das Relações Exteriores de seu governo, Patricia Espinosa.

relações com a Colômbia e em restabelecer mecanismos de confiança (como a comissão bilateral que o Equador tem com a Colômbia). Chávez, como sempre, foi mais rápido: já mandou de volta à Colômbia seu embaixador em Bogotá e convidou Uribe a fazer o mesmo com o embaixador colombiano em Caracas.

Que forças – outras, além das visíveis – terão operado neste processo? Até que ponto os Estados Unidos estarão por detrás da crise, atiçando Uribe na luta antidrogas, com o atrativo do TLC? O próprio Bush relacionou o TLC ao apoio à "democracia colombiana". E até que ponto Bush terá influência em desenlace menos positivo? O fato é que os norte-americanos tiveram um comportamento relativamente discreto na OEA. ("Dei seu recado a Tom Shannon" [62] – viria a dizer-me Antonio Patriota, ontem à noite.) E o volta-face de Chávez, que chegou a pegar Correa e Ortega desprevenidos, estará relacionado com o desejo de manter algum papel no diálogo humanitário, em um contexto de menor confrontação, ou à tentativa de aplacar Uribe, em função das informações que possa deter? Uma coisa, aliás, não exclui a outra, pois, ao mesmo tempo que fazia um discurso pacificador, Chávez trazia, como se fossem membros de sua delegação, a senadora Piedad Córdoba e a mãe de Ingrid Betancourt, o que não terá sido do agrado do líder colombiano.[63]

16/3/2008 A caminho de Washington para Reunião de Consulta de ministros das Relações Exteriores da OEA. [...] Pouco escrevi nos últimos dias, em que fui a uma reunião totalmente inútil da ALADI, recebi a secretária de Estado Condoleezza Rice e, de quebra, o novo ministro das Relações Exteriores da Guatemala, Haroldo Rodas. Na segunda-feira, tendo eu ligado para o presidente para colocar-me à disposição para relatar o ocorrido em São Domingos (eu apenas lhe havia dado a notícia, na sexta-feira), fui chamado à reunião da "coordenação política". A exposição que lá fiz foi reproduzida com algum detalhe pela Eliane Cantanhêde – que, por sinal, viaja hoje comigo. Franklin Martins, o competente ministro encarregado da comunicação social, confessou-me depois ter sido ele (como eu supunha) o responsável pelo "*leak*". Aliás, a imprensa não me tratou mal durante o episódio, a despeito do esforço

---

62 Tom Shannon, à época subsecretário de Estado adjunto para a América Latina foi posteriormente embaixador do Brasil e chegou a ser o "número três" (normalmente o posto mais alto para um diplomata de carreira) no Departamento de Estado. O "recado" a Tom Shannon era na verdade uma recomendação de que os Estados Unidos deviam evitar um atrito desnecessário com a América Latina, que estava unida na defesa do que fora acordado pelo Grupo do Rio, em São Domingos.

63 Ex-deputada e senadora colombiana, Ingrid Betancourt foi sequestrada pelas FARC em 2002, quando candidata à presidência da Colômbia. Permaneceu em cativeiro por quatro anos até ser libertada juntamente com outros reféns. Piedad Córdoba, muito militante na questão da liberação de reféns, foi senadora de 1994 a 2010 e era uma declarada crítica do governo Uribe, tendo sido alvo de investigações que resultaram na suspensão do seu mandato. Uribe não escondia sua irritação com o que entendia ser uma intromissão de Chávez no que considerava assuntos domésticos. Ver também "Colômbia".

de certos jornalistas em encontrar algum sociólogo ou politicólogo que fosse crítico da posição do Brasil. O Chico, o melhor e mais famoso dos nossos caricaturistas, dedicou a semana inteira às minhas atividades de "pacificador", pontuadas pelo episódio dos "inadmitidos" na Espanha (e a reciprocidade no Brasil)[64]. Revelou humor e atento sentido político: por exemplo, enquanto sua primeira charge me mostrava tentando apartar Correa (empurrado por Chávez), de um lado, e Uribe, de outro, mais adiante no processo, Bush aparece atrás do presidente da Colômbia. O efeito dessa exposição terá sido positivo. [...] Até o *Estado de S. Paulo* houve por bem dedicar o seu caderno de domingo "Aliás" a uma exclusiva comigo, bastante honesta.

Talvez devamos ser todos demitidos

A resolução do Conselho Permanente da OEA, em 5 de março, havia criado a comissão encarregada de produzir um relatório para uma Reunião de Consulta de nível ministerial, a ser realizada no dia 17. O Grupo do Rio havia chegado, na Cúpula de São Domingos, a importante entendimento político, mas, dada sua natureza de foro de concertação informal, era necessário formalizar as decisões por meio de resolução da Reunião de Consulta.

18/3/2008 Faltam alguns minutos para as nove da manhã. De acordo com a previsão, deveria já ter chegado ao Brasil, cerca de uma hora atrás. Como sempre, a reunião foi marcada por atrasos. Pior que isso, quase caminhamos para o impasse, que seria desastroso depois do resultado positivo do G-Rio, há menos de dez dias. Como cheguei a dizer à imprensa, se os presidentes conseguem um acordo tão significativo e os ministros são incapazes de dar sequência, talvez devamos ser todos demitidos. Havia algumas dificuldades reais. A começar pela diferença de foro, o da OEA com doze ou treze membros a mais, um deles os Estados Unidos. As acusações publicadas pela mídia colombiana com base em continuados vazamentos das informações contidas nos computadores, além de declarações críticas de autoridades norte-americanas (secundadas em alguns casos por colombianos, em particular o ministro da Defesa[65]), não têm contribuído para baixar os ânimos do presidente Correa, que continua obcecado (possivelmente com razão!) com a hipótese de intentos desestabilizadores em seu país, movidos pelos Estados Unidos. Esse era o clima. Por outro lado, a Colômbia pare-

---

64 A questão dizia respeito às dificuldades impostas pelas autoridades de imigração espanhola à entrada de brasileiros. O Brasil reagiu da mesma forma, o que causou surpresa em Madri.
65 O então ministro da Defesa era Juan Manuel Santos, habitualmente muito duro em tudo que se referia direta ou indiretamente ao combate às FARC. O comportamento de Santos como presidente da Colômbia, tanto em questões internas quanto internacionais, viria a contrastar, de forma positiva, com suas atitudes enquanto ministro da Defesa de Álvaro Uribe.

cia disposta a recuperar um pouco do terreno político que perdera, através de menções que reequilibrassem o campo de jogo a seu favor, como seriam referências à legítima defesa ou ao terrorismo. O dia de ontem foi quase todo gasto com consultas bilaterais ou trilaterais, nas quais tive escassa participação. O embaixador Osmar Chohfi, que o secretário-geral Insulza procurou ter quase sempre a seu lado, me manteve informado das principais evoluções e (frequentemente) involuções. Por volta de 17h30, houve uma breve plenária, na qual parte do que estava ocorrendo – ou deixando de ocorrer – foi comunicado aos ministros, reconvocados para as 19h30. Acabei saindo do prédio da OEA por volta das 18 horas e vim descansar um pouco na residência do embaixador Antonio Patriota[66], onde aproveitei para restabelecer minhas forças com uma saborosa e alimentícia sopa de legumes.

A essa altura, não tinha esperança de que pudéssemos chegar a uma resolução substantiva. Mas pensei que poderíamos pelo menos buscar uma saída processual que permitisse salvar a face, evitando que a Reunião de Consulta fosse um fracasso total. Rascunhei mentalmente três ou quatro pontos. Consistiam basicamente no seguinte: 1) tomar nota do relatório; 2) acolher com satisfação os resultados do Grupo do Rio e reconhecer que haviam contribuído à distensão da situação e à aproximação entre as partes; e 3) instruir os embaixadores e o secretário-geral a que continuassem a desenvolver fórmulas de criação de confiança. Além disso, seria necessário dizer algo sobre a própria Reunião de Consulta (se seria retomada, se seguia aberta etc.). Aproveitei também para, no percurso de automóvel entre o velho prédio da União Pan-americana (que eu tanto frequentara como jovem secretário nos anos 1970), na Constitution Avenue, e a embaixada, informar o presidente do estado das coisas, já que em poucos minutos (às 19h30 de Brasília) Lula receberia um telefonema de Correa.

Descansei, conversei um pouco com meus colegas e antigos colaboradores, que vieram cumprimentar-me. Com as energias refeitas, voltei à sede da OEA. Ao chegar, topei com uma situação que poderia indicar algum avanço. O secretário-geral e Osmar Chohfi pareciam razoavelmente esperançosos. O presidente da conferência, Carlos Morales Troncoso, chanceler da República Dominicana, nem tanto.

Por sugestão minha, passamos a uma reunião informal plenária, que se instalou na sala do Conselho, depois de exasperante demora. As duas primeiras intervenções (do vice-ministro do Equador e do ministro da Colômbia) logo revelaram que as distâncias persistiam. O clima não era positivo. Voltaram as acusações e justificativas. O discurso do chanceler Araújo, da Colômbia, foi marcado por uma retórica que deveríamos considerar superada depois da Cúpula do G-Rio. Decidi pedir a palavra e negociei com o ministro Nicolás Maduro da Venezuela (que certamente faria um discurso inflamado, que seria seguido de outros no mesmo tom) que me

---

66   Patriota era então nosso embaixador junto à Casa Branca.

permitisse falar antes dele. Argumentei que minha intervenção seria quase um "ponto de ordem", o que não deixava de ser verdade, já que meu objetivo era mudar o foco do debate, trazendo-o para o plano do que podíamos fazer de concreto.

Em suma, propus o seguinte. Com base na avaliação do secretário-geral de que havíamos avançado, se faria um último esforço para chegar a uma resolução. Se isso não desse certo, passaríamos a explorar o "plano B" (não usei essa expressão), que concebera durante a hora e meia em que estivera na residência. Praticamente todos que falaram me deram apoio, uns se concentrando mais na primeira opção e outros (a maioria) na segunda. Um que outro orador acrescentou algum comentário (Chile, por exemplo), sem mudar o sentido da proposta. Quando parecia quase certo que caminharíamos para o tal do plano B, o Equador e o próprio Insulza insistiram em resgatar a primeira opção da alternativa que eu havia proposto. O presidente da reunião, o ministro dominicano Morales Troncoso, propôs nova interrupção para formar um pequeno grupo, composto por ele próprio, pelo vice-presidente da reunião (Uruguai), pelo secretário-geral, pelos dois diretamente envolvidos (Colômbia e Equador) e por mim. Numa barretada à minha colega, que certamente terá apreciado o gesto, sugeri que a chanceler do México, Patricia Espinosa, atualmente na coordenação do G-Rio, fosse no meu lugar. Admito que poderia haver um elemento de "*fishing for compliments*" nesta minha renúncia, tanto assim que logo acedi à sugestão do ministro Morales para que fôssemos os dois. As discussões no gabinete do SG tomaram pelo menos uma hora. Delicadamente, procurei persuadir a chanceler equatoriana, que parecia muito insegura, de que não pusesse tudo a perder com exigências excessivas. Quando outros ministros já davam sinais de impaciência, a ponto de invadirem o gabinete do secretário-geral, Maria Isabel, que se encontrava numa sala ao lado, confabulando com outros membros de sua delegação, veio com a boa notícia de que aceitava o pacote – que incluía várias sugestões que o próprio Equador havia feito antes. Colômbia (chanceler Araújo) confirmou que aceitaria o texto, mas pediu que se escutasse também o embaixador dos Estados Unidos (um intruso na sala!). Depois de algum suspense ficou claro que os norte-americanos não obstruiriam a adoção da resolução, ainda que viessem a fazer alguma reserva, o que efetivamente ocorreu.

Passamos rapidamente à sessão plenária. Em meio às palmas e palavras de felicitações, concluímos a reunião, aproximadamente às duas da manhã.

Un gesto de Amorim destraba todo

A resolução da XXV Reunião de Consulta dos ministros das Relações Exteriores[67] reafirma princípios do direito internacional, como a soberania nacional,

---

67 Trata-se da Resolução RC. 25/RES. 1/08, disponível no site da OEA.

a integridade territorial, abstenção do uso da força ou da ameaça de usá-la. Em linguagem bastante contundente, rejeita a ação militar da Colômbia em território equatoriano. Talvez mais significativo, de um ponto de vista político amplo, tenha sido o fato de a resolução acolher, em seu primeiro parágrafo resolutivo, a declaração do Grupo do Rio. Em um tema tão polêmico como esse, em que a posição de Washington, como ficou claro nos debates, era nitidamente diferente daquela da maioria dos demais países, o reconhecimento do papel do Grupo do Rio parecia sugerir quase uma transferência da competência para o tratamento dos problemas da América Latina e do Caribe a um foro próprio, num prenúncio do que poderia vir a ser a CELAC, não fossem os retrocessos verificados a partir da segunda metade da década seguinte.

25/3/2008 [...] A participação do Brasil na reunião da OEA teve ampla repercussão. No Equador, foram publicados artigos, durante os três ou quatro dias seguintes, que ressaltaram nosso papel em encontrar uma solução para o impasse. Uma das matérias tinha a seguinte manchete: "*un gesto de Amorim destraba todo*" – alusão à minha intervenção às 11 horas da noite na consulta informal ou, talvez, às palmas que puxei quando a chanceler equatoriana transmitiu sua aceitação do texto finalmente aprovado. As palmas foram importantes porque precederam a manifestação dos Estados Unidos. Quando esta ocorreu, foi encarada como ressalva individual, incapaz de impedir o consenso.

O mais importante é que, apesar da repercussão positiva da atuação do Brasil no Equador, o chanceler colombiano segue me procurando quando aparece alguma dificuldade. Foi o que ocorreu no domingo, com a notícia de que entre os mortos no ataque de 1 de março estaria um equatoriano, o que já levara Correa a elevar os decibéis. Sugeri a Fernando Araújo que se antecipasse a qualquer outra tentativa de reconvocação da OEA e reiterasse a oferta de reparação, feita pela Colômbia no dia seguinte ao ataque. Vamos ver. (Mais tarde, o nosso embaixador na Colômbia me disse que isso não funcionaria, pois Bogotá consideraria impróprio compensar um terrorista, mesmo após a morte. Acho que sempre haveria modos de fazer.)[68]

A nossa atuação na questão Colômbia-Equador valorizou a diplomacia brasileira. Ao mesmo tempo que a mídia equatoriana destacava o papel do Brasil, o ministro colombiano demonstrava reconhecimento e gratidão por nossos esforços de conciliação. Tal fato era ainda mais significativo quando se levava em conta que Fernando Araújo, até em virtude de sua biografia, era muito conservador.

Revendo notas daquele 25 de março, não posso deixar de assinalar um comentário do presidente da Comissão Europeia na visita que fez ao Brasil na se-

---

68 Até onde sei, a reiteração da oferta acabou não ocorrendo. Nosso embaixador tinha razão.

mana anterior, logo após a Reunião de Consulta da OEA, possivelmente influenciado pelos últimos acontecimentos na nossa região:

25/3/2008 [...] na conversa com Lula, Durão Barroso destacou três elementos na nova posição do Brasil no mundo. A economia, as iniciativas na área social e a diplomacia.

Com essa anotação, encerro os comentários sobre a ação armada da Colômbia no Equador e as peripécias diplomáticas que se seguiram.

Doença infantil do integracionismo

Em anotação de 24 de maio[69] faço comentários sobre a criação da Unasul. Em dois parágrafos, me detenho na resistência de Rafael Correa, que só pôde ser vencida por meio da capacidade de persuasão de Chávez, ajudado por Lula e Evo Morales em um penoso – mas afinal produtivo – café da manhã, que não estava previsto inicialmente. Como explicar a resistência do jovem e impetuoso presidente equatoriano à criação de uma organização para a qual ele oferecera a capital do seu país como sede? Desde a reunião de Isla Margarita, referida em outras partes destes diários, Correa defendia a necessidade de uma Secretaria-geral forte "com poderes executivos". Além de uma preocupação com o reforço institucional, Rafael Correa queria encaminhar questões de política interna equatoriana. Desejava o cargo de secretário-geral para Rodrigo Borja, que havia sido presidente de 1988 a 1992, um político de centro-esquerda que ajudaria a ampliar a frágil base de apoio do presidente Correa.[70] A intransigência de Correa, finalmente superada, era tão mais surpreendente quanto ocorria cerca de dois meses depois da importante vitória que o Equador havia obtido no Grupo do Rio, graças, em grande parte, à posição de países que viriam a constituir a Unasul, entre eles o Brasil.

24/5/2008 [...] A Cúpula de Brasília esteve à beira do fracasso, em função da posição do presidente do Equador em torno de questões menos relevantes (na verdade geradas pela intempestiva indicação de um ex-presidente do seu país,

---

69 Ver "Peru".
70 A motivação para a resistência de Correa fica clara em reportagem do jornal *El Universo*, do dia 24 de maio de 2008: "'*Así no va a funcionar Unasur. Nos dejamos sorprender por la burocracia*', afirmó Correa. *Calificó a ese organigrama como un insulto para el expresidente ecuatoriano Rodrigo Borja por lo que justificó su renuncia [...]. Correa comentó que fue persuadido por los presidentes de Brasil, Inácio Lula da Silva, y de Venezuela, Hugo Chávez, para suscribir el acta bajo la condición de que se puede modificar (la normativa) después con el reglamento*".

Rodrigo Borja, para ser secretário-geral de uma organização que estava sendo criada e nem regulamento tinha). Os jornais de hoje, que, incrivelmente, dão detalhes sobre as mais restritas reuniões, não dão conta dos esforços ingentes para demover o presidente equatoriano da posição intransigente (e totalmente isolada) em que se colocara. A tal ponto havia chegado a incerteza, que eu mesmo considerei sugerir ao presidente o cancelamento da cúpula. Seria uma maneira de evitar o mal maior de um total fiasco diplomático. A mesma proposta chegou a ser ventilada pelo ministro chileno Alejandro Foxley, com quem conversei três vezes, na véspera da reunião. Por sinal, esse dia era o feriado de Corpus Christi, o que complicava ainda mais a situação, dada a conhecida aversão de Lula de envolver-se neste tipo de negociação telefônica. "Se é para dar vários telefonemas", disse ele a mim em certo momento, "é melhor transformarmos a reunião em uma videoconferência". Na realidade, foram os chamados telefônicos entre Lula e Chávez e mais o café da manhã quadripartite (Lula, Chávez, Evo, Correa, acompanhados dos chanceleres) já no dia da cúpula que permitiram um desenlace positivo, saudado por todos (salvo o presidente do Equador, que continuou com ar de amuo, mesmo enquanto assinava o tratado). Evo e Lula estiveram muito bem na defesa do tratado. Mas Chávez foi fundamental. Parece finalmente haver percebido que a América do Sul (e o Brasil!) é o porto seguro, no qual pode defender-se de pressões externas, aspecto que não é devidamente avaliado por Correa.

Minhas próprias contribuições, durante o café da manhã, foram limitadas. Busquei mostrar com argumentos técnicos que as preocupações de Correa poderiam ser atendidas em regulamento. A ideia de um regulamento, que ajude a esclarecer a relação entre os órgãos da Unasul, foi adotada e ajudou a vencer a obstinação de Rafael Correa, mas foram os argumentos – e a atitude – de Chávez que mais pesaram na mudança de posição do jovem e impetuoso presidente equatoriano.

No final de maio, visitei Cuba. Em meu diálogo com autoridades de Havana, comentei a atitude de Correa durante a reunião de Brasília.

30/5/2008 [...] O ministro do Exterior, Felipe Pérez Roque, e seus auxiliares pareciam muito entusiasmados com o texto do tratado constitutivo da Unasul.[71] Riram muito da minha definição do comportamento de Correa, que caracterizei como fruto da "doença infantil do integracionismo".

---

[71] Dois aspectos do Tratado Constitutivo da Unasul devem ter motivado esse entusiasmo: o surgimento de uma organização latino-americana sem a participação dos Estados Unidos, e a possibilidade, explicitamente admitida, de que outros países da América Latina e Caribe pudessem aderir à entidade.

Brasil marca o ritmo da América do Sul

O parágrafo seguinte das minhas anotações é bastante ilustrativo da minha percepção sobre a atitude da mídia e de certos *think tanks* mais ligados à oposição. Não é específico sobre o Equador, mas inclui referência a Correa em uma enumeração de líderes sul-americanos pouco apreciados pelo *establishment*:

7/9/2008 [...] A semana passada também foi rica em matéria de contatos com a mídia e a opinião pública em geral. Na própria terça (antes da descoberta de possível nódulo na tireoide), fiz a abertura de um evento do CEBRI[72], entidade fundada por inspiração do então ministro Lampreia e hoje dirigida pelo ex-embaixador brasileiro em Buenos Aires (e ex-ministro da Indústria, ex-secretário de Integração etc.), José Botafogo Gonçalves. Embora sempre tenha mantido relações cordiais com Botafogo e com outros integrantes do Conselho do CEBRI, a entidade é um foco de oposição à política externa. É muito crítica de nossa aproximação com outros países em desenvolvimento (que, segundo algumas opiniões, se daria em detrimento das relações com o Primeiro Mundo); não gosta da maneira como tratamos Chávez, Morales, Correa (e como imagina que trataremos Lugo!); considera descabida nossa insistência na reforma da ONU, em particular a busca de assento permanente no Conselho de Segurança, e acha (sem entender bem o que está em jogo) que apostamos excessivamente na OMC (Doha), em prejuízo de acordos bilaterais com a Europa e os Estados Unidos. Alguns são críticos da ênfase no Mercosul (a União Aduaneira nos atrapalharia), enquanto outros (como o próprio Botafogo) acham que deveríamos dar mais prioridade ao bloco e não desperdiçar energia com árabes ou africanos. Algumas vezes estas posições são apenas implícitas. Frequentemente, entretanto, são expostas de forma direta, sem rodeios.

Em meio a reflexões sobre a AGNU e à crise desencadeada pela falência do Lehman Brothers, refiro-me ao Equador e a Rafael Correa:

29/9/2008 [...] Além disso, foi necessário acompanhar os problemas de uma empresa brasileira no Equador, potencializados pelo referendo.[73] Como sempre, a imprensa conservadora qualificou nossas ações em relação ao governo equatoriano de tolerantes e débeis.

---

72 Centro Brasileiro de Relações Internacionais, sediado no Rio de Janeiro.
73 O referendo constitucional no Equador foi realizado em 28 de setembro de 2008 para ratificar ou rejeitar a constituição esboçada pela Assembleia Constituinte após o referendo constitucional de 2007. Entre outros aspectos, estava em jogo a possibilidade de reeleição do presidente. As críticas ao comportamento da empresa brasileira faziam parte da campanha de Correa.

5/10/2008 [...] A semana que passou não teve grandes eventos. O mais importante deles foi o encontro (ou melhor, o conjunto de encontros) que ocorreu em Manaus entre Lula, Chávez, Evo e Correa. Falou-se muito de obras de infraestrutura e energia. Chávez e Correa se mostraram insatisfeitos com o ritmo da Unasul. [...]

A repercussão do encontro/encontros não foi má, sobretudo no exterior. "Brasil marca o ritmo da América do Sul", foi a manchete da notícia do *El País* (espanhol).[74]

11/10/2008 [...] O tema que me perseguiu na semana foi o das atitudes hostis e arbitrárias do presidente Rafael Correa em relação a empresas brasileiras. Ao voltar ontem do Rio para Brasília, depois de ter visto o belo trabalho cinematográfico do meu filho Vicente, *Um homem bom*, passado na Alemanha nazista, angustiava-me em busca do tom certo para reagir aos excessos de Correa e de seus ministros. Lula também estava preocupado. Do aeroporto, falei com o presidente. Pediu-me que transmitisse que uma próxima reunião sobre importante projeto viário no Equador seria suspensa até que houvesse um sinal positivo de Correa. De imediato, instruí nosso embaixador a fazer a gestão. Fiz mais: emiti nota divulgando a atitude. O efeito foi rápido. Hoje a chanceler Maria Isabel Salvador ligou, em tom conciliador. Informou que a medida mais agressiva tomada até agora, *i.e.*, a proibição a diretores de empresa brasileira de deixar o país (que os levara, inclusive, a refugiar-se na embaixada, com o temor de serem presos), fora suspensa.

15/11/2008 [...] Esta noite, tive sonhos atribulados. Normalmente, seriam matéria para psicanalista e não deveriam ter lugar em anotações que pretendem ser registro e análises de fatos políticos. Num deles eu ia ser recebido pelo novo presidente dos Estados Unidos, que não era Obama, mas a mulher dele. Haveria mesmo uma "photo opportunity", que acabou não se realizando porque eu achei que não estaria vestido adequadamente. Em outro sonho, explicava a alguém, que vagamente identificava como a nova comissária europeia (que não conheço, nem por foto!), por que eu continuava empenhado em concluir a Rodada de Doha, mesmo não estando convencido dos benefícios. Já que estou no capítulo dos devaneios, registro também um sonho que o presidente me contou. Estaria diante de Rafael Correa, a quem admoestava a não continuar com as atitudes pouco amistosas com as empresas brasileiras. Eu havia mencionado Rafael Correa na véspera, a propósito dos efeitos da crise na América Latina, o que talvez explique a sua aparição no sonho presidencial. Evidentemente – embora

---

74 Como fica claro em outras passagens deste livro e de minhas obras anteriores, a mídia estrangeira – inclusive a de países ocidentais e não necessariamente comprometida com visões progressistas – sempre revelou uma visão muito mais positiva da política externa que a sua contraparte nacional.

nada contenham de grave ou desabonador – essas referências não poderiam ser mantidas em um texto que pudesse chegar à luz do dia.

Não me dá satisfação ser duro com um país pequeno

23/11/2008 Crise com o Equador.

A decisão de Correa de questionar junto à Câmara de Comércio de Paris[75] empréstimo com BNDES, anunciada em comício político e sem pré-aviso, levou-me a sugerir a Lula a "chamada para consultas" do nosso embaixador em Quito. Lula pediu que eu anunciasse a decisão em entrevista coletiva, "com cara feia", o que fiz logo após o encerramento da Conferência sobre Biocombustíveis[76], em São Paulo (que foi, por sinal, um êxito em termos de comparecimento e também pelo nível dos debates). Ontem, Correa ligou para Lula tentando colocar panos quentes e pretendendo estar surpreendido com nossa reação "excessiva". Mas não voltou atrás. Não me dá nenhuma satisfação ser duro com um país pequeno da América do Sul. Independentemente da irritação de Lula, Correa foi além da medida, não só pelo conteúdo (que também é grave, em função da garantia do Convênio de Créditos Recíprocos da ALADI), mas também pela forma. Claramente, Correa utiliza ataques e ações contra as empresas brasileiras (e, desta vez, um banco público) como instrumento para aumentar sua popularidade. E se faz de surpreso quando saímos em sua defesa. O mais irônico é que, na véspera da medida, nosso embaixador, por instrução minha (para a qual não procurei respaldo prévio do presidente), havia estado na chancelaria equatoriana com o vice-ministro para explorar um "mapa do caminho" com vistas à eventual normalização das relações. Com todos esses problemas e outros, que Correa também ajudou a criar, como o impasse em torno da secretaria executiva da Unasul, nossa integração fica prejudicada, ainda que esses solavancos venham a ser superados mais adiante.

Vale a pena abrir um parêntese para comentar um pouco mais o episódio. A decisão de chamar o embaixador para consultas, conforme sublinhei na minha declaração à imprensa, é um gesto diplomático que expressa a séria contrariedade com que a atitude equatoriana foi recebida. Abandonando meu hábito de sempre me dirigir de improviso (isto é, sem notas) à imprensa, dessa vez fiz questão de ler um texto que eu mesmo escrevi (e mostrei para Lula) minutos antes. A leitura não só dava "solenidade" à declaração, mas evitava qualquer imprecisão que pu-

---
75 Trata-se, na verdade, da Corte Internacional de Arbitragem de Paris.
76 A Conferência Internacional de Biocombustíveis ocorreu em São Paulo, em 20 de novembro de 2008.

desse ser explorada de forma negativa. Um relato jornalístico reproduziu as palavras com que expliquei a minha grave preocupação com a atitude equatoriana:

> A decisão [de Rafael Correa] foi anunciada em evento público, sem prévia consulta nem notificação ao governo brasileiro. Nós achamos que a natureza e a forma da adoção dessa medida não se coadunam com a relação de amizade, espírito de diálogo e a cooperação ampla que existe entre os governos do Brasil e do Equador.[77]

27/11/2008 Como de hábito, aproveito as horas a bordo de um avião para pôr em dia estas notas. Desta vez vou participar de uma Conferência da ONU em Doha sobre financiamento para o desenvolvimento. Embora tenha agendado alguns encontros bilaterais de interesse, sobretudo com árabes e africanos (a notar especialmente o líder palestino Mahmoud Abbas e o presidente da União Africana, Jean Ping), o motivo maior da viagem não é esta conferência de Doha, mas a outra, até hoje não concluída.[78] Terei um café da manhã com Lamy no Catar e, na volta, em Genebra, almoçarei com a "*baroness*" Catherine Ashton, nova comissária da UE, que ainda não tive a oportunidade de conhecer. Há ainda uma espécie de reunião privada do secretário-geral sobre crise financeira e seu impacto sobre o desenvolvimento, mudança de clima etc. O convite original era para o presidente Lula, mas "*faute de mieux*", os organizadores ficaram mesmo comigo.

Outro benefício lateral da viagem – como disse brincando a alguns colegas de Ministério (Patrus, Temporão)[79] – é afastar-me um pouco da atribulada e atribulante América do Sul. Depois das últimas conversas com o nosso embaixador em Quito, Marques Porto, e com o subsecretário Enio Cordeiro, e das declarações

---

77 Ver Brito, Agnaldo e Maisonnave, Fabiano. "Brasil convoca embaixador em Quito". *Folha de S.Paulo*, 22 de novembro de 2008. A mesma matéria resume bem o episódio: "O governo brasileiro anunciou ontem, em São Paulo, a convocação para consultas do embaixador Antonino Marques Porto [...]. Segundo o ministro de Relações Exteriores, Celso Amorim, o gesto é um protesto do Brasil pela decisão unilateral do presidente equatoriano Rafael Correa de recorrer à Corte Internacional de Arbitragem de Paris para suspensão do pagamento de uma dívida de US$ 243 milhões com o BNDES (Banco Nacional de Desenvolvimento Econômico e Social). O presidente Luiz Inácio Lula da Silva, que participou ontem do encerramento da Conferência Internacional de Biocombustíveis, em São Paulo, não quis comentar o assunto. 'Sobre o Equador, o Celso [Amorim] já falou. A minha palavra é a palavra do ministro. O que o Celso disse foi exatamente o que eu ia dizer', afirmou. [...] Amorim disse que recebeu a informação do governo equatoriano "com muita preocupação", além de ter considerado a atitude pouco amistosa."

78 Refiro-me, evidentemente, à Rodada de Doha da OMC.

79 Patrus Ananias estava então à frente do Ministério de Desenvolvimento Social e Combate à Fome. José Gomes Temporão era então ministro da Saúde.

que dei no sábado e segunda-feira[80], não há nada a fazer por ora. Rafael Correa continua falando muito, reiterando o "carinho" por Lula e reclamando das "asperezas" da chancelaria (é a tática habitual). No momento, a melhor resposta é o silêncio. Assim, um pouco de distanciamento não é mau.

Minha anotação prossegue com uma referência a conversas de Lula com o presidente da Rússia, Dmitri Medvedev, então em visita ao Brasil. Assinalo, por curiosidade, que Lula recebeu Medvedev no Palácio das Laranjeiras, no Rio de Janeiro:

27/11/2008 [...] Registro a sugestão do nosso presidente de que os ministros das Relações Exteriores e Fazenda dos BRICs se reunissem. [...] Lula foi mais longe e explicou que era importante a presença dos MREs, em virtude dos aspectos políticos envolvidos. [...] Queira eu ou não, a América do Sul continua a ocupar-me. Antes de embarcarmos em Brasília no avião que nos leva a Natal e daí a Doha, via Sal e Tunis, Laurinha[81] me contou de um telefonema do nosso embaixador em Caracas, Antonio Simões, sobre encontro de Correa com Chávez e planos para declaração da Alba [sobre a dívida] à margem da CALC etc. Nada que seja em si mesmo causa de preocupação.[82]

2/12/2008 Passei boa parte do primeiro trecho do voo entre Genebra e Brasília, com escala em Praia, lendo o material que foi preparado com vistas à arguição a que me submeterei amanhã na Câmara dos Deputados. Os temas vão do Equador ao Irã, passando pela Rodada de Doha. Haverá questionamentos sobre a política de créditos aos países da América do Sul, que não foi iniciada neste governo, mas que recebeu impulso da nossa política externa. Além do caso do Equador, a declaração da Alba sobre o assunto e notícias de que Venezuela, Bolívia e Paraguai

---

80 Matéria do jornal *O Globo* reproduz declaração minha à Agência Reuters. Transcrevo trecho mais relevante: "O ministro das Relações Exteriores, Celso Amorim, alertou nesta segunda-feira que o não pagamento pelo Equador de um empréstimo feito junto ao BNDES prejudicaria não só o Brasil, mas toda a América do Sul. 'Qualquer inadimplência vai ter efeitos que vão além da relação Brasil-Equador. Isto vai prejudicar outros países da América do Sul. O risco dessas operações vai subir', disse Amorim a jornalistas, referindo-se ao CCR, sistema de crédito da Associação Latino-Americana de Integração (ALADI)". Ver "Inadimplência do Equador afeta América do Sul, diz Amorim". *O Globo*, 24 de novembro de 2008.
81 Refiro-me à minha chefe de gabinete, Maria Laura da Rocha.
82 Na verdade, eu subestimava a amplitude política dessas movimentações na Alba sobre a dívida. Matérias jornalísticas da época ilustram o risco implícito nessas ações. O jornal *Folha de S.Paulo* relata: "Em meio à crise diplomática com o Brasil, o presidente do Equador, Rafael Correa, pediu e obteve o apoio ontem da Venezuela, da Bolívia e dos demais países da Alba para a revisão da dívida externa equatoriana. [...] Chávez leu o documento final no qual a Alba apoia a iniciativa equatoriana de 'proteger seus interesses soberanos'". Ver Maisonnave, F. "Alba apoia Correa em revisão de dívida". *Folha de S.Paulo*, 27 de novembro de 2008.

irão realizar "auditorias" sobre sua dívida externa[83] já provocaram reações dos senadores da oposição e com toda certeza estarão na pauta amanhã. É verdade que, se a tendência continuar, seremos obrigados a rever nossa política. Já a ação do presidente Correa provocou uma decisão do COFIG[84] no sentido de reavaliar o risco dos países da região. É até difícil sustentar, como pretendia, créditos especiais para projetos no Paraguai, na reunião que, a meu pedido, será realizada amanhã pelo presidente, num contexto em que o default passa a ser uma probabilidade. Por ora, a melhor receita parece ser manter a atitude firme em relação ao Equador e aguardar a decisão da Câmara de Comércio Internacional (CCI) de Paris. Não será uma audiência para brilhar!

À medida que a política externa vai sendo questionada, não só pelos adversários, mas por aqueles que, supostamente, deveriam estar-se beneficiando dela (empresários, exportadores), uma certa redefinição de estratégia será necessária, sem renunciar aos objetivos básicos da integração sul-americana. Em todo caso, não deixa de ser uma ironia que a onda revolucionária do chavismo e suas variantes venha a atingir o Brasil, que tem tido uma postura compreensiva e, mesmo, simpática a esses novos regimes, como ilustrado nos episódios do Grupo de Amigos da Venezuela e na Unasul, na atitude flexível diante dos gestos de Evo Morales e do apoio que temos dado, em termos de cooperação técnica e outros projetos, mas também de sustentação política (no conflito com a Colômbia) ao atual governo do Equador!

Não transformar celebração em atrito

7/12/2008 [...] Quarta-feira passada fui à Câmara. Na próxima terça-feira comparecerei ao Senado. Tudo em função da impetuosidade vazia de Correa (há sinais de que os equatorianos estão querendo retomar contato, via Fazenda) e o potencial efeito mimético nos membros da Alba.

---

83 A preocupação com as auditorias, objeto da declaração da Alba, e o seu entrelaçamento com o *default* do Equador fica patente em declarações reproduzidas pelo jornal *Valor*, no dia 9 de dezembro, onde refiro-me também à questão da dívida de Itaipu: "Em relação à possibilidade de que outros países deixem de pagar dívidas junto ao Banco Nacional de Desenvolvimento Econômico e Social (BNDES) depois da decisão do Equador de tentar suspender em ação internacional a dívida que tem com a instituição, o ministro das Relações Exteriores, Celso Amorim, disse que não houve nenhuma declaração formal dos países da Alternativa Bolivariana para as Américas [*sic*] – Alba – nesse sentido. [...] O ministro disse que explicou aos países da Alba que essas atitudes prejudicariam as relações desses países com o Brasil, dificultariam as relações comerciais e futuros empréstimos do Brasil a esses países".

84 COFIG é o Comitê de Financiamento e Garantia das Exportações, órgão colegiado da Câmara de Comércio Exterior (CAMEX).

11/12/2008 [...] A viagem de Brasília a Genebra, por ocasião do 60º aniversário da Declaração Universal dos Direitos Humanos, transcorreu tranquila, a bordo do Legacy mais novo, que dispensa escala em Natal. Ao todo doze horas de voo, incluída a parada em Praia, o que é um recorde. A tranquilidade só não foi completa porque na escala em Cabo Verde recebi um "recado urgente" de nossa embaixadora na ONU, que pedia instruções em função de nova investida do Equador sobre dívida, desta vez junto ao G-77. Trata-se de obter apoio para parecer consultivo da Corte Internacional de Justiça sobre a legalidade da dívida. Em circunstâncias outras, poderíamos ficar neutros ou mesmo apoiar a iniciativa. Mas o acionamento, por Quito, da Câmara do Comércio Internacional, com o questionamento implícito do Convênio de Créditos Recíprocos (CCR), torna impossível não considerar a iniciativa como um gesto a mais contra o Brasil. O mais curioso – e contraditório – é que ontem mesmo um ministro equatoriano esteve no Brasil, buscando encontrar solução conciliatória.

14/12/2008 O ano deveria já estar acabando. E, no entanto, ainda teremos as "multicúpulas", para usar a expressão do Clóvis Rossi (Mercosul, Unasul, CALC, G-Rio). No caso das duas últimas, se passarmos ilesos pelas eventuais tentativas de declarações radicais sobre dívida, já estará de bom tamanho. Especificamente, no que toca à CALC, o fato de se realizar uma cúpula exclusivamente latino-americana e caribenha é o mais importante. Ainda haverá uma reunião do Grupo do Rio para a incorporação de Cuba. Espero que Correa, Chávez e cia não transformem uma celebração em momento de atrito. Todos os nossos esforços devem estar dirigidos a reforçar a unidade sul-americana e latino-americana e caribenha. Se tudo correr bem, será a culminância de um processo. Mas há que estar atento aos riscos. [...]

Um fato importante que ia passando: a ministra das relações exteriores do Equador, Maria Isabel Salvador, pediu demissão. É a segunda ministra do Exterior que renuncia desde que Correa começou. Terá algo a ver com o temperamento autoritário do presidente? Procurei ajudar a Maria Isabel, especialmente no caso do conflito com a Colômbia, decorrente do bombardeio das FARC, inclusive livrando-a da falsa ajuda dos mais radicais na Reunião de Consulta da OEA. Certamente, a ministra teve dificuldades com Correa quando se discutiu o estatuto da Unasul. Chegou a me pedir que Lula ligasse a seu presidente. Agora, houve a crise com o Brasil. Há cerca de duas ou três semanas, quem caiu (ou saiu?) foi o vice-ministro (o mesmo que parecia tudo ignorar quando foi procurado pelo nosso embaixador na véspera do anúncio sobre o BNDES!).

15/12/2008 [...] Além das plenárias, haverá naturalmente bilaterais. A mim, já pediram encontros o ministro da Bolívia, David Choquehuanca, e o novo ministro do Equador, Fander Falconí[85]. Vem com o ministro Ricardo Patiño (Casa Civil, ex--Fazenda)[86]. Querem resolver, em definitivo [sic], a questão da dívida. O roteiro é simples: pagar a primeira prestação (o que aparentemente farão), retirar o caso na CCI (o que duvido que façam) e, então, iniciar uma conversa.

Pragmatismo progressista

10/1/2009 Em voo, a caminho de Damasco.
[...] Tratei com o presidente Lula, no telefonema[87], da questão do Equador. Tendo o Banco Central confirmado o pagamento das parcelas devidas em 29 de dezembro, achei que deveria mandar de volta a Quito o embaixador Antonino Marques, que havia sido "chamado para consultas". Mas – contrariamente ao que disse o assessor internacional do presidente e meu amigo, Marco Aurélio Garcia – não pretendo indicar que "o episódio está encerrado". Lula apoiou a linha que sugeri. Esta afinidade de pensamento, que talvez pudesse ser definida como um pragmatismo progressista (ou "progressismo pragmático", dá no mesmo) é que me anima a seguir tocando o barco, a despeito dos contratempos burocráticos e o choque fútil de vaidades.

Ainda no início do ano, mais precisamente em fevereiro, o Equador voltaria a ser mencionado em minhas anotações. Uma das referências foi feita no contexto de encontro entre cinco presidentes sul-americanos, à margem do Fórum Social Mundial, em Belém. Em meu breve comentário, indico a relação trabalhosa com cada um desses líderes.

No primeiro semestre de 2009, aparecem ainda nos meus registros algumas anotações esparsas sobre o Equador, normalmente no contexto de comentários sobre as lideranças progressistas e/ou de esquerda na América do Sul. Em 24 de fevereiro, ao comentar pontos para a primeira reunião que teria com a nova secretária de Estado norte-americana, Hillary Clinton, na qual pretendia defender uma atitude de "respeito à diversidade" por parte dos Estados Unidos em relação à América Latina, faço breve alusão ao temperamento de Correa como elemento de imprevisibilidade nas relações com o Equador. Em nota de 7 de abril, expresso a minha decepção pela ausência de Correa na Cúpula da ASPA no

---

85 Fander Falconí foi ministro das Relações Exteriores no governo do presidente Rafael Correa de dezembro de 2008 até sua renúncia, em 13 de janeiro de 2010.
86 À época, Ricardo Patiño desempenhava diversas funções relacionadas a temas financeiros e de desenvolvimento econômico no governo equatoriano. Em 2010, assumiria o cargo de ministro das Relações Exteriores.
87 O objetivo principal do telefonema, a partir de Lisboa, era informar o presidente da minha intenção de viajar para o Oriente Médio, no contexto do ataque israelense a Gaza.

Catar. Em outra, de 22 de abril, refiro-me a Rafael Correa (além de Chávez e Evo Morales) entre os líderes radicais com os quais teríamos que trabalhar para a busca de uma distensão nas relações da América Latina, mais especificamente da América do Sul, com os Estados Unidos. Saliento, a propósito, que as expressões fortes utilizadas por Lula em seu pronunciamento na Cúpula das Américas, em Trinidad e Tobago (especialmente a afirmação de que não haveria próxima cúpula sem a participação de Cuba), terão ajudado nesse sentido. Em 9 de junho, a propósito de uma visita à Colômbia, refiro-me à persistência das desconfianças entre Bogotá e Quito e à atitude de paciência do novo chanceler colombiano, Jaime Bermúdez.[88]

Em julho de 2009, fiz menções ao presidente equatoriano no contexto da crise hondurenha.[89] Registro, por exemplo, em nota do dia 12, a presença de Correa entre os presidentes que foram recepcionar Manuel Zelaya em El Salvador. Da mesma forma, comento, no dia 16, a presença do mandatário equatoriano em uma reunião de que participei em La Paz, em que o tema central foi o golpe em Honduras contra Zelaya.[90]

Já em agosto, em duas anotações (1 e 7), reproduzidas no capítulo sobre Colômbia, o Equador e seu líder voltariam a ser mencionados. De maior importância é o registro do dia primeiro, em que há uma referência à revogação do acordo entre Washington e Quito sobre a utilização da base militar de Manta.[91]

Los cancilleres son muy aburridos

Por ocasião da posse de Correa, no mandato renovado após a reforma constitucional, teve lugar reunião presidencial da Unasul em Quito, na qual os mandatários trataram principalmente da questão das "bases" norte-americanas na Colômbia. Já não me recordo por que razão fui obrigado a deixar o encontro

---

88 Ver "Colômbia".
89 Em 28 de junho de 2009 viria a eclodir uma das mais graves crises na região, com a derrubada do presidente Manuel Zelaya pela força, com ação ostensiva das forças armadas de Honduras. O caso teve vários desdobramentos, inclusive o "abrigo" de Zelaya na embaixada do Brasil e várias manifestações de solidariedade dos governantes progressistas da nossa região.
90 Ver "Bolívia".
91 A base militar – localizada no porto de Manta, cerca de 250 quilômetros a oeste de Quito— começou a operar em 1999, oficialmente para a detecção de atividades ilícitas nas costas do Oceano Pacífico. Segundo agências de notícias, o chanceler equatoriano, Fander Falconí, teria dito: "A recuperação da base de Manta é um triunfo da soberania e da paz". Coincidentemente, na mesma data, em 19 de setembro, o comandante de operações aéreas e de defesa da Força Aérea do Equador, Alonso Espinosa, anunciou que o Equador receberá a partir de janeiro dois aviões Super Tucano, da Embraer, por mês, de um total de 24 aeronaves. A propósito, registro que, nessa época, o presidente equatoriano já utilizava um Legacy da Embraer.

antes do seu final. Na base aérea, pouco antes de embarcar, assisti, pela televisão, ao discurso de Rafael Correa. Chamou minha atenção, na fala do presidente equatoriano, uma frase que, num acesso de paranoia, mas à luz dos antecedentes, interpretei como referida a mim: "*Los cancilleres son muy aburridos*".

Na ida para Quito, havia feito a seguinte anotação:

11/8/2009 Aproveitei a viagem para conversar com Lula. Entre outros comentários, disse que poderia ser interessante sugerir ao Obama – a quem Lula expressara o desejo de telefonar durante a semana – que pedisse ele próprio uma reunião com a Unasul para tratar do tema [das bases militares na Colômbia] e restabelecer a confiança. Nada haveria de inédito numa iniciativa desse tipo, já que o próprio Obama solicitou um encontro com a Unasul em Trinidad e Tobago[92], o qual transcorrera de forma bastante positiva. Lula viria a usar essa ideia na intervenção que mudou o rumo dos discursos, até então acalorados, ao final da Cúpula da Unasul. [...] Honestamente não creio que se possa esperar que Obama venha a uma reunião na América do Sul, como chegou a sugerir nosso presidente. Mas não acho impossível que tome alguma iniciativa de efeito equivalente: por exemplo, uma reunião à margem da Assembleia Geral da ONU. O importante de um diálogo Estados Unidos-Unasul sobre esse tema será permitir entendimentos diretos com países como Venezuela e Equador em um contexto relativamente controlado. Assegurar que assim seja não será o menor dos desafios, caso a ideia prospere.

24/8/2009 Hoje, segunda-feira, recebo, em Brasília, o ministro equatoriano, Fander Falconí. É a primeira visita de natureza estritamente bilateral de uma alta autoridade de Quito ao Brasil após o episódio envolvendo o BNDES.[93] Coincidentemente, nosso ministro da Defesa está no Equador. De lá vai para a Colômbia. Embora esteja acompanhado do Marco Aurélio, há margem para confusão. Vamos ver.[94]

---

92 Nunca ficou totalmente claro o que o presidente dos Estados Unidos buscou ao pedir um encontro com a Unasul durante a Cúpula das Américas. Suspeito que a sugestão tenha sido feita por Thomas Shannon, que tinha uma visão muito aberta da maneira como Washington deveria defender seus interesses na região.

93 O embaixador brasileiro retornara a Quito cerca de dois meses depois, após a regularização dos pagamentos feitos pelo Equador ao BNDES. Levaria algum tempo para que a instituição voltasse a conceder empréstimos para o país, como registra matéria "Após três anos de briga, Brasil volta a investir no Equador", da jornalista Patrícia Campos Mello na *Folha de S.Paulo*, em 2012.

94 O presidente Lula havia enviado o ministro Nelson Jobim, da Defesa, e o seu assessor especial, Marco Aurélio Garcia, para manterem diálogo com autoridades de Quito e Bogotá sobre a questão das bases americanas na Colômbia. Embora Lula sempre insistisse na necessidade de que o ministro da Defesa atuasse em estreita coordenação comigo, essa missão de natureza "semidiplomática" do meu colega não deixava de me causar alguma preocupação. Ao final, como se verá nas anotações sobre Colômbia, houve convergência de opiniões e a unidade na condução da política externa ficou preservada.

25/8/2009 Ontem, recebi o ministro equatoriano, Fander Falconí.[95] Houve ainda o telefonema para Hillary Clinton. Falei com a secretária de Estado sobre a proposta de Lula de uma reunião de Obama com os líderes da Unasul, tema que eu havia tratado também com o chanceler equatoriano. Expliquei a importância que teria uma reunião desse tipo para manter o clima de confiança criado em Trinidad e Tobago[96] e a oportunidade para algum tipo de interlocução com Chávez, Correa e Evo. Soube depois, por nosso embaixador, que Hillary "adorou" a conversa e ligou logo para Obama, a fim de verificar a possibilidade de agendamento durante o período da AGNU (o que ela antecipou não ser muito fácil). Aguardaremos. [...]

Entre agosto e novembro de 2009, minhas anotações contêm várias referências ao Equador e ao presidente Correa a propósito da Cúpula de Bariloche da Unasul, e do seu seguimento em reuniões de ministros das Relações Exteriores e de Defesa. Em uma anotação de 28 de novembro, menciono a importância que o ministro Fander Falconí atribuía a um resultado positivo da reunião ministerial sobre o tema das bases na Colômbia. Refiro-me, em particular, à sua insistência no meu comparecimento ao encontro de Quito.[97]

Superada, por ora, a questão das bases, o Equador continuava a exercer com considerável militância a presidência da Unasul. Em uma nota de 22 de fevereiro 2010[98], referente à Cúpula da CALC no México, menciono, a propósito dos "conflitos e turbulências" da realidade sul-americana, os exageros do Equador na presidência da Unasul. Tinha em mente o papel proativo que Rafael Correa pretendia dar ao secretariado da entidade na canalização da ajuda dos países da América do Sul ao Haiti, que vivia então as consequências trágicas do terremoto de 12 de janeiro.

Minhas atenções, durante boa parte do ano de 2010, estiveram voltadas para outros temas, notadamente os esforços empreendidos com a Turquia em relação ao programa nuclear iraniano, o reconhecimento do Estado Palestino e, naturalmente, as questões internas do Mercosul. Assim, é já próximo ao final do ano que o Equador voltaria a aparecer nas anotações.

18/8/2010 [...] amanhã, recebo a visita do ministro equatoriano, Ricardo Patiño[99]. Pediu para ter conversa de meia hora privada comigo. Deve querer tratar de empréstimos bloqueados desde o episódio com o BNDES, ou, quem sabe, da presi-

---

95 É significativo que o chanceler do Equador tenha decidido vir ao Brasil dias antes de uma Cúpula da Unasul cujo tema principal era o das bases norte-americanas na Colômbia.
96 Referência à V Cúpula das Américas, realizada em Port of Spain. Como já referido, na ocasião, teve lugar, por solicitação do presidente Barack Obama, uma "minicúpula" entre os Estados Unidos e os países membros da Unasul.
97 Ver capítulo sobre Colômbia.
98 Ver capítulo sobre Venezuela.
99 Ricardo Patiño assumira a chancelaria em 20 de janeiro de 2010, em substituição a Fander Falconí.

dência da Unasul, que o Equador reluta a passar para a Guiana – o que obviamente não podemos aceitar.[100]

Correa "sequestrado"

1/10/2010 [...] Em que pesem a grande destruição e a pobreza onipresente em Porto Príncipe, esta teria sido uma viagem relativamente tranquila não fossem as chamadas que, a partir das 11h30 da manhã aproximadamente (hora do Haiti), comecei a receber sobre a situação no Equador. Evidentemente não podia me afastar dos compromissos que tinha no Haiti, mas nem por isso deixei de empenhar-me em uma rápida mobilização do Mercosul e da Unasul em torno da condenação da sublevação policial-militar contra o presidente Rafael Correa. Falei várias vezes com nosso embaixador em Quito, com o secretário-geral do Itamaraty, com o embaixador Simões, que estava em uma reunião do Mercosul em Manaus, e com o nosso embaixador na OEA. Também conversei brevemente com o ministro das Relações Exteriores equatoriano – que ficou muito grato com a minha chamada – e com o ministro argentino, que, em virtude de a secretaria-geral ser dirigida por Néstor Kirchner, saiu na frente das iniciativas da Unasul. Informei o presidente a respeito dos meus contatos, que ajudaram na coordenação das várias iniciativas. Parti de Porto Príncipe por volta das 18h30, hora local (20h30, hora de Brasília), sem saber ainda qual a evolução dos fatos. Até aquele momento, o presidente Correa continuava "sequestrado" em um hospital da polícia na capital. As bases aéreas em Quito e em Guayaquil estavam ocupadas por oficiais da aeronáutica equatoriana, que aparentemente apoiavam a sublevação. As forças armadas, apesar das afirmações positivas de seus chefes, permaneciam omissas.

Uma reunião de chefes de Estado da Unasul foi marcada às pressas em Buenos Aires. Na impossibilidade de Lula e eu mesmo comparecermos, pedi ao secretário-geral do Itamaraty, Antonio Patriota, que se dirigisse à capital argentina. Ainda tive que articular a obtenção de um avião da FAB para transportar o nosso vice-ministro. Quando aterrissamos em Boa Vista, o telefone do conselheiro Nilo Dytz, que me acompanhava, acusou a existência de mensagens. Uma delas dava conta de que um comando do exército conseguira libertar Rafael Correa, que falava naquele momento à mídia, já no palácio presidencial. A condenação rápida

---

100 Nada registrei sobre o que efetivamente foi conversado. Tampouco foi emitido comunicado conjunto ou outro documento com relato do encontro. A nota do Itamaraty anterior à visita, qualificada como encontro de trabalho, se limita a informar: "durante o encontro, deverão ser discutidos temas das agendas bilateral e regional, entre os quais o processo de consolidação da Unasul, a cooperação para a reconstrução do Haiti e as perspectivas de diálogo no âmbito da Organização do Tratado de Cooperação Amazônica (OTCA)".

da ação militar por todos os países da região (o Brasil, por meu intermédio, foi um dos primeiros a se expressar neste sentido) certamente contribuiu para um desenlace positivo da crise. Correa disse que não anistiará os rebelados. Conhecendo um pouco a personalidade impetuosa do presidente equatoriano, creio que alguma água ainda correrá sob esta ponte. Isso, entretanto, não diminui a gravidade do desafio às instituições democráticas, nem a importância da rápida mobilização que se conseguiu fazer.

Em 25 e 26 de novembro de 2010, realizou-se a IV Cúpula da Unasul, em Georgetown, referida no capítulo sobre Guiana. Das minhas anotações, constam comentários relevantes sobre o Equador, que transcrevo a seguir:

27/11/2010 [...] foi possível, entre outros temas, avançar e chegar a um acordo sobre um "protocolo de compromisso democrático", talvez o resultado mais importante da conferência. O protocolo prevê o desencadeamento de medidas a serem tomadas em caso de tentativas de golpe de Estado, tema sempre "quente" na região e cujo sentido de urgência foi realçado recentemente pelos acontecimentos no Equador. [...]

Na sessão plenária formal, falaram Rafael Correa, do Equador, que se despedia da presidência da Unasul, o presidente Jagdeo, da Guiana, que a assumia, e o presidente Lula [...]. O discurso de Rafael Correa foi essencialmente um largo relato dos feitos da Unasul durante a sua presidência, mesclado de algumas apreciações retóricas no seu estilo costumeiro. Um dos meus assessores observou que Correa não teria mencionado o fato de estar passando a presidência ao colega guianense. Se isto de fato ocorreu, o que eu não havia notado, poderia ser reflexo de certo ressentimento, a meu ver injustificado, do presidente equatoriano, por não permanecer à frente da Unasul.

Con Lula uno no se pelea

Essas anotações ficariam incompletas se não mencionassem a acentuada melhora nas relações entre Brasil e Equador desde a crise com o BNDES. Em parte, essa melhora deveu-se ao encaminhamento de situações específicas, mas também ao que poderia ser qualificado como o amadurecimento político do presidente Rafael Correa. Nos últimos anos em que estive no governo, como ministro da Defesa da presidenta Dilma Rousseff, visitei Quito a convite da ex-ministra das Relações Exteriores e então minha colega na Defesa, María Fernanda Espinosa. Na visita, em junho de 2013, tratamos da cooperação bilateral (inclusive a questão da manutenção dos Super Tucanos fornecidos pela Embraer) e de temas relacionados ao Conselho Sul-Americano de Defesa, entre os quais, como ponto mais significativo, o apoio do Brasil à criação da Escola Sul-Americana de Defesa, que teria sede em Quito.

 Por intermédio de Maria Fernanda, consegui, sem dificuldade, que o presidente Rafael Correa me recebesse para uma visita de cortesia, que acabou se transformando em uma substantiva conversa de cerca de duas horas. Não deixamos de relembrar, com o riso que o distanciamento possibilita, alguns episódios menos brilhantes das nossas relações. Ao longo da conversa, falamos de Chávez. Correa implicitamente procedeu a uma autocrítica. Lembrou o conselho do presidente venezuelano durante o período mais crítico da disputa sobre o BNDES. Na ocasião, Chávez teria dito a Correa, segundo ele próprio: "*Rafael, con Lula uno no se pelea; a Lula uno pide consejos*".

COLÔMBIA

Um encontro de fronteira

Para um jovem diplomata brasileiro, de formação eurocêntrica, pouco voltado para os nossos vizinhos, a Colômbia era sobretudo o nosso grande competidor nas exportações de café. Muitas anedotas corriam a respeito. Os dois países participaram ativamente da criação da Organização Internacional do Café, com o objetivo nunca plenamente alcançado de garantir alguma estabilidade nos preços dessa que era a principal fonte de divisas para ambos. Era, também, um país marcado pela violência política que encontrara expressão máxima no famoso *Bogotazo*[1]. Visitei a Colômbia pela primeira vez para uma reunião do Conselho Interamericano Econômico e Social (CIES), no início dos anos 1970, em uma época em que tratava dos temas econômicos na missão do Brasil junto à OEA. Passei cerca de duas semanas em Bogotá, sem praticamente me afastar do perímetro do hotel onde se realizava o encontro. O espectro da violência continuava a pairar sobre a capital colombiana, na visão, possivelmente exagerada, dos funcionários internacionais com os quais eu convivia. Com o tempo, duas outras características viriam a marcar a imagem internacional do país: um poderoso movimento guerrilheiro e as máfias ligadas ao narcotráfico. Para não ficar em aspectos negativos, um escritor colombiano, Gabriel García Márquez, recebeu o prêmio Nobel da Literatura em 1982. Antes disso, já se havia tornado o mais conhecido e lido ficcionista latino-americano. O "realismo mágico" de García Márquez ficou "colado" à visão que muitos europeus e norte-americanos passaram a ter da América Latina e de sua cultura. Mais adiante, neste capítulo, menciono as circunstâncias em que conheci esse grande romancista, a quem não faltava visão política e capacidade crítica.

Somente voltaria à Colômbia na condição de ministro das Relações Exteriores do governo Itamar. Fiz isso a convite da ministra Noemi Sanín de Rubio, uma

---

1 A expressão "Bogotazo" refere-se aos numerosos protestos ocorridos em Bogotá em 9 de abril de 1948, em resposta ao assassinato do líder do Partido Liberal e então candidato a presidente, Jorge Eliécer Gaitán.

política de perfil conservador, mas com grande talento para as relações humanas. O marco mais importante desse período foi a criação da Comissão de Vizinhança a que me refiro mais adiante, em uma de minhas primeiras anotações.

Um episódio marcou especialmente a aproximação entre Bogotá e Brasília: o encontro entre os presidentes Itamar Franco e César Gaviria[2] na fronteira entre Tabatinga e Letícia, em 22 de janeiro de 1994. Na ocasião, Itamar proferiu discurso,[3] em que sintetizou a visão que tínhamos na época de como as relações com a Colômbia se inseriam no contexto mais amplo de nossa política externa. Itamar deu grande ênfase à conclusão da Rodada Uruguai do GATT,[4] que enquadraria os desenvolvimentos da América do Sul na área comercial. Fez questão, ainda, de pontuar a importância que atribuía à proposta da ALCSA, não só como mecanismo de integração, mas como foro de concertação dos países sul-americanos para as eventuais negociações com os Estados Unidos.[5] Lembrou, a propósito, "a boa receptividade" à proposta durante a recém-concluída reunião do Conselho do Mercosul.[6] É especialmente relevante que o tenha feito dirigindo-se ao presidente colombiano, já que Bogotá se mostrara inicialmente reticente à ideia de uma área de livre-comércio exclusivamente sul-americana. No plano bilateral, destacou a assinatura do memorando de entendimento para a criação da Comissão de Vizinhança Brasileiro-Colombiana.[7] Assinalou, a propósito, medidas de proteção ao meio-ambiente amazônico e às populações indígenas.

Ao reler o discurso, noto que Itamar mencionou minha visita a Bogotá no final de 1993, em retribuição à que a ministra Noemi Sanín havia feito ao Brasil no ano anterior. Guardo poucas lembranças dessa viagem. Além do memorando

---

[2] César Gaviria foi presidente da Colômbia de 1990 a 1994 e secretário-geral da Organização dos Estados Americanos de 1994 a 2004. Eu voltaria a interagir com ele sobretudo em função da crise venezuelana de 2003/2004.

[3] Ver MINISTÉRIO DAS RELAÇÕES EXTERIORES. *Resenha de Política Exterior do Brasil*, 1º semestre de 1994.

[4] A Rodada Uruguai viria a ser concluída com os Acordos de Marraquexe, em abril de 1994.

[5] Vale citar o parágrafo correspondente: "assinalei [...], por ocasião do último encontro presidencial do Grupo do Rio, que o Brasil visualiza a formação, ao longo dos próximos dez anos, de uma área de livre-comércio sul-americana. [...] A projetada área de livre-comércio [...] facilitará a aproximação das iniciativas sub-regionais de integração na América do Sul com o NAFTA, com o Mercado Comum Centro-Americano e com a Comunidade do Caribe". *Op. cit., loc. cit.*

[6] É o seguinte o trecho do *Comunicado conjunto de los presidentes de los paises del Mercado Comun del Sur* (17 de janeiro de 1994), de Colonia de Sacramento, a que fez referência o presidente Itamar Franco: "los Presidentes consideraron la propuesta del Gobierno de Brasil, formulada en la reunión de Santiago de Chile del Grupo de Rio, para conformar un area de libre comercio de America del Sur. A tal fin apoyaron la convocatoria a una conferencia que tendrá lugar en el transcurso del presente año, destinada a definir las modalidades e instrumentos necesarios para la conformación de dicha area". Ver MINISTÉRIO DAS RELAÇÕES EXTERIORES. *Resenha de Política Exterior do Brasil*, 1º semestre de 1994.

[7] Trato do processo interno relativo à criação da comissão mais adiante, nas reminiscências que constam dos meus "Cadernos de Londres".

de criação da Comissão de Vizinhança, recordo a sessão protocolar de discursos e condecorações na sala do palácio que fora ocupado por Bolívar.

Como curiosidade, cito dois pequenos incidentes. Por insistência do nosso embaixador, Alberto da Costa e Silva, fui à sede de nossa missão diplomática, onde pude constatar os danos materiais causados por uma explosão à bomba dias antes, nas cercanias do prédio. Pude ver estilhaços dos vidros que chegaram ameaçadoramente à escrivaninha do embaixador. Não havia razões para imaginar que a nossa missão fosse alvo de um atentado, mas a visita serviu para mostrar graficamente que a instabilidade e a violência continuavam a ser marcas da realidade política colombiana. Outro fato curioso esteve ligado à escala que obrigatoriamente o avião da FAB veio a fazer em uma localidade da Amazônia colombiana, Villavicencio. Devido a um mal-entendido sobre o pagamento de combustível, acabamos ficando – eu com meus dois assessores[8] – algumas horas em uma acanhada base controlada pelas forças armadas colombianas. Chegamos a ensaiar um breve passeio pelos arredores da minúscula sede, logo interrompido pelo som de disparos. Somente depois fiquei sabendo que a área próxima à base tinha forte presença das FARC.

A ministra colombiana voltaria a Brasília para uma breve visita, na sequência de uma Assembleia Geral da OEA realizada em Belém do Pará, no início de junho de 1994. O próprio presidente Gaviria fora eleito para o cargo de secretário-geral da OEA meses antes. A visita foi uma espécie de despedida da ministra Noemi Sanín, durante cuja gestão houve avanços importantes no relacionamento bilateral. Durante o governo Itamar, eu voltaria à Colômbia uma última vez para a Cúpula Ibero-americana realizada em Cartagena das Índias. O aspecto mais importante de nossa participação na cúpula teve a ver com a situação de Cuba, naquela época, poucos anos depois do fim do comunismo na Europa Oriental e a da dissolução da União Soviética, muito isolada não só na região, mas no mundo. Itamar fez, a propósito de Cuba, na presença dos líderes, inclusive o próprio Fidel Castro, uma breve intervenção, com base em um texto que eu rabiscara rapidamente, após algumas intervenções agressivas, notadamente pelo presidente argentino, Carlos Menem. Em essência, Itamar propunha, em seu discurso, uma intensificação do diálogo com Havana, substituindo a política de confrontação por uma atitude cooperativa.

À margem da Cúpula de Cartagena, pude observar que Bogotá, a despeito da aproximação com Brasília, decidira apoiar a candidatura do presidente mexicano, Carlos Salinas de Gortari, à Organização Mundial de Comércio, o que contrariava nossos planos de uma eventual postulação em favor do então

---

8   Estavam comigo no pequeno jato da FAB meu chefe de gabinete, embaixador Affonso de Ouro Preto, e Mauro Vieira, que ostentava o pomposo título de "introdutor diplomático", uma espécie de secretário particular, misto de encarregado do protocolo ministerial. Normalmente, nessas viagens pela América do Sul, me acompanhava também o embaixador Fernando Reis, subsecretário político.

ministro da Fazenda, Rubens Ricupero. Afinal, por motivos diversos, nenhum dos dois nomes se consolidou, mas foi com certa decepção que recebi a notícia da atitude da chancelaria colombiana.

Os trabalhadores saíram satisfeitos

Minha primeira anotação sobre Colômbia nos "Cadernos de Londres" diz respeito à posição do país sobre a reforma do Conselho de Segurança, tema que, como já tive oportunidade de referir aqui, dominou boa parte do meu tempo e atenção durante o período em que fui representante permanente do Brasil junto às Nações Unidas em Nova York. Trata-se de trecho de uma comunicação enviada informalmente de Genebra sobre a reforma do Conselho de Segurança, que foi objeto de referência em outros capítulos. Seguem outras anotações sobre aspectos diversos do relacionamento com Bogotá.

19/4/2000 [...] Mesmo a Colômbia não se sente atraída pela ideia de uma "rotação regional permanente"[9] da qual ela pressente que seria excluída em benefício de México e Argentina. (As resistências da Colômbia sobre novos membros permanentes parecem centrar-se, sobretudo, na questão do veto, o que poderia ser remediado na forma preconizada por Razali.)[10] [...]

16/6/2000 Hoje devo ser eleito, como candidato único, para presidente do Conselho de Administração da OIT. Ainda luto para aprender os detalhes operativos da organização, mas já terei que enfrentar (na realidade comecei a fazê-lo ontem) um problema sério: a ameaça de voto sobre a criação de uma comissão de inquérito sobre liberdade de expressão e segurança pessoal dos trabalhadores na Colômbia.[11] A questão é saber se é possível evitar o voto e encaminhar uma solução que

---

9 Não seria o caso de discorrer aqui sobre as várias fórmulas levantadas na longínqua década de 1990 para eventual reforma do Conselho. A ideia de membros rotativos representando diversas regiões do mundo em desenvolvimento contrastava com a natureza efetiva da "permanência" reivindicada pelos dois países desenvolvidos, Japão e Alemanha.
10 Sobre o projeto Razali e seu autor, o embaixador Razali Ismail, ver AMORIM, 2015a.
11 A violência endêmica contra trabalhadores na Colômbia era um tema constante na agenda do Conselho de Administração da OIT. A questão que se colocava era a de saber se era possível manter o assunto como objeto de diálogo com o governo – e, portanto, sob a égide da "cooperação" – ou se o tema deveria ser tratado sob artigo cujo pressuposto era a condenação do país em questão. As tratativas, que envolveram o ministro do Trabalho colombiano, um homem razoavelmente aberto, evitaram que Bogotá fosse objeto de "execração pública" e, ao mesmo tempo, possibilitaram a criação de um mecanismo, que tinha mais probabilidade de melhorar a situação efetiva dos trabalhadores colombianos do que uma condenação de valor essencialmente retórico.

acomode os colombianos, sem que a OIT perca a credibilidade. O diretor-geral da OIT, o chileno Juan Somavía, também está empenhado. Vamos ver.

17/6/2000 Reunião do Conselho de Administração foi bem-sucedida. Com algum esforço, começado na véspera, sobretudo junto aos trabalhadores – cujo *spokesman* é um sindicalista membro da Câmara dos Lordes do Reino Unido, Lord Brett –, foi possível chegar-se a uma solução de consenso. A sessão não deixou de ter seus momentos de suspense, com os trabalhadores ameaçando pedir voto e acusando os empregadores de *"filibustering"*[12]. A situação chegou a complicar-se, devido a uma lamentável falha do secretariado, que não havia previsto interpretação a partir de 15h30. Afinal, os problemas foram contornados e a fórmula – sugerida por Juan Somavía – e que consistia em ter um "representante especial" da OIT para "cooperar e verificar" terminou sendo aceita. Conforme disse em fax que enviei ao presidente da República, no qual também o cumprimentava pelo prêmio Príncipe das Astúrias, os trabalhadores saíram satisfeitos e os colombianos, gratíssimos.

Um país misterioso

19/6/2000 Sobre Colômbia: como já anotei antes, a América do Sul foi uma prioridade (não só conceitual, mas prática) na minha curta gestão como ministro do governo Itamar Franco. O lançamento da ideia de uma área de livre-comércio sul-americana (ALCSA) foi a expressão maior dessa prioridade. Embora a falta de tempo, entre outras circunstâncias, tenha prejudicado o aprofundamento da iniciativa, continuo a ver na ALCSA um projeto realista e lógico. Aliás, a próxima Conferência de Presidentes da América do Sul (talvez o ato mais importante do atual governo em política externa) confirma a importância dessa mudança de ênfase (América Latina/América do Sul).

Também no plano das relações bilaterais procurei fazer com que essa prioridade sul-americana se traduzisse em realidades. [...] Sobre Venezuela, creio já haver falado[13] [...]. A Colômbia é um país mais misterioso, de atitudes menos claras e abertas que o seu vizinho a leste. À época em que estive à frente do Itamaraty, a Colômbia dispunha de um trunfo especial: uma encantadora ministra, hoje potencial candidata a presidente, segundo dizem: Noemi Sanín de Rubio. Noemi, que sabia utilizar seu "charme", tinha inúmeros "fãs" no Brasil, a começar pelo presidente Itamar. [...] Noemi esteve no Brasil mais de uma vez e eu fui à Colômbia em visita oficial (além do encontro de fronteira Itamar/Gaviria em Letícia/Tabatinga).

---

12 Prática obstrucionista comum no Senado norte-americano.
13 Ver "Venezuela".

O principal impulso que foi dado nessa época ao relacionamento bilateral foi a criação da Comissão de Vizinhança e Integração. Ignoro como anda hoje, mas o projeto, que envolvia contatos regulares de vários setores governamentais e empresariais, pareceu interessante e por isso, resolvi apoiá-lo. O impulso vinha, sobretudo, do lado colombiano. Foi um dos primeiros assuntos que a chanceler me mencionou, ainda quando eu era ministro interino, e nos encontramos na posse do presidente Wasmosy[14], do Paraguai, em agosto de 1993. Como o tema se encaixava perfeitamente na minha linha de prioridades, tratei de tocá-lo adiante. Dei instruções nesse sentido a meus colaboradores. Mas cada vez que me encontrava com a ministra colombiana, constatava, por suas expressões de frustração, que o projeto não havia caminhado do nosso lado. Finalmente, depois de ter esgotado os pedidos de explicações em Brasília, resolvi falar diretamente com o nosso embaixador em Bogotá, diplomata experiente e intelectual respeitado, Alberto da Costa e Silva[15]. Foi só aí que me dei conta de que o que estava impedindo a finalização do acordo era uma risível (se não fosse obstrutiva) preocupação com território/espaço burocrático. O nosso Departamento das Américas, que conduzia o tema, não queria a palavra "integração" no título do acordo, não porque tivesse alguma objeção substantiva, mas porque temia perder o controle das relações com a Colômbia para o Departamento de "Integração" da América Latina, que fazia parte da área econômica. Esse obstáculo ridículo foi removido e Noemi e eu assinamos o acordo quando fui a Bogotá para, entre outras coisas, transferir a secretaria da Conferência Ibero-americana.[16] Para a seção brasileira da comissão, nomeei Geraldo Holanda Cavalcanti, embaixador aposentado e de renome (ex-embaixador na Unesco, CEE e México) – que fora meu chefe na Assessoria Especial do ministro Antônio Azeredo da Silveira, o "Silveirinha". Os colombianos indicaram uma mulher igualmente inteligente e dinâmica, Marta Lucía[17], que, ano passado, reencontrei em Lausanne, como ministra do Comércio.

A par desses avanços simbólicos, com potencial de desenvolvimento a ser aproveitado, a Colômbia era menos receptiva que a Venezuela aos acenos do Brasil. Nunca revelou entusiasmo pela ALCSA e, nas conversas sobre Conselho de Segurança, sempre teve um pé atrás. Foi minha amiga Noemi que, ao apagar das luzes da gestão

---

14 Juan Carlos Wasmosy foi presidente do Paraguai de 1993 a 1998, pelo Partido Colorado.
15 Diplomata de carreira, Alberto da Costa Silva tem importante trajetória literária, sobretudo em estudos de temas africanos. Serviu em variados postos e, especialmente na América Latina, foi embaixador na Colômbia e no Paraguai. É atualmente membro da Academia Brasileira de Letras.
16 A última cúpula havia sido realizada em Salvador, na Bahia, pouco antes da minha posse como ministro. A seguinte estava programada para Cartagena.
17 Marta Lucía Ramírez foi ministra de Comércio Exterior da Colômbia de 1998 a 2002 e ministra da Defesa de 2002 a 2003. No momento de indicação para a comissão, Marta Lucía era vice-ministra de Comércio, sob a chefia de Juan Manuel Santos, futuro presidente da Colômbia. Atualmente é vice-presidenta da Colômbia.

Gaviria e em que pese nosso apoio ao presidente colombiano para a Secretaria-geral da OEA, quem lançou o nome do presidente mexicano Carlos Salinas de Gortari para o cargo de diretor-geral da OMC, mesmo sabendo que tínhamos interesse na indicação do embaixador Rubens Ricúpero para esse posto. Mas essa já é outra história.

É a ALCSA!

1/9/2000 Ontem e hoje, realiza-se em Brasília a 1ª Reunião de Presidentes da América do Sul. O evento, cujo significado político não escapa aos comentaristas internacionais (foi a abertura do noticiário da BBC desta manhã), tem tido justa repercussão na imprensa internacional. O *Financial Times* dedica à cúpula um longo artigo do correspondente no Brasil. A revista *The Economist* desta semana também publicou matéria sobre essa "virada" afirmativa da política externa brasileira. Embora o mérito da convocação da cúpula caiba, sem dúvida, ao atual governo e ao próprio presidente (o ministro, segundo observação que ouvi de colega bem-informado, a teria abraçado a contragosto), seria correto lembrar que foi durante o governo Itamar Franco que se procurou lançar as bases para o que denominei na época de "Construção da América do Sul"[18], através da ALCSA. A iniciativa ocorreu em reunião do Grupo do Rio, em Santiago, e foi retomada por mim (inclusive em reunião ministerial da ALADI, em fevereiro de 1994) e pelo presidente em várias ocasiões. Enfrentei, na ocasião, além de dificuldades e desconfiança externas (Chile, parceiros do Mercosul, Colômbia, por motivos diversos), resistências internas, ora com justificações políticas (prioridade do Mercosul, que era indiscutível, mas não impeditiva, a meu ver), ora puramente burocráticas e técnicas (falta de pessoal, complexidade dos acordos da ALADI etc.). Depois, já no governo FHC, foi colocada de lado, possivelmente por trazer a marca da gestão anterior ou porque (segundo ouvi certa vez) "cutucava a onça (os Estados Unidos) com vara curta". Poderíamos ter avançado muito mais se quiséssemos e hoje estaríamos consagrando o lançamento da ALCSA – o que ainda é um projeto (?) algo distante. Nada disso tira o mérito da iniciativa atual de promover uma cúpula sul-americana, nem diminui seu alto significado político.

No jantar que me ofereceu o nosso embaixador em Tóquio[19], Fernando Reis, recordamos como a ideia surgiu em reunião no meu gabinete. Fernando lem-

---

18 Publiquei artigo com esse título no *Jornal do Brasil* de 25 de setembro de 1994.
19 Durante minha segunda passagem por Genebra, me coube presidir, pela segunda vez, a Conferência do Desarmamento. Por essa razão e, em função do protagonismo do Brasil na Conferência de Revisão do TNP, no ano 2000, fui convidado para um seminário sobre a questão nuclear no Japão, coordenada pelo meu ex-colega na ONU, Hisashi Owada.

brou-se da expressão "gattiana", que então utilizei para caracterizar a área de livre-comércio: *substantially all trade*. É com certa nostalgia (por não ser partícipe da iniciativa atual), mas também com a sensação positiva de ver minhas ideias frutificarem, que acompanho, à distância, a realização deste evento-marco da nossa política externa. Já cumprimentei o presidente uma vez, quando tive conhecimento da ideia. Devo fazê-lo de novo agora que ela se concretizou. [...]

Voltaria a tratar de Colômbia em uma anotação do dia seguinte, entremeada com o tema do desarmamento, no qual eu estava especialmente concentrado:

2/9/2000 Clinton anunciou ontem que deixaria a decisão sobre National Missile Defense (NMD) para o seu sucessor. Infelizmente, para a presidência brasileira da Conferência sobre Desarmamento (CD)[20], a notícia chegou muito tarde. [...] O anúncio de Clinton eclipsou um pouco o noticiário sobre a reunião de Brasília, que, mesmo assim, continuou a ter alguma cobertura, centrada, porém, no Plano Colômbia[21] e na reação dos vizinhos. De certa forma, os temores e preocupações com o envolvimento militar norte-americano na luta contra a guerrilha colombiana terminaram por dar mais realce à cúpula. Não li o comunicado final, mas as notícias de rádio e TV davam conta da intenção de FHC de criar uma área de livre-comércio (se entendi bem) até 2002. É a ALCSA!

Lula tem condições políticas e morais para telefonar a Bush

Minhas anotações sobre Colômbia nos "Cadernos de Londres" encerram-se aqui. Na posse do presidente Lula, Bogotá fez-se representar, segundo os registros da mídia, pelo vice-presidente, Francisco Santos Calderón. Não guardo na memória qualquer traço de sua presença entre nós. O presidente Álvaro Uribe não tardaria em visitar o Brasil, o que fez em março de 2003.

---

20 Em agosto de 2000, presidi a CD. O NMD era o programa antimísseis dos Estados Unidos, que serviu de motivo ou pretexto para que a China não se juntasse ao consenso, construído sob a presidência brasileira, de um programa de trabalho para a CD, o que superaria antigo impasse.

21 Concebido no governo de Andres Pastrana, o Plano Colômbia efetivou-se em 2000 como um programa de ajuda dos Estados Unidos destinado a combater os cartéis de drogas e grupos insurgentes na Colômbia, e a promover medidas de estímulo ao desenvolvimento econômico. O plano foi alvo de várias críticas, sobretudo em razão de danos socioambientais e da presença militar norte-americana em território colombiano.

8/3/2003 Breve anotação acerca das conversas de ontem entre Lula e Uribe, que certamente não figurarão em qualquer relato oficial. Ao final do almoço de trabalho (que se seguiu a uma reunião privada, num total de quase quatro horas), o presidente colombiano chamou-me à parte para dizer que tinha que conversar com Lula sobre o Iraque, ponto em relação ao qual não conseguiríamos acordo em texto do comunicado conjunto. Uribe disse ao presidente que, independentemente de comunicado, achava que Lula tinha as "condições morais e políticas" para telefonar a Bush e expor suas ideias de como evitar a guerra. Aproveitei para detalhar um pouco o "tripé" e a possibilidade de carta de Lula a Kofi Annan.[22] Como Lula houvesse demonstrado certa reticência em telefonar a Bush, arriscando-me um pouco, disse a Uribe que talvez ele pudesse telefonar ao presidente norte-americano e transmitir que o Brasil (ou mais precisamente o presidente Lula) "tem boas ideias a respeito do assunto". Isso talvez levasse Bush a ligar para Lula. Uribe disse-me que faria seus contatos. De concreto, a conversa valeu pela concordância (que pude confirmar à noite na base aérea, quando Lula partia para fim de semana em São Paulo) do presidente em enviar carta a Kofi Annan, a quem verei, se tudo correr como planejado, na terça-feira próxima. Apesar de ser um sujeito duro e um tanto obcecado, Uribe revelou na conversa boa dose de percepção política.[23]

Outro ponto interessante foi a ideia de embargo de armas a todos os movimentos clandestinos na Colômbia. Apresentei a sugestão e Uribe gostou. Vamos ver como evolui.

Como tantas outras nesse período, a visita de Uribe consistiu essencialmente em um encontro de trabalho, com pouco protocolo. As conversas, como viria a ocorrer com frequência, transcorreram no meu gabinete, no Itamaraty, que Lula parecia apreciar especialmente. Foram discutidos temas bilaterais e atitu-

---

22 A preocupação com o Iraque e os passos tomados são objeto do capítulo "Primeiros passos: Iraque", in: AMORIM, 2013. A entrega da carta a Kofi Annan ocorreu por ocasião da instalação do Tribunal Penal Internacional, em março de 2003, na Haia. O "tripé", núcleo da carta ao secretário-geral da ONU, e também objeto de conversas posteriores minhas com Colin Powell, consistia essencialmente dos seguintes elementos: saída de Saddam Hussein do poder (com alguma forma de proteção da sua integridade física); retomada das inspeções da ONU; e abandono gradual das sanções econômicas.

23 Um dos temas delicados no diálogo com Uribe era a questão do terrorismo. Embora condenando atos de terror, o Brasil não aceitava a designação das FARC como organização terrorista. A própria ONU nunca o fizera. A preocupação nossa era não fechar todas as portas para uma eventual negociação, que, afinal, acabaria ocorrendo já sob o sucessor de Álvaro Uribe. Daí a redação cuidadosa, com referências explícitas à ONU, nos dois parágrafos dedicados ao tema no comunicado conjunto da visita. Ver MINISTÉRIO DAS RELAÇÕES EXTERIORES. *Resenha de Política Exterior do Brasil*, 1º semestre de 2003.

des em relação a assuntos mais amplos[24], como as negociações da ALCA. Nesse tópico, a Colômbia se alinhava, de modo geral, às posições norte-americanas. Aos poucos, foi ficando claro que a preocupação colombiana era, sobretudo, preservar as preferências de que o país gozava no âmbito do ATPDEA, cujo término já fora anunciado pelos Estados Unidos. A anotação reproduzida acima deixa claro que a visita de Uribe teve lugar no momento em que a iminência da invasão do Iraque ocupava alta posição entre as nossas prioridades. O governante colombiano tinha visível preocupação em evitar qualquer referência a tema que pudesse irritar Washington.

Um pensamento lúgubre

A atitude de Uribe em relação à integração da América do Sul era ambivalente. O presidente colombiano convidou Lula a participar da Cúpula da Comunidade Andina em Medellín, em junho de 2003. Esse não era um fato menor. Tratava-se da primeira vez que um presidente brasileiro participava de evento similar. De alguma maneira, o convite de Uribe sinalizava a constituição de um foro político de toda a América do Sul. Isso ainda era mais significativo quando se tem em conta a proximidade de Bogotá com Washington. Na narrativa "CASA: origens da Unasul"[25] conto com algum detalhe a visita de Lula a Medellín, o encontro bilateral que manteve com Uribe e sua participação na cúpula andina. Não resisto à tentação de reproduzir um pequeno trecho, ilustrativo do clima psicológico que cercou a viagem:

> [...] a viagem a Medellín [...] [não era] especialmente atraente. [...] A cidade colombiana tinha fama de ter sido sede de um dos mais poderosos cartéis do narcotráfico e [...] a situação de segurança do país continuava precária. [...] Ao desembarcarmos no aeroporto, não distante de plantações de flores, incentivadas [...] [pelo ATPDEA,] entramos em uma van blindada. [...] Já havia escurecido quando o

---

24 O comunicado conjunto da reunião abordou temas variados da cooperação bilateral. Mencionou a Comissão de Vizinhança, criada ao tempo em que eu fora ministro de Itamar, e salientou temas como combate ao terrorismo "em conformidade com a Carta das Nações Unidas", narcotráfico, integração sul-americana (negociações CAN-Mercosul)". Especialmente interessante, como prenúncio do Conselho de Defesa da Unasul/CDS, o comunicado destaca a necessidade de cooperação entre ministros da Defesa da América do Sul, no contexto da preparação para a Conferência de Segurança Hemisférica, a realizar-se no México, e estipula que o ministro da Defesa do Brasil convidaria seus colegas sul-americanos para um encontro no Rio de Janeiro, em abril. Ver MINISTÉRIO DAS RELAÇÕES EXTERIORES. *Resenha de Política Exterior do Brasil*, 1º semestre de 2003.

25 Ver AMORIM, 2013.

veículo iniciou o percurso em uma estrada estreita, repleta de quebra-molas, o que o tornava alvo fácil para um atentado [...]. Soldados colombianos postados ao longo da estrada, de duzentos em duzentos metros, não chegavam a inspirar confiança. [...] Um pensamento lúgubre me ocorreu: se algum disparo atingisse o nosso presidente, [...] melhor seria que eu fosse alvejado junto. [...] Nessa hipótese fatídica, não teria que me explicar [ao povo] [...] por ter posto a vida de Lula em risco de forma tão irresponsável.

Durante a cúpula, além de temas de integração, o posicionamento da região frente à ALCA foi objeto de discussão. A maioria dos países, inclusive a Colômbia, favorecia a negociação, ainda que compreendendo as cautelas brasileiras. As conversas bilaterais com Uribe ficaram para a manhã seguinte. O presidente colombiano manifestou grande interesse em expandir o comércio bilateral, altamente desequilibrado em nosso favor, e em atrair investimentos brasileiros. Nessas conversas, Uribe aproveitava para expor sua posição dura em relação às guerrilhas da FARC e do ELN[26]. Buscava, assim, justificar perante o colega brasileiro as ações repressivas contra os "movimentos terroristas"[27]. Lula, por sua vez, sem desconhecer a competência soberana do governo colombiano, apontava a necessidade de diálogo com vistas a uma solução definitiva dos conflitos internos da Colômbia.

Em contraste com a abertura do presidente colombiano, seu ministro de Comércio, Jorge Humberto Botero, resistiu, por muito tempo, à negociação do acordo comercial entre a Comunidade Andina e o Mercosul. Recordo, especialmente, de uma longa discussão em que cheguei a mostrar minha surpresa ante a incoerência da classe empresarial colombiana, que parecia temer a competição dos industriais brasileiros e não via problema diante dos muito mais poderosos interesses norte-americanos[28]. Foi com dificuldade que finalmente chegamos ao acordo de livre-comércio com a Colômbia, no âmbito do Acordo-quadro CAN-Mercosul.

---

26 As Fuerzas Armadas Revolucionárias de Colombia – Exército del Pueblo (FARC-EP) foram um grupo guerrilheiro que atuou entre 1964 e 2017. Na sequência de acordo de paz com o governo colombiano, em 2016, o grupo pôs fim às suas atividades paramilitares e passou a atuar politicamente. O Exército de Liberación Nacional (ELN) é um movimento armado que atua desde 1964. Houve tentativas de negociação de paz entre o grupo e o governo colombiano, que foram suspensas.

27 A Colômbia, que continuava a ser palco de atentados, considerava as FARC e o ELN como grupos terroristas. Na ausência de uma designação da ONU nesse sentido, o Brasil evitava essa qualificação.

28 Essas peripécias estão referidas em algum detalhe no capítulo "CASA: origens da Unasul", no meu livro *Breves narrativas diplomáticas*, 2013.

Posição oscilante de Uribe

Àquela época, meu foco principal de interesse era a integração na América do Sul. Ao mesmo tempo, buscava, se não uma verdadeira coordenação, pelo menos a aceitação de diferenças nas negociações da ALCA. Sob este segundo aspecto, a Colômbia (diferentemente do México, por exemplo) não nos causou problema, sem insistir em fórmulas que nos incomodavam e direcionando seu interesse no comércio com os Estados Unidos para um acordo bilateral. Apesar da atenção votada para esses dois temas, eu não deixava de me interessar, também, pela contribuição que o Brasil pudesse dar para o encaminhamento do conflito entre Bogotá e os movimentos guerrilheiros.

23/8/2003 Rio de Janeiro. Conversa Lula-Kofi Annan. [...] Agradeceu sobre Colômbia e Venezuela (referência à disposição brasileira para ajudar nas conversações). Risco de escalada; posição oscilante de Uribe (mais ou menos ONU; região/Estados Unidos).

Essa anotação esquemática, feita por ocasião da vinda do secretário-geral da ONU para o velório de Sérgio Vieira de Mello[29], em meio a outras referências, reflete o interesse que o Brasil vinha demonstrando em contribuir para a solução do grave conflito interno do nosso vizinho. De maneira algo críptica, a anotação contém uma referência à posição oscilante de Uribe em relação ao papel da ONU. A menção de Kofi Annan à ajuda brasileira se reportava a diálogos que tivemos sobre o tema, inclusive sobre a hipótese de que eventuais negociações entre as FARC e a ONU pudessem ocorrer em território brasileiro.

Nosso interesse pelo tema fica patente também com o registro, em minha agenda, de uma visita que recebi do ex-presidente colombiano Ernesto Samper no dia 20 de agosto. Infelizmente não tomei notas sobre o conteúdo da conversa, que certamente versou sobre a possibilidade de uma solução negociada para o conflito que assolava o país havia décadas. Minhas anotações sobre o tema são vagas e esparsas. Registro, de memória, um encontro que tive com o assessor especial do secretário-geral da ONU para a Colômbia, James LeMoyne, em Cartagena, em 15 de setembro, na véspera das comemorações do 40º aniversário da Organização Internacional do Café, que contaram com a presença de Uribe e de Lula. O meu encontro com LeMoyne ocorreu, de forma muito

---

29 Nomeado alto comissário da ONU para Direitos Humanos em 2002, Sérgio Vieira de Mello veio a falecer de forma trágica em 2003, vítima de um atentado que matou 22 pessoas, quando chefiava a missão da ONU no Iraque.

discreta, no hotel em que eu estava hospedado.[30] Na ocasião, meu interlocutor descreveu sumariamente o estágio dos entendimentos para a realização de conversas entre a ONU e as FARC, centradas essencialmente em temas humanitários. Esses entendimentos tiveram sequência com a cooperação do Ministério da Defesa brasileiro, à época chefiado pelo embaixador José Viegas, que chegou a designar uma área onde poderiam realizar-se as eventuais conversas. A reunião FARC-ONU, entretanto, acabou não ocorrendo. A impressão que tive na época – realçada pelas dificuldades mencionadas pelo funcionário da ONU – foi de que as FARC se desinteressaram do encontro à medida que foi ficando claro que ele se realizaria em local afastado dos grandes centros, em condições pouco propícias a uma ampla repercussão de opinião pública.

Era como se concordássemos em discordar

Em uma anotação feita em 4 de outubro de 2003, cuja íntegra está reproduzida no capítulo sobre o Peru, expresso a minha decepção com a saída da Colômbia, sob pressão norte-americana, do G-20, grupo liderado pelo Brasil que tivera papel importante na Conferência Ministerial da OMC em Cancún. Apesar de ressentirmos o baque diplomático, da mesma forma que com Lima, o fato não chegou a abalar a boa relação que tínhamos com o governo colombiano, nem diminuiu o ânimo deste em relação à integração sul-americana.

No primeiro semestre de 2004, os contatos entre Brasília e Bogotá continuaram intensos. Além de encontros à margem de reuniões internacionais, como as Assembleias Gerais da OEA e a Cúpula das Américas, de Monterrey, merecem registro as visitas ao Brasil da chanceler colombiana, Carolina Barco[31] (10 de março) e do presidente Uribe (21 e 22 de junho). Os temas de cooperação fronteiriça, combate ao narcotráfico, segurança e defesa continuaram a ocupar importante espaço na agenda, da mesma forma que o apoio aos acordos comerciais entre a Comunidade Andina e o Mercosul, sobretudo depois de superadas as já

---

30 Duas semanas antes, a mídia brasileira reportou as tratativas de LeMoyne. Citando o jornal colombiano *El espectador*, a *Folha de S.Paulo* publicou matéria em que informa: "O Brasil poderia abrigar proximamente um encontro entre representantes da ONU e das FARC para discutir soluções para o conflito na Colômbia. [...] o enviado especial da ONU para a Colômbia, James LeMoyne, estaria em comunicação constante, por e-mail, com o porta-voz e ex-negociador das FARC, Raúl Reyes, para viabilizar o encontro. Em entrevista à Folha publicada na semana passada, Reyes disse que a ONU havia sugerido uma reunião com as FARC no Brasil". A matéria prossegue com a citação de uma nota do Itamaraty: "[...] 'O Brasil está sempre disposto a dar uma contribuição para uma solução negociada e que respeite a soberania', disse Amorim. 'Caso haja uma solicitação formal por parte da Colômbia e da ONU, examinaremos essa solicitação'". Ver "FARC e ONU podem se reunir no Brasil, diz jornal". *Folha de S.Paulo*, 1 de setembro de 2003.
31 Ministra das Relações Exteriores da Colômbia de 2002 a 2006.

mencionadas resistências do ministro do Comércio. Progressivamente, ficava claro que o afastamento colombiano do G-20 da OMC não significava menor ênfase à integração sul-americana. Mais importante: não se sobrepunha ao desejo de Uribe de desenvolver uma forte aproximação com o Brasil. Em relação a outro tema potencialmente polêmico, o das FARC, é interessante notar que a designação do movimento guerrilheiro como organização terrorista (objeto de constantes cobranças da mídia brasileira) não era uma demanda explícita do presidente colombiano, nos muitos encontros que teve com Lula e comigo.

Além dos interesses econômicos, o empenho de Uribe tinha também o desejo de contrabalançar o relacionamento de Lula com Chávez, em uma época de fortes tensões entre Caracas e Bogotá. Uribe era um político claramente conservador. Buscava, também, demonstrar preocupação com questões sociais para cujo encaminhamento chegou a solicitar o apoio do Brasil. Em reuniões do Grupo do Rio ou da CASA, não escondia sua determinação em resolver o problema da guerrilha pela força, mas compreendia que o Brasil não o acompanharia nessa posição. De nossa parte, ao mesmo tempo que reconhecíamos (mais implícita do que explicitamente) que a condução desse processo cabia ao governo colombiano (eleito democraticamente), não deixávamos de perceber – e de expressar – que, em algum momento, o diálogo seria necessário para obtenção de uma paz duradoura. Curiosamente, salvo situações muito especiais, o assunto não era tema de conversas presidenciais. Mesmo em nível ministerial, não chegava a ser propriamente um tema de discussão. Era como se, sobre essa questão, concordássemos em discordar. Noto, porém, em minha agenda de compromissos, que telefonei para a chanceler Carolina Barco dias depois do meu encontro com o representante do secretário-geral da ONU, em setembro de 2003. Ao relatar à ministra colombiana o teor da conversa, eu buscava dissipar qualquer dúvida sobre a transparência da nossa atitude.

Álvaro Uribe voltaria ao Brasil para participar da Primeira Rodada de Negócios Brasil-Colômbia e a Macro Rodada de Negócios Brasil-Países da América do Sul, em São Paulo, em 21 e 22 de junho. O comunicado relativo à visita de Uribe menciona um ponto muito caro ao presidente Lula: a busca de maior equilíbrio no comércio bilateral do Brasil com os demais países sul-americanos. Mais de uma vez, o presidente instou seus ministros a promover não somente exportações, mas também importações provenientes da Colômbia[32]. Uribe, por sua vez, não deixava de sublinhar o grande déficit da balança comercial colombiana com o Brasil, mas gostava de dizer que isso não era um motivo de preocupação, desde que os investimentos brasileiros na Colômbia o compensassem.

---

32 O comércio do Brasil com a Colômbia cresceu de maneira exponencial entre 2003 e 2008. A corrente de comércio passou de US$ 850 milhões para US$ 3,1 bilhões no período. Embora o superávit do Brasil continue a ser elevado, deve destacar-se o aumento das exportações colombianas para o Brasil, que passaram de US$ 98 milhões para cerca de US$ 830 milhões.

Estamos criando uma Área de Livre Comércio da América do Sul

A nova atitude da Colômbia em relação ao projeto da área de livre-comércio sul-americana ficou clara por ocasião da protocolização do acordo entre a Comunidade Andina e o Mercosul na sede da ALADI em 18 de outubro de 2004. Dois dias depois, em Lisboa, para uma reunião sobre Mercosul e União Europeia, comento o fato:

20/10/2004 [...] nada mais expressivo, para mim, do que ouvir da ministra do Exterior da Colômbia, Carolina Barco,[33] o comentário entusiástico de que, "com estes acordos, estamos criando uma área de livre-comércio da América do Sul". Que distância da resistência à ALCSA, quando a ideia, há dez anos, foi esboçada por mim naquele mesmo foro da ALADI, na sequência da proposta feita pelo presidente Itamar Franco na Cúpula do Grupo do Rio em Santiago! Tenho dito, com algum exagero, talvez, que completadas essas negociações poderia aposentar-me. Há, como tenho ressaltado, dois ou três laços por desatar, mas os anúncios de anteontem tornam o processo irreversível.

No plano político, os temas internos da Colômbia e, sobretudo, suas relações com a Venezuela voltariam a ocupar minhas atenções. Ao término de uma viagem à África, no aeroporto de Iaundé, escrevi:

18/1/2005 [...] Um parêntese para registrar que, durante a viagem, três notícias importantes vieram de fora, duas do Brasil e uma envolvendo nossos vizinhos ao norte: a entrevista do Furlan ao *Estado de S. Paulo*, em que atacou a política comercial externa, como já fez no passado, só que desta vez de forma mais direta, e também a política econômica. A outra notícia (ou melhor, "notícias") refere-se à continuada repercussão da retirada do caráter eliminatório do inglês do vestibular do Rio Branco (creio que a medida atingiu a medula do que há de mais reacionário na classe dirigente do Brasil). Finalmente, houve a disputa entre Venezuela e Colômbia sobre as circunstâncias da prisão de um

---

33 Não deixa de ser interessante que a Colômbia estivesse representada na reunião ministerial da ALADI (que sacramentou o Acordo CAN-Mercosul) pela ministra do Exterior, e não pelo ministro do Comércio, Jorge Humberto Botero. Carolina Barco, "grande dama" da sociedade colombiana, filha do ex-presidente Virgílio Barco, revelava muito mais visão política do que o ministro do Comércio, voltado para as reivindicações e temores imediatos dos produtores colombianos. Mesmo na questão difícil da reforma do Conselho de Segurança, a chanceler sempre procurava avançar mais do que seus assessores, inclusive o vice-ministro, Camilo Reyes, meu ex-colega como embaixador em Genebra.

líder das FARC em território venezuelano[34]. No telefonema que dei hoje para o presidente Lula, senti sua preocupação, o que me estimulou a fazer o que já tentara ontem, *i.e.*, falar com os dois chanceleres, Carolina Barco, da Colômbia, e Alí Rodríguez, da Venezuela. Graças a um providencial atraso do voo do nosso "sucatinha", devido a disputas sobre taxas aeroportuárias, logrei falar com ambos (com Carolina duas vezes). Tratei com ambos de amainar o clima e facilitar o diálogo. O caso é complicado, embora, na minha opinião, a razão, desta vez, esteja mais com Chávez. Ouvi os ministros e dei algumas ideias à Carolina. Oxalá funcionem. Fecho aqui o parêntese, mesmo sabendo que terei de voltar aos temas, não só no diário.

23/1/2005 De volta ao Brasil, na madrugada do dia 19, proveniente do périplo africano, mal cheguei a dormir. Apenas completei, em um aposento da base aérea, o sono que havia iniciado no avião e tomei um jatinho para ir ter com o presidente em Tabatinga, na fronteira da Colômbia. Duas semanas antes, mais ou menos, vira o apontamento da viagem àquela cidade brasileira na agenda de compromissos internos do presidente e sugeri que se aproveitasse a ocasião para um encontro com Uribe.[35] De todos os países sul-americanos, a Colômbia é, estruturalmente, por vários motivos, o mais voltado para o Norte. Os cinquenta anos de guerrilha, com o envolvimento militar dos Estados Unidos, além das vantagens comerciais dadas pelos norte-americanos como estímulo aos cultivos alternativos à droga, contribuíram para isso. Haverá outros fatores que meus limitados conhecimentos históricos não alcançam. O fato é que, no atual governo, nosso esforço de aproximação foi intenso, com resultados práticos, tanto em termos bilaterais (maior cooperação, mais comércio) como no que tange aos projetos de integração sul-americana. Já notei a evolução formidável da posição colombiana quanto ao Acordo CAN-Mercosul e à Comunidade Sul-Americana de Nações. Mas, em muitos pontos, os colombianos são resistentes a um maior entrosamento. A questão do Conselho de Segurança é um deles. A falta de coordenação quanto à ALCA, OMC, idem. Tudo isso me levou a fazer a sugestão do encontro de fronteira, que foi aceita pelo presidente. A ideia contou com o apoio do

---

34 A presença de guerrilheiros das FARC em território venezuelano foi um irritante recorrente nas relações entre Bogotá e Caracas. De um lado, o governo colombiano acusava a Venezuela de abrigar e, mesmo, apoiar o movimento rebelde; de outro, Caracas se queixava de incursões de forças colombianas, que ilegalmente buscavam prender elementos das FARC.

35 O comunicado conjunto sobre o encontro faz referência aos temas tradicionalmente presentes: combate ao narcotráfico, segurança, defesa, infraestrutura física, comércio etc. Saúda, em particular, a protocolização do ACE 59, que consagrou o Acordo Mercosul-Comunidade Andina e assinala, de forma até então pouco comum (no caso de Bogotá), o papel da CASA na "concertação política" dos países sul-americanos.

Gilberto Carvalho[36] (que, diga-se de passagem, tem sido sempre um amigo e um aliado).
O que não esperava é que o encontro ganhasse importância ainda maior em função da nova disputa entre a Venezuela e a Colômbia, desencadeada pela prisão, em circunstâncias mais que duvidosas, de um alto dirigente das FARC em Caracas e sua transferência (com aparente ajuda de setores da polícia venezuelana) a Bogotá. [...]

Em notas de 26 de março e 3 de maio de 2005, trato de uma reunião quadripartite dos chefes de governo do Brasil, Espanha, Colômbia e Venezuela, em que o tema central era o crescente atrito entre os nossos dois vizinhos a propósito do incidente mencionado na anotação acima. O teor das reuniões está descrito com algum detalhe no capítulo de Venezuela. O trecho da anotação de 3 de maio, que transcrevo a seguir, diz respeito à Colômbia.

3/5/2005 [...] pudemos também tratar, à margem do encontro quadripartite, de forma reservada, de iniciativas dos líderes da guerrilha colombiana (ELN, desta vez), que desejariam ter encontro com o governo Uribe, no Brasil. A condição imposta por Bogotá é que cesse todo tipo de violência (inclusive sequestros), enquanto durarem as conversações. Parece razoável[37]. [...]

Integração sul-americana em marcha

26/6/2005 No ar, rumo a Bogotá. Mais uma viagem, desta vez para substituir (na medida em que isso seja possível) o presidente Lula na visita de Estado que faria à Colômbia e que teve que adiar por causa da reforma ministerial em curso no Brasil. Manterei conversas políticas com Uribe e a chanceler Carolina Barco. Estarei presente, juntamente com o presidente colombiano, no fórum empresarial, que deverá reunir exportadores, investidores e potenciais importadores! É a integração sul-americana em marcha, não só no papel, mas na realidade econômico-comercial. Há também interesse em obras de infraestrutura (o principal obstáculo é a segurança na Colômbia) e cooperação militar (possibilidade de venda dos Super Tucanos[38]). CASA e CSNU farão parte da pauta política. A Colômbia tem sido

---

36 Como secretário particular do presidente Lula durante seus dois mandatos, Gilberto Carvalho era o encarregado da função, altamente política, da preparação da agenda presidencial.
37 O projeto de conversações entre o governo e o ELN, com mediação ou facilitação do Brasil, não prosperou por motivos que não sei precisar. Negociações seriam, porém, mantidas com a intermediação de Cuba, o que não deixa de ser revelador de certo pragmatismo de Álvaro Uribe, em que pese seu conservadorismo.
38 O avião de ataque turboélice da Embraer voltaria a ser personagem desses relatos (ver capítulo sobre Equador).

dos países mais reticentes em relação à institucionalização da Comunidade, embora tenha sido instrumental na construção do seu esteio: o Acordo CAN-Mercosul. Na reforma da ONU, a dificuldade é maior. Inicialmente, a resistência de Bogotá parecia mais centrada no veto, mas, agora que essa questão está superada[39], os colombianos recaíram na oposição a novos membros permanentes "*tout court*". Isso contrasta com o que o próprio presidente Uribe me havia dito espontaneamente, na Cúpula Ibero-americana em São José, cerca de seis meses antes. Mas, afinal, este tipo de "*décalage*" entre os políticos e a burocracia não é novidade.

30/6/2005 Não sei se anotei, mas tive uma boa visita à Colômbia, onde começamos a colher os frutos do esforço que fizemos para fechar o Acordo CAN-Mercosul. A chanceler Carolina Barco foi extremamente generosa comigo no almoço e o fórum empresarial contou com nada menos do que cinco ministros colombianos.[40]

23/7/2005 Novamente a bordo, desta vez rumo a Londres, para novos encontros do G-4[41] com a União Africana, que deverão ocorrer na segunda-feira. [...] Ainda sobre a reforma do Conselho de Segurança da ONU, tive hoje que mandar um recado forte para a Colômbia, em que pesem a simpatia da Carolina Barco e o pragmatismo construtivo de Uribe em relação ao Acordo CAN-Mercosul. A questão é que o próprio Uribe – sem que eu o houvesse procurado – chegou a me dizer, em novembro do ano passado, durante a Conferência Ibero-americana em São José, que a Colômbia apoiaria o Brasil. A mesma intenção, ainda que de forma oblíqua e cercada de cautelas, me foi indicada pela chanceler, quando de minha visita a Bogotá no início de julho. Mas a prática nas discussões no grupo de trabalho em Nova York tem sido de sentido exatamente contrário: a Colômbia copatrocinou o projeto da resolução (fadado ao fracasso, mas destinado a criar confusão) do antigo Coffee Club, hoje autodenominado "United for Consensus"[42]. Nossa embaixadora em Bogotá, a aguerrida Celina de Azevedo Rodrigues[43], expressou

---

39 Refiro-me, naturalmente, à chamada "opção A", que figurou no relatório do painel de alto nível. Segundo a formulação da proposta, os novos membros permanentes não disporiam de veto. Tratei do tema de forma mais extensa no artigo "A ONU aos setenta: reforma do Conselho de Segurança", 2015a.
40 Trata-se do II Encontro Empresarial Brasil-Colômbia, ocorrido em 27 de junho, na esteira da entrada em vigor do acordo de livre-comércio entre Mercosul e Comunidade Andina.
41 O G4, nesse contexto, refere-se ao grupo formado por Alemanha, Brasil, Índia e Japão, que tinha (formalmente ainda tem) o objetivo de impulsionar a reforma do Conselho de Segurança da ONU com novos membros permanentes.
42 Ignoro a origem do nome do grupo. Provavelmente nada tem a ver com o fato de a Colômbia ser grande produtora de café. O grupo era composto por países – entre os quais, a Colômbia – que se sentiriam "diminuídos" com uma eventual reforma do Conselho que viesse a incluir Alemanha e Japão (além de possivelmente Índia e Brasil) e que os deixasse de fora. Ver também AMORIM, 2015a.
43 Maria Celina de Azevedo Rodrigues chefiou a embaixada em Bogotá de 2002 a 2005.

"indignação" em termos possivelmente mais veementes dos que eu teria usado. Enfim, como é óbvio, ainda teremos muitas dificuldades neste processo. Apesar de tudo, se lograrmos a unidade entre o G-4 e a União Africana, haverá esperança. Do Caribe e da América Central têm vindo algumas boas notícias.

O país mais difícil

2/8/2005 Voo de Taca de Guayaquil a Lima. II Reunião de Ministros da CASA. Clima e resultados bem mais positivos que os do encontro anterior em Brasília. [...] O país mais difícil é a Colômbia. Há uma mistura de desconfiança do Brasil por parte da burocracia com uma orientação política muito pró-norte-americana. Uribe sabe contrabalançar esses impulsos. Carolina Barco, um pouco menos. Camilo Reyes (o vice-ministro), um diplomata competente e pessoalmente amigável, é a expressão do pensamento mais conservador. Tive que lembrá-lo, de forma sutil, do apoio contínuo que lhe demos na OIT, em circunstâncias difíceis (inclusive internamente).[44]

Eu acompanhava com a atenção possível, dentre os muitos assuntos que tinha que tratar, os movimentos do governo Uribe em relação à guerrilha e aos paramilitares, inclusive ofertas de anistia e reinserção na sociedade. Era muito nítida, para mim, a atitude leniente do governo colombiano em relação aos paramilitares, em contraste com o rigor aplicado à guerrilha (FARC ou ELN). Na época, havia muito questionamento das concessões feitas aos egressos dos paramilitares. Eu obviamente concordava com esses reparos, feitos sobretudo por organizações de direitos humanos, com repercussão na mídia. Mais de uma vez me pronunciei sobre o tema, enfatizando a necessidade de simetria no tratamento de indivíduos provenientes dos diversos grupos. Uma breve referência ao fato aparece em uma anotação a propósito de uma reunião ministerial do Grupo do Rio em Bariloche:

28/8/2005 Colômbia: há notícias sobre iniciativas de paz, que incluiriam também os movimentos da guerrilha, mas, na prática, até hoje elas têm estado limitadas aos paramilitares, que têm sido objeto de tratamento leniente.

---

44 O assassinato de trabalhadores, presumivelmente por milícias ligadas ao aparato de segurança governamental, já me havia ocupado quando eu fora presidente do Conselho da OIT em 2000 (ver anotação de 16 de junho de 2000, neste capítulo). O assunto continuava a ser suscitado pelos representantes dos trabalhadores na organização, o que colocava o governo do PT em situação delicada. Um fato curioso é que, em determinado momento, o conservador Uribe tenha solicitado ao "esquerdista" Lula que enviasse um emissário (que viria a ser o assessor especial Marco Aurélio Garcia) a Bogotá para tentar apaziguar as relações entre o governo e os sindicatos. A solicitação foi prontamente aceita.

Em 14 de dezembro de 2005, o presidente Lula realizou visita de Estado a Bogotá. Não pude acompanhá-lo em virtude de coincidência com a Reunião Ministerial da OMC em Hong Kong.[45] Não consta, das minhas anotações, registro sobre a visita presidencial. A declaração conjunta realça temas já nossos conhecidos, como comércio, investimento, além de segurança e defesa. Há, inclusive referência a uma reunião de ministros da Defesa dos países da OTCA, com possível participação de ministros de outros países da América do Sul (o que seria um prenúncio do Conselho Sul-Americano de Defesa). Talvez o aspecto mais interessante seja o destaque dado ao acompanhamento, pelo Brasil, do processo de paz colombiano, por meio de uma missão da OEA[46].

Brasil chamado a mediar

No final de abril de 2006, comento o período conturbado na América do Sul. Trato também da Colômbia:

28/4/2006 [...] além disso, há o nervosismo de Bogotá com a decisão anunciada pela Venezuela de deixar a CAN, na esteira do TLC entre Colômbia e Estados Unidos. E o Brasil chamado pela Colômbia a mediar! [...] Uribe veio ao Brasil, a seu pedido, na mesma terça-feira do encontro com o presidente argentino Néstor Kirchner. Uma reunião em Brasília (almoço e pré-almoço) e outra em São Paulo (jantar longo). Uribe pediu a Lula que interfira na decisão de Chávez de deixar a CAN, em reação à assinatura do TLC entre Bogotá e Washington. O TLC com os Estados Unidos era possivelmente inevitável, dado o grau de dependência da Colômbia do mercado norte-americano. Ainda assim, é certo que não contribui para a integração da América do Sul. Na prática a CAN já não existe, mas ninguém (sobretudo Uribe, em período pré-eleitoral)[47] quer assumir a responsabilidade pelo seu desaparecimento.

Ao final dessa mesma anotação, em que procuro resumir os temas tratados com os vários interlocutores sul-americanos, faço um registro telegráfico, em

---

45 Ver AMORIM, 2015b.
46 "Os Presidentes destacaram a contribuição que, por meio da Missão de Acompanhamento do Processo de Paz (MAPP-OEA), a Organização dos Estados Americanos (OEA) brinda aos esforços de paz que o Governo da Colômbia empreende. [...] o Presidente do Brasil manifestou o interesse de seu Governo em estudar a possibilidade de contribuir com recursos humanos para a mencionada Missão." Ver MINISTÉRIO DAS RELAÇÕES EXTERIORES. *Resenha de Política Exterior do Brasil*, 2º semestre de 2005.
47 As eleições presidenciais ocorreram em 28 de maio de 2006. Uribe foi reconduzido ao poder com larga margem.

que manifesto ceticismo sobre a possibilidade de êxito de uma gestão com o presidente Chávez sobre o pleito colombiano:

28/4/2006 [...] Sobre CAN-Venezuela/Colômbia: apelo de Uribe para que se evite gesto dramático. Sou cético quanto aos efeitos práticos.[48]

Em uma anotação de 20 de agosto de 2006, menciono a próxima visita da nova ministra do Exterior da Colômbia, María Consuelo Araújo, em "semana dedicada à América do Sul". María Consuelo efetivamente viria ao Brasil em 6 de setembro, mantendo assim a intensidade dos contatos oficiais entre Brasil e Colômbia. Havia sido ministra da Cultura entre 2002 e 2006 e sucedeu a Carolina Barco, no segundo mandato de Uribe. Permaneceria como chanceler por pouco mais de seis meses. Em fevereiro de 2007, renunciou ao cargo em meio a acusações contra seu pai e seu irmão por supostos vínculos com grupos paramilitares. No breve contato que tive com ela, Consuelo pareceu uma pessoa de temperamento ameno e interessada em aprofundar a aproximação com o Brasil. Viria a ter novo contato com a jovem chanceler pouco antes de sua renúncia, em 18 de janeiro de 2007, em encontro à margem de Cúpula do Mercosul, no Rio de Janeiro. A presença da chanceler colombiana na cúpula era indicativa do crescente interesse de Bogotá na integração da América do Sul.

As peripécias relativas à integração sul-americana, em um processo que culminaria com a criação da Unasul, um ano mais tarde, tiveram etapa importante em uma reunião em Isla Margarita, em abril de 2007, na Venezuela, objeto de alusão em outras partes deste livro. Depois de um período em que expressou compreensão e até mesmo simpatia pelos esforços de criação de uma entidade sul-americana, Bogotá voltaria a ter atitude reticente, focalizando sua oposição na proposta de criação de uma secretaria permanente. A objeção à ideia de secretaria refletia o temor de um foco de agitação política que pudesse ser manobrado por Chávez, bem como a preocupação com a institucionalização de um órgão sul-americano, que, em certa medida, seria um contrapeso à OEA, na qual a presença hegemônica de Washington era vista como antídoto natural ao

---

48 Meu ceticismo, que se comprovou correto, derivava da percepção de que o presidente Chávez estava mais interessado em um gesto político de ruptura. Os apelos de Uribe eram mais concretos: tinham que ver com a importância do mercado venezuelano para produtos da Colômbia. E Chávez não só anunciava sua saída da CAN, mas também queria entrar no Mercosul. Em princípio, haveria incompatibilidade entre o ingresso da Venezuela como membro pleno no Mercosul e a manutenção do seu *status* como integrante da Comunidade Andina. Na prática, porém, a CAN há muito havia deixado de ser um grupo coeso (sem a observância da Tarifa Externa Comum), o que talvez permitisse a Caracas aderir ao Mercosul sem formalmente abandonar a Comunidade Andina. Seria essa uma atitude pragmática.

bolivarianismo. Os arroubos de Chávez e, mais tarde, de Correa certamente tornaram mais difícil a tarefa de manter Bogotá dentro do processo.

Sinais contraditórios

No final de agosto, fiz viagem ao Peru, que coincidiu com violento terremoto na área de Pisco. Na nota que escrevi nessa ocasião[49], há uma referência a breve encontro com o presidente colombiano:

20/8/2007 [...] O presidente da Colômbia, Álvaro Uribe, estava terminando sua rápida visita ao Peru. Troquei com ele algumas palavras sobre a necessidade de um pronto encontro com Lula. Disse-lhe (mas não sei se prestou atenção nisso) que ver sua imagem na televisão – e ouvir suas palavras sobre solidariedade latino-americana quando da minha chegada ao terminal de autoridades de Lima – reforçara a minha disposição de deslocar-me a Pisco. [...]

No dia 21 de agosto, eu receberia a visita do chanceler colombiano que substituiria María Consuelo, Fernando Araújo[50]. O tema do processo de paz na Colômbia vinha ganhando espaço nas nossas conversas. Além das referências à Missão de Acompanhamento do Processo de Paz (MAPP-OEA) e da contribuição do Brasil à desminagem, o comunicado a respeito da visita[51] refere-se ao chamado "processo Londres-Cartagena"[52]. A discussão desse aspecto era um fato relativamente novo nas nossas conversas com autoridades colombianas. Em uma sinalização positiva sobre a integração sul-americana, o comunicado refere-se também à elaboração de acordo constitutivo da Unasul, o que indicava avanço em relação às reticências expressas por Uribe em Isla Margarita.

Mantive boa relação com o ministro Fernando Araújo, em que pesasse a sua postura combativa e aparentemente pouco flexível em relação a uma solução negociada para o conflito com as FARC. Creio que foi na volta de Pisco para Lima ou no voo de Lima para Brasília que dei uma carona ao ministro colombiano. Contou-me ele então, com algum detalhe, a odisseia que vivera como prisioneiro das FARC, sua relação íntima com uma guerrilheira e sua épica fuga.

---

49 Ver "Peru".
50 Fernando Araújo Perdomo foi chanceler da Colômbia de fevereiro de 2007 a julho de 2008.
51 Ver MINISTÉRIO DAS RELAÇÕES EXTERIORES. *Resenha de Política Exterior do Brasil*, 2º semestre de 2007.
52 Iniciado em 2003, o processo Londres-Cartagena tinha por objetivo auxiliar na resolução do conflito colombiano e fomentar o desenvolvimento econômico do país. Sua estrutura de negociação e tomada de decisão era tripartite, formada pelo governo, membros da sociedade civil e um grupo de 24 doadores internacionais, com destaque para Estados Unidos e União Europeia.

Em 4 de setembro de 2007, ocorreu reunião do FOCALAL[53] em Brasília. Em minha curta anotação, parcialmente transcrita no capítulo de Argentina, refiro-me à tensão crescente entre Colômbia e Equador. Na mesma anotação, assinalo o fato siginificativo de ter novamente encontro bilateral com Fernando Araújo, poucos dias depois de sua visita oficial ao Brasil.

4/9/2007 [...] Além disso, houve duas bilaterais plenas com os chanceleres da Colômbia, Fernando Araújo, e de Cuba, Felipe Roque. Espero que os relatos oficiais dos encontros reproduzam os pontos mais importantes.

Gabo Max

29/11/2007 [...] Hoje pela manhã, antes de partir, vou fazer uma "gestão" diferente. Irei à casa do Gabriel García Márquez (Gabo), que conheci há quinze anos, quando era chefe do Departamento Econômico do Itamaraty. Visitei-o, aqui mesmo na Cidade do México. Depois, já ministro de Itamar Franco, nos encontramos em Cartagena. [...] será interessante ouvi-lo sobre Colômbia e Venezuela.

Havia conhecido García Márquez quando me dirigia a uma reunião na Cidade do México, em 1990, sobre algum tema econômico. O grande autor colombiano embarcou em uma escala do voo da Varig em Bogotá. Atrevidamente, apresentei-me ao laureado escritor. Conhecedor do seu interesse por cinema, mencionei meu passado como assistente de direção de dois filmes na época do Cinema Novo e, posteriormente, como presidente da Embrafilme. Garcia Márquez foi mais receptivo do que eu imaginara. Deu-me seu telefone em um pedacinho de papel em que estava escrito "Gabo Max". (Durante anos, como embaixador, mostrava esse papelucho às embaixatrizes sentadas ao meu lado em jantares oficiais, sempre com grande sucesso.) Nessa ocasião, visitei-o em sua casa em um bairro nobre do México. Dois ou três anos depois, como ministro de Itamar Franco, encontrei-o em Cartagena, quando sua presença foi habilmente utilizada pelo presidente Gaviria , futuro secretário-geral da OEA, em benefício de pretensão internacional da Colômbia, provavelmente a própria candidatura. No meu encontro de 2007, pouco me recordo do que Gabo disse sobre a Colômbia, com cujos governos, entretanto, procurava manter relações cordiais, apesar das diferenças. A esse tempo e já há alguns anos, García Márquez dirigia uma escola de roteiros em Cuba, país muito mais próximo de suas simpatias políticas. Mais interessante foi o relato que fez de um artigo que escreveu sobre Hugo Chávez. Para conversar

---

53 O Foro de Cooperação América Latina-Ásia do Leste (FOCALAL) foi criado por iniciativa do Chile e de Singapura, em 1999.

privadamente com García Márquez, o presidente venezuelano fez com que ele subisse em seu avião e participasse de uma viagem interna na Venezuela. Retenho desse relato do Gabo um misto de crítica e admiração: crítica ao temperamento autoritário e voluntarioso do líder bolivariano; e admiração pela sincera preocupação de Chávez em melhorar as condições de vida do povo venezuelano.

El cancilier te anda buscando

30/11/2007 É pouco mais de meia-noite, hora de Brasília. Em Manaus, próxima escala e onde não há horário de verão, são 10h15 da noite do dia 29.

O Legacy da FAB, que me tem transportado durante toda esta viagem, que incluiu Washington, Annapolis e Cidade do México[54], fez uma parada para abastecimento em Bogotá. Cheguei a estranhar que necessitássemos de duas escalas para vir da Cidade do México a São Paulo, quando fizemos apenas uma de Brasília a Washington. Os pilotos deram-me uma explicação complicada, envolvendo o peso do avião, a altitude da Cidade do México e a impossibilidade de pousar em Cartagena, que diferentemente de Bogotá, está ao nível do mar (o que talvez tivesse poupado a escala em Manaus). A partir de uma sugestão da minha assessora, chamei o embaixador brasileiro ao aeroporto e pedi que avisasse o chanceler Fernando Araújo da minha parada em Bogotá. Havia sabido, pela ministra Patricia Espinosa, que Araújo me *"andaba buscando"*. Minha intenção era telefonar-lhe do aeroporto. Para minha surpresa, o ministro Araújo deslocou-se até a base aérea para recepcionar-me. Aí, no salão de autoridades, conversamos cerca de hora e meia. Deu-me explicações detalhadas sobre os antecedentes da última crise entre Chávez e Uribe, destacando vários episódios de quebra de confiança na tentativa de mediação do presidente venezuelano com as FARC em relação à questão humanitária. Para mim duas coisas ficaram claras: Chávez estava mais interessado na publicidade e no aspecto político da mediação do que na libertação de sequestrados. Uribe, por seu turno, que tem horror a qualquer gesto que possa ser interpretado como legitimação das FARC, sempre se sentiu incomodado com as iniciativas de Chávez, em quem obviamente não confia, ainda mais que o venezuelano estava secundado neste caso pela senadora Piedad Córdoba[55]. Assim, aproveitou o primeiro pretexto – um telefonema de Chávez ao comandante do Exército colombiano, por cima da cadeia de comando – para dar por encerrada a mediação. É verdade que já tinham ocorrido outros

---

54 Em Annapolis, participei de conferência convocada por Estados Unidos, Israel e Palestina com o objetivo de relançar as negociações de paz no Oriente Médio (ver AMORIM, 2015b). No México, tratou-se de visita bilateral.

55 Ver nota sobre Piedad Córdoba em "Equador".

fatos que poderiam justificar a atitude de Uribe, especialmente as indiscrições do presidente venezuelano.

A Colômbia buscaria evitar o agravamento da crise, desencadeada com a retirada do embaixador venezuelano em Bogotá e as declarações tonitruantes do presidente Chávez sobre suspensão de relações "enquanto Uribe estiver no poder".

Ontem, Uribe havia telefonado a Lula – como já ficara sabendo, ao chamar o presidente, a partir do México. Combinaram encontrar-se no dia 10 em Buenos Aires por ocasião da posse de Cristina Kirchner (eu provavelmente não estarei)[56]. Reiterei a Fernando Araújo nosso propósito de ajudar a restabelecer o diálogo. Concordou comigo que pouco há a fazer antes do referendo do dia dois de dezembro na Venezuela, sobre o qual há prognósticos conflitantes. Expressei que o melhor cenário – o que menos conturbação criaria – seria o de uma vitória apertada de Chávez, que fizesse sentir ao líder venezuelano a perda de popularidade, sem o efeito desestabilizador de uma derrota, cujas consequências seriam imprevisíveis. Araújo, para minha surpresa, concordou. Na verdade, porém, imprevisível tem sido o comportamento do próprio Chávez, que parece cada vez menos preocupado com o eventual isolamento a que suas posições podem levar.

A escala técnica acabou por se revelar extremamente produtiva. Mas, para manter o equilíbrio, vou tentar chamar o meu colega venezuelano, Nicolás Maduro, hoje ainda, de Manaus (se não for tarde demais), ou amanhã por volta das 12h (serão 10h na Venezuela)[57].

Algo haveria a comentar sobre a personalidade de Fernando Araújo, um homem surpreendentemente tranquilo, em vista dos seis anos que passou sequestrado. Conta, inclusive, com total naturalidade, episódios do período em que esteve em poder das FARC. Dentre os que me relatou, o mais interessante envolve a relação afetiva que desenvolveu com uma guerrilheira, que afinal foi proibida de estar com ele, mas que na oportunidade que teve de furar o "*bloqueo*", disse-lhe carinhosamente: "*me haces falta*". Foi ela, também, quem lhe deu para ler uma agenda do MST, que Fernando usou para sistematizar seu vocabulário em português.

---

[56] Efetivamente, estive em Bali, onde cochefiei a delegação brasileira na COP-13 sobre Mudança do Clima com a ministra do Meio Ambiente, além de participar de uma reunião de ministros de Comércio ligada a temas ambientais. Em café da manhã que ofereceu a Álvaro Uribe em Buenos Aires, Lula se dispôs a prestar ajuda à Colômbia na questão dos reféns. Segundo o noticiário da época, Uribe teria reagido com prudência.

[57] Ao transcrever essa parte do texto, tive dúvidas se havia omitido a mudança do fuso horário da Venezuela, decidida em agosto de 2007. Na realidade, a transcrição está correta, uma vez que a mudança só passou a ter vigência a partir de 1 de janeiro do ano seguinte, e durou até 2016. Em uma das várias notícias sobre a decisão pitoresca, encontrei esse comentário: "Chávez atrasou os relógios do país 30 minutos em 2007 para que as crianças pudessem acordar para ir à escola com luz do sol". Ver "Venezuela muda fuso horário criado por Chávez para poupar energia". *Reuters*, 15 de abril de 2016.

Lances voltados para a mídia

6/1/2008 [...] A única chamada importante que recebi durante o recesso de fim de ano foi do presidente Lula, no dia 26, a propósito de pedido de Chávez para que enviasse o Marco Aurélio Garcia para integrar a comissão que testemunharia a liberação de três reféns das FARC. Minha única sugestão a Lula foi a de que ligasse para Uribe, o que veio ao encontro de sua própria inclinação. Acompanhei os desdobramentos do episódio à distância. Confesso que não me esforcei muito para envolver-me no caso, embora tenha chegado a comentar com Samuel Pinheiro Guimarães – então ministro interino – que talvez fosse prudente que nos fizéssemos representar pelo embaixador (como, de resto, viriam a fazer os cubanos, os suíços e os próprios franceses, mais diretamente interessados no desenlace, em função da situação de Ingrid Betancourt).[58] Samuel disse que Marco Aurélio já estava muito entusiasmado com a "missão" e já havia começado os preparativos com tal fim. Insisti que seria importante um contato com o governo colombiano e que talvez ele, como chanceler interino, pudesse ligar para o ministro Fernando Araújo. Deduzo que isso não aconteceu e nem foi necessário, uma vez que Lula e Uribe efetivamente se falaram.

Hoje, ao chegar a Brasília, minha chefe de gabinete entregou-me o relato, minucioso e interessante, da missão, que também contou, entre outros, com o ex-presidente Kirchner e o chanceler Taiana. Num jogo, que faz lembrar filmes de espionagem da década de 1950, pontilhado com elementos político-ideológicos das FARC, que evocam o Khmer Vermelho, a operação foi abortada, em meio a alegações de falta de segurança para a entrega dos reféns e de informações desencontradas sobre o paradeiro de um dos sequestrados (o menino Emmanuel[59]).

Apesar da natureza inconclusiva do esforço conduzido por Chávez – e contrariamente ao teor de certos comentários e, a rigor, da minha própria inclinação inicial por uma participação de mais baixo perfil –, não foi de todo mau que o Brasil se tenha feito representar por um assessor direto do presidente. Marco Aurélio pôde ter insights e participar de conversas que não teriam sido acessíveis a funcionários de menor hierarquia ou politicamente menos qualificados.

---

58 Uma tentativa anterior de libertar Ingrid Betancourt – que também era cidadã francesa – fora causa de um início de crise entre o Brasil e a França em 2003. À ocasião, o governo francês, em uma mal concebida operação de capa e espada, havia enviado uma avioneta alugada a uma pista de pouso em território brasileiro, próxima à fronteira colombiana, no ponto em que a ex-senadora seria libertada. Por razões diversas, a tentativa fracassou. A intromissão francesa em território brasileiro provocou uma forte reclamação, que fiz diretamente ao ministro Dominique de Villepin, com quem, por sinal, mantinha muito boa relação. Villepin se desculpou formalmente, o que nos permitiu dar o episódio por encerrado.

59 Ver nota na sequência do relato.

Quanto ao episódio em si, apenas reforça a impressão de que o espaço de diálogo é muito estreito, até porque, na visão do governo colombiano (provavelmente correta na essência), as FARC agem com uma *rationale* própria, que foge aos padrões normais de interlocução política. Penso que, sem abandonar a possibilidade de nossa participação, que o próprio Uribe favorece, devemos ser cautelosos com lances mais voltados para a mídia do que para verdadeiros objetivos humanitários.

Fuerzas insurgentes

13/1/2008 Após o último escrito, deu-se finalmente a liberação das duas reféns prometidas. No meio-tempo, confirmou-se o paradeiro do menino Emmanuel[60] – fora do poder das FARC. A libertação foi em si um fato positivo, do ponto de vista humanitário. Ajudou a legitimar, a posteriori, nossa presença como garantes na missão abortada. Até o governo norte-americano teve de reconhecer os esforços de todos os envolvidos, inclusive de Chávez. No nosso caso, demos uma nota discreta, em que procuramos equilibrar os elogios ao presidente venezuelano e o reconhecimento a Uribe, que teve a grandeza (ou a sagacidade) de permitir o prosseguimento das tratativas, apesar do ganho político e midiático de Chávez e (até certo ponto) das próprias FARC. A cautela brasileira, neste caso, não passou despercebida da imprensa, o que, espero, ajude no tratamento do tema com os colombianos, no futuro. Anteontem, a pedido da jornalista Eliane Cantanhêde, fiz uma análise extensa da situação, a partir dos elementos disponíveis. Procurei ressaltar que o ganho de credibilidade de Chávez para futuras negociações, que poderiam ocorrer na esteira desta libertação, dependeria de uma atitude prudente do venezuelano frente a Uribe, sobretudo nos aspectos relacionados com a concessão de algum tipo de status às FARC. Como um "choque de realidade", as declarações de Chávez, naquele mesmo dia, foram justamente no sentido oposto ("*son fuerzas armadas insurgentes y no grupo terrorista*"). Naturalmente, isso levou a repórter, que ontem havia publicado um artigo bastante objetivo, na linha da análise que eu havia compartilhado com ela, a escrever hoje que as apostas do governo estão erradas. A necessidade do líder venezuelano de estar sempre "um passo à frente" pode ser lida como ousadia. Mas pode também ser entendida como reflexo de uma natureza impulsiva, que privilegia os objetivos políticos imediatos em detrimento de uma estratégia de longo

---

60 O menino Emmanuel, filho de uma das reféns a ser libertada na troca, foi levado (segundo as FARC, "sequestrado") pelo governo colombiano para Bogotá, o que terá frustrado um aspecto mais midiático da iniciativa venezuelana.

prazo, a qual – há que se admitir – teria o potencial de desembocar em um diálogo político (e não apenas humanitário) entre as FARC e o governo.[61]

Esforço físico e mental

1/2/2008 Os dias que antecederam o carnaval foram tomados por articulações e telefonemas relacionados à tensa situação entre a Venezuela e a Colômbia. Na verdade, a principal articulação, do meu ponto de vista, foi interna. Tratava-se (trata-se ainda) de repor nossa ação (mediadora ou facilitadora) no trilho adequado, depois de algumas participações mais midiáticas. [...] O presidente tem um grande e autêntico interesse pela política externa. E, como é natural, esse interesse reflete-se num sincero desejo de ajudar a encontrar soluções. Mas a este empenho, altamente positivo, nem sempre corresponde uma disponibilidade de tempo (ou paciência, ou misto dos dois) para ouvir atentamente os muitos aspectos que cercam situações complexas como esta. [...] Embora tenha desenvolvido uma visão bastante crítica das atitudes de Chávez, a emoção, franqueza e entusiasmo do presidente venezuelano não deixam de lhe causar impressão. Tudo isso é contornável e, em geral, tende a um ponto de equilíbrio – mas é necessário tempo para conversar e esclarecer pontos específicos. [...]

De qualquer forma, a chamada/pedido de socorro de Uribe a Lula no domingo e sua conversa posterior com Chávez geraram a oportunidade para que eu voltasse a ter um envolvimento mais direto no tema, espero que em benefício da diplomacia. Não foi fácil. Lula parecia, inicialmente, e com total boa-fé, inclinado a apoiar uma proposta de Chávez (segundo este, que teria sido sugerida pelo presidente da França, Nicolas Sarkozy) no sentido de criar uma espécie de "Grupo de Contadora"[62] para tratar do problema dos reféns. A primeira reunião seria em Caracas. O objetivo, nas palavras de Chávez, era propiciar a ele próprio uma "saída digna" da situação de humilhação [sic] em que Uribe o havia colocado, no episódio que antecedeu a libertação das duas reféns e a confusão em torno do menino Emmanuel. Em minha conversa com o presidente Lula, assinalei que "Grupo de Contadora" é tudo o que Uribe não deseja, pois praticamente implicaria o reconhecimento das FARC como "força

---

61 Se este era o intento, não teve consequências práticas imediatas. O diálogo político e o acordo de paz só ocorreriam, como se sabe, vários anos depois, sob a presidência do sucessor de Uribe, Juan Manuel Santos.

62 O Grupo de Contadora foi criado em 1983 por Colômbia, México, Panamá e Venezuela para ajudar na solução de conflitos políticos na América Central.

beligerante".⁶³ Graças ao fato de que estive com o presidente em vários momentos durante a semana (visita do presidente do Timor-Leste, Ramos-Horta; apresentação de credenciais de embaixadores), fui aos poucos passando algumas das minhas percepções. Lula compreendeu logo, à medida que íamos conversando, algumas das sutilezas políticas e psicológicas da situação. Ainda assim, insistiu em telefonar para Cristina Kirchner antes de chamar a Uribe (cujo consentimento para qualquer iniciativa ele próprio sempre considerou indispensável). Da conversa com Cristina, resultaram arranjos que teremos muito trabalho em reacomodar. Existe clara rejeição de Uribe a um papel forte para a Argentina. Tudo isso é complexo e difícil de resumir. Os historiadores do futuro terão que recorrer aos telegramas e às transcrições dos telefonemas, caso sobrevivam às traças e aos vírus dos computadores. O saldo de todas essas conversas, entretanto, foi favorável. Além da melhor compreensão do presidente (para mim o essencial), obtivemos duas mensagens positivas de Uribe. Demonstrou boa vontade em relação a eventual proposta concreta de Chávez sobre reféns e autorizou que eu transmitisse ao ministro Maduro o pedido que ele, Uribe, teria feito a Condoleezza Rice para que não se repetissem as desastradas declarações de John P. Walters, o czar do combate às drogas nos Estados Unidos. Este, havia poucos dias, acusara Chávez de ser cúmplice dos narcotraficantes. Uribe não quis saber de "Grupo de Contadora", mesmo em versão mais branda, restrita ao aspecto humanitário. Contou-nos, também, interessante iniciativa que envolvia médicos cubanos para tratar dos reféns em poder das FARC. Não creio que as duas "mensagens positivas" sejam suficientes para amaciar Chávez, que certamente persegue outros objetivos, mas é algo por onde começar. Mais complicado para mim será destrinchar as combinações que já havia feito com o ministro argentino, na sequência do telefonema entre Lula e Kirchner. Veremos.

Foi, sem exagero, um grande esforço físico e mental (talvez porque estivesse já muito cansado depois da viagem a Davos e de exame médico em São Paulo) que tive que fazer para, de alguma forma, inserir a mim próprio e a diplomacia (no sentido mais clássico) no processo. Envolveu insistência para que Lula chamasse Uribe e Cristina (sobretudo o primeiro) e que o fizesse em dia e hora que permitissem minha presença. Isso implicou, inclusive, o adiamento por 24 horas (e na última hora) da viagem que estou fazendo à Espanha a caminho do Oriente Médio. Esta parte foi bem-sucedida, mas minha ausência prolongada pode comprometer os resultados desses esforços, do ponto de vista estritamente diplomático. De qualquer forma, trata-se apenas do começo. A parte mais difícil é a ajuda que o Brasil possa dar (não posso pensar em mais do que isso) a uma acomodação

---

63 O status de força beligerante elevaria consideravelmente o perfil da guerrilha, que passaria a ser, ainda que de forma limitada, "sujeito de direito internacional".

entre os dois querelantes vizinhos, o que ainda exigirá muita reflexão e diplomacia![64]

As complicações não se dissiparam

Em uma anotação escrita em Riade, capital da Arábia Saudita, recapitulo os acontecimentos dos últimos dias:

9/2/2008 Na Espanha tive, já na quinta-feira, uma boa reunião de trabalho com o ministro do Exterior, Miguel Ángel Moratinos, um intelectual, grande conhecedor dos temas do Oriente Médio. [...] Conversamos também sobre Cuba e o conflito Colômbia-Venezuela (que continuou a ocupar minha atenção nos últimos dias). Algo *en passant*, mencionamos os entreveros entre Chávez e o Rei da Espanha[65]. Sobre os demais temas não há necessidade de registro. Está praticamente tudo refletido na conferência de imprensa que demos conjuntamente no final do encontro.

Estive também com o diretor do *El País* – hoje um dos mais respeitados jornais do mundo, especialmente rico em matérias sobre América Latina –, Juan Luis Cebrián. Meu último contato foi com Enrique Iglesias, o sempre dinâmico ex-presidente do BID, ex-secretário executivo da CEPAL, ex-chanceler do Uruguai, que presidiu ao lançamento da rodada que levou o nome do país. Iglesias hoje ocupa doce sinecura, à frente da Ibero-Americana. A conversa cobriu vários pontos, como a crise financeira, seus possíveis reflexos na China (motivo de especial preocupação de Iglesias), o papel que a OMC pode ter para mitigar seus efeitos etc. Em todos esses encontros, a tensão crescente entre nossos dois vizinhos foi assunto central.

Iglesias, que, por convicção ou conveniência, sempre esteve mais próximo de uma linha "hemisférica", demonstrou admiração por Lula e pelo Brasil atual. Falamos, naturalmente, sobre Colômbia e Venezuela. Transmiti minha impressão (que já compartilhara com o ministro Moratinos) de que a

---

64 Essas considerações refletem o meu sentimento à época dos eventos. Infelizmente, o professor Marco Aurélio Garcia, que esteve diretamente envolvido na execução das iniciativas de mediação do presidente Chávez, não está mais entre nós. Sua visão, possivelmente contrastante com a minha em alguns aspectos, permitiria, com a perspectiva temporal, uma análise mais abrangente e mais precisa das motivações e atitudes dos vários atores que participaram desse jogo complexo.

65 Na Conferência Ibero-Americana de Santiago, em 10 de novembro de 2007, Chávez interrompeu sistematicamente a fala do primeiro-ministro espanhol, José Luis Zapatero, para criticar seu predecessor, José María Aznar. Em um dado momento, o rei da Espanha dirigiu-se abruptamente a Chávez com a frase "*¿Por qué no te callas?*", que ficou famosa.

única pessoa que pode ter uma influência verdadeiramente moderadora sobre Chávez neste momento é Fidel Castro. Iglesias teve a ideia, que me pareceu excelente, ressalvadas as condições de saúde do "comandante", de que Fidel promovesse um encontro dos dois presidentes em Havana. Disse-lhe que iria trabalhar nisso logo e pensei (mas não disse) que talvez a reunião pudesse ser a quatro. Infelizmente não consegui falar com Lula no mesmo dia, isolado que está o nosso presidente no Guarujá. Tentarei fazê-lo na segunda-feira.

No mesmo dia da minha visita oficial a Madri, quinta-feira (hoje é sábado), falei com os ministros da Colômbia, da Venezuela e da Argentina. As complicações não se dissiparam.

Telefonema para o ministro cubano

Não está registrado aqui, mas foi durante essa visita que decidi que chamaria o ministro das Relações Exteriores de Cuba, Felipe Pérez Roque, sobre eventual intervenção cubana e do próprio Fidel no diferendo entre Colômbia e Venezuela. Acabei fazendo isso dias mais tarde, de Buenos Aires, ao final de um périplo ao Oriente Médio, onde fora dar continuidade à participação brasileira na Conferência de Annapolis, que se realizara no final de 2007 e na qual os Estados Unidos tentaram ressuscitar o processo de paz naquela região. Noto que, a esta altura, conforme consta de outra anotação, tinha temor real de que a crescente troca de acusações entre os dois líderes pudesse descambar para um conflito armado. Nos dias que se seguiram à visita a Madri, minhas atenções foram totalmente tomadas pelo conflito Israel-Palestina. Os países árabes continuariam no meu radar, pois, em seguida à viagem ao Oriente Médio[66], participaria de um encontro ministerial da ASPA, na Argentina.

23/2/2008 [...] Em Buenos Aires, tive conversas com muitos ministros árabes e sul-americanos, inclusive o colombiano (Fernando Araújo) e o venezuelano (Nicolás Maduro). Com relação ao tema Colômbia-Venezuela, o mais importante foi telefonar para o ministro cubano, Felipe Pérez Roque, para expor a ideia que surgira nas minhas conversas em Madri (e que tive o cuidado de checar previamente com o presidente Lula) de maior envolvimento de Cuba no esforço de contenção da escalada entre Chávez e Uribe.

---

66 Ver narrativa correspondente em AMORIM, 2015b.

O presidente pode achar que a minha presença é dispensável

No voo de volta de uma viagem em que visitei o Vietnã e Singapura, fiz uma reflexão sobre a multiplicidade de iniciativas e processos de que deveria, em tese, participar como ministro das Relações Exteriores:

2/3/2008 [...] é cada vez mais difícil acompanhar todos os eventos que envolvem o presidente e desenvolver a minha própria atividade. Mais adiante, neste mês, a data que conviria para a visita de Susan Schwab ao Brasil – importante para o último esforço de finalização da rodada – coincide com a visita de Chávez a Recife. Dediquei-me a fundo, durante os dois ou três primeiros anos do governo Lula, a lançar/reforçar as bases de integração sul-americana. Mas agora que as solicitações se multiplicam em torno de temas bem concretos, com envolvimento direto dos presidentes, tem sido difícil conciliar o acompanhamento próximo desses desdobramentos (isso inclui Bolívia, reféns das FARC, energia no Cone Sul) com a necessária participação em temas globais ou extrarregionais (Oriente Médio, abertura para Ásia, OMC). É verdade que tenho conseguido, às vezes, firmar posições que orientam nosso comportamento (por exemplo: a necessidade de obter anuência inequívoca de Uribe para participação nas negociações do grupo sobre reféns em poder das FARC), mas às vezes as coisas tomam caminhos tortuosos, difíceis de consertar a posteriori. Também, no plano pessoal, as eventuais ausências têm reflexos, na medida em que o próprio presidente pode achar que a minha presença é dispensável. [...]

A Lula cuento todo, a ti también

Ao chegar no Brasil, me veria deparado com fato muito concreto, que iria requerer minha atenção quase exclusiva nos dias e semanas seguintes: o bombardeio, pela Colômbia, de um acampamento das FARC em território equatoriano. Os vários momentos dessa crise, inclusive as atitudes de autoridades colombianas, estão relatados com algum detalhe no capítulo sobre Equador. Faço aqui apenas algumas observações e transcrevo algumas anotações atinentes diretamente à Colômbia, evitando repetir o que já está escrito.

Em São Domingos, à véspera da cúpula extraordinária do Grupo do Rio, em que se discutiram as implicações e consequências do incidente, o presidente Uribe pediu para me ver. Transcrevi o essencial dessa conversa, bastante densa, em uma nota esquemática:

7/3/2008 Conversa com Uribe ontem à noite (São Domingos)
Recebeu-me com atenção: "estimado Celso"; "Celso querido".

Ouviu pouco. Ponto principal: reafirmou vinculação de Correa com as FARC. Mais ainda de Larrea[67]. "O mais comprometido é Chávez" (segundo os computadores)[68]. Admitiu erros: "não preveni Correa". Mas logo Uribe se justifica: "não tenho confiança". "*Es distinto de mi relación con Lula*". (citou Cura Camilo, refugiado no Brasil.)[69]

[Uribe referiu-se indiretamente à Venezuela]: *"no habrá dos frentes militares"*. [Logo voltou ao Equador:]

"Larrea está mais envolvido que Correa: aí talvez haja um ponto a negociar".[70] "Revelei o conteúdo dos computadores depois dos insultos mais pesados".[71]
"*A Lula cuento todo; a ti también*, Celso". Disse que iria ao Brasil logo que possível. "*Dice-lo a Lula. Llamo-le ahorita mismo*".
De minha parte, ponderei: é preciso evitar acusações. É o que mais incomoda Correa e não lhe permite aceitar desculpas.

[Uribe respondeu:]

"*No puedo hacerlo, pero prometo morigerarlas*". "*De Venezuela y de Nicaragua no voy hablar*".[72]
Alguns assessores de Uribe (Fernando Araújo, Camilo Reyes) pareciam estimular-me com expressões faciais (quando mencionei que favoreceríamos reunião para retomar o diálogo ou quando insisti que era preciso olhar para frente, evitando recriminações). De positivo, o presidente disse que acata a resolução da OEA. [...]

---

67 Wilson Gustavo Larrea foi ministro de Segurança Externa e Interna do Equador durante a presidência de Rafael Correa.
68 Computadores encontrados em acampamento das FARC.
69 Francisco Antonio Cadena, conhecido como Oliveira Medina ou Cura Camilo, teria alegadamente ligações com as FARC. Teve seu status de refugiado reconhecido no Brasil, e, consequentemente, sua extradição foi negada pelo STF em maio de 2007. Ao aludir ao Cura Camilo, Uribe quis sublinhar que o natural incômodo decorrente do refúgio não afetava as boas relações com o presidente brasileiro.
70 Uribe referia-se à possibilidade de alguma ação judicial contra autoridades equatorianas que estariam envolvidas com as FARC. O que o presidente colombiano insinuou foi a possibilidade de, em um "esforço" de pacificação, limitar as acusações ao ministro, deixando de fora o presidente.
71 "Insultos": Uribe refere-se às acusações de Correa e outros membros do governo equatoriano.
72 Venezuela e Nicarágua haviam rompido relações diplomáticas com Bogotá na véspera dessa conversa. No caso de Caracas, isso tinha a ver com a solidariedade a um governo afim e com as rivalidades que mais de uma vez deixaram os dois países à beira de um conflito. No caso da Nicarágua, o rompimento refletia também disputas sobre ilhas e águas territoriais.

Arrematei minhas observações com uma frase mais ousada:

"Presidente, mesmo com o TLC com os Estados Unidos, a Colômbia continuará a estar na América do Sul".

O registro acima transcrito foi feito, de maneira quase telegráfica, logo após meu encontro com Uribe. A anotação prossegue com comentários sobre o comportamento dos outros líderes envolvidos na disputa:

Chávez falou menos nos últimos dias, mas Correa mantém retórica estridente [...].
O rompimento da Nicarágua (que tem acordo de defesa com Venezuela) foi teleguiado.
Cuba poderia ajudar (mas será que deseja?).
Uma observação sobre a conversa Lula/Correa durante a visita relâmpago do presidente equatoriano a Brasília em 5 de março: Correa valoriza o papel militar de Chávez, como fator da "dissuasão" para Colômbia (os Sukhois na fronteira)[73].

Tú te comunicas con Lula por telepatia

Não é demais destacar as repetidas expressões de amizade e confiança de Uribe em relação ao Brasil, ao presidente Lula e a mim, pessoalmente. Foi durante esse encontro, a propósito de alguma sugestão relativa ao relacionamento Brasil-Colômbia, tendo eu dito que precisaria consultar o presidente Lula, que o mandatário colombiano proferiu uma frase que não pude deixar de gravar: "*Celso, tú te comunicas con Lula por telepatia*".

O sentimento de isolamento de Uribe foi, na minha opinião, um dos fatores que pesou em favor do consenso finalmente obtido, que era nitidamente mais favorável às posições do Equador, que, justa e corretamente, se considerou agredido. O próprio Uribe, como consta das minhas anotações, se penitenciou por não ter alertado Quito sobre sua intenção de atacar o acampamento guerrilheiro. Em meu comentário sobre a conclusão positiva da Cúpula do Grupo do Rio, menciono o impacto que esta poderia ter no processo de integração. Minha anotação segue com a descrição da cúpula:

7/3/2008 [...] De quebra, o caminho da Unasul, que parecia obstruído, se reabre. Há que "rezar" para que nenhum acidente de percurso ocorra daqui ao final do mês.

---

73   Referência aos jatos de combate de fabricação russa adquiridos pela Venezuela. A opinião de Correa, de certa maneira, dá fundamento à afirmação de Uribe quanto à necessidade de evitar um conflito armado em duas frentes.

Em minha intervenção, procurei separar o problema imediato [a violação da integridade territorial do Equador] da questão de fundo (FARC, pacificação da Colômbia, reflexo nos vizinhos etc.), objeto de muitas discussões. Mas será preciso tratar dela, se não quisermos que volte a nos assombrar. Uma reunião sobre Paz e Segurança na América do Sul pode ser um caminho (a eventual criação de um Conselho de Defesa pode inserir-se neste quadro). Mas é preciso esperar a evolução dos próximos dias.

Uma pergunta que me faço: como resultado de toda essa discussão, Uribe se aproximará mais da América do Sul ou continuará a depender totalmente de Washington?

Em anotações de 30 de março e 18 de abril, que constam do capítulo de Bolívia, trato da crise interna naquele país. Faço referências *en passant* à inclusão da Colômbia como parte do Grupo de Amigos, que tratava da crise boliviana. Não deixa de ser significativo que Bogotá fosse chamada (por iniciativa de La Paz) a ter uma participação em questão tão delicada envolvendo o governo de Evo Morales, cujas afinidades político-ideológicas estavam muito mais com Correa e Chávez do que com Uribe. Muito provavelmente, isso se deveu à sabedoria do ministro David Choquehuanca, que procurava sublinhar a imparcialidade do grupo perante possíveis críticas da oposição. O papel positivo desempenhado por Camilo Reyes, além de reforçar a credibilidade da iniciativa, demonstrava a disposição do governo colombiano em manter uma participação ativa nos temas sul-americanos. Para mim, isso era um indicador positivo em relação à criação da Unasul, projeto que àquela época ocupava o centro das minhas atenções, ao lado apenas das tratativas, afinal infrutíferas, sobre a Rodada de Doha.

Na mencionada anotação de 30 de março, eu havia registrado a minha preocupação diante do impacto que a disputa entre Colômbia e Equador poderia ter na reunião da Unasul, até então programada para realizar-se em Bogotá:

30/3/2008 [...] A ideia agora – dadas as sensibilidades de Correa – seria fazer logo, possivelmente no Brasil, uma cúpula extraordinária para a assinatura do tratado. A próxima reunião ordinária continuaria a ter lugar na Colômbia. [...]

Minha anotação de 24 de maio, já transcrita em outro capítulo deste livro, na qual descrevo sumariamente a cúpula em que se firmou o tratado constitutivo da Unasul, é aberta com o seguinte comentário: "como transformar uma grande vitória em uma pequena derrota". Implícita nessa chamada estava uma referência à excessiva repercussão midiática (em parte por culpa nossa[74]) da atitude de

---

74 Refiro-me a uma certa descoordenação interna, da qual resultou destaque desnecessário à proposta de criação do CDS. Enfatizou-se a parte, em prejuízo do todo.

Uribe, ao não aceitar, de imediato, a criação do Conselho de Defesa (o que viria a ocorrer, entretanto, alguns meses depois). Muito mais importante foi a presença do presidente colombiano no evento, sobretudo se se tem em conta o isolamento de Bogotá durante a Cúpula do Grupo do Rio em 7 de março e a Reunião de Consulta da OEA, em 17 de março. Voltava a ficar clara a intenção de Uribe de manter a Colômbia firmemente inserida na América do Sul, mesmo quando negociava acordo de livre-comércio com Washington.

Ya no es epoca de guerrilla

No final de maio/início de junho, fiz uma visita a Cuba. Tive longo encontro com o presidente Raúl Castro, que se estendeu em um almoço de trabalho. Abordamos vários temas da região, inclusive alguns que diziam respeito à Colômbia. Minha assessoria produziu um relato sumário. Embora fragmentados, os trechos que reproduzi em uma anotação no final de junho não deixam de ter interesse:

29/6/2008 [...] No dia 31 de maio de 2008, fui recebido por três horas pelo presidente Raúl Castro, no Palácio das Convenções, em Havana.

> Raúl Castro perguntou se eu iria às comemorações [da independência] do 20 de julho, na Colômbia. Mostrou-se muito preocupado com a crise entre a Colômbia, a Venezuela e o Equador.
>
> Contei-lhe sobre a postura positiva de Chávez na Unasul. Ele (Raúl) havia conversado com Uribe. [Na conversa com Lula][75], Uribe reconheceu que Chávez se comportou de maneira construtiva. [...]
>
> Relatei [...] o diálogo que mantive, ao lado de Lula, com Uribe, em que disse que Chávez estava contra a parede e era preciso deixar-lhe uma saída. Do contrário, ele reagiria. Uribe chamou-o de "sonso", mas se propôs a fazer um discurso "*mirando hacia el futuro*". [...]
>
> Raúl Castro levantou o tema das FARC. [...] "*Ya no es epoca de guerrilla*", disse o presidente cubano. [...]

---

75 Não tenho registro de quando teria ocorrido essa conversa entre Lula e Uribe, na minha presença. Minha suposição é que tenha ocorrido à margem da Cúpula da Unasul, em 23 de maio.

[Concordamos] com a avaliação de que a solução [definitiva] para a crise interna colombiana é política. […]

Raúl Castro avaliou que a Colômbia sempre terá problemas porque possui muitos milhares de quilômetros de fronteira terrestre. […]

[…] avaliei que Uribe não tinha como parar um processo [de ataques contra Venezuela] que já havia começado. Se ao menos ele tivesse guardado para si, como um trunfo, as evidências nos computadores[76], a história teria tido um desfecho diferente. Agora, o dano à Venezuela já está causado, Chávez sente-se acuado – e reage. […]

Disse a Castro que […] há dois países nos quais a Colômbia confia: Cuba e Brasil. […]

Pela mão do Brasil

Superado o período crítico que se seguiu ao episódio dos ataques colombianos às FARC em território equatoriano e assegurada a institucionalização da Unasul, a Colômbia desapareceria por algum tempo da minha agenda, crescentemente ocupada por temas relacionados à OMC, sobretudo em função das expectativas (afinal, frustradas) de um acordo sobre a Rodada de Doha, em julho de 2008. Não pude, sequer, acompanhar o presidente Lula na visita bilateral que fez a Bogotá em 20 de julho.[77]

Não é banal que Lula tenha sido convidado para participar das festividades dos 198 anos de independência da Colômbia. Uribe, sempre cioso do intenso relacionamento do Brasil com os dois vizinhos com quem tinha problemas (Venezuela e Equador), não deixava escapar oportunidade de mostrar seu apreço e seus laços pessoais com o presidente brasileiro. Além de importante componente empresarial,

---

[76] Durante a reunião do Grupo do Rio, Uribe referiu-se a informações constantes dos computadores encontrados nos acampamentos das FARC que indicariam relacionamento próximo do presidente venezuelano com o grupo guerrilheiro. Chávez não reconheceu a veracidade desses dados.

[77] Reproduzo abaixo interessante comentário da *BBC Brasil* sobre a visita: "A viagem de Lula […] acontece em um momento importante para Uribe do ponto de vista interno. A Colômbia comemora neste domingo o seu Dia da Independência e a data deverá ser marcada com manifestações no país inteiro com pedidos de libertação dos reféns em poder das […] FARC. A recente libertação da ex-candidata presidencial Ingrid Betancourt, […] em uma operação do Exército colombiano, foi considerada uma vitória política para Uribe. Ainda assim, analistas avaliam que o seu governo permanece isolado na América do Sul devido a sua proximidade com o governo dos Estados Unidos". Ver "Lula e Uribe fecham acordos de Defesa na Colômbia". *BBC Brasil*, 19 de julho de 2008.

o encontro Lula-Uribe propiciou a assinatura de acordos nas áreas ambiental, de segurança e de cooperação em defesa. Na sequência da visita a Bogotá, houve ainda encontro tripartite entre os presidentes brasileiro, colombiano e peruano realizado em Letícia.[78]

Logo em seguida, mantive conversas com o novo chanceler colombiano, Jaime Bermúdez[79], em 13 de agosto, em Brasília. Jovem e dinâmico, Bermúdez tinha formação em universidades americanas, e fora embaixador em Buenos Aires, onde mantivera estreita relação com nosso representante diplomático, o ex-chefe do meu gabinete, Mauro Vieira. Vinha bem recomendado. Meu diálogo com Bermúdez fluiu com facilidade, o que resultaria em outra viagem minha (essa objeto de anotação, no ano seguinte). A nota com que o Itamaraty divulgou a visita do chanceler colombiano a Brasília refere-se ao fato de ser aquela a primeira viagem de Bermúdez a um país latino-americano, desde que assumira o Ministério.

A atitude mais aberta que a Colômbia vinha revelando em relação à América do Sul, que se evidenciara com a participação de Uribe no ato de criação da Unasul e sua posterior aceitação do Conselho de Defesa Sul-Americano, não significava que as feridas estivessem totalmente cicatrizadas. Em anotação de 26 de agosto, transcrita no capítulo de Argentina, menciono a resistência, afinal contornada, de Bogotá, à indicação do ex-presidente Néstor Kirchner para a Secretaria da Unasul. O governo colombiano nunca absorveu bem a participação de Kirchner nas gestões de Chávez sobre reféns em poder das FARC.

Somente no início de 2009, voltaria a fazer uma anotação específica sobre Colômbia:

22/2/2009 Embora nenhum feito espetacular tenha marcado as visitas da semana passada, elas ilustram a intensidade a que chegou o relacionamento internacional e, por consequência, a atividade diplomática do Brasil. Não creio que nada de parecido tenha ocorrido no passado. A visita do ministro canadense foi um evento quase corriqueiro, mas não deixou de ser apontada como ilustrativa de um dos relacionamentos mais importantes do país norte-americano por sua própria imprensa. A presença de Uribe entre nós, em visita de Estado, com direito à condecoração, revista de tropas e cavalinhos, gerou na mídia internacional

---

78 O comunicado do encontro destaca temas relacionados à segurança, à infraestrutura para a integração e o desenvolvimento da zona fronteiriça comum. Interessante notar a referência à importância da subscrição do Tratado Constitutivo da Unasul. Ver MINISTÉRIO DAS RELAÇÕES EXTERIORES. *Resenha de Política Exterior do Brasil*, 2º semestre de 2009.

79 Jaime Bermúdez sucedeu Fernando Araújo na chancelaria colombiana, cargo que viria a ocupar entre julho de 2008 e agosto de 2010.

manchetes do tipo: "Colômbia estreita suas relações com a América do Sul pela mão do Brasil"[80].

A visita de Estado de Uribe deu-se na esteira de dois fatos de grande importância: a crise financeira que abalou o sistema capitalista mundial e a eleição de Barack Obama como presidente dos Estados Unidos. Em sua declaração à imprensa[81], Lula enfatizou a necessidade de se encontrarem soluções sul-americanas para os problemas econômicos e a importância de uma frente unida dos países da região (no caso, de toda a América Latina e Caribe, uma vez que a visita ocorreu poucos meses depois da Cúpula da CALC em Sauípe). Relendo hoje a declaração, dois pontos chamam minha atenção. Um deles foi o reconhecimento pelo apoio decisivo da Colômbia à criação do Conselho de Defesa Sul-americano.

A outra referência a destacar relaciona-se ao papel do Brasil no resgate de reféns em poder das FARC. Em contraste com a reação negativa demonstrada em face das tentativas de mediação de Chávez, a participação do Brasil nessa operação, sob os auspícios da Cruz Vermelha, foi objeto de efusivos agradecimentos por parte do governo colombiano. Acompanhei de perto e não sem ansiedade essa operação delicada. Temia um fiasco, por algum motivo político ou operacional com reflexos negativos para as nossas Forças Armadas. Fiquei aliviado com a conclusão exitosa da operação. Um detalhe merece ser mencionado: a aeronave brasileira que transportou os reféns foi descaracterizada e teve o símbolo da Cruz Vermelha internacional aposto em sua parte externa. Era uma preocupação tanto nossa quanto dos colombianos de deixar claro que não se tratava de uma "intervenção". Essa foi, efetivamente, uma operação que exigiu grande esforço de coordenação das partes envolvidas (governo colombiano, Cruz Vermelha e, indiretamente, as próprias FARC), além de execução sem falhas por parte do Exército brasileiro e de uma delicada condução diplomática.

Volto a referir-me à visita de Uribe, a propósito de observação do ministro Bermúdez no contexto das minhas expectativas em relação ao primeiro encontro que teria com a então secretária de Estado, Hillary Clinton, dias depois:

23/2/2009 Será interessante tentar captar, de forma direta e pessoal, as percepções da ex-primeira dama, ex-senadora, ex-candidata a presidente, Hillary Clinton, que, como bem notou meu jovem colega colombiano Jaime Bermúdez em conversa à margem da visita de Uribe ao Brasil, é uma "enorme personalidade

---

80 Pesquisando jornais da época, não encontrei a manchete citada de memória em minha anotação. Matéria da BBC que anuncia a visita salienta possíveis dificuldades na aprovação do TLC com os Estados Unidos, o que levaria Bogotá a buscar maior aproximação com a América do Sul. Ver "Uribe chega ao Brasil em momento favorável aos dois países". *BBC Brasil*, 15 de fevereiro de 2009.
81 Para o texto completo da declaração, ver *Resenha de Política Exterior do Brasil*, n. 104, 1º semestre de 2009.

política". Bermúdez, que tem pouco mais de quarenta anos, foi embaixador em Buenos Aires, mas vem do campo da consultoria ou "marketing" político e, tendo vivido e estudado nos Estados Unidos, terá tido tempo e oportunidade para analisar a carreira de Hillary.

A caminho de Washington, anoto os pontos que deveriam estar presentes na minha conversa com Hillary Clinton. Cuba e Haiti deveriam figurar de forma proeminente nesse diálogo. Colômbia aparece entre os temas regionais, embora com uma menção bastante sintética:

24/2/2009 [...] nova política para América Latina e Caribe; fim da era das receitas homogêneas. Isso vale para modelos político-econômicos e para esquemas comerciais. Estados Unidos também têm dificuldades com novos TLCs (ex: Colômbia). Assim, importante encontrar novo paradigma[82]. [...]

Envolver a Colômbia na integração

Em 12 de março de 2009, recebi o então ministro da Defesa da Colômbia, Juan Manuel Santos. Santos, que já ensaiava sua candidatura como sucessor de Uribe, procurou demonstrar uma abertura ao diálogo e um sentido pragmático, que contrastavam com as atitudes que havia tomado até então como ministro. Muitas vezes, suas posições à frente da pasta da Defesa pareciam mais duras do que as de Uribe. Esses papéis se inverteriam após a eleição de Santos.

Anoto uma pequena curiosidade: durante a conversa, em que Santos buscou ser o mais simpático e afável possível, lembrei de contato anterior, quando ele fora ministro do Comércio de César Gaviria e eu era chanceler de Itamar Franco. Santos, cuja memória era melhor que a minha, apontou fato que se havia apagado totalmente de meu espírito: o encontro que tivemos em 1990, quando ele era o representante da Colômbia na Organização Internacional do Café e eu era diretor de assuntos econômicos do Itamaraty.

6/6/2009 A caminho de Cartagena, para encontro com o ministro Jaime Bermúdez e primeira reunião da Comissão Bilateral Brasil-Colômbia.

---

82 O TLC com a Colômbia sofria resistências em Washington por motivos não muito diferentes dos que viriam a inspirar as críticas de Donald Trump ao NAFTA. Na época, eu acreditava que seria possível buscar uma cooperação econômica entre os Estados Unidos e a América do Sul que não estivesse baseada em acordos de livre-comércio.

A Comissão Bilateral foi criada por ocasião da última visita de Estado que Uribe fez ao Brasil no início deste ano[83]. Na verdade, já tínhamos uma comissão de vizinhança, criada em 1993, quando eu era ministro do governo de Itamar. Na ocasião, era a intenção de que, apesar do nome, a comissão não se limitasse a temas fronteiriços. A nova Comissão Bilateral, de qualquer forma, tem mandato mais amplo, com várias subcomissões, e, pelo menos nesta primeira vez, será chefiada pelos chanceleres, enquanto a de vizinhança seguirá sendo presidida pelos vice-ministros.

Tudo isso soa terrivelmente burocrático. O importante mesmo é a decisão de dar maior relevo e visibilidade às relações com a Colômbia, que ficaram um pouco em segundo plano, em razão dos intensos e frequentes contatos com outros países, em nível de chefe de Estado, sobretudo com a Venezuela de Chávez. Não se trata de buscar um equilíbrio perfeito, até porque a prioridade conferida pela Colômbia às relações com os Estados Unidos limita o alcance das iniciativas que podemos tomar. A Colômbia não pode ser membro pleno do Mercosul e, ao mesmo tempo, ter um TLC com os Estados Unidos, por exemplo. Mas há muito a fazer, não só no que toca ao diálogo político (CSNU, FARC, Unasul, relações bilaterais da Colômbia com seus vizinhos, entre outros temas), mas também no que respeita à parte comercial. As exportações colombianas para o Brasil cresceram bastante nos últimos anos, embora o saldo a nosso favor permaneça vultoso. Um ponto que valerá a pena enfatizar é justamente o de não permitir que a crise financeira internacional afete esta tendência positiva. A despeito da dependência de Bogotá em relação aos Estados Unidos, não devemos desistir dos esforços de envolver a Colômbia nas iniciativas de integração sul-americana.

Estive em Cartagena duas outras vezes. A primeira delas foi por ocasião de uma Cúpula Ibero-Americana, no governo Itamar, no início de 1994. [...] Na segunda vez que visitei Cartagena deu-se a conjugação de dois fatos: a presença de Lula em um ato relativo à organização do café e uma conversa/consulta com o representante do secretário-geral da ONU, Kofi Annan, que procurava estabelecer um diálogo com as FARC. O Brasil se ofereceu para sediar um encontro ONU/FARC com objetivos humanitários. A iniciativa não prosperou, uma vez que as FARC perceberam que não seríamos utilizados para a promoção de evento essencialmente midiático. Esse representante da ONU era um norte-americano, com um sobrenome francês, um tipo que já estivera envolvido em outras operações igualmente delicadas, no Camboja e na África. Provavelmente, antes de juntar-se à ONU, terá pertencido a um dos muitos serviços de inteligência norte-americanos. Parecia autenticamente interessado em impulsionar alguma forma de solução política ao conflito interno colombiano. Encontramo-nos no lobby do hotel,

---

[83] Conforme nota do Itamaraty, a comissão foi criada pelos presidentes do Brasil e da Colômbia em 17 de fevereiro de 2009.

onde eu estava hospedado, em um clima de mistério. Já não me recordo dos detalhes. Isto deu-se logo em seguida à reunião ministerial da OMC, em Cancún – portanto em agosto de 2003, ou por aí. Recordo-me, inclusive, que a viagem de Cancún a Cartagena foi feita num HS (já pouco utilizado na época) e que tive a companhia do Roberto Rodrigues, então ministro da Agricultura, que ia participar do evento "cafeeiro".

Algumas vezes, falei com Kofi Annan sobre o tema Colômbia, mas a hipótese de diálogo foi perdendo força à medida que o governo ganhava terreno militarmente e que as FARC não revelavam disposição para uma abertura autêntica.

Una historia de película

9/6/2009 "Laços de confiança." Assim poderia caracterizar meus contatos na Colômbia. A visita teve bons resultados. Além de servir para estreitar a relação com o chanceler Jaime Bermúdez, possibilitou avanços em várias áreas de cooperação. Aos poucos, vai ganhando densidade a relação bilateral. A opinião pública colombiana vê em Lula um líder moderado e um interlocutor confiável. Ouvi novamente expressões neste sentido do chanceler, de uma importante jornalista (María Isabel Rueda), que me entrevistou para *El Tiempo*, e do próprio Uribe, que me concedeu uma audiência bastante extensa. O presidente teve também palavras elogiosas à minha atuação "bilateral, multilateral", caracterizada, segundo ele, por reflexão e audácia. Antes o ministro Bermúdez, que me condecorou com a Grã-Cruz da Ordem de Boyacá, se havia publicamente referido de forma muito elogiosa à minha participação na reunião ministerial da OEA em San Pedro Sula[84].

Uribe queixou-se do esmorecimento dos investimentos brasileiros, que perderam ímpeto com a crise. Recordou os esforços que fizemos no início do governo Lula pelo Acordo CAN-Mercosul. Comentou os efeitos da crise internacional sobre a Colômbia (crescimento zero e aumento do desemprego neste ano). Agradeceu o apoio de Lula junto a Obama quanto ao TLC[85]. Reiterou o apoio à Unasul. Não falamos sobre política interna. Entendi que não deveria levantar as-

---

84 A Assembleia Geral da OEA em San Pedro Sula tratou, entre outros temas, da revogação da medida que suspendera Cuba da organização.

85 Parece paradoxal que o presidente Lula viesse a apoiar junto a Obama o Tratado de Livre Comércio entre Estados Unidos e Colômbia. Tenho lembrança que o presidente Uribe efetivamente solicitou essa gestão. Lula visitou Obama em 14 de março de 2009. Na ocasião, o presidente brasileiro certamente abordou as relações dos Estados Unidos com a América Latina e Caribe e, neste contexto, a necessidade de gestos amistosos. Não me recordo se realmente mencionou o TLC, mas é muito possível que o tenha feito. Em situações como essa, o sentimento de solidariedade tendia a prevalecer sobre ganhos imediatos ou concepções teóricas.

sunto delicado, à luz da discussão sobre terceiro mandato (aliás, lá e aqui). Tampouco nos referimos às dificuldades habituais com os vizinhos. Esses assuntos ficaram para as conversas com Bermúdez. A impressão geral é que as relações com a Venezuela se têm distendido. Com o Equador, persistem as desconfianças.

O jovem chanceler, que substituiu o "linha dura", ex-sequestrado, Fernando Araújo, tem boa formação política, é pragmático e flexível. Tem buscado manter uma atitude de paciência em relação ao Equador, sobre cujo chanceler, Fander Falconí, teceu comentários positivos.

Enfim, uma visita agradável, politicamente proveitosa e produtiva quanto à cooperação bilateral. Agora, volto para Brasília, onde devo chegar por volta de 15h30. Às 18h00 recebo o ministro das Relações Exteriores da Jamaica, Kenneth Baugh, para uma hora de conversa e um *early dinner*.

10/6/2009 As relações entre os países não se fazem apenas com "fatos" concretos, que a mídia busca com tanto afã. Fazem-se também à base de relações pessoais em que a confiança desempenha um papel fundamental. Por isso, resolvi, a posteriori, dar um título às notas relativas à minha visita à Colômbia. De todas as viagens que fiz àquele país, essa foi a mais positiva. Houve troca de expressões de amizade tanto nos encontros com o ministro Bermúdez quanto na audiência com o presidente Uribe. Bermúdez referiu-se várias vezes, como assinalei, à atuação que tive na recente reunião da OEA. Ao condecorar-me, no salão de honra do belo Palácio São Carlos, que foi sede de governo (e onde morou Bolívar) e hoje abriga a chancelaria, Bermúdez qualificou a minha trajetória na diplomacia como "*una historia de película*".

Já com Uribe, a recepção foi carinhosa e franca. Pareceu emocionar-se quando me referi ao afeto que o presidente Lula tem por ele. Ao final da conversa, num gesto incomum, fez questão de descer a escadaria e acompanhar-me até a porta do carro. Nada é gratuito na diplomacia, como nas relações humanas!
Eu já suspeitava. Minhas secretárias, Camila e Léa, confirmaram. Já fora condecorado com a Grã-Cruz de Ordem de Boyacá! "*Quod abundat non nocet!*"

Se não são bases, parecem

Em anotação em que trato de vários temas – encontro empresarial em torno da presidenta do Chile, visita do ministro das Relações Exteriores da Espanha, crise de Honduras –, faço breve referência à Colômbia e à Venezuela:

30/7/2009 [...] em paralelo a tudo isso, a crise entre Colômbia e Venezuela recrudesce. Aproveitei a conferência de imprensa com o ministro do Egito para fazer uma declaração em prol do diálogo e disse que o Brasil está pronto a ajudar.

1/8/2009 O principal tema dos últimos dias tem sido o do novo acordo militar dos Estados Unidos com a Colômbia, que visaria a suprir a lacuna deixada [do ponto de vista norte-americano] pela revogação dos arranjos com o Equador sobre a base de Manta. Washington e Bogotá negam que se trate de "bases". O governo colombiano insiste que manterá o controle sobre as instalações, diferentemente do que ocorria em Manta. Afirma que o acordo é compatível com o que se acertou no Conselho de Defesa da Unasul, que assegurava o direito a arranjos bilaterais. Diz também que o uso das "bases" por aviões e efetivos norte-americanos se limitará ao território colombiano. Bogotá guardaria ainda o direito de autorizar cada missão a ser efetivada (como estaria ocorrendo hoje). Os norte-americanos, por sua vez, procurados pelos nossos representantes em Washington, dizem que o novo acordo se tornou necessário, em função de exigências do Congresso para conceder recursos para a modernização de algumas pistas na Colômbia. Há ainda a admissão de que, além do combate ao narcotráfico, as bases podem ser utilizadas em ações humanitárias [sic] ou logísticas (transporte para locais na África, por exemplo). Lula (falando juntamente com Michelle Bachelet) e eu (em entrevista à imprensa com o ministro espanhol Miguel Ángel Moratinos) fizemos declarações críticas, que incomodaram os colombianos, principalmente pelas referências à transparência e à convocação do Conselho de Defesa Sul-Americano. Jaime Bermúdez me ligou e Uribe está tentando falar com Lula. Na conversa telefônica com o chanceler colombiano, assinalei ao meu colega que, se não são "bases americanas", o fato é que parecem sê-lo. Por outro lado, a concomitância do anúncio com relatório do Congresso norte-americano[86] e acusações à Venezuela de leniência ou mesmo conivência com o narcotráfico

---

86 Não consigo precisar qual documento eu tinha em mente. Pesquisando informações da época, encontrei duas referências relevantes. Um relatório do Serviço de Pesquisa do Congresso norte-americano (CRS), publicado alguns dias após a minha anotação, traz a seguinte menção (tradução livre): "Em 16 de julho de 2009, o governo de Uribe anunciou que estava entabulando negociações com os Estados Unidos para abrigar as unidades militares antinarcótico norte-americanas situadas na base aérea de Manta, Equador, desde 1999". Ver BEITTEL, June S.; SEELKE, Clare R. *Colombia: issues for Congress*. Congressional Research Service (CRS), August 7, 2009. É significativo que um documento sobre a Colômbia, de 35 páginas, contenha nada menos que 37 referências à Venezuela! Isso bastaria para alimentar "instintos paranoicos" em qualquer líder. No ano seguinte, o mesmo CRS comentaria, em um relatório de abril, as reações ao anúncio (tradução livre): "A revelação das negociações e dos elementos do acordo para a base, em meados de julho de 2009, resultaram em forte reação dos países da região, liderados pelo presidente Hugo Chávez, da Venezuela, que alegou ver o posicionamento de tropas norte-americanas na Colômbia como uma ameaça e descreveu o acordo para a base como um sopro "dos ventos da guerra" na região. O presidente colombiano, Uribe, viajou a sete países latino-americanos no início de agosto de 2009 e esteve com chefes de Estado num esforço de dissipar a oposição ao acordo e dirimir preocupações. Em resposta a esse esforço, Brasil e Chile baixaram o tom da oposição ao acordo e citaram a soberania da Colômbia nessa questão, mas somente o presidente do Peru, Alan García, expressou apoio absoluto ao acordo pendente". Ver BEITTEL, June S. *Colombia*: issues for Congress. Congressional Research Service (CRS), April 23, 2010.

despertam os instintos paranoicos de Chávez. Tudo isso recomendaria uma atitude de maior abertura do governo colombiano. Por isso, eu havia sugerido a Bermúdez, quando nos encontramos uma semana antes na Cúpula do Mercosul, que a própria Colômbia tomasse a iniciativa de convocar o Conselho de Defesa. Na ocasião, a ideia lhe pareceu boa. Mas outras influências terão pesado. Há três dias, Lula falou com Chávez, sugerindo moderação. Hoje, o Marco Aurélio Garcia está em Caracas. Propus ao presidente e ao próprio Marco Aurélio que seguisse de lá para Bogotá, a fim de manter a percepção de equidistância, mas o assessor especial disse que terá de estar no Brasil na segunda-feira.

Amorim já vê discórdia com Obama

2/8/2009 No fim de semana – um dos únicos que passei integralmente em Brasília em mais de dois meses –, procurei desligar-me um pouco das tensões na nossa região. Mas os problemas estarão voltando ao meu colo a partir de amanhã, quando Lula deve receber uma chamada de Uribe. Na terça, estarei em São Paulo e na quarta, de volta a Brasília, receberei o general Jim Jones, secretário do Conselho de Segurança Nacional dos Estados Unidos. Bases na Colômbia (ou "da Colômbia", segundo Bogotá e Washington) e volta de Zelaya ao poder em Tegucigalpa[87] devem ser os assuntos principais. [...]. Quanto às bases, a questão é como assegurar que a cooperação com a Colômbia não seja usada para ameaçar vizinhos. Se efetivamente se trata apenas de ajudar Bogotá a combater guerrilha e narcotráfico – o que já vinha acontecendo –, qual a necessidade de um acordo novo? É evidente o objetivo de substituir Manta, ainda que, formalmente, o status seja diverso.

3/8/2009 A julgar pela coluna "Toda Mídia", minha entrevista à *Folha*, publicada ontem, teve larga repercussão, com ênfase na questão das bases na Colômbia. A entrevistadora, Eliane Cantanhêde, minha conhecida de muitos anos, procurou explorar o ponto de desavença com os Estados Unidos neste e em outros temas (comércio, Zelaya). Dessa forma, o manchetreiro da *Folha* pôde estampar na primeira página (como título principal): "Amorim já vê discórdia com Obama". Acho que o tema das relações com Estados Unidos já está sendo "cozido" com vistas às eleições.

5/8/2009 Hoje pela manhã, recebi o general Jim Jones, assessor de Segurança Nacional do presidente Obama. Ontem, enquanto eu estava em São Paulo,

---

[87] Refiro-me à tentativa do presidente hondurenho de retornar a Tegucigalpa, após o golpe.

Jones esteve com Marco Aurélio, Lobão, Jobim e Dilma[88]. Abordamos uma ampla gama de assuntos, a começar pela questão das "bases". Jones ouviu com muita atenção as dúvidas que temos (alcance, utilização e tensões regionais). Reconheceu (como no caso da quarta frota[89]) que houve problemas de comunicação e procurou tranquilizar-me quanto aos objetivos e usos das bases. Mencionei, *en passant*, a possibilidade de "garantias negativas de segurança", analogamente àquelas que são objeto de discussão em relação ao uso das armas nucleares, na Conferência do Desarmamento.[90] Jones disse que continuaria a nos manter informados por canais militares e diplomáticos. Implicitamente, reconheceu a legitimidade de nossas preocupações. [...] Em determinado momento da nossa conversa, o assessor de Segurança Nacional disse-me que só tomara conhecimento da questão das bases no voo para a América do Sul, ao ler seu brief para os encontros no Brasil. Tive dúvidas sobre sua sinceridade.

A novela não termina aqui

7/8/2009 Ontem, Uribe esteve no Brasil. Foram duas horas de conversa com o presidente Lula, presentes do nosso lado eu próprio, o Jobim, o Marco Aurélio e o nosso embaixador em Bogotá, Valdemar Carneiro Leão. Do lado colombiano, participaram o ministro do Exterior, Jaime Bermúdez, o embaixador em Brasília e uma assessora do presidente. Deixando de lado os detalhes que certamente estarão reproduzidos nos relatos oficiais, assinalo os seguintes pontos:

1) Uribe falou sobre o contrabando de armas [para os movimentos guerrilheiros], com conivência ou participação de altos funcionários civis e militares, a partir da Venezuela. Descreveu em detalhe sua visão dos fatos relativos aos

---

88 Refiro-me, evidentemente, a Marco Aurélio Garcia, assessor internacional da Presidência; Edison Lobão, ministro de Minas e Energia; Nelson Jobim, ministro da Defesa; e Dilma Rousseff, chefe da Casa Civil.

89 A reativação da IV frota, subordinada ao Comando Sul dos Estados Unidos, sediado na Flórida, anunciada em 2008, despertou viva preocupação no Brasil e em outros países da América Latina e Caribe. Embora porta-vozes norte-americanos sempre tenham procurado (como também fez Jones) minimizar a importância militar da decisão, esta, sem dúvida, significava maior foco por parte de Washington nos mares da região. Vários analistas assinalaram que a reativação se dava em um contexto de governos progressistas e nacionalistas na América Latina. No caso do Brasil, "coincidia", também, com a descoberta do pré-sal. O presidente Lula expressaria sua "preocupação" com a quarta frota em várias ocasiões, entre outras, em sua intervenção durante a cerimônia de abertura da 3ª Reunião Ordinária do Conselho de Chefes de Estado e de Governo da União de Nações Sul-Americanas (Unasul) – em Quito, em 10 de agosto de 2009.

90 Sobre "garantias negativas", ver explicação em nota de rodapé no capítulo sobre Peru.

três lança-foguetes suecos[91], procurando tirar credibilidade da versão venezuelana, segundo a qual teriam sido objeto de um roubo em 1995.

2) Em seguida, Uribe falou longamente das relações com o Equador, mencionando a ação judicial contra o ex-ministro da Defesa colombiano, os questionamentos na Corte Internacional de Justiça e na Comissão Interamericana de Direitos Humanos, o não reatamento das relações diplomáticas, os frequentes ataques de Correa etc. Tudo isso para justificar o seu não comparecimento à reunião da Unasul em Quito.

3) Finalmente Uribe abordou a questão das "bases". Disse, entre outras coisas, que os efetivos seriam pequenos e não alterariam a presença já existente de norte-americanos na Colômbia. Insistiu que a utilização do equipamento e pessoal norte-americano se daria apenas em território colombiano. Perguntado por mim sobre o raio de ação dos aviões, não negou sua amplitude, mas disse tratar-se de aeronaves de inteligência e não de ataque. Isso é apenas um resumo muito curto do que foi uma ampla explicação, que incluiu até mesmo a exibição de dois pequenos trechos de vídeos mostrando líderes das FARC (Mono Jojoy e Raúl Reyes) implicando autoridades equatorianas.

4) Lula, que havia lido com atenção a informação preparada pelo Itamaraty, insistiu na importância de garantias sobre o uso das bases (com ou sem esse nome) e na utilidade de uma "discussão tranquila" no Conselho de Defesa.

5) Uribe não chegou a rechaçar uma ou outra sugestão, mas nitidamente não se sentiu confortável com elas. Quanto às garantias, propôs que alternativamente pudesse submeter-nos o texto de acordo com os Estados Unidos, que ainda estaria sendo negociado. Quanto ao Conselho de Defesa, além da preocupação de que a Colômbia não aparecesse como ré (preocupação que Lula e eu tentamos afastar), Uribe disse que seria importante que o Conselho se dedicasse também a outras situações na região. Mencionou, várias vezes, eventual acordo da Venezuela com o Irã, e a ameaça de Chávez de usar os Sukhois contra Bogotá.

6) Lula ouviu com atenção as queixas de Uribe com relação a Correa e a Chávez. Prometeu que continuaria a agir de forma apaziguadora, sobretudo com relação ao segundo. No caso de Correa, as atenções se centraram na sua próxima presidência na Unasul. Sobre este ponto, a preocupação de Uribe, caso

---

[91] A questão dos "lança-foguetes suecos" eclodiu em meio à crise em torno das bases norte-americanas na Colômbia, que culminaria com o anúncio, pelo presidente Chávez, da retirada do embaixador venezuelano em Bogotá. O governo boliviano sempre fora crítico do alegado apoio de Chávez às FARC. No contexto de mais uma crise, Uribe, como relatado na mídia, "confirmou a apreensão, em poder das FARC, de lança-foguetes originalmente venezuelanos. Segundo a Suécia, os AT-4, espécie de bazuca de fácil manuseio, mas de pouca precisão, foram vendidos a Caracas no fim dos anos 1980". Chávez, por sua vez, negou com veemência a acusação de que a Venezuela teria fornecido as armas às FARC, afirmando que teriam sido roubadas de território venezuelano pelas Forças Armadas colombianas e, de alguma forma, caído nas mãos da guerrilha.

sincera, como me pareceu, pelo menos demonstraria um interesse no futuro da organização, o que seria positivo. Mas também poderia significar um pré-aviso sobre eventual afastamento da Colômbia em relação à Unasul.
7) Uribe estava visivelmente cansado do périplo a sete países da região. Fez uma exposição que, segundo pude apurar, não diferiu muito da que apresentou em outras capitais que visitou.

Não será fácil convencer a Colômbia – e penso que tampouco os Estados Unidos – a oferecer garantias. Teremos que ver se o mero texto do acordo será satisfatório. Tampouco parece óbvio realizar uma reunião do Conselho de Defesa que seja marcada por um clima de acusações e tentativas de isolamento da Colômbia. Falou-se numa reunião informal. Curiosamente, os nossos militares não pareciam tão preocupados quanto nós, políticos e diplomatas, com as bases. A novela não termina aqui.

Sem estridências

11/8/2009 Ontem, movimentada reunião da Unasul em Quito, por ocasião da posse do presidente Correa em seu segundo mandato. Era para ter sido evento puramente protocolar com transferência da presidência *pro tempore* do Chile para o Equador, além da confirmação de acordos já previamente acertados sobre a criação de alguns conselhos (combate ao narcotráfico, infraestrutura etc.). Naturalmente, a questão das "bases" norte-americanas na Colômbia acabou sendo o assunto central, tanto da reunião ministerial no domingo à noite quanto na cúpula na segunda-feira. A cobertura da mídia, descontados os exageros para um lado ou para um outro, foi razoavelmente fidedigna – até porque a Reunião Presidencial foi transmitida ao vivo. Não há razão, portanto, para descrevê-la em detalhe.

Eu já havia decidido não comparecer à reunião de chanceleres, que ficou a cargo do subsecretário para a América Latina, o embaixador Enio Cordeiro, de modo a poder acompanhar o presidente na viagem. Pouco antes de embarcar, recebi a notícia de que a Bolívia estava propondo projeto de resolução que rechaçava a presença de bases estrangeiras na região e pedia a convocação de um encontro conjunto de ministros das Relações Exteriores e ministros da Defesa para discutir o tema. Sabedor de que a Colômbia, provavelmente acompanhada pelo Peru e algum outro, não aceitaria o "rechaço" das bases, que diz não existirem, instruí o Enio, por telefone, a tomar uma posição que não significasse prejulgamento, mas que aproveitasse de forma construtiva a ideia da reunião ministerial. Ao chegar no hotel em Quito, por volta de uma da manhã, hora local, constatei que o Enio não só havia cumprido minha instrução corretamente, como tivera razoável êxito em suas discussões. Embora não tenha sido possível aprovar um texto, dadas as dificuldades semânticas em torno do termo "bases", houve acordo sobre a convocação do encontro ministerial. Já era um ganho, mesmo que nada fosse discutido a respeito pelos presidentes.

[...] Como previa que um debate desse tipo poderia ocorrer (fora, aliás, alertado pelo Enio de que a Venezuela buscaria "um espaço" para tal discussão apesar da natureza protocolar da reunião), deixei umas notas com o presidente, que ele não chegou a ler em voz alta, mas cujo conteúdo absorveu. Naturalmente introduziu também elementos seus. Cristina Kirchner também fez uma intervenção moderada, em que apoiou Lula quanto à necessidade de uma discussão sobre as bases, sem "estridências". Dada a natureza totalmente improvisada da discussão, é difícil saber ao certo o que foi aprovado. O ministro argentino Jorge Taiana, por exemplo, teve uma impressão diferente da minha. Mas tudo indica que teremos em breve uma reunião ministerial (ministros da Defesa e ministros das Relações Exteriores) precedida de uma cúpula na Argentina. [...]

Transparência, medidas de confiança e, se possível, garantias

No dia 15 de agosto, circulou a notícia de que as negociações haviam sido concluídas entre Colômbia e Estados Unidos sobre as bases. Menciono o fato a propósito de uma conversa que tive durante o almoço com o presidente Alan García.[92] Minha anotação daquele dia prossegue com uma reflexão sobre a situação:

15/8/2009 [...] A questão é como avançaremos a partir daqui. Até que ponto os colombianos concordarão em oferecer as garantias formais, que, do nosso ponto de vista, amenizariam os riscos embutidos na situação, ainda que não os afastem de todo? Por outro lado, será que as "garantias" seriam suficientes para apaziguar os opositores mais fervorosos, Venezuela e Equador? O ministro equatoriano, Fander Falconí, aceitou meu convite para vir ao Brasil no próximo dia 24, quatro dias antes da Cúpula da Unasul. Pode ser uma conversa útil. Também seria interessante falar por telefone com os ministros colombiano e venezuelano. Vamos ver se será possível.

Na mesma anotação, refiro-me à visita, no dia seguinte, do presidente mexicano Felipe Calderón. Comento, de forma crítica, o intento do México de atuar como mediador na questão das bases. O tema voltaria a aparecer nas minhas

---

92 Ver "Peru".

anotações por ocasião de uma passagem por Chimoré, no interior da Bolívia, transcritas no capítulo correspondente.

29/8/2009 [...] A Cúpula da Unasul em Bariloche, ontem, não foi o êxito que só os otimistas poderiam esperar, mas tampouco foi o fracasso apregoado pela nossa mídia. Apesar dos discursos discordantes, aprovou-se uma declaração com elementos que permitem continuar uma conversação racional sobre o tratamento a ser dado às "bases". Embora algo perdido em um parágrafo longo e cheio de intercaladas (parágrafo 4), a palavra "garantias", para mim muito importante, está lá[93]. Ficou decidido que haveria uma reunião de ministros das Relações Exteriores e ministros da Defesa no mês de setembro. Para satisfazer a Colômbia, os presidentes concordaram com a rápida ativação do Conselho de Combate ao Narcotráfico. Também se encomendou ao Conselho de Defesa uma análise do documento norte-americano, intitulado *Advanced Mobility Capability*[94], em que o uso de instalações como a base de Palanquero é justificado em termos da estratégia global das Forças Armadas dos Estados Unidos. Haverá, entretanto, dificuldades: a presidência de Correa será percebida como carecendo do equilíbrio necessário para

---

[93] "*Las Jefas y los Jefes de Estado y de Gobierno de la Unión Suramericana de Naciones (UNASUR) reunidos en sesión extraordinaria el 28 de agosto de 2009 en San Carlo de Bariloche, República Argentina [...], deciden: [...] 4. Instruir a sus Ministros de Relaciones Exteriores y de Defensa a celebrar una reunión extraordinaria, durante la primera quincena de septiembre próximo, para que en pos de una mayor transparencia diseñen medidas de fomento de la confianza y de la seguridad de manera complementar a los instrumentos existentes en el marco de la OEA, incluyendo mecanismos concretos de la implementación y garantías para todos los países aplicables a los acuerdos existentes con países de la región y extrarregionales; así como al tráfico ilícito de armas, al narcotráfico y al terrorismo de conformidad con la legislación de cada país. Estos mecanismos deberán complementar los principios de irrestricto respeto a la soberanía, integridad e inviolabilidad territorial y no injerencia en los asuntos internos de los Estados*". Ver *Decisión de la Reunión Extraordinaria de Jefas y Jefes de Estado y de Gobierno de la Unasur*. 28 de agosto de 2009, San Carlos de Bariloche.

[94] Em documento de planejamento (*white paper*), encontra-se a seguinte menção à base de Palanquero (tradução livre): "Recentemente, o USSOUTHCOM [Comando Sul dos Estados Unidos] interessou-se em estabelecer um ponto de apoio no continente sul-americano que pudesse servir tanto para operações antinarcótico quanto para mobilização de operações a partir dele. Desse ponto de apoio, um C-17 cobre quase metade do continente sem necessidade de reabastecimento. Caso haja combustível adequado disponível no destino, um C-17 poderá cobrir todo o continente, à exceção da região do Cabo Horn, no Chile e Argentina. A estratégia de posicionar um apoio em Palanquero será suficiente para o alcance da mobilização aérea no continente sul-americano". In: "*White Paper, Air Mobility Command, Global En Route Strategy*", *preparatory document for Air Force Symposium 2009—AFRICOM*. No mesmo documento, há uma curiosa e significativa referência ao Brasil (tradução livre): "O USSOUTHCOM também considerou o acesso ao aeroporto de Recife, Brasil. Um C-17 poderia partir dessa localidade e, havendo combustível disponível quando aterrisar, cobrir aproximadamente a mesma área que um C-17 sem reabastecimento, de Assunção. No entanto, o relacionamento político com o Brasil não é propício para os necessários *agréments*".

conduzir a consensos; a Colômbia resiste a comparecer à reunião no Equador; as rivalidades entre Chávez e Uribe são reflexo de correntes profundas de inimizade e ressentimento. [...]

13/9/2009 [...] no final da tarde do dia 9, recebi o ministro Jaime Bermúdez. Falamos de vários assuntos relativos à cooperação bilateral e à atualidade internacional. No final do nosso *early dinner*, detivemo-nos no que mais interessa, a questão das bases. Sobre este ponto, não houve nenhuma evolução. Pelo contrário, sinto que a posição colombiana se enrijeceu. Os colombianos consideram que as garantias são desnecessárias e resistem ao que interpretam como ingerências externas. Meu relacionamento pessoal com Bermúdez continua afável e cordial. Uribe confirmou presença em um evento empresarial em São Paulo. Mas estamos longe de uma solução. Vejamos o que vai ocorrer em Quito, dentro de dois dias.

Em 14 de setembro, viajei ao Equador, em voo procedente de Boa Vista e na sequência de uma visita à fronteira com a Guiana:

14/9/2009 [...] creio que começamos nossa descida para Quito. Um belo pôr do sol, cujos derradeiros rubores são ainda perceptíveis, nos acompanhou na última meia hora. Em Quito, participarei de uma reunião de chanceleres e ministros da Defesa sobre questões ligadas à presença de forças estrangeiras. Inicialmente provocada pelas "bases" dos Estados Unidos na Colômbia, a reunião deve focalizar transparência, medidas de confiança e, se for possível, garantias. Não haverá como fugir de alusões aos nossos próprios acordos militares com a França. Não seria de todo mau que Jobim[95] fizesse uma apresentação sobre isso.

15/9/2009 Reunião frustrante da Unasul. A intransigência da Colômbia e sua total dependência dos Estados Unidos impediram o acordo, embora haja seguramente muitos outros problemas a superar. Até mesmo para notificar acordos aprovados, os colombianos insistiam na anuência dos Estados Unidos. De minha parte, reiterei a importância de garantias formais, no que fui acompanhado de quase todos os países. Como a reunião era de chanceleres e ministros da Defesa, coube ao Jobim colocar de forma taxativa a nossa posição: "não assinaremos

---

95 Nelson Jobim foi ministro da Defesa durante praticamente todo o segundo mandato de Lula e os primeiros meses do governo Dilma, quando eu o substituí. Nossa relação sempre foi cordial e respeitosa. Não tínhamos diferenças substantivas importantes, embora nossos estilos fossem certamente distintos.

documento que não tenha este elemento". Melhor assim, pois o que temia, injustamente, era uma posição mais leniente para com a Colômbia do meu colega.[96]

16/9/2009 Um ponto positivo da reunião de ontem: colocamos a questão das garantias no centro da discussão, evitando manobras diversionistas da Colômbia e as confusões em que as conversas técnicas se haviam enredado, desde Bariloche. Desta vez, todos reconheceram ser este o ponto central – e que corresponde à minha primeira intuição da única solução possível para o impasse.

Uribe sempre pronto a pedir ajuda

20/10/2009 Ontem pela manhã, acompanhei o presidente Lula a São Paulo para o encontro que teve com o presidente Uribe na FIESP. Deve ser o terceiro ou quarto encontro deste tipo, o que desmente totalmente a frequente acusação de que não demos importância à Colômbia. Os esforços de aproximação econômica têm dado resultado. Deixando de lado 2009, que é um ano atípico, o comércio triplicou ou mesmo quadriplicou nos últimos seis anos. As exportações colombianas para o Brasil cresceram mais que proporcionalmente, mas o nosso superávit ainda é grande. Isso não parece incomodar Uribe, que está mais interessado em atrair investimentos brasileiros, como os da Vale, Gerdau etc. Na reunião que antecedeu o encerramento do encontro empresarial, falou-se muito de Venezuela (Uribe sempre pronto a pedir ajuda a Lula) e, também, um pouco sobre "bases". Uribe ofereceu enviar uma carta em que transcreveria o parágrafo relevante do acordo entre os Estados Unidos, na qual diria, essencialmente, que as bases não seriam utilizadas contra terceiros. Aparentemente, não quer fazer o mesmo gesto a outros países, pois nos pediu que mantivéssemos a "oferta" em reserva até o momento do envio da carta. Mesmo que isso resolva o nosso problema, certamente não atenderá às preocupações de Chávez e Correa. A tentativa de criar uma cunha entre Brasil e outros países também deve ser levada em conta. No contexto dessas conversas, Lula propôs que se discutisse um pacto de não-agressão entre os países da Unasul. Na viagem para São Paulo, o presidente me havia falado sobre a ideia de um acordo deste tipo, só que limitado a Colômbia e Venezuela. Achou boa minha ideia de ampliação para toda a Unasul. Fez a proposta a Uribe, que não a rejeitou. Seria, a meu ver, uma maneira de inserirmos a questão das "garantias" em um texto multilateral.

---

96 Como já mencionei, nossos militares não pareciam muito preocupados com a presença de forças norte-americanas no país vizinho. Preocupava-me que essa tolerância se refletisse no comportamento do ministro, o que não ocorreu.

Logo após a sessão de encerramento, embarquei de volta para Brasília, onde iria receber o ministro do Exterior dos Emirados Árabes Unidos, Abdullah Al-Nahyan. Não pude, portanto, assistir à conferência de imprensa, mas fiquei sabendo, pelos despachos das agências, que nosso presidente havia dito que não estava incomodado com as bases norte-americanas na Colômbia. "Confio no Uribe e no Obama", teria ele dito.

Consta da minha agenda de 10 de novembro, embora ausente das minhas anotações, a visita que me fez Frank Pearl, alto comissário para a Paz e alto conselheiro para a Reintegração da Colômbia. Pearl discorreu principalmente sobre as medidas para a reinserção dos indivíduos que concordavam em deixar as armas. Na época, tratava-se, quase exclusivamente, dos chamados "paramilitares", que representavam a versão mais extremada e frequentemente corrupta da reação conservadora aos movimentos guerrilheiros. O alto comissário pretendia, de alguma forma, apoio do Brasil para eventual cooperação a ser fornecida pela Colômbia a outros países que estivessem emergindo de conflito interno. Independente dos méritos da ideia, o objetivo de Pearl era obter nosso reconhecimento dos procedimentos colombianos, o que contribuiria para uma espécie de "legitimação internacional". Não me recordo do teor exato da minha resposta, mas é mais que provável que eu tenha sublinhado para o visitante uma preocupação que eu sempre manifestava, a saber: que o mesmo tratamento dado aos egressos dos paramilitares fosse dado aos militantes dos movimentos guerrilheiros, "quando e se" se chegasse a um acordo.

Um passo importante da Unasul

28/11/2009 De Quito, onde participei ontem de importante reunião da Unasul sobre as questões suscitadas originalmente pelas bases dos Estados Unidos na Colômbia, reembarquei no mesmo Legacy que me levara de Manaus à capital equatoriana, desta vez com destino a Genebra[97]. [...] Para não misturar demasiado os assuntos, talvez deixe para escrever sobre os temas da reunião ministerial da Unasul em outra oportunidade. Embora tenha saído antes do seu final, posso di-

---

97 Na cidade suíça, meu compromisso principal era a reunião ministerial da OMC. Embora fosse uma espécie de *post mortem* da Rodada de Doha, não podia faltar ao encontro, dado o papel central que o Brasil tivera nas negociações. Além da parte multilateral, tinha agendado várias entrevistas bilaterais. Estava prevista, também, à margem da reunião da OMC, conferência de imprensa relativa à "Rodada de São Paulo" de preferências comerciais entre países em desenvolvimento. Também estava no meu radar o desdobramento de decisão do Conselho da Agência Internacional de Energia Atômica sobre o Irã, que acabaria por me levar uma visita não programada àquele país. Ver AMORIM, 2015b.

zer – sem temor de exagerar – que contribuí de forma decisiva para os avanços obtidos (sobretudo para o texto sobre "garantias"). Eu já havia retirado a reunião do meu plano de viagens, bastante apertado, mas Fander Falconí, o agradável e competente ministro equatoriano, que foi a Manaus[98], insistiu muito que eu comparecesse. Falconí argumentou que "a presidência equatoriana da Unasul não poderia sofrer outro baque", depois do "fracasso" do primeiro encontro de ministros das Relações Exteriores e Defesa, em 15 de setembro. Na realidade, aquela reunião, embora inconclusiva, foi um passo indispensável. Permitiu que houvesse o primeiro entrechoque de opiniões sobre a questão das bases colombiano-americanas em uma reunião ministerial. Acabei cedendo ao apelo político-emocional e aceitei fazer o desvio a Quito, mas anunciei que sairia necessariamente às 13 horas. Houve, até aquele momento, razoável progresso das negociações, que parecia consolidado quando falei desde a escala em Boa Vista às 18 horas (hora do Equador) com o Enio Cordeiro (o infatigável e seríssimo subsecretário, que agora irá de embaixador em Buenos Aires). Se a declaração for efetivamente aprovada, com o parágrafo forte sobre garantias e vários outros sobre criação de confiança e transparência etc., terá sido um passo importante da Unasul.

A declaração foi finalmente aprovada, enquanto eu estava em voo, sob forma de resolução da Reunião Extraordinária de Ministros das Relações Exteriores e Defesa da Unasul[99]. O texto preservou os aspectos essenciais relativos à questão das garantias. A resolução está dividida em três partes. A primeira, e mais substancial, refere-se às medidas de criação de confiança, entre as quais incluem-se, como um subcapítulo, as "garantias" (item 1.IV)[100].

Concluía-se, assim, positivamente (pelo menos do ponto de vista formal) o esforço para encontrar uma solução para a espinhosa questão das bases norte-americanas em território colombiano. Em face da irredutibilidade de Uribe e do

---

98 Refiro-me à reunião de países amazônicos sobre mudança climática, em 26 de novembro, em preparação à COP-15, que se realizaria em Copenhague.
99 *Reunión Extraordinaria de Ministros de Relaciones Exteriores y de Defensa de la Unasur*. Quito, Equador, 27 de novembro de 2009.
100 Assinalo as duas alíneas mais importantes. A alínea "c" estipula que "os acordos de cooperação em matéria de defesa celebrados pelos Estados-membros da Unasul incluirão uma cláusula expressa que assegure respeito aos princípios da igualdade soberana dos Estados, da integridade e inviolabilidade territorial e de não-intervenção nos assuntos internos de outros Estados". A alínea "d" estabelece que "os Estados-membros da Unasul garantirão formalmente que os acordos de cooperação em matéria de defesa dos quais sejam parte e que impliquem algum grau de presença em seus territórios de pessoal militar ou civil e/ou de armamento e de equipamentos provenientes de Estados da região ou extrarregionais não serão utilizados de forma que atentem contra a soberania, segurança, estabilidade e integridade territorial dos Estados sul-americanos. Assegurarão que as atividades emanadas de tais acordos não terão efeitos de nenhuma natureza sobre o território e espaço soberano de outro Estado da Unasul".

rechazo de vários governos da região, a criação de garantias explícitas me pareceu desde o início a única solução possível. A ideia me foi inspirada, como assinalei, pelo conceito muito presente nas discussões sobre desarmamento, especialmente o nuclear, de *negative security assurances*. Recordo que cheguei a mencionar a ideia ao general Jim Jones, em agosto, quando de sua visita ao Brasil.

Obviamente, a evolução do tema foi um esforço coletivo desde a referência algo confusa na já citada decisão dos presidentes em Bariloche até a resolução da reunião ministerial. Um fato curioso, que à época me passou despercebido, é que os encontros de setembro e novembro, de ministros das Relações Exteriores e ministros de Defesa, são tratados na resolução como etapas de uma única reunião, convocada para cumprir o mandato de Bariloche. Outro aspecto a ser assinalado é que as resistências colombianas ao conceito de garantias somente puderam ser vencidas mediante a inclusão de parágrafos específicos sobre "a questão mundial das drogas" e terrorismo.

Mais uma vez, ficou evidente a capacidade da Unasul de contribuir, de modo efetivo e pacífico, para a solução de controvérsias na região. O episódio das "bases" veio somar-se ao encaminhamento positivo do conflito interno na Bolívia, que quase desembocou em uma guerra civil e viria a repetir-se, de alguma forma, na mediação de Néstor Kirchner entre Colômbia e Venezuela. A própria ação do Grupo do Rio na disputa que envolveu Equador, Colômbia e Venezuela, cujos reflexos continuaram por algum tempo a se fazerem sentir, não é estranha a essa atitude mais assertiva da região.

À beira da confrontação

Continuei acompanhando de perto as atitudes colombianas em relação aos processos de integração da América do Sul e América Latina e Caribe. Em uma anotação sobre a Cúpula de Cancún, de 23 de fevereiro, que também é mencionada em outros capítulos, refiro-me à CELAC. Mais uma vez, transparece, de maneira quase cômica, a animosidade entre o líder colombiano e um de seus vizinhos.

23/2/2010 [...] Todos os países presentes demonstraram valorizar o foro, que já mostrou sua serventia ao promover a aceitação pela Venezuela e pela Colômbia de um mecanismo de conciliação (tipo grupo de amigos). É verdade que isso só ocorreu depois que Uribe e Chávez se enfrentaram, à beira da confrontação física, e tiveram que ser contidos por Raúl Castro.

Com a Colômbia em pleno período eleitoral, as questões relativas ao país praticamente desapareceram da minha agenda. Como se sabe, após tentativas frustradas de Uribe de candidatar-se a um terceiro mandato, Juan Manuel Santos seria eleito presidente no segundo turno do pleito, em 20 de junho. No mês de julho, as tensões entre Venezuela e Colômbia voltaram a recrudescer. Trato da nova crise no capítulo sobre Venezuela.

1/8/2010 [...] as duas breves visitas presidenciais ao Uruguai e ao Paraguai em um único dia (30 de julho) são um sinal claro de nossa aposta na integração. Na véspera, houve o encontro ministerial da Unasul, em que o Brasil esteve representado pelo secretário-geral Antonio Patriota e Marco Aurélio. Minha inevitável ausência[101] não deixou de ser usada como prova de que a reunião e a própria Unasul não seriam prioritárias. Pelo que soube, o ministro colombiano Jaime Bermúdez fez um discurso nada construtivo, reminiscente da Guerra Fria, mas foi Nicolás Maduro quem, depois de consultar Chávez, bloqueou a declaração que retomaria alguns conceitos aprovados por consenso na Cúpula do Grupo do Rio sobre o ataque da Colômbia às FARC em território equatoriano. A presidência da Unasul, exercida pelo Equador, deve agora convocar uma cúpula, que certamente ocorrerá depois da posse de Juan Manuel Santos, no dia 7. Resta saber como transcorrerão os próximos dias.

9/8/2010 Tive uma semana intensa com reunião do Mercosul, visita do ministro cubano, encontro presidencial na Venezuela e posse do novo presidente da Colômbia. Haverá muito o que anotar e não sei se lembrarei ou terei tempo para tudo. Mas vou começar onde parei no último registro feito já há mais de uma semana.

Novia bravía

Na sequência de uma anotação sobre outros temas, teço observações sobre as conversas durante os encontros em Caracas, reproduzidas no capítulo sobre Venezuela. Concluo essa parte da anotação com um comentário:

9/8/2010 [...] tinha assim algum material para conversar na Colômbia, o que me foi útil no diálogo que mantive com a nova ministra.

María Ángela Holguín é uma mulher jovem e bonita, como muitas outras colombianas que ocuparam cargos de destaque. Não é, entretanto, uma "bonequinha" como Noemi Sanín de Rubio, ministra de Cesar Gaviria, ou uma figura aristocraticamente austera como Carolina Barco, a primeira das chanceleres de

---

101 Cheguei ao Brasil de uma viagem ao Oriente Médio, que incluiu encontros com o primeiro-ministro de Israel e o presidente da Síria no dia 29 de julho e, no dia 30, já parti para Rivera, cidade uruguaia na fronteira com o Brasil, com o presidente.

Uribe. Quando entrou na residência do embaixador do Brasil para o encontro de quase uma hora que teríamos pouco antes da posse, cheguei a ter um momento de dúvida se se tratava da ministra ou de alguma assessora, não só porque vinha desacompanhada, mas também por sua juventude e informalidade. Foi uma boa conversa, em que a disposição positiva do novo governo ficou clara. Não faltaram referências críticas às atitudes do presidente Uribe, feitas, contudo, com discrição e elegância. María Ángela contou-me que, na reunião dos dois gabinetes, promovida por Uribe, o já agora ex-presidente a qualificara como uma "*novia bravía*". A ministra reiterou que Santos estava pronto a encontrar Chávez, mas que seria importante, até por motivos internos, que a reunião resultasse em algo concreto em matéria de segurança, "algo assim como um mecanismo". Recordei então a reação negativa de Chávez à ideia de reativação da comissão militar. A ministra concordou que seria difícil para o presidente venezuelano retomar procedimentos dos quais desconfiava. Afirmou, a propósito, que neste campo de segurança e informações militares, via um papel especial para a Unasul e para o Brasil. Comentei que era importante que o encontro Santos-Chávez ocorresse logo e que criasse um clima positivo. A partir daí, se tomariam as medidas concretas. Ao longo da conversa, María Ángela Holguín fez comentários que indicavam uma preocupação em equilibrar as relações da Colômbia com os Estados Unidos e a necessidade de melhor posicionar seu país na América do Sul. Lamentou a obsessão com o TLC e teve palavras positivas em relação ao possível papel da Unasul. O encontro me deixou com boa impressão, até certo ponto confirmada pelos relatos jornalísticos, ainda esparsos, sobre a reunião entre a nova chanceler e o ministro Maduro, realizada ontem. Não sei se podemos falar em mediação, mas o fato é que uma palavra positiva aqui, uma ponderação ali ajudam a construir o clima necessário à pacificação.

18/8/2010 O mês de agosto, normalmente, é um período de poucas viagens. Coincide com as férias de verão europeias e de outros países. Na própria ONU e nos organismos de Genebra (salvo na Conferência de Desarmamento) há muito pouca atividade. Neste ano, o início do mês foi um pouco mais intenso do que de hábito, com a realização com algum atraso da Cúpula do Mercosul, a visita à Venezuela e a posse do presidente Santos na Colômbia. Aliás, as relações entre a Colômbia e a Venezuela tiveram um avanço muito positivo. Dois ou três dias após a posse de Santos, Chávez visitou a localidade de Santa Marta na Colômbia, que está associada a Simón Bolívar, conforme nos adiantara estar disposto a fazer. No mesmo dia (10 de agosto) anunciou-se o reatamento das relações diplomáticas. Não faltaram palavras elogiosas ao Brasil e à Unasul, sobretudo por parte das autoridades colombianas. A ministra María Ángela Holguín e o embaixador colombiano em Buenos Aires fizeram declarações nesse sentido. A repercussão na mídia brasileira foi, para variar, escassa. [...]

Primeiro destino

5/9/2010 O fato mais importante da semana que passou foi a visita de Juan Manuel Santos ao Brasil. Como ele próprio fez questão de dizer publicamente, foi a primeira visita que realizou depois de sua posse. Em privado, sua simpática chanceler foi mais explícita: o fato de o Brasil ter sido escolhido como primeiro destino não deixou de causar algum franzir de sobrancelhas nos setores da elite colombiana, mais afeita a gestos simbólicos voltados para o norte. Falou-se de economia, de cooperação fronteiriça, entre outros temas. Assinaram-se vários acordos (defesa, polícia, educação, livre trânsito em Tabatinga/Letícia etc.). Os dois assuntos mais importantes foram objeto de uma conversa privada no gabinete do presidente no Palácio do Planalto: FARC e Venezuela. Ligado a estes, e, por provocação minha, comentou-se também a situação do acordo sobre as bases norte-americanas, que Santos disse não ter a intenção de enviar ao Congresso. Segundo o presidente colombiano, seria possível manter a cooperação militar com os Estados Unidos no nível que considera necessário, fundamentada em acordos anteriores. Resta saber se os norte-americanos, que perderam Manta e queriam Palanquero, verão as coisas da mesma forma. Sobre as FARC, Santos admite que haverá um momento em que terá que negociar, mas quer ser o juiz desse tempo[102]. Não deseja que o movimento rebelde se aproveite de um aparente clima de diálogo para "ganhar fôlego". Em privado, chegou a dizer que, no momento oportuno, poderá pedir a ajuda do Brasil. De público, foi mais enfático e afirmou que se trata de uma decisão colombiana (a meu ver, as duas coisas não são contraditórias). Comentou positivamente o diálogo iniciado com Chávez e reafirmou seu propósito de ter boas relações com a Venezuela. Disse que Chávez tem indicado que gostaria de recebê-lo antes das eleições parlamentares (no fim deste mês[103]). Santos não exclui essa possibilidade, mas teme as reações internas se não houver um gesto mais concreto – e não apenas retórico – do presidente venezuelano em relação às FARC. Talvez aqui haja campo para algum trabalho de nossa parte.

Um prolongado aperto de mão

27/11/2010 [...] não creio que seria puxar a brasa para a nossa sardinha dizer que o ponto alto da IV Cúpula da Unasul em Georgetown, Guiana, foi o discurso

---

102 O presidente Juan Manuel Santos viria a ser agraciado com o Nobel da Paz em 2016, por seus esforços de negociação que levaram ao acordo de paz com as FARC.
103 A visita de Santos à Venezuela de fato ocorreu em 2 de novembro, portanto já depois das eleições parlamentares venezuelanas de 26 de setembro.

de Lula, sobretudo a parte em que falou de improviso. Referindo-se à integração sul-americana como uma das principais prioridades de seu governo, Lula falou com emoção sobre vários momentos do processo de criação da Unasul, desde a Conferência de Cuzco até a de Georgetown. Pediu desculpas por não ter ainda obtido do Congresso Nacional a ratificação do Acordo Constitutivo de Brasília[104]. Não deixou de mencionar os momentos difíceis por que passou a região e aludiu, de forma muito positiva, ao bom entendimento, em período recente, entre o presidente da Venezuela, Hugo Chávez, e o novo líder da Colômbia, Juan Manuel Santos. Nesta hora, ambos os mencionados se levantaram e se deram um prolongado aperto de mão, enquanto Lula continuava a discursar, sob intensos aplausos dos presentes. Sem subestimar as dificuldades que ainda poderão surgir no relacionamento entre Colômbia e Venezuela, acho que foi um instante simbólico.

Depois desse *gran finale*, que reflete um momento de otimismo, minha última anotação sobre Colômbia é, de certa forma, anticlimática. Referindo-me às dificuldades em dar passos concretos na integração com a Argentina[105], comento:

18/12/2010 [...] Algo semelhante ocorreu com o Acordo de Serviços com a Colômbia, em relação ao qual a nossa Receita Federal objetou à citação de um artigo do GATS[106]. É lamentável, tanto mais que o GATS é parte dos acordos da Rodada Uruguai e integra a legislação nacional. A rigor, não podemos sequer mudá-lo ou revogá-lo sem denunciar todos os acordos que formam a OMC, o que evidentemente jamais ocorrerá. Mas, neste caso, faltou coragem aos nossos delegados para simplesmente passar por cima da objeção irracional. Creio que isso também se resolverá até o fim do próximo semestre[107].

Cooperação e diferenças doutrinárias

Como ministro da Defesa do primeiro mandato do governo Dilma, meus contatos com a Colômbia seguiriam intensos. Em janeiro de 2012, cinco meses após haver assumido o ministério, recebi a visita do meu colega Juan Carlos

---

104 Após a aprovação congressual, o Tratado Constitutivo da Unasul foi efetivamente ratificado pelo Brasil em julho de 2011.
105 Ver referência no capítulo correspondente.
106 Acordo Geral de Comércio e Serviços, no âmbito da OMC.
107 Em estudo de inteligência comercial do MDIC de 2014, a Colômbia é apontada como mercado-alvo-piloto no setor de serviços. As negociações de acordo para o comércio de serviços entre os países do Mercosul e a Colômbia foram concluídas em 2015, como protocolo ao ACE 59. O acordo foi finalmente assinado em julho de 2018.

Pinzón. Em maio do mesmo ano, participei de uma reunião da Unasul em Cartagena, cujo objetivo principal, segundo me lembro, era a separação das questões de Defesa das de Segurança. Ambas eram evidentemente importantes e, no caso da Colômbia, estavam intimamente imbricadas. Aproveitando a viagem, fui também a Bogotá para conversas bilaterais com o ministro Pinzón. Voltaríamos a nos encontrar em Manaus, em 2013. Em 2014, Pinzón esteve pelo menos uma vez no Brasil, para assistir, juntamente com Juan Manuel Santos, à partida de futebol nas quartas-de-final da Copa do Mundo.

Entre os temas debatidos nesses encontros, marcados pela pompa típica das atividades militares, estavam, naturalmente, questões de fronteira e o comum interesse na Amazônia. Houve também discussões sobre cooperação industrial. O Brasil, que já havia vendido aviões Super Tucano para a força aérea colombiana, adquiriu, por uma decisão minha como ministro da Defesa, lanchas-patrulha do nosso vizinho, dando-lhes preferência a outras de fabricação europeia. Conversações foram mantidas também com bastante grau de detalhe sobre um projeto conjunto de um navio fluvial, de cuja execução eventualmente participaria o Peru. Pinzón era um político jovem, com boa formação técnica. Tenho a impressão de que me considerava uma espécie de conselheiro mais velho a quem podia recorrer nas muitas questões em que a Colômbia tendia a isolar-se no âmbito do CDS/Unasul ou nas relações sempre tensas com Venezuela e Equador. A despeito dessa proximidade e dos esforços sinceros para aprofundar e ampliar a cooperação, divergências persistiam. A Colômbia, durante o governo Santos, se empenharia em buscar uma relação especial com a OTAN. Pinzón não ignorava que isso provavelmente agravaria a hostilidade de alguns países e conhecia as restrições que o governo brasileiro e eu, pessoalmente, fazíamos a respeito. Para minimizar os possíveis atritos, o ministro colombiano procurava manter certa transparência. Recordo que esse tema foi objeto de vários telefonemas, afinal sem resultado prático, já que a Colômbia não desistiria do seu intento. Assim, no que se refere à Defesa, poderia caracterizar nosso relacionamento com Bogotá como um misto de cooperação e amizade no plano bilateral, que não chegou a apagar diferenças doutrinárias e de orientação política.

VENEZUELA

O papel dos chanceleres é serem bombeiros

Como em relação a outros países sul-americanos, exceção feita aos da Bacia do Prata e, até certo ponto, o Chile, o Brasil viveu longos anos de costas para a Venezuela. Esta, por sua vez, sempre esteve voltada para os Estados Unidos, que adquiria o grosso do seu petróleo, de longe a principal riqueza do país. Havia naturalmente relações em organismos internacionais, sobretudo no âmbito da América Latina e da OEA. Na região, a Venezuela estava mais próxima dos membros da Comunidade Andina do que do Brasil. A assinatura, em 1978, do Tratado de Cooperação Amazônica reequilibrou um pouco essa relação. Sob certos aspectos, até se poderia dizer que Caracas era bem mais ativa que Brasília, limitada pelo regime militar, em matéria de diplomacia latino-americana.

No primeiro governo de Rafael Caldera (1969-1974) e durante o primeiro mandato de Carlos Andrés Pérez (1974-1979), a Venezuela, em que pese a dependência dos Estados Unidos – ou por causa dela – envolveu-se em iniciativas de maior significado latino-americanista. Em 1975, Caracas tornou-se a sede do Sistema Econômico Latino-Americano, o SELA, dedicado sobretudo a estudos e análises sobre desenvolvimento econômico, no quadro das iniciativas por uma "nova ordem econômica internacional".

Ao lado da riqueza petrolífera, cuja exploração por vezes assumia feições dramáticas, como no filme de Henri-Georges Clouzot, *O salário do medo* – uma das películas que mais impactaram minha pré-adolescência –, o que chamava atenção na Venezuela era a desigualdade extrema. Essa brutal decalagem entre os que se beneficiavam da renda do petróleo e o grosso da população não é estranha à polarização que até hoje marca a vida política venezuelana.

Minha primeira viagem a Caracas ocorreu à época em que eu presidia a Embrafilme. Foi uma estada muito rápida, suficiente, porém, para que a enorme favela que se estendia por toda a subida entre o aeroporto de Maiquetía e a capital me causasse profunda impressão, apesar de estar acostumado com a visão da pobreza nos morros do Rio de Janeiro. Isso contrastava com o luxo dos hotéis e a arquitetura arrojada dos museus, salas de concerto e cinemateca. Voltei algumas vezes à Venezuela, e, a cada uma delas, a impressão de uma desigualdade extrema se reforçava.

No plano bilateral, o fato mais notável talvez tenha sido a decisão de Caracas de não reconhecer o governo que emanou do golpe de 1964, com base na Doutrina Betancourt[1]. Com o passar dos anos, entretanto, o pragmatismo prevaleceria sobre o preceito doutrinário. Seja como for, as relações não eram intensas. Com esse pano de fundo é que se desenhariam as primeiras aproximações efetivas, já nos anos 1990. Algumas delas estão consignadas, de forma entremeada com observações tópicas relativas aos organismos de Genebra, nos meus "Cadernos de Londres".

3/3/2000 Persiste a possibilidade de que eu seja escolhido presidente do Comitê de Agricultura da OMC, que se encarregará das negociações mandatadas. Dado o interesse pelo tema no Brasil, não há como recusar. Por outro lado, fiz algumas sondagens sobre a proposta do diretor-geral da OIT, o chileno Juan Somavía, que havia sido meu colega em Nova York, de que eu assuma a presidência do Conselho de Administração da organização. Lampreia achou boa a ideia. Com essa "luz verde", consultei o presidente/coordenador do Grupo das Américas, representante permanente adjunto da Venezuela, Vitor Cedeño, apenas para descobrir, para minha surpresa, que ele próprio (ou a Venezuela na sua pessoa) também aspira ao cargo. Tive uma conversa franca com Cedeño, que me disse que voltaria a falar com Caracas. Ficou de me dar um retorno na sexta-feira. Se os venezuelanos se anteciparem e lançarem a candidatura, creio que não poderemos fazer o mesmo, a menos, é claro, que a reação contra o nome de Cedeño ou contra a Venezuela seja grande (o que não é impossível devido aos atritos que Chávez vem tendo com os sindicatos).

As relações com a Venezuela formaram um dos capítulos mais positivos da diplomacia brasileira no governo Itamar Franco. Logo que assumi, tivemos uma situação delicada com o assassinato por garimpeiros brasileiros de índios ianomâmi, na fronteira entre Roraima e a Venezuela. Havia outras preocupações legítimas em relação às atividades dos garimpeiros, como a contaminação da bacia do Orinoco com mercúrio. O assunto obviamente era de alguma sensibilidade e gerava justificada preocupação. Seu impacto nas relações bilaterais era, porém, exacerbado pelo chanceler venezuelano da época, Fernando Ochoa (um general reformado, que durou pouco no cargo)[2]. Embora eu tivesse encaminhado positivamente a questão da repressão a atividades ilegais na fronteira com o vice-chanceler

---

1   A Doutrina Betancourt, nomeada em função do seu autor, o presidente Rómulo Betancourt (1959-1964) refere-se, em essência, a um princípio segundo o qual a Venezuela não reconheceria governos autoritários ou originários de golpe de Estado.
2   Fernando Ochoa foi ministro das Relações Exteriores de junho de 1992 a fevereiro de 1994.

(Fernando Gerbasi)[3], por meio de um sistema de consultas que envolvia militares dos dois países, o ministro Ochoa frequentemente insuflava as paixões na Venezuela. Em um café da manhã em Nova York (à margem da XLVIII AGNU), em setembro de 1993, para o qual me convidou, em um hotel de luxo, tive que dizer-lhe em tom que o deixou enrubescido: "o papel dos chanceleres é serem bombeiros e não incendiários".

Com *el chivito* as coisas andavam melhor

3/3/2000 (Continuação) A eleição de Rafael Caldera[4] e a designação de Miguel Ángel Burelli Rivas[5] para chanceler, já em 1994, mudaram totalmente o panorama. Itamar sentia uma afinidade natural, com um misto de respeito, em função da idade, por Rafael Caldera, o que já era um bom começo. Burelli Rivas era um estudioso do Brasil. Havia inclusive dirigido um centro de estudos brasileiros na Universidade. A Venezuela se encontrava em situação delicada, não só do ponto de vista econômico, mas também do político. Caldera, um democrata cristão histórico, fora eleito a partir de uma plataforma voltada para as camadas populares e com apoio de partidos de esquerda. Era visto com desconfiança pelos Estados Unidos e havia suspeitas de que o grande vizinho do norte pudesse tramar algo. Havia a percepção, da nossa parte, de que um gesto de rápido apoio a Caldera era importante. Itamar compreendeu esse fato e logo programou visita à Venezuela. O encontro se deu em La Guzmania[6], nas cercanias do aeroporto de Maquetía, no litoral, a cerca de uma hora de Caracas.

A reunião, muito bem organizada pelo nosso embaixador em Caracas, Clodoaldo Hugueney[7], foi um marco nas relações entre os dois países, como é sempre lembrado por vários interlocutores venezuelanos. Pelo menos uma dezena de ministros brasileiros encontraram seus homólogos venezuelanos, numa verdadeira

---

3   Fernando Gerbasi foi vice-ministro de Relações Exteriores de 1992 a 1994.
4   Líder e ideólogo da democracia cristã na Venezuela, Rafael Caldera foi presidente por dois mandatos: de 1969 a 1974 e de 1994 a 1999.
5   Burelli Rivas ocupou o cargo de ministro das Relações Exteriores da Venezuela de fevereiro de 1994 a fevereiro de 1999.
6   A importância dos Acordos de La Guzmania não escapa a qualquer historiador que se debruce sobre o tema. Segue um exemplo: "O primeiro período das novas relações Brasil-Venezuela foi marcado pelos Acordos de La Guzmania que tiveram um efeito importantíssimo relacionado às questões de fronteira". Fuccille, Luís Alexandre. *Brasil e Venezuela no tabuleiro geopolítico: cooperação e competição no subcontinente*. São Carlos: UFSCar, 2007..
7   Diplomata de carreira, o embaixador Clodoaldo Hugueney ocupou diversas funções importantes, com destaque para sua atuação junto a negociações do GATT e da OMC, especialmente quando foi representante do Brasil em Genebra. Seu último posto antes de retornar ao Brasil foi o de embaixador em Pequim (2008-2013).

"reunião conjunta de gabinete". Vários projetos de cooperação foram estabelecidos ou aprofundados, desde energia elétrica até a área ambiental e a militar, com destaque para a hidrelétrica de Guri[8]. O clima entre os dois presidentes foi excelente. Do meu ponto de vista, além do aspecto bilateral, a Venezuela era parceira crucial para que a ideia da ALCSA, lançada por Itamar na Cúpula do Grupo de Rio em Santiago, no final de 1993, pudesse ser levada adiante. Os venezuelanos se mostraram interessados. Parecia claro que Caldera e Burelli Rivas viam em uma "reorientação para o Sul" importante parte de sua estratégia. Recordo um episódio curioso que não deixava de refletir este impulso "*hacia el Sur*". O assessor internacional de Caldera chegou a propor à embaixadora Vera Pedrosa[9], sua contraparte brasileira, que Brasil e Venezuela firmassem um tratado de "aliança perpétua", ou algo parecido.

Fiquei muito amigo do ministro venezuelano, que continuou a tratar-me com enorme distinção, mesmo depois que eu saí do Ministério. Certa vez, Burelli Rivas convidou-me para almoço "tête-à-tête", durante uma das assembleias gerais, quando eu era o representante permanente do Brasil junto à ONU. O próprio presidente Caldera foi sempre carinhoso comigo. Ao tempo em que era ministro, recebeu-me para almoço íntimo em sua residência. Alguns anos mais tarde, em Nova York, perguntei a Burelli Rivas como estavam as relações. Respondeu-me que estavam bem, que havia vários projetos em andamento. Referiu-se a uma visita de Lampreia, cujos resultados haviam sido positivos. Mas logo agregou um comentário feito pelo presidente Caldera: "tudo estava bem, mas com o 'barbudinho' (el chivito) as coisas andavam melhor". O barbudinho, obviamente, era eu. Embora Fernando Henrique gozasse de enorme respeito na Venezuela e sua visita àquele país tenha sido, pelo que sei, muito bem-sucedida, Lampreia certamente não tem o mesmo entusiasmo por iniciativas sul-americanas. A ALCSA ficou quase abandonada como projeto durante algum tempo. Foi assim com surpresa (e alegria!) que tomei conhecimento, quando da passagem do Lampreia por Genebra, que se estaria preparando uma reunião de presidentes da América do Sul no Brasil este ano.

Tudo isso para dizer que não me sentiria animado a competir contra um candidato da Venezuela pelo posto de presidente do Conselho de Administração da OIT!

---

8   A hidrelétrica de Guri localiza-se no rio venezuelano de Caroni. A conexão energética com o Brasil, completada em 2001, permitiu o abastecimento de Roraima, diminuindo a dependência do estado brasileiro do fornecimento de energia termoelétrica, mais custosa e poluente.

9   A embaixadora Vera Pedrosa foi assessora internacional de Itamar Franco. Depois de chefiar nossas embaixadas no Equador e na Dinamarca no governo FHC, foi convidada por mim para o cargo de subsecretária de assuntos políticos no governo Lula. Nessa condição, chegou brevemente a ser nomeada ministra interina, primeira mulher nessa posição. Encerrou sua carreira como embaixadora em Paris.

7/3/2000 [...] em páginas anteriores, tratei um pouco das relações com a Venezuela, mas deixei de mencionar um fato importantíssimo, dentro da perspectiva das minhas prioridades à época. É que, a instâncias diretas minhas junto a Burelli Rivas, o presidente Caldera, no discurso que fez na XLIX AGNU, em 1994, propôs explicitamente que o Brasil se tornasse, juntamente com Alemanha e Japão, membro permanente do Conselho de Segurança. Embora outros oradores (em geral ministros de países lusófonos) viessem a fazê-lo, Caldera foi o primeiro chefe de Estado/governo e o primeiro latino-americano a declarar apoio ao Brasil. Segundo soube, tal fato mereceu o comentário irado do embaixador argentino, Emilio Cárdenas, de que a Venezuela se havia tornado a 27ª província![10] O ato de Caldera foi um gesto generoso e de coragem, que ilustra o alto nível das relações bilaterais e uma total reviravolta em relação ao ano anterior. Tristemente, embora as relações permaneçam excelentes, permitiu-se que a Venezuela fosse revendo a sua posição e hoje se apresente (ou seja apresentada pelo meu sucessor em Nova York) como um dos países mais reticentes neste tema, que, é bem verdade, deixou de ser prioritário para nós![11]

20/8/2000 [...] quando procuro olhar para trás e analisar a política externa do governo Itamar, confronto-me com certa dificuldade. A maneira como Itamar assumiu e a minha própria chegada ao Ministério não permitiram definições prévias. Havia naturalmente a iniciativa do José Aparecido sobre a Comunidade dos Países de Língua Portuguesa, que tratei de manter. Um certo impulso nacionalista do presidente, com o qual tinha afinidade, era outro ponto de partida. Meu antecessor, o atual presidente, se dedicava mais à política interna (segundo ele, "apagar incêndios" em torno de Itamar) e, de qualquer maneira, tivera pouco tempo para consolidar algo de novo. Entretanto, o governo Itamar marcou um ou dois pontos em relação à diplomacia regional. Além da institucionalização do Mercosul, com o protocolo de Ouro Preto e o estabelecimento da união aduaneira, buscou maior integração econômica com países da América do Sul, por meio de ações específicas, como as compras de petróleo da Argentina e os acordos com a Venezuela. Ensaiou, ainda, uma "iniciativa amazônica", ideia que deve ser creditada sobretudo ao nosso embaixador na ALADI, Jerônimo Moscardo[12], mas que não foi muito longe.

---

10 Ver "Argentina".
11 Como transparece em várias seções deste livro, o tema da reforma do Conselho de Segurança voltaria a ser uma prioridade no governo do presidente Lula. A constatação que fiz nessa anotação, em tom quase de lamento, tem a ver com a pouca atenção dada pelo governo Fernando Henrique a essa questão crucial para a ordem política global.
12 O diplomata Jerônimo Moscardo ocupou o cargo de ministro da Cultura de setembro a dezembro de 1993. Foi, ainda, embaixador na Costa Rica, na Bélgica e representante permanente junto à ALADI e à UNESCO.

Chávez entra em cena

Em 1998, o coronel Hugo Chávez foi eleito presidente da Venezuela, com uma plataforma nacionalista e de reforma social, tendo assumido em fevereiro de 1999. Já sob nova Constituição, Chávez foi reeleito em 2000. Setores privilegiados da população, incluindo boa parte da classe média, reagiram às políticas do novo presidente, contando com decidido apoio dos Estados Unidos. Em abril de 2002, ocorre tentativa de golpe, que levou à prisão de Chávez e à proclamação do líder empresarial Pedro Carmona como presidente interino. Na América Latina, apenas o governo colombiano chegou a reconhecê-lo. O *putsch* duraria dois dias, mas as repercussões foram intensas. Ecos da turbulência naturalmente chegaram a Londres. A situação política na Venezuela passou a fazer parte das minhas conversas com políticos, diplomatas, jornalistas e membros da comunidade financeira.

5/2/2002 [...] Chávez continua a ser objeto de constantes especulações, de tom catastrófico. Certamente a situação na Venezuela é grave. Mas haveria margem para ajudarmos? Hoje vou avistar-me com o embaixador venezuelano, Alfredo Toro-Hardy. Toro-Hardy é um intelectual; foi diretor da Academia Diplomática, onde discursei quando visitei Caracas, como ministro. Mais tarde, foi embaixador no Brasil. Será interessante.

15/4/2002 Uma semana cheia de eventos internacionais. O secretário de Estado Colin Powell encontra finalmente Yasser Arafat, depois de muita matança na Palestina, mas a crise parece longe de estar resolvida. Na Venezuela, alguns militares, com apoio do empresariado, classe média e setores "de elite" do operariado [sobretudo petroleiro], derrubaram Chávez. O golpe, que foi recebido com satisfação nos Estados Unidos e críticas e advertências na América Latina, durou pouco. Os jornais de hoje anunciam a surpreendente volta do coronel democraticamente eleito. Provavelmente ainda haverá desdobramentos, mas os golpistas terão que pôr as barbas de molho. No Brasil, FHC havia qualificado o golpe de "ruptura da ordem institucional", o que, embora um eufemismo, não deixa de revelar uma postura crítica.

Antes mesmo de empossado, o governo Lula se viu confrontado com a necessidade de atuar na crise política da Venezuela. Àquela altura (dezembro de 2002), eu estava muito ocupado com providências práticas relativas à minha indicação como chanceler para dedicar-me a anotações. Transcrevo a seguir um "adendo", seguido de uma anotação da época:

Adendo escrito em 5/12/2010 Retornei a Londres no dia da diplomação de Lula. Pela TV da sala VIP, eu o vi engasgar-se quando lembrou da mãe e da ausência de diploma universitário. Da capital britânica, enquanto já tratava da nossa mudança, acompanhei à distância a crise da Venezuela. Os choques de elementos pró e anti-Chávez se sucediam nas ruas de Caracas, ao mesmo tempo que a greve da PDVSA ameaçava privar o país de gasolina. O governo FHC foi correto e enviou um barco/tanque brasileiro e o fez em coordenação com a equipe de Lula. Marco Aurélio Garcia, que viajou para Caracas, ficou hospedado com meu colega de turma, o embaixador Ruy Nogueira. Mantivemos contato constante. [...]

20/12/2002 (Londres) [...] Do ponto de vista político, o problema mais premente é o da Venezuela. O Marco Aurélio Garcia está lá como emissário de Lula e ontem teria jantado com o Chávez. Não queremos golpe. É necessário encontrar uma solução negociada. À distância, a situação me lembra a do final do período João Goulart, com a diferença talvez de que Chávez dispõe de mais apoio nas classes populares e nas próprias forças armadas. Já a oposição tem o controle da economia (petróleo, empresários e meios de comunicação). O país parece dividido ao meio. A questão imediata é a do envio de ajuda da Petrobras. Parece legítimo, desde que a ajuda seja solicitada. Mas há riscos. Tenho falado com o Ruy Nogueira e com o próprio Marco Aurélio. Devemos apoiar o governo constitucional, mas, se este enveredar pela via do autoritarismo (descumprindo decisão da justiça, por exemplo), as coisas se complicam.

Grupo de Amigos: não foi fácil

Alguns temas viriam a dominar as relações entre Brasil e Venezuela nos primeiros anos do governo Lula. O principal deles era a situação interna do nosso vizinho. O processo de associação ao Mercosul, que resultaria na incorporação da Venezuela ao grupo, também aparece com frequência nas minhas anotações, que, até meados de 2005, eram, como já tive oportunidade de salientar, muito ralas e esporádicas. Iniciativas venezuelanas relativas a projetos ambiciosos, como o "Grande Gasoduto do Sul", além dos conflitos com outros países da região (especialmente a Colômbia), compuseram o leque dos assuntos objeto de registro.

Tratei da crise venezuelana, na sequência do golpe frustrado de 2002, e do papel do Brasil no seu encaminhamento, no início do governo Lula, em um capítulo de outro livro[13]. O que se segue é a reprodução de anotações esparsas sobre o tema, entremeadas com outras relativas àquele país, feitas ao longo dos dois primeiros anos da minha segunda gestão como ministro das Relações Exteriores. Julguei importante transcrevê-las por refletirem minha visão acerca dos

---

13 AMORIM, 2013.

acontecimentos na Venezuela, à época do seu desdobramento. Começo quebrando a ordem cronológica, com uma recapitulação, escrita ao final de 2004:

Sem data Outros fatos do primeiro trimestre de 2003. Criação do Grupo de Amigos da Venezuela, em Quito (durante a posse de Gutierrez, em 15 de janeiro). Não foi fácil. Inicialmente os americanos eram contra. Zoellick, que representou Bush na posse de Lula, expressou desejo de implementação das propostas de Gaviria[14], que no fundo eram as da oposição: eleições antecipadas ou referendo imediato. Esse diferia do "referendo revocatório", previsto na Constituição, de acordo com regras bem definidas, a ser realizado na metade do mandato presidencial de Chávez. Houve muitos telefonemas internacionais. Kofi Annan estava interessado. Gaviria também me chamou várias vezes. Afora o mandato a ser dado ao Grupo, havia a questão de sua composição. Os Estados Unidos, sempre fiéis à Doutrina Monroe, só queriam "países do hemisfério", Chávez queria a Rússia. Afinal, colocamos Espanha e Portugal, aceitáveis para a oposição (conservadores), mas que ajudaram a descaracterizar o aspecto hemisférico ("monroísta") da operação, o que para mim era importante. Tampouco foi fácil convencer o presidente da Venezuela, insuflado a manter uma posição dura por Fidel Castro. À noite, em Quito, o líder cubano foi visitar Lula no seu quarto de hotel, e demonstrou sua inquietação[15]. A essa altura, Chávez voara do Equador para encontros na ONU, mas voltou ao Brasil em dois dias. Acabou cedendo aos nossos argumentos. A primeira reunião do Grupo se realizou na sede da OEA, ainda em janeiro [...]. Foi a primeira vez que encontrei os líderes da oposição. A reunião na OEA foi bem-sucedida. Colin Powell (prenunciando atitudes que eu viria a confirmar mais tarde) foi comedido. Ao final, fui encarregado de fazer a conferência de imprensa. A cobertura da mídia foi, em geral, positiva.

Em 2003, Lula visitou Caracas e Ciudad Guayana, onde empresa brasileira desenvolvia importante projeto de infraestrutura. O que mais me marcou nessa primeira viagem foi a longa conversa que tive com o ministro das Relações Exteriores, Roy Chaderton[16], em um dos deslocamentos por carro. Na ocasião, o chanceler venezuelano discorreu, a meu pedido, sobre as circunstâncias que cercavam sua rotina pessoal em Caracas. Em resumo, traçou o retrato de uma cidade dividida, em que ele, temporariamente morando em um quartel do Exército, tinha

---

14 Refiro-me a César Gaviria, ex-presidente da Colômbia e, na época dos fatos relatados, secretário-geral da OEA.
15 Narro o diálogo Castro-Lula com algum detalhe em *Breves narrativas diplomáticas*, 2013.
16 Diplomata de carreira, Roy Chaderton Matos foi ministro das Relações Exteriores de maio de 2002 a julho de 2004.

que ir a sua própria casa, no outro extremo da cidade, praticamente às escondidas, para evitar a hostilidade dos vizinhos, certamente da elite venezuelana[17].

Em fevereiro de 2004, voltaríamos a Caracas, desta vez para uma cúpula algo esvaziada do G-15. No momento em que a comitiva caminhava por um viaduto que conduzia do hotel ao local da reunião, ouvimos estampidos, que, como viemos a saber depois, eram disparos de armas de fogo. Poucos meses antes da data programada para o referendo revocatório, o episódio ilustrou de forma clara que os conflitos políticos permaneciam acesos.

You and big chief Lula have to deliver

Depois de um longo processo, que envolveu diálogos, por vezes difíceis, com o presidente venezuelano e com a oposição, por parte do Grupo de Amigos, e conversas bilaterais de Lula com Chávez, além de frequentes discussões com os interlocutores norte-americanos e a OEA, finalmente realizou-se, com supervisão internacional, o referendo revocatório previsto na Constituição. O mandato de Chávez foi confirmado pelo povo venezuelano. Onze dias após o referendo revocatório, fiz a seguinte anotação:

29/8/2004 Duas importantes vitórias: Venezuela e Haiti[18]. No caso da Venezuela, conseguimos imprimir, por meio do Grupo de Amigos, e do trabalho pessoal de persuasão do presidente (e, em alguns casos, meu), uma dinâmica, que, após alguns percalços (nenhum muito sério), levou ao referendo de 18 de agosto e à vitória de Chávez. O curioso é que, por vezes, o próprio Chávez – principal beneficiário do processo – tenha ficado ressabiado com o Brasil (e especialmente comigo). Não foi fácil convencê-lo a aceitar o Grupo com a composição possível (Brasil, México, Chile, Estados Unidos, Espanha e Portugal). Suas reservas, sobretudo com relação a Washington, eram fortes e justificadas. Mas foi a única maneira de neutralizar as propostas que eram feitas pela oposição e endossadas pelo secretário-geral da OEA, César Gaviria, de referendo consultivo ou eleições antecipadas.

26/9/2004 [...] minha assessora, Andréa Watson, lembrou-me de deixar registrada a expressão de Colin Powell, na Assembleia Geral de Quito, em junho, a propósito do meu argumento, afinal aceito, contrário à apresentação de resolução de caráter intrusivo sobre o referendo na Venezuela: "Eu concordo", disse ele, após consultas a membros de sua delegação, *"but you and big chief Lula have to deliver"*. Depois

---
17 Ver AMORIM, 2013.
18 No caso do Haiti, é provável que estivesse me referindo à boa repercussão do "jogo da paz", entre as seleções de futebol brasileira e haitiana, onze dias antes.

disso, em mais de uma oportunidade, mantive contato com o secretário de Estado sobre a situação na Venezuela, entre outras razões, para pedir que "segurasse seus radicais" (sobretudo o secretário assistente Roger Noriega). Na mais notável dessas ocasiões – aí pelo mês de maio – Powell chegou a dar instruções a Noriega para que mostrasse previamente ao Brasil (especificamente ao embaixador Filipe de Macedo Soares) o texto de uma alocução que faria no Congresso dos Estados Unidos. Durante e após o referendo, trocamos informações. Creio não ser pretensioso dizer que tivemos uma influência moderadora sobre a posição norte-americana. Ao reconhecer o resultado do referendo, o porta-voz do Departamento de Estado mencionou o Grupo de Amigos. Posteriormente, quando da resolução da OEA, que deu por encerrado o processo de acompanhamento da crise venezuelana, iniciado com a Resolução 833[19], os Estados Unidos, que haviam começado a discussão com uma posição muito dura, acabaram tendo atitude flexível. Não sei se isto influiu diretamente, mas o fato é que, durante esse período, falei com Powell, a partir do Chile. Ele disse que seria "*constructive*". Não reagiu, entretanto, à minha sugestão de eventual encontro com o presidente Chávez. Nem é provável que o faça, pelo menos até as eleições norte-americanas.

O papel do Brasil foi decisivo

2/10/2004 [...] Nesta semana, receberei Colin Powell e Billie Miller (chanceler de Barbados), aliás, no mesmo dia. Venezuela, obviamente, estará na pauta [...].

12/10/2004 [...] A visita de Colin Powell correu de maneira muito tranquila. Foi discreto – mesmo suave – sobre as inspeções nucleares e o Protocolo Adicional[20], tema que mais havia causado excitação na nossa imprensa, em função de declarações de outros funcionários norte-americanos. Elogiou muito a atuação do Brasil nas questões da Venezuela, Bolívia[21] e, sobretudo, Haiti. E ainda disse que o Brasil era um "candidato sólido" para ocupar uma vaga de membro permanente no Conselho de Segurança. O Itamaraty, a meu pedido, organizou um jantar simpático com algumas mulheres (entre "esposas", funcionárias e jornalistas). No dia seguinte, a coluna da Teresa Cruvinel abriu com uma frase que eu utilizei para responder à pergunta de outra jornalista: "O mais importante da visita foi a visita". Acho que resume o bom entendimento, o respeito à diferença e a busca de soluções. Quem,

---

19 Doc. CP/RES 833 (1348/02), "Apoio à institucionalidade democrática na Venezuela e à gestão de facilitação do secretário-geral da OEA", de 16 de dezembro de 2002.
20 Trata-se naturalmente do Protocolo Adicional ao TNP. Sobre a visão do Brasil a respeito, ver capítulo de Argentina, especialmente trecho que trata da visita ao Brasil de Héctor Timerman.
21 A referência tem a ver com a queda de Sánchez de Lozada e a transição pacífica para o governo de Carlos Mesa.

por exemplo, poderia imaginar que, menos de dois anos após as enormes dúvidas expressas sobre a criação do Grupo de Amigos, ouviríamos do próprio Powell que "o papel do Brasil foi decisivo" no encaminhamento do referendo na Venezuela? Quem poderia supor que, ao longo do processo, várias vezes Powell não só pediria a nossa opinião como ouviria nossos conselhos? E embora não se tenha tratado de um apoio formal, como prever que o secretário de Estado chegaria a dizer publicamente (e a ideia de apoio foi a que passou para a mídia, inclusive do *Financial Times*) que o Brasil é forte candidato ao CSNU? Somente quem não quer, de jeito nenhum, aceitar que o governo Lula tenha feito avanços significativos na área diplomática não percebe o significado destes fatos. Até porque, neste caso, o preconceito ideológico e a ineluctável tendência à subserviência deveriam jogar a favor. [...]

Ainda sobre Colin Powell: em uma anotação algo defasada, comento atitude do secretário de Estado norte-americano durante o encontro bilateral que tivemos em junho (a que me referi brevemente em uma anotação anterior). Isso se deu antes, portanto, do referendo revocatório, enquanto se desenvolviam as gestões do Grupo de Amigos:

14/10/2004 [...] Na Assembleia Geral da OEA em Quito, [...] cometi a "proeza" de convencer Colin Powell a não apresentar resolução sobre a Venezuela.

¡Lo que ustedes están proponiendo es una alquita!

Enquanto a questão interna na Venezuela se desenvolvia, a dinâmica da integração sul-americana ia apresentando novos desdobramentos. É importante assinalar que as discussões que acabariam levando à constituição da CASA ocorriam em paralelo às negociações da ALCA. A prioridade à América do Sul em detrimento de um "projeto hemisférico" liderado pelos Estados Unidos era um fator significativo, que distinguia a atitude da Venezuela de outros países da região. Chávez, de todos os líderes, era o que mais vigorosamente se opunha à ALCA, o que se refletia na atitude de Caracas nas negociações[22]. Noto, a propósito, um comentário feito pelo presidente venezuelano durante a Cúpula da Comunidade Andina em Medellín, em junho de 2003[23]. Ao ouvir a explicação de Lula, feita com base no esquema que eu havia preparado, sobre a nossa

---
22 Assim, a delegação venezuelana, como já havia feito em ocasiões anteriores, se dissociaria de declaração aprovada por consenso na reunião ministerial da ALCA em Miami, em novembro de 2003. Ver AMORIM, 2013.
23 Ver "Colômbia".

concepção de uma "ALCA possível", o presidente venezuelano exclamou: "*¡Lo que ustedes están proponiendo es una 'alquita'!*".

A Venezuela se integra ao Mercosul

O líder venezuelano, sempre que tinha a oportunidade, revelava forte desejo de ligar-se ao Mercosul, mesmo sem ter clareza sobre as implicações técnicas de uma incorporação ao bloco. Em uma anotação de setembro de 2003[24], comento a assinatura do Acordo Mercosul-Peru, durante a visita do presidente Lula a Lima, em agosto. De Lima, fomos a Caracas. Ao final da mesma anotação, registrei a reação do presidente venezuelano ao referido acordo:

5/9/2003 [...] Chávez, a quem visitamos em seguida, chegou a ficar enciumado de ter sido o Peru e não a Venezuela o primeiro país a, praticamente, juntar-se [como associado] ao Mercosul.[25]

O objetivo de integrar o Mercosul, como membro pleno, foi constantemente reiterado pelo presidente venezuelano. A posição de Chávez era nitidamente política. O presidente venezuelano estava pouco interessado nas sutilezas de natureza técnico-comercial, que, como se verá no curso dessas anotações, viriam a se tornar um obstáculo de monta à adesão plena da Venezuela ao Mercosul. Foi em uma reunião em Puerto Iguazú, em 8 de julho de 2004, que o presidente Lula sugeriu que a Venezuela fosse convidada a ser membro pleno do Mercosul. Eu havia passado uma notinha ao presidente Lula a propósito, no momento que me pareceu adequado[26]. A proposta foi aceita, embora o processo de adesão tenha sido muito demorado. Na ocasião, Chávez rabiscou um bilhete pessoal em que agradecia a Lula e a mim pela iniciativa. Antes, porém, do lançamento desse processo, a Venezuela se tornaria membro associado do bloco.

---

24 Ver "Uruguai".
25 Tratava-se de associação por meio do ACE-58. O fato era simbolicamente importante, pois marcava o primeiro passo concreto, desde a criação do Mercosul, para a integração da América do Sul.
26 Não ignorava as dificuldades práticas que cercariam as negociações para a adesão plena da Venezuela ao Mercosul. Sabia que a desgravação e a harmonização tarifárias, bem como a incorporação de outros aspectos da normativa do Mercosul, não seriam tarefas simples. Os atrasos venezuelanos em relação a esses contribuíram, anos mais tarde, para um quadro político desfavorável, que, de alguma forma, influiu na decisão de suspender a participação de Caracas no grupo, ainda que a motivação imediata estivesse ligada ao descumprimento do Protocolo de Ushuaia sobre o respeito a normas democráticas. Eu achava (e continuo a achar) importante a incorporação daquele país, ao mesmo tempo andino, amazônico e caribenho, ao Mercosul. A integração sul-americana ganharia uma vértebra, que seria seu eixo central. Isso é tão verdadeiro agora quanto à época.

2/10/2004 Semana sem grandes novidades. Telefonema de Chávez e de seu chanceler, Jesús Pérez[27]. O presidente Chávez, que no passado parecia desconfiar um pouco da minha linha, se tornou meu grande amigo. Enviou-me livro com dedicatória muito afetuosa e desdobrou-se em agradecimentos pelas negociações que intermediamos entre a Venezuela e o Paraguai, no quadro do Acordo CAN-Mercosul (ACE-59). Com isso, a Venezuela se integra como associada ao Mercosul.

Nosso relacionamento com a Venezuela, no plano estritamente diplomático, não esteve isento de apreensões e contratempos. Como comento em outros trechos deste livro, a atitude de Caracas em foros internacionais nem sempre era construtiva, do nosso ponto de vista. Isso ocorreu especialmente em reuniões da CASA, mas também em relação a outros temas. Um deles era o Haiti. A forte presença do Brasil na Minustah fazia com que a questão haitiana fosse especialmente sensível. Fiquei muito preocupado por ocasião de uma Cúpula do Grupo do Rio, no início de novembro. Uma anotação escrita alguns dias depois deixa transparecer meu alívio com o fato de que os arroubos do líder venezuelano não influíram nos resultados da cúpula.

9/11/2004 [...] A discussão sobre Haiti foi muito substanciosa e, apesar de alguns excessos do Chávez, muito produtiva.

Mas que pé frio!

Em dezembro de 2004, teve lugar a Cúpula do Mercosul, em Ouro Preto.[28] Foi uma ocasião importante da integração sul-americana, em que temas políticos foram tratados. Chávez compareceu à reunião trazendo consigo, como de costume, muitas ideias. Recordo episódio curioso. O deslocamento dos presidentes e alguns chanceleres de Belo Horizonte à antiga Vila Rica foi feito de ônibus. Fiquei sentado ao lado de Chávez e próximo a Duhalde[29], o que deu margem a conversas interessantes. O aspecto mais peculiar tinha a ver com um parágrafo da declaração presidencial proposta por Chávez que exaltava os líderes sul--americanos. Na sugestão original da Venezuela, aparecia o nome de Abreu e Lima, que, além de seu papel nas revoluções pernambucanas, juntou-se às lutas de Bolívar. Ponderei com o presidente venezuelano que, sem demérito ao general

---

27 Jesús Arnaldo Pérez, sucessor de Roy Chaderton, ficaria por um curto período na função de chanceler, de fevereiro a novembro de 2004.
28 Ver "Peru".
29 Eduardo Duhalde, já mencionado no capítulo de Argentina, era então presidente da Comissão de Representantes Permanentes do Mercosul.

brasileiro de Bolívar, cabia ao Brasil eleger o seu próprio herói nacional. E que, além do mais, Tiradentes era uma rara unanimidade, cultuado à direita e à esquerda. Entristecido, Chávez acabou concordando com a referência a Tiradentes, no lugar do nome de Abreu e Lima.

O culto de Chávez ao general Abreu e Lima (filho, aliás, de outro revolucionário de 1817, o Padre Roma) já fora objeto de um discurso de Chávez na visita que fez a Recife em abril de 2003. Perante o busto do herói pernambucano, que ele fora inaugurar, o presidente venezuelano fez um panegírico do general brasileiro, ressaltando episódios (todos eles dramáticos) da vida de Bolívar em que o revolucionário brasileiro estava a seu lado. Chávez discursou em espanhol para uma plateia composta essencialmente de gente humilde da grande Recife, que o escutava perplexa, sem nada entender da epopeia descrita pelo mandatário. Depois do terceiro ou quarto fato trágico ou semitrágico vivido pelo libertador ao lado do brasileiro, o presidente Lula, que estava ao meu lado, não se conteve e cochichou: "Mas que pé frio, hein?!".

Estamos envolvidos em uma mediação

Em uma anotação de janeiro de 2005, faço referência a uma chamada telefônica a Alí Rodríguez[30], que substituíra Jesús Pérez como ministro das Relações Exteriores, a propósito da disputa entre Caracas e Bogotá sobre as circunstâncias da prisão de um líder das FARC, por forças colombianas, em território venezuelano. O tema envolvia mais de um aspecto. A Colômbia se queixava do abrigo – ou mesmo apoio – do governo venezuelano a um alegado terrorista. Mas a isso se contrapunha o princípio da soberania e da integridade territorial do Estado venezuelano. Tratei também da questão no capítulo sobre Colômbia. A disputa continuaria a ter desdobramentos e alimentaria a tensão entre os dois países. Na ocasião, fiz uma curta observação, seguida de outra anotação:

18/1/2005 O caso é complicado, embora, na minha opinião, a razão, desta vez, esteja mais com Chávez.

23/1/2005 [...] Para encurtar a história, cujos meandros não estão de todo claros, mais uma vez estamos envolvidos em uma mediação (tenho preferido a palavra "facilitação") que diz respeito à Venezuela, só que agora com dimensão

---

30 Alí Rodríguez foi chanceler de novembro de 2004 a agosto de 2006. Rodríguez já havia sido presidente da Organização dos Países Exportadores de Petróleo (OPEP), presidente da PDVSA, embaixador em Cuba, ministro de Finanças de Chávez e viria a ser, após o término de seu mandato, secretário-geral da Unasul.

internacional. É complexo o caso. Os americanos já andaram dizendo bobagens[31], que atiçaram o nacionalismo de Chávez, mas, quem sabe, essa é também uma oportunidade para uma aproximação tripartite entre Brasil, Colômbia e Venezuela, com implicações positivas no médio e longo prazo.

Não consegue terminar o discurso

No início de 2005, o calendário de visitas continuava intenso. Em 11 de fevereiro, o ministro das Relações Exteriores da Venezuela, Alí Rodríguez, esteve no Brasil e, dois dias depois, acompanhei o presidente Lula em visita a Caracas. Alí Rodríguez seria um interlocutor frequente, inclusive em outras funções que ocupou. Durante sua visita ao Brasil no início de 2005, tivemos interessante diálogo sobre a relação da Venezuela com o Mercosul. Rodríguez via a integração como um processo não só conduzido pelos Estados, mas executado por eles. Como para seu chefe, a integração dependeria, segundo o meu colega, de grandes projetos envolvendo entidades públicas, como a PDVSA e a Petrobras. Em sua visão, caberia aos governos democraticamente eleitos tomar as decisões e implementá-las. Da mesma forma que Chávez, Rodríguez não via grande mérito nas laboriosas negociações de liberalização comercial, harmonização tarifária, regras de origem etc. Tratei de explicar que, apesar da forte ênfase do nosso governo em aspectos sociais, o Brasil continuava a ser um país essencialmente capitalista e que a implantação do socialismo (retórica à parte) não estava na agenda. Entre outras coisas, lembrei-lhe que o vice-presidente brasileiro, José Alencar, era, ele próprio, um empresário de porte. Diferentemente do que ocorria na Venezuela, não podíamos desconhecer a opinião de vários setores da sociedade, entre os quais a classe empresarial, circunstância que impunha limites a atitudes "voluntaristas", ainda que meritórias, por parte do governo. Rodríguez, homem de sólida, porém ortodoxa, formação política, saíra da guerrilha para a militância partidária. Pareceu surpreso – e, mesmo, desapontado – diante das minhas explicações. Para ele, um país dirigido por um ex-líder sindical do Partido dos Trabalhadores não poderia estar submetido a essas injunções.

A par dos temas políticos mais sensíveis, a cooperação bilateral ocupava boa parte da agenda dos presidentes e dos ministros, o que ajuda a explicar a frequência das visitas. Por ocasião da viagem a Caracas em fevereiro, realizou-se encontro

---

31 Em sua sabatina no Senado norte-americano, respondendo a um parlamentar de origem cubana, Condoleezza Rice afirmou que Chávez "é uma força negativa" na região. Mais tarde, o diretor da CIA, Porter Goss, disse que a Venezuela seria uma força de instabilidade na região. Essas falas serviriam para "inflamar", pouco depois, o discurso de Chávez contra o governo norte-americano. Ver "Chávez says US plans to kill him". *BBC News*, February 21st, 2005.

empresarial. Em seus discursos perante os empresários e durante a cerimônia de assinatura de atos, Lula destacou a construção de uma aliança estratégica entre Brasil e Venezuela, centrada em três pilares: diálogo político, ampliação do comércio de bens e serviços, e integração da infraestrutura. Enfatizou também projetos na área petroquímica e a possibilidade de venda de aviões da Embraer. Como de hábito, destacou o aprofundamento da integração sul-americana[32].

Em março de 2005, logo após um extenso périplo por países árabes, em preparação do que viria a ser a ASPA[33], fui um dos convidados especiais para uma Cúpula da Liga Árabe, realizada em Argel. Em uma anotação da época, faço uma comparação entre as personalidades e estilos do líder líbio Muammar Khadafi e do presidente da Venezuela, reveladora da minha percepção sobre este naquela época. Hoje – e com todas as restrições que se lhe possam fazer – não hesitaria em dizer que Chávez era infinitamente mais aberto ao diálogo que o líder líbio.

Uma característica de ambos consistia nos intermináveis discursos. Já mencionei o panegírico do general Abreu e Lima diante dos habitantes de uma localidade na periferia de Recife. Certa vez, valendo-se da franqueza que é uma das características marcantes da sua personalidade, Lula sugeriu a Chávez que escrevesse previamente seus discursos como forma de limitar sua extensão. As falas do presidente venezuelano eram também recheadas de citações. Gostava muito de autores marxistas como István Mészáros e pensadores latino-americanos, entre os quais o então secretário-geral do Itamaraty, meu colega e amigo de longa data, Samuel Pinheiro Guimarães, ao qual se referia como "Pinheiro". Mas também mencionava autores cristãos. No início de 2003, fui portador de uma carta de Lula ao Papa João Paulo II sobre a situação no Iraque. Além da audiência com o Sumo Pontífice, mantive amplas conversas com o secretário de Estado do Vaticano, Cardeal Sodano, e o responsável pelas relações internacionais da Santa Sé, Monsenhor Touran, durante as quais a crise da Venezuela foi abordada. Um deles fez a seguinte observação, que cito de memória: "leio com muito interesse os discursos de Chávez. Às vezes cita trechos do Evangelho que eu não conhecia" (!).

Volto à anotação que me suscitou essa digressão:

---

[32] À luz dos acontecimentos recentes, é interessante destacar o seguinte trecho da fala de Lula: "O que estamos fazendo, aqui, é estabelecendo e concretizando uma aliança estratégica. Uma aliança estratégica profunda, que leve em conta a potencialidade dos dois países, que leve em conta o conhecimento científico e tecnológico dos dois países, que leve em conta a possibilidade da ajuda mútua entre os dois países. E tem que ser feito de uma forma tão sólida, que mesmo quando não existir mais Lula e Chávez, na Presidência dos seus países, a sociedade da Venezuela e a sociedade brasileira estejam com tanta convicção do processo, que ele tenha continuidade para que as duas nações possam usufruir da riqueza que Deus nos deu". Ver MINISTÉRIO DAS RELAÇÕES EXTERIORES. *Resenha de Política Exterior do Brasil*, 1º semestre de 2005.

[33] Ver AMORIM, 2015b.

23/3/2005 [...] noto, *en passant*, o longo discurso de Khadafi. Além de uma apaixonada – e, sob muitos aspectos, justa – defesa do mundo e da cultura árabe, frente aos ataques e críticas etnocêntricas do Ocidente, discorreu sobre sua visão geopolítica, mais ou menos na linha do que fizera para o presidente Lula, em sua famosa tenda, sob o zunido de moscas afugentadas com golpes de espanador[34]. Ao criticar a falta de visão dos países árabes com relação ao seu destino, conclamou-os a juntarem-se à África, sob pena de ficarem à deriva num mundo onde os grupos político-geográficos serão cada vez mais importantes. Mas Khadafi tem a mesma característica de Chávez (decorrência do exercício solitário do poder, entre outros fatores): não consegue terminar o discurso. Talvez porque, na sua noção do emprego do tempo, não haja nada mais importante do que expor suas ideias. Nem, para os demais, que ouvi-las. [...]

26/3/2005 Terminada a etapa árabe, com a reunião ministerial de Marraquexe. Havia dúvidas e expectativas, que foram superadas durante o próprio encontro. Os sul-americanos compareceram em massa: nove chanceleres, altos funcionários da Argentina, Guiana e Bolívia. Na véspera, Alí Rodríguez me fez, privadamente, observações sobre a organização e estrutura do texto, que me deixaram assustado. Na reunião com os demais ministros, entretanto, limitou-se a uma ou duas emendas anódinas, que foram facilmente aprovadas.

Embora esse registro pareça supérfluo, ele tem um sentido específico. As negociações sobre textos em reuniões internacionais costumam seguir um certo ritual. Quando se trata de cúpulas, os projetos de declaração são inicialmente discutidos por "altos funcionários", ou vice-ministros[35], com base em propostas previamente apresentadas. São, em seguida, submetidos aos chanceleres, antes de serem levados aos chefes de Estado ou de governo. Por definição, os textos aprovados em uma etapa estão sempre sujeitos a mudanças na etapa subsequente. Questões polêmicas muitas vezes somente são resolvidas no nível mais alto. Isso é, até certo ponto, normal, mas certos países (e a Venezuela era um deles) padeciam de uma tendência irresistível a querer começar tudo do zero, desconhecendo o trabalho das etapas anteriores. A observação trivial sobre a atuação de Alí Rodríguez em Marraquexe revelava, no caso, a preocupação que me despertaram seus intentos de reformulação, expressos diretamente a mim, como copresidente do encontro, na noite que antecedeu a reunião ministerial. À preocupação seguiu-se o alívio por não ter insistido neles quando da discussão do texto entre os ministros.

---

34 Relatado em AMORIM, 2015b.
35 No caso do Brasil, a subsecretária de assuntos políticos, a embaixadora Vera Pedrosa.

Único interlocutor entre Chávez e Bush

26/3/2005 [...] Quando voltar, terei logo uma viagem à Venezuela. Encontro quadripartite Brasil, Colômbia, Venezuela e Espanha, em nível presidencial. A reunião deveria realizar-se do lado brasileiro da fronteira, em Tabatinga, mas, por insistência de Chávez, passou para Ciudad Guayana, na Venezuela. Esse encontro nasceu de uma ideia que aventurei (com a liberdade que o presidente Lula me tem concedido) na última viagem a Caracas, como decorrência do papel que já havíamos desempenhado na recente crise entre Colômbia e Venezuela (ou entre Uribe e Chávez) relativa à prisão/sequestro de um líder das FARC em território venezuelano. Mais tarde, o ministro espanhol, Miguel Ángel Moratinos, me chamou para propor que o primeiro-ministro Zapatero se unisse ao trio (aproveitando uma viagem bilateral à Venezuela). Achei boa a ideia, até mesmo para diluir qualquer impressão de que nos consideramos "os" intermediários. O presidente Lula concordou.

3/4/2005 Semana intensa: Venezuela, Uruguai, Papa. Ao voltar de Marraquexe, passei um dia em Brasília e viajei logo com o presidente a Ciudad Guayana, onde se reuniriam Lula, Chávez, Uribe e Zapatero.[36] Já anotei que a ideia de um encontro tripartite fora aventada por mim durante a visita a Caracas, em fevereiro deste ano, na esteira da crise entre Venezuela e Colômbia. A Espanha juntou-se ao trio por sugestão/pedido do Moratinos, que apoiamos logo. O local da reunião foi mudado por insistência de Chávez. Perdemos o simbolismo do encontro na fronteira – o que me fez ter várias dúvidas, inclusive sobre uma possível mudança de sentido do evento. As dúvidas não eram infundadas – o que ficou claro com um comunicado conjunto que tratava dos temas mais variados: desde reforma da ONU (de maneira insatisfatória, diga-se de passagem) até as comemorações dos 400 anos de Cervantes! Mas os parágrafos sobre terrorismo saíram bons, com compromissos claros de Chávez.[37] A dinâmica da reunião

---

36 Fato notável: durante breve estada em Ciudad Guayana, onde nem sequer pernoitamos, Lula teve um rápido encontro, que pude testemunhar, com Diego Maradona, que estava repousando como hóspede de Chávez após uma viagem a Cuba. Uma foto do encontro se disseminou nas redes sociais por ocasião do falecimento do grande herói do futebol argentino, em 2020.

37 Sobre terrorismo, assim dispõe a Declaração de Ciudad Guayana: "Os Presidentes manifestaram sua vontade e firme compromisso de combater o terrorismo e reafirmaram que o terrorismo, em todas as suas formas e manifestações, qualquer que seja sua origem ou motivação, não tem justificativa alguma. Afirmaram, ademais, que o terrorismo e o problema mundial das drogas constituem graves ameaças à segurança, à democracia e ao Estado de Direito e deve ser combatido com estrito respeito ao Direito Internacional, às normas de proteção aos Direitos Humanos e ao Direito Internacional Humanitário. Expressaram, além disso, seu decidido compromisso em fortalecer a cooperação internacional [...]. Comprometeram-se a intensificar as ações para o estrito cumprimento das disposições dos diversos instrumentos internacionais vigentes, em particular o Acordo Internacional para a Repressão do Financiamento do Terrorismo e a Resolução 1373 do Conselho de Segurança [...]". Ver MINISTÉRIO DAS RELAÇÕES EXTERIORES. *Resenha de Política Exterior do Brasil*, 1º semestre de 2005.

não deixou de ser positiva. O presidente venezuelano buscou um tom moderado, respondendo de forma tranquila a uma declaração recente, também moderada, da secretária de Estado norte-americana.[38] Combinou-se também que haveria reuniões tripartites (Brasil-Colômbia-Venezuela) sobre vários temas (inclusive segurança e infraestrutura). A Espanha poderia, de acordo com o tema, participar de algumas delas.[39] [...] Houve várias referências ao encontro na imprensa internacional. Em uma delas Lula é citado como o único interlocutor possível para mediar entre Chávez e Bush!

Problemas no quintal

Conforme já referido neste livro, o encaminhamento da crise venezuelana pelo Grupo de Amigos foi possível, entre outros fatores, graças ao bom diálogo que mantive com Colin Powell, que prosseguiu com sua sucessora. Em abril de 2005, Condoleezza Rice viria pela primeira vez ao Brasil como titular da diplomacia norte-americana. Na minha anotação a respeito, há uma breve referência à Venezuela. Embora trate também de outros temas, reproduzo o parágrafo quase na íntegra, uma vez que a percepção que Rice tinha do papel do Brasil não deixava de ser influenciada por nossas ações mediadoras em relação a Caracas.

28/4/2005 Segunda-feira, recebi o chanceler de Angola. [...] À tarde, tive o ministro do Exterior da Ucrânia. Enquanto esses dois ministros continuavam na cidade, chegava Condoleezza Rice, que aqui ficou um dia e meio. Assim, durante um bom período, tivemos entre nós três ministros do Exterior, de três regiões totalmente distintas, em visitas de caráter bilateral. As conversas com Condoleezza foram boas. A maior parte da mídia, sobretudo televisiva, refletiu esse fato. Ao todo ficamos juntos quase seis horas, se incluir a conferência de imprensa e os breves deslocamentos. Apesar das diferenças, a secretária de Estado foi positiva quanto à nossa ação na Venezuela e em outros países latino-americanos. Não cansou de mencionar as semelhanças entre Brasil e Estados Unidos ("grandes democracias multirraciais"). Seu desejo de retomar a ALCA foi apresentado de modo não conflituoso – com respeito. Referiu-se ao Brasil como potência regional e crescente-

---

38 Condoleezza Rice, em entrevista ao *Washington Post*, em 25 de março de 2005, assegurou que "ninguém quer ser inimigo da Venezuela ou de seus líderes" e que "os EUA têm tradicionalmente boas relações com a Venezuela". À época, o governo venezuelano reagiu positivamente a essa declaração. A vice-chanceler Delcy Rodríguez – hoje vice-presidente da Venezuela – disse à imprensa que Washington poderia contar com a "reciprocidade" de Caracas, sempre que adotasse uma "posição de respeito".

39 Essas reuniões nunca chegaram a se realizar, pelo menos em nível ministerial.

mente global [sic]. Expressou aceitação quanto ao nosso programa de enriquecimento de urânio. Só no jantar e, quase cochichando, como se não quisesse criar problemas, mencionou a expectativa de que pudéssemos vir a assinar o protocolo adicional ao TNP. Falamos amplamente do Haiti, África e Oriente Médio, sempre sob um ângulo de entendimento e até de possibilidade de cooperação. Em suma, agenda positiva.[40]

O "giro" de Condoleezza Rice pela América Latina, que incluiu o Brasil, foi objeto de matéria da revista *The Economist*, significativamente intitulada "Problemas no quintal – pare de chamá-lo assim".[41] O artigo cita Michael Shifter, analista político do *Inter-American Dialogue*, segundo o qual "os Estados Unidos devem abandonar sua atitude tradicional de que a América Latina é somente seu 'quintal'". Após destacar as divergências entre Brasília e Washington em matéria econômico-comercial, o artigo prossegue: "Em Brasília, [...] a Sra. Rice minimizou as diferenças. Um comunicado conjunto adotou a linguagem local [sic] sobre 'liberdade, democracia e justiça social' [...]. O Brasil lidera a missão de paz da ONU no Haiti e provavelmente é um fator de moderação do presidente Chávez. Se outros governos andinos caírem em mãos antiamericanas [sic], sua capacidade moderadora será extremamente necessária".

Dois velhos amigos

Em registro de 31 de maio, há uma breve referência, no relato da minha conversa com o ministro do Exterior israelense, Silvan Shalom, às desavenças, finalmente resolvidas pelo diálogo, entre o presidente Hugo Chávez e o chefe de Estado iraquiano, Jalal Talabani, durante a Cúpula ASPA.[42]

A situação descrita a seguir, com a reviravolta de Chávez, é ilustrativa da imprevisibilidade do líder venezuelano. Neste caso, ele defendia, inicialmente, uma posição principista, coerente com a oposição ao ataque armado dos Estados

---

40 A boa relação com Rice teve outros efeitos positivos, como, por exemplo, o convite ao Brasil para a reunião de Annapolis, onde se tratou de relançar o processo de paz no Oriente Médio. No caso da Venezuela, serviu para moderar o discurso da secretária de Estado. Reciprocamente, ela se valeu de nossa relação para interceder pela libertação de uma ativista de ONG, presa em Caracas.

41 "Trouble in the backyard – stop calling it that". *The Economist*, April 28th, 2005. Cinco anos depois dessa matéria, em que o Brasil é citado como "um baluarte contra instabilidade", a *The Economist* voltaria ao tema do "quintal", dessa vez com uma matéria de capa, ilustrada com um mapa do hemisfério "de cabeça para baixo" (isto é, com o sul na parte de cima), sob o título "A ascensão da América Latina – não é mais o quintal de ninguém" ('The rise of Latin America – nobody's backyard').

42 Trato resumidamente do episódio em AMORIM, 2015b.

Unidos ao Iraque – mas terminaria por ceder a considerações pragmáticas e à preservação do consenso.

31/5/2005 A reunião dos líderes propriamente dita foi, sobretudo, uma sucessão de discursos, alguns mais longos, como o do presidente Chávez. O único "sobressalto", se é que posso qualificá-lo dessa forma, decorreu de uma intervenção do líder venezuelano, que desejava ver, na declaração, uma condenação explícita à deposição de Saddam Hussein pela força. Uma referência desse tipo, embora correta, jamais obteria consenso. Não só se oporia a ela o presidente iraquiano, mas também líderes de outros países que, de uma forma ou de outra, haviam apoiado, ainda que só tacitamente, a invasão norte-americana. O pequeno contratempo foi superado com um chamado ao entendimento e uma pausa para café, ao fim da qual Chávez e Talabani emergiram como dois velhos amigos.

Amorim repele intervenção americana

O intervencionismo norte-americano, seja por meio da promoção de golpes de Estado como o de 2002, seja por meios mais sutis, era um tema central das relações entre Caracas e Washington[43]. Na Assembleia Geral da OEA de 2005, os Estados Unidos propuseram resolução que visava reforçar os mecanismos de controle da Carta Democrática da OEA[44]. Embora esta não fosse exclusivamente voltada para a Venezuela, Caracas era o alvo principal da iniciativa.

15/6/2005 [...] nas últimas duas semanas, o mais importante, em termos de política externa, foi a participação na Assembleia Geral da OEA, em Fort Lauderdale, na Flórida. Os Estados Unidos, de maneira algo canhestra, haviam proposto uma declaração muito intrusiva sobre monitoramento da democracia. Graças à resistência de alguns países, vocalizada sobretudo pelo Brasil – sem contar a Venezuela – foi possível diluir consideravelmente a proposta, tirando-lhe os "dentes". Os jornais e agências de notícia deram destaque à nossa posição, que, como constatei depois, repercutiu também no Brasil. De Fort Lauderdale fui a São Domingos juntar-me a uma delegação de empresários e representantes de governo e discutir com autoridades dominicanas temas de cooperação. Para surpresa minha, vi que alguns jornais estamparam a minha foto na primeira página

---

43 Como muitos leitores já terão percebido, os Estados Unidos são o "grande personagem", nem sempre oculto, desta obra sobre as relações do Brasil com os demais países da América do Sul. Isto é especialmente verdadeiro no que toca à Venezuela.

44 A Carta Democrática Interamericana foi aprovada em sessão especial da Assembleia Geral da OEA, em 11 de setembro de 2001, em Lima. Essencialmente estabelece que a ruptura dos instrumentos democráticos formais impede a participação dos países nas atividades da organização.

– não em função da visita, mas em decorrência da reunião da OEA. Quando cheguei ao Brasil, vi a seguinte manchete em um veículo de esquerda: "Amorim repele intervenção americana".

Temas globais, como reforma da ONU e negociações da OMC, frequentemente se insinuaram nas minhas anotações. Como já se viu em outros capítulos, em meados de 2005, a questão da reforma do Conselho de Segurança ganhou destaque, na esteira das propostas de um painel de alto nível, encaminhadas à AGNU pelo secretário-geral, Kofi Annan. Em torno do tema, fora criado o G-4, envolvendo Alemanha, Brasil, Índia e Japão. Diante de uma possível aceleração do processo de reforma, que, como se sabe, acabou não ocorrendo, o apoio de países latino-americanos e caribenhos, mas, sobretudo, sul-americanos, tornava-se importante. Como já mencionado anteriormente, a Venezuela, à época do presidente Caldera, fora um dos primeiros países a nos apoiar publicamente. Apesar da proximidade com o Brasil, o governo Chávez tinha posições ambíguas. Minha preocupação com as atitudes de Caracas reflete-se em uma anotação do final de junho.

30/6/2005 [...] [Em um momento em que as atenções presidenciais estavam voltadas a assuntos domésticos], o tema dominante na política externa tem sido a reforma do Conselho de Segurança. Somente ontem Joschka Fischer[45] chamou-me duas vezes. Conversei também com o ministro japonês e o indiano. Embora possa haver dúvidas quanto às motivações por detrás dos esforços japoneses de adiar a decisão,[46] o fato é que a preocupação com o número de votos é real. Outro motivo de inquietação é a posição da África, com a qual devemos ter um diálogo fluido. Os calendários se complicam e qualquer opinião firme sobre o melhor momento de apresentar a resolução é quase uma adivinhação. Ainda assim, passei boa parte dos dias de ontem e anteontem tentando confirmar apoio ou acertar posições. Telefonei, por exemplo, para Zuma (África do Sul) e Adeniji (Nigéria)[47]. Falei com muitos latino-americanos, que se mostraram receptivos, mas, em alguns casos (Chávez, Lagos, Tabaré), a intervenção do presidente será essencial. O momento evidentemente não é dos melhores, mas...

---

45 Joschka Fischer foi ministro das Relações Exteriores e vice-chanceler da Alemanha de outubro de 1998 a dezembro de 2005, durante o governo de Gerhard Schröder. Fischer tem tido importante atuação como uma das lideranças do Partido Verde desde a década de 1970.
46 As dúvidas, da parte dos nossos negociadores em Nova York, sobre a atitude do Japão tinham que ver com uma possível disposição de Tóquio a aceitar uma reforma em termos que não contemplassem plenamente as posições dos demais membros do G-4. Sobre o tema, ver AMORIM, 2015a.
47 Refiro-me a Jacob Zuma, que à época desta anotação havia recém-ocupado o posto de vice-presidente da África do Sul, e a Oluyemi Adeniji, então ministro das Relações Exteriores da Nigéria.

23/7/2005 [...] as notícias da América do Sul foram animadoras. Lula falou com Chávez e Toledo e aparentemente os terá convencido (no caso da Venezuela, a vice-ministra Maria Pilar me confirmou o apoio).

Magnicídio

No final de agosto, minhas atenções voltaram-se novamente para temas regionais. Em 25 e 26 de agosto, realizou-se Reunião Ministerial do Grupo do Rio, em Bariloche, convocada, principalmente, com o objetivo de propiciar ocasião para que o representante especial do secretário-geral da ONU no Haiti, o chileno Juan Gabriel Valdés, fizesse uma exposição aos ministros sobre a situação naquele país. As conturbadas relações entre Venezuela e Estados Unidos mais uma vez ocuparam a agenda, em decorrência da "conclamação" de um pastor norte-americano ao assassinato do presidente venezuelano.

Dias antes da reunião de Bariloche, o porta-voz do Departamento de Estado já havia afirmado, sobre o reverendo em questão: "Pat Robertson é um cidadão comum, e suas opiniões não representam a política dos Estados Unidos. Não compartilhamos seu ponto de vista, e seus comentários são inadequados". A preocupação do Departamento de Estado de dissociar o governo dos Estados Unidos das palavras de Robertson era evidente. Em suas críticas à política norte-americana em relação à Venezuela, Hugo Chávez frequentemente se referia à possibilidade de um "magnicídio", com a participação ou mesmo inspiração de Washington.

28/8/2005 [...] Por iniciativa da Venezuela, o Grupo condenou a conclamação do reverendo norte-americano Pat Robertson ao assassinato de Chávez.[48]

A concretização de um sonho

A Venezuela e, em particular, o presidente Chávez, eram um apoio importante para os esforços de integração sul-americana. Ao mesmo tempo, não deixavam de ser uma "pedra no sapato", sobretudo quando se tratava de discutir textos. Mais do

---

48 Cito, a seguir, trecho da "Declaração Especial", disponível no arquivo digital da presidência uruguaia, sobre esse tema: "*Los Ministros de Relaciones Exteriores del Grupo de Rio, reunidos en San Carlos de Bariloche, el 26 de agosto de 2005, hemos visto con asombro las declaraciones formuladas por el reverendo Pat Robertson, fundador de la Coalición Cristiana, organización vinculada a sectores del Partido Republicano de los Estados Unidos de América, haciendo un llamado a asesinar al Presidente democráticamente electo de la República Bolivariana de Venezuela, Hugo Chávez Frías. [...] rechazamos categóricamente tales pronunciamientos del Sr. Pat Robertson y esperamos que se abran los procesos legales que corresponden en estos casos, por constituir una clara incitación al delito*".

que qualquer outro, o presidente venezuelano desejava ver tudo à sua maneira. Tinha clara preferência por projetos grandiosos de difícil concretização: Gasoduto do Sul, Banco do Sul, entre outros. Tinha forte aversão aos mecanismos de mercado que, em graus diversos, prevaleciam na maioria dos países. A atuação de Chávez em relação à Cúpula da CASA em Brasília, em 30 de setembro, ilustra bem esses dois aspectos. Por um lado, o presidente venezuelano contribuiu, com seu chamado, para a presença do presidente argentino Néstor Kirchner.[49] Por outro, quase fez com que a cúpula descarrilhasse, conforme anotação reproduzida a seguir.

1/10/2005 Na véspera da cúpula, os chanceleres – sob a minha presidência – fizeram os acertos finais sobre os documentos – um conjunto bastante razoável sobre as instituições da CASA e um programa de ação, além de declarações específicas sobre convergência econômico-comercial, infraestrutura, continuidade da ASPA e reação positiva à ideia do presidente Obasanjo sobre a cúpula CASA-UA.

Assim, em tese o que restava para os presidentes eram os discursos e um debate que apontasse ideias novas para o futuro. Mas as coisas nunca são tão simples. A atitude intempestiva de Chávez, que ameaçou não aprovar a declaração, quase pôs tudo a perder. Afinal Lula conseguiu domá-lo, com a ajuda de Toledo e do vice-presidente uruguaio, apoiando uma sugestão minha no sentido de autorizar a secretaria *pro tempore* (Brasil) a fazer consultas sobre as propostas (dele próprio Chávez, em sua maioria) que não puderam ser suficientemente debatidas na cúpula. Meus amigos e colegas saudaram a reunião como grande vitória – "a concretização de um sonho". O secretário executivo do Mercosul – Reginaldo Arcuri[50] – fez-me uma visita de cortesia e disse ter retraçado por suas leituras a origem da CASA (o nome é um dos aspectos que Chávez quer mudar) à Área de Livre Comércio Sul-Americana (ALCSA), proposta por Itamar Franco. "Sua persistência – disse Reginaldo – é admirável e rara!". Sem modéstia, não discordo.

Minha situação ficaria insustentável

Em novembro de 2010, revendo minhas notas, comentei as tensões pessoais que cercaram o episódio. Transcrevo um trecho da minha anotação:

Adendo escrito em novembro de 2010 O documento da cúpula, que apontou princípios e objetivos para a institucionalização da Comunidade Sul-Americana de

---

49 Ver "Argentina".
50 Reginaldo Arcuri, integrante de uma ala "progressista" do PSDB, tinha sido indicado para a função pelo governo Cardoso. Atuei para que continuasse no cargo e, mais tarde, apoiaria sua indicação para importante cargo no MDIC pelo ministro Miguel Jorge.

Nações, depois da reunião fundacional em Cuzco, foi objeto de vasta negociação [em nível ministerial], à qual me dediquei com afinco. No dia seguinte, o presidente Chávez quis reabrir pontos fundamentais e, em linguagem quase agressiva, fez pouco do documento aprovado pelos chanceleres. Havíamos tomado a decisão de que a plenária seria transmitida ao vivo, o que fez com que a mídia acompanhasse meu "duelo" com Chávez. Lula, inicialmente, ficou meio calado e, fato raro, passei por momento de alguma apreensão, que afinal se mostrou injustificada. E se Lula, levado por um espírito de coleguismo com o companheiro-presidente, não me desse apoio? Minha situação ficaria insustentável. Mas mantive os pontos de vista com firmeza. E Lula, como eu deveria ter percebido, acabou defendendo a "minha" linha, que essencialmente consistia em não reabrir tudo o que havia sido discutido pelos chanceleres e recolher as sugestões de Chávez para o futuro.

Como já notei, Chávez era um entusiasta da integração sul-americana, ao mesmo tempo que a dificultava com seus arroubos retóricos. Queria ações rápidas, de forte repercussão midiática, mas desprezava instrumentos práticos fundamentais que contribuiriam para o objetivo. Frequentemente, se insurgia contra as medidas para o livre-comércio regional, esquecendo (ou ignorando) que processos históricos de integração, como o da União Europeia, e até mesmo a formação de Estados nacionais, como a Alemanha no século XIX, tiveram origem na eliminação de barreiras tarifárias e na formação de uniões aduaneiras. O conteúdo fortemente estatizante da concepção chavista sobre a integração, acrescida de boa dose de voluntarismo, assustava alguns dirigentes de países sul-americanos cujas economias estavam baseadas em uma visão de mercado, ainda que sob governos social-democratas. Conforme transparece especialmente na seção sobre Chile, contornar essas dicotomias foi um dos grandes desafios da "diplomacia da integração".

He is up to no good

As relações entre Caracas e Washington eram sempre objeto de atenção especial, de minha parte:

7/10/2005 [...] de volta a Brasília, recebi Bob Zoellick, dez dias depois de havermos estado juntos em Washington. Comigo, não tocou em nenhum tema comercial (diferentemente do que havia feito com a imprensa). Bolívia, Nicarágua, Haiti e Venezuela, com ênfase nos dois primeiros, que mereceram análises mais profundas, foram os temas principais. Falamos também da viagem de Bush ao Brasil. Atrevi-me a apontar onde residiriam os ganhos de imagem: para Lula é bom ser visto [pela mídia brasileira] como um líder pragmático; a Bush não faria mal ser identificado como "sensível" à sorte dos desfavorecidos ("*compassionate*"). Em torno disso poderíamos construir uma declaração sobre ajuda à África ou combate à fome e à pobreza.

O restante da conversa certamente estará nos telegramas, salvo, possivelmente, a tentativa de facilitar o diálogo entre Zoellick e Alí Rodríguez. O norte-americano revelou-se disposto, em princípio. Mas cada vez que as coisas parecem avançar neste campo, surge uma declaração contundente, ou melhor, estridente, que coloca tudo na estaca zero!

Relendo a anotação acima, chama a atenção o meu esforço algo idealista de tentar aproximar atores de posições tão divergentes. Eu conhecia a opinião de Zoellick sobre Chávez, e sabia da formação revolucionária de Rodríguez, mas confiava que o pragmatismo de ambos pudesse prevalecer. Afinal, a necessidade de encontrar soluções práticas permitira, dois anos e meio antes, a criação do Grupo de Amigos.

Em uma anotação de novembro, menciono as atitudes de Chávez na Cúpula das Américas de Mar del Plata[51]. Na mesma anotação, faço breve referência à visita do presidente Bush ao Brasil, na sequência daquele encontro:

7/11/2005 [...] A Cúpula de Mar del Plata teve lugar na sexta e no sábado, 4 e 5 de novembro. No domingo, 6 de novembro, Lula recebeu Bush para um churrasco na Granja do Torto. Diálogo descontraído e variado sobre América Latina, OMC, Oriente Médio, ONU. Opiniões do presidente norte-americano sobre Chávez são muito fortes e não mudarão ("*he is up to no good*"). Ao mesmo tempo, Bush demonstra respeito e valoriza o diálogo promovido pelo Brasil. Na ocasião, expus – e é algo a desenvolver – o que penso ser a base de possível entendimento. Os Estados Unidos ficariam mais "*hands off*" da Venezuela: Chávez não entraria em outras aventuras em terceiros países (como tem evitado fazer na Colômbia, por exemplo).[52] [...]

Torpedo disparado por um aliado

A Venezuela continuaria a ser um aliado trabalhoso. Em duas anotações, escritas a propósito da reunião ministerial da OMC em Hong Kong, trato de

---

51 Como menciono em uma anotação no capítulo sobre Argentina e em várias notas de rodapé em Argentina e Uruguai, a Cúpula das Américas em Mar del Plata foi marcada por declarações públicas de grande contundência, algumas irreproduzíveis, por parte de Chávez. Historicamente, a Venezuela fora ferrenha opositora da ALCA. O líder venezuelano valeu-se do impasse nas negociações para proclamar, com grande ênfase, o seu fim.

52 Um leitor crítico certamente veria nessa ideia de "barganha" boa dose de ingenuidade, que consistia em subestimar o forte componente internacional do bolivarianismo e a centralidade do petróleo venezuelano nas posições de Washington.

temas ligados à Venezuela. O primeiro registro, de natureza incidental, nada tem a ver com a conferência em si mesma. É parte da descrição dos encontros bilaterais que mantive em Hong Kong e diz respeito aos obstáculos criados pelos Estados Unidos à exportação de Super Tucanos da Embraer à Venezuela. O outro ponto tem a ver diretamene com o desfecho da reunião. A conferência ministerial foi dominada por uma intensa batalha em torno da questão da "data final" para a eliminação dos subsídios à exportação agrícola, tema de grande interesse para o Brasil e para os países em desenvolvimento, que se contrapunham sobretudo à União Europeia. Depois de muitos embates, inclusive tentativas de ação sub-reptícia pela União Europeia, o texto final apresentado pelo diretor-geral Pascal Lamy incorporou uma solução que nos satisfazia.[53] O "fogo amigo" da Venezuela quase fez com que a conferência fracassasse:

13/12/2005 Dois dias de intensas atividades. No domingo (dia da chegada): Kamal Nath, Peter Mandelson, jornalistas (vários); ontem, G-20, coletiva de imprensa; bilateral com Rob Portman; encontro trilateral com Portman e Mandelson (ênfase era data final para subsídios às exportações); depois, G-6 (G-4 + Japão e Austrália). À noite, entrevista à CNN, ao vivo. Dormi pouco e terei um dia intenso. [...] Conversei privadamente com o USTR a propósito da questão Embraer-Venezuela (objeto também de carta a Condoleezza, cujos termos ultimei na escala em Joanesburgo/Pretória)[54].

19/12/2005 [...] A outra estória tem a ver com algo muito importante para o desfecho da conferência. Como a sublinhar que não pode haver nenhum momento de descanso até o "apito final", após a última conferência de imprensa, que dei junto a alguns membros do G-20, e quando já me encaminhava para a reunião dos HODs (chefes de delegação, na sigla em inglês), o embaixador Clodoaldo Hugueney, nosso representante junto à OMC, me chamou de lado para falar de algo "muito grave". Os venezuelanos – representados em Hong

---

53 Essa questão é tratada amplamente na narrativa sobre as negociações comerciais em AMORIM, 2015b.
54 A Embraer vinha expandindo a venda dos seus aviões de combate movidos a turboélice (os Super Tucanos) na América do Sul. Número significativo de aeronaves foi exportado para a Colômbia e, poucos anos depois, para o Equador. A venda para a Venezuela, porém, encontrara obstáculos burocráticos e legislativos no governo americano, em função da existência de componentes norte-americanos. Como se verá em outra anotação deste capítulo, o tema foi também levantado diretamente por Lula com Bush, sem resultado, em uma reunião bilateral, à margem da Cúpula G8+5, de São Petersburgo, em julho do ano seguinte. A recusa norte--americana era ilustrativa da forma como o governo venezuelano era visto em Washington: virtualmente como inimigo.

Kong por um ministro da Alimentação, um general[55] com pouco ou nenhum conhecimento dos temas – iriam objetar à adoção do documento, quebrando assim o frágil e, até então, incerto consenso. Chamei o presidente Lula, apesar de ser pouco mais de sete horas da manhã de domingo no Brasil. Pedi que ligasse para Chávez. Lula me telefonou cerca de hora e meia depois – enquanto transcorriam os discursos. Mais ou menos ao mesmo tempo, o ministro venezuelano veio procurar-me. Naturalmente eu já lhe havia comunicado a minha preocupação, não só por causa dos ganhos reais que muitos países, notadamente os mais pobres, haviam obtido, mas também em função da unidade do Mercosul e do G-20, que a Venezuela integrava. Meu interlocutor pareceu acatar algumas ponderações, menos pelos meus argumentos do que em função da conversa que, àquela altura, Lula já tivera com Chávez. Só me tranquilizei após o final do discurso do chefe da delegação venezuelana. A fala do delegado estava recheada de "rechaços" e "exigências", mas, afinal, estes se traduziram em mera declaração, e não no temido veto.[56] A conferência foi, assim, salva de um último e imprevisto torpedo disparado por um aliado.

Esa no ha sido mi intención

No início do ano, as relações com a Venezuela foram objeto de anotações sobre temas ligados à integração sul-americana. Antes de passar às complexas questões da cooperação/integração energética, transcrevo uma breve anotação ilustrativa das preocupações com que eu via a aparente falta de compreensão, por parte de Caracas, das implicações de seu desejo de ingressar no Mercosul como membro pleno:

18/2/2006 Durante uma visita a Lima, no encontro com o secretário-geral da Comunidade Andina, meu velho amigo Allan Wagner, soube que a Venezuela teria aceitado a decisão de negociar em conjunto com a CAN um acordo comercial com a União Europeia. Mais uma vez Chávez – ou seus burocratas – demonstrou desprezo pela necessária relação entre o teórico e o prático; o político e o técnico. Vai dar trabalho.

---

55 O caráter "marcial" da relação do ministro venezuelano com sua assessoria contrastava com a informalidade característica dos ministros do comércio. Enquanto eu conversava com o general-ministro, seu ajudante de ordens irrompeu mais de uma vez no recinto onde estávamos, com a exclamação: "permissão para informar!", logo em seguida de outra: "permissão para retirar-me!".

56 Formalmente, as decisões da OMC são adotadas por consenso de seus membros.

Em janeiro, teve lugar encontro trilateral Lula-Kirchner-Chávez, em Brasília.[57] Tratei dessa minicúpula no capítulo de Argentina. Em questões energéticas, as atitudes de Chávez nem sempre eram favoráveis ao bom entendimento com o Brasil. Embora sempre procurasse ressaltar, nos nossos encontros, o respeito aos nossos interesses, sua presença em reunião presidencial entre "os países menores" do Cone Sul nos causou incômodo, como deixo transparecer em anotação de 15 de abril, com trechos reproduzidos em Paraguai e Bolívia. Além da "intromissão" em uma área de nosso interesse geopolítico direto, havia a suspeita de que Chávez estivesse estimulando uma linha radical por parte de Evo Morales, em relação ao gás (e, talvez, até do Paraguai, em relação a Itaipu). A participação do presidente venezuelano na Cúpula "URUPABOL"[58], em Assunção, aumentou a minha preocupação, pois tinha o potencial de trazer uma questão eminentemente bilateral (a energia de Itaipu) para o plano regional.

28/4/2006 Na nossa região, vivemos uma época conturbada. Problemas com a Bolívia e a Venezuela. [...] Em meio a tudo isso, Chávez, que, de forma inesperada e inexplicada, havia decidido adiar uma reunião trilateral para tratar do "Gasoduto do Sul" (logo ele que adora passar o tempo em reuniões com Lula e Kirchner), participa de um encontro com os presidentes da Bolívia, do Paraguai e do Uruguai, que confere um conteúdo geopolítico novo às disputas na Bacia do Prata (para usar o conceito que prevalecia antes do Mercosul!).

Daí, o encontro Lula-Chávez, na semana passada; a bilateral Lula-Kirchner, na terça-feira, seguida da trilateral com Chávez na quarta-feira. Tratava-se de pôr os pingos nos "is" com o presidente venezuelano – que várias vezes se penitenciou (sobretudo na bilateral conosco) de algum erro "involuntário". "*Si hubo (tal o cual) consecuencia, esa no ha sido mi intención*", foi a frase que repetiu seguidamente. [...]

A questão é: para onde vamos? Nossos projetos com a Venezuela caminham. O comércio cresce, assim como os investimentos. Da mesma forma, ainda sujeito a muitos acertos, avança o processo de entrada da Venezuela no Mercosul. A propósito, tive com meu colega venezuelano, Alí Rodríguez, que se recupera de uma intervenção, uma longa conversa, que precedeu o encontro dos dois presidentes. Procurei mostrar que a integração terá que ocorrer com base nas realidades existen-

---

57 O comunicado conjunto da cúpula se estende sobre a situação política na América do Sul, com especial relevo às recentes eleições na Bolívia. Trata extensivamente da cooperação energética, especialmente "gasífera". Refere-se à cooperação entre Bancos Centrais. Menciona, ainda, iniciativas como a Telesul (afinal desenvolvida como projeto venezuelano) e a Universidade do Sul. Por fim, enfatiza os progressos da CASA. Ver MINISTÉRIO DAS RELAÇÕES EXTERIORES. *Resenha de Política Exterior do Brasil*, 1º semestre de 2006.
58 "URUPABOL" era a forma como se autodesignava o bloco de três países menores do Tratado da Bacia do Prata.

tes, que incluem o fato, que não pode ser ignorado, de ser o Brasil – assim como os outros sócios do Mercosul – um país capitalista, gostemos ou não!

Onde a Venezuela mais poderia ajudar (ou atrapalhar) é na nossa relação com a Bolívia. Lula demonstrou em conversas com Chávez sua decepção com as atitudes de Evo, que enfrenta suas próprias dificuldades internas. Mas o estímulo (positivo ou negativo) de Chávez será sem dúvida importante. [...] A incorporação mais ou menos imediata [...] da Bolívia ao projeto do Gasoduto do Sul poderá contribuir para demonstrar boa vontade nossa no tratamento das reivindicações bolivianas. Por outro lado, não deixará de ter impacto nas discussões sobre preço e outras. [...]

A crise decorrente da nacionalização de empresas de hidrocarbonetos por Evo Morales é objeto de várias notas, em que a Venezuela e o presidente Chávez aparecem. Em 3 de maio, fiz breve referência, em uma anotação transcrita no capítulo de Bolívia, à decisão do presidente Lula, tomada quando eu me encontrava em Genebra, às voltas com a OMC, de telefonar para Chávez sobre a crise com Evo. Em 4 de maio, trato especificamente da reunião quadripartite em Puerto Iguazú.[59] Em outro registro, alguns dias depois, que consta do capítulo sobre Bolívia, recapitulo fatos relativos à nacionalização das empresas e à reunião quadripartite (Brasil, Argentina, Bolívia e Venezuela). Deixo claro meu desconforto com o papel do presidente Chávez como "mediador". A hiperatividade do presidente venezuelano nas questões energéticas do sul do continente marcou, na minha opinião, o momento mais baixo do relacionamento entre Caracas e Brasília durante todo o período em que fui chanceler do presidente Lula.

¡Ya estoy aprendiendo la geometría!

27/5/2006 A semana, que começou com a viagem à Bolívia, terminou com a visita do presidente Chirac. [...] Entre a terça e quarta, recebi dois telefonemas de Chávez relativos às negociações da Venezuela com o Mercosul. Lá pelas tantas, em um dos telefonemas [após ouvir as queixas de Chávez sobre a lentidão dos procedimentos burocráticos], resolvi contar ao presidente venezuelano a parábola acerca de um rei de uma pequena cidade-estado grega que desejava aprender geometria. O régulo pediu que indicassem o melhor professor. Euclides se apresentou, munido de volumosos livros. Assustado, o basileu disse ao filósofo/geômetra: "quero aprender geometria, sem ter que passar pelos teoremas, postulados etc.". Ao que Euclides respondeu: "Majestade, não há estrada real para a geometria".

59 Ver "Argentina" e "Bolívia".

Chávez gostou da fábula. Contou-me um episódio semelhante (a seu ver), envolvendo um instrutor de paraquedismo. Quando voltamos ao tema Mercosul, citou com proficiência artigos dos acordos pertinentes (ACE-18; ACE-59). *"Ves, Celso"*, – disse –, *¡ya estoy aprendiendo la geometría!"*.

O curioso disso tudo é a forma como Chávez se dedica pessoalmente aos temas do seu interesse. Por telefone, negociamos prazos para a vigência da TEC e para a liberalização comercial, com ênfase na abertura imediata para as exportações potenciais do Uruguai e do Paraguai, sempre uma preocupação minha. Depois, soube que, no dia anterior, Chávez havia ligado diretamente ao nosso negociador em Buenos Aires, o embaixador Marcondes de Carvalho.

Deixarei a avaliação das repercussões da entrada da Venezuela para um outro momento, mas não poderia deixar de fazer o registro deste fato pitoresco. [...]

The guy is evil

No início de junho, se repetiu o ritual de mais uma Assembleia Geral da OEA, desta vez na República Dominicana.

6/6/2006 [...] participei do diálogo privado dos chanceleres no dia 4 e do debate geral no dia 5. Nas duas ocasiões, discursei de improviso. Além do tema central da reunião (inclusão digital), tratei de falar um pouco sobre a democracia, a "não-indiferença" e a não-intervenção. Os recados sobre este último aspecto valiam tanto para os Estados Unidos quanto para a Venezuela, cuja ação na região tem causado crescente preocupação e, até, segundo alguns, efeitos indesejados.[60] [...]

Nessa Assembleia Geral, a delegação norte-americana foi chefiada por Robert Zoellick, meu velho conhecido das negociações comerciais da ALCA e da OMC. Em função destas, apesar das diferenças, desenvolvemos certo companheirismo ou mesmo uma parceria para superar dificuldades. Foi o caso, sobretudo, da colaboração que tivemos para a conclusão do arcabouço de julho (*July Framework*)[61]. Em um encontro bilateral, Zoellick confidenciou-me que estava prestes a deixar o cargo de vice-secretário de Estado, que ocupava desde que deixara o USTR. Na mesma ocasião, abordou comigo o tema da Venezuela, prefaciando sua observação com a seguinte frase: "Celso, você sempre gosta de dar conselhos sobre qual deveria ser o comportamento dos Estados Unidos em relação a temas latino-americanos. Eu vou me permitir um comentário sobre a

---

60 Ver também "Peru".
61 As negociações que levaram ao *July Framework* são objeto de vários textos de minha autoria, muito especialmente o capítulo "Novos moleques no bairro", em AMORIM, 2013.

atitude do Brasil sobre Chávez: 'vocês não devem ter ilusões. O cara é do mal' (*'The guy is evil'*)". Esse tipo de visão maniqueísta, muito presente em grande parte das lideranças norte-americanas, dificultava, sobremodo, a busca de soluções pelo diálogo para crises na nossa região.

Do Caribe à Terra do Fogo

Nas anotações que seguem, há várias referências à incorporação da Venezuela ao Mercosul. Eu não ignorava as dificuldades práticas dessa iniciativa. A visão fortemente estatista do governo venezuelano e o menosprezo de Chávez (que, paradoxalmente, porém, queria se ocupar de todas as minúcias) às regras de natureza técnica deixavam antever um longo processo de negociação em relação a tarifas e outras barreiras comerciais. Certamente, seria um obstáculo a mais em eventual retomada das negociações com a União Europeia. Em uma anotação de junho, sobre as perspectivas de um eventual segundo mandato de Lula, sobressai minha preocupação sobre esse último aspecto:

21/6/2006 [...] Além disso, haveria que consolidar/aprofundar relacionamento com China e Rússia e – quem sabe – concluir as negociações de um ALC entre o Mercosul e a União Europeia (agora mais difícil com a entrada da Venezuela). [...]

Para Chávez, a entrada no Mercosul tinha objetivos mais políticos e simbólicos do que propriamente econômicos. Avesso ao livre-comércio, que tendia a ver sob a ótica de propostas como a ALCA, o líder venezuelano considerava o ingresso no bloco sul-americano como uma reorientação do relacionamento internacional do país, voltado até então para o norte. Na prática, a dependência do petróleo faria com que essa orientação se mantivesse por muitos anos. Com uma economia pouco diversificada, talvez a Venezuela não pudesse extrair muitos benefícios da liberalização comercial entre os quatro países do Mercosul. Daí também a ênfase em projetos grandiosos, nos quais a presença do Estado era determinante. De minha parte, via importantes ganhos estratégicos na incorporação da Venezuela, que criaria uma espinha dorsal para a integração de toda a América do Sul, além de abrir um corredor para o Caribe. Sabia que o desequilíbrio da balança comercial em nosso favor continuaria a crescer, como de fato ocorreu. Mas achava que esse desnível poderia ser compensado por investimentos brasileiros.

9/6/2006 [...] Ainda na semana que vem haverá Conselho do Mercosul para formalizar entrada da Venezuela (a "celebração" será em Caracas, no início do próximo mês).

15/6/2006 [...] Supondo que se consiga, na reunião de amanhã, superar os empecilhos levantados por Paraguai e Uruguai, a Venezuela será um aporte importante para o Mercosul, que ajudará a "vertebrar" a integração sul-americana, dando mais força à negociação com os demais andinos, sobre os quais a atração norte-americana se faz sentir de maneira mais intensa, irresistível mesmo. A questão será "domar" os excessos do presidente Chávez.

18/6/2006 A ministerial do Mercosul (CMC) de 16 de junho transcorreu melhor do que esperava. Logramos aprovar e rubricar o protocolo de adesão da Venezuela. [...] A mídia reteve algumas das minhas frases: "coluna vertebral para a integração da América do Sul, do Caribe à Terra do Fogo"/"Mercosul deixa de ser Mercado Comum do Cone Sul (conforme percepção da maioria) e passa a ser Mercado Comum da América do Sul..."

Tem a cara da América do Sul

5/7/2006 Rápidos registros para não perder de todo o fio da meada. Ontem celebramos oficialmente a entrada da Venezuela para o Mercosul, em Caracas. Estavam presentes todos os presidentes dos países membros, mais o Evo Morales, da Bolívia. Apesar das sempre recorrentes tentativas dos venezuelanos de alterar o programa até a última hora, a cerimônia acabou ocorrendo de maneira bastante satisfatória. Houve discursos, breve leitura do termo de adesão pelo presidente da Comissão de Representantes Permanentes, Chacho Álvarez, e duas peças musicais entoadas por uma orquestra juvenil venezuelana.

A formalização, durante este encontro, de ato relativo à participação da Bolívia no Gasoduto do Sul não se realizou a pedido nosso. Pouco antes de sair para Caracas, em companhia do presidente, liguei para Alí Rodríguez instando-o a que o item não fosse incluído. Isso depois de uma reunião no palácio, coordenada pelo próprio presidente, com os ministros das Minas e Energia e da Casa Civil, além do presidente da Petrobras. Ficou patente aí a necessidade de acertarmos bilateralmente os ponteiros com a Venezuela, antes de lançarmos, com maior formalidade, o projeto do gasoduto, cujas condições técnicas, incluindo traçado, devem ser mais bem definidas. Apesar das dificuldades que certamente teremos, o aporte da Venezuela é importante em termos financeiros, energéticos e de mercado. Pela primeira vez, o Mercosul vai ficando mais com cara de América do Sul e não apenas do Cone Sul. Dias depois, ilustrando uma entrevista minha, um jornal brasileiro estampou a minha foto e, embaixo, a manchete: "tem a cara da América do Sul". Não sei se foi para me agradar – provavelmente não – mas eu gostei muito!

Consigam outro candidato

A questão dos obstáculos norte-americanos à exportação dos Super Tucanos da Embraer para a Venezuela foi novamente abordada no encontro entre os presidentes do Brasil e dos Estados Unidos, à margem da Cúpula G8+5, de São Petersburgo. Para variar, não tivemos êxito.

18/7/2006 [...] instigado por mim, já de pé, Lula retrucou às observações críticas do presidente norte-americano sobre Chávez com um comentário sobre os obstáculos de Washington à venda dos Super Tucanos da Embraer para a Venezuela. Diante da minha observação de que Caracas poderia buscar outro fornecedor, provavelmente a Rússia, Bush fez um ar entre o reflexivo e o idiota: "*I gotch your point, I gotch your point*".

21/9/2006 [...] O café da manhã sobre política externa e saúde, à margem da Assembleia Geral da ONU, quase me fez pôr em risco o encontro com a secretária de Estado Condoleezza Rice, que já havia sido antecipado, a meu pedido, de sábado para hoje. De maneira excessivamente rápida e solícita, minha assessoria havia aceitado a hora alternativa proposta pelos americanos, na suposição de que eu não me importaria em estar ausente da reunião promovida pelos chanceleres da França e da Noruega[62], com os quais mantinha relações muito próximas. Depois de uma primeira reação de assentimento – e recordando um pequeno episódio de infância, que algum dia talvez possa relatar – achei algo indigno cancelar um compromisso que já havia aceitado (e que fora, inclusive, objeto de conversa telefônica com o ministro da Noruega) somente para estar com a secretária de Estado norte-americana.

Afinal, foi possível conciliar os horários. Condoleezza e eu, acompanhados de alguns colaboradores, tivemos uma reunião produtiva às oito da manhã. Falamos de Irã e Oriente Médio, OMC (suscitado por ela, curiosamente), mas também da Bolívia, Haiti, eleição de secretário-geral, reforma do Conselho (*en passant*) e, inevitavelmente, Venezuela.

O presidente Chávez, cuja retórica tem passado de todos os limites do aceitável (ainda que haja justificativa para o seu rancor anti-Bush), fez ontem discurso do pódio da ONU, em que chamou o presidente dos Estados Unidos de demônio, chegando a dizer que o púlpito de onde falava ainda fedia a enxofre! Que me conste, nem nos piores momentos da Guerra Fria expressões tão insultuosas foram utilizadas. Não surpreende que os Estados Unidos estejam tão preocupados com a candidatura da Venezuela no Conselho de Segurança, mesmo admitindo que a verborragia de Chávez decorra de erros dos Estados Unidos – antes, durante e depois do abortado golpe de Estado

---

62 Philippe Douste-Blazy e Jonas Gahr Store, respectivamente.

de 2002. Condi disse que a presença de Chávez no Conselho seria um insulto aos Estados Unidos e na saída, sem que eu tenha feito nenhum aceno de que concordaria com uma solução desse tipo, cochichou: "consigam outro candidato".

Durante a conversa ampla, cheguei a brincar (embora a mensagem fosse séria): "se o Brasil fosse membro permanente, seria mais fácil controlá-lo". As atitudes do presidente da Venezuela têm constituído fonte crescente de constrangimento. Temo que a mera dissociação em relação a suas diatribes e posicionamentos não venha a ser suficiente. Embora tenha boas intenções na área social e seja visto como um líder do Sul por muitos, Chávez adota posturas que oscilam entre o burlesco e o provocador, tanto na forma quanto no conteúdo. Suspeito que teremos problemas cada vez mais graves pela frente. Depois das eleições, terei que voltar ao assunto com o presidente. Mas temo que nem Lula tenha o poder de domar o novo "caudilho". [...]

Saída honrosa

17/10/2006 No final da tarde fui envolvido nas discussões sobre o impasse entre Venezuela e Guatemala para a eleição no Conselho de Segurança. O Brasil obviamente apoiou a Venezuela, fato que tornamos público há mais de três meses e que não deixamos de comunicar diretamente àqueles países sobre os quais temos, supostamente, mais influência (Mercosul, alguns africanos). Mas não fizemos campanha. Pessoalmente, procurei até manter certa distância, mesmo quando o nome do Brasil era mencionado como possível tertius. Como afirmei várias vezes, a questão de uma nova candidatura só se colocaria para nós "se e quando" a Venezuela passasse a admitir a hipótese de renunciar à postulação. Foi o que aconteceu ontem no final da tarde, depois da décima votação pela Assembleia Geral. Após algumas flutuações, a tendência voltou a ser (como no início) pró-Guatemala. Recebi e dei vários telefonemas (inclusive, curiosamente, uma chamada do ministro das Relações Exteriores da Itália, Massimo D´Alema!). Sentindo o desgaste de uma provável derrota, a Venezuela procurou uma saída honrosa, que consistiria na candidatura de outro país do Mercosul.

Nicolás Maduro, recém-nomeado chanceler, cometeu o erro de consultar o Uruguai antes de saber se a Argentina aceitaria a candidatura de Montevidéu, em um momento especialmente agudo da disputa sobre as *papeleras*[63]. Buenos Aires revelou uma resistência maior do que eu poderia supor. Após a iniciativa venezuelana, pouco pude fazer. Estava claro àquela altura que um eventual

---

63 Sobre o tema das *papeleras*, ver os capítulos de Uruguai e Argentina.

consenso, na nossa região, só se daria em torno de hipotética candidatura do Paraguai. Mas a probabilidade de que os uruguaios – conscientes do veto argentino – viessem a aceitar esta opção me parecia remota. Disse a Maduro que a única ação possível seria junto a um dos dois presidentes (Kirchner ou Tabaré), com poucas chances. Mas isso só o presidente venezuelano poderia saber. O ruim disso tudo é a demonstração, que fatalmente virá a público, de uma fratura no Mercosul.

19/10/2006 [...] O grande tema de política externa desta semana continua a ser a disputa entre Venezuela e Guatemala, que terminou em impasse. Por muitos motivos – erros táticos da Venezuela, intransigência dos sócios do Mercosul, minha atenção voltada para a política interna em meio à eleição presidencial – tenho-me sentido um pouco atado. Como haverá uma pausa nas votações em Nova York até a próxima quarta-feira, talvez haja tempo de pensar algo. [...]

5/11/2006 [O tema voltou a ser objeto de atenção durante a Cúpula Ibero-americana em Montevidéu,] [...] estas reuniões sempre servem para encontros bilaterais. Desta vez, os mais interessantes, além do que tive com o ministro português, Luiz Amado, foram os que mantive com Kofi Annan e o novo ministro da Venezuela, Nicolás Maduro. [...]

Da conversa com Maduro, que me pareceu bem articulado e interessado em um diálogo verdadeiro, ressalto dois pontos, um pela sua substância, outro pela curiosidade. O primeiro refere-se a sua disposição de assumir as negociações para o ingresso pleno da Venezuela no Mercosul, com o objetivo de acelerá-las e descomplicá-las. O segundo tem a ver com a insistência de Chávez junto a Maduro para que se aconselhasse comigo ("¡hable com Celso!") acerca da disputa com a Guatemala pelo assento no Conselho de Segurança das Nações Unidas. Não deixa de ser curioso. De resto, foi já em Montevidéu que soube da decisão do GRULAC[64], após algum muxoxo da Caricom, em aceitar a solução de compromisso em torno do Panamá. Como, aparentemente, o assunto nos interessava mais que aos próprios panamenhos, fui eu quem deu a notícia aos delegados do Panamá, presentes na conferência!

Há, aqui, necessidade de esclarecimento sobre a eleição para o CSNU. Discreto, inicialmente, atuei de forma crescentemente ostensiva, com telefonemas para vários chanceleres – inclusive, por duas vezes, para o da Guatemala. Creio que esta disposição de mediação à distância contribuiu de forma importante para o desfecho, que, bem ou mal, salvou a face da região, sem interferência externa explícita.

---

64 Grupo de países latino-americanos e caribenhos na ONU e em outros organismos internacionais.

Estratégia venezuelana

13/11/2006 Ciudad Guayana.

Antes de mais nada, as tarefas do dia.

Estamos aqui à beira do Orinoco para inaugurar uma ponte (que foi efetivamente construída!) e para celebrar um poço de petróleo, cujas condições de exploração pela Petrobras ainda não estão acordadas. Tudo isso ocorre a 20 dias da eleição venezuelana, o que não é casual.

Nas conversas com Chávez, sobre gás e petróleo, três pontos deverão surgir:

- Exploração de gás em Mariscal Sucre. Os dois grandes problemas – de resto relacionados – são o preço e a destinação do gás. A Venezuela deseja que o gás seja inteiramente vendido no mercado interno a preços altamente subsidiados, enquanto a Petrobras quer exportar parte importante da produção, de modo que o "mix" possa ser compensatório.
- Exploração de petróleo no Orinoco, começando pelo poço de Carabobo. Novamente, a questão é de viabilidade econômica. O petróleo existente no campo é muito pesado. Teria de ser "melhorado" no próprio sítio – o que envolve investimentos grandes (a Petrobras falou em US$ 3 bilhões), antes de ser exportado, possivelmente para a refinaria a ser construída em Pernambuco. Mas isto só seria possível se o governo venezuelano abrisse mão de algumas taxas e impostos, o que ele não parece disposto a fazer.
- A questão da refinaria é mais simples. Por que ter a participação venezuelana se todo o custo de implantação vem do lado brasileiro? O problema está relacionado com o ponto anterior.

Além dessas três questões, há o famoso projeto do Gasoduto do Sul. Entre outras complexidades (geoeconômicas e geopolíticas), ainda não estão confirmadas as reservas de onde viria o gás. Há dificuldades técnicas nas conversas entre Petrobras e PDVSA. Em outras palavras: após o entusiasmo inicial (justificável em tese, dado o potencial do empreendimento), pouca coisa avançou. Pelo que entendi, as operações da Petrobras aqui se resumem às antigas atividades da empresa argentina Perez Compac, adquirida em 2002 pela Petrobras. Para compensar as perdas decorrentes da renegociação, a Petrobras teve que garantir a obtenção de outros poços (considerados "maduros"). Diferentemente da situação na Bolívia, onde, apesar dos progressos, continuo a achar que a Petrobras tem sido excessivamente rígida, aqui na Venezuela, tendo a concordar com a atitude da empresa. Sem abandonar a perspectiva de parceria, não há por que ceder à estratégia venezuelana. A discussão aqui tem de ser igual para igual.

Há outros temas que poderiam ser tratados durante esta breve visita/inauguração. Não sei se haverá apetite: as relações com a Bolívia (inclusive o acordo militar[65]) e a presença de Chávez na Cúpula AFRAS[66], em cuja realização temos posto grande capital diplomático.

Fortalecer as tendências reformistas

3/12/2006 Na próxima semana, teremos intensa atividade dedicada à América do Sul. [...] a chanceler do Panamá virá conversar sobre Conselho de Segurança, para o qual o país acaba de ser eleito, e chegarão aqui ministros venezuelanos para preparar a visita de Chávez (na suposição mais que provável de que vença as eleições de hoje) no dia sete. Os temas ligados a energia deverão dominar a agenda. Mas talvez seja útil alguma incursão sobre questões sul-americanas, às vésperas da Cúpula de Cochabamba. [...]

Confirmada a vitória de Chávez hoje[67], o mapa político sul-americano ganha contornos mais nítidos, que deverão manter-se nos próximos anos. Nosso grande desafio é fortalecer as tendências reformistas e, ao mesmo tempo, defender a democracia. Por outro lado, evitar que haja uma fragmentação no continente com polarização de tendências. Nossas boas relações com Chile e Peru devem ajudar, mas uma reflexão profunda sobre os caminhos da região é indispensável.

O engajamento é a melhor política

Minhas primeiras anotações de 2007, após a reeleição de Lula, abordam temas de política interna e questões administrativas do Itamaraty, além de uma breve referência a uma viagem relâmpago a Nova York para encontrar-me com a USTR Susan Schwab. Na volta, consegui tirar alguns dias de férias, mas as preocupações com a América do Sul não me abandonaram.

14/1/2007 Sentado, quase deitado, numa rede, na varanda do chalé da pousada (Vilangelim), aguardo a hora do café da manhã. Após oito dias de descanso, apenas interrompido por um telefonema da Susan Schwab no início dessa estada e

---

65 A referência é a um possível acordo militar entre La Paz e Caracas. Ignoro se foi efetivamente formalizado. Sem dúvida, houve cooperação nessa área, inclusive presença de efetivos venezuelanos na Bolívia.
66 Cúpula de países da América do Sul e da África, que posteriormente ficaria conhecida pela sigla ASA. A primeira cúpula teve lugar em 30 de novembro de 2006, em Abuja, capital da Nigéria. Chávez, afinal, não compareceu.
67 Hugo Chávez foi reeleito no pleito de 3 de dezembro de 2006, vencendo por ampla margem o candidato Manuel Rosales.

outro de Peter Mandelson[68] no sábado, preparo-me para voltar a Brasília. Aí ficarei poucas horas, pois logo embarcarei para São Paulo, de onde, após um curto pernoite, me junto ao presidente na delegação à posse do Rafael Correa no Equador. De volta ao Brasil, terei o ministro holandês, no dia 16, seguido do chanceler Maduro, da Venezuela, no dia 17. Daí para o Rio, para a reunião do Mercosul. Esta terá dois momentos importantes: a discussão entre ministros das Relações Exteriores e da Economia sobre as frustrações e queixas dos países pequenos, e o debate presidencial – envolvendo todos os presidentes sul-americanos que vierem. Foi parte da solução encontrada por Lula para o impasse que se ia formando na Cúpula da CASA em Cochabamba, no final do ano. Haverá, seguramente, mais uma diatribe de Chávez. Até onde irá a paciência de Lula (e, por que não dizer, a minha própria)? Sem sucumbir às simplificações reacionárias do "*Estado de S.Paulo*", que demonizam o líder venezuelano, é forçoso admitir que suas atitudes não têm ajudado. Obviamente, a Venezuela nunca poderá promover a "revolução bolivariana" em países de sociedades complexas como o Brasil e a Argentina, mas pode causar estragos de monta em nações mais frágeis e fragmentadas como a Bolívia e o Equador. Até aqui, nossa estratégia tem sido a de atrair a Venezuela, integrando-a ao Mercosul. Mas se o próprio Chávez – ainda que num arroubo retórico – diz que o Mercosul (no qual a Venezuela está ingressando) está morto, qual a opção correta? Por enquanto, o engajamento segue sendo a melhor política, até porque a Venezuela pode, efetivamente, fortalecer o Mercosul, mas é preciso mostrar ao presidente venezuelano que há limites ao que pode dizer, sob pena de inviabilizar essa aliança. Isso, porém, somente Lula pode fazer. A reunião da tarde do dia 18, destinada à reflexão sobre a integração, será muito importante.

Não se faz política com medo

21/1/2007 A posse de um novo presidente eleito no Equador faz inevitavelmente recordar a criação do Grupo de Amigos da Venezuela, por ocasião da cerimônia de investidura de Lucio Gutiérrez. Foi com grande esforço que conseguimos montar o que formalmente seria o Grupo de Amigos do secretário-geral da OEA, Cesar Gaviria, a rigor contra sua vontade (pelo menos no início) e enfrentando o ceticismo de alguns dos países que viriam a integrá-lo, a começar pelos Estados Unidos, representados em Quito por dois funcionários de segundo escalão, Roger Noriega e John Maisto. Afinal, Colin Powell compreendeu a vantagem de um processo que permitiria algum diálogo e poderia conduzir a uma solução

---

68 Peter Mandelson era o comissário Europeu para comércio. As referências a Mandelson e a Schwab se relacionam com as negociações da Rodada de Doha da OMC.

"pacífica, democrática, eleitoral e constitucional" (conforme resolução da OEA)[69] para o conflito venezuelano. Na delicada operação que se seguiu – e que também sofreu a oposição, entre outros, de Fidel Castro – contei com o apoio importante do embaixador Gilberto Saboia[70], então subsecretário político, e, depois, do embaixador Luiz Filipe de Macedo Soares, que assumiu a subsecretaria para assuntos da América do Sul, recém-criada. Marco Aurélio Garcia também teve atuação importante neste processo, sobretudo ajudando a convencer o próprio Chávez. Antes, já atuara como emissário de Lula em um momento crítico para a Venezuela – dezembro de 2002 – acertando a entrega de combustível em barcos brasileiros. Olhando em retrospectiva, embora a ideia do Grupo de Amigos, com a forma que assumiu, tenha nascido e sido desenvolvida no Itamaraty, é imperioso constatar que a credibilidade do meu amigo professor, como homem de esquerda e diretamente ligado ao presidente, certamente contribuiu para sua aceitação por Chávez.[71]

No dia 16, recebi o ministro dos Países Baixos, o simpático e objetivo Ben Bot – que se porta melhor nas conversas do que nas entrevistas... De sua parte, como em geral ocorre com interlocutores europeus, perguntou sobre Venezuela, Bolívia etc.

No dia seguinte, embarquei para o Rio, para participar das reuniões ministeriais e da Cúpula do Mercosul.

Deve-se notar que, já há algum tempo, as cúpulas e boa parte das reuniões ministeriais do Mercosul incluem os países associados. Estes, na verdade, hoje, cobrem todos os "latinos" da América do Sul. Com o convite feito (e aceito) ao Suriname e à Guiana (e, também, ao Panamá[72]), a Cúpula do Mercosul – salvo a primeira sessão, na manhã do dia 18 – transformou-se numa reunião presidencial da Comunidade Sul-Americana.

---

69 Refiro-me aqui à já mencionada resolução de 16 de dezembro de 2002 – CP/RES. 833 (1349/02). Assim dispõe seu parágrafo operativo 3: "Instar o Governo da Venezuela e a Coordenadora Democrática para que, mediante negociações de boa fé, cheguem a uma solução constitucional, democrática, pacífica e eleitoral [...], a qual conta com a facilitação do Secretário-Geral da OEA".

70 Gilberto Saboia, entre muitos outros cargos, havia sido embaixador alterno em Genebra, tendo sido o principal negociador da Declaração de Viena de 1993, sobre direitos humanos. Posteriormente, conduziu os trabalhos do Estatuto de Roma, que levaram à criação do Tribunal Penal Internacional (TPI). Foi, também, secretário de Direitos Humanos no governo FHC. Mais tarde seria eleito para a Comissão de Direito Internacional de Genebra, onde permaneceu por muitos anos.

71 O leitor perdoará a repetição. Cada vez que tratei do assunto em minhas notas, eu o fiz com ênfases em aspectos diversos. O relato mais completo, como já assinalado, encontra-se no meu livro *Breves narrativas*, 2013.

72 Não é um tema para desenvolver-se aqui, mas é interessante notar a presença do Panamá, cujo presidente Martín Torrijos havia estado também na Cúpula de Ouro Preto. Por razões históricas e geográficas, o Panamá se sente, às vezes, como parte da América do Sul.

Em 18 de janeiro, concedi entrevista ao *Bom Dia Brasil*. Assinalo a resposta que dei a uma pergunta sobre eventual prejuízo ao Brasil causado pelo "voluntarismo político" de Chávez:

> Não se faz política com medo, política se faz com visão, [...] com noção do que é possível obter. [...] Não vou fazer um juízo de valor sobre todos os aspectos do governo Hugo Chávez, porque não me cabe, eu não sou venezuelano, mas [...] uma coisa é certa: o engajamento é sempre melhor que o isolamento. [...] Nosso comércio com Venezuela é de quatro bilhões, [...] mas desses quatro bilhões, três e meio bilhões são de exportações brasileiras [...]. Confiando nas [nossas] instituições [...], acho que é mais fácil o Brasil influenciar a Venezuela [do] que vice-versa. [...][73]

23/1/2007 Um telefonema interrompeu minhas anotações sobre a cúpula dupla: Mercosul, Comunidade Sul-Americana. [...] Se tiver tempo e inspiração, comentarei um ponto ou outro. Apenas assinalo que, como de hábito, mas desta vez com mais intensidade, boa parte do meu trabalho foi justamente com a mídia, para desfazer os mal-entendidos espontâneos ou fabricados.

A entrevista que dei ao *Bom Dia Brasil* foi muito vista e objeto de comentários positivos que me pareceram sinceros, não só dos colegas, mas de pessoas menos envolvidas diretamente (o prefeito de Belo Horizonte, por exemplo). [...] A essência do argumento, [...] sem menosprezar o aspecto econômico-comercial (que tem sido muito positivo, conforme ilustrei), consistiu em enfatizar que não se pode entender a importância do Mercosul e da integração sul-americana sem pensar na dimensão política. [...] A mesma linha [de raciocínio] desenvolvi com outros órgãos da imprensa que são contra maior aproximação com os países da nossa região ou gostariam (como se isso fosse possível) de reduzi-la a uma questão de tarifas e mercados.

Poucos dias depois da Cúpula Mercosul/América do Sul[74], parti em direção à Europa para uma conferência sobre o Líbano e o Fórum de Davos. Na minha

---

73 Na entrevista, trato de outros temas, inclusive da proposta de Chávez relativa à criação de um "Banco do Sul". Em minha resposta à pergunta da jornalista, fui evasivo, elaborando em considerações sobre outra instituição sul-americana já existente, a Corporação Andina de Fomento (CAF), com a qual o Brasil já tinha uma relação intensa. Ver entrevista concedida ao telejornal *Bom Dia Brasil*, por ocasião da XXXII Cúpula do Mercosul, no Rio de Janeiro, em 18 de janeiro de 2007.
74 O comunicado conjunto dos Presidentes dos Estados Partes e dos Estados Associados da XXXII Reunião de Cúpula do Mercosul, com a participação de Guiana e Suriname, refere-se, entre muitos outros assuntos, aos avanços institucionais da CASA e ao fortalecimento dos "processos de integração regional rumo à união sul-americana". No dia anterior, foi assinada declaração sobre o primeiro trecho do Grande Gasoduto do Sul (GGS), que uniria a cidade de Güiria a Recife. Apesar de compromisso várias vezes reiterado com o GGS, o projeto, de fato, nunca decolou.

memória sobre a cúpula sul-americana, ficou, sobretudo, a lembrança de discursos longos e retóricos. Chávez obteve um pré-acordo para mudar o nome da CASA para Unasul, tema que, inexplicavelmente, o obcecava. Na essência, concordou-se em levar adiante o projeto da integração, que viria a ser o tema central da "Cúpula Energética", realizada em Isla Margarita, na Venezuela, cerca de três meses depois.

Não respondo a seus ataques

Em março, Bush viria novamente ao Brasil para uma visita de trabalho. As conversas entre os dois presidentes, bem como entre os ministros, centraram-se na cooperação em biocombustíveis (objeto de memorando que firmei com Condoleezza Rice) e na Rodada de Doha (em relação à qual minha interlocutora foi Susan Schwab). Mas temas latino-americanos, entre eles a situação da Venezuela, não poderiam faltar.

15/3/2007 [...] falou-se naturalmente da região, Haiti, Bolívia (salientamos necessidade de manter-se ajuda norte-americana, ATPDEA etc.) e, inevitavelmente, de Chávez. "Eu não respondo mais a seus ataques absurdos", disse Bush. Lula, a rigor, não ensaiou uma defesa do colega venezuelano – o que denotaria, a meu ver, a crescente irritação com algumas de suas atitudes. "Respeitamos o que Chávez quer fazer dentro da Venezuela", disse Lula, "mas quando atua na região...".

Menos de três semanas depois, como a sublinhar a intensidade do diálogo, Bush receberia Lula em Camp David, para uma larga sessão de trabalho, que começou logo depois do almoço e se estendeu até o início da noite, com um jantar. Meus registros sobre o encontro trazem apenas uma referência *en passant* à Venezuela e, em particular, ao presidente Chávez, no contexto de eventual vácuo de poder em Cuba. Em determinado momento da conversa, Lula salientou a importância de gestos que criassem clima de confiança entre Caracas e Washington. Não deixa de ser interessante que o tema houvesse perdido centralidade nos diálogos de alto nível entre Brasil e Estados Unidos.

A integração vai avançando

22/4/2007 Não creio que seria correto deixar passar em brancas nuvens – embora tudo ou quase tudo tenha transparecido na mídia – a Cúpula Energética de Isla Margarita, precedida de reuniões ministeriais e presidenciais sobre a

Comunidade Sul-Americana (agora UNASUR e não CASA, única real vitória de Chávez na conferência). Para não me alongar sobre temas que ainda terão muitos desdobramentos, reproduzo trecho de um artigo de jornal bastante correto (salvo uma referência à eventual mudança de rumos [da política externa] e certas expressões muito a gosto dos conservadores no Brasil)[75]. A jornalista baseou-se, em longa medida, em conversa que teve comigo, logo após a reunião da Venezuela.

> No confronto com o venezuelano, Lula aparentemente ganhou todas. Conseguiu incluir na declaração dos países sul-americanos uma boa referência ao biocombustível (como interessava ao Brasil) e ao mesmo tempo excluir referências à "OPEP do gás" (proposta de Chávez e Morales) e ao Banco do Sul (visto com simpatia pelos dois e pelo argentino Kirchner).
> E o que ganhou Chávez? A resposta brasileira vem com ironia: ele conseguiu uma vitória retórica ao derrubar o nome do novo grupo sul-americano, que era Casa, sugerido pelo Brasil, e trocá-lo por Unasur – em português, Unasul. Vitória? Há controvérsias. [...]

O que a jornalista deixa de registrar – e que para mim talvez seja o aspecto mais importante – é que a integração sul-americana vai avançando, apesar das turbulências e dos contratempos. Atropelos diplomáticos à parte, o ativismo de Chávez extraiu a aprovação de Bachelet e Uribe à criação de uma Secretaria para a "União das Nações Sul-Americanas". Também foi aprovada, em nível presidencial, a instrução para a preparação de um projeto de Acordo Constitutivo da UNASUR, antes da Cúpula de Cartagena[76], no último trimestre deste ano.

27/5/2007 [...] A visita do presidente do Panamá, o simpático e "sul-americanista" Martín Torrijos, no dia 25, foi pontuada por obras, biocombustíveis e ligações aéreas. Mas também permitiu conversas sobre Conselho de Segurança, Acordos Mercosul-SICA[77] e Mercosul-Panamá. Inevitavelmente, também, Venezuela. Além da preocupação com a atuação de Chávez nas eleições na América Central, o chanceler e vice-presidente Samuel Lewis se queixou de iniciativa de Chávez (que eu desconhecia) de cúpula paralela, em oposição à Assembleia Geral da OEA, que se realizará no Panamá. [...]

---

75 Cantanhêde, Eliane. "Questão de afinidade". *Folha de S.Paulo*, 22 de abril de 2007.
76 A decisão de realizar a "cúpula fundacional" da Unasul em Cartagena visava, como é óbvio, consolidar a participação da Colômbia na nova organização. Por uma série de motivos, a que faço alusão no capítulo sobre Colômbia, a cúpula teve que ser adiada e acabou tendo lugar em Brasília.
77 SICA: Sistema de Integração Centro-americana.

Por falar em Venezuela, hoje é o último dia de funcionamento da RCTV, cuja concessão está sendo cassada por Chávez.[78] Assunto complexo, que envolve soberania, liberdade de imprensa e alegado comportamento golpista da emissora.

A personalidade de Hugo Chávez, personagem que sempre aparece nestas notas, é complexa. Não tenho dúvidas de que tem um forte componente de idealismo; que quer ver dias melhores para o seu povo e que enfrenta com coragem uma elite reacionária, que sempre se locupletou com as receitas do petróleo e cuidou pouco da população pobre. Por outro lado, seu modo de agir com pouco respeito às formalidades da democracia, seus arroubos retóricos desnecessários, sua preocupação em fazer da Venezuela uma potência militar capaz de influir no quadro global (segundo a análise de um telegrama da nossa embaixada em Moscou), suas investidas na política interna de outros países, alguns dos quais de grande importância para o Brasil, como a Bolívia, inspiram preocupação. No passado, trabalhamos para evitar que intentos golpistas (confessos ou não) prosperassem, ao mesmo tempo que procuramos persuadir Chávez a manter-se nos limites da democracia e do respeito aos vizinhos. Contribuímos para desfazer situações conflituosas com a Colômbia e, em menor grau, com o Chile[79]. Cheio de autoconfiança, depois dos resultados do referendo e da eleição presidencial[80], e com os altos preços do petróleo, Chávez tem ouvido menos ao "amigo Lula". As discussões, já longas, sobre o cronograma de implementação pela Venezuela das normas do Mercosul poderão ser um teste. O encaminhamento da UNASUR (ex--CASA), idem.

A ferida continua aberta

A discussão sobre o protocolo de adesão da Venezuela ao Mercosul, no Congresso brasileiro, sobretudo no Senado Federal, não foi um processo fácil. As tentativas veladas ou ostensivas do presidente Chávez em imiscuir-se em assuntos de outros países, inclusive do Brasil, não ajudaram. Particularmente infeliz, desse ponto de vista, foi uma visita feita ao Maranhão, cujo governador sofria

---

78 A Radio Caracas Televisión (RCTV), considerada a rede mais antiga de televisão da Venezuela, teve sua concessão para transmissão aberta encerrada em 27 de maio de 2007, a despeito de protestos. À época, o presidente Hugo Chávez acusou a empresa de ter participado da tentativa de golpe em 2002. O canal de transmissão passou a ser usado por uma TV estatal, a TVES, Televisora Venezolana Social.

79 A crise com o Chile, mencionada no capítulo sobre esse país, originou-se em uma declaração de Chávez sobre uma "praia boliviana", em clara alusão à reivindicação de La Paz de acesso ao Pacífico, tema para lá de sensível em Santiago.

80 Na eleição presidencial de dezembro de 2006, Chávez obteve cerca de 63% dos votos, contra 37% de seu adversário, Manuel Rosales. Minha anotação alude também ao referendo revogatório de agosto de 2004, na verdade já um pouco distante.

oposição ferrenha do presidente do Senado, José Sarney. Em temas de política externa, Sarney comportava-se como um aliado do governo. Nossos senadores manifestavam preocupação também com a liberdade de imprensa, que consideravam ameaçada, com medidas como o fechamento da cadeia de televisão RCTV. Em uma anotação escrita em Heiligendamm, balneário alemão no Mar Báltico, onde eu acompanhava o presidente em um encontro do G8+5, escrevi:

8/6/2007 De longe, fui manejando como pude uma crise aberta por declarações de Chávez sobre o nosso Congresso/Senado. Convenci o presidente a emitir uma nota, considerada forte, em defesa de "independência e princípios democráticos de nossas instituições".[81] Desta vez, Chávez realmente exagerou, ao qualificar o Senado brasileiro de "papagaio de Washington". A reação contribuiu para apaziguar os ânimos até certo ponto, mas, um ou dois dias depois, declaração do assessor especial do Planalto relativizando o fechamento da RCTV nos jogou de novo na fogueira.

Por outro lado, apesar da "chamada" que dei no embaixador venezuelano em Brasília e dos recados que enviei por meio do nosso representante em Caracas, Chávez nada disse que melhorasse a situação. A ferida continua aberta.

A preocupação de Mário Soares

Problemas subsistiam no relacionamento bilateral, fosse em função de ações de Chávez na América do Sul, fosse em decorrência de atitudes pouco cooperativas de delegados venezuelanos em reuniões multilaterais, especialmente na área comercial. Em junho, um episódio relativamente pequeno, já mencionado no capítulo de Bolívia, não deixou de incomodar, dada a importância que o Brasil atribuía às negociações da OMC. Em reunião ministerial do G-20 em Genebra, em um momento crucial da Rodada de Doha, o representante venezuelano juntou-se aos delegados da Bolívia e de Cuba para dificultar obtenção de consenso em reunião presidida pelo Brasil. Essa atitude era especialmente chocante, uma vez que até mesmo a coordenadora do G-33, a ministra da Indonésia, que defendia posições semelhantes às expostas pelos três países latino-americanos, apoiou nossos esforços. A anotação de 12 de junho, reproduzida adiante, reflete claramente o meu desagrado.

As tensões entre Brasília e Caracas não escaparam a observadores mais atentos, conforme transparece em outro trecho da mesma anotação, em que co-

---

81 Trata-se de nota de 1-de junho, intitulada "Manifestação do Presidente da República a propósito de declarações atribuídas ao Presidente da Venezuela". Ver MINISTÉRIO DAS RELAÇÕES EXTERIORES. *Resenha de Política Exterior do Brasil*, 1º semestre de 2007.

mento artigo do ex-presidente de Portugal, Marío Soares, um socialista moderado, a quem a longa trajetória política revestira de uma aura de sabedoria e respeito. A preocupação de Soares de que pudéssemos "abandonar" Chávez contrasta de forma notável com as críticas constantes da nossa mídia (que se acentuaram, com o tempo) de que o governo brasileiro se atrelara à "diplomacia bolivariana".

12/6/2007 [...] A reunião do G-20 foi muito positiva, com ampla participação de ministros (de Relações Exteriores e/ou Comércio). [...] Ao final, juntaram-se também os representantes de outros grupos de países em desenvolvimento (grupo africano, MDR, economias pequenas, ACPs[82] etc.). Todos apoiaram o documento que os embaixadores do G-20 haviam proposto [...]. Algumas intervenções foram especialmente positivas, destacando a necessidade de conciliar firmeza com flexibilidade e confiança nos representantes do grupo no G-4.[83] [...] Mesmo a ministra do Comércio da Indonésia, Mari Pangestu, apesar de sua posição como coordenadora do G-33 – que tem preocupações defensivas em agricultura –, foi muito elogiosa do trabalho do G-20. Também os coordenadores dos outros grupos de países em desenvolvimento foram positivos a respeito do papel do G-20. Alguns dos oradores se estenderam em apreciações sobre a liderança do Brasil (e da Índia), com referências específicas ao meu trabalho. [...] O embaixador do Benim, coordenador do "Cotton four"[84] desdobrou-se em elogios à iniciativa que havíamos tomado de convidar [...] uma delegação dos países que compõem o grupo a visitar o Brasil. As notas dissonantes ficaram por conta da Bolívia, [...] Venezuela e Cuba.

[...] Percorrendo o noticiário internacional de ontem, encontrei um artigo do Mário Soares no *El País*.[85] O texto é muito elogioso sobre o Brasil, inclusive sobre a política externa, conduzida *"por un ministro de excepción"*. É gratificante. Poucas semanas antes, o ex-presidente de Portugal havia estado em meu gabinete, onde conversamos sobre Venezuela, que Soares acabara de visitar. Sua preocupação naquele momento era que não nos afastássemos de Chávez – apesar do incômodo que nos causavam seus arroubos. Concordei que o isolamento não era um

---

82 A sigla MDR refere-se a países de Menor Desenvolvimento Relativo – LDCs, em inglês (ver Argentina). ACP é a forma como é designado o grupo de países africanos, caribenhos e do Pacífico que têm preferências comerciais com a União Europeia no âmbito dos chamados Acordos de Cotonu. Tratarei do tema de maneira mais ampla no capítulo sobre Guiana.
83 Como já referido em outras partes do texto, Índia e Brasil eram, na prática, os representantes dos países em desenvolvimento no G-4, à época, núcleo das negociações da Rodada de Doha. O G-4 incluía também Estados Unidos e União Europeia.
84 Grupo de países africanos produtores de algodão, composto por Benim, Burkina Faso, Mali e Chade, com adesão de Togo, que atuou juntamente com o Brasil em painel da OMC que questionou com êxito subsídios norte-americanos ao setor.
85 SOARES, Mário. "Brasil, un mundo nuevo". *El País*, 11 de junho de 2007.

bom remédio e contei-lhe um pouco do que havíamos feito. De lá para cá, o líder bolivariano complicou a situação do protocolo de adesão da Venezuela ao Mercosul, com ataques ao Senado brasileiro.

Clima político contaminado

14/6/2007 Há dois dias, encontro-me em Paris, praticamente refugiado na residência da embaixadora do Brasil (minha amiga Vera Pedrosa), onde leio papéis e esmiúço números relativos às conversas intensas que o G-4 terá nos próximos dias em Potsdam.[86] [...]

[...] Mesmo as pessoas do meu gabinete têm evitado perturbar este meu "retiro antes da batalha". Recebi um telefonema do secretário-geral sobre temas a bem dizer corriqueiros, e falei uma vez com a minha assessora para assuntos sul-americanos, Bárbara Bélkior. Afora as permanentes oscilações da nossa relação energética com a Bolívia, aflige-me especialmente a situação gerada pelas críticas virulentas e malcriadas do presidente Chávez ao Congresso brasileiro. Passei para a mídia mensagens duras, secundando a nota emitida em Londres em primeiro de junho. Por instrução expressa de minha parte, o secretário-geral teve diálogos firmes com o chanceler Maduro durante a Assembleia da OEA. O mesmo fez o embaixador Ruy Nogueira, na qualidade de ministro interino, com o embaixador venezuelano em Brasília. Nosso representante em Caracas passou devidos recados às autoridades venezuelanas. Apesar de tudo isso, não consegui que Chávez ou algum membro do seu governo fizesse declaração que, mesmo com boa vontade, pudesse ser lida como retratação. Nessas condições, a aprovação do protocolo de adesão da Venezuela ao Mercosul pelo Congresso brasileiro se torna muito problemática. O clima político para a integração sul-americana ficará contaminado. Com boa parte da opinião pública brasileira (sobretudo nas elites, em que pesem os bons negócios!) reticente à aproximação com Caracas, prevejo um período de grande dificuldade. Espero estar enganado e que o bom senso ainda venha a prevalecer até a reunião do CMC do Mercosul, marcada para o dia 27, três dias depois de Potsdam!

A propósito de temas sul-americanos, li, sem surpresa, mas com algum desagrado, relato de imprensa do encontro do nosso diretor de integração, embaixador Afonso Cardoso, com os empresários paulistas. Seguindo a minha linha, apelou para a "generosidade" ou "egoísmo esclarecido" dos nossos homens de negócio nas relações com nossos vizinhos. Assinalou os brutais superávits co-

---

86 Trata-se, obviamente, do G-4 da OMC, constituído por Brasil, Estados Unidos, Índia e União Europeia, que se tornara o núcleo negociador da Rodada de Doha. Não confundir com o "outro" G-4 sobre reforma do CSNU, citado em outra parte deste livro. A reunião de Potsdam está descrita em detalhe em AMORIM, 2015b.

merciais que temos com a maioria deles. A reação dos empresários foi entre fria e hostil. Com raras exceções, eles querem mesmo é vender para os Estados Unidos e União Europeia, para onde naturalmente gostam de fazer viagens, que são um misto de negócios e recreio. Nada de América Latina, à exceção talvez de Buenos Aires (ou Bariloche!). África e países árabes, "¡ni hablar!".[87]

Para entrar, há regras; para sair, é como quiser

2/7/2007 É quase obrigatório escrever algumas linhas sobre a Cúpula do Mercosul[88], ainda que nada de muito notável haja ocorrido, salvo, talvez, a ausência de Chávez, que resolveu "fazer beicinho" diante da demora na ratificação do protocolo de adesão e preferiu visitar seus aliados do outro lado do mundo (Rússia, Belarus e Irã).

6/7/2007 Depois do êxito midiático que foi o lançamento em Lisboa, em quatro de julho, da parceria estratégica entre Brasil e União Europeia, volto a Genebra. [...]
Lula brilhou em Lisboa e Bruxelas. Fez uma boa apresentação na cimeira [...]. O presidente da França, Nicholas Sarkozy, os primeiros-ministros da Itália, Romano Prodi, da Espanha, José Luis Zapatero, e da Holanda, Jan Peter Balkenende, entre outros, acorreram ao jantar oferecido por Cavaco Silva e José Sócrates[89] [...].
O tema "Chávez" esteve presente em vários momentos das conversas com os líderes europeus. O presidente venezuelano havia atacado como "impertinentes"[90] várias declarações minhas. Foi, assim, um alívio ouvir comentários públicos de Lula no mesmo sentido dos meus. Nosso presidente foi até mais contundente: "para entrar no Mercosul, há regras; para sair é como quiser". Admitiu que pretende procurar o líder venezuelano nos próximos dias. Dos líderes europeus – centristas e social-democratas incluídos – Lula ouviu observações que denotavam evidente preocupação com o comportamento de Chávez. Alguns deles (o presidente da Comissão Europeia, Durão Barroso, por exemplo) pareciam ignorar a natureza tão ou mais antidemocrática da oposição venezuelana.

---

87 Essa anotação tem um evidente componente de desabafo. A relativa falta de interesse dos nossos empresários pela América Latina não deixa de ser intrigante. Talvez a resposta resida, em parte, no alto grau de concentração dos negócios com nossos vizinhos em um punhado de empresas, enquanto a maioria da "classe produtora" (para valer-me do jargão com que ela própria gosta de se qualificar) é refém de uma visão cultural e, por que não, ideológica, que a atrela aos grandes centros do mundo capitalista avançado.
88 Sobre a reunião, ver também capítulos de Argentina e Uruguai.
89 Aníbal Cavaco Silva foi presidente de Portugal por dois mandatos consecutivos, de março de 2006 a março de 2016. José Sócrates foi primeiro-ministro de março de 2005 a junho de 2011.
90 "Chávez critica declaração de Celso Amorim sobre pedido de desculpa". *Agence France-Presse*, 3 de julho de 2007.

Enquanto isso, o nosso Senado reagiu, com razão, ao "ultimato" de Chávez sobre a ratificação do protocolo de adesão[91]. O único sinal positivo foi a notícia, que vi na coluna da Teresa Cruvinel, de que o embaixador venezuelano em Brasília, Julio García Montoya, iria procurar o presidente da Comissão de Relações Exteriores do Senado, Heráclito Fortes. Mas terá Chávez dado instruções ao embaixador para que fizesse o gesto de boa vontade que eu mencionara na minha entrevista[92]? Esperemos.

"Investidas" da Venezuela

Com efeito, o auge do conflito entre Chávez e o Senado brasileiro havia passado, embora não de todo. Em agosto de 2007, o presidente Lula fez uma viagem que incluiu vários países da América Central e Caribe, um percurso pouco comum para um governante brasileiro. Pude constatar como a influência venezuelana, exercida sobretudo por meio do fornecimento subsidiado de petróleo, se estendia na região:

13/8/2007 [...] há na Nicarágua uma evidente ambiguidade: desejo de não descontentar Chávez, que é o principal provedor de energia e (direta ou indiretamente) de ajuda financeira. Daí decorrem as dificuldades de negociar a linguagem do comunicado e de firmar alguns acordos[93]. Por outro lado, as autoridades nicaraguenses têm consciência de que o Brasil pode efetivamente colaborar com o desenvolvimento do país.

Algo similar ocorreria na Jamaica, onde, desde logo o ministro do Exterior, Anthony Hylton, me foi falando da importância de que a Petrobras possa investir na exploração de petróleo. "Até para fazer frente às investidas da Venezuela", acrescentou em tom de confidência.

9/9/2007 A caminho de uma viagem à Escandinávia, acompanhando o presidente Lula. Nada de muito significativo ocorreu nas últimas semanas. Manobras internas

---

91 Segundo matéria de jornal, o presidente venezuelano teria declarado que esperaria apenas até setembro para que o processo fosse completado. Na mesma declaração, Chávez referiu-se, em tom crítico, a uma afirmação minha de que "ainda faltam alguns requisitos para a Venezuela". Ver "Chávez dá ultimato e ameaça retirar Venezuela do Mercosul". *O Estado de São Paulo*, 4 de julho de 2007.
92 Na matéria do jornal *O Globo*, de 28 de junho, intitulada "À espera de desculpas", respondi a uma pergunta da jornalista sobre como facilitar a aprovação do Senado brasileiro ao ingresso da Venezuela ao Mercosul: "É preciso um gesto de boa vontade. Ninguém quer uma autoflagelação da Venezuela, é necessário um gesto positivo em relação ao Congresso brasileiro".
93 Tinha em mente cooperação em biocombustíveis, principalmente.

em função do orçamento de 2008, algumas decisões sobre movimentação de embaixadores, um ou outro telefonema do presidente, respondendo a Gordon Brown, sobre a rodada, e retomando o diálogo com Chávez, que praticamente se havia interrompido há três meses. [...]

Reenquadrar as relações

29/9/2007 Após chegar ao Brasil, Lula recebeu, como previsto, em Manaus, os presidentes Hugo Chávez e Rafael Correa, separadamente. Isso foi há dez dias. Com Chávez, tratava-se de "reenquadrar" as relações depois de alguns meses de esfriamento, desde as infelizes declarações do presidente venezuelano sobre o Congresso brasileiro. Lula decidiu focalizar seus comentários em energia (petróleo e gás) e Mercosul, embora se tenha falado um pouco sobre a situação na América do Sul, sobretudo Bolívia. A propósito, Chávez fez comentários sobre sua preocupação com as tentativas de desestabilização de Evo Morales. Disse que não permitiria que o derrubassem [sic] e, de forma algo alarmista, fez afirmações sobre a possibilidade de que a Bolívia venha a transformar-se em um Vietnã.

Sobre Mercosul, Chávez queria evitar "detalhes técnicos", mas reafirmou desejo de que se complete o processo de adesão, com a aprovação pelos Congressos brasileiro e paraguaio. Lula disse esperar que isso ocorresse rapidamente. Não chegou a mencionar a necessidade de definir-se o cronograma de liberalização. Tampouco insisti no tema, até porque havia uma reunião de altos funcionários, marcada para o dia seguinte, que, entretanto, acabou não se realizando. Simpaticamente, Chávez disse que me receberia em Caracas para uma conversa aprofundada – o que deve ocorrer amanhã.

O resultado sobre petróleo e gás foi positivo: combinou-se como avançar nos dois projetos mais concretos (refinaria no Brasil e exploração de petróleo na Venezuela), além de prosseguir com os estudos sobre o gasoduto.[94] A conferência de imprensa transcorreu bem, com o presidente venezuelano surpreendentemente comedido. Lula talvez tenha sido um pouco mais otimista do que eu seria, sobretudo em relação à perspectiva de finalizar-se logo o processo de adesão venezuelana ao Mercosul. A mídia, entretanto, resolveu realçar o oposto, chamando atenção para uma foto em que Chávez aparece sorridente e Lula sério.

---

94 A nota do Itamaraty de 19 de setembro, que anuncia a visita, assim referiu-se ao tema: "No plano bilateral, a cooperação energética receberá especial atenção dos Presidentes, sobretudo no que se refere a projetos conjuntos Petrobras/PDVSA, como o Grande Gasoduto do Sul, a exploração do campo de petróleo Carabobo (Faixa do Orinoco) e a construção da Refinaria Abreu e Lima (Pernambuco)". Ver MINISTÉRIO DAS RELAÇÕES EXTERIORES. *Resenha de Política Exterior do Brasil*, 2º semestre de 2007.

Enfim, tudo havia corrido razoavelmente bem. Chegamos mesmo (Lula, Marco Aurélio Garcia e eu) a comentar que tinha sido uma das melhores reuniões, pela objetividade das decisões.

Foi com surpresa que, no dia seguinte, tomei conhecimento do noticiário, muito negativo, baseado sobretudo em entrevista de Chávez, dada, é bom frisar, antes da reunião. Algumas das observações do presidente venezuelano, interpretadas como novas ofensas ao Congresso, foram naturalmente rebatidas por parlamentares, o que reativou o círculo vicioso de acusações. Porta-vozes de nosso vizinho procuraram depois desfazer o "mal-entendido", mas o prejuízo tinha ocorrido. A votação na Comissão de Relações Exteriores foi adiada, como soube ontem; novos pedidos de esclarecimentos foram dirigidos ao Itamaraty. Se Chávez tem efetivamente desejo de aderir ao Mercosul, isso pode até ter um efeito positivo, na medida em que o estimule a engajar-se na negociação sobre o cronograma. É o que tentarei checar amanhã em Caracas.

El Imperio de Brasil es la garantía más grande

6/10/2007 [...] Sobre os encontros com o chanceler Maduro e com o presidente Chávez, de duas horas e duas horas e meia respectivamente, escrevi umas notas quase esquemáticas que entreguei à minha assessora, Bárbara Bélkior, para que as revisasse e que reproduzo aqui de forma esquemática:

> É na área industrial [...] que o Brasil mais poderia trabalhar com a Venezuela. Chávez lamentou que já tivéssemos tocado nesse assunto outras vezes, sem avanços. Informei que enviaríamos, em primeiro lugar, missão chefiada pelo Presidente da ABDI [...] e depois missão empresarial, talvez chefiada pelo MDIC. [...] Chávez apreciou o gesto.
> O Presidente comentou que o projeto da Unasul avançou, mas que seria importante que um pequeno grupo de países se unisse (Venezuela, Brasil e Argentina) para impulsioná-lo. [...] Insistiu na importância do Banco do Sul, da Telesul, da Petrosul. [...] Disse imaginar um futuro em que Brasil e Venezuela tenham aliança verdadeira nas áreas de petróleo, gás, petroquímica, indústria pesada, ciência e tecnologia, produção de alimentos e de medicamentos.
> [...] Referindo-se à sua formação militar, disse que, quando jovem, fora doutrinado a enxergar no Brasil uma ameaça para a Venezuela. Era preciso, segundo Chávez, recordar as palavras de Bolívar [...]: "*El Imperio de Brasil*

es la garantía más grande que nos ha enviado la Providencia para la seguridad de nuestra naciente República."[95]

[...] Discorri sobre as diferenças que identifico entre o Brasil e a Venezuela devido a processos históricos e de industrialização diversos. [...] No Brasil, os aspectos formais da democracia também são importantes, até por causa dos 21 anos de regime autoritário. [...] Ainda que seja frustrante aguardar nossas deliberações internas, o Brasil é um porto seguro que jamais vai faltar à Venezuela, disse eu.

Relembrei a atitude corajosa do Brasil ao exigir que se anunciasse prontamente o resultado do referendo em 2004, evitando-se manobras dilatórias da OEA. Chávez agradeceu, mas disse "querer mais". [...] Mostrou-se frustrado em relação ao Brasil, que em sua opinião deveria "assumir mais" sua missão na América do Sul. Confessou-me que esperava que o Brasil fosse o primeiro a ratificar o Protocolo de Adesão. Lamentou que Lula ("homem bom, com sentimento de nobreza infinita") tivesse recebido o Presidente Bush. [...]

Salientei a importância das regras para o Mercosul. Dei os exemplos do Uruguai (tentativas de firmar TLC com os Estados Unidos) e do México (interesse em associar-se ao bloco sem possuir acordo de livre-comércio).[96] Diante de minha insistência em marcar a reunião técnica no Brasil, Chávez surpreendeu-me ao revelar ter ele próprio instruído sua delegação a não comparecer à reunião do dia 21. "Não vou ficar esperando diante de uma porta que não querem abrir", disse ele. [...] Mas deixou uma esperança: *"voy a quedar con tu solicitud, para pensarla, motivarla"*. Assegurei-lhe que [...] continuaremos trabalhando bilateralmente.

Uma tarefa nada fácil

Já quase ao final da minha gestão no Itamaraty, escrevi anotação em que volto a me referir ao meu encontro com o presidente venezuelano, na sequência da reunião de Manaus:

Adendo escrito em 13/11/2010 Chávez havia concordado com minha ida a Caracas em uma conversa com Lula, mas eu sabia que minha tarefa não seria fá-

---

95 As palavras de Bolívar constariam de carta a representante diplomático do Brasil em Bogotá. Chávez repetiria a "frase de Bolívar" por ocasião de discurso no âmbito da I Cúpula da CELAC, em Caracas, em 2 de dezembro de 2011.
96 Em ambos os casos, o Brasil zelava pela integridade do Mercosul, evitando "flexibilidades excessivas" que o descaracterizassem como união aduaneira.

cil. Coubera naturalmente a mim, como ministro do Exterior, "sair na frente" no repúdio às declarações pouco lisonjeiras do presidente venezuelano sobre o nosso Congresso. [...]

Voei de El Salvador para Caracas em 29 de setembro, com a consciência de que tinha diante de mim uma missão importante: a de convencer, por meio de argumentos racionais, o presidente venezuelano a aceitar que a integração não poderia ser feita com base apenas nos termos que ele desejava; que, ademais, o Brasil, mesmo sendo muito diferente da Venezuela bolivariana, podia ajudar no seu desenvolvimento. O Brasil, sob Lula, era um país capitalista, embora imbuído de um espírito de reforma social e com fortes instituições estatais, como a ABDI e a EMBRAPA, capazes de impulsionar projetos industriais e agrícolas economicamente viáveis no nosso vizinho. E tínhamos a disposição política de fazê-lo. Nossa insistência no respeito aos cronogramas de liberalização não visava garantir condições de competição predatória para a nossa indústria – que de qualquer forma já gozava de enorme superávit – mas criar a moldura indispensável a uma verdadeira união, com fundamentos econômicos sólidos.

Cheguei a Caracas por volta de 18 horas e parti depois da meia-noite, convencido de haver amolecido o coração do nosso turbulento amigo, mas sem ilusões de que os problemas haviam sido resolvidos. Os passos mais importantes em relação ao tema só viriam a ser dados quase dois anos depois, em um encontro do mesmo tipo, desta vez bem mais descontraído, quando Chávez me recebeu na "Casona"[97].

Anoto, aqui, uma pequena curiosidade. Ao ser recebido por Maduro nas proximidades da Chancelaria, tive de fazer um pequeno percurso a pé, em uma espécie de calçadão. Vários populares saudaram o chanceler venezuelano, obviamente uma figura de destaque na política interna. Mas muitos também me reconheceram: "*compañero Amorim*", gritaram, erguendo o punho cerrado. Isto é reflexo da alta politização (neste caso no bom sentido) dos meios de comunicação venezuelanos, que transmitem ao vivo eventos praticamente ignorados pela mídia brasileira, como, por exemplo, minhas audiências no Congresso etc.

Reafirmação de amizade

22/11/2007 Os fluidos começaram a melhorar. O estabelecimento, por instrução do presidente, do comitê gestor para ações de integração; a aprovação do protocolo da Venezuela na CCJ da Câmara hoje; [...]

---

97 Forma como é conhecida popularmente a residência oficial do presidente da Venezuela.

30/11/2007 [...] o evento importante do fim de semana foi, indiscutivelmente, a vitória do "*no*" no referendo venezuelano.[98] Surpreendentemente tranquila e positiva foi a aceitação da derrota pelo presidente Chávez. O resultado e sua aceitação apontam para mudança no quadro interno da Venezuela e, também, na geopolítica sul-americana. Os jornais, um tanto precipitados, já assinalam que a liderança de Lula sai fortalecida.[99] Até acho que isso efetivamente ocorrerá, mas ainda há que aguardar desdobramentos.

25/12/2007 De "férias", a caminho de Roma, via Paris.

Embora ainda faltem alguns dias para terminar o ano, pode-se dizer que 2007 concluiu-se bem, no que toca à política sul-americana, com a viagem de Lula à Venezuela, em 13 de dezembro (da qual não participei diretamente, embora tenha ajudado na preparação)[100], a visita presidencial à Bolívia e uma bem-sucedida Cúpula do Mercosul em Montevidéu.

Realizada pouco mais de uma semana após a derrota de Chávez no referendo sobre as emendas à Constituição, a visita de Lula a Caracas valeu sobretudo como uma reafirmação de amizade, que permite manter abertos os canais de comunicação. Avançou-se na associação para a construção da refinaria, mas a exploração conjunta do campo de Carabobo, entendida pela Petrobras como uma contrapartida, não teve o seguimento que se poderia esperar. A participação da Petrobras – em função de seu pouco interesse, mas também das dificuldades criadas pela PDVSA – ficará em 10%. Samuel, Marco Aurélio e o próprio presidente me contaram que ambos os líderes tiveram que pressionar as respectivas empresas para levá-las a um entendimento. Nada, por ora, que aponte no sentido do "Grande Gasoduto do Sul". Mas houve uma boa reunião empresarial e o início

---

98 O referendo tinha que ver com mudanças na Constituição venezuelana. Algumas eram de natureza política e davam maior poder ao presidente, com a ampliação da capacidade de nomear autoridades locais e facultando a reeleição em 2012; outras tinham natureza social, como a criação de novo tipo de propriedade comunitária e diminuição da jornada de trabalho. A oposição venezuelana e o Departamento de Estado norte-americano festejaram o resultado, que deu vitória ao "não" por margem muito estreita. Para o próprio Chávez, a aceitação da derrota, nessas condições, demonstrava a natureza democrática do regime venezuelano.

99 O pressuposto desse raciocínio era que a liderança de Chávez e de Lula na região era um "jogo de soma zero". O enfraquecimento de um necessariamente acarretaria o fortalecimento do outro (e vice-versa). Deixo ao leitor a avaliação dessa visão.

100 Em nota à imprensa do MRE de 12 de dezembro, que anuncia a visita, é destacada a cooperação entre Brasil e Venezuela nas áreas agrícola, industrial e energética. São significativos a menção ao escritório da EMBRAPA em Caracas, previsto para ser inaugurado no ano seguinte, e o apoio da Associação Brasileira de Desenvolvimento Industrial no estímulo à cooperação. Ademais, revelando as dificuldades que cercam o tema, a nota afirma que "o encontro presidencial estimulará o avanço das negociações técnicas entre a Petrobras e a PDVSA". A nota de 13 de setembro elenca uma série de atos bilaterais assinados pelos mandatários. Ver MINISTÉRIO DAS RELAÇÕES EXTERIORES. *Resenha de Política Exterior do Brasil*, 2º semestre de 2007.

de uma cooperação efetiva por parte da EMBRAPA e da ABDI. Quanto a esta última, fui eu quem a colocou no circuito, com o intuito de mitigar os temores de Chávez de uma integração que cerceie o desenvolvimento industrial da Venezuela. A propósito, na Cúpula do Mercosul em Montevidéu, o presidente venezuelano disse que mandaria uma delegação para prosseguir nas conversações sobre os cronogramas do Mercosul (a ver!).

Chávez, o pacificador

As próximas notas, entre 6 de janeiro e 9 de fevereiro de 2008, dizem respeito, principalmente, às desavenças entre Chávez e Uribe sobre os reféns das FARC. O tema, com várias referências ao presidente venezuelano, aparece no capítulo sobre Colômbia. Chávez procurou maximizar o ganho midiático, buscando aparecer como campeão de uma causa humanitária. Também tentou valer-se da questão dos reféns com o objetivo de deixar Uribe em posição incômoda. Talvez o aspecto mais irritante para o colombiano na atitude de Chávez tenha sido a constante alusão, por parte do presidente venezuelano, ao status das FARC como "força insurgente", fato que já comentei em outro capítulo.[101] Não quero, com isso, insinuar que as intenções do líder venezuelano não fossem sinceras, mas, como constantemente ocorre em política, a sinceridade dos objetivos não exclui que estes possam estar a serviço de algum interesse.

No início de fevereiro, eu retomei meus contatos com líderes árabes, na sequência da Conferência de Annapolis,[102] nos Estados Unidos, em que o processo de paz no Oriente Médio foi relançado, e da qual eu havia participado juntamente com ministros da África do Sul e da Índia (os três únicos países em desenvolvimento – não membros permanentes do Conselho de Segurança, não predominantemente islâmicos – convidados). Chávez era uma figura conhecida – e apreciada – do mundo árabe, principalmente em função do papel da Venezuela na OPEP, mas também pela forte condenação a Israel. Em várias ocasiões, políticos com quem eu mantinha contato expressavam curiosidade sobre sua personalidade. Tive, por exemplo, um longo diálogo sobre Chávez com o ministro das Relações Exteriores da Jordânia, Salaheddin al-Bashir, dois dias depois do meu encontro com o rei Abdullah da Arábia Saudita. Sobre o diálogo com este último, fiz um breve registro:

10/2/2008 [...] contrariamente à minha expectativa, baseada no encontro muito formal que tivera com o rei Abdullah, quando ainda era príncipe regente, durante

---
101 Ver "Colômbia".
102 Ver a narrativa "O Brasil e o Oriente Médio", em AMORIM, 2015b.

a viagem de preparação da ASPA, o "guardião de Meca e Medina" falou com desenvoltura e parecia escutar o que eu dizia com interesse. Riu muito quando, respondendo a uma indagação sua, comparei o presidente Chávez com o líder Khadafi.[103]

Estive em Madri antes das minhas visitas no mundo árabe. Na ocasião, tive conversas com o ministro das Relações Exteriores da Espanha e com Enrique Iglesias, então secretário executivo da Ibero-Americana, sobre minhas preocupações em relação à situação crescentemente conflituosa entre a Venezuela e a Colômbia.[104] Já me referi à chamada telefônica que fiz ao ministro cubano algumas semanas mais tarde,[105] durante uma reunião entre América do Sul e países árabes, em Buenos Aires. Algum tempo depois, indagado por mim, o ministro Pérez Roque me disse, de forma simpática, que as minhas "instruções" haviam sido cumpridas. Jamais saberemos ao certo se a mediação de Cuba teria funcionado, pois outros acontecimentos viriam a sobrepor-se a quaisquer intenções pacificadoras.

A partir de 7 de março, várias anotações tratam do bombardeio colombiano a forças das FARC em território equatoriano. Muitas delas, reproduzidas nos capítulos sobre Equador e Colômbia, referem-se também às atitudes do presidente venezuelano. Chávez tomou, de forma eloquente, a defesa do Equador. Ao fazê-lo, para além das questões de princípio e solidariedade com o país atacado, o líder venezuelano tinha o claro propósito de atacar Uribe. Ao longo da Cúpula do Grupo do Rio em São Domingos, a hostilidade daria lugar a uma atitude conciliatória, que se expressou no gesto emblemático de Chávez ao levantar-se de sua bancada para dirigir-se até Uribe e apertar-lhe a mão. Uma hipótese maldosa para essa mudança súbita seria o desejo de minimizar possíveis revelações contidas nos computadores das FARC capturados pelo governo colombiano. Seja como for, emergiu da cúpula uma imagem do líder venezuelano como um "pacificador". Na mesma linha, o então chanceler Nicolás Maduro revelou flexibilidade durante Reunião de Consulta da OEA[106], inclusive ao conceder-me a prioridade da palavra, não insistindo, como poderia ter feito, na ordem de inscrições. As rivalidades entre Caracas e Bogotá ou mais especificamente entre Chávez e Uribe não se encerrariam aí, mas o Equador deixaria de ser o pivô dessas disputas.

---

103 Essa comparação era evidentemente injusta com Chávez. O presidente venezuelano, apesar da origem militar, estava longe de ser um tirano como Khadafi, como a aceitação da derrota no referendo acabava de demonstrar.
104 Ver "Colômbia".
105 Ver "Colômbia".
106 Ver "Equador".

O gasoduto ficaria para um segundo tempo

30/3/2008 A semana passou rápido. De São Paulo, onde participei do *Roda Viva* e de um almoço na *Folha*, fui a Recife encontrar-me com o presidente, que receberia Hugo Chávez, no Palácio das Princesas, tendo como anfitrião o governador Eduardo Campos. O centro da visita foi o acordo ("contrato de associação") entre a Petrobras e a PDVSA. O que deveria ser parte de um projeto de parceria energética resume-se, até agora, a uma participação acionária minoritária (40/60) da PDVSA na Refinaria Abreu e Lima, assim batizada em homenagem ao revolucionário pernambucano, amigo de Bolívar, filho do padre Roma. A pretendida entrada da Petrobras no mercado de exploração venezuelano ainda é apenas uma hipótese. A resistência da estatal brasileira a essas associações é grande, mas a empresa acaba cedendo (ou finge ceder) ao impulso integracionista. Eu mesmo tive dúvidas, dada a aparente avidez da PDVSA pelo mercado brasileiro e o uso político que Chávez tende a fazer da questão energética. Ainda estão vivas na memória as manobras do presidente venezuelano envolvendo a Bolívia (e até o Paraguai)[107] há cerca de dois anos. É possível que o contrato sobre a refinaria – cuja execução ainda depende de detalhes que ficaram para o estatuto – venha a ser um primeiro passo para maior integração. Se for assim – e se houver equilíbrio – não será mau. Noto, a propósito, que Chávez admitiu interesse – pela primeira vez – em venda de gás natural liquefeito (GNL) para o Brasil. O gasoduto não foi abandonado, mas ficaria para um segundo tempo.

A reunião de Recife serviu também para avanços em áreas como cooperação industrial e agrícola, compra e produção de alimentos, educação. Com respeito à cooperação para o desenvolvimento industrial, importante para mitigar os temores de que a liberalização comercial no Mercosul impeça o crescimento da capacidade produtiva venezuelana, foi firmado um acordo que prevê a instalação de um escritório da ABDI em Caracas. É um tema que andou rápido, desde que lancei a ideia na conversa com o presidente Chávez, no fim do ano passado. Para tanto, foi importante a receptividade com que Reginaldo Arcuri, um tecnocrata nacionalista do PSDB, ex-secretário executivo do Mercosul, a recebeu.

Também houve conversas positivas sobre outros temas, durante o encontro mais restrito. Consegui arrancar de Chávez – com o indispensável apoio do presidente e o estímulo do Marco Aurélio – a promessa de que examinaria logo o projeto de acordo constitutivo da Unasul "com olhos complacentes" e como um primeiro passo para projetos mais ambiciosos.

Menções ao presidente Chávez voltariam a aparecer em minhas anotações em abril e maio. Em uma delas, referindo-me à perspectiva de chegada ao poder do novo presidente do Paraguai, Fernando Lugo, deixo transparecer minha preocu-

---

107 Ver capítulos respectivos, neste livro.

pação com a influência, nem sempre positiva do nosso ponto de vista, de Chávez em países mais vulneráveis, como Bolívia e Paraguai, em relação aos quais, como chanceler, eu devia buscar o equilíbrio entre a necessária solidariedade com vizinhos mais frágeis e os interesses de Estado do Brasil.

O registro mais extenso diz respeito à atuação de Chávez na reunião de Brasília em 23 de maio, ao fim da qual foi firmado o Tratado Constitutivo da Unasul.[108] Em várias partes deste livro, e também no meu *breves narrativas Diplomáticas,* tive ocasião de assinalar que a visão chavista nem sempre coincidia com a brasileira. Os dirigentes venezuelanos viam, por exemplo, com desconfiança os esforços em direção a um amplo acordo de livre-comércio que reunisse os vários países da América do Sul. Para Caracas, a integração deveria ter como carro-chefe os empreendimentos liderados pelo Estado em temas como energia, infraestrutura e comunicação. A custo, foi possível convencer nossos parceiros venezuelanos a avançar nos entendimentos que levaram ao Acordo CAN-Mercosul. A implementação das regras do Mercosul se revelaria uma tarefa complexa, como já foi assinalado.

Nos meses que antecederam a criação da Unasul, Chávez, com o apoio de Correa e Evo, defendera ardorosamente a criação de uma "secretaria forte" para a nova organização, o que despertava reações de outros países, como Colômbia e Chile. Uma das tarefas mais difíceis para a diplomacia brasileira (e, posso dizer, sem exagero, para mim pessoalmente), durante esse processo, foi atuar como "algodão entre cristais", buscando sempre soluções de consenso. Conforme exposto em capítulos anteriores, nossa solução de compromisso se revelou insatisfatória para as aspirações de Rafael Correa. Curiosamente, foi Chávez, em um café de trabalho em uma manhã fria de Brasília, quem teve um papel decisivo em convencer o líder equatoriano (cujo avião, um Legacy da Embraer, por problemas técnicos, quase não pôde pousar) a não bloquear o Acordo Constitutivo. Apesar de todas as idiossincrasias, por vezes irritantes, Chávez tinha a noção clara da importância estratégica da Unasul.

21/6/2008 A relação de muita confiança que mantenho com o presidente Lula me permite, vez por outra, dar-me ao luxo de não o acompanhar em algum compromisso internacional. É o que ocorreu por ocasião da Cúpula União Europeia--América Latina. Na mesma época, participei de reuniões do IBAS e dos BRICs, e fiz outras visitas e mantive encontros bilaterais (com a USTR em Roma, por exemplo)[109]. É o que também acontece agora. O presidente estará na Venezuela no dia

---

108 Ver "Peru".

109 A primeira reunião ministerial dos BRICs (Brasil, Rússia, Índia e China) fora do ambiente da ONU ocorreu em Ecaterimburgo, na Rússia, em 16 de maio de 2008, a convite do ministro das Relações Exteriores daquele país, Sergei Lavrov. Os ministros do IBAS (Índia, Brasil e África do Sul) reuniam-se anualmente desde 2003. O encontro com Susan Schwab, realizado no Palácio Pamphili, que abriga nossa embaixada em Roma, se inseria na preparação da fase decisiva da Rodada de Doha, em julho de 2008.

27. Neste dia e no seguinte terei, ainda, compromissos na Tunísia e em Cabo Verde. Teria sido muito desgastante cancelar a viagem ao Magrebe, há muito objeto de promessas nossas (no caso da Argélia, do próprio Lula a Bouteflika, no ano passado em Berlim). Menos óbvia é minha ausência na reunião interna, com a presença de vários ministros, sobre América do Sul. Samuel e Enio[110] me substituirão. Por via das dúvidas, levei ao presidente, antes de partir, o esboço de agenda e roteiro para o encontro, sobre os quais já havia trabalhado bastante.

Sempre sou forçado a sacrificar um aspecto em função de outro. Espero, nesse caso, estar fazendo a escolha correta. Penso que sim. Até porque, tanto no caso da Venezuela quanto no do "Programa de Ação para a América do Sul" (chamemo-lo assim), não há, no momento, margem para grande inventividade. Quanto ao comportamento político de Chávez, embora fosse interessante poder observá-lo de perto, atravessa uma fase de relativa moderação – o que diminui as causas de preocupação.

Chávez era indiscutivelmente um personagem importante e influente nas relações na América do Sul. Referências ao líder venezuelano e ao seu "ativismo bolivariano" aparecem em textos relativos a outros países neste período. Até mesmo em uma nota sobre o Irã, achei necessário acentuar as diferenças entre Brasília e Caracas:

20/10/2008 Temas para tratamento nos próximos dias. [...] Viagem ao Irã: definir melhor o conceito de uma eventual visita. Momento pode ser bom para aproximação cautelosa, mas requer cuidado para que nossas posições não sejam identificadas com as de Chávez.

Não deixarei de pedir conselhos

O principal fato político internacional do final de 2008 foi, indiscutivelmente, a eleição de Barack Obama como presidente dos Estados Unidos da América. A anotação que transcrevo a seguir poderia figurar em qualquer capítulo deste livro ou talvez até em uma introdução. A menção, mesmo *en passant*, à Venezuela justifica sua inclusão aqui:

6/11/2008 [...] a simples eleição de um líder carismático com abertura a questões sociais, além de negro e jovem, já terá consequências. Teremos que lidar (e este será um desafio) com os Estados Unidos marcando presença e exercendo liderança em várias partes do mundo, inclusive nos países em desenvolvimento. O

---

110 Samuel Pinheiro Guimarães e Enio Cordeiro.

unilateralismo desbragado de Bush (sobretudo no início), o atoleiro em que se meteu no Iraque, as ações desastradas na América do Sul (notadamente no caso da Venezuela) abriram espaço para a diplomacia brasileira. O processo de integração sul-americana avançou de modo que talvez não fosse possível com um governo norte-americano de imagem menos hostil. Agora o magnetismo da sociedade mais rica do mundo voltará com toda a força. Por enquanto, tivemos que lidar com o "*benign neglect*"[111], que, até certo ponto, facilitou a ação diplomática do Brasil.

Em anotações de 27 de novembro e de 2 de dezembro[112], revelo, mais uma vez, preocupação com possíveis efeitos, não necessariamente positivos, das atitudes do presidente venezuelano. No caso, os meus "cuidados" tinham a ver com a preparação da primeira cúpula de países da América Latina e do Caribe (CALC) e se referiam a possíveis posicionamentos sobre dívida, em especial com referência aos empréstimos brasileiros no âmbito do CCR[113]. No meu entender, a solidariedade de Chávez com a atitude de Rafael Correa ao anunciar a suspensão de pagamentos ao BNDES, além dos inconvenientes óbvios, poderia repercutir negativamente na elaboração dos documentos da CALC, dificultando o consenso. De quebra, contaminaria de forma negativa a repercussão que desejávamos dar às quatro cúpulas que consolidavam nossa visão integracionista[114]. Afinal, as coisas ocorreram de forma menos dramática. A questão das auditorias da dívida foi objeto de uma mera entrevista de imprensa concedida pelos integrantes da Alba, de resto pouco concorrida.

No início de 2009, o relacionamento do novo presidente norte-americano com a América Latina era objeto de expectativas. A ideia de fomentar o diálogo entre Washington e países como Cuba e Venezuela estava presente tanto no espírito do presidente Lula quanto no meu. O próprio presidente Obama, de certa forma, abriu o caminho para isso, conforme se lê na breve anotação referente ao telefonema para o presidente Lula.

27/1/2009 Anteontem, à noite, dois telefonemas importantes. Obama falou longamente com Lula e Hillary Clinton me chamou. Inicialmente chamadas de cortesia, ambas tiveram bastante substância e ajudaram a fixar a agenda dos próximos encontros. [...] Noto que, além da cooperação bilateral (energia e mudança do clima foram os destaques), temas regionais e globais também estiveram presentes. "Não deixarei de pedir conselhos", disse Obama a Lula, referindo-se a Cuba, Venezuela e outras situações da região. [...]

---

111 A expressão "negligência benigna", forjada inicialmente para definir certo tipo de política urbana durante o governo Nixon, também era usada em relação a atitudes norte-americanas para a América Latina.
112 Ver capítulo de Equador.
113 Convênio de Créditos Recíprocos no âmbito da ALADI.
114 Mercosul, Unasul, Grupo do Rio e CALC.

No final de fevereiro, eu tinha programado um breve encontro com a secretária de Estado. Tratava-se principalmente de discutir questões que se colocariam durante a próxima Cúpula das Américas, a realizar-se em Trinidad e Tobago, em abril. Em uma anotação que antecede a minha visita, menciono a relação com a Venezuela como um dos temas a serem abordados. Ao avaliar o novo contexto para a América Latina e o Caribe, em especial a América do Sul, expressei a esperança de que fosse possível restabelecer o diálogo entre Washington e Caracas.

23/2/2009 [...] Preparo-me para nova viagem, que começo em pleno carnaval. Vou a Washington, Paris e Cairo (com uma parada em Sharm El-Sheik). Nos Estados Unidos, onde ficarei menos de 24 horas, o objetivo exclusivo é encontrar-me com a nova secretária de Estado, Hillary Clinton. Será um encontro breve, de cerca de 45 minutos, para uma agenda ampla: temas regionais, com destaque a Haiti, Cuba, Venezuela e Cúpula das Américas; Oriente Médio, Crise Financeira e OMC [...]. Tentarei mostrar à titular do DOS a natureza das mudanças que têm ocorrido na América Latina e Caribe e a atitude que nos parece mais conveniente em cada caso. Para o Haiti, pode-se inclusive pensar em ações conjuntas. Cuba, pelas implicações internas dos dois lados, será o ponto mais delicado. A atitude de Hillary Clinton na China em relação a direitos humanos[115] deixa antever maior grau de flexibilidade. Será aplicável à região? Recordo que eu próprio, falando com Condoleezza, já havia notado a discrepância do tratamento dispensado pelos Estados Unidos a Cuba e ao Vietnã. Mesmo sem mandato de Havana, sugerirei a via do diálogo, que vale também para as relações com a Venezuela de Chávez, a Bolívia de Morales etc. Sobre Cúpula das Américas, talvez seja o momento de propor uma nova parceria (new partnership), que não se baseie em esquemas homogêneos, reconheça e respeite as diferenças. No lugar de receitas livre-cambistas, essa nova parceria basear-se-ia no tripé: energia, mudança de clima e combate à pobreza. Soa um pouco como uma atualização da Aliança para o Progresso, mas a diferença seria o respeito à diversidade e o reconhecimento de que Washington não pode impor modelos econômicos ou políticos.

A preocupação com um melhor entendimento entre os governos dos Estados Unidos e Venezuela – que, necessariamente, passaria pelo diálogo entre os líderes – foi ressaltada pelo presidente Lula no encontro que teve com o primeiro-

---

115 Em fevereiro de 2009, a secretária de Estado dos Estados Unidos esteve na China, quando declarou que a pressão dos Estados Unidos em relação a direitos humanos não poderia interferir na cooperação com a China para o enfrentamento de outras crises. Ver "Clinton: Chinese human rights can't interfere with other crises". *CNN*, 21 de fevereiro de 2009.

-ministro britânico Gordon Brown, que visitou Brasília durante o mês de março, conforme relato que consta das minhas anotações:

23/3/2009 [...] [Lula] informou ter recomendado aos Estados Unidos moderação no relacionamento com Chávez, ignorando provocações, até porque há interesses mútuos entre os dois países. Disse ter sugerido a Obama encontro com Chávez durante a cúpula em Trinidad e Tobago, mas que não houve reação.

A Unasul necessita de reconhecimento

Pouco antes da inauguração da Cúpula das Américas, o lado norte-americano nos deixara saber do interesse do presidente Obama em um encontro com a Unasul. A situação de Cuba seria o tema central do encontro, ainda que não figurasse formalmente na agenda. A par da menção incidental ao líder venezuelano, o interessante do registro é a expectativa de que os organismos regionais latino-americanos ou sul-americanos pudessem ser instrumentais na relação dos Estados Unidos com os "países-problema". Este era certamente o caso da Venezuela de Chávez.

17/4/2009 A expectativa em relação à cúpula de Trinidad e Tobago está concentrada na questão de Cuba. Lula tratou do tema em conversa telefônica com Obama. A resposta do presidente americano, em tom amistoso, denotou certa abertura, mas não é de molde a satisfazer Cuba, pois está calcada na ideia de reciprocidade de gestos. "É preciso que Cuba também dê passos. Talvez mais que em novos gestos devamos insistir em diálogo direto. De importante e novo (fora os destemperos de Chávez e as estapafúrdias declarações do embaixador Davidow[116]: "quem sabe no futuro permitiremos [sic] que Cuba volte ao sistema interamericano"), há o convite para diálogo com a Unasul. Não que a Unasul necessite do reconhecimento dos Estados Unidos para justificar-se. A atitude não deixa de revelar uma nova postura de Washington no tratamento da região. O jornalista Clóvis Rossi pode até achar que os Estados Unidos "fatiam" a América Latina e o Caribe para dialogar com mais facilidade. Mas a aceitação das realidades de integração que não incluem os Estados Unidos distingue a postura atual da que inspirou as do passado (a ALCA, por exemplo). Se conseguirmos consolidar a CALC, será melhor ainda. Aí, as cúpulas poderão ser um foro de diálogo (com a presença de Cuba, natu-

---

[116] Jeffrey Davidow havia ocupado diversas funções relacionadas a temas latino-americanos. Em 2009, Obama o havia nomeado para conselheiro especial sobre a Cúpula das Américas.

ralmente) entre o conjunto da América Latina e Caribe, de um lado, e Estados Unidos e Canadá, de outro.

I want to be your friend

Eu esperava que a cúpula propiciasse um começo de diálogo efetivo entre Estados Unidos e Venezuela, mas temia alguma atitude provocadora da parte de Chávez. Esse temor se revelou infundado. É verdade que a posição rígida da Alba, liderada pela Venezuela, contribuiu para que a cúpula não fosse capaz de produzir um comunicado final, em função da questão de Cuba. De certa maneira, isso não foi de todo mau, pois serviu para mostrar ao presidente norte-americano a importância da questão cubana para uma boa parte da América Latina, senão toda ela.[117] A seu modo, Chávez não deixou de ser cordial, e mesmo afetivo, em relação ao primeiro presidente negro dos Estados Unidos. No encontro da Unasul com Obama, Chávez deu-lhe de presente um famoso livro do escritor uruguaio Eduardo Galeano (*As veias abertas da América Latina*).

25/4/2009 Vou novamente à Venezuela para conversa com o presidente Chávez. Provavelmente será precedida de encontro com o ministro Maduro, "para manter as aparências". A iniciativa da viagem foi minha. Falei diretamente com Chávez durante a Cúpula das Américas, logo depois de sua intervenção no plenário (a que terminou com a surpreendente conclamação de Chávez a Obama: "*I want to be your friend*"). Cumprimentei o presidente venezuelano e disse que precisava de sua ajuda para fazer passar o protocolo de adesão da Venezuela ao Mercosul no Senado brasileiro. Já havia convidado Nicolás Maduro a vir ao Brasil umas duas semanas antes, mas o chanceler, na última hora, furara. Obviamente uma conversa com Chávez será muito melhor. O presidente prontamente acedeu e marcou minha visita para hoje, sábado. Há no Senado basicamente três tipos de posicionamento: os que são francamente a favor, provavelmente perto da maioria, entre 40% e 50%, talvez até um pouco mais; os que são claramente contra, imagino que uns 20 ou, no máximo, 30%; e os que "*stand to be convinced*", o resíduo das proporções anteriores: 20% a 40%, portanto.

---

117 Alguns anos mais tarde, já no processo de preparação da VII Cúpula das Américas, que se realizaria no Panamá, ficou claro algo que o presidente Lula previra em Trinidad e Tobago, a saber: que os países da América Latina e Caribe não aceitariam uma reunião de líderes das Américas sem a presença de Cuba. O próprio Obama reconheceria indiretamente esse fato. Ao justificar a aproximação com Havana no seu discurso sobre o Estado da União em 12 de janeiro de 2016, citou que a política de isolamento de Cuba havia falhado e prejudicado a relação com a América Latina: "*Fifty years of isolating Cuba had failed to promote democracy, and set us back in Latin America*".

Entre os que são contra ou que não têm posição definitiva, há três tipos de objeções que, até certo ponto, se misturam. A primeira objeção é de natureza política: a Venezuela está longe de ser uma democracia plena; além disso, sua entrada no Mercosul nos afastará de nossos "aliados preferenciais", que seriam Estados Unidos e União Europeia. Este argumento tem um desdobramento econômico-comercial (tecnicamente contornável) focalizado na dificuldade que a adesão da Venezuela geraria para acordos de livre-comércio. Em relação a esse tipo de argumentação, fortemente ideológica, não há nada que eu ou o Brasil possa pedir a Chávez. É preciso confiar que o convívio no Mercosul e o melhor relacionamento com outros países sirvam para inibir impulsos autoritários do presidente venezuelano.

A realização de várias eleições e referendos com observadores internacionais, com aceitação de resultados desfavoráveis, demonstraria que este raciocínio tem alguma validade, ainda quando Chávez frequentemente se valha de outras manobras para impor suas opções (caso da prefeitura de Caracas, por exemplo).[118] O melhor relacionamento com a Colômbia e a cordialidade, de parte a parte, entre Chávez e Obama também são indicadores de que uma atitude de persuasão pode contribuir para acalmar os ânimos e, quem sabe, iniciar um ciclo virtuoso de aproximação (aliás, que outro presidente, senão Lula, poderia dizer ao presidente dos Estados Unidos que ele deveria enviar um emissário à Venezuela – e outros países – para iniciar um processo de distensão, como ocorreu no encontro entre Obama e os líderes da Unasul?). Essa é a argumentação que vou apresentar e que poderá ter algum efeito. Aliás, algo parecido fizemos com relação ao Paraguai, no início dos anos 1990, no governo Collor, ao aceitar que integrasse o Mercosul em um período em que as instituições democráticas e o império da lei naquele país eram, no mínimo, frágeis. Mas esta é uma ação de longo prazo e não vejo qual o gesto que poderia pedir a Chávez que não soasse como indébita intromissão nos assuntos venezuelanos, de todo contraproducente.

Há dois outros tipos de objeção que, sim, podem prestar-se a um sinal positivo do presidente venezuelano (e é neles que devo me concentrar). Um diz respeito à "ofensa" ao Senado brasileiro, que, em determinado momento, Chávez chamou de "loro de Washington". Chávez poderia me autorizar a levar uma mensagem de simpatia e respeito, mas melhor seria algo feito por intermédio do seu embaixador e/ou alguma declaração pública. Como já observou o Sérgio Danese[119] (que será o futuro assessor parlamentar), é necessário que haja não só um gesto de simpatia, mas também uma demonstração de real interesse da parte da Venezuela.

---

118 Poucos dias antes dessa anotação, Chávez transferiu para o Distrito Federal sob seu controle competências da *Alcadía* de Caracas, para a qual fora eleito o opositor Antonio Ledezma.

119 Diplomata de carreira, Sérgio Danese havia sido embaixador na Argélia (2005-2009). Mais tarde, foi secretário-geral do Itamaraty (gestão Mauro Vieira) e embaixador na Argentina.

Da maneira como estão as coisas, parece que o interesse é exclusivamente brasileiro e que estaríamos prontos a fazer qualquer concessão para preservar nosso saldo comercial.

O outro aspecto é de natureza econômico-comercial e, embora aparentemente ligado a uma discussão técnica, não deixa de ser político. Diz respeito à disposição da Venezuela de concluir as negociações do cronograma de desgravação e a assumir as obrigações decorrentes do status de membro do Mercosul. Essa é a mesma discussão que tive há cerca de ano e meio. Os programas que temos realizado, via ABDI, EMBRAPA e Caixa Econômica demostram a autenticidade do nosso desejo de contribuir para o desenvolvimento venezuelano e de não ficarmos adstritos a uma visão puramente mercantil da integração. O próprio Mercosul tem evoluído neste sentido com ênfase maior em integração produtiva, cadeias industriais etc. Nossas repetidas demonstrações de tolerância em relação aos vizinhos, inclusive Argentina, quando se afastam de uma regra específica, também ilustram que não perseguimos o cumprimento da letra dos acordos a ferro e fogo. Em suma, há que confiar. Se a Venezuela acreditar nisto, Chávez terá que dar uma instrução para a pronta conclusão do Programa de Liberalização, em relação ao qual já concedemos considerável flexibilidade. Também deve indicar uma data para a incorporação plena da TEC e demais normas do Mercosul, dentro dos cronogramas previstos.

Chávez recebeu-me na "Casona"

Meu encontro com Chávez, na noite de 25 de abril, foi precedido, como sempre, de uma longa espera. A presença de Chávez em um evento público sem hora para terminar deixou-me algo ansioso. Somente me tranquilizei quando, diante das câmeras, o presidente venezuelano disse que, quando saísse dali, iria se encontrar com o chanceler do Brasil. Tudo com Chávez era original.

26/4/2009 São 7h10 a.m. em Caracas, 8h40 em Brasília. Acabo de despertar de uma noite de sono leve, interrompido por acessos de tosse, efeito de um resfriado mal curado, que piorou ontem, em virtude das longas horas de reunião e de espera. Mas o saldo foi positivo. Tanto a conversa com Maduro e sua equipe quanto o encontro com Chávez parecem ter alcançado o objetivo de sensibilizar a liderança venezuelana no sentido de acelerar as discussões e encontrar logo as soluções para os problemas que entravam a questão da desgravação tarifária e os outros temas correlatos (TEC, normativa Mercosul, nomenclatura etc.). Ambas as conversas foram interessantes. A que mantive com Chávez foi evidentemente muito mais rica em detalhes e muito mais instrutiva, já que Maduro praticamente limitou-se a me escutar e assentir com a maioria das propostas.

Encontrei-me com Maduro às 17h30 mais ou menos (havíamos combinado 17 horas), o que me deu tempo para conversar com Antonio Simões, nosso embaixador em Caracas, e ouvir o breve relato do encarregado das negociações externas do Mercosul, Paulo França. A reunião durou duas horas e, como assinalei, foi um esforço didático aparentemente bem-sucedido sobre a importância do mecanismo de desgravação, das flexibilidades possíveis. Em suma, o encontro com Maduro foi um "*preview*" da reunião com Chávez, com mais detalhes técnicos e, de certa forma, menos interativa.

A reunião com Chávez estava marcada para as oito horas, mas acabou atrasando para as 10h30 aproximadamente. E foi até perto de uma ou uma e quinze da manhã.

Depois de uma espera cercada de alguma expectativa, pois Chávez estava em um ato público televisionado ao vivo sobre o lançamento de livros e inauguração de uma galeria de arte, sem hora para terminar, fomos chamados pelos nossos anfitriões. Simões e eu embarcamos em uma caminhonete, em que estava também o chanceler Maduro, um vice-ministro, que fora companheiro de armas e de prisão de Chávez, Francisco Arias e o (relativamente) jovem e dinâmico assessor internacional de Chávez, o franco-venezuelano Maximilien Arveláiz[120], uma espécie de Régis Debray em versão bolivariana. Depois de uns 15 minutos chegamos à "Casona", denominação popular da residência oficial, que poucas vezes – segundo me disse o Simões – é aberta a visitantes estrangeiros. Chávez estava me esperando no jardim de um pátio interno. Recebeu-me de forma muito carinhosa e conduziu-me, mais a comitiva, inclusive os jovens, a uma sala, ainda com cheiro de tinta, em que havia apenas uma mesa de trabalho. A austeridade do aposento, totalmente desnudo, não fosse pela mesa e as cadeiras, tinha um quê de cômodo bolchevique, segundo as descrições de Isaac Deutscher, após a tomada do Palácio de Inverno.

(Já está na hora que havia combinado com meus colegas/colaboradores para o café da manhã. Continuo o relato no avião.)

Já são 13 horas (hora do Brasil) e estamos entrando no espaço aéreo nacional. Até Brasília faltam ainda cerca de 3 horas. Com relação aos encontros, comecemos pelo balanço, que foi sob todos os aspectos muito positivo: desde o protocolo (em que pese a informalidade) até o substantivo. Na minha chegada ao aeroporto de Maquetía, me estavam esperando, além do pessoal brasileiro, os já mencionados Francisco "Pancho" Arias e o assessor internacional Maximilien Arveláiz. Recordo-me

---

120 Nascido na França, Maximilien Arveláiz, ainda como acadêmico, conheceu Chávez em Londres, e depois o encontrou novamente por ocasião da organização de um seminário na França sobre a revolução venezuelana. Chávez o convidaria, posteriormente, para ser seu assessor. Arveláiz viria a ocupar, mais recentemente, o posto de embaixador da Venezuela no Brasil e de encarregado de Negócios nos Estados Unidos.

que da outra vez que vim a Caracas para conversa semelhante – em momento mais tenso, reconheço – havia apenas um funcionário do protocolo. Agora, Maduro foi com sua equipe ver-me no hotel em que eu estava hospedado. Tivemos uma reunião muito substantiva. O chanceler venezuelano não contestou qualquer ponto da minha argumentação.

Chávez, como já indiquei, recebeu-me na "Casona", onde, por exemplo, o nosso embaixador disse jamais haver estado (apesar do bom acesso que já alcançou junto ao governo venezuelano). Chegamos a algumas conclusões importantes a respeito do protocolo de adesão e das medidas que ajudarão na sua aprovação. Iniciei pela parte política e expliquei a posição do presidente do Senado, José Sarney, que me garantira que não criaria nenhuma obstrução, ainda que fosse obrigado [sic], por razões de prestígio pessoal ou outras, a escrever ou dizer algumas coisas críticas. Pedi a Chávez que continuasse a demonstrar "paciência" e que não reagisse. O presidente assentiu com levíssimo movimento de cabeça, acompanhado de um semimuchocho, que demonstra (como já constatei em outras ocasiões) a aceitação da realidade como uma necessidade, ainda que isso possa ir contra seus impulsos mais íntimos. Explanei longamente o programa de desgravação, que, no caso do Mercosul original, era parte do tratado e que, no caso da Venezuela, para evitar demoras e não se perder o impulso político, fora deixado para depois, com os problemas daí decorrentes. A pedido do meu interlocutor, assinalei os pontos principais que deveria conter o programa e as flexibilidades que havíamos embutido. Salientei, porém, que não se deveria fazer do acordo uma "ficção". Chamei atenção para a confiança que a Venezuela deveria ter na forma como o Brasil aplicaria o acordo. Mencionei também a TEC e as medidas da normativa Mercosul. Atendendo à sugestão que me havia sido feita pelos colaboradores de Chávez, expus a visão dos círculos concêntricos (imagem que os bolivarianos chavistas gostavam de usar em relação à insurreição fracassada contra Carlos Andrés Pérez): Mercosul, Unasul e CALC. Em nada fui contraditado. Pedi a Chávez que fizéssemos todos os esforços para concluir a negociação até o próximo encontro presidencial. Para tanto, no próximo encontro técnico, os negociadores deveriam ficar o tempo que fosse necessário. Chávez concordou e disse que convocaria uma reunião com Maduro e colaboradores para pedir avanços.

Procurei inserir a questão do Mercosul e da integração na atual situação política criada com a presença de um presidente norte-americano "charmoso" e disposto a fazer aberturas. A atitude de maior compreensão por parte de Obama era muito bem-vinda e devia ser aproveitada, mas não nos devia desviar do foco na integração sul-americana, que era o que na verdade nos havia permitido uma interlocução respeitosa e fluida na Cúpula das Américas. "Concordo integralmente", disse o presidente.

Enfatizei que, mais importante do que eu pudesse vir a dizer no Senado brasileiro, seria o que ele pudesse anunciar antes da quinta-feira. Sugeri-lhe, ainda, que convidasse um senador brasileiro, no caso, Romero Jucá, líder da bancada e representante de Roraima, para uma visita. Chávez anotou tudo e disse que aproveitaria um evento importante em Santa Elena de Uairén, na fronteira do Brasil, para dar os sinais positivos de que eu necessitava.

Não tenho ilusões de que a tarefa será fácil para mim e para o governo. Há muita sensibilidade no Senado decorrente das declarações anteriores; há também situações políticas internas na Venezuela que preferi não abordar com Chávez, para evitar a impressão de ingerência. Mas elas serão certamente objeto de questionamento. A tais objeções terei que responder com imaginação política e argumentos baseados na experiência sobre as virtudes do engajamento em contraposição ao isolamento. Conhecendo a tendência de boa parte dos nossos políticos a valorizar a opinião de Washington, o clima distendido do encontro com Obama em Port of Spain ajudará.

Ao longo da conversa, abordamos temas bilaterais (da cooperação da Caixa às peças de manutenção para Tucanos) e regionais, sobretudo Unasul, bem como as complexidades da relação com Estados Unidos, passando por TV digital e medicamentos genéricos. Chávez relatou com muita verve episódios antigos envolvendo Bush e Fernando Henrique (por quem tem evidente simpatia) e situações atuais como a reação de Cristina às propostas de solução do problema da Secretaria da Unasul. Nesse ponto, incentivei o presidente a continuar a buscar uma mediação ("só você pode fazer isso", disse eu, que, durante a conversa, alternei propositadamente tratamento íntimo de "tu" com o mais respeitoso "*usted*").

Foi um verdadeiro diálogo, em que o presidente venezuelano sentiu prazer (e digo isso sem jactância ou falsa modéstia) ao dialogar com um interlocutor com afinidade intelectual e capacidade de resposta. Para isso vali-me, algumas vezes, dos meus velhos estudos de marxismo, que fascina tanto o líder bolivariano. "Há trinta anos que não ouvia alguém falando de István Mészáros", disse eu, referindo-me à menção feita por ele ao filósofo de origem húngara, muito em voga nos meus tempos de LSE[121]. "*Voy enviarte el libro que traducímos*", foi a resposta animada de Chávez.

Foi este o tom da conversa, muito mais distendida do que aquela que tivemos há cerca de dois anos. Agora vamos ver os resultados.

Espero que não complique

4/5/2009 Na semana que passou, compareci à Comissão de Relações Exteriores do Senado para uma audiência pública sobre o ingresso da Venezuela no Mercosul. Foi uma sessão concorrida; contou com 15 ou 16 senadores, a maior parte deles permaneceu durante bom período, contrariando a prática habitual de entrar na sala,

---

[121] London School of Economics, onde havia feito estudos de pós-graduação.

fazer a pergunta, e sair sem ouvir a resposta; 12 senadores fizeram perguntas e intervenções – algumas bastante longas. Ao todo, foram quatro horas de debates que, apesar das fortes diferenças de opinião, se mantiveram em nível bastante civilizado. O ex-presidente Collor, contrariando a ordem normal, foi o primeiro a falar. Fez um discurso articulado, mas muito crítico de Chávez e da Venezuela. Vários senadores protestaram contra a quebra da sequência natural e chegaram a pedir que eu não respondesse ao senador alagoano, deixando minhas réplicas para o final.

Segui o roteiro que já havia preparado, encaixando nele um ou outro esclarecimento pertinente às dúvidas levantadas por Collor. Falei por cerca de quarenta minutos sobre a importância geopolítica da Venezuela para o Mercosul e o Brasil, e o interesse econômico-comercial das relações com Caracas.

Tratei um pouco de outros aspectos políticos. O senador Tasso Jereissati, relator do assunto e ativo membro da oposição, liderou os comentários críticos (sempre comedidos), com ênfase no cronograma de desgravação. Não deixou de mencionar – como um fator negativo – a personalidade de Chávez. Outros defenderam com ênfase a aprovação do Protocolo de Adesão, como os senadores Aloizio Mercadante, Pedro Simon e Cristovam Buarque. Os dois últimos foram particularmente elogiosos à minha atuação à frente do Itamaraty. No caso de Cristovam, isso foi significativo, pois, na véspera, eu lhe havia comunicado que não poderíamos apoiar sua candidatura a diretor-geral da Unesco. Reconheceu de público que eu punha os interesses do Estado acima de qualquer consideração pessoal. Depois, ao despedir-se, disse-me, no ouvido, que eu acabara de tomar uma decisão de Estado que lhe havia ferrado (na verdade, usou outra palavra, mais forte). Ao final, o próprio Collor veio cumprimentar-me, dizendo que minha exposição fora brilhante. Não sei qual o efeito prático de todos esses elogios, mas a avaliação geral é que a sessão foi positiva. Agora, temos que fazer o dever de casa na parte comercial e esperar que Chávez não complique o processo, com ações ou declarações contraproducentes.

As negociações para a conclusão do processo de adesão da Venezuela ao Mercosul permaneceriam entre as minhas principais preocupações. Em uma anotação de maio, em que tratei de outros temas, consta comentário sobre as dificuldades da negociação sobre o programa de desgravação:

27/5/2009 Na segunda-feira, dia 25, fui ao Rio de Janeiro para a missa de sétimo dia da minha irmã. Antes, porém, dei uma passada no Itamaraty a fim de não deixar muitas questões acumuladas. Como se estivesse prevendo as notícias que iria receber, fiz um passeio a pé à beira do lago e me submeti a uma sessão de acupuntura. Estava preparado fisicamente para as duas novidades: a não seleção da ministra Ellen Gracie pelo Comitê da OMC para o cargo de juíza do órgão de apelação e o teste nuclear da Coreia do Norte. Além desses dois fatos, obtive detalhes não muito encorajadores sobre a negociação com a Venezuela relativa ao programa de desgravação.

Chávez é o mais racional

Ao longo deste capítulo, o(a) leitor(a) terá observado que, independentemente da parceria entre Brasília e Caracas no plano bilateral ou do Mercosul, as posições dos dois países em temas internacionais apresentavam diferenças, se não nos objetivos, pelo menos na maneira de se conduzir. Foi o caso no que toca à "questão cubana" no âmbito da OEA. No início de junho, realizou-se em São Pedro Sula, Honduras, a Assembleia Geral da OEA, cujas discussões foram dominadas pelo tema da revogação da suspensão de Cuba daquele organismo. Direta (pela atuação do chanceler Maduro) ou indiretamente (através da Alba), a Venezuela foi um ator importante nas negociações:

1/6/2009 Novamente a bordo de um Legacy, a caminho, desta vez, de São Pedro Sula, em Honduras, onde terá lugar a Assembleia Geral da OEA. O grande tema é Cuba. O Brasil, como é natural, tem sido muito procurado para facilitar um fugidio consenso, em tema que poderia ser tratado com simplicidade, mas que segue sendo controverso. Para mim, como disse ontem ao Clóvis Rossi – que reproduziu minhas palavras com razoável precisão na *Folha* de hoje –, a equação é a seguinte: a vigência da Resolução VI/62 do TIAR é um anacronismo, que tem de ser corrigido. Aliás, o próprio TIAR é um anacronismo. Até aí parece haver acordo, embora existam diferentes matizes na forma de proclamá-lo. Venezuela e Nicarágua gostariam de ter uma resolução com estardalhaço, que condene a "injustiça histórica" da exclusão de Cuba. O Brasil, até para não gerar ruídos nos incipientes contatos bilaterais entre Havana e Washington, defende um "enterro burocrático" da famigerada resolução. Esta aliás é a posição que se deveria inferir das próprias palavras de Bruno Rodríguez[122] (tanto por telefone, logo depois de sua posse, quanto em sua visita ao Brasil). Aparentemente, os cubanos agora estariam dando rédea solta aos companheiros da Alba para insistir em fórmulas mais contundentes. Tudo isso, naturalmente, faz parte do jogo de cena que Havana exerce em relação aos Estados Unidos, haja vista a oscilação registrada nos pronunciamentos de Raúl (mas sobretudo de Fidel) em relação à abertura para dialogar "sobre qualquer tema". De outro lado, os Estados Unidos, que já não confiam no secretário-geral Insulza, dizem querer nossa ajuda para encontrar

---

[122] Bruno Rodríguez Parrilla foi por longos anos embaixador de Cuba nas Nações Unidas, onde o conheci pessoalmente. Assumiu a chancelaria em 2009, sucedendo a Felipe Pérez Roque, após uma pequena crise que envolveu também outros altos dirigentes cubanos.

fórmula que garanta a continuidade de uma revisão gradual da política para Cuba. Ficamos, assim, no centro das articulações. Nosso novo embaixador na OEA, o ex-chefe de Cerimonial, Ruy Casaes, tem estado muito ativo e chegou a coordenar grupos de redação. Eu próprio recebi ligações de Bruno Rodríguez, Insulza e Hillary Clinton. Há cerca de duas semanas, visitou-me a anfitriã da conferência, ministra de Honduras, Patricia Rodas, para conversar sobre o tema. Desse encontro, surgiria a fórmula que eu já havia discutido brevemente com Insulza durante sua visita a Brasília. Essencialmente, tratar-se-ia de "contornar" o TIAR e adotar, no âmbito da própria OEA, resolução que "deixe sem efeito" a decisão de 62. Sobre isto, não parece haver grande dúvida. Afora os arroubos da Alba, o problema que surge do outro lado (*i.e.* Estados Unidos, Costa Rica, talvez Colômbia, Canadá e alguns caribenhos) seria o de não pressupor que o regresso de Cuba à organização se dê de forma automática (o que, aliás, não é nem o desejo de Cuba). Para tanto, esses países querem, de forma direta ou indireta, invocar, na resolução a ser adotada, instrumentos como a Carta Democrática da OEA, o que equivaleria a uma nova condicionalidade, ou, pior, a um novo julgamento de Cuba. A solução que temos procurado dar poderia ser resumida na dupla negativa: "nem automaticidade, nem condicionalidade".[123] [...]

[Retomo minha anotação horas depois de minha chegada.]

[...] As negociações ainda parecem confusas, com exigências dos Estados Unidos para se juntarem a um texto proposto pelos países membros da ALADI[124], conjuntamente com as nações do Caribe e o Canadá. O grupo Alba está de fora, o que não é bom. Dentro de alguns minutos, nosso embaixador na OEA virá dar-me um *briefing*. A partir daí, veremos.

Obama e Lula acabaram não se falando. Nosso presidente diz que a posição que temos defendido é a correta, mas não estou seguro de que eu tenha sido capaz de transmitir todas as complexidades da situação. Em todo caso, Lula me confirmou que devemos evitar confrontações com o novo governo norte-americano.

3/6/2009 O fracasso[125] da reunião de São Pedro Sula, a rigor, não merece uma crônica. O surpreendente é que, em dado momento, estivemos próximos de um

---

123 Em uma palestra proferida no Instituto Rio Branco, pronunciada em 5 de junho de 2009, "no calor dos eventos", discorri amplamente sobre o significado da decisão tomada na Reunião de Consulta da OEA. Ver AMORIM, 2011, capítulo "Nem automaticidade, nem condicionalidade".
124 É curiosa e pouco comum a utilização do grupo ALADI (no caso, sem Cuba, por motivos óbvios) como instrumento de uma negociação política.
125 A caracterização da reunião como um "fracasso" acabou se revelando equivocada, mas se justificava: nem o mais otimista dos analistas, em sã consciência, poderia prever a reviravolta do comportamento dos representantes da Alba, que permitiu o acordo.

resultado positivo. Para começar, a condução do encontro não poderia ter sido mais amadorista. Inicialmente, pensei que a inexperiente chanceler Patricia Rodas estivesse apenas "perdida". Aos poucos, fui chegando à conclusão que era algo mais grave. Não tinha sentido de realidade. Não soube manter a equidistância necessária entre suas posições nacionais (ou melhor, como integrante da Alba) e a de outros interlocutores. Cada vez que o grupo de trabalho, criado por insistência minha com apoio de outros como Chile, Argentina e México, parecia chegar perto de um ponto de equilíbrio, a presidenta da conferência complicava desnecessariamente a situação. Em certo momento, revelando uma "jogada mal ensaiada" (no dizer de um dos meus assessores), instigou – melhor dito, forçou – o representante nicaraguense a objetar a uma fórmula de conciliação, surpreendentemente sugerida pelo chanceler venezuelano, seu companheiro na Alba (posteriormente Maduro diria que apenas sistematizara sugestões de outros países). O que custamos a perceber é que havia, na verdade, dois processos. Um que consistia na negociação entre os integrantes do grupo que incluía, além da anfitriã, Venezuela, Nicarágua, Brasil, Argentina, México, Estados Unidos, Canadá, Jamaica e Belize. Este processo na realidade era uma "fachada". O verdadeiro núcleo decisório, onde ocorria a triagem das propostas, se dava no interior da Alba e era comandado por Daniel Ortega e por Manuel Zelaya, em constante contato telefônico com Havana.

Em função de vários fatores, inclusive uma longa conversa que tive com Hillary Clinton, enquanto corria a 1ª sessão plenária, os norte-americanos, que não desejavam aparecer isolados, mas que tinham limitações de política interna, fizeram várias concessões. O texto que parecia consensuado, já depois da partida de Hillary (aí pelas oito da noite), era bastante razoável. [...] O núcleo do projeto, *i.e.*, o "deixar sem efeito" a resolução de 1962, havia sido mantido. Por outro lado, os conceitos relativos aos princípios e propósitos da Carta e "outros instrumentos fundamentais" apareciam de forma equilibrada, com a inclusão, por sugestão que fiz diretamente a Hillary, da não intervenção e autodeterminação (vide San Tiago Dantas[126]). Até mesmo a palavra "democracia" aparecia sem o qualificativo de "representativa" – o que permitia abrigar as variantes em voga no continente, desde a bolivariana até a participativa.

Foi em torno dessa versão que se deu o lance insólito, em que Maduro retirou sua própria proposta. A essa altura, os "albaneses" pediram tempo para consulta. Os norte-americanos, depois de alguma chicana desnecessária, aceitaram a resolução "*ad referendum*". [...] Finalmente obtiveram o endosso [da secretária de Estado]. Enquanto isso, os nossos amigos da Alba simplesmente desapareceram. Depois de mais de duas horas de enervante espera, pedi ao secretário-geral (que se manteve com posições corretas, mas pouco ativo durante todo o processo) que intercedesse

---

[126] Refiro-me ao discurso feito por San Tiago Dantas na Reunião de Consulta do TIAR de 1962.

junto aos anfitriões para que nos dessem logo uma resposta. Insulza sugeriu que eu o acompanhasse à sala onde Zelaya e Ortega estavam com alguns representantes da Alba, inclusive o ministro Maduro e o embaixador da Nicarágua, integrantes do GT (mas curiosamente sem a ministra Patricia Rodas, que o presidia). [...]

A conversa que Insulza, Mariano Fernández e eu tivemos com Ortega, Zelaya e Maduro foi um diálogo de surdos. O presidente hondurenho ainda procurou ser simpático e cortês, ao mesmo tempo em que, candidamente, revelava os vetos que vinham de Cuba. Já estava de posse, inclusive, da última reflexão de Fidel, relativa aos acontecimentos do dia. Ortega não teve nem mesmo essa preocupação. Com uma expressão tumular, sem esboçar um sorriso, simplesmente defendia os pontos de vista mais radicais, sustentando que se deveria votar o projeto, próximo do texto quase acordado, mas escoimado da enumeração dos princípios. O objetivo óbvio era deixar os Estados Unidos e mais alguns outros em minoria. À luz dessa proposta, os lances cômicos ou canhestros apareceram para mim como parte de uma manobra, eivada de má-fé, em que concessões, teoricamente recíprocas, eram retiradas na última hora. Ortega não ficou feliz em ouvir de mim e do chanceler chileno, com argumentos acrescentados por Insulza, que as instruções que eu recebera do presidente Lula não me permitiriam participar de uma votação (já que o nosso objetivo era o consenso). Em determinado momento, depois de meia hora de improdutiva conversa, pedi licença ao presidente Zelaya para retirar-me; cumprimentei cordialmente a Daniel Ortega, inclusive perguntando-lhe quando iria ao Brasil, e despedi-me dos demais chanceleres e embaixadores dos países da Alba. Já não era mais possível voar naquela noite. Voltei ao hotel e hoje de manhã, depois de relatar brevemente os fatos ao presidente (que ontem me telefonara, antes e depois de uma chamada de Obama), embarquei com meus colegas no Legacy, que me leva a Brasília, com escala em Manaus.

17 horas (hora de Brasília)
Assim que nosso avião pousou em Manaus, o telefone de minha chefe de gabinete soou. Era o Pedro Saldanha, da introdutoria diplomática, com a notícia totalmente inverossímil de que a resolução sobre Cuba, que, no futuro, será conhecida como a resolução de São Pedro Sula, fora finalmente aprovada, após os países da Alba anunciarem a retirada da objeção ao parágrafo que enumerava conceitos básicos da Organização. [...] Pedi imediatamente uma ligação ao embaixador Ruy Casaes [...]. O embaixador, que já estava na sala de reunião, para uma sessão formal que seria presidida pelo próprio presidente Zelaya, confirmou a informação.

O que terá feito a balança pender para o lado do bom senso, depois de procedimentos caóticos e atitudes míopes reveladas ontem, no nível mais alto? Terá uma contagem virtual de votos levado Zelaya e Daniel Ortega à conclusão de que uma tentativa de romper o consenso ocorreria em seu desfavor? Terá Chávez, que, apesar dos impulsos, é o mais racional ou, pelo menos, o mais político, influído sobre os outros líderes, vendo o que havia a perder? Certamente, Zelaya estaria, já antes, apesar de acuado por Ortega e por Cuba, bastante desconfortável com a perda da única oportunidade em um século ou mais de colocar São Pedro Sula nos livros de História. Terão meus argumentos e os de Insulza pesado um pouco nessa volta-face tão inesperada quanto bem-vinda?

[...] Creio que [Lula] ficará contente. Afinal, todos os objetivos foram alcançados: enterramos a resolução anacrônica, reparando, sem necessariamente o dizer desta forma, a injustiça histórica com Cuba; mantivemos o consenso essencial a uma organização como a OEA (que ainda pode ter sua utilidade); evitamos a confrontação entre a América Latina e Caribe e a administração Obama: *"Who could ask for anything more?"*.

Um avião para Zelaya

As próximas anotações têm a ver principalmente com a crise hondurenha. São precedidas de um breve comentário do primeiro-ministro José Sócrates sobre a personalidade do presidente Chávez, em uma conversa na embaixada do Brasil em Paris. A observação de Sócrates era simpática, mas deixava entrever uma ponta de ironia.

Mais adiante, já em Lisboa, onde participei de outro encontro internacional, comento a ação da Venezuela por ocasião do golpe que derrubou o presidente hondurenho José Manuel Zelaya.[127]

No início de agosto, a propósito da esperada visita do general Jim Jones, assessor de Segurança Nacional do presidente Obama, volto a mencionar a crise hondurenha no contexto das relações entre Washington e Caracas.

12/7/2009 [...] O outro assunto que gerou observações variadas foi Chávez, por quem Sócrates nutre simpatia, tal como Lula. "Só é pena que cada vez que ele vem a Portugal seja em escala para a Belarus."

[...] Ao longo destes oito ou nove dias, a crise de Honduras nos acompanhou, às vezes à distância, às vezes perigosamente perto. Na sexta-feira, pouco antes da nossa partida rumo a Paris, onde o presidente Lula foi agraciado com o prêmio Houphouet Boigny, da Unesco, e Roma, para uma cúpula do G8+5,[128] recebi o recado de que o chanceler Maduro precisava falar comigo com urgência. A ligação só foi completada por volta das nove horas da

---

127 Como relatado em outros capítulos (ver "Bolívia"), José Manuel Zelaya foi destituído do cargo em junho de 2009, o que gerou forte reação dos governos progressistas da América Latina.
128 A cúpula teve lugar na cidade de L'Acquila, que fora, dias antes, atingida por violento terremoto. Foi à margem deste encontro, em 9 de julho, que Obama pediu a Lula que o ajudasse na questão do programa nuclear iraniano. Ver AMORIM, 2015b.

noite. Maduro perguntou-me se o governo brasileiro podia ceder um avião para levar Zelaya de onde estava, em um país da América Central, a Tegucigalpa. Eu estava ainda em meio à explicação de por que me parecia complicado uma aeronave militar brasileira aterrissar em Honduras sem permissão, quando Maduro passou o telefone ao próprio Manuel Zelaya. Este revelou compreender a complexidade da situação, o que não o impediu, dois ou três dias mais tarde, de fazer a tentativa (frustrada, como não poderia deixar de ser) em avião venezuelano. No mesmo telefonema, o presidente hondurenho pediu-me que o apoiássemos, em reunião da OEA – o que fizemos, com firmeza, como era de rigor. [...]

[Após uma frustrada tentativa de mediação do presidente Arias, estimulada por Washington], o impasse persiste. Aproveitei o encontro com o vice-secretário norte-americano no intervalo para café da "Comunidade das Democracias" para transmitir essa apreensão, até porque sem apoio norte-americano quaisquer ações contra os golpistas (salvo aventuras sobre as quais é melhor não pensar) não terão efeito. Na escala em Cabo Verde, soube que o SG da OEA, José Miguel Insulza, está querendo falar comigo. É que a Venezuela deseja a convocação do G-Rio, em face da dubiedade norte-americana. Mais complicações à frente.

2/8/2009 [...] no caso da situação em Honduras, vou mais uma vez tentar mostrar o risco que representa para toda a região a demora em restaurar o governante eleito. Chávez não cessa de fazer a ligação do que se está passando com Zelaya e sua própria situação. Não se deveria oferecer de bandeja um pretexto para alguma aventura.

Só com a união, nos relacionaremos com os grandes blocos

Em 26 de agosto, estando em Paris a convite do ministro das Relações Exteriores, Bernard Kouchner, para proferir uma conferência perante o encontro anual de embaixadores franceses, recebi na residência do embaixador brasileiro a visita do assessor internacional do presidente Sarkozy, Jean-David Levitte, que veio me falar sobre eventual aquisição dos caças Rafale pelo Brasil. Como estava programada uma visita do presidente francês ao Brasil, o assunto se revestia de alguma urgência (qualquer que viesse a ser a decisão brasileira), o que me levou a chamar o presidente Lula:

27/8/2009 [...] aproveitei a chamada para insistir com o presidente que telefone para Chávez, cujos ruídos e rugidos têm sido mais estridentes à medida que nos aproximamos da Cúpula da Unasul em Bariloche[129], na qual os presidentes devem deliberar sobre a *vexatio quaestio* das bases norte-americanas na Colômbia. Minha preocupação era garantir que, sem prejuízo da questão de princípio, o presidente venezuelano pudesse manter uma atitude cooperativa. O presidente Lula soltou algumas exclamações que claramente demonstravam seu descontentamento diante dessa "árdua tarefa" que eu estava lhe passando. Mas afinal, anuiu: "vou ver se ligo amanhã (hoje)!".

13/9/2009 [...] Na semana passada, após a visita de Sarkozy [...], tivemos aqui o presidente de El Salvador, Mauricio Funes, um social-democrata que tenta equilibrar-se entre os radicais da Frente Farabundo Martí – que o elegeram – e a oposição de direita, que detém a maioria no parlamento. Mauricio Funes é casado com uma brasileira, integrante do PT e que foi diretora do nosso centro cultural em El Salvador. Há, assim, laços de amizade com Lula, que reforçam as afinidades políticas. Aliás, Funes, como alguns outros dirigentes de esquerda ou reformistas, tem procurado associar sua imagem com a do nosso presidente e distanciá-la da de Chávez.

26/9/2009 18h50 (hora de Brasília) A parada em Maiquetía, na volta da Assembleia Geral da ONU, me permitiu receber os pêsames de Lula (pelo falecimento de minha sogra) e, por via indireta, os de Chávez. Ambos estão em Isla Margarita, onde se desenvolve a Cúpula África-América do Sul (ASA), mais uma invenção da política externa brasileira. Curiosamente, um artigo de jornal argentino ou uruguaio, que li logo depois de reembarcar, reproduz um comentário que fiz há algum tempo em uma entrevista ou conferência, em que me referi ao fato de que a proposta que ouvimos de vários líderes africanos era de termos uma cúpula Brasil-África, mas que nós preferimos trabalhar por um processo com toda a América do Sul. O jornal mencionou inclusive minha observação de que agimos assim não por sermos bonzinhos ("*buenitos*"), mas porque cremos que só com a união sul-americana nos relacionaremos adequadamente com os grandes blocos (UE, China, Estados Unidos, estes dois, "blocos" em si mesmos).

---

129 Tratei da Cúpula de Bariloche e da questão das bases norte-americanas sobretudo no capítulo de Colômbia. Não resisto ao impulso de registrar o verdadeiro *tour de force* que cercou esses fatos. Segundo minha agenda, no dia 25 estava em Brasília, onde recebi várias visitas, inclusive a do ministro da Austrália e a do chanceler do Burundi. Viajei durante todo o dia 26 para Paris, onde mantive atividades no dia 27. À noite, iniciei meu regresso rumo à América do Sul. Após escalas na ilha do Sal e em Brasília, cheguei a tempo de participar de um café da manhã com Lula e Chávez, em Bariloche.

Um dia de boas notícias

30/10/2009 São cerca de três horas (hora do Brasil; pouco mais de meia-noite e meia, hora de Caracas). Soube, há uma meia hora, que o acordo que permitirá a volta de Zelaya ao poder em Tegucigalpa foi assinado. Eu estava no carro com o presidente Lula, voltando de um jantar com Chávez, quando a minha chefe de gabinete, Maria Laura da Rocha[130], me deu a notícia. Ao chegar ao hotel, telefonei para o nosso diplomata, o ministro Lineu Pupo, que logo me passou o telefone a Zelaya. Felicitei-o e enfatizei a importância do que acabara de ocorrer, não só para Honduras, mas para toda a América Latina e Caribe. Zelaya foi muito efusivo nos agradecimentos ao Brasil, a Lula e a mim. Disse-me que os trâmites no Congresso (que deverá aprovar o acordo) ainda tomarão cerca de oito dias. Parecia muito contente. Segundo Lineu, Zelaya deverá transferir-se para um hotel amanhã, encerrando assim o longo capítulo relativo ao "abrigo" em nossa embaixada da crise hondurenha.

Hoje, também, um dia de boas notícias: a Comissão de Relações Exteriores do Senado brasileiro aprovou, por doze votos a cinco, o ingresso da Venezuela no Mercosul. Agora falta o plenário.

Portador da "boa-nova"

2/11/2009 Um breve registro sobre a viagem à Venezuela em companhia de Lula. Na noite de quinta-feira, após a inauguração do nosso Consulado-Geral e de um escritório da Caixa Econômica, que fica situado na nossa repartição, fomos jantar com o presidente Chávez em um restaurante turístico no topo de uma das montanhas que circundam Caracas. Do lado brasileiro, participamos o presidente, Dilma Rousseff, Marco Aurélio Garcia e eu. A ideia de Lula era a de uma "conversa política" que permitisse um diálogo aprofundado sobre a situação na América do Sul e, em particular, na Venezuela. Por esta razão, o embaixador brasileiro foi instado a convidar os outros ministros (Lobão e Hélio Costa) e demais membros da comitiva para um jantar em sua residência. Chávez, contudo, veio acompanhado de umas cinco pessoas, entre ministros e assessores, o que comprometeu de algum modo a "intimidade" do diálogo. Além do mais, embora estivéssemos à mesa cerca de dez pessoas, esta se situava em uma sala relativamente ampla, onde havia outros funcionários e colaboradores. Apesar dessas limitações, Lula pediu a Marco Aurélio que procedesse a uma análise resumida da situação política

---

130 A embaixadora Maria Laura da Rocha foi minha chefe de gabinete de 2008 a 2010. Anteriormente, entre outras funções, havia trabalhado junto à Secretaria de Assuntos Estratégicos da Presidência (1995 a 1999) e junto ao Ministério da Ciência e Tecnologia (2000 a 2003).

na América do Sul. Eu já havia lido as notas preparadas pelo assessor especial, em que discorria sobre perspectivas eleitorais no Uruguai e no Chile, entre outras questões. Na minha opinião, que não cheguei a expressar, a análise era essencialmente correta, mas com uma certa dose de *wishful thinking*. A exposição do professor gerou alguma discussão sobre o interesse de uma reflexão estratégica [sic] sobre o futuro da região, de uma perspectiva social-reformadora, digamos assim. A conversa enveredou por conceitos gerais. Falou-se relativamente pouco de questões importantes, como a relação com a Colômbia. Marco Aurélio fez uma proposta sobre monitoramento de fronteira entre Venezuela e Colômbia. Chávez reagiu negativamente, como se a Venezuela estivesse sendo responsabilizada pelos problemas fronteiriços. O presidente venezuelano discorreu então sobre as "provocações colombianas", em especial do ex-ministro da Defesa Nacional, Manuel Santos, e do seu primo, o vice-presidente Francisco Santos. A intenção de Marco Aurélio não era obviamente criticar Chávez. Afinal, ficou o dito pelo não dito, mas a sugestão de Garcia permitiu que se levantasse a conveniência de um encontro trilateral Lula-Chávez-Uribe. Chávez não rejeitou a ideia e admitiu a hipótese de uma reunião à margem de outro evento, como o encontro sobre mudança do clima em Manaus, entre os países amazônicos. Questões relativas à política interna venezuelana não foram sequer abordadas. É pena.

Na sexta-feira, partimos cedo para El Tigre, que fica a cerca de 50 minutos de voo de Maiquetía – aeroporto que serve a Caracas e que, por sua vez, dista pouco menos de uma hora (com batedores) da capital. Em El Tigre pousamos numa pista que, como Chávez fez questão de notar, pertenceu a uma companhia petrolífera norte-americana. O percurso até o local do evento, uma colheita simbólica de soja, plantada com o auxílio da EMBRAPA, durou quase outra hora. O próprio Chávez dirigiu o 4X4 em que fomos Lula, eu, o chanceler venezuelano Nicolás Maduro e o tradutor Lúcio Reiner. Ao longo da estrada, grupos de militantes bolivarianos e outros populares se apinhavam em pontos estratégicos para cumprimentar os presidentes. Embora se tratasse de manifestações claramente planejadas, elas não deixavam de denotar a indiscutível popularidade de Chávez com os setores mais pobres da população venezuelana. Alguns populares mais entusiasmados, entre os quais mulheres, aproximavam-se perigosamente do veículo. Chávez então diminuía a velocidade e estendia o braço para fora da janela, o que mereceu uma observação acautelatória de Lula. Às vezes era o próprio Chávez quem provocava, com a buzina, as manifestações.

Após a colheita da soja, bastante mirrada, por sinal, e do lançamento simbólico de brita em uma obra para um centro de tecnologia agrícola, tudo sob um sol escaldante, dirigimo-nos a uma tenda onde se realizou a "reunião ampliada" com a presença de ministros e diretores de agências. A essa altura, o tempo havia mudado e a vasta planície onde se localiza o experimento agrícola foi palco de uma dessas tempestades tropicais comuns em Brasília, com raios e trovões. Como sempre ocorre nesses encontros bilaterais com a Venezuela, foram assinados numerosos acordos, memorandos de entendimento, além, no caso, de protocolos empresariais. Não faltaram os hinos nacionais e os discursos. O de Lula, como sempre, mais sóbrio. Mas mesmo Chávez, sem abandonar seu estilo exuberante, foi contido. Mesmo assim, o dirigente venezuelano comparou Lula a Jesus, como portador da "boa-nova", qual seja, a aprovação pela Comissão de Relações Exteriores do Senado brasileiro do ingresso da Venezuela no Mercosul. Mas não houve referências ao "império" ou outras do gênero. Voltamos pelo mesmo caminho e da mesma forma: buzinaços, populares assediando o automóvel, gritos entusiásticos. Ao cansaço físico de tantos deslocamentos e variações climáticas, veio somar-se a expectativa de que teríamos de regressar em um dos sucatinhas devido a uma pane no Airbus presidencial. Felizmente, o problema foi contornado. Depois de alguns outros atropelos e confusões em função do assédio dos jornalistas, fotógrafos e cinegrafistas, embarcamos para Brasília.

Já no avião, os dois ministros que voltaram conosco (Lobão e Hélio Costa, já que Dilma retornou mais cedo) comentaram a sincera afeição que Chávez nutre por Lula. Isto me leva a outra observação sobre a atitude pendular do presidente venezuelano, que ora parece competir por uma liderança radical na região, ora denota a percepção de que o fortalecimento da liderança brasileira é o único contrapeso efetivo ao domínio norte-americano no continente (como Bolívar em relação ao Império, poder-se-ia pensar). Dessa vez, foi este último sentimento que prevaleceu.

Em 15 de dezembro, o protocolo de adesão da Venezuela ao Mercosul foi aprovado pelo Senado.[131] O tema tinha sido objeto de uma breve anotação uma semana antes. Apesar de sintética, a nota é reveladora das altas expectativas que eu nutria em relação a um efeito potencialmente positivo do ingresso de Caracas no bloco:

8/12/2009 [...] quem sabe a entrada da Venezuela (que poderá ser votada amanhã no plenário do Senado) dará mais dinamismo à nossa União?

"Vamos levar tudo com bom humor"

Superada, ainda que temporariamente, a crise gerada pela questão das bases norte-americanas na Colômbia, e resolvido, embora em detrimento da demo-

---

131 Segundo a *Agência Senado*, "Depois de meses de debates, audiências públicas e de uma série de tentativas frustradas de votação da matéria, o Plenário do Senado finalmente aprovou, nesta terça--feira (15), por 35 votos a 27, o protocolo de adesão da Venezuela ao Mercosul (PDS 430/08). A matéria vai à promulgação. O texto do acordo, firmado em Caracas em 4 de julho de 2006 pelos presidentes dos países do Mercosul, ainda precisa ser aprovado pelo Congresso do Paraguai".

cracia na região, o "impasse Zelaya", as referências à Venezuela diminuíram consideravelmente. O ativismo diplomático de Chávez era sempre fonte de alguma preocupação. Como já assinalado, um dos grandes feitos (ou assim eu o percebia) da nossa diplomacia relacionava-se com a integração sul-americana e o maior entrosamento com América Latina e Caribe. Em uma breve anotação, comento as disputas de Caracas com outras capitais em torno do seguimento institucional que se daria à CALC (que viria a ser CELAC):

22/2/2010 De volta a Cancún, onde o sol acaba de surgir por trás das nuvens, no horizonte. Há quase sete anos, aqui se travou a primeira grande batalha da política externa brasileira da "era Lula", na Conferência Ministerial da OMC. [...] Desta vez, trata-se da II CALC (ou, como os mexicanos a estão chamando, Cúpula da Unidade), que ocorrerá simultaneamente com a reunião presidencial do Grupo do Rio. Como a Unasul, a CALC é invenção nossa.[132] Deveria ser um evento tranquilo e celebratório. Mas nada ocorre de forma tão simples na América do Sul ou na América Latina e Caribe. Há sempre conflitos e turbulências, uns que são parte da realidade, outros criados por nossa imaginação dada ao realismo mágico, como os exageros do Equador, na presidência da Unasul, com propostas mirabolantes sobre ajuda ao Haiti (obviamente uma causa em si justa) ou a disputa pela coordenação do GT que discutirá a institucionalidade da CALC/G-Rio entre Chile e Venezuela. Esses "dilemas" foram expostos a Lula, logo na chegada em Cancún. Depois do resumo feito pelo Antonio Simões, Lula disse, com aquele jeito de quem já enfrentou situações muito mais complexas: "vamos levar tudo com bom humor".[133]

Já referi várias vezes o impacto que a figura de Chávez causava em líderes de fora da região. Muitas vezes demonstravam dificuldade em distinguir o socialismo bolivariano do modelo reformista, mas não revolucionário, do lulismo[134]. Isso não deixava de causar problemas. Uma ilustração dessa visão obtusa trans-

---

132 Seria difícil descrever em um livro essencialmente voltado para relações bilaterais com países da América do Sul como a ideia de uma cúpula latino-americana e caribenha evoluiu. Alguma indicação a respeito aparece a propósito do "problema" de encaixar a Alba em um encontro dos vários processos de integração e/ou cooperação da nossa vasta região. O certo é que, a partir de contatos com organizações como SICA e Caricom, mas também com México e Cuba, passei a perseguir esse objetivo de forma sistemática, sempre com grande apoio do presidente Lula e do assessor especial, Marco Aurélio Garcia.

133 Referências às atitudes aguerridas da Venezuela na CALC/CELAC aparecem também nos capítulos sobre Chile e Colômbia. Neste último, menciono como Raúl Castro chegou literalmente a apartar um confronto físico entre Chávez e Uribe em um momento, depois de um almoço, em que o presidente Lula já não se encontrava na sala.

134 Tomo aqui emprestado o termo difundido por André Singer. Ver, por exemplo, seu artigo "Raízes sociais e ideológicas do lulismo". *Novos estudos*, n. 85, novembro de 2009.

parece no relato sobre o encontro do presidente Lula com o líder de Belarus à margem de uma conferência do UN-Habitat no Rio de Janeiro:

25/3/2010 [...] Na segunda-feira participei da abertura da conferência do "Habitat" em companhia de Lula e de outros ministros. Nesse mesmo dia, o presidente recebeu o líder de Belarus, Aleksandr Lukashenko. O encontro resultou de um pedido do Hugo Chávez a Lula. Mesmo sem a solenidade e o protocolo que os visitantes da Belarus desejariam, a reunião serviu para dar impulso ao relacionamento econômico-comercial. Consultando anotações preparadas para o encontro, surpreendi-me com a cifra de US$1,2 bilhão em 2008. É um intercâmbio desequilibrado, porém. Somos grandes importadores de fertilizantes e vendemos algumas commodities ao mercado relativamente fechado daquela ex-república soviética. Da nossa parte haveria alguma expectativa em relação a carnes e aviões. Do ponto de vista político, apesar da distensão recente com a União Europeia, Belarus não é dos parceiros mais atraentes. Isso não impede que continuemos diversificando nossas relações econômicas. Lukashenko é uma figura rígida, com expressão reminiscente de um apparatschik da União Soviética. Provavelmente inspirado nas relações que a Belarus mantém com a Venezuela, falou com um tom altaneiro, como se o seu país fosse muito desenvolvido e o nosso, um país atrasado do terceiro mundo. Em determinado momento, senti necessidade de, com a vênia do presidente Lula, explicar as diferenças entre o Brasil e a Venezuela, enfatizando a complexidade da nossa estrutura econômica, em particular da indústria. Recolocadas as coisas nos seus devidos termos, o presidente comprometeu-se a enviar uma missão comercial, possivelmente chefiada pelo nosso MDIC, a Minsk. [...]

A crise tem prazo para acabar

Em meados de 2010, minhas atenções estiveram voltadas principalmente para o acordo que, juntamente com a Turquia, negociamos com o Irã. O próximo registro sobre Venezuela foi feito durante um voo entre Luanda, onde representara o presidente Lula em uma cúpula da CPLP, e Trípoli, para uma curta visita à Líbia, a caminho de Istambul[135]:

23/7/2010 Creio que adormeci por umas duas horas. Há pouco perguntei ao sargento que se ocupa da navegação do E-190, avião reserva do presidente, que me foi generosamente cedido, quanto tempo falta: 50 minutos. Agora devem ser 45. Isso ele me explicou em linguagem aeronáutica, assinalando que saímos às

---

135 Este episódio está narrado em AMORIM, 2015b.

18h10 zulu de Luanda (*i.e.*, 19h10, hora local) e que chegaremos às 00h25 zulu (*i.e.*, 2h25, hora da Líbia) em Trípoli.

Durante o jantar oferecido pelo presidente José Eduardo dos Santos[136], que transcorreu de forma agradável, nos jardins do palácio, falei muito com o primeiro-ministro de Portugal, José Sócrates. É um bom conversador. Falamos de tudo: política brasileira; Dilma (que ele recebeu há pouco mais de um mês); as manobras da direita portuguesa e internacional contra os governos socialistas europeus; a amizade que tem por Zapatero; a sua grande paixão por Cabo Verde, alimentada pela namorada cabo-verdiana etc. Não poupou elogios a Lula e à política externa brasileira: "vocês têm muito do que se orgulhar". À minha esquerda, à ponta da mesa principal, estava sentado o presidente da Assembleia Legislativa de Angola, um corpulento e bonachão general aposentado, de nome Paulo Kassoma. Hoje, além de político, é pecuarista. É casado com uma brasileira de Araçatuba, onde foi em busca de gado nelore.

Lá pelas tantas, o Pedro Saldanha, meu assessor direto (algo assim como um secretário particular), me trouxe a notícia de que a Venezuela rompera relações com a Colômbia e deslocara tropas para a fronteira. Obviamente, fiquei preocupado, mas tranquilizei-me um pouco depois de falar duas vezes com Antonio Patriota[137] por telefone e de saber que Lula conversara com Chávez. Mais tarde, li a transcrição deste diálogo, em que, de repente, Chávez coloca Lula para conversar com Maradona (!), o que deu um toque surrealista ao telefonema. As respostas de Chávez às observações de Lula, muito polidas, expressavam reconhecimento, mas não eram de molde a tranquilizar quanto às suas intenções. "Não sou eu e sim eles que estão declarando guerra." Já hoje fiquei sabendo de outros contatos de Patriota com Maduro e Bermúdez (e, também, com a futura ministra colombiana), de tom mais conciliador. A imprensa reproduz declarações do ministro venezuelano, segundo o qual "a crise tem prazo para acabar", numa referência à saída de Uribe e à posse de Juan Manuel Santos, no próximo dia 7. Oxalá! Seja como for, decidi telefonar para o presidente, o que só consegui fazer hoje à tarde, quando embarcava no avião e ele saía do helicóptero. Contou-me animadamente a conversa que tivera com Chávez. À minha indagação se desejava que eu voltasse (na realidade, no momento do telefonema eu já estava menos ansioso do que na véspera), Lula disse que não devia preocupar-me, que era "mais do mesmo". Falei que ouvira sobre a intenção de Kirchner[138] de viajar à Colômbia (e talvez Venezuela) em

---

136 Presidente de Angola de 1979 a 2017.

137 Em fins de 2009, em razão da aposentadoria e posterior nomeação de Samuel Pinheiro Guimarães como ministro-chefe da Secretaria de Assuntos Estratégicos, Patriota deixara a embaixada em Washington e se tornara secretário-geral do MRE.

138 A essa altura, Néstor Kirchner era o secretário-geral da Unasul.

companhia de Marco Aurélio. Lula comentou que fora ideia sua. "Você deve prosseguir na viagem. Vá com Deus."

De Istambul, onde tratei da questão nuclear iraniana, após a adoção das sanções aprovadas no Conselho de Segurança, fui para Tel Aviv/Jerusalém, a fim de dar seguimento a uma tentativa de restabelecimento do diálogo entre Síria e Israel sobre as Colinas de Golã, por solicitação do primeiro-ministro Netanyahu. Estando no Oriente Médio, não poderia deixar de ir a Ramalá, em meio a uma nova crise do processo de paz[139]. Na volta ao Brasil, fiz uma escala em Madri.

29/7/2010 Na parada em Madri, recebi telefonema do Patriota, que me atualizou sobre contatos com Venezuela e Colômbia, reunião ministerial da Unasul (em que ele estará presente hoje, juntamente com Marco Aurélio), visita do presidente da Nicarágua etc. Mais para o final da conversa, Patriota comentou que o presidente teria perguntado quando eu iria chegar. "Acho que está com saudade", disse. A implicação é que devo viajar para os encontros no Uruguai e no Paraguai, amanhã.

Terá que conviver com a oposição

9/8/2010 Partimos para Venezuela bem cedo, na sexta-feira, 6 de agosto. Em Caracas participamos de uma reunião da "mesa presidencial estratégica" da ASA[140] e tivemos uma boa reunião/almoço com Chávez, que contou também com a presença do ex-presidente argentino e atual secretário-geral da Unasul, Néstor Kirchner. Neste encontro e na conversa que tivemos depois com Chávez no percurso para o aeroporto, em que ele mesmo dirigia o automóvel, a disposição revelada pelo presidente venezuelano em relação à Colômbia foi, em geral, positiva. Disse que estava pronto a encontrar-se com Juan Manuel Santos e autorizou-nos a passar esta mensagem – o que aliás nem teria sido necessário, pois o ministro Maduro compareceu à posse de Santos e manteve encontro com a nova ministra colombiana. Durante o almoço, um pequeno gesto mostrou que a disposição de Chávez era sincera. Ao receber de Maduro a informação de uma declaração acusatória do chanceler colombiano Jaime Bermúdez, o presidente venezuelano concordou com a ponderação de Lula de que era melhor não reagir. Um assessor de Kirchner, presente no almoço, sugeriu um projeto de agenda para o encontro

---

139 Ver AMORIM, 2015b.
140 A Venezuela já sediara, na Isla Margarita, uma cúpula entre a África e a América do Sul, cuja primeira edição ocorrera em Abuja, na Nigéria. A "mesa presidencial estratégica" reunia um número limitado de presidentes (alguns deles, na verdade, representados por ministros, e o secretário-geral da Unasul).

Chávez-Santos. Chávez ouviu com paciência até o ponto em que o referido assessor mencionou a reativação de comissões militares conjuntas. "Isso não posso aceitar. Trata-se de uma interferência por detrás da qual vêm os gringos." Foi mais ou menos o que disse. Mais tarde, no carro, Chávez voltou a afirmar que não dava, nem pretendia dar, ajuda às FARC, mas que não iria bombardeá-las [sic]. Do banco de trás, que compartilhava com Maduro, já que Lula ia na poltrona do "carona", arrisquei um comentário: "é preciso encontrar um caminho que não consista em bombardeio, mas que tampouco facilite a vida dos guerrilheiros justa ou injustamente acusados de narcotráfico". Chávez concordou. Tinha assim algum material para conversar na Colômbia, o que me foi útil no diálogo que mantive com a nova ministra colombiana, que eu encontraria no dia seguinte, pouco antes da posse de Juan Manoel Santos.[141]

27/9/2010 [...] minha estada em Nova York está sendo mais longa do que em outros anos. Em parte, isso se deve à necessidade de conciliar minha presença aqui com as passagens por Cuba, na vinda, e Haiti na volta. Em parte, também, porque, sendo esta a última assembleia em que vim como ministro, estou procurando atender ao máximo de pedidos. [...] Ontem, houve eleições parlamentares na Venezuela. Aparentemente, os correligionários do presidente não chegaram a 2/3. Chávez terá que conviver com a oposição, o que não é mau. Nem para a Venezuela, nem para ele.

Hable con Celso, hable con Celso

No capítulo sobre Colômbia, deste livro, descrevo o discurso do presidente Lula na Cúpula da Unasul de Georgetown, no qual se referiu à aproximação entre Hugo Chávez e o novo presidente colombiano, Juan Manuel Santos. Recordo, a esse respeito, a cena de alto valor simbólico, em que os dois presidentes trocaram um prolongado aperto de mão, enquanto Lula continuava a discursar, sob aplausos das demais delegações.

27/11/2010 [...] A sessão de trabalho transcorreu com tranquilidade, diferentemente de outras vezes que alguns dos líderes, sobretudo o presidente Chávez, "se insurgiam" contra as decisões dos chanceleres (ou dos "burocratas", como eram frequentemente chamados). As decisões foram sendo adotadas sem sobressaltos. Houve ainda um debate, que teve certo interesse, sobre três temas: a disputa entre a Nicarágua e a Costa Rica; a questão hondurenha; e a sucessão de

---

141 A melhora no clima das relações entre Colômbia e Venezuela é tratada no capítulo sobre Colômbia.

Kirchner[142]. Sobre este último ponto, insistiu-se na urgência de uma decisão, que poderá ser tomada à margem da Conferência Ibero-Americana em Mar del Plata, no início de dezembro. Correa disse que era importante que já se dispusesse de nomes ("uns quatro ou cinco"). A Argentina demonstrou não ter interesse [...]. Chávez foi o primeiro a dizer com clareza que não era necessário que o secretário-geral da Unasul fosse um ex-presidente e chegou a mencionar meu nome e o do ex-chanceler e ministro das Finanças venezuelano, Alí Rodríguez. Santos valeu-se da dica de Chávez e disse que o secretário-geral poderia ser alguém que viesse a se tornar, em breve, um ex-chanceler. Evidentemente se referia a mim. Na reunião, não fiz comentários, mas, à imprensa brasileira, disse que não contemplava a hipótese.

É interessante notar, nessa discussão, a mudança de atitude de Chávez em relação às decisões dos chanceleres, a ponto de aceitar que um deles pudesse vir a exercer o cargo de secretário-geral da Unasul. Ao aludir claramente à possibilidade de que eu fosse o escolhido, Chávez evidenciou o progresso nas nossas relações pessoais, da desconfiança ao respeito profissional. A confiança do presidente venezuelano já se expressara, de certa forma, no episódio da malfadada candidatura da Venezuela a um assento não permanente no Conselho de Segurança. Na ocasião, como já relatei, o Brasil foi fundamental para que Caracas tivesse uma saída "honrosa". O próprio Chávez incentivou o seu chanceler, Nicolás Maduro, a me consultar sobre os passos que tomaria. "*Hable con Celso, Hable con Celso*"[143], teria ele dito.

Post scriptum

Com o final do segundo mandato de Lula, deixei o governo. Não imaginava que, alguns meses depois, seria convocado pela presidenta Dilma Rousseff para servir como ministro da Defesa. Não é o caso, aqui, de recapitular os temas que me ocuparam. Por iniciativa de alguns assessores, uma coletânea de textos e entrevistas relativos a minha gestão foi publicada sob o título *A grande estratégia do Brasil*[144]. A integração da América do Sul continuou a ser foco das minhas

---

142 Néstor Kirchner, primeiro secretário-geral da Unasul, faleceu em 27 de outubro de 2010. Seu cargo só seria preenchido bem mais tarde e mediante um arranjo que consistiu em um mandato compartilhado entre uma ex-ministra colombiana, María Emma Mejía Vélez, e meu velho companheiro venezuelano, Alí Rodríguez.
143 Em outro trecho deste relato/diário, atribuo ao próprio Maduro a informação sobre esse conselho de Chávez.
144 AMORIM, Celso. *A grande estratégia do Brasil*: discursos, artigos e entrevistas da gestão no Ministério da Defesa (2011-2014). Brasília: FUNAG; Unesp, 2016.

atenções. Minha preocupação com essa questão se refletiu na nuance que procurei dar ao conceito de "dissuasão", central na Estratégia Nacional de Defesa[145]. Quando me referia à América do Sul, acentuava sempre que nossa atitude tinha que ser de "cooperação para dentro; dissuasão para fora". Também defendi a ideia de uma estratégia sul-americana de proteção dos recursos naturais e cheguei a propor uma base sul-americana de indústria de Defesa.

Ao chegar de viagem à Argentina, onde havia proferido uma conferência sobre a política de Defesa[146], encontrei um recado de que o presidente Chávez me havia telefonado. Prontamente chamei-o de volta. Chávez havia, não sei como, assistido à minha palestra. Convidou-me a visitar Caracas para falar aos militares venezuelanos no que seria o equivalente local à Escola Superior de Guerra: "Celso, quero que venha aqui para dizer as mesmas coisas que falou na conferência a que eu assisti".

Naturalmente, atendi ao convite. O presidente Chávez me recebeu em audiência em seu gabinete, presentes, também, alguns ministros e assessores. Conversamos de forma muito livre sobre política, economia e temas internacionais. O presidente venezuelano já havia sido diagnosticado com o câncer que levaria sua vida. Frequentemente, durante a conversa, esticava uma das pernas, demonstrando incômodo ou dor. Essa seria a última vez que encontraria o líder bolivariano. Compartilhava com Chávez o sonho de uma América do Sul unida, ainda que tivéssemos importantes divergências na forma de alcançá-la. O contato com Chávez sempre foi ao mesmo tempo enriquecedor e desafiante.

---

[145] A primeira edição da Estratégia Nacional de Defesa foi aprovada em dezembro de 2008.
[146] "La Comunidad de seguridad sudamericana". Palestra de 5 de setembro de 2011, in: AMORIM, 2016.

GUIANA

Um fato diplomático rumoroso

Uma das vertentes da política externa regional que mais requereu empenho de minha parte foi o esforço de incorporar nossos dois pequenos vizinhos "não ibéricos", Guiana e Suriname, ao convívio sul-americano. Como jovem diplomata, servindo em Londres, no final dos anos 1960 e início dos anos 1970, acompanhei episódios da política guianense que resultaram na derrubada do líder da independência[1], Cheddi Jagan, e a instauração do regime de Forbes Burnham. O governo britânico não via com bons olhos um militante esquerdista à frente da ex-colônia, onde empresas do Reino Unido continuavam a operar. Na época, interesses externos se valeram de cisões étnicas, explorando rivalidades entre a população de origem africana, a maioria descendente de escravos, e os de origem indiana – mais ligados ao comércio e trabalhos burocráticos – para se livrarem de Jagan, cuja imagem estava associada às grandes lutas contra o colonialismo dos anos 1950 e início da década de 1960.

O único fato significativo nas relações Brasil-Guiana do qual tomei conhecimento antes de ser guindado ao posto de chanceler no governo Itamar Franco foi a eleição de um candidato daquele país, Mohamed Shahabuddeen, em detrimento da recondução do brasileiro José Sette Câmara, como membro da Corte Internacional de Justiça na Haia, em 1998. Sette Câmara, um diplomata de grande projeção, que incluía em seu currículo o posto de governador do estado da Guanabara e prefeito do Distrito Federal, além da chefia da Casa Civil no governo JK, tinha sido eleito para a Corte ainda no governo militar. Recordo especialmente de sua participação no julgamento da ação levantada pela Nicarágua contra os Estados Unidos sobre o bloqueio dos seus portos. A Corte deu ganho de causa à Nicarágua, o que foi essencialmente uma vitória moral, ainda assim de grande repercussão. Chamou-

---

1   A Guiana, que nos meus livros de história era chamada de "Guiana Inglesa", tinha se tornado independente do Reino Unido em 1966.

-me a atenção a foto na primeira página do *Herald Tribune*, em que Sette Câmara, então na vice-presidência da Corte, aparece ao centro. Sette Câmara era também um estudioso de questões jurídicas e autor de importante estudo sobre "recursos naturais compartilhados", tema que durante muito tempo foi uma grande dor de cabeça para o Itamaraty, em função das objeções da Argentina à construção de Itaipu.

A derrota de Sette Câmara frente a candidato de um pequeno país foi um fato diplomático rumoroso, que se prestou a múltiplas interpretações. Anos mais tarde, curiosamente, como representante do Brasil junto à ONU, me tocou pilotar a bem-sucedida campanha para a eleição do ex-ministro José Francisco Rezek para juiz da CIJ. Um dos adversários, então candidato à reeleição, era o mesmo guianense que derrotara Sette Câmara. Anoto esses fatos para observar que disputas como essas podem frequentemente azedar, por um tempo, as relações entre os países. Não foi, entretanto, o que ocorreu em relação à Guiana, como se verá na sequência deste capítulo.

Trazer a Guiana para a América do Sul

Historicamente, a posição brasileira de não reabrir acordos sobre fronteiras era apreciada pela Guiana, que se beneficiara da decisão na arbitragem entre o Brasil e a Inglaterra vitoriana.[2] Mais importante, a atitude brasileira constituía um respaldo indireto a Georgetown em relação à reivindicação venezuelana quanto à região de Essequibo, que volta e meia vinha à tona. Eu mesmo viria a notar, com algum constrangimento, já no governo Lula, que, em um mapa da Venezuela no gabinete do presidente Chávez, a região de Essequibo estava hachurada, em clara indicação de que a disputa continuava viva do ponto de vista de Caracas. Minha tentativa de evitar que o mapa aparecesse na foto dos presidentes não foi bem-sucedida. Também no governo Lula, a Guiana certamente ficou reconhecida pela abertura do Consulado do Brasil em Lethem[3], situado na área ainda reivindicada pela Venezuela. Caracas, tanto quanto me recorde, evitou qualquer reclamação, demonstrando que algumas ponderações que eu ouvira de colaboradores a esse respeito não eram fundadas. Penso, porém, que a existência da disputa não deixou de ser um fator inibidor quanto à possibilidade

---

2 A disputa de limites com a então "Guiana Britânica" foi defendida, no lado brasileiro, por Joaquim Nabuco. A decisão arbitral proferida pelo rei italiano Vitor Emanuel III, em 1904, acabaria por decepcionar o Brasil, com cerca de 60% do território contestado concedido aos britânicos e os 40% restantes cedidos aos brasileiros. O Brasil perdeu a saída ao Atlântico pelo rio Essequibo e a Grã-Bretanha ganhou acesso ao Amazonas pelo rio Branco.

3 O vice-consulado do Brasil em Lethem foi criado oficialmente pelo Decreto n. 6.153, de 10 de julho de 2007.

de a Petrobras interessar-se pelos hidrocarbonetos na zona marítima correspondente, embora o Itamarty não tenha chegado a leventar objeção.⁴ O principal impulso que demos às relações entre o Brasil e a Guiana, no período em que fui ministro de Lula, foi a construção da ponte sobre o rio Tacutu, que uniu o município de Bonfim, em Roraima, à cidade de Lethem.

"Trazer" a Guiana (e o Suriname) para a América do Sul não era óbvio. Naturalmente, a Guiana, como o Suriname, era parte do Tratado de Cooperação Amazônica. É verdade também que o presidente Bharrat Jagdeo⁵ esteve presente na Reunião de Presidentes da América do Sul, de 2000, em Brasília. No governo Lula, essa aproximação deu-se de maneira gradual, com convites para participação de reuniões da CASA e do Mercosul ampliado. Nossos vizinhos de língua espanhola pareciam menos entusiasmados com essa aproximação. Talvez de forma inconsciente, não se sentiam muito à vontade com a pluralidade linguística na região, dominada pelo espanhol, uma vez que os brasileiros normalmente se esforçavam para falar em castelhano ou em um "misto", o "portunhol", que se aproximasse da língua de Cervantes. Não quero exagerar o peso desse empecilho, mas "lembrar" da Guiana (e do Suriname) não era algo que ocorresse espontaneamente e com naturalidade entre os hispano-falantes.⁶

Ao rememorar nossa relação com Georgetown, devo fazer uma referência ao embaixador da Guiana na ONU, Rudolph ("Rudy") Insanally, que foi ministro das Relações Exteriores e presidente da Assembleia Geral. Rudy Insanally⁷ sempre demonstrou grande simpatia pelo Brasil, inclusive por nosso pleito por um assento permanente no Conselho de Segurança. Mantive com ele muito boa relação, o que, inclusive, facilitou a aproximação do Brasil com a Caricom no momento em que o Brasil esteve envolvido com o Haiti, em função do comando da Minustah.

---

4   Em 2015, reservas equivalentes a cinco bilhões de barris de petróleo foram descobertas na Guiana. A descoberta acirrou a disputa territorial com a Venezuela, que inclui a área marítima onde o petróleo foi encontrado. Ver "Guiana vive turbulência e tem conflito com Venezuela após achar petróleo". *Folha de S.Paulo*, 21 de janeiro de 2019.
5   Bharrat Jagdeo foi presidente da Guiana de 1999 a 2011.
6   Essa resistência psicológica, movida também por uma motivação prática – a necessidade de interpretação simultânea – persiste em nossos dias, e se estende a fóruns informais, mesmo os de tendência progressista. No momento em que escrevo estas notas, o Grupo de Puebla, que reúne lideranças latino-americanas, não inclui nenhum membro do antigo Caribe britânico ou do Suriname.
7   Rudy Insanally foi representante permanente junto às Nações Unidas entre 1987 e 2001. Foi presidente da Assembleia Geral da ONU de 1993 a 1994, coincidindo com o período em que fui ministro das Relações Exteriores durante o governo Itamar Franco e durante o qual o debate sobre a reforma do Conselho de Segurança ganhou certo impulso. Foi ministro das Relações Exteriores de 2001 a 2008.

Jagan em um jatinho da FAB

Foi com grande interesse que, como ministro do exterior do presidente Itamar Franco, ajudaria a recepcionar Cheddi Jagan em Brasília. O antigo líder, depois de várias peripécias, lograra voltar ao poder, em um ambiente em que as tensões entre os grupos étnicos haviam cedido lugar a questões econômicas e sociais. Durante a visita, facilitada com o envio de um jatinho da FAB, conheci o ministro das Relações Exteriores, Clement Rohee. Vários acordos foram firmados na ocasião, com ênfase na cooperação fronteiriça, especialmente em questões de saúde.[8] Em uma anotação de 2002, escrita quando era embaixador em Londres, fiz breve registro da visita de Cheddi Jagan, em novembro de 1993:

Sem data [...] Sobre nossos outros vizinhos, faço breve nota a respeito da Guiana, cujo presidente, o já idoso (viria a falecer pouco depois) Cheddi Jagan, visitou o Brasil e ficou hospedado no Palácio do Jaburu. Acompanhei-o durante bom tempo da viagem, com especial prazer, pois quando jovem diplomata seguira sua trajetória política, inclusive a maneira como os britânicos apoiaram o golpe de Burnham. Tivemos boas conversas, mas bastante genéricas. Algumas coisas na área de cooperação desenvolvi com o ministro do Exterior Clement Rohee[9] (estradas, saúde etc.). Como "grande vizinho", o Brasil mandou buscar e levar Jagan de volta em um jatinho da FAB!

Não há América do Sul sem a Guiana

Na década de 1990, a cooperação técnica entre Brasil e Guiana começou a tomar forma. Revendo as notas do Itamaraty, constato que, em 2002, meu amigo Rudy Insanally visitou o Brasil e assinou acordo de consultas políticas. Já no início do governo Lula (fevereiro de 2003), foi firmado acordo sobre transportes. O tema da conexão física seria uma constante no relacionamento entre Brasília e Georgetown. No discurso que pronunciou por ocasião da visita de Bharrat Jagdeo em julho de 2003, Lula referiu-se à necessidade de serem reto-

---

8   O comunicado conjunto emitido por ocasião da visita abordou temas bilaterais, com ênfase especial na ligação rodoviária entre Boa Vista e Georgetown. Tratou, também, de temas regionais e globais. O documento registra o apoio de Jagan à proposta de uma área de livre-comércio sul-americana e consigna a necessidade de reforma do Conselho de Segurança, "com maior equilíbrio entre países desenvolvidos e em desenvolvimento". O tema da democracia na América do Sul foi objeto de destaque. Ver MINISTÉRIO DAS RELAÇÕES EXTERIORES. *Resenha de Política Exterior do Brasil*, n. 73, 2º semestre de 1993.

9   Clement Rohee foi ministro das Relações Exteriores de 1992 a 2001, ocupou a pasta de Comércio Exterior de 2001 a 2006 e foi ministro do Interior de 2006 a 2015. Como se verá, nessas funções Rohee interagiria conosco.

madas as obras de construção da ponte sobre o rio Tacutu, na fronteira entre Bonfim, no Brasil, e Lethem, na Guiana. A incorporação da Guiana ao mapa político e econômico da América do Sul chegou a ser objeto de um arroubo retórico do nosso presidente: "não há América do Sul sem a Guiana."[10]

Jagdeo voltaria ao Brasil em novembro de 2003, para participar de conferência sobre os Objetivos do Milênio na América Latina.[11] O jovem presidente guianense costumava demonstrar grande interesse em temas ambientais. A Guiana tinha, em particular no que diz respeito a florestas, uma posição singular, que se afastava da defendida pelo Brasil. Carente de recursos e pouco atraente para investimentos (até às recentes descobertas de petróleo), a Guiana aceitava a ideia de pagamento em troca de compromissos de não desmatar, independentemente de projetos de desenvolvimento sustentável. Ciente dessa diferença e do peso do Brasil na discussão desse tema em foros internacionais, Jagdeo se esforçava por manter um diálogo ativo conosco. À margem da conferência, foi assinado protocolo sobre comércio com o objetivo de ampliar as preferências concedidas a produtos guianenses no mercado brasileiro.[12]

Gesto amistoso

Visitei a Guiana em junho de 2004, a convite do meu velho conhecido, Clement Rohee, agora ministro de Comércio, no contexto de reuniões com a Caricom e o G-90, em função da Rodada de Doha. Conforme descrevo em outro livro[13], o gesto amistoso de Rohee permitiu, por intermédio do Brasil, uma primeira aproximação do G-20 comercial com outros grupos de países em desenvolvimento, sobretudo economias mais frágeis. Essa coordenação viria a ser fundamental para os avanços conceituais obtidos em matéria de subsídios às exportações agrícolas, na Conferência Ministerial da OMC de Hong Kong, em dezembro de 2005.

---

10 As obras para a construção da ponte estavam paralisadas em função de uma decisão do Tribunal de Contas que constatara irregularidades por parte da empresa brasileira. Aproveitei o encontro de fim de ano no Palácio da Alvorada para levantar o assunto com o então presidente do TCU (com o apoio do presidente). Depois de longas negociações, de que participaram o Itamaraty e o Ministério dos Transportes, o TCU concordou que a obra fosse retomada, mas, desta vez, pelo Exército.
11 Refiro-me ao seminário internacional "Promoção de Consenso Político para a Implementação dos Objetivos de Desenvolvimento do Milênio na América Latina e no Caribe", 16 de novembro de 2003, em Brasília.
12 A Guiana, como o Suriname, mantém acordos comerciais no âmbito da Caricom. Este fator, além do grande desnível entre as respectivas economias e as dos demais países sul-americanos, inviabilizaria acordos de livre-comércio como aqueles que estavam sendo negociados pelo Mercosul.
13 AMORIM, 2015b.

Durante minha estada em Georgetown, fui recebido pelas principais autoridades do governo, inclusive o presidente. Teve lugar também a primeira reunião do Mecanismo de Consultas Políticas Bilaterais. Foram encaminhados projetos de cooperação que ganhariam forma durante a visita do presidente Lula no início do ano seguinte. Durante essa viagem, tomei conhecimento com maior clareza da existência de uma comunidade de migrantes brasileiros na Guiana, a exemplo do que ocorria no Suriname.

Da visita ficou-me a impressão de que a cisão étnica entre as populações de origem indiana e os descendentes dos escravos africanos se havia tornado menos dramática. Foi a conclusão que tirei da presença de elementos das duas comunidades no governo guianense. Se tensões subsistiam, eram menos visíveis e de menor impacto no processo político. Por outro lado, o ímpeto revolucionário do jovem Cheddi Jagan – ele próprio já falecido – parecia distante. Um fato que me chamou atenção foi a presença de militares uniformizados norte-americanos no hotel em que me hospedei. Anos mais tarde, como ministro da Defesa, pude verificar que, a pretexto de cooperar com a Guiana, Washington utilizava, possivelmente mediante alguma forma de "aluguel", o território do país para treinamento em ambiente amazônico.

O que está escrito até aqui corresponde apenas às minhas recordações e a documentos oficiais (muito poucos, aliás). Minha primeira anotação sobre a Guiana no governo Lula foi feita a propósito da Assembleia Geral da ONU, em setembro de 2004. Em meio às múltiplas preocupações daquele momento, encontro uma frase reveladora da atenção que pretendia dar a esses vizinhos menores sul-americanos, amazônicos e caribenhos.

28/9/2004 Outra tarefa de hoje (além da agenda geral): visitas do presidente ao Suriname e à Guiana (já concordou) [...].

As visitas presidenciais se concretizariam no início do ano seguinte. Antes disso, em uma anotação relativa a uma reunião do Conselho de Segurança da ONU sobre o Haiti, menciono a presença do ministro Rudy Insanally na reunião que mantive com chanceleres da Caricom. Eu tinha a nítida percepção de que o diálogo transparente com os países desse grupo era fundamental para conferir maior legitimidade regional e internacional à presença militar brasileira na Minustah. Insanally desempenhou importante papel neste esforço de aproximação.

13/1/2005 Meu discurso no CSNU teve boa repercussão. Mesmo contrariando certas recomendações dos assessores, referi-me ao "tsunami socioeconômico" que assola o Haiti há dois séculos. Teve impacto. Aproveitei para ter um pequeno encontro com os ministros da Caricom. Minha amiga, ministra de Barbados, Billie Miller, que falou em nome do grupo na reunião formal, foi muito dura, sobretudo na análise. Nas conversas privadas, tem-se mostrado mais pragmática, assim como os dois outros ministros presentes: "Rudy" Insanally (da Guiana) e Fred Mitchell (das Bahamas). Aliás, este último está enviando de volta seu embaixador a Porto Príncipe, que havia sido retirado após a queda de Aristide. Contei aos ministros e embaixadores presentes (inclusive um alto representante da Caricom) as conversas que tive no Haiti. Reiterei a importância da inserção do país na região e a mensagem que havia passado nesse sentido a Latortue[14]. Renovei a oferta de segurança a um eventual representante caribenho.

Entusiasmo de Lula

Nos dias 15 e 16 de fevereiro de 2005, o presidente Lula fez viagem à Guiana e ao Suriname. Na Guiana, depois de um cansativo percurso entre o aeroporto – construído propositadamente longe da capital, à época da Segunda Guerra Mundial – e a cidade, chegamos a um modesto hotel (o mesmo em que eu ficara, seis meses antes) com a notícia de que, devido às grandes chuvas e às enchentes por elas provocadas, a água da torneira não poderia ser usada, nem mesmo para escovar os dentes. Foi, aliás, uma noite mal dormida, em que acompanhamos as eleições para a presidência da Câmara, de resultado decepcionante para o PT.[15] O dia, entretanto, transcorreu em clima muito positivo, tanto nos encontros de Lula com o presidente guianense, quanto nas várias cerimônias em que foi chamado a falar (entrega de chaves, visita à Assembleia etc.).

Os temas com o presidente Jagdeo foram os de sempre: cooperação técnica (sobretudo em saúde e agricultura, com participação da FIOCRUZ e EMBRAPA), integração física, preferências comerciais, América do Sul. A estes, se juntou o agradecimento do presidente guianense pela ajuda humanitária que havíamos enviado em janeiro em razão de pesadas enchentes. Lula assumiu, de forma quase solene, em um de seus discursos, o compromisso de levar adiante a construção da ponte sobre o rio Tacutu, fundamental, segundo ele, para ligar não só os dois países, mas o Norte do Brasil ao Caribe.

Em relação à OMC, havia uma questão delicada. O Brasil movia contra a União Europeia ação sobre os subsídios à exportação agrícola. Este contencioso era, por vezes, percebido como tendo impacto nas exportações de açúcar pelos países do Caribe, já que os europeus reexportavam integral ou parcialmente o açúcar caribenho. Durante as reuniões sobre o tema, e em uma de suas falas, Lula frisou que o Brasil não punha em questão a existência de preferências aos

---

14 Gérard Latortue foi primeiro-ministro do Haiti no governo provisório, de setembro de 2004 a junho de 2006.
15 A eleição foi vencida por um deputado do chamado "baixo clero", Severino Cavalcanti.

países da Caricom no quadro do Acordo ACP.[16] Lula e Jagdeo trataram também de questões políticas, Haiti, CASA. Em um tema que era prioritário para o Brasil (quase uma ideia fixa, segundo alguns críticos), a Guiana apoiou o pleito brasileiro em relação ao Conselho de Segurança.

Foi durante a visita à Guiana que ouvi um interessante comentário do então ministro da Educação, Tarso Genro.[17] Diante das palavras de Lula em uma solenidade na casa de governo – uma velha construção colonial britânica, feita em madeira, que parecia ter saído de um livro de Joseph Conrad – sobre sua peregrinação pela América do Sul (que comparou à "caravana da cidadania"), Tarso Genro comentou comigo que, apesar dos desgostos com a política econômica (na época dirigida pelo ministro Antonio Palocci), a "política internacional" era um dos motivos que o fazia permanecer no governo.

Imediatamente depois das visitas a nossos vizinhos caribenhos, eu partiria para um longo giro diplomático pelo Oriente Médio. Uma etapa importante da viagem, ao longo da qual visitei dez países em dez dias, foi na Palestina. Ao fim de um dia em que cumpri um denso programa de visitas (inclusive deposição de flores no túmulo de Yasser Arafat), concluí minha anotação da seguinte forma:

18/2/2005 [...] Noto finalmente que o dia de ontem ainda terminou com telefonemas ao presidente e ao ministro espanhol (Moratinos – tema Colômbia, Venezuela). Entre outras coisas, constatei que Lula havia ficado muito entusiasmado com os encontros na Guiana e Suriname (este envolvendo os chefes de governo do Caribe).

Projeção internacional e cancelamento da dívida

Como já assinalei, a incorporação da Guiana e do Suriname aos foros políticos da América do Sul exigiu esforço permanente de nossa parte. Para além da disputa latente com a Venezuela em torno da região de Essequibo, havia a questão linguística, com suas implicações práticas (contratação de intérpretes, tradução de documentos etc.). Para compensar essa "resistência passiva", passamos sistematicamente a nos referir aos dois países em nossos discursos oficiais e nos

---

16 A referência tem a ver com as preferências concedidas pela União Europeia aos países ACP (África--Caribe-Pacífico), por meio do Acordo de Cotonu, em 2000, o qual sucedeu à Convenção de Lomé. Esta teve várias versões (a primeira em 1975). Esses acordos visavam regulamentar as relações econômicas, que, de alguma forma, perpetuavam a dependência desses países em relação à Europa, concedendo-lhes benefícios, em termos de acesso ao mercado europeu, sobretudo no que tange a produtos agrícolas.

17 Entre os atos assinados durante a visita, figurou um programa executivo sobre educação.

comunicados conjuntos sobre a integração sul-americana. O Brasil, ademais, apoiou não só politicamente, mas também com assistência direta a presidência guianense do Grupo do Rio, cuja cúpula estava programada para o início de 2007. Georgetown obviamente apreciava essa ajuda à sua projeção internacional na região.

Ao longo de 2005 e 2006, outros marcos fortaleceram a cooperação bilateral. Um protocolo de intenções sobre etanol e um ajuste complementar sobre o plantio de soja foram assinados em setembro de 2005. Fato importante: o Brasil apoiou o cancelamento da dívida guianense junto ao Banco Interamericano de Desenvolvimento. O presidente Lula tratou pessoalmente da questão com outros chefes de Estado. Eu mesmo tive conversas a esse respeito com o presidente do BID, Luis Alberto Moreno, e com a secretária de Estado, Condoleezza Rice. Durante a Assembleia Anual do BID, o "Grupo *ad hoc* de governadores" obteve consenso para o cancelamento da dívida de cinco países, entre os quais a Guiana. Como era de esperar, o governo guianense ficou reconhecido pelo nosso empenho.

A Guiana foi instrumental para a aproximação do Brasil com a Caricom, cujo secretariado tem como sede Georgetown. Em 6 de junho de 2006, nosso embaixador na Guiana, Arthur Meyer, foi oficialmente credenciado como representante do Brasil na organização caribenha. Para quem vê as relações internacionais pelo prisma exclusivo do comércio, essa aproximação pode parecer insignificante, mas, mesmo sob esse ângulo, não é desprezível.[18] Além disso, os países do Caribe representam um numeroso contingente de apoio às nossas teses e candidaturas no âmbito das Nações Unidas e em outros organismos internacionais.[19] A "simpatia" dos países do Caribe representava um trunfo importante para o encaminhamento de questões do nosso interesse, como Haiti e reforma da ONU. Anos mais tarde, como ministro da Defesa, pude constatar o interesse da Marinha brasileira em operações nessa região, afinal não tão distante do nosso litoral norte.

Logo no início de 2007, volto a ocupar-me da incorporação de Guiana e Suriname ao processo de integração sul-americana, em uma anotação relativa à Cúpula do Mercosul (18 e 19 de janeiro).

21/1/2007 Deve-se notar que, já há algum tempo, as cúpulas e os encontros ministeriais do Mercosul incluem os países associados. Estes, na verdade, cobrem hoje todos os "latinos" da América do Sul. Com o convite feito (e aceito) ao Suriname e à Guiana (e também ao Panamá), a Cúpula do Mercosul – salvo uma

---

[18] O comércio bilateral Brasil-Guiana atingiu a cifra de 47,2 milhões de dólares em 2019, dos quais praticamente todo o valor corresponde às exportações brasileiras.

[19] A aproximação com o Caribe, que culminou em uma cúpula em 2010, certamente pesou em eleições importantes, para a própria OMC e a FAO, em que candidatos brasileiros se sagraram vitoriosos.

primeira sessão privada entre os presidentes, na manhã do dia 18 – transformou-se numa reunião da comunidade sul-americana.[20]

Minhas anotações destacam a Cúpula do Grupo do Rio em Georgetown, em 2 e 3 de março. Embora não fizesse parte diretamente do processo de integração e incluísse países latino-americanos para além da América do Sul, o Grupo do Rio conservava, ainda, a dimensão política que inspirara sua criação. Ao apoiarmos o "protagonismo" da Guiana, como sede da cúpula, estávamos reforçando o papel de um vizinho e aliado próximo do Brasil:

4/3/2007 A Cúpula do Grupo do Rio em Georgetown (em 2 e 3 de março) – diga a mídia o que quiser – correu melhor do que a encomenda. Lula teve vários contatos bilaterais: com o presidente Bharrat Jagdeo, da Guiana; o primeiro-ministro Patrick Manning, de Trinidad e Tobago; o presidente Daniel Ortega, da Nicarágua. Participou também de uma reunião quadrilateral com Felipe Calderón, Michelle Bachelet e Jorge Taiana (na ausência de Kirchner). Na reunião privada de chefes de governo, Lula fez uma excelente defesa da integração e tocou em temas como a viagem de Bush ao Brasil, OMC e – não poderia faltar! – biocombustíveis.

O Grupo do Rio é hoje de serventia limitada, mas tem uma característica que o torna potencialmente importante. É o único agrupamento que tem a possibilidade de tornar-se um fórum de que participe toda a América Latina e Caribe, sem a presença de potências de fora, sejam Estados Unidos e Canadá na OEA e no sistema de cúpulas, sejam Portugal e Espanha, no caso das reuniões ibero-americanas.

Na intervenção que fiz em nome do presidente – na qual resumi o discurso escrito – insisti neste ponto e salientei que estávamos abertos à participação de *todos* (o grifo cabe) os países da América Latina e do Caribe. Como tive que partir pouco depois, não pude saber se a alusão oblíqua à situação de Cuba na região foi captada ou teve eco[21].

Lula, que saiu antes de mim, parecia satisfeito com os contatos e, sobretudo, com a oportunidade de fazer, de forma quase exuberante, sua defesa dos programas sociais no Brasil e da integração sul-americana. Apesar das limitações operacionais do grupo – que gera reações de frustração compreensíveis do presidente – a reunião acabou sendo uma útil ocasião para diálogo, em vários formatos, com

---

20 O comunicado conjunto da XXXII Cúpula do Mercosul e Estados associados, ao reafirmar a necessidade de aprofundamento da integração em suas várias dimensões, é explícito: "Com plena participação da Guiana e do Suriname". O mesmo comunicado salientaria a importância da decisão da Assembleia do BID sobre o alívio da dívida de vários países, entre os quais a Guiana.

21 Cuba viria a ser efetivamente integrada ao Grupo do Rio durante a Cúpula de Sauípe, em dezembro de 2008, realizada na mesma ocasião de três outras cúpulas: Mercosul, Unasul e CALC (Cúpula da América Latina e Caribe). A CALC viria a dar origem à CELAC, que, por sua vez, incorporaria, entre outras, as funções antes exercidas pelo G-Rio.

outros líderes. Sobretudo, contribuímos para o êxito de um evento de grande importância para um vizinho pobre e, por vezes, esquecido. Aliás, do ponto de vista bilateral, Lula pôde anunciar o reinício dos trabalhos de construção da ponte sobre o rio Tacutu ("que unirá a Amazônia ao Caribe"), de grande valia para a economia da Guiana.

Ao longo de 2007, a participação da Guiana (e do Suriname) nos foros regionais se tornaria rotineira. Assim é que o primeiro-ministro da Guiana, Samuel Hinds, compareceria à "Cúpula Energética" de Isla Margarita, em 18 e 19 de abril.[22] A Guiana se faria representar também na terceira reunião ministerial do Foro de Cooperação América Latina-Ásia do Leste (FOCALAL), realizada em Brasília em 22 de agosto.[23]

Um avô paterno português

Em setembro, voltaria a receber meu velho amigo Clement Rohee, desta vez "repaginado" como ministro do Interior. Segundo a nota do Itamaraty[24], anterior ao encontro, "a visita permitirá avançar na implementação da agenda de cooperação entre o Brasil e a Guiana nas áreas de transportes, cooperação técnica em agricultura e saúde". Inevitavelmente, a nota alude à oportunidade para examinar o andamento das obras da ponte sobre o rio Tacutu, ponto fulcral da relação entre o Brasil e a Guiana. Rohee continuava a ser um personagem importante no cenário político guianense. Além dos assuntos mencionados na nota, o ministro teria influência no encaminhamento da delicada questão relativa à regularização dos brasileiros vivendo na Guiana.

Nem minhas anotações nem os documentos de divulgação do Itamaraty registram qualquer fato de relevo nas relações bilaterais no período compreendido entre setembro de 2007 (visita de Rohee) e outubro de 2008 (visita da ministra do Exterior, Carolyn Rodrigues-Birkett). Nesse meio-tempo, a "cronologia oficial" assinala apenas o comparecimento do presidente Jagdeo à cúpula que criou a Unasul, em 23 de maio, em Brasília. Em seu discurso, Lula daria destaque à participação da Guiana no processo de integração: "Construiremos nossa unidade sobre a base dos processos de

---

22 A Cúpula de Isla Margarita já foi tratada em outros capítulos, especialmente em "Venezuela".
23 O FOCALAL era uma iniciativa herdada, com a qual eu não me sentia totalmente confortável, uma vez que não colocava ênfase na integração sul-americana e, por outro lado, parecia excluir o Caribe não latino do processo. Por isso, insistimos no convite a que, pelo menos, Guiana e Suriname (além do Haiti) se fizessem representar no evento. Em meu discurso de abertura, fiz questão de saudar essas presenças.
24 Ver MINISTÉRIO DAS RELAÇÕES EXTERIORES. *Resenha de Política Exterior do Brasil*, 2º semestre de 2007.

integração bem-sucedidos do Mercosul e da Comunidade Andina. Nosso foro será enriquecido pela contribuição caribenha, por meio da Guiana e do Suriname."[25]

Em 6 de outubro, realizou-se reunião de ministros das Relações Exteriores da América Latina e Caribe. O objetivo era preparar a cúpula que viria a realizar-se em Sauípe/Bahia, no início de dezembro, a CALC. Era a primeira vez que ministros de Relações Exteriores de toda a região latino-americana e caribenha se encontravam. A ministra guianense participou dessa reunião no Rio de Janeiro. No dia seguinte, tivemos encontro bilateral. Entre os assuntos tratados, figuraram a participação da Guiana no Programa de Substituição Competitiva de Importações (PSCI), a admissão do Brasil no Banco do Caribe e as possibilidades da negociação de um acordo de livre-comércio Mercosul-Caricom.

11/10/2008 [...] após uma sessão de homenagem ao centenário do grande Oscar Niemeyer no Itamaraty, mantive, no dia 7 de outubro, frutífero encontro bilateral com a nova ministra da Guiana, que substituíra o meu velho amigo Samuel Insanally. Carolyn Rodrigues-Birkett tem um avô paterno português, que ela não conheceu. Jovem e inteligente, poderia ser uma brasileira do Rio de Janeiro. De espírito vivo, revelou disposição de avançar em projetos concretos. Acertamos uma reunião para o momento tão aguardado de inauguração da ponte sobre o Rio Tacutu – que, "*inshallah*", ocorrerá dentro de dois ou três meses.

Ofereci almoço à ministra no velho Palácio Itamaraty, que, apesar do mediano estado de conservação, ainda impressiona. Creio que gostou. Como curiosidade, recebi a ministra em uma porta lateral do Palácio, próxima à escadaria principal. Pensei: "quantas vezes predecessores meus, antes da transferência para Brasília, terão feito o mesmo? Será que o próprio Barão o fez? Preciso pesquisar".

O ritmo era caribenho

Em dezembro de 2008, o presidente guianense voltaria ao Brasil, onde participou das cúpulas da CALC, da Unasul e do Grupo do Rio. Em setembro, finalmente foi inaugurada a ponte sobre o rio Tacutu:

14/9/2009 Participei, com o presidente, da inauguração da ponte sobre o Rio Tacutu, entre o Brasil (Roraima) e a Guiana. Foi um dos projetos que encontramos parados, neste caso por um questionamento do Tribunal de Contas [quanto à execução da obra pela empresa brasileira]. Foram necessárias inúmeras gestões junto ao próprio TCU e com o Ministério dos Transportes para que a obra fosse

---

25 Ver MINISTÉRIO DAS RELAÇÕES EXTERIORES. *Resenha de Política Exterior do Brasil*, 1º semestre de 2008.

retomada, com a participação do Exército brasileiro. Isso levou seis anos. Outro dia fiquei sabendo que, na realidade, a questão é bem mais antiga. Nosso embaixador em Lima, Jorge Taunay, disse que foi o primeiro tema que encontrou em sua mesa, quando entrou para o Itamaraty, há 35 anos. Depois do encontro entre os presidentes, que durou pouco mais de meia hora, a ministra Carolyn Rodrigues-Birkett e eu assinamos sete acordos, focalizados sobretudo na cooperação fronteiriça. A assinatura dos atos e os discursos que se seguiram ocorreram em um galpão. Deveria haver entre oitocentas e mil pessoas, na maioria gente do povo – brancos, mestiços, negros e índios. Afora a comitiva do presidente Bharrat Jagdeo, suponho que a grande maioria fosse de brasileiros. De qualquer forma, seria difícil distinguir. Um grupo indígena, composto de meninas e meninos, fez uma breve apresentação de dança. Os passos eram o que se esperaria de representantes dos "povos originários". Mas o ritmo era caribenho. O grupo, como fiquei sabendo, era guianense, mas poderia ser brasileiro.

A reunião com a presença de vários ministros e autoridades do Estado de Roraima deve ter ajudado a reforçar o empenho em alguns projetos estruturantes (para usar a palavra em voga na nossa tecnocracia): hidrelétrica, estrada e porto. Missões variadas, inclusive com ministros, ficaram de ser enviadas a Georgetown, com este fim. O presidente guianense disse fazer questão de recebê-las pessoalmente.

A conclusão desta obra singela, de pouco mais de vinte milhões de dólares, pode ser o detonador de projetos que resultem numa verdadeira integração da Guiana com o Brasil. Para nós, significa também uma oportunidade de chegarmos ao Caribe, por um acesso fácil e comercialmente vantajoso.

O *New York Times* não gostou!

Em um adendo escrito ao final da minha gestão, menciono artigo do *New York Times* revelador do interesse com que essas ações de integração eram acompanhadas nos Estados Unidos:

Adendo escrito em 19/11/2010 Uma curiosidade ilustra a importância "política" da ponte. Uns seis ou sete meses depois da inauguração, li no *New York Times* um artigo, se não me engano escrito pelo ex-correspondente no Brasil, Larry Rother, sobre a mudança no estilo de vida [sic] das populações do Sul da Guiana, causada pela ponte (e que poderia ser agravada pela construção/pavimentação da estrada). O jornalista estava preocupado com a atração exercida pela "economia dinâmica" do Brasil e sua "moeda forte", o real. Por detrás destes pensamentos "altruístas" em relação aos hábitos locais, estão considerações geopolíticas sobre a inclinação da Guiana em direção à América do Sul e ao Brasil. Por sinal, Georgetown será a próxima sede da Cúpula da Unasul, dentro de poucos dias.

Não posso deixar de recordar que, quando de minha primeira visita à Guiana, no início do primeiro mandato de Lula, espantei-me com o número de soldados norte-americanos uniformizados, que estavam hospedados no mesmo hotel que eu. Na época, notei que a Guiana, país muito pobre, certamente "aluga" sua parte da floresta amazônica para treinamento de "marines" em guerra na selva. A ponte não é tudo. Mas é um começo para reverter esta dependência. O *New York Times* não gostou!

Como ocorreu em outros casos, a relação com os nossos vizinhos deu a mim – diplomata de carreira que passou longos anos fora do Brasil – a oportunidade de conhecer pontos até então remotos do nosso território. Isso não era irrelevante, do ponto de vista das nossas relações internacionais. No caso da Guiana, em boa medida, a relação com o Brasil é a relação com Roraima. Pude confirmar isso em minhas viagens como ministro da Defesa (antes da onda de refugiados venezuelanos). Até então, em minhas escalas em Boa Vista, tinha que me contentar com modestíssimo hotel, cujos quartos tive por vezes que compartilhar com indesejáveis insetos. Em minha última viagem à capital de Roraima, pude alojar-me em um confortável aposento "executivo".

Volto a 2009:

14/9/2009 [...] A ida e a volta, por helicóptero, permitiram ter uma ideia de uma parte do Estado de Roraima. Uma enorme planície, pontuada, de longe em longe, por algumas elevações modestas, coberta de campos e esparsas manchas de vegetação mais espessa. Sinuosas linhas de buritis – florestas galerias – anunciavam a existência de córregos estreitos, mas compridos, a maioria dos quais devem desaguar no Rio Branco, de porte respeitável e grandes bancos de areia, de diversa coloração, com predominância de tons claros, quase chegando ao branco. No meio dos campos, viam-se também pequenos lagos – ou, na verdade, gigantescas poças d´água, mais ou menos como as "baías" do pantanal. Sobrevoando alguns deles, bandos de aves, que não pude identificar, embora no início do percurso de volta tenha visto grupos menores de garças.

Em seus esforços de maior projeção em assuntos sul-americanos, a Guiana dependia do nosso apoio. Em anotação de 18 de agosto de 2010,[26] menciono a relutância do Equador em passar a presidência da Unasul à Guiana, contrariando o que fora acordado na última cúpula. Além do possível desejo de perpetuar-se na presidência, Quito ilustrava, com essa atitude, a meu ver, o preconceito político-

---

26 Ver capítulo de Equador, neste livro.

-cultural, talvez inconsciente, com o qual tivemos que nos defrontar muitas vezes no nosso propósito de assegurar uma autêntica integração da América do Sul.[27]

A Guiana é o IBAS em miniatura

27/11/2010 Acabo de voltar de uma viagem à Guiana, onde participei com o presidente da IV Cúpula da Unasul, em 25 de novembro. Saímos de Brasília por volta de quatro da tarde e, dada a diferença de fuso horário, chegamos a Georgetown às 18h30 aproximadamente. Passamos rapidamente no hotel – o mesmo em que fiquei hospedado nas três vezes anteriores. De lá prosseguimos para um grande auditório, na realidade um teatro, no qual teve lugar a cerimônia de condecoração de Lula com a *Order of Excellence*. O presidente Jagdeo fez um bom discurso, ao qual Lula respondeu com palavras de agradecimento, que reafirmaram o nosso compromisso com a relação bilateral e com a integração sul-americana. Seguiu-se um ato cultural, realizado com bastante capricho, até um tanto surpreendente, dadas as dimensões do país e o seu nível de renda. No espetáculo, ficaram claras as três principais influências na formação cultural do povo guianense: a africana, a indiana e a ameríndia. "A Guiana é o IBAS em miniatura", pensei com os meus botões. Encerrados a cerimônia e o ato cultural, fomos ao palácio do governo, onde Jagdeo ofereceu um jantar em homenagem a Lula. Antes de passarmos à mesa, tivemos uma breve conversa com o presidente guianense, que estava acompanhado da jovem e ativa ministra do Exterior, minha amiga Carolyn. Do nosso lado, além de Lula, do embaixador brasileiro, Luiz Gilberto Andrade, do Marco Aurélio e de mim, estavam presentes o governador de Roraima, José de Anchieta, dois dos três senadores do Estado, o veterano Romero Jucá e a recém-eleita Ângela Portela (esta última do PT). É evidente o interesse da Guiana e do Estado de Roraima em aprofundar as relações. A ponte sobre o Rio Tacutu, um grande feito, não tanto de engenharia, mas de superação de dificuldades burocráticas, certamente contribui para elevar o nível de interesse de parte a parte. Trata-se agora de viabilizar a construção/pavimentação da estrada Lethem-Linden, que permitirá a ligação mais fluida de Georgetown a Boa Vista. Há também interesse de empresas brasileiras na construção de uma hidrelétrica que permitiria à Guiana não só abastecer as suas necessidades, mas prover às de Roraima. Quem sabe até sobraria algo para a transformação da bauxita,

---

27 Em discurso que fiz no Conselho mexicano de assuntos internacionais, em 28 de novembro de 2007, tratei da dicotomia "América Latina *versus* América Latina e Caribe": "Existem inegáveis elementos de identidade linguística e cultural entre os países que foram colônias ibéricas nesta parte do mundo. Mas esses elementos são diferentes no caso, por exemplo, da Guiana, do Suriname e de tantos outros países caribenhos. Hoje não faz sentido empregar o conceito de América Latina que não inclua o Caribe".

que hoje a Guiana exporta em bruto, em alumínio. O breve encontro serviu também para deixar clara a importância de reforçar a nossa cooperação cultural, que ainda é limitada. Mais tarde, insistiria com o nosso embaixador que estudasse a possibilidade de uma escola bilíngue. Essas e outras ideias foram objeto de conversa durante o jantar com um assessor do governador de Roraima, que se sentou ao meu lado. Senti grande entusiasmo. O assessor mencionou também que há arrozeiros brasileiros que tiveram problemas com a demarcação de terras indígenas e estariam aos poucos se implantando na Guiana. Também assinalou as possibilidades de plantio de cana e de soja na savana guianense, similar à de Roraima, mas sujeita a regulamentação "menos rigorosa" que a brasileira.

Em agosto de 2011, após um breve período fora do governo, assumi o cargo de ministro da Defesa no governo Dilma Rousseff. Nessa função, procurei dar atenção à Guiana, esforçando-me para assegurar sua presença em reuniões do Conselho de Defesa Sul-Americano, bem como a participação de estagiários guianenses em cursos das escolas militares brasileiras e do centro de guerra na selva em Manaus. Visitei a Guiana em setembro de 2012. Na ocasião, ao incentivar a presença de oficiais da Guiana em curso da Escola Superior de Guerra, reafirmei a visão da integração sul-americana como "a perspectiva geopolítica e geoestratégica que temos de adotar"[28]. Alguns anos depois, tive a satisfação de ler uma notícia de um jornal guianense[29] sobre a "cooperação respeitosa das respectivas soberanias" entre as forças armadas brasileiras e as da Guiana.

---

28 Ver Ministério da Defesa do Brasil, "Brasil quer Guiana e Suriname envolvidos na integração em defesa sul-americana" 13 de setembro de 2012. O curso da Escola Superior de Guerra a que me refiro era o Curso Avançado de Defesa Sul-Americano (CADSUL).

29 GDF, "Brazil Armed Forces participate in operation Curare". *Guyana Chronicle*, July 15, 2017.

SURINAME

Análises lidas no mais alto nível

O contexto geopolítico das relações entre o Brasil e o Suriname é, por força da geografia, similar ao que envolve o relacionamento entre Brasília e Georgetown. No entanto, a cooperação com Paramaribo antecedeu a que viríamos a desenvolver com a Guiana. O principal impulso, ainda durante a ditadura militar no Brasil, esteve ligado à crise desencadeada pelo corte da ajuda econômica da ex-metrópole (Países Baixos) em decorrência dos chamados "assassinatos de dezembro" (*Decembermoorden*)[1], no final de 1982. Dois anos antes, as relações entre Haia e Paramaribo haviam ficado estremecidas na sequência do golpe de Estado, perpetrado por sargentos das forças armadas surinamesas, que levaram Dési Bouterse ao poder.[2] As autoridades brasileiras temiam que os novos dirigentes no Suriname pudessem buscar uma aproximação com países de ideologia considerada radical, como Cuba ou Líbia. A hipótese de uma intervenção dos Estados Unidos (tal como ocorreria em Granada em 1983) também acentuou a preocupação do governo brasileiro. O chefe da Casa Militar do governo Figueiredo foi enviado a Paramaribo e vários projetos de cooperação foram iniciados, entre eles a criação de um Centro de Estudos Brasileiros. Havia, nesses projetos, um forte componente de inteligência. Independente dessa discutível motivação inicial, criou-se uma base para a relação bilateral. Acompanhei esses fatos à distância, do meu posto de observação como ministro conselheiro da embaixada do Brasil na Haia, função para a qual fui designado depois de ser demitido do cargo de presidente da Embrafilme[3].

---

1   Em dezembro de 1982, quinze surinamenses que se opunham ao regime dos sargentos foram assassinados em circunstâncias que apontavam para o envolvimento do governo.
2   O "golpe dos sargentos", liderado por Dési Bouterse, ocorreu em fevereiro de 1980, quando dezesseis sargentos articularam a tomada do poder que levaria o Suriname a um regime de força que durou até 1991.
3   Fui forçado a me exonerar do cargo em 1º de abril de 1982, devido à reação de setores mais "duros" do governo, por ter financiado o filme *Pra frente Brasil*, do diretor Roberto Farias. Na ocasião, o jornalista Carlos Castello Branco, o popular "Castelinho", anotou em sua coluna que a Embrafilme, na minha gestão, havia buscado "ampliar os espaços da abertura".

Durante os três anos – ou pouco menos – em que servi na Haia, a situação interna e internacional do Suriname foi o tema que ocupou a maior parte do meu tempo e aquele que mereceu mais atenção dos meus interlocutores no Itamaraty, em Brasília. Isso se explica, em parte, pela circunstância de que nosso embaixador em Paramaribo, Nestor Santos Lima, tinha, como era natural, fortes ligações com o que se poderia chamar de "elite surinamense", parte da qual foi dizimada no *Decembermoorden*. Nossos canais de comunicação com o governo surinamense ficaram, por assim dizer, bloqueados. Em paralelo, nos Países Baixos, o tema do Suriname era tratado com grande interesse pelo corpo diplomático, por políticos e por outras personalidades holandesas, independentemente de tendências políticas. Como ex-metrópole, Haia se despedira da antiga colônia com uma espécie de *golden handshake*. Segundo se dizia, a transferência financeira da Holanda a sua pequena ex-colônia no nosso subcontinente era a maior ajuda *per capita* (do ângulo do receptor) prestada a qualquer país em desenvolvimento. Havia, como em muitos outros casos, certo "complexo de culpa colonial", que se disfarçava em uma atitude paternalista, acompanhada de exigências de comportamento. (Já como ministro de Lula, eu viria a notar algo semelhante da parte do Reino Unido em relação ao Zimbábue.) Independentemente dos méritos dessas atitudes, os ex-colonizados, por sua vez, respondiam com vigor e mesmo estridência às admoestações dos antigos senhores. Não seria exagero dizer que, nos meus tempos na Haia, no início dos anos 1980, o embaixador mais presente nas manchetes de jornal não era, como se poderia esperar, o representante de uma das duas superpotências ou o da poderosa vizinha Alemanha, mas o enviado daquele pequeno país caribenho e sul-americano, um certo Henk Herrenberg, cujo nome e figura até hoje estão gravados na minha memória.

Haia virou de repente um centro de informações políticas valiosas para o governo brasileiro, inclusive para os militares preocupados com a "segurança nacional", aos quais não faltava certa dose de nacionalismo. Nessa época, o chefe do departamento encarregado da América do Sul era o Rubens Ricupero. Recordo-me de um telefonema em que ele me estimulou a continuar minhas análises, que, segundo ele, eram lidas "no mais alto nível". Algum tempo depois do golpe de dezembro, nosso embaixador em Paramaribo foi substituído por Luiz Felipe Lampreia, até então servindo como ministro conselheiro em Washington. Embora a ida de Lampreia tenha imediatamente melhorado o nível de nossa interlocução com o governo surinamense, Haia continuaria a ser uma fonte importante para informações e análises. Além das relações políticas, o interesse econômico dos Países Baixos no Suriname era considerável, sobretudo na exploração da bauxita pela empresa Billiton, afiliada à anglo-holandesa Royal Dutch Shell. Durante todo esse período, mantive intenso diálogo com o diplomata que então chefiava o Departamento do Hemisfério Ocidental na chancelaria neerlandesa, Peter Van Walsun, que mais tarde reencontraria como embaixador na ONU. Mais adiante, neste capítulo, relembro uma frase do meu interlocutor sobre o líder surinamense Dési Bouterse que ilustra como podem ser falhas as previsões de diplomatas, mesmo dos mais qualificados.

Belém do Paramaribo

Ao longo dos anos 1990 e no início do novo milênio, as preocupações com questões de segurança perderiam peso. Em 27 de julho de 2003, três dias antes de seu colega guianense, Ronald Venetiaan[4] visitou o Brasil. Os temas do encontro presidencial não diferiram muito daqueles que viriam a ser tratados com Jagdeo: integração da América do Sul, sem prejuízo da dimensão caribenha; infraestrutura; medidas de liberalização comercial a importações procedentes do Suriname; combate ao narcotráfico. As soluções específicas, contudo, teriam de ser, necessariamente, distintas (a questão da integração física em relação ao Suriname, por exemplo, coloca, em função da topografia, problemas bem mais complexos do que os referentes à Guiana). A maior especificidade, porém, tinha a ver com a forte presença de brasileiros vivendo no Suriname, tema recorrente nos encontros políticos entre autoridades dos dois países. Da mesma forma que a Guiana, o Suriname prometeu apoio ao Brasil em uma eventual reforma do Conselho de Segurança das Nações Unidas.

Nos dias 20 e 21 de novembro de 2004, mantive em Barbados, a convite de minha amiga, ministra Billie Miller, uma reunião sobre o Haiti, com alguns ministros de países caribenhos. A ministra do Suriname, Marie Levens, esteve presente, fato que merece registro, pois denota o interesse de Paramaribo em um tema multilateral e regional, sem implicações diretas para o Suriname. Na ocasião, Levens me pareceu ter uma personalidade algo retraída. Apesar dessa característica pessoal, a ministra surinamense sempre procurava participar de reuniões de nosso interesse. Compareceu ao Conselho do Mercosul e à Cúpula de Ouro Preto, em dezembro de 2004. Participou, também, de encontro ministerial da ASPA, em março de 2005, e da cúpula com os países árabes, dois meses depois.

O último país que visitei em 2004, praticamente na véspera do Natal, foi o Suriname, onde nunca havia estado. A visita, de apenas um dia, ocorreu na sequência de uma viagem, igualmente breve, ao Haiti. Somente em janeiro viria a fazer uma anotação, bastante genérica, sobre meus encontros em Paramaribo. Além da ministra Marie Levens, estive com o presidente Venetiaan e o presidente da Assembleia Nacional. Mantive também longo encontro de trabalho, mencionado na

---

4   Ronald Venetiaan foi presidente do Suriname em três mandatos: 1991-1996, 2000-2005 e 2005-2010.

anotação que segue. Não consta, porém, da minha anotação, a importante visita que fiz ao Centro de Estudos Brasileiros, onde mantive contato com a comunidade dos nossos expatriados. Fiquei bastante impressionado com a variedade de situações desses compatriotas. Havia pequenos empresários, ex-garimpeiros e pessoas empregadas em todo tipo de serviços. Passei também no bairro onde se concentra a maioria deles, sugestivamente chamado "Belém do Paramaribo".

11/1/2005 Gostaria de ter escrito sobre a minha ida ao Haiti com a memória ainda fresca. Infelizmente não foi possível. Depois da minha jornada intensa em Porto Príncipe, fui ao Suriname. Um resfriado mal curado que já trazia de antes das reuniões do Mercosul de Belo Horizonte e Ouro Preto e que se agravou com a intensa atividade que fui obrigado a manter piorou ainda mais na viagem aos dois países. Aos problemas que habitualmente tenho com a pressurização antiquada dos aviões da FAB somaram-se as horas passadas dentro de veículos intensamente refrigerados, no Haiti. Este estado complicou-se ainda mais em Paramaribo, especialmente após a reunião de trabalho que lá mantive. Sendo eu o único ministro brasileiro e tendo como contrapartida oito membros do gabinete surinamês, tive que responder a cada uma das intervenções. Por isso, logo após minha chegada ao Brasil, nem fui ao trabalho no dia 23 e limitei minha atividade a uma rápida visita de fim de ano ao presidente Lula, para desejar-lhe feliz natal e, por que não, chorar um pouco pelo dinheiro do Itamaraty. [...]

De certa forma, após as fortes impressões do Haiti, a visita ao Suriname foi anticlimática. Mas não deixou de ter, em sua singeleza, significado[5]. Foi o último país da América do Sul que visitei. No mês que vem, lá irá o presidente. O desejo de cooperação com o Brasil é muito grande. A isso se soma o crescente número de brasileiros vivendo no país em situação precária. Como a Guiana, o Suriname se sente com um pé no Caribe e outro na América do Sul. Até pelo isolamento linguístico (o idioma oficial é o neerlandês, além da língua localmente desenvolvida: o sranan tongo), talvez o Suriname esteja ainda mais inclinado a buscar estreitamento das relações conosco.

Um sabor caribenho

Em uma brevíssima anotação, anuncio a visita presidencial ao Suriname:

---

5   Como em outros casos, fiz-me acompanhar nessa viagem de altos funcionários de outros ministérios, com o objetivo de promover projetos de cooperação. Anoto especialmente a presença do diretor da Fundação Palmares, que, como os demais, também me acompanhara ao Haiti. Tinha interesse em pesquisar elementos comuns entre os quilombos brasileiros e movimentos semelhantes no país caribenho.

13/2/2005 De partida para mais um vasto périplo. Acompanho o presidente em visitas à Venezuela, Guiana e Suriname. Em Paramaribo, além da parte bilateral, haverá encontro com os chefes de governo da Caricom.

Depois de um curto voo procedente de Georgetown, chegamos a Paramaribo. A capital do Suriname produz uma impressão de melhor organização espacial, além de maior preservação da arquitetura colonial. Como a Guiana, a composição étnica do Suriname inclui descendentes de africanos, asiáticos e indígenas. Como eu havia feito, mês e meio antes, Lula visitou nosso Centro de Estudos, onde teve um rápido contato com a comunidade brasileira. Durante a visita ao Suriname, foram assinados vários acordos de cooperação. Discutiu-se também a questão da dívida surinamense com o Brasil, a qual, anos mais tarde, viria a ser objeto de solução criativa envolvendo programas de educação, com a participação dos Países Baixos.

O convite do presidente Venetiaan para a visita, ocorrida em 15 e 16 de fevereiro, que incluiu, como assinalei na anotação acima, um encontro com líderes da Comunidade do Caribe, não deixou de ser uma jogada diplomática importante desse pequeno país sul-americano e caribenho. No discurso que fez perante os chefes de governo da Caricom, o presidente Lula destacou que aquela era a primeira vez que um presidente brasileiro dialogava com os líderes do grupo, de forma coletiva. Em seu pronunciamento, Lula valorizou a presença do Suriname na CASA, que daria à América do Sul "um sabor caribenho"; fez também breve referência à potencialidade de um eventual Acordo Mercosul-Caricom; e expressou a expectativa de que o Brasil viesse a integrar o Banco de Desenvolvimento do Caribe[6], seguindo uma sugestão que o presidente da Guiana havia feito na véspera.

As visitas à Guiana e ao Suriname, bem como a participação, ainda que simbólica, na Cúpula da Caricom, trouxeram, de forma muito viva para o presidente Lula as semelhanças e afinidades entre o Brasil e esses países, fato normalmente obscurecido no conceito mais tradicional (e com forte viés cultural) de "América Latina".

De Paramaribo, Lula regressou ao Brasil, enquanto eu, acompanhado de dois ou três assessores, iniciava uma viagem pelo mundo árabe, com o objetivo de preparar a I Cúpula ASPA. A propósito, Lula, durante a visita, havia saudado "a intenção do Suriname, na qualidade de membro da Organização da Conferência Islâmica, de contribuir para o êxito da reunião".

---

6   O Brasil é atualmente "membro não tomador de empréstimo" do Banco de Desenvolvimento do Caribe. Além do Brasil, outros oito países de fora da região têm esse status, que permite direito de voto junto aos Conselhos de Governadores e de Diretores do banco. O processo de adesão do Brasil ao banco começou em 2007 e foi finalmente concluído em 2015.

O espectro de Bouterse

Os próximos três ou quatro anos passaram-se quase em branco nas minhas anotações no que toca ao Suriname. As poucas que encontro dizem respeito à integração sul-americana ou à participação em eventos regionais ou bi-regionais, como, por exemplo, a presença do presidente Venetiaan na II Cúpula da ASPA, em abril de 2009.[7] Em junho desse mesmo ano, aparece uma referência curiosa ao Suriname na anotação sobre uma conversa com o ministro da Cooperação dos Países Baixos, Bert Koenders, à margem de uma sessão especial da Assembleia Geral da ONU, sobre a crise financeira internacional.

27/6/2009 [...] estive também com o ministro da Cooperação dos Países Baixos. O interesse maior é o que poderemos fazer, juntos, pelo Suriname, onde o espectro de Dési Bouterse (objeto de mandado de prisão na Haia, por tráfico de drogas)[8] paira sobre o frágil governo de Venetiaan.[9] Há possibilidades de cooperação trilateral por meio de troca de "dívida por educação" e – algo que eu desconhecia – em produção de etanol.

13/9/2009 [...] para completar as visitas da semana, recebi a ministra do Suriname, Lygia Kraag-Keteldijk. Depois de negociações bastante prolongadas, a questão da dívida do Suriname havia sido encaminhada.[10] Isso poderá ajudar em outros projetos, o principal dos quais seria a construção de uma estrada entre Paramaribo e o norte do Pará. Tem havido avanços também em outras áreas, como linhas aéreas e cooperação técnica. Insisti na importância de intercâmbio educacional e cultural, tendo presente a importante comunidade brasileira no Suriname.

O Suriname era praticamente um "assunto incontornável" em nossos diálogos com os Países Baixos. Voltaria a mencionar o Suriname em minhas anotações no contexto de uma visita do chanceler neerlandês ao Brasil.

---

7   O presidente Ronald Venetiaan havia estado em reunião do Mercosul, em janeiro de 2007, em reunião da Unasul, em maio de 2008, e na CALC, em dezembro.
8   Em 1999, Dési Bouterse havia sido condenado à revelia por tráfico de drogas por um tribunal nos Países Baixos, diante da acusação de que seria líder de um cartel que traficava cocaína para a Europa. Bouterse negou as acusações.
9   Ronald Venetiaan havia sido reeleito em 2005 com base em uma frágil coalizão partidária, que lhe custou, inclusive, apoio em seu próprio partido.
10 O comunicado conjunto da visita destaca a conclusão da negociação da dívida do Suriname com o Brasil, em abril de 2009, o que abriu caminho para o restabelecimento da condição de crédito do país. O comunicado lista uma ampla gama de acordos de cooperação técnica, sobretudo nas áreas agrícola e florestal e refere-se, de forma positiva, à ampliação do Conselho de Segurança e à criação da Unasul. Ver MINISTÉRIO DAS RELAÇÕES EXTERIORES. *Resenha de Política Exterior do Brasil*, 2º semestre de 2009.

7/4/2010 Longa jornada no Senado. [...] Ontem, ainda, recebi o ministro do Exterior dos Países Baixos para uma reunião no início da noite e um *early dinner*, que acabou não sendo tão "*early*", por causa da longa sabatina. Maxime Verhagen, com quem já havia estado na Haia duas vezes (uma com o presidente e outra em visita "solo") pareceu ter gostado muito da conversa, que se centrou em temas de interesse global (Irã, Oriente Médio, Afeganistão, Cuba e Haiti). Evidentemente, não deixamos de tratar dos poucos temas bilaterais ou trilaterais que exigem seguimento (dívida do Suriname, biocombustíveis). Abordamos também a iniciativa que ambos, em conjunto com Hillary Clinton, lançamos na Assembleia Geral relativa à violência contra meninas.

Bouterse has no future

As eleições parlamentares de 25 de maio de 2010 deram maioria relativa ao partido de Bouterse (PND). Em 30 de julho, o Parlamento ratificou por ampla maioria Bouterse como presidente. Desiré Bouterse tomou posse em 12 de agosto. Em julho de 2010, em uma anotação sobre Guiné-Bissau, faço uma alusão à situação do Suriname.

2/7/2010 [...] respeitamos escrupulosamente o princípio da não-intervenção, mas não se pode fazer vista grossa quando se trata de tráfico de drogas, de que parece haver fortes evidências (vamos ter um problema parecido, talvez, no nosso vizinho Suriname!).

28/9/2010 Comecei o dia de ontem [em Nova York, para a Assembleia Geral da ONU] encontrando-me com Desiré Bouterse, o personagem que, na época em que vivi na Holanda, assombrava os dirigentes da Haia. Recordo-me que poucos dias depois dos "assassinatos de dezembro" (1982), em que membros da elite surinamesa foram sumariamente executados pelos "sargentos", que se haviam apoderado do governo em Paramaribo, tive uma longa conversa com o diretor das Américas do Ministério do Exterior, Peter van Walsum. Meu interlocutor concluiu o diálogo com a seguinte previsão: "*Bouterse has no future*". Dois anos e meio depois, transferido para o Brasil, ao me despedir de van Walsun, com Bouterse ainda no poder, provocativamente recordei sua "profecia".

Depois de um longo e turbulento processo, Bouterse está de novo no poder, por meio de uma eleição democrática. E qualquer que seja o julgamento que se faça sobre sua personalidade, não há como ignorá-lo, tendo em vista que o Suriname é um país amazônico, vizinho do Brasil. Bouterse, agora democraticamente eleito por larga margem, deseja estreitar os laços de cooperação conosco: construir estradas, atrair investimentos e comprar material militar. Segundo as notas de que dispunha, Bouterse tem outro trunfo (além de ter produzido uma verdadeira ruptura com a ex-metrópole): é apoiado por uma coligação de forças que inclui todas as etnias (o que o diferencia de lideranças anteriores).

Um imperativo de segurança

Bouterse veio a Foz do Iguaçu para participar da Cúpula dos Países do Mercosul e associados, em 16 de dezembro. Na ocasião, teve também encontro bilateral com Lula e assinou vários acordos e um programa de trabalho abrangente, que incluía desde biocombustíveis a defesa, passando por saúde e educação.[11] Como ministro da Defesa, interessei-me pelas relações com o Suriname. Em janeiro de 2012, meu colega Lamouré Latour visitou o Brasil. Em setembro, fui a Paramaribo, na sequência de visita a Georgetown, mencionada no capítulo de Guiana. Em fevereiro de 2014, voltei a Paramaribo para a IX Reunião da Instância Executiva do Conselho de Defesa Sul-Americano. Latour viria de novo ao Brasil em agosto. Procurei, como fizera na minha função anterior, reforçar a integração do Suriname (e também da Guiana) no contexto sul-americano. O governo surinamense tinha interesse em reequipar suas forças armadas dentro da modesta escala do país. Era importante, no meu entender, que o Brasil participasse desse esforço menos por razões comerciais do que pela motivação estratégica. Em minhas visitas, havia constatado expressiva presença chinesa no pequeno vizinho do norte, que de certa forma se contrapunha à influência norte-americana na Guiana. Achava – e continuo a achar – que uma intensa relação com Guiana e Suriname, países amazônicos e caribenhos, é de alto interesse para o Brasil. A cooperação que pudermos oferecer a esses países não é um gesto de generosidade. É um imperativo de segurança.

---

11 Em 2013, viria a ser firmado o Acordo-quadro Mercosul-Suriname.

CARICOM

Como indicado no subtítulo deste volume, este é um livro sobre relações do Brasil com a América do Sul. Apesar disso, por razões que transparecem nos capítulos de Guiana e Suriname, a aproximação com esses dois países, especialmente o primeiro, se deu de forma quase simultânea com o reforço dos laços com a Comunidade do Caribe. Este já seria um bom motivo para incluir no livro um capítulo sobre a Caricom. Certamente, se as condições ambientais (políticas e sanitárias) permitirem, terei ainda a oportunidade de narrar algumas de minhas experiências em relação ao México, à América Central e aos caribenhos latinos (Cuba, República Dominicana e Haiti). Não sei se terei a mesma motivação em relação às nações que se tornaram independentes do antigo império britânico. Daí a inclusão, neste livro, das iniciativas e esforços relacionados à Caricom.[1]

As relações do Brasil com os países da Comunidade do Caribe foram, durante muito tempo, um tanto rasas, apesar das afinidades étnicas e culturais. Pessoalmente, sempre achei que essas relações tinham um potencial a ser explorado. Desde quando eu era jovem diplomata "lotado" na missão do Brasil junto à OEA, percebia nesses países uma certa inclinação por atitudes independentes, reflexo, em parte, da autonomia recém-conquistada. Diferentemente de grande parte dos países latino-americanos, naquela época, não eram governados por ditaduras militares, o que os tornava mais simpáticos. Além disso, a forte presença de afrodescendentes criava uma natural identidade com o Brasil, que não era tão óbvia com alguns dos integrantes da chamada "Ibero-América". O fato de, como o Brasil, esses países constituírem uma "minoria linguística" na América Latina era também um fator de aproximação. Não me escapava, tampouco, a importância da situação estratégica desses pequenos países. Quando chefe do Departamento Econômico do Itamaraty, tratei com o embaixador junto à OEA, Bernardo Pericás, de desenvolver projetos de cooperação com as

---

[1] Não ignoro que, desde 2002, o Haiti é membro pleno da Caricom. O nosso relacionamento com esse país é de outra natureza e antecede, em muito, a nossa aproximação com a comunidade. Neste capítulo, trato essencialmente das relações com o grupo original que formou a Comunidade do Caribe, os países anglófonos da região. Incidentalmente, faço referência ao Suriname, objeto de capítulo específico e membro do grupo desde 1995.

nações anglófonas do Caribe, que se apoiariam em programas daquela organização. Que me recorde, nada de muito profundo ocorreu.

O Brasil abriu embaixadas em Trinidad e Tobago (1965), na Jamaica (1977) e em Barbados (1985) e manteve relações amistosas, mas pouco intensas, com os países do Caribe, sobretudo nos foros internacionais como a ONU e a OEA. Nas Nações Unidas, a Caricom forma um subgrupo sólido dentro do GRULAC, com importante peso eleitoral. Em geral, essas nações demonstravam espírito aberto em questões importantes para a região, notadamente com relação a Cuba. Na OMC, estreitamos a coordenação durante a Rodada de Doha, sobretudo no contexto da aproximação entre o G-20 e o G-90, como narrei no capítulo sobre Guiana. Alguma cooperação bilateral certamente existia, antes do governo Lula. Mas foi a questão do Haiti, em especial a nossa preocupação em dar maior legitimidade regional à presença das tropas brasileiras naquele país, que levou a um estreitamento dos laços.

Um dos marcos dessa aproximação foi a visita da ministra do Exterior de Barbados, Billie Miller, ao Brasil, em outubro de 2004. Como notei na ocasião, a visita ocorreu no mesmo dia em que recebi o secretário de Estado Colin Powell. Fiz questão que, do ponto de vista formal, o tratamento dispensado a ambos fosse idêntico. Foi necessário, inclusive, providenciar um novo mastro para que as bandeiras dos Estados Unidos e de Barbados pudessem tremular lado a lado. Além das conversas no meu gabinete, os dois estadistas foram homenageados com almoço e jantar no Palácio Itamaraty.

Side by side

A primeira anotação em que me refiro explicitamente ao Caribe diz respeito a uma reunião do Grupo do Rio, cujo tema principal foi o Haiti. Registrei, na ocasião, minha satisfação com as conversas com Billie Miller. Na sequência, refiro-me, em duas anotações, a uma visita que fiz a Barbados pouco tempo depois.

9/11/2004 [...] a cúpula esteve acima das minhas expectativas. [...] Ontem mesmo, a ministra de Barbados falou-me longamente da questão [do Haiti], enfatizando que era importante que as ações do G-Rio e da Caricom ficassem *"side by side"*.

15/11/2004 Na quinta-feira, estarei com Joschka Fischer[2] (até a hora do almoço) e depois irei à Costa Rica – onde representarei o presidente na Cúpula Ibero-Americana. De lá irei para Barbados, com o objetivo de encontrar-me com a mi-

---

2 Joschka Fischer foi ministro das Relações Exteriores da Alemanha de 1998 a 2005.

nistra, minha colega Billie Miller, com quem quero conversar sobre Haiti e, eventualmente, começar uma cooperação bilateral.

24/11/2004 Sobre Costa Rica (Cúpula Ibero-Americana) e Barbados, que visitei nos dias 20 e 21, importa notar os avanços, às vezes em zigue-zague, que vamos fazendo sobre o tema Haiti. Em São José, além da declaração (que reproduzia aproximadamente o teor da do Grupo do Rio), ouvimos discursos construtivos. Fui o primeiro a falar sobre o tema, logo depois do primeiro-ministro haitiano, Gérard Latortue. Enfatizei os aspectos positivos (diálogo político sem exclusões, manutenção do calendário eleitoral). Mas aproveitei para enviar recados claros, para o próprio primeiro-ministro e para a comunidade internacional. Mencionei a necessidade de buscar entendimento na região (especialmente com a Caricom), que parecia sofrer resistências da parte do governo interino haitiano. Anunciei também que sairia de lá para Barbados para encontrar Billie Miller e vários outros ministros caribenhos. Isso tudo se passou após um terremoto de 6,2 na escala Richter que nos deixou algumas horas sem dormir.

A reunião em Barbados, numa bela manhã ensolarada, ocorreu em uma mansão colonial, no alto de uma colina, cercada de vegetação tropical, lembrando um pouco o Museu da Cidade na Gávea. Estavam presentes, além de Billie Miller, o ministro de Trinidad e Tobago Knowlson Gift (a quem dei carona e com quem fui conversando todo o tempo entre São José e Bridgetown), o ministro das Bahamas Fred Mitchell e a ministra do Suriname Marie Levens, além de outros altos representantes dos países e da própria Caricom. Foi rica em informações e insights novos para mim. Criamos uma base de entendimento comum para continuarmos a trabalhar juntos sobre o tema Haiti.

Como ambos os lados reconheceram, nunca houve uma conversa política com esse grau de profundidade entre o Brasil e a Caricom. Somos realidades muito diferentes, mas há pontos em comum e, da parte deles, muito desejo de contrabalançar outras influências (Estados Unidos e Canadá, de uma lado, e América espanhola, de outro).

Progressivamente, os países da Caricom passaram a ser incluídos no que eu poderia chamar de nossa "rota de cooperação Sul-Sul". Nessas visitas, às vezes combinadas com viagens a países africanos, não faltaram discussões sobre temas multilaterais.

18/1/2005 Último dia de um percurso caribenho/africano que incluiu Trinidad e Tobago, Cabo Verde, Guiné-Bissau, Senegal, Nigéria e Camarões. Já comentei como a questão do Haiti nos tem levado a maior aproximação com o Caribe. Além dos temas políticos, como o próprio Haiti e reforma do Conselho de Segurança ("*Brazil would be a positive addition to the Security Council*", disse o ministro Knowlson Gift, de Trinidad e Tobago), tratamos, durante a minha visita a Port of Spain, de OMC, comércio bilateral, negociações Mercosul/Caricom e cooperação técnica e cultural. O interesse pelo aprendizado do português é grande e devemos ajudar. Trinidad e Tobago tem a pretensão a ser sede da ALCA. Nada a opor, se e quando a ALCA vier. Entre Trinidad e Tobago e Cabo Verde, o "sucatinha" fez uma escala na Guiana Francesa.[3] Não estive na cidade, mas a impressão é de um lugar longe de tudo, não fosse o voo diário da Air France para Paris (um voo saiu assim que chegamos). Fomos recebidos pelo chefe da Guarnição Militar, pelo préfet (governador nomeado por Paris) e pelo *président du Conseil* (ligeiramente autônomo). Os dois últimos haviam estado em Manaus, na recente feira da SUFRAMA[4]. O detalhe curioso foi a apresentação de um dos nossos empresários, diretor de firma de engenharia ligada à Marinha, cujo nome é... Napoleão Bonaparte! Os franceses se perfilaram em reverência. Nos toaletes, razoavelmente limpos, havia rãs que saltavam quando nos aproximávamos. Mas o buffet de queijos e vinhos estava impecável. Por volta das oito horas, pouco depois do anoitecer, deixamos o continente americano, no nosso 737 da FAB, rumo a Cabo Verde.

24/5/2005 [...] Nos dias 16 e 17 de maio, visitei oficialmente Jamaica e Barbados. Nossas relações com o Caribe vêm mudando de maneira notável. Visitas ministeriais, programas de cooperação, consultas políticas. Mas há muito o que fazer. Precisamos aumentar os cursos de português e cultura brasileira. Outros ministros devem visitar a região (Cultura, C&T?). É necessário mandar enviados às ilhas mais remotas. Segundo nosso embaixador na ONU, Ronaldo Sardenberg, nosso esforço já teria tido impacto nas posições do Caricom em relação à ampliação do CSNU.[5]

O senhor hoje está criando uma aerovia

Em uma nota de 28 de abril de 2006, refiro-me a uma visita a Granada, país que até então só me ocupara, e de forma muito lateral, por ocasião da invasão norte-americana no contexto da deposição de Maurice Bishop, em

---

3   Nas viagens ao Caribe e, neste caso, também à África, eu, em geral, me fazia acompanhar de dirigentes de outros setores do governo, e, mesmo, empresários potencialmente interessados em firmar acordos de cooperação ou em desbravar mercados. Para isso, a disponibilização, pelo presidente, de um de seus aviões reserva era fundamental.
4   Superintendência da Zona Franca de Manaus.
5   Na verdade, várias lideranças de países da Caricom já haviam manifestado simpatias ou mesmo apoio ao pleito brasileiro. A referência do nosso representante permanente deveria estar ligada às discussões, sempre difíceis e sujeitas a pressões no âmbito do Grupo de Trabalho sobre o tema.

outubro de 1983.[6] Essa foi, com toda certeza, a primeira vez que um chanceler brasileiro foi convidado a participar de uma reunião de ministros das Relações Exteriores da Caricom. A caminho dessa reunião, no sucatinha da FAB, como sempre fazia, fui cumprimentar pilotos na cabine. Ouvi do comandante da aeronave a seguinte observação: "ministro, o senhor hoje está criando uma aerovia". Não havia nenhum registro na FAB de um voo entre Brasília e Saint George.

28/4/2006 [...] Os últimos dias foram dedicados quase exclusivamente à América do Sul, salvo uma breve incursão minha à ilha de Granada, onde fui atender a um convite do ministro do Exterior desse país, para estar presente em um encontro dos ministros do Exterior da Caricom (Haiti e cooperação BRASIL-Caricom foram os dois principais itens da pauta. Voltarei a isso se tiver ocasião).[7]

Em agosto de 2007, acompanhei Lula à Jamaica:

13/8/2007 [...] O ministro do Exterior Anthony Hylton me foi logo falando da importância de que a Petrobras possa investir na exploração de petróleo, "até para fazer frente às investidas da Venezuela", acrescentou em tom de confidência. Passei a mensagem ao presidente, que, no dia seguinte, assegurou que mandaria alguém da Petrobras à Jamaica. Como nos outros países visitados, houve encontro empresarial. O fato mais importante foi a inauguração da segunda usina de desidratação de álcool, com participação brasileira, visando a exportação para os Estados Unidos. Houve também muito boa química com a primeira-ministra, Portia Simpson, que havia visitado o Brasil por ocasião da II CIAD[8]. Agora é torcer

---

6   À época, ministro conselheiro na embaixada na Haia, eu acompanhava de perto a situação no Suriname. Os desenvolvimentos em Granada influenciaram a atitude do governo militar no Brasil em relação ao Suriname. Brasília via obviamente com preocupação uma possível presença de países como a Líbia na região, mas tampouco era propensa a aceitar uma intervenção militar direta dos Estados Unidos na nossa vizinhança. Os desdobramentos em Granada eram acompanhados com atenção, principalmente pelo potencial paralelo com o nosso vizinho.
7   Na realidade, nunca tive ocasião de voltar neste tema. Transcrevo parte da nota do Itamaraty relativa ao conteúdo da visita: "Na ocasião, serão assinados Acordo de Cooperação Técnica e Acordo para isenção de vistos em passaportes diplomáticos, de serviço e oficiais. Serão, ainda, examinadas possibilidades de cooperação nas áreas de prevenção de desastres naturais, saúde e agricultura. O Ministro Celso Amorim será também recebido pelos Ministros das Relações Exteriores da Caricom, com quem examinará a situação no Haiti. O Brasil vê com satisfação a normalização das relações entre aquele país e a Comunidade do Caribe, esperada para breve. Deverão ser também discutidas oportunidades de cooperação entre o Brasil e a Caricom nas áreas de saúde, agricultura, pecuária, biocombustíveis e transporte aéreo. Ver MINISTÉRIO DAS RELAÇÕES EXTERIORES. *Resenha de Política Exterior do Brasil*, 1º semestre de 2006.
8   II Conferência de Intelectuais da África e da Diáspora (Salvador, Bahia, de 12 a 14 de julho de 2006).

para que ganhe as eleições (no próximo dia 25).⁹ Lula não deixou de receber o líder da oposição, que reiterou a disposição de buscar uma aproximação com o Brasil, "igual ou ainda maior" que a atual. [...] A visita de Lula à Jamaica veio coroar um processo de aproximação com o Caribe, que, em boa parte, se deveu ao diálogo que abrimos sobre o Haiti.

Última fronteira

Ao longo dos anos, os países da Caricom, sempre com apoio do Brasil, foram sendo incorporados a foros latino-americanos. No caso do Grupo do Rio, inicialmente essa presença se deu de forma rotativa. Esse processo culminaria na Cúpula da CALC, em Sauípe, na Bahia, em dezembro de 2008.

10/6/2009 Como previsto, recebi ontem o ministro das Relações Exteriores da Jamaica, Kenneth Baugh. Estava encantado com tudo: a arquitetura de Brasília, os bons contatos em outros Ministérios, a recepção que teve do governo brasileiro, em especial no Itamaraty. Falamos dos vários projetos de cooperação bilateral em biocombustíveis (para variar), agricultura, indústrias culturais, esporte, turismo etc. Há especial interesse da Jamaica em investimentos na área de etanol. Duas usinas já funcionam com apoio e/ou participação brasileira. A Jamaica é um país chave no Caribe anglófono. É provavelmente o país mais atuante nos fóruns internacionais. A Jamaica ofereceu-se como sede para a próxima reunião de chanceleres da CALC/Grupo do Rio. O ministro expressou o reconhecimento de seu governo, ainda mais reforçado pela atual visita, aos esforços do Brasil para integrar a América Latina (*stricto sensu*) com o Caribe. Falei-lhe então da ideia de um encontro de Cúpula Brasil-Caricom centrado em cooperação. Será essa provavelmente a última fronteira a ser explorada pelo governo Lula, depois de todas as iniciativas com a América do Sul, África, países árabes, parceiros privilegiados na Ásia etc. Algo naturalmente já ocorreu. Eu visitei vários países, em parte em razão da situação no Haiti; o próprio presidente Lula participou de uma Cúpula da Caricom no Suriname e realizou uma visita à Jamaica. O momento parece maduro para uma iniciativa mais focalizada.

30/7/2009 As visitas de estadistas estrangeiros ao Brasil continuam no mesmo ritmo intenso. Na terça-feira, logo depois de voltar do Rio, recebi o ministro das Relações Exteriores de Granada, Peter David, um advogado que já trabalhou em Nova York e que agora dirige a diplomacia desse pequeno país do Caribe. Vem em busca de cooperação técnica, sobretudo para agricultura. Mantivemos uma

---

9   Portia Simpson foi primeira-ministra de março de 2006 a setembro de 2007, sucedida por Bruce Golding.

agradável conversa, que, entre outras coisas, abordou a iniciativa de uma Cúpula Brasil-Caricom, que tem despertado bastante interesse e que poderá realizar-se em dezembro.

No início de novembro, realizou-se em Montego Bay, na Jamaica, a XXVIII Reunião de Ministros das Relações Exteriores do Grupo do Rio e a Reunião de Ministros do Exterior da CALC. O objetivo principal dessas reuniões era dar sequência à Declaração de Salvador, aprovada na Cúpula de Sauípe, no final de 2008. Em particular, deveria ser examinada pelos chanceleres a proposta mexicana de uma nova entidade que congregasse o Grupo do Rio e a CALC.[10] Segundo a nota do Itamaraty, o encontro do Grupo do Rio ofereceria oportunidade para avaliação da situação em Honduras.[11]

6/11/2009 Hoje, café da manhã Brasil-Caricom, parte da nossa campanha de aproximação. Em seguida reunião ministerial da CALC.

19h30 (hora da Jamaica – 20h30 hora de Brasília)

Em voo de volta de Montego Bay.

O dia começou com um produtivo café da manhã com os ministros da Caricom. Os chanceleres mais importantes estavam presentes. Um ou outro pequeno país (Santa Lúcia, São Vicente e Granadinas) se fizeram representar por embaixadores. Também estava presente o secretário executivo da Caricom, Edwin Carrington. Fiz uma exposição sucinta sobre nossa aproximação com o Caribe, especialmente desde a crise no Haiti: a presença de Lula como convidado especial da Caricom em Paramaribo, as viagens do presidente e as minhas. Falei um pouco das perspectivas de cooperação em agricultura, saúde, logística. Mencionei as *joint-ventures* com a Jamaica para a desidratação de etanol etc. Houve muito boa receptividade. Vários ministros fizeram uso da palavra dentro do tempo relativamente limitado de que dispúnhamos. O primeiro a falar foi Kenneth Baugh da Jamaica (que teve de sair logo em seguida, para buscar o primeiro-ministro). Seguiram-se os(as) ministros(as) de Trinidad e Tobago, Guiana, Suriname, Granada, Belize e Barbados. Esta última, Maxime Ometa, confirmou que seu país abrirá embaixada no Brasil em breve.[12] Belize diz estar cogitando fazer o mesmo.

---

10 Efetivamente, na Cúpula de Cancún, em fevereiro de 2010, formalizou-se a CELAC, com plena participação dos países da Caricom.
11 Ver MINISTÉRIO DAS RELAÇÕES EXTERIORES. *Resenha de Política Exterior do Brasil*, 2º semestre de 2009.
12 A embaixada de Barbados em Brasília foi efetivamente aberta em 2010.

As intervenções foram positivas, cada uma assinalando um ponto distinto. Todos elogiaram o empenho do presidente Lula em aproximar-se do Caribe e apoiaram a realização de uma cúpula Brasil-Caricom. Ofereci a data de 25 de março, devidamente autorizado pela Presidência. Mais tarde, pedi ao secretário Carrington que me confirme a existência ou não de "massa crítica", já que qualquer data sempre terá inconveniente para um ou para outro. [...] Na noite em que cheguei – anteontem – desci com meus colegas/colaboradores para ver o mar do Caribe. Uma enorme lua (passado um dia talvez do plenilúnio) projetava uma lâmina de aço sobre o oceano. Foi o único momento de gozo e relaxamento durante a curta estada em Montego Bay.

Volto a mencionar a Caricom em uma anotação de abril de 2010, escrita quando regressava de uma viagem a Teerã. Dois dias antes, se havia realizado, em Brasília, a Cúpula Brasil-Caricom, tendo Lula como anfitrião e ampla participação dos chefes de governo do grupo. Não estive presente nesse importante evento em razão de meu envolvimento nas negociações sobre o programa nuclear iraniano, as quais, a essa altura, estavam em uma fase crucial.

28/4/2010 [...] Já devemos estar sobrevoando o território brasileiro. Em menos de quatro horas, estaremos chegando em Brasília. Todos os encontros em Teerã foram muito produtivos. [...] Fiquei contente que, mesmo na minha ausência, se tenha realizado com êxito a I Cúpula Brasil-Caricom.[13] O Brasil vai, aos poucos e sem alarde, ocupando o seu espaço natural. O importante é não perder a doçura! Como será com Dilma ou Serra? Uma coisa é certa: já estarei fora do jogo!

---

13 A declaração conjunta da cúpula assim dispõe sobre o tema: "A realização da Cúpula Brasil-Caricom atende aos esforços da política externa brasileira para fomentar a integração latino-americana e caribenha em todos os seus aspectos [...]. O intercâmbio comercial entre o Brasil e os países da Caricom passou de US$ 657 milhões, em 2002, para cerca de US$ 5,2 bilhões, em 2008 [uma cifra nada desprezível e comparável ao comércio com um país médio sul-americano]; a Cúpula reiterou os compromissos de integração assumidos em Cancún, quando acordaram a criação da Comunidade dos Estados da América Latina e do Caribe". Ver MINISTÉRIO DAS RELAÇÕES EXTERIORES. *Resenha de Política Exterior do Brasil*, 1º semestre de 2010. Sobre a expansão da rede diplomática brasileira em países em desenvolvimento e os benefícios econômico-comerciais resultantes, ver artigo "As embaixadas e a diplomacia de resultados", do embaixador Mauro Vieira, publicado na *Folha de S.Paulo* em 11 de junho de 2015.

ANEXOS

ANEXO 1
Declaración de los jefes de Estado y de Gobierno de Grupo de Río sobre los acontecimientos recientes entre Ecuador y Colombia

(Versión Final Revisada, 16:50 horas, 7 de marzo de 2008)

Las Jefas y los Jefes de Estado y de Gobierno del Mecanismo Permanente de Consulta y Concertación Política -Grupo de Río- reunidos en ocasión de la XX Reunión Cumbre en Santo Domingo, República Dominicana, atentos a la situación que prevalece entre Ecuador y Colombia, hemos convenido emitir la siguiente Declaración:

1) Son motivo de profunda preocupación para toda la región los acontecimientos que tuvieron lugar el primero de marzo de 2008 cuando fuerzas militares y efectivos de la policía de Colombia incursionaron en territorio de Ecuador, en la provincia de Sucumbíos, sin consentimiento expreso del Gobierno de Ecuador para realizar un operativo en contra de los miembros de un grupo irregular de las Fuerzas Armadas Revolucionarias de Colombia, que se encontraba clandestinamente acampando en el sector fronterizo ecuatoriano.

2) Rechazamos esta violación a la integridad territorial de Ecuador, y por consiguiente reafirmamos el principio de que el territorio de un Estado es inviolable y no puede ser objeto de ocupación militar ni de otras medidas de fuerza tomadas por otro Estado, directa o indirectamente, cualquiera fuera el motivo, aún de manera temporal.

3) Tomamos nota, con satisfacción, de las plenas disculpas que el Presidente Álvaro Uribe ofreció al Gobierno y al pueblo de Ecuador, por la violación del

territorio y la soberanía de esta hermana nación, el primero de marzo de 2008, por parte de la fuerza pública de Colombia.

4) Registramos también el compromiso del Presidente Álvaro Uribe en nombre de su país, de que estos hechos no se repetirán en el futuro bajo ninguna circunstancia, en cumplimiento de lo que disponen los artículos 19 y 21 de la Carta de la OEA.

5) Tomamos nota de la decisión del Presidente Rafael Correa de recibir la documentación ofrecida por el Presidente Álvaro Uribe y que habría llegado a poder del Gobierno de Colombia, luego de los hechos del 1 de marzo, a fin de que las autoridades judiciales ecuatorianas investiguen eventuales violaciones a la ley nacional.

6) Recordamos también los principios, consagrados por el derecho internacional, de respeto a la soberanía, de abstención de la amenaza o el uso de la fuerza y de no injerencia en los asuntos internos de otros Estados, destacando que el artículo 19 de la Carta de la Organización de Estados Americanos prescribe que "Ningún Estado o grupo de Estados tiene el derecho de intervenir, directa o indirectamente, y sea cual fuere el motivo, en los asuntos internos o externos de cualquier otro. El principio anterior excluye no solamente la fuerza armada, sino también otra forma de injerencia o de tendencia atentatoria de la personalidad del Estado, de los elementos políticos, económicos y culturales que lo constituyen."

7) Reiteramos nuestro compromiso con la convivencia pacífica en la región, basada en los preceptos fundamentales del derecho internacional contenidos en las Cartas de las Naciones Unidas y de la Organización de Estados Americanos, así como en los objetivos esenciales del Grupo de Río, de manera destacada la solución pacífica de las controversias internacionales y su vocación para la preservación de la paz y la búsqueda conjunta de soluciones a los conflictos que afectan a la región.

8) Reiteramos nuestro firme compromiso de combatir las amenazas de la seguridad de todos sus Estados, provenientes de la acción de grupos irregulares o de organizaciones criminales, en particular de aquellas vinculadas a actividades del narcotráfico. Colombia considera a esas organizaciones criminales como terroristas.

9) Respaldamos la resolución aprobada por el Consejo Permanente de la Organización de Estados Americanos el 5 de marzo de 2008. Asimismo, expresa-

mos nuestro apoyo al Secretario General en el cumplimiento de las responsabilidades que le acaban de ser asignadas mediante dicha resolución para encabezar una Comisión que visitará ambos países recorriendo los lugares que las partes le indiquen y elevará un informe de sus observaciones a la Reunión de Consulta de Ministros de Relaciones Exteriores y propondrá fórmulas de acercamiento entre ambas naciones.

10) Exhortamos a las partes involucradas a mantener abiertos canales respetuosos de comunicación y a buscar fórmulas de distensión.

11) Teniendo en cuenta la valiosa tradición del Grupo de Río, como un fundamental mecanismo para la promoción del entendimiento y la búsqueda de la paz en nuestra región, manifestamos el total apoyo a todo esfuerzo de acercamiento. En tal sentido, ofrecemos a los gobiernos de Colombia y Ecuador los buenos oficios del Grupo para contribuir a una solución satisfactoria, para lo cual la Troika del Grupo permanecerá atenta a los resultados de la Reunión de Consulta de Ministros de Relaciones Exteriores.

Santo Domingo, República Dominicana
7 de marzo de 2008.

ANEXO 2
Declaración de La Moneda

(Reunión Extraordinaria de Unasul, Santiago)

Las jefas y jefes de Estado y de Gobierno de la Unasur, reunidos en el Palacio de La Moneda, en Santiago de Chile el 15 de septiembre de 2008, con el propósito de considerar la situación en la República de Bolivia y recordando los trágicos episodios que hace 35 años en este mismo sitio conmocionaron a toda la humanidad.

Considerando que el tratado Constitutivo de Unasur, firmado en Brasilia el 23 de mayo de 2008, consagra los principios del irrestricto respeto a la soberanía, a la no injerencia en asuntos internos, a la integridad e inviolabilidad territorial, a la democracia y a sus instituciones y al irrestricto respeto a los derechos humanos.

Ante los graves hechos que se registran en la hermana República de Bolivia y en pos del fortalecimiento del diálogo político y la cooperación para el fortalecimiento de la seguridad ciudadana los países integrantes de la Unasur:

1) Expresan su más pleno y decidido respaldo al Gobierno Constitucional del presidente de la República de Bolivia Evo Morales, cuyo mandato fue ratificado por una amplia mayoría en el reciente Referéndum.

2) Advierten que sus respectivos Gobiernos rechazan enérgicamente y no reconocerán cualquier situación que implique un intento de golpe civil, la ruptura del orden institucional o que comprometan la integridad territorial de la República de Bolivia.

3) Consecuente con lo anterior, y en consideración a la grave situación que afecta a la hermana República de Bolivia, condenan el ataque a instalaciones gubernamentales y a la fuerza pública por parte de grupos que buscan la desestabilización de la democracia boliviana, exigiendo la pronta devolución de esas instalaciones como condición para el inicio de un proceso de diálogo.

4) A la vez, hacen un llamado a todos los actores políticos y sociales involucrados a que tomen las medidas necesarias para que cesen inmediatamente las acciones de violencia, intimidación y desacato a la institucionalidad democrática y al orden jurídico establecido.

5) En este contexto, expresan su más firme condena a la masacre que se vivió en el Departamento de Pando y respaldan el llamado realizado por el

Gobierno boliviano para que una Comisión de Unasur pueda constituirse en ese hermano país para realizar una investigación imparcial que permita esclarecer, a la brevedad, este lamentable suceso y formular recomendaciones de tal manera de garantizar que el mismo no quede en la impunidad.

6) Instan a todos los miembros de la sociedad boliviana a preservar la unidad nacional y la integridad territorial de ese país, fundamentos básicos de todo Estado y a rechazar cualquier intento de socavar estos principios.

7) Hacen un llamado al diálogo para establecer las condiciones que permitan superar la actual situación y concertar la búsqueda de una solución sustentable en el marco del pleno respeto al estado de derecho y al orden legal vigente.

8) En ese sentido, los presidentes de Unasur acuerdan crear una Comisión abierta a todos sus miembros, coordinada por la Presidencia Pro-Tempore, para acompañar los trabajos de una mesa de diálogo conducida por el legítimo Gobierno de Bolivia.

9) Crean una Comisión de apoyo y asistencia al Gobierno de Bolivia en función de sus requerimientos, incluyendo recursos humanos especializados.

Santiago, 15 de septiembre de 2008.

ANEXO 3
Comércio intrarregional sul-americano (2002-2010) – leitura a partir do Brasil

TABELA 1 Evolução das importações brasileiras da América do Sul (por país)

Em US$ bilhões. Colunas em asterisco (*) em US$ milhões.

Ano	ARG	BOL	CHI	COL	*EQU	*GUI	*PAR	*PER	*SUR	URU	*VEN
2002	4.74	0.40	0.65	0.11	14.9	0.0	383.0	217.8	0.00	0.48	633.0
2003	4.67	0.52	0.82	0.10	18.9	0.0	474.7	235.2	0.00	0.54	275.2
2004	5.57	0.71	1.40	0.14	82.8	0.0	297.8	349.3	0.74	0.52	199.0
2005	6.24	0.99	1.74	0.14	91.7	0.0	318.9	459.1	0.01	0.49	255.6
2006	8.05	1.45	2.86	0.25	30.4	0.0	295.9	788.2	23.26	0.62	586.2
2007	10.40	1.69	3.46	0.43	30.3	2.0	434.0	1002.3	19.17	0.79	346.0
2008	13.26	3.04	3.95	0.83	42.6	0.3	657.5	956.5	28.90	1.02	538.7
2009	11.28	1.74	2.68	0.57	41.4	1.0	585.4	484.3	7.40	1.24	581.6
2010	14.43	2.25	4.19	1.1	56.9	0.1	611.4	913.1	0.22	1.57	832.7

Fonte: Instituto de Pesquisa Econômica Aplicada (IPEA); dados compilados pelo pesquisador Pedro Barros.

Dos dados expostos, verifica-se que entre 2002 e 2010 as compras brasileiras dos países vizinhos aumentaram:

» Argentina: 3 vezes.
» Bolívia: 5,7 vezes.
» Chile: 6,5 vezes.
» Colômbia: 9,9 vezes.
» Equador: 3,8 vezes.
» Guiana: 2,9 vezes.
» Paraguai: 1,6 vez.
» Peru: 4,2 vezes.
» Suriname: 82,7 vezes.
» Uruguai: 3,2 vezes.
» Venezuela: 1,3 vez.

TABELA 2 Evolução das exportações brasileiras para a
América do Sul (por país). Em US$ bilhões.
Colunas em asterisco (*) em US$ milhões.

Ano	ARG	BOL	CHI	COL	*EQU	*GUI	*PAR	*PER	*SUR	URU	*VEN
2002	2.34	0.42	1.46	0.64	388.1	8.7	0.56	0.44	10.7	0.41	0.79
2003	4.56	0.36	1.88	0.75	354.7	9.6	0.71	0.49	16.3	0.40	0.60
2004	7.37	0.54	2.55	1.03	491.6	13.6	0.87	0.63	28.2	0.67	1.46
2005	9.97	0.63	3.63	1.41	648.6	18.8	0.97	0.94	35.9	0.86	2.22
2006	11.73	0.70	3.91	2.14	875.2	20.2	1.23	1.51	31.4	1.01	3.56
2007	14.41	0.85	4.26	2.34	661.2	18.0	1.65	1.65	36.6	1.29	4.71
2008	1760	1.14	4.79	2.29	876.4	20.8	2.49	2.30	46.9	1.64	5.13
2009	12.78	0.92	2.65	1.80	637.7	18.5	1.68	1.49	40.1	1.36	3.60
2010	18.51	1.16	4.26	2.20	978.2	28.3	2.55	2.02	63.4	1.53	3.85

Fonte: Instituto de Pesquisa Econômica Aplicada (IPEA); dados compilados pelo pesquisador Pedro Barros.

Dos dados expostos, verifica-se que entre 2002 e 2010 as vendas brasileiras aos países vizinhos aumentaram:

» Argentina: 7,9 vezes.
» Bolívia: 2,8 vezes.
» Chile: 2,9 vezes.
» Colômbia: 3,4 vezes.
» Equador: 2,5 vezes.
» Guiana: 3,2 vezes.
» Paraguai: 4,6 vezes.
» Peru: 4,6 vezes.
» Suriname: 5,9 vezes.
» Uruguai: 3,7 vezes.
» Venezuela: 4,9 vezes.

TABELA 3 Panorama comercial Brasil-Mercosul (2002-2010)

Ano	A	B	A-B	A+B
2002	US$ 3.306.238.157	US$ 5.607.959.244	US$ -2.301.721.087	US$ 8.914.197.401
2003	US$ 5.670.483.129	US$ 5.684.829.421	US$ -14.346.292	US$ 11.355.312.550
2004	US$ 8.908.731.417	US$ 6.389.998.030	US$ 2.518.733.387	US$ 15.298.729.447
2005	US$ 11.791.243.766	US$ 7.056.254.992	US$ 4.734.988.774	US$ 18.847.498.758
2006	US$ 13.978.998.326	US$ 8.966.520.593	US$ 5.012.477.733	US$ 22.945.518.919
2007	US$ 17.345.606.950	US$ 11.623.478.930	US$ 5.722.128.020	US$ 28.969.085.880
2008	US$ 21.729.785.428	US$ 14.934.730.434	US$ 6.795.054.994	US$ 36.664.515.862
2009	US$ 15.824.962.108	US$ 13.107.936.195	US$ 2.717.025.913	US$ 28.932.898.303
2010	US$ 22.585.783.997	US$ 16.618.980.379	US$ 5.966.803.618	US$ 39.204.764.376

Fonte: Comex Stat. Março, 2021; dados compilados pelo pesquisador Pedro Barros.

LEGENDA:

A = Exportações brasileiras com destino aos países do Mercosul.
B = Importações brasileiras de origem dos países do Mercosul
A–B = Saldo da balança comercial
A+B = Corrente de comércio

DESTAQUES:

» As exportações brasileiras para o Mercosul aumentaram em quase 7 vezes entre 2002 e 2010. (De US$ 3,3 bilhões para US$ 22,6 bilhões.)
» As importações brasileiras do Mercosul cresceram aproximadamente 3 vezes entre 2002 e 2010. (De US$ 5,6 bilhões para US$ 16,6 bilhões.)
» O saldo da balança comercial (Brasil-Mercosul) apresentou déficit entre 2002-2003 e superávit nos demais anos.
» A corrente de comércio entre Brasil e Mercosul multiplicou-se por 4,4 vezes entre os anos analisados. (De US$ 8,9 bilhões para US$ 39,2 bilhões.)
» Em todos os indicadores analisados, houve uma tendência linear positiva.

TABELA 4 Panorama comercial Brasil-Caricom (2002-2010)

Ano	A	B	A-B	A+B	A/B
2002	US$ 618.992	US$ 37.923	US$ 581.069	US$ 656.915	16,3
2003	US$ 780.225	US$ 49.266	US$ 730.959	US$ 829.491	15,8
2004	US$ 1.238.415	US$ 100.727	US$ 1.137.688	US$ 1.339.142	12,3
2005	US$ 2.466.836	US$ 116.907	US$ 2.349.929	US$ 2.583.743	21,1
2006	US$ 2.354.368	US$ 148.944	US$ 2.205.424	US$ 2.503.312	15,8
2007	US$ 2.446.648	US$ 174.497	US$ 2.272.151	US$ 2.621.145	14,0
2008	US$ 4.812.394	US$ 377.740	US$ 4.434.654	US$ 5.190.134	12,7
2009	US$ 3.179.680	US$ 196.232	US$ 2.983.448	US$ 3.375.912	16,2
2010	US$ 3.706.955	US$ 529.359	US$ 3.177.596	US$ 4.236.314	7,0

Fonte: UN/UNCTAD/ITC/TradeMap, março de 2021. Dados compilados pelo pesquisador Pedro Barros.

LEGENDA:
A = Exportações brasileiras com destino aos países da Caricom.
B = Importações brasileiras de origem dos países da Caricom
A–B = Saldo da balança comercial
A+B = Corrente de comércio

DESTAQUES:

» As exportações brasileiras para a Caricom aumentaram em quase 6 vezes entre 2002 e 2010.
» As importações brasileiras da Caricom cresceram aproximadamente 14 vezes entre 2002 e 2010.
» O saldo da balança comercial Brasil-Caricom apresentou crescente superávit entre os anos de 2002 e 2010. Em comparação com 2002, o superávit brasileiro foi 5,5 vezes maior no ano de 2010.
» A corrente de comércio entre Brasil e Caricom multiplicou-se por 5,5 vezes entre os anos analisados.
» Em todos os indicadores analisados, houve uma tendência linear positiva.

LISTA DE SIGLAS

ABACC – Agência Brasileiro-Argentina de Contabilidade e Controle de Materiais Nucleares

ABDI – Agência Brasileira de Desenvolvimento Industrial

ABIMAQ – Associação Brasileira da Indústria de Máquinas e Equipamentos

ACE – Acordo de Complementação Econômica

ACNUR – Alto-comissariado das Nações Unidas para Refugiados

ACP – Grupo de Países Africanos, Caribenhos e do Pacífico

ADN – Acción Democrática Nacionalista (Bolívia)

AGNU – Assembleia Geral das Nações Unidas

AGOEA – Assembleia Geral da OEA

AIEA – Agência Internacional de Energia Atômica

ALADI – Associação Latino-americana de Integração

ALBA – Aliança Bolivariana para os Povos da Nossa América

ALCA – Área de Livre Comércio das Américas

ALCSA – Área de Livre Comércio Sul-americana

AMIA – Associação Mutual Israelita Argentina

ANDE – Administración Nacional de Electricidad (Paraguai)

ANVISA – Agência Nacional de Vigilância Sanitária

APEC – Cooperação Econômica Ásia-Pacífico

APRA – Partido Aprista Peruano

ASA – Cúpula América do Sul-África

ASEAN – Associação das Nações do Sudeste Asiático

ASPA – Cúpula América do Sul-Países Árabes

ATPDEA – Andean Trade Promotion and Drug Eradication Act (EUA)

BID – Banco Interamericano de Desenvolvimento

BNDES – Banco Nacional de Desenvolvimento Econômico e Social

BRIC(S) – Grupo composto por Brasil, Rússia, Índia, China e adesão posterior da África do Sul

CAC – Cláusula de Adaptação Competitiva

CAE – Curso de Altos Estudos do Instituto Rio Branco

CAF – Corporação Andina de Fomento

CALC – Cúpula da América Latina e do Caribe sobre Integração e Desenvolvimento

CAMEX – Câmara de Comércio Exterior

CAN – Comunidade Andina

CARICOM – Comunidade do Caribe

CASA – Comunidade Sul-americana de Nações

CCG – Conselho de Cooperação do Golfo

CCI – Câmara de Comércio Internacional

CCR – Convênio de Pagamentos e Créditos Recíprocos

CD – Conferência sobre Desarmamento

CDS – Conselho de Defesa Sul-Americano

CEBRI – Centro Brasileiro de Relações Internacionais

CEE – Comunidade Econômica Europeia

CELAC – Comunidade de Estados Latino-americanos e Caribenhos

CEPAL – Comissão Econômica para a América Latina e o Caribe

CIAD – Conferência de Intelectuais da África e da Diáspora

CIES – Conselho Interamericano Econômico e Social

CIJ – Corte Internacional de Justiça

CMC – Conselho Mercado Comum do Mercosul

COFIG – Comitê de Financiamento e Garantia das Exportações

COP – Conferência das Partes

CPI – Comissão Parlamentar de Inquérito

CSNU – Conselho de Segurança das Nações Unidas

CUT – Central Única dos Trabalhadores

DEA – Drug Enforcement Administration (EUA)

DOS – Departamento de Estado dos Estados Unidos (sigla em inglês)

ECOSOC – Conselho Econômico e Social das Nações Unidas

EFTA – Associação Europeia de Livre Comércio (sigla em inglês)

ELN – Exército de Liberación Nacional (Colômbia)

EMBRAPA – Empresa Brasileira de Pesquisa Agropecuária

FAB – Força Aérea Brasileira

FAO – Organização para a Alimentação e a Agricultura

FARC – Forças Armadas Revolucionárias da Colômbia

FEBRABAN – Federação Brasileira de Bancos

FIESP – Federação das Indústrias do Estado de São Paulo

FINEP – Financiadora de Estudos e Projetos

FIOCRUZ – Fundação Oswaldo Cruz

FMI – Fundo Monetário Internacional

FOCALAL – Foro de Cooperação América Latina-Ásia do Leste

FOCEM – Fundo de Convergência Estrutural do Mercosul

GATS – Acordo Geral de Comércio e Serviços (sigla em inglês)

GATT – Acordo Geral de Tarifas e Comércio (sigla em inglês)

GNL – Gás Natural Liquefeito

GRULAC – Grupo de Países da América Latina e Caribe (ONU)

IBAS – Grupo composto por Índia, Brasil e África do Sul

IIRSA – Iniciativa para a Integração da Infraestrutura Regional Sul-americana

INMETRO – Instituto Nacional de Metrologia, Qualidade e Tecnologia

INPI – Instituto Nacional da Propriedade Industrial

JID – Junta Interamericana de Defesa (OEA)

LEU – Urânio levemente enriquecido

MAC – Mecanismo de Adaptação Competitiva

MAPA – Ministério da Agricultura, Pecuária e Abastecimento

MAPP-OEA – Missão de Acompanhamento do Processo de Paz da OEA (Colômbia)

MAS – Movimiento al Socialismo (Bolívia)

MCA – Millenium Challenge Account (EUA)

MCE – Mercado Comum Europeu

MCT – Ministério da Ciência e Tecnologia

MDA – Ministério do Desenvolvimento Agrário

MDIC – Ministério do Desenvolvimento, Indústria e Comércio Exterior

MDR/LDCs – Países de Menor Desenvolvimento Relativo

MERCOSUL – Mercado Comum do Sul

MINUSTAH – Missão das Nações Unidas para a Estabilização do Haiti

MIR – Movimiento de Izquierda Revolucionario (Bolívia)

MME – Ministério de Minas e Energia

MNR – Movimiento Nacionalista Revolucionario (Bolívia)

MOMEP – Missão de Observadores Militares no Equador e no Peru

MRE – Ministério das Relações Exteriores

MST – Movimento dos Trabalhadores Rurais Sem-Terra

NAFTA – North American Free Trade Agreement

NAMA – Non-agricultural Market Access

NMD – National Missile Defense (EUA)

OEA – Organização dos Estados Americanos

OIM – Organização Internacional de Migrações

OIT – Organização Internacional do Trabalho

OMC – Organização Mundial do Comércio

OMS – Organização Mundial da Saúde

ONU – Organização das Nações Unidas

OPAQ – Organização para a Proibição das Armas Químicas

OPEP – Organização dos Países Exportadores de Petróleo

OTAN – Organização do Tratado do Atlântico Norte

OTCA – Organização do Tratado de Cooperação Amazônica

PDVSA – Petróleos de Venezuela S.A.

PNUD – Programa das Nações Unidas para Desenvolvimento

PSCI – Programa de Substituição Competitiva de Importações

RCTV – Radio Caracas Televisión

RTU – Regime Tributário Unificado

SACU – União Aduaneira da África Austral (sigla em inglês)

SADC – Comunidade de Desenvolvimento da África Austral (sigla em inglês)

SELA – Sistema Econômico Latino-americano e do Caribe

SERPRO – Serviço Federal de Processamento de Dados

SGPC – Sistema Geral de Preferências Comerciais

SICA – Sistema de Integração Centro-americana

SUFRAMA – Superintendência da Zona Franca de Manaus

TCU – Tribunal de Contas da União

TEC – Tarifa Externa Comum

TIAR – Tratado Interamericano de Assistência Recíproca

TLC – Tratado de Livre Comércio

TNP – Tratado de Não-Proliferação Nuclear

TRIPS – Acordo sobre Propriedade Intelectual Relacionada a Comércio (sigla em inglês)

UA – União Africana

UE – União Europeia

UNASUL/UNASUR – União de Nações Sul-americanas

UNCTAD – Conferência das Nações Unidas sobre Comércio e Desenvolvimento

UNMOVIC – United Nations Monitoring, Verification and Inspection Commission

UNSCOM – United Nations Special Commission

UPP – Partido Unión Por el Perú

USSOUTHCOM – Comando Sul dos Estados Unidos

USTR – United States Trade Representative

YPFB – Yacimientos Petrolíferos Fiscales Bolivianos

REFERÊNCIAS

Obras:

ABOTT, Frederick. *Cross-Retaliation in TRIPS: Options for Developing Countries*, issue paper n. 8, ICTSD, 2009.

AMORIM, Celso. "A Caminho de Ouro Preto: a diplomacia da tarifa externa comum". In: Silva, Raul Mendes (coord.). *Missões de paz*: a diplomacia brasileira nos conflitos internacionais. Rio de Janeiro: Multimídia, 2003.

AMORIM, Celso. *A grande estratégia do Brasil*: discursos, artigos e entrevistas da gestão no Ministério da Defesa (2011-2014). Brasília: FUNAG/Unesp, 2016.

AMORIM, Celso. "A ONU aos setenta: reforma do Conselho de Segurança". In: Fontoura, P.; Moraes, M. et alia. *O Brasil e as Nações Unidas*: 70 anos. Brasília: FUNAG, 2015a.

AMORIM, Celso. *Breves narrativas diplomáticas*. São Paulo: Benvirá, 2013.

AMORIM, Celso. *Conversas com jovens diplomatas*. São Paulo: Benvirá, 2011.

AMORIM, Celso. *Teerã, Ramalá e Doha*: memórias da política externa ativa e altiva. São Paulo: Benvirá, 2015b.

AMORIM, Celso; PIMENTEL, Renata. "Iniciativa para as Américas: o acordo do Jardim das Rosas". In: ALBUQUERQUE, José Augusto Guilhon. *Sessenta anos de política externa brasileira (1930-1990)*. São Paulo: Cultura/NUPRI; – USP/FAPESP, vol. II, 1996.

BEITTEL, June S.; SEELKE, Clare R. *Colombia*: issues for Congress. Congressional Research Service (CRS), August 7, 2009.

BEITTEL, June S. *Colombia:* issues for Congress. Congressional Research Service (CRS), April 23, 2010.

BENOÎT, Émile. *Europe at Sixes and Sevens*: the common market, the Free Trade Association, and the United States. New York: Columbia University Press, 1961.

BITELLI, Julio. *A Argentina, o Brasil e a reforma do Conselho de Segurança das Nações Unidas*: baliza da parceria estratégica ou trincheira de uma rivalidade minguante? Tese (Curso de Altos Estudos) – Instituto Rio Branco, Brasília, 2007.

CAMARGO, Alfredo. *A emergência do poder político dos grupos autóctones na Bolívia*: o desenho de novo paradigma político e suas implicações diplomáticas para o Brasil. Tese do (Curso de Altos Estudos do) – Instituto Rio Branco, Brasília, 2004.

CANTO, Odilon A. M. *O Modelo ABACC*. Santa Maria: UFSM, 2016.

FONSECA, Gondin. *Que sabe você sobre petróleo?* Rio de Janeiro: Editora São José, 1955.

FUCCILLE, Luís Alexandre. *Brasil e Venezuela no tabuleiro geopolítico*: cooperação e competição no subcontinente. São Carlos: UFSCar, 2007.

LOBATO, José Monteiro. *Las travesuras de Naricita*. Buenos Aires: Editorial Losada, 2010.

MINISTÉRIO DAS RELAÇÕES EXTERIORES. *Resenha de Política Exterior do Brasil*. FUNAG, volumes de 1994 a 2010.

NABUCO, Joaquim. *Balmaceda*. Rio de Janeiro: Typographia Leuzinger, 1895.

SCITOVSKY, Tibor. *Economic Theory and Western European Integration*. Stanford: Stanford University Press, 1958.

SIMON, Roberto. *O Brasil contra a democracia*. São Paulo: Companhia das Letras, 2021.

SINGER, André. "Raízes sociais e ideológicas do lulismo". *Novos estudos*, n. 85, novembro de 2009.

SMITH, James McCall. "*Compliance Bargaining in the WTO*: Ecuador and Bananas Dispute". Paper prepared for a Conference on Developing Countries and the Trade Negotiation Process, UNCTAD, 6-7 November, 2003, Geneva.

Documentos, tratados e resoluções:

BRASIL. *Acordo, por troca de Notas Reversais, sobre a venda de Gás Boliviano ao Brasil, a propósito do contrato definitivo entre Petrobras e YPFB*, de 17 de fevereiro de 1993.

BRASIL. *Decreto Legislativo n. 129*, de 2011: "Aprova o Texto das Notas Reversais entre o Governo da República Federativa do Brasil e o Governo da República do Paraguai sobre as Bases Financeiras do Anexo C do Tratado de Itaipu, firmadas em 1º de setembro de 2009".

MERCADO COMUM DO SUL (Mercosul). *Acordo-Quadro entre o Mercosul e a República do Suriname*. Brasília, 17 de julho de 2015.

MERCADO COMUM DO SUL (Mercosul). Conselho do Mercado Comum. *Decisão 14/96*: participação de terceiros países associados em reuniões do Mercosul. XI CMC, Fortaleza, 17 de dezembro de 1996.

MERCADO COMUM DO SUL (Mercosul). Conselho do Mercado Comum. *Decisão 43/04*: atribuição à República do Equador da condição de Estado associado do Mercosul. XXVII CMC, Belo Horizonte, 16 de dezembro de 2004.

MERCADO COMUM DO SUL (Mercosul). *Protocolo Adicional ao Tratado de Assunção sobre a Estrutura Institucional do Mercosul (Protocolo de Ouro Preto)*. 17 de dezembro de 1994.

MERCADO COMUM DO SUL (Mercosul). *Protocolo de Adesão da República Bolivariana da Venezuela ao Mercosul*. Caracas, 4 de julho de 2006.

MERCADO COMUM DO SUL (Mercosul). *Protocolo de Adesão do Estado Plurinacional da Bolívia ao Mercosul*. Brasília, 7 de dezembro de 2012.

MERCADO COMUM DO SUL (Mercosul). *Protocolo de Olivos para a Solução de Controvérsias no Mercosul*. Olivos, 18 de fevereiro de 2002.

ORGANIZAÇÃO DOS ESTADOS AMERICANOS (OEA). Conselho Permanente. *Apoio à institucionalidade democrática na Venezuela e à gestão de facilitação do Secretário Geral da OEA*. CP/RES 833 (1349/02), de 16 de dezembro de 2002.

MERCADO COMUM DO SUL (Mercosul). Conselho Permanente. *Convocação da Reunião de Consulta de Ministros das Relações Exteriores e Criação de uma Comissão*. CP/RES. 930 (1632/08), 5 de março de 2008.

MERCADO COMUM DO SUL (Mercosul). *Resolução da Vigésima Quinta Reunião de Consulta dos Ministros das Relações Exteriores*: RC.25/RES.1/08. 4 de abril de 2008.

MERCADO COMUM DO SUL (Mercosul). Assembleia Geral. *Resolução sobre Cuba*: AG/RES. 2438 (XXXIX-O/09). San
Pedro Sula, Honduras, 2 a 4 de junho de 2009.

Tratado Constitutivo da União de Nações Sul-Americanas (Unasul). Brasília, 23 de maio de 2008.

Tratado de Assunção. Assunção, 26 de março de 1991.

Tratado de Cooperação Amazônica. Brasília, 3 de julho de 1978.

Tratado de Itaipu. Brasília, 26 de abril de 1973.

Tratado para a Proibição de Armas Nucleares na América Latina e no Caribe (Tratado de Tlatelolco). Cidade do México, 14 de fevereiro de 1967.

Tratado sobre a Não-Proliferação de Armas Nucleares (TNP). Londres, Moscou, Washington, 1 de julho de 1968.

UNITED NATIONS GENERAL ASSEMBLY. *Question of equitable representation on and increase in the membership of the Security Council and related matters*. Draft resolution A/59/L.64. July 6th, 2005.

UNITED STATES OF AMERICA. "White Paper, Air Mobility Command, Global En Route Strategy," preparatory document for Air Force Symposium 2009, AFRICOM, March 2009.

ÍNDICE REMISSIVO

ABACC 19, 102-3
Abbas, Mahmoud (Abu Mazen) 105n, 348
ABDI 469-70, 473, 475, 483
Abdullah, Al-Saud 473
ABIMAQ 51
Abott, Frederick 314n
Abreu e Lima, José Inácio de 432, 434
Abreu e Lima, refinaria 468n, 475
Abreu, Sergio 111-2, 125, 128, 141
Abuja 129, 201n, 247, 275, 456n, 501n
Academia Brasileira de Letras 211n, 364n
ACEs 27, 197n, 289n, 316n, 317, 374n, 417n, 430n, 449
ACNUR 124n, 227
ACP 464, 512
Acra 83
Acre 217, 224, 237, 253n, 303-4, 306, 308
Adana 296
Adcock, Franck epígrafe
Adeniji, Oluyemi 440
Adis Abeba 226
Afeganistão 63, 64n, 91, 104, 527
África do Sul 13, 79, 116, 118, 120n, 291, 300, 440, 473

Agência Reuters 61, 349n, 383n
Agripino, José 236
Ahmedinejad, Mahmoud 91
AIDS 122, 200, 322
AIEA 102
al-Bashir, Salaheddin 473
ALADI 22, 26, 31-4, 73n, 95n, 111-2, 126, 132, 144n, 147n, 196, 197n, 289, 338, 349n, 365, 373, 423, 478n, 489
Alba 276, 278, 349-50, 478, 481, 488-92, 498n
Albuquerque, José Augusto Guilhon 27n
ALCA 20, 22, 28, 36, 39, 41-8, 52, 54n, 55n, 62-5, 106, 112-6, 130, 148, 190, 196, 221-2, 234, 284, 287-8, 305, 316-7, 368-9, 374, 429-30, 437, 444n, 449-50, 480, 532
    Cúpula de Mar del Plata 444
    Reunião de Miami 287n
Alemanha 21n, 35n, 49-50, 119n--20n, 346, 362n, 376n, 423, 440, 443, 522, 530n
Alemão, Complexo do 333
Alencar, Álvaro 310
Alencar, José 52, 433
Alfie, Isaac 125
Alfonsín, Raúl 19, 24, 66, 72, 102, 109
Aliança das Civilizações 92

Allende, Salvador 183, 209, 272
Almagro, Luis 141, 142n
Almeida, Miguel Osório de 309-10
Almirante Cochrane, belonave chilena 183
Altiplano 209, 232
Alvarado, Velasco 281
Álvarez, Carlos "Chacho" 243, 296, 451
Alvarez, Carlos 126
Alvear, Maria Soledad 187-8, 190-1, 193, 228n
Alvorada, Palácio 42, 169, 283, 509n
Amado, André 293
Amado, Luiz 454
Amapá 337n
Amaral, Tarsila do 333
Amazonas, rio 311n-2n, 506n
Amazônia 278, 286, 311, 361, 418, 515
Amazônica, Bacia 224n, 259, 312
Ambev 118n
América Central 15, 80, 251, 377, 386, 641, 467,493, 529
AMIA (Associação Mutual Israelita Argentina) 88n
Amizade, Ponte da 166n
Amorim, Ana Maria 24
Ananias, Patrus 348
Anchieta, José de 519
Anchorena 133
Andes 205, 279, 284-5, 306
Andrade, Luiz Gilberto 519
Angola 31, 310n, 437, 500
Annan, Kofi 40n, 190, 196-8n, 227, 232, 367, 370, 399-400, 426, 440, 454

Annapolis 382, 389, 438n, 473
Annecy, Lago de 24
Antofagasta 189n
Anvisa 123, 131
APEC 198n
Arábia Saudita 177, 388, 473
Araçatuba 500
Arafat, Yasser 424, 512
Aranha, Oswaldo 31
Aranibar, Antonio 218-20, 223, 229n
Araújo Castro, João Augusto de 299n
Araújo Castro, Luís Augusto 299
Araújo Perdomo, Fernando 333n, 380-4, 389, 391, 396n, 401
Araújo, Frederico "Fred" 257, 262, 264-8, 271, 276
Araújo, María Consuelo 379-80
Arce, Luis 238n
Archer, Renato 24, 31, 55n, 72, 250n, 309
Arco do Pacífico 74-5, 200-1, 205, 296-8
Arcuri, Reginaldo 442n, 475
Área de Livre Comércio Sul-Americana (ALCSA) 14, 28, 30-4, 56, 111, 197n, 218, 220-1, 282-3, 300, 360-6, 373, 422, 442
Argel 434
Argélia 477, 482n
ASA (África-América do Sul)
   Cúpula 275, 456n, 494
Argentina 11, 16, 19-107, 109-11, 113, 115-9n, 121-4n, 128-30n, 132-6, 139-40, 143-5, 148-9n, 152, 154, 158, 170-1, 174-5, 197, 201n, 205-7, 222-3, 227, 230, 236, 239n, 241n, 245, 255, 261n-3, 265, 267, 269n,

271, 276, 278, 284n, 287, 290-1, 305, 317, 321-2, 328n, 330n, 334n, 362, 381, 387, 389, 396, 407-8n, 423, 428n, 431n, 435, 442n, 444n, 447-8, 453, 457, 464n, 466n, 483, 490, 503-4, 506

  Ata de Copacabana 48, 53

  Ata de Iguaçu 66

  Dívida externa 44, 85n

  e CSNU 21, 35, 40, 44, 51, 55

  Energia nuclear 76 (ver também ABACC)

  Malvinas 100

  Mecanismo de Adaptação Competitiva (MAC) 53, 67n, 69 (ver também Salvaguardas)

  Mecanismo de Integração e Cooperação Brasil-Argentina (MICBA) 94n, 103

  na OMC 20, 32, 39, 45-8, 51, 57, 63, 65-6, 70-1, 74, 76-8, 84-7, 100, 106

  Papeleras 67, 70-6, 93-4n, 97, 115, 123, 125, 128, 130, 133, 136, 453n

  Parceria estratégica 44n, 82, 100

  Relações comerciais 19-20, 26, 37, 53, 62-3, 78n, 85, 93-5, 99, 103

  Salvaguardas 48, 52-3, 55, 60, 76

  Secretaria da Unasul 93, 97, 357, 396, 486

  Cúpula de Bariloche 96, 304-5, 355, 408-10, 413, 494

Arias, Francisco "Pancho" 484-5, 493

Aristide, Jean-Bertrand 511

Arpoador 80

Arslanian, Regis 144n,

Arusha 158

Arveláiz, Maximilien 484-5

ASEAN 139

Ashton, Catherine 100, 348

Assis Brasil 224, 286, 304

Assunção 25, 29, 33, 36, 53n, 79n, 109, 123n, 128, 134, 145-6, 148-9, 151-2n, 154n, 156n-8n, 162n, 165-6, 168, 170-1, 175n-8, 181, 408n, 447

Astori, Danilo 124, 130-1, 133-5, 140-3

Atatürk, Kemal 92n

Atenas 285

Atlântico 201-2, 205-7n, 224, 259, 298, 306, 506n

Atlântico Sul 20

Austrália 106, 243, 445, 494n

Aylwin, Patricio 186

Azambuja, Marcos 33-4, 69, 185n

Azeredo da Silveira, Antônio Francisco 184, 310, 364

Azevedo, Maria Nazareth Farani 203n

Aznar, José María 56, 388n

Bacelar, General Urano 233

Bachelet, Michelle 136, 163, 187, 198-201, 203-5, 207-9, 213, 215-6, 256, 261, 328, 402, 461, 514

Bagdá 190

Bahamas 511, 531

Bahia 20n, 90, 173n, 249-50, 364n, 516, 533n-4

Baki, Ivonne 316

Bali 383n

Balkenende, Jan Peter 466

Ballén, Sixto Durán 312

Balmaceda, José Manuel 211

Balói, Oldemiro 170
Banco Central 91, 93, 95n, 305, 352
Banco do Sul 78n, 442, 459n, 461, 470
Banzer Suárez, Hugo 232n, 337
Barbados 428, 510, 523, 530-2, 535-6n
Barbosa, Márcio 177n
Barbosa, Mário Gibson 309n
Barbosa, Rubens 147
Barco, Carolina 290, 372-7, 379, 414
Barco, Virgílio 373n
Bariloche 61, 96, 304-5, 355, 377 408, 410, 413, 441, 466, 494
Barra do Quaraí 111
Barreiro, Magdalena 326
Barros, Pedro 542-5
Barroso, José Manuel Durão 100n, 343, 466
Bath, Bruno 106
Batista, Paulo Nogueira 22, 29, 30-4, 36, 111
Batlle, Jorge 112-4, 116-7, 119, 286
Battuta, Ibn 325
Baugh, Kenneth 401, 534, 535
BBC 246n, 336n, 365, 395n, 397n, 433n
Beittel, June 402n
Belarus 466, 492, 499
Belaúnde, Fernando 281n
Belaúnde, José Antonio García / "Joselo" 75, 243, 296-8, 303-4
Belém 174, 274, 352, 361
Belém do Paramaribo 523-4
Belgrado 22n, 243n
Belize 490, 535
Bélkior, Bárbara 80, 126

Belo Horizonte 55, 290, 431, 459, 524
Beni 218, 262, 266, 271n
Benim 464
Benoît, Émile 130n
Bento XVI, Papa 258
Berlim 166n, 477
Berlinck, Deborah 40
Bermúdez, Jaime 353, 396-8, 400-4, 409, 414, 500-1
Berna 80, 123n
Betancourt, Ingrid 338, 384, 395n
Betancourt, Rómulo / Doutrina Betancourt 420n
BID 112n, 246, 312n, 332, 388, 513-4n
Bielsa, Rafael 43-4, 46, 49-52, 55n, 57, 59, 60, 66-7, 88, 118
Billiton 522
Biocombustíveis 167, 205n, 250, 329, 460, 461, 467n, 514, 527-8, 533n-4
Bishop, Maurice 532
Bitelli, Julio 44n
Blair, Tony 62n, 199n, 236
BNDES 57, 95, 100, 123, 126, 137-8, 164, 221, 286, 315, 330, 347-50n, 354-5, 358, 478
Boa Vista 356, 409, 412, 508n, 518
Boettner, Luis María Ramírez 146
Bogotá 330, 338, 342, 353, 354n, 359-362, 364, 366, 368, 370-2, 374n-83, 385n, 391n, 393-7n, 399, 402-5, 418, 432, 470n, 474
Bogotazo 359
Bolívar, Simón 361, 401, 415, 431-2, 469n, 470n, 475, 497
Bot, Ben 458
Bolívia 11, 15, 35, 56n, 70-1, 82-3, 88, 95n, 111, 122, 126, 129, 133,

150n, 154, 162, 171, 174, 177, 184n, 189n, 192, 195-7, 203, 205-7, 209, 217-80, 281, 285, 296, 300-2, 321, 324n, 326, 328, 337, 349, 351-3n, 390, 406, 408, 413, 435, 443, 447-9, 451-3, 455-7, 459-60, 462, 464-5, 468, 472, 475-6, 479, 492n

    Acesso ao mar 192

        Saída para o Atlântico 260n, 207n, 224, 259, 306, 506n

        Saída para o Pacífico 192-3, 206n, 207n, 225, 462n (ver também Chile)

    Acción Democrática Nacionalista (ADN) 232n

    ATPDEA 241, 254, 460

    "ATPDEA do Brasil" (concessões comerciais) 278-9

    Autonomias (Media Luna) 209, 261, 268n

    Banco Mundial 218-9

    Bolivia Libre 218n

    Bolivian Syndicate 217

    CASA 227-8, 232n, 247-8

        Cúpula de Cochabamba 15n-6, 201, 247-8, 456-7

    Combate às drogas

        DEA na Bolívia 220-1, 278

    Cooperação fronteiriça (Iniciativa MAP) 224, 232n, 239n, 264

    Dívida no BID 246

    Gás e petróleo (hidrocarbonetos) 16, 68, 70-1, 81-2, 150n, 162, 218-24, 228-9n, 233n-6, 239-40, 244n-6, 248-55, 257-8, 261, 269, 271, 274, 279, 447-8, 455

    Gasoduto 218-20, 236-7, 242, 269, 272

    "Grupo de Amigos" da Bolívia 83, 261-71, 274

    Infraestrutura/interconectividade 221, 223, 252n, 261, 279

    Instabilidade política 218, 222n, 224, 269, 271, 274n, 285, 413 (ver também Goni; Mesa)

    Lei de hidrocarbonetos 229n

    MAS (Movimiento al Socialismo) 229n, 276

    Mercosul

        Bolívia como membro associado/membro pleno 218, 222, 233-4, 242, 248-9, 271, 274

    Movimiento Nacionalista Revolucionario (MNR) 229n

    Movimiento de Izquierda Revolucionario (MIR) 229n

    Nacionalização 71n, 240, 256-7, 448

    Petrobras na Bolívia 219-20, 234-46, 249-58, 261, 279

    Preço do gás 16, 236, 248, 250, 252-3, 255, 274, 279, 448

    Refinarias 244, 248, 255-9, 263

    Rio Madeira (hidrelétrica; impacto ambiental) 224n, 249, 252n, 258-9, 275

    Unasul: mediação em conflito interno 270n-2

    YPFB (Yacimientos Petrolíferos Fiscales Bolivianos) 239, 241, 244n, 246n, 256, 261

Bolton, John 40

Bonaparte, Napoleão 212, 532

Bonfim 507, 509

Borja, Rodrigo 344

Botafogo, José 69, 345

Botero, José Humberto 125, 369, 373n

Botnia 73

Botsuana 291n

Boudou, Amado 98

Bouteflika, Abdelaziz 477

Bouterse, Dési 521, 523, 526-8

Bracher, Carlos 99

Brasileia 223-4

Brasília 19, 21-3, 31, 35, 41, 43-5, 48, 52, 55, 57n, 60n-1, 64, 67-8, 74, 88-9, 96, 102-3, 107, 118n, 121, 126, 144, 146-7, 150, 152n, 163, 165, 174, 184-6, 193, 199, 203, 208, 220n, 225, 229, 242, 246-8, 251, 257, 261, 265, 267, 270-1, 275-6, 278, 283, 285-7n, 292-3, 297, 299, 303-4, 306, 310n-1n, 315, 319, 324-5, 333, 336-337, 340, 344-6, 349-51, 354, 356, 360-1, 364-6, 371, 377-8, 381-2, 384, 392, 396, 401, 403-4, 411, 417, 419, 436, 438, 442, 444, 447, 448, 457, 461n-3, 467, 476-7, 480, 483-4, 488-9, 491-2, 494, 497, 507-9n, 515-6, 519, 521-2, 533n-6

Brett, Lord 363

BRICS 13

Bridgetown 531

British Petroleum 39

Brito, Agnaldo 348n

Brown, Gordon 85, 94, 468, 480

Bruxelas 52n, 62, 313, 466

Buarque, Chico 236, 280

Buarque, Cristovam 177n, 236, 487

Bucaram, Abdalá 323

Buenos Aires 19, 21, 23n, 29, 32, 33-4, 38n, 41, 43–6, 49, 51-2, 55n, 59n, 61, 67, 69-70, 76-8, 82, 88, 91-4, 96, 99-100, 102, 104, 113, 152n, 262, 271n, 310n, 345, 389, 398, 412, 415, 449, 453, 466, 474

Burkina Faso 464n

Burnham, Forbes 505, 508

Burundi 494n

Bush, George H. W. 27, 109, 112n, 147, 185

Bush, George W. 77, 124-5, 133, 205, 242, 255n, 284, 329, 338-9, 366-7, 426, 436-7, 443–5n, 452-3, 460, 470, 478, 486, 514

Bustani, José Maurício 40

Cabo Horn 408

Cabo Verde 351, 493, 500, 531, 532

Cadena, Francisco Antonio (Oliveira Medina; Cura Camilo) 391n

CAE (Curso de Altos Estudos do Instituto Rio Branco) 44n

CAF (Corporação Andina de Fomento) 221n, 238, 459n

Caixa Econômica 483, 495

CALC 15, 20n, 89, 139-40, 171-3, 213, 274, 303, 349-51, 355, 397, 478, 480, 485, 498, 514n, 516, 526n, 534-5

Caldera, Rafael 34, 419, 421-3, 440

Calderón, Felipe 75n, 336n, 337, 407, 514

Câmara dos Lordes 363

Camargo, Alfredo 246

Camarões 531

Camberra 40n

CAMEX 134, 350n

Camilo, Cura (ver em Francisco Antonio Cadena)

Camp David 77, 255, 329, 460

Campero, Fernando 263

Campos, Eduardo 475

CAN (Comunidade Andina) 43, 48, 51, 58, 114, 116, 121, 149, 152-4n, 191n, 196-7n, 208, 218n, 221, 224, 234, 248, 254, 283n, 281n, 283-4, 286, 288-9, 291n, 293, 300, 305, 308, 316-7, 318, 368n-9, 371, 373n-4, 376, 378-9, 400, 419, 429, 431, 446, 476, 516

Cannabrava, Ivan 22n, 282

Canadá 20n, 29n, 34, 75n, 257, 337, 481, 489-90, 514, 531

Cançado Trindade, Antônio Augusto 186

Cancún 20n, 45, 47, 62, 89n, 100, 112-3, 116-7, 120n, 191n, 197, 213, 284, 327n, 371, 400, 413, 498-9, 535n, 536n

Canoas 127

Canseco, Diez 285, 288

Cantanhêde, Eliane 47n, 322, 337, 338, 385, 403, 461n

Carabobo 455, 468n, 472

Caracas 71, 81, 112n, 122, 181, 192, 242, 258-9, 294, 330, 338, 349, 372, 374n-5, 379n, 386, 391n, 403, 405n, 414, 419, 420-1, 424-7, 429-33, 436-40, 443, 446, 448, 450-2, 456n, 460-465, 468, 470-2, 474-7, 479, 482, 484-5, 487-8, 492, 495-6, 498, 501, 503-4, 506

Cárdenas, Emilio 34, 423

Cárdenas, Víctor Hugo 278

Cardoso, Afonso 465

Cardoso, Fernando Henrique 21, 23n, 34n, 35-6, 76, 117, 123n, 147n, 187, 282, 312, 365-6, 422, 424-5, 442n, 458n, 486

Caribe 11, 14-5, 20n, 47, 78, 80n, 89, 100, 112n, 201, 213, 228, 236, 299-300, 335, 342, 344n, 360n, 377, 397-8, 400n, 404n, 413, 450-1, 467, 478-9, 481, 489, 492, 495, 498, 507n, 509n-17, 519n, 524-5, 529-536

Caricom

e a cooperação técnica brasileira 533n, 535

Cúpula Brasil-Caricom em Brasília 534-6

e Haiti 507, 529n-31, 533-5

Relações comerciais com o Brasil 532, 536n, 545

"Casona" 471, 483-5

Carmona, Pedro 424

Carneiro Leão, Valdemar 404

Caroni, rio 422n

Carrington, Edwin 536

Carta Capital 183n

Carta de Havana 110

Cartagena 83, 312, 361, 364n, 370, 380-2, 398-400, 418, 461n

Carter, Jimmy 86, 210

Carter, Rosalyn 210

Caruso, Chico 339

Carvalho, Gilberto 69, 93, 139, 375

Carvalho, José Antonio "Gaúcho" Marcondes de 153, 449

CASA 13-4, 15n, 48, 50-1, 57-61, 64, 67, 74-5, 77-8, 116-8, 121, 129, 131,

133n, 156-8, 184n, 193, 196, 201-5, 227-8, 232n, 247-8, 284, 290-2, 296-305, 318-29, 368-9n, 372, 374, 375-7, 429, 431, 442-3, 447n, 457, 459-61, 462, 507, 512, 525

    Cúpula de Brasília 74

    Cúpula de Cochabamba 15, 201, 247-8, 456

    Cúpula de Cuzco 57, 208n, 290, 319

Casa Branca 340n

Casa Rosada 49, 87, 99

Casaes, Ruy 173, 489, 491

Castello Branco, Carlos "Castelinho" 521n

Castiglioni, Luis Alberto 150, 167n

Castillo, Carlos Pérez del 51, 110n, 112, 114n, 117, 119-20, 136

Castro Neves, Luiz Augusto de 148

Castro, Fidel 310, 361, 389, 426, 458

Castro, Raúl 138, 170, 280, 214, 243, 267, 306, 394-5, 413, 498-n

Catar 209, 275, 302, 348, 353

Cavalcanti, Geraldo Holanda 364,

Cavalcanti, Severino 511n

Cavallo, Domingo 21, 25-30, 36-8, 41, 124n

Caxemira / Kashmir 63

CCG (Conselho de Cooperação do Golfo) 106, 155

CCI (Câmara de Comércio Internacional) 350, 352

CCR (Convênio de Pagamentos e Créditos Recíprocos) 95, 349n, 351, 478

CEBRI 345

Cebrián, Juan Luis 388

Cedeño, Vitor 420

CEE (Comunidade Econômica Europeia) 364

CELAC 11, 14-5,20, 89, 112n, 213, 342, 413, 470n, 498-9n, 514n, 535n

Cenepa, Vale do 311n

CEPAL 14, 309-10, 388

Cervantes, Miguel de 436, 507

Chaco 150

Chade 464n

Chaderton, Roy 426, 431n

Chagas, Helena 322

Chan, Margareth 327n

Chapada Diamantina 250-1

Chapare, rio 279

Chávez, Hugo 15, 37n, 65, 68, 71, 78, 81-2, 89, 122, 126, 130n, 136, 138, 162-3, 169, 171, 174, 192, 201n-6, 208-9, 227, 231, 234-7, 248, 259-60, 269, 271, 277, 292, 294-5, 298, 304, 307, 335-9, 343-6, 349, 351-3, 355, 358, 372, 374, 378-80, 382-97, 399, 402n-3, 405, 409-10, 413-7, 420, 424-78, 480-8, 492-504, 506

Chiaradía, Alfredo 64, 66, 78, 130

Chile 35, 50n, 59, 69, 75n, 77-8, 83, 91, 102, 111, 119n, 183-216, 225-8, 247-8, 255n, 261, 276, 278, 281n-2, 285, 299, 302n, 309, 321, 333, 341, 360n, 365, 381n, 401-2n, 406, 408n, 419-20, 427-8, 443, 456, 462, 476, 490-1, 496, 498

    Acordo de serviços 206n

    Aliança / Arco do Pacífico 200-1, 205

    Aliança renovada / parceria estratégica 200, 202, 206

    Associado ao Mercosul 184-5, 187, 190, 205-6

Comunidade das Democracias 59, 227, 493

Concertación 184, 212-4

e CSNU 188, 191

Disputa com Bolívia 189n, 192, 195-7, 207

Disputa com Peru 197

Infraestrutura / interconectividade 199, 205, 207, 212

e integração sul-americana 184-5, 187, 189, 191-3, 195-6, 199-200, 203, 205-7, 210, 212-4, 216

Mediação na crise boliviana 189, 192, 195-7, 207n, 228

e OEA 188, 192-4, 209-10, 213, 215n

e OMC (Rodada de Doha; G-20 comercial) 191, 197-9, 205-7

Partido Democrata-Cristão 183n

Partido Socialista 183n, 188, 213

Reunião da CASA em Santiago 201-3

TLC com os EUA 197-8n, 205

na Unasul 208-10

CIA 433n

CIAD (Conferência de Intelectuais da África e da Diáspora) 126n, 533

CIES (Conselho Interamericano Econômico e Social) 309, 359

CIJ (Corte Internacional de Justiça) 67n, 70, 118, 351, 405, 506

Cinema Novo 218n, 381

Chimoré 278, 408

China 11, 13n, 23n, 33, 52, 94, 138, 170, 177, 366n, 388, 450, 476n, 479, 494

Chirac, Jacques 50n, 162, 190, 448

Chohfi, Osmar 197, 337, 340-1

Choquehuanca, David 238-41, 248-9, 259, 262-3, 265-7, 271, 274-8, 280, 352, 393

Cidade do México 381-2

Cidade Tiradentes 245

Cimma, Enrique Silva 185-6

Ciudad del Este 145, 149, 155, 161, 163-5, 168, 180

Ciudad Guayana 426, 436, 455

Clarín 44, 47, 73-4, 101, 317, 334

Cláusula de Adaptação Competitiva (CAC) 66-9

Cláusula de habilitação 26n

Clinton, Bill 20n, 366

Clinton, Hillary 86, 352, 355, 397-8, 479, 489-90, 527

Clouzot, Henri-Georges 419

Clube das Nações 325

Clube de Paris 85, 310n

Cobija 223-4

Cochabamba 15-6, 201, 203-4, 219, 228n, 247-8, 264-5, 278, 297, 302, 327, 456-7

Codas, Gustavo 178, 180

Código aduaneiro 105, 143

Coffee Club (ver United for Consensus)

Collor de Mello, Fernando 21, 25-7n, 29-32, 69n, 102, 110, 118n, 323, 482, 487

Colom, Álvaro 263n

Colômbia 28n, 35, 58, 80-1, 83, 89, 96, 103, 118, 125, 153, 200, 204-5, 207-9, 241n, 248n, 260, 263, 265, 267, 272-3, 281n, 285, 287-8, 290, 296, 300-2, 304-5, 307, 312, 316, 330, 334-43, 350-5n, 359-418, 425-6n, 429n, 432-3, 436-7, 444-5n,

462, 473-4, 476, 482, 489, 494, 496, 498-502, 512

   Acordo Mercosul-CAN 368n-9, 371, 373-4, 376, 400

   Área de Livre Comércio da América do Sul (ALCSA) 360, 363-6, 373

   Bases norte-americanas 96, 285, 304-7, 353-5, 405-411, 416, 494, 497 (ver também Palanquero)

     Garantias; garantias negativas 304, 307, 404-13

   CAN: Cúpula de Medellín 368, 429

   CASA / Unasul 368, 374, 377, 379-80, 392-6, 399-400, 405-18

     Conselho de Defesa Sul-Americano (CDS) 393-4, 396-7, 418

       Cúpula de Bariloche 355, 494n

       Cúpula de Brasília 394n

   Comércio bilateral 369, 372, 374, 378, 410

   Comissão de vizinhança 360-1, 364, 368n

   Cooperação fronteiriça 301, 371, 416

   e CSNU 375, 399

   FARC 81, 89, 194, 207, 330, 333, 335n-6, 338n-39n, 351, 361, 367n, 369n-75, 377, 380-2, 384-7, 390-1, 393-7, 399-400, 405, 414, 416, 432, 436, 473-4, 502

     Aspectos humanitários 338, 385-7, 736

     Ataque ao Equador 330, 333, 336n, 339-40, 342

       Grupo do Rio: reunião de São Domingos 83, 207, 333-42, 413-4, 474

       OEA: Reunião de Consulta 272, 340, 394

     Como "movimento terrorista" 342, 367, 372, 385, 432

     Como força insurgente (ver Venezuela) 473

     Negociações mediadas pela ONU 367n, 370-2, 399

     Reféns 81, 89, 338n, 383n, 384-7, 390, 395n-6, 473

   ELN 369, 375, 377

     "Facilitação" pelo Brasil 375

   e G-20 (OMC) 287, 371-2

   MAPP-OEA 378n, 380

   na OIT (sindicatos) 362-3, 377

   Organização Internacional do Café (OIC) 359, 370, 398

   Plano Colômbia 366n

   Reuniões em Quito (Ministros das Relações Exteriores e de Defesa) 409, 411-2

   Terrorismo 340, 367n, 368n, 408n, 413, 436-7

   TLC com os EUA 378, 392, 397-400, 415

   e Venezuela

     Intermediação de Cuba 375n, 388-9, 392, 394-5

     no Mercosul e na CAN 378-9

     Reféns 81, 89, 338n, 383-7, 396-7, 473

     Temores de guerra 389, 402

Colonia de Sacramento 360n

Comunidade dos Países de Língua Portuguesa (CPLP) 423, 499

Conde, Roberto 125

Condi (ver Condoleezza Rice)

Condor, Operação 121, 184
Conferência Ibero-americana 503
Conrad, Joseph 512
Conselho de Defesa Sul-Americano (CDS) ver Unasul
Constitution Avenue 340
Contadora, Grupo de 28, 386-7
COP (Conferência das Partes) 383n, 412n
Copa do Mundo 418
Copacabana Palace 47, 131, 285
Copacabana, ata de 48, 53
Copenhague 412n
Cordeiro, Enio 80, 172, 174, 178, 335, 348, 406, 412, 477n
Cordeiro, Tânia 185n
Córdoba 26, 163-4, 200
Córdoba, Piedad 338, 382n
Coreia do Norte 487
Coreia do Sul 228
Correa, Rafael 15, 89, 171, 174, 204, 208, 248, 260, 277, 320n, 326-400, 342-58, 380, 391-3, 405-6, 408, 410, 457, 468, 476, 478, 503, 538
Cossío, Mario 271
Costa do Sauípe 20n, 173n, 208
Costa e Silva, Alberto da 33, 146n, 361, 364n
Costa e Silva, Artur da 30
Costa Rica 35, 285, 423n, 489, 502, 530-1
Costa, Hélio 234n, 495-7
Costa, Sergio Corrêa da 30
Costas, Rubén 264, 268
Cotonu, Acordos de 464n, 512n
Cotton Four 464

Coutinho, Luciano 95
CPI 33
Crise financeira 88, 139, 273, 348, 397, 479, 526
Cruvinel, Teresa 428, 467
Cruz Vermelha 397
Cuadros, Manuel Rodríguez 59, 118, 291
Cuba 15, 35, 89, 138, 170, 191, 194, 208-10, 214, 235, 258, 268, 303, 310, 344, 351-3, 361, 375n, 381-2, 388-9, 392, 394-5, 398, 400n, 432n, 436n, 460, 463-4, 474, 479-81, 488-92, 498n, 502, 514, 521, 527, 529-30
Cuéllar, Javier Pérez de 282
Cuiabá 175, 250, 252-3, 304
Cúpula das Américas 61, 65, 112, 130n, 177, 192-3, 303, 353-5n, 371, 444, 479-81, 485
Cúpula União Europeia-América Latina e Caribe 236
Cura Camilo (ver Francisco Antonio Cadena)
Curiel, Alberto 125
CUT 41, 241-2
Cuzco 43, 51, 54, 57-9n, 117, 208n, 290, 300, 319, 417, 443
D´Alema, Massimo 453
Dacar 137, 300
Damasco 142, 181, 352
Danese, Sérgio 482
Dantas, San Tiago 24n, 490
Dar es Salaam 226
Davidow, Jeffrey 480
Davos 68-9, 132, 174, 233, 387, 459
Davutoglu, Ahmet 92
De Vido, Julio 78

Debray, Régis 484

Departamento de Estado dos Estados Unidos 472n

Derbez, Luis Ernesto 72, 80, 156, 194

Desarmamento 40, 102-3, 282, 304n, 366, 413

    Conferência do (CD) 102, 272, 281, 304n, 365n-6, 404, 415

    TNP (Tratado de Não-Proliferação Nuclear) 31, 102, 304n, 365n, 428n, 438

Deutscher, Isaac 484

Di Tella 21, 28-9, 37-8

Diaz, Porfírio 14

Díez, Hormando Vaca 229n

Dinamarca 422n

Diniz, Celso 31

Dirceu, José 53-4

Distrito Federal 482n, 505

Doha 156, 160-1, 302, 348-9 (ver também Rodada de Doha, em GATT)

Dom Pedro II 183

DOPS 121

Douste-Blazy, Philippe 452

Dr. Rosinha, deputado 144n

Duarte Frutos, Nicanor 130n, 148-51, 157, 159, 166, 169

Duhalde, Eduardo 37n, 39, 41-3, 45, 51-2n, 57, 59, 154, 243, 289, 431

Dytz, Nilo 356

Ecaterimburgo 300, 476n

Economist, The 365, 438

EFTA (Associação Europeia de Livre Comércio; sigla em inglês) 129-30

Egito 93, 140, 143, 401

El Alto 220, 223, 264

El Mercurio 189

El País 272, 346, 388, 464

El Salvador 35, 177, 330, 471, 494

El Tiempo 400

El Tigre 496

ElBaradei, Mohamed 102

Eletrobras 83n, 164, 174, 179

Embraer 116, 153, 287, 307, 332, 353n, 357, 375n, 434, 445-6, 452, 476

Embrafilme 250, 381, 419, 521

EMBRAPA 83, 93, 471-3, 483, 496

Emirados Árabes Unidos 106, 411

Emmanuel, menino / refém 385, 386

Enron 220n, 250, 253

Entre Ríos 113

Equador 15, 35, 41, 58-9, 80, 83, 116, 153-4, 171, 178, 193, 195, 197, 204, 207-9, 227, 232, 241n, 248-9, 255, 272-3, 281n-2, 285, 290-1, 300, 302, 309-358, 375n, 381, 382n, 390-5, 401-2, 405-7, 409, 412-4, 418, 422n, 426, 445-54n, 457-8, 474-5, 478n, 498, 518

    Ação da troika da CASA 227-8, 291, 325

    e a ALCA 316-7

    Ataque colombiano às FARC (ver Colômbia)

        Grupo do Rio: Cúpula de São Domingos (ver Colômbia)

        OEA: Reunião de Consulta (ver Colômbia)

    Base de Manta 353, 402, 416

    BNDES 315, 347-50n, 351, 354-5, 358, 478 (ver também CCR; ALADI)

        "Chamada para consultas" do embaixador brasileiro 347-8n

Cooperação judicial brasileira 324

Conflito do Equador com o Peru 282, 291, 302, 311-2

Corte Internacional de Arbitragem de Paris 347n, 348n

Equador como "país amazônico" 309-12

Instabilidade política 315, 318-9, 326

Interconectividade 330

Investimentos brasileiros no Equador 330

e o Mercosul 315-9, 328, 345, 351, 355-6

e a OMC

  Disputa com a União Europeia (bananas) 312-4

  G-20 327n

  Retaliação cruzada 313, 314

Participación Ciudadana 324-5

Petrobras no Equador 328, 330-2n

Posse de Gutiérrez 41, 314, 457

Queda de Gutiérrez 58, 195, 228, 290, 319-21, 323, 326, 328 (ver também Alfredo Palacio)

e Unasul

  Presidência 356-8, 498, 518

  Secretaria permanente 329, 343, 347, 356

Visitas presidenciais 314-5, 318-20, 329-30

Erdogan, Recep Tayyip 92

Escandinávia 467

Escola Superior de Guerra (ESG) 504, 520

Eslovênia 23

Espanha 50n, 56, 74, 128, 190-1, 339, 375, 387-8, 401, 426-7, 436-7, 466, 474, 514

Espinosa, Alonso 353n

Espinosa, María Fernanda 330, 331, 357

Espinosa, Patricia 178, 337, 382

Essequibo 506, 512

Estado de São Paulo, jornal 467n

Estados Unidos 14, 20n, 23, 25, 27, 29n-30, 35n, 40, 44n, 47n, 56n, 66, 72, 77n, 86, 94, 101, 110n, 112, 120n, 122, 124-5n, 127, 130, 133n, 135n, 142-3, 145, 148n, 150, 152n, 165, 167, 179n, 184-5, 187-90, 194, 196n-8n, 205, 214, 219, 221, 227, 241n, 246, 248n, 254-5, 258-9, 272, 278, 284-5, 287-8, 292-5, 297, 305-7, 310n, 313-4n, 316-7, 325-6n, 329, 338, 339, 341-2, 344n-6, 352-5, 360, 365-6n, 368, 370, 374, 378, 380n, 382n, 392, 395n, 397-400n, 402-5, 407-11, 415-6, 419, 421, 424, 426-9, 438-41n, 444, 449, 452-3, 457, 460, 464n-5n, 470, 473, 477-82, 484n, 486, 489-91, 494, 505, 514, 517, 521, 530-1, 533

Estatuto de Roma 458n

Etiópia 118

Euclides 448

Europa 62, 80, 96, 100, 194, 198, 346, 361, 459, 512n, 526n

Exército brasileiro 142, 397, 517

FAB 118, 165, 168, 220-1, 226, 252, 278, 298, 321, 330, 356, 361, 382, 508, 524, 532-3

Facundo, Marcia 336

Falconí, Fander 352, 353, 354, 355, 401, 407, 412

FAO 213, 513n
Farias, Roberto 521n
FEBRABAN 246
Felício, José Eduardo 64n, 125, 127, 131, 134, 293, 320
Feola 68
Fernández, Alberto 107
Fernández, Gonzalo 89, 114, 137, 140
Fernández, Leonel 83, 295, 335-6
Fernández, Mariano, 210-1, 491
Fernández, Mercedes 285
Ferreira, Sérgio 242
Fier, Florisvaldo (ver Dr. Rosinha)
FIESP 52, 54n, 66, 93-4, 127, 410
Figueiredo, João 521
Figueiredo, Luiz Alberto 123n
Financial Times 317, 365, 429
FINEP 123, 126
Finlândia 70, 73-4
FIOCRUZ 511
Fischer, Joschka 50n, 440, 530
Fischler, Franz 154
Florêncio, Sérgio 321, 327
Flores, Frank Thompson 119
Flórida 104, 230, 317, 404n, 439
FMI 44, 46, 48-9, 320
FOCALAL 381, 515
FOCEM (ver Mercosul)
Folha de São Paulo 47-8n, 101n, 150n, 185n, 227n, 244-5, 270n, 272n, 348n, 349n, 354n, 371n, 403, 461n, 475, 488, 507n, 536n
Fome Zero 213n
Fonseca, Gelson 189
Fonseca, Gondin 217

Fort Lauderdale 230, 439
Fortes, Heráclito 467
Fórum Social Mundial 174
Foxley, Alejandro 75, 89, 187, 198, 200-2, 204, 206-7, 210, 212, 333, 344
Foxley, Gisela 202
Foz do Iguaçu 24, 79n, 105, 161, 163, 165, 181, 528
França 23, 40n, 49-50n, 81, 200n, 216, 384, 386, 409, 452,
França, Paulo 484n
Franco, Itamar 14, 16, 20-1, 24n-5, 27-8, 30, 33-4, 38, 46, 55n-6, 106, 109n, 111, 146, 148, 154, 185-6, 197n, 218-20n, 225, 282-3, 300, 311, 360-1, 363, 365, 373, 381, 398, 420-3, 442, 505, 507n-8
Frei Ruiz, Eduardo 189, 211
Frente Farabundo Martí 494
Fritsch, Winston 28-9, 32
Fuccille, Luís Alexandre 421n
Fujimori, Alberto 282
Funes, Mauricio 494-5
Furlan, Luiz Fernando 54-5, 60, 69, 116, 125, 131n, 134, 164, 234n, 373
Gabeira, Fernando 238
Gabrielli, José Sérgio 244-5, 256
Gaitán, Jorge Eliécer 359n
Galeano, Eduardo 481
Gana 83, 267
García Linera, Alvaro 239-40, 243-4, 257, 261, 263, 271, 296
García Márquez, Gabriel (Gabo) 359, 381-2
García, Alan 214, 283n, 285, 288n, 294-9, 301-7, 328, 336n, 402n, 407
García, Enrique 221n, 238

Garcia, Marco Aurélio 65, 83n, 181, 222n, 226, 229-32, 236, 238, 243-6, 257, 261-2, 283, 337, 352, 354, 384, 388n, 403-4, 414, 425, 458, 472, 475, 496, 498n, 501, 519

Gargano, Reinaldo 59, 72-3, 119-24, 127-30, 133-5

Garrincha 68

Gasoduto do Sul 68, 138, 205, 236-7n, 242, 425, 442, 448, 451, 455, 459n, 468n, 472

GATS (Acordo Geral de Comércio e Serviços; sigla em inglês) 417

GATT (Acordo Geral de Tarifas e Comércio, sigla em inglês) 20n, 26n, 29, 39, 109-10, 145, 147, 150n, 313, 360, 421n

Gaviria, César 360-1, 363-4, 381, 398, 414, 426-7, 457

Gaza 105n, 352n

Geisel, Ernesto 31, 121, 184, 310

Genebra 14, 16, 19n-20, 25, 31, 39-40, 48n, 64n, 78, 81, 85-6, 102, 109-10, 117, 119, 126, 136, 143, 145-7, 158, 163, 186, 190, 197-8, 200, 205, 207, 215, 235, 242, 258, 263n, 273, 281-2, 301, 309n-10n, 312, 314, 321n, 349-51, 362, 365n, 373n, 411, 415, 420-2, 448, 458n, 463, 466

Genro, Tarso 261, 512

Georgetown 104, 158n, 204, 357, 416-7, 502, 506-8, 510, 513-4, 517, 519, 521, 525, 528

Geórgia 268

Gerbasi, Fernando 421

Gerdau 410

Ghiggia 141

Gift, Knowlson 531-2

Giorgi, Débora 98n

Globo 40, 44, 76, 118, 320-2, 349n, 467n

GloboNews 55, 236

Golã, Colinas de 501

Golding, Bruce 534n

Goldman Sachs 39

Golfo, Guerra do 21n, 102

Gomes, Ciro 28

Gonçalves, Antonino Lisboa Mena 227n

Goni (ver Gonzalo Sánchez de Lozada)

Gortari, Carlos Salinas de 361, 365

Goss, Porter 433n

Goulart, João 24, 191, 249n, 299n, 425

Grã-Bretanha 506n

Graça Lima, José Alfredo 25

Gracie, Ellen 487

Granada 70, 521, 532-5

Granadinas 535

Granja do Torto 56, 68, 139, 188, 444

Graziano da Silva, José 213n

GRULAC 14, 454, 530

Guanabara, estado da 505

Guarujá 389

Guatemala 263, 338, 453-4

Guayaquil 61, 64, 196, 228, 286, 324-5, 328-9, 356, 377

Guayasamín, Oswaldo 311

Guerra Fria 414, 452

Guevara, Ernesto "Che" 217

Guiana 15, 35, 111n, 158n, 204, 209, 252, 356-7, 409, 416, 435, 458-9n, 464n, 505-520

na CASA / Unasul 507, 512
  Cúpula de Brasília 515
  Cúpula de Georgetown 517, 519
Comunidade brasileira na Guiana 510, 515
e a Comunidade do Caribe 507, 509, 510, 512-3, 516
Consulado brasileiro em Lethem 506
e CSNU 510
Disputa da Guiana com a Venezuela (Essequibo) 506, 507n, 512
Dívida guianense junto ao BID 513-4
Grupo do Rio: Cúpula de Georgetown (apoio brasileiro) 513-4
Infraestrutura
  Ponte sobre o rio Tacutu (Bonfim--Lethem) 507, 509, 511, 515-6, 519
Integração Sul-americana 513-6, 519-20
e OMC (G-20 / G-90) 509
Preservação da floresta amazônica 509, 518
Presença militar norte-americana na Guiana 510, 518
Guiana Francesa 111n, 532
G-20 Financeiro 138
Grupo do Rio (G-Rio) 20n, 23, 28, 35-6, 38, 43, 55, 59, 61, 96, 111, 173n, 186, 191, 197n, 204, 207n, 213, 222, 262, 264, 272, 275, 282, 285, 291, 321, 322, 333-4, 335, 337-42, 343, 351, 360n, 365, 372-3, 390, 394-5n, 413-4, 431, 474, 478n, 493, 498-9, 513-4n, 516, 530-1, 534-5

Cúpula de São Domingos 83, 207-8, 333-6, 338n, 339, 390, 474
Guilhon, José Augusto 27n
Guimarães, Renato Prado 33
Guimarães, Samuel Pinheiro 24, 31, 54-5n, 64-5, 93, 131n, 226, 384, 477n
Guiné-Bissau 168, 527, 531
Güiria 459n
Guterres, António 227
Gutierrez, Carlos 125
Gutiérrez, Lucio 41, 58, 195, 228, 290, 314-5, 318-26, 328, 457
Haia 118n, 177, 367n, 505, 521-2, 526-7, 533n
Haiti 13-5, 61, 96, 98-9, 103, 150, 165, 179-81, 192, 198, 209, 212, 230, 233, 238, 322, 356, 398, 427-8, 431, 438, 441, 443, 452, 460, 479, 498, 502, 507, 510-3, 515n, 523-4, 527, 529-31, 533-5
Hamed Franco, Alejandro 170, 173-5
Havana 110, 138, 170, 214, 243, 267, 298, 310, 344, 361, 389, 394, 479-81n, 488-90
Haya de La Torre, Victor Raúl 296
Heiligendamm 463
Herald Tribune 505
Herrenberg, Henk 522
Herrera, Belela 124, 129
Hinds, Samuel 511
Holanda 466, 522, 527
Holanda, Eduardo 322
Holbrooke, Richard 35
Holguín, María Ángela 414-5
Hollywood 155

Honduras 95, 99-100, 155, 177, 214-5, 277, 353, 401, 488-9, 492-5, 535

Hong Kong 66, 160-1, 197, 233, 378, 444-5, 509

Hu Jintao 52n

Hugueney, Clodoaldo 117, 421, 445

Humala, Ollanta 294, 307

Hussein, Saddam 40, 153n, 367n, 439

Hylton, Anthony 467, 533

Iaundé 373

IBAS 13, 120-1, 127, 171, 215, 234, 300, 476, 519

Iglesias, Enrique 112, 388-9, 474

Igreja Católica 263

IIRSA (Iniciativa para a Integração da Infraestrutura Regional Sul-americana) 286

Ilha Fiscal 183

Império do Brasil 497

Iñapari 224, 286

Indonésia 79n, 84, 114n, 138, 255, 463

Inglaterra 506

Iniciativa para as Américas / Iniciativa Bush 27, 109, 112n, 147, 185

Inmetro 123, 131

INPI 123

Insanally, Samuel Rudolph "Rudy" 507-8, 510-1, 516

Insulza, José Miguel 156, 193-5, 209-10, 213, 228, 267, 334, 337, 340-1, 489, 491-3

Integração sul-americana 11, 43-4n, 47, 65n, 72, 113, 117, 120, 131, 133n, 141, 185, 187, 189n, 191, 195, 200, 203, 205n-6, 210, 212, 216, 221-2, 246, -7, 283, 289-90, 293, 301, 303, 306, 316, 350, 368, 371, 372, 374-5, 379-80, 390, 399, 430n, 431, 434, 441-3, 446, 451, 459-61, 465, 485, 498, 513-5n, 520, 526

Interconexão / Interconectividade 207, 330

Irã 63-4n, 92, 104, 212, 273, 349, 405, 411n, 452, 466, 477, 499, 527

Iraquara 251

Iraque 22-3, 40, 44-5, 56n, 91, 102, 129, 188, 238, 285, 367-8, 370n, 434, 439, 478

Isla Margarita 204-5n, 255, 258, 343, 379-80, 460-1, 494, 501n, 515

Israel 105n, 166, 178, 185n, 200, 229, 299n, 382n, 389, 414n, 473, 501

Istambul 142, 499, 501

Itaipu, Tratado de 149n, 169, 181n (ver também Paraguai)

Itália 36, 138, 453, 466

Itamaraty 17, 24n-5, 27, 29-31, 34, 44, 51n-3, 60n, 67, 69n, 73, 76n, 88, 99n, 101-3, 106, 109, 129, 131n, 133n, 139, 144n, 147, 156-7, 160, 162-4, 167, 180, 186, 192, 197n, 203n, 222, 229, 233-5, 238, 247, 253, 257, 269-70, 282, 298-9n, 310n-1, 318, 326, 337, 356n-7, 363, 367, 371n, 381, 396, 398-9n, 405, 428, 434, 456-8, 468n, 470, 482n, 487, 506, 508-9n, 515, 517, 524, 529, 533n-5

Itamaraty, Palácio 38, 185n, 303, 516, 530

Iugoslávia 22

Ivanov, Igor 285

Jaburu, Palácio do 508

Jacarta 84, 205

Jagan, Cheddi 505, 508, 510

Jagdeo, Bharrat 357, 507-9, 511-2, 514-5, 517, 519, 523

Jaguarão, rio 143

Jamaica 401, 467, 490, 530, 532-5

Japão 21n, 35n, 50, 75n, 85, 120n, 161, 229, 234, 303n, 362n, 365n, 376n-7n, 423, 440, 445

Jereissati, Tasso 487

Jerusalém 105n, 229, 501

João Paulo II, Papa 434

Jobim, Nelson 354n, 404, 409

Johannesburgo 159

Johnson-Sirleaf, Ellen 214

Jojoy, Mono 405

Jones, general Jim 403-4, 413, 492

Jordânia 104, 473

Jorge, Miguel 98, 131n, 442n

Jospin, Leonel 23n

Jucá, Romero 486, 519

Junovski, embaixador 24

Kassoma, Paulo 500

Kazuri, Khurshid 63

Kelsen, Hans 157

Khadafi, Muammar 434-5, 474

Khan, Humayun 79

Khmer Vermelho 384

Ki-Moon, Ban 215

Kilimanjaro 158

Kirchner, Cristina 43, 58, 74, 78, 80-4, 86-92, 94-101, 104, 107, 136, 209, 260, 265, 383, 387, 407, 486

Kirchner, Néstor 42-7, 49, 52n, 54-55n, 57-8, 62, 64-6, 68, 70-1, 74-8, 80-1, 83, 87, 89, 93, 96-7, 99, 101, 103-4, 128, 138, 236, 262, 287, 356, 378, 384, 387, 396, 413, 442, 447-8, 454, 461, 501-3, 514

Koenders, Bert 526

Konaré, Alpha Oumar 226

Kosovo 268

Kouchner, Bernard 493

Kraag-Keteldijk, Lygia 526

Kubitschek, Juscelino 24n

L'Acquila 492n

La Guzmania 421

La Moneda, Declaración de 209, 540

La Moneda, Palácio de 216, 272

La Paz 177, 181, 207, 218-20, 222-3, 225-7, 230, 232n-3, 235, 237-8, 242, 246, 252, 256, 259-62, 264-72, 275-6, 278-9, 305, 353, 393, 456n, 462n

La Rúa, Fernando de 21n, 37n, 39n, 243n

La Tercera 189

Lacalle, Luis Alberto 112

Lacarte, Julio 110, 117

Lacerda, Carlos 24n

Lacognata, Héctor 175-6, 180

Lafer, Celso 37, 40, 197n

Lagoa Mirim 111, 142

Lagos, Ricardo 50n, 119, 156, 187-91, 193-5, 198, 215

Lama, Abraham 312n

Lampreia, Luiz Felipe 23, 337, 345, 420, 422, 522

Lamy, Pascal 62, 85-6, 117, 119, 128n, 154, 348, 445

Lansdowne 316

Larrañaga, Jorge 125

Larrea, Wilson Gustavo 391

Latortue, Gérard 511, 531

Latour, Lamouré 528

Lausanne 364

Lava-jato 304n

Lavagna, Roberto 48, 53-4, 60-3, 66-7n, 105-6

Lavrov, Sergei 129, 476n

Le Monde 269n

Ledezma, Antonio 482n

Lehmann Brothers 138n

LeMoyne, James 370-1n

Lençóis 252

Lenin 177

Leo, Sérgio 72n, 88n, 178

Lesoto 291n

Lethem 506-7, 509, 519

Letícia 250, 301, 360, 363, 396, 416

LEU – Urânio levemente enriquecido 212

Levens, Marie 523, 531

Levitte, Jean David 493

Levy, Joaquim 48, 159-60

Lezcano, Rubén Darío Ramírez 130n

Líbano 175, 200, 296, 299n, 459

Libéria 214

Líbia 500, 521, 533n

Lieberman, Avigdor 178

Liga Árabe 118, 209, 434

Lima 153, 175, 196, 201, 226, 281-4, 286-7, 289, 293-4, 298-300, 302n-4, 306, 308, 371, 377, 380, 430, 439n, 446, 517

Linden 519

Lisboa 154, 203, 227n, 352n, 373, 466-7, 492

Loaiza, Armando 231

Lobão, Edison 137, 172-4, 404, 495-7

Lobato, Monteiro 87, 98-101

Lohlé, Juan Pablo 48, 53, 104

Lomé, Convenção de 512n

London School of Economics 486n

Londres 16, 20, 22, 37, 41, 48, 61, 110, 113, 120, 126, 146-7, 190, 196, 198, 212, 218, 237, 282, 360n, 362, 366, 376, 380, 420, 424-5, 465, 484n, 505, 508

Louverture, Toussaint 212

Lozada, Sánchez de 195n, 218, 221-3, 225, 229n, 234, 278, 428n

Luanda 61, 306n, 500

Lucero, Wilfrido 323, 325

Lugo, Fernando 86, 149-51n, 165n, 167n-71, 173-8, 182, 209, 277, 345, 475

Lukashenko, Aleksandr 499

Lula 14, 16, 22n, 24n, 41-7, 49n, 53n-7, 60, 62, 64n-8, 70-1, 73-5, 77, 80, 81-6, 88-101, 104-6, 111, 113-6, 118-20, 124, 126-9, 131, 133-4, 136, 138-44, 148, 151, 154-5, 159-60, 162-4, 166-7, 169-70, 173-7, 179-82, 187-8, 190-5, 198-201, 203, 205, 208-9, 212-6, 221-5, 227-30, 232-8, 240, 242-5, 247-52, 255, 259-61, 265, 270-6, 278, 281, 283-4, 286-7, 289-96, 298-9, 301-4, 307, 314-5, 318-20, 326-30, 331-337, 340, 343-4, 346-9, 352-5, 357-8, 366-70, 372, 374-5, 377n-8, 380, 383-4, 386-92, 394-7, 399-405, 407, 409n-10, 417, 422n-7, 429-30, 432-7, 441-50, 452-3, 457-8, 460-1, 462, 466-72, 477, 479-82, 489-

503, 506-8, 510-5, 518-9, 522, 524-5, 528, 530, 533-6

Lula, Edla 49n

Macedo Soares, Luiz Felipe de 64, 153, 272, 458

Maciel, George Álvares 309

MacKay, Peter 257

Macri, Maurício 107

Madeira, rio 224n, 249, 252n, 258-9, 275, 279

Madre de Dios 224

Madri 56, 96, 142, 181, 339n, 389, 474, 501

Maduro, Nicolás 130, 259, 340, 383, 387, 389, 414, 415, 454, 457, 465, 469, 471, 474, 481-3, 484-5, 488, 490-1, 493, 496, 501-3

Magalhães Pinto, José de 30

Magalhães, Juracy 31

Magrebe 477

Maiquetía 419, 494-6

Maisonnave, Fabiano 348n, 349n

Maisto, John 457

Mali 214, 464n

Mamoré, rio 253

Manaus 125, 303, 330, 346, 356, 382-3, 411-2, 418, 468, 470, 491, 496, 520, 532n

Mandelson, Peter 62-3, 86, 445, 457

Manhattan 203

Manning, Patrick 514

Manta 330, 353, 402-3, 416

Mantega, Guido 78, 90, 93, 98, 125, 134, 138, 163, 172, 173

MAPA (Ministério da Agricultura, Pecuária e Abastecimento) 114

Maquetía 258, 421, 484

Mar Báltico 463

Mar del Plata 42n, 130, 444, 503

Maracanazo 141

Maradona, Diego 88, 141, 436n

Marchand, Luis 291-2, 321n, 324

Marcopolo 292

Mariana, cidade 267

Marinha Brasileira 513, 532

Marinkovic, Branco 264

Marisa Letícia 250

Mariscal Sucre 455

Marouf, Lamia 185n

Marques Porto, Antonino 234n, 331, 348n

Marques, Renato 28n

Marraquexe
  Acordos de 20n, 29, 38, 109n, 312, 360n (ver também Rodada Uruguai)
  Ministerial de (ASPA) 57, 436-7

Marrocos 106

Martín García, canal 94n

Martins, Franklin 338

Matos, Roy Chaderton 426n

Mauras, Marta 200n

Maúrtua, Oscar 292, 295

Mayor, Lord 37

Meca 474

Medeiros, Artur Denot 28n

Medellín 368, 429

Media Luna 209, 261, 268n

Médici, Emílio Garrastazu 281, 309

Medina 474

Medina, Doria 263

Medina, Oliveira (ver Francisco Antonio Cadena)

Medvedev, Dmitri 349
Meirelles, Henrique 91, 93, 95
Melin, Luiz Eduardo 95n, 172
Mello, Patrícia Campos 354n
Mello, Sérgio Vieira de 370
Melo, Ovidio 31
Mendonça, Pedro Carneiro de 92
Menem, Carlos 21n, 26, 38-9n, 41-2, 124n, 146, 361
Mercadante, Aloizio 236, 487
Mercosul
  Acordo CAN-Mercosul 43, 48, 116, 121, 152-4n, 197n, 208n, 224, 283-4, 286, 288-9, 293, 300, 305, 308, 316-7, 319, 368n-9, 371, 373n-4, 376, 400, 516
  Assimetrias 79, 115, 132, 143, 148, 151, 156, 165
  Conselho Mercado Comum (CMC) 55, 72, 79n, 84, 90-1, 105, 111n, 123, 128-9, 132, 135, 143, 156, 179, 218, 328, 451, 465
  FOCEM 92, 97-8, 115, 132, 140, 143, 156-7, 159, 165, 168, 171, 173, 181-2
  Mercosul-CCG 155
  Mercosul-Índia 154, 291
  Mercosul-SACU 291
  Mercosul-União Europeia 62, 100, 144n, 154, 300, 373
  Tratado Constitutivo 106, 145
  União aduaneira/Tarifa Externa Comum (TEC) 21, 25, 27-30, 32-3, 38, 72, 79, 105-6, 111, 114-5, 122, 127, 130, 134, 143, 145-8, 150, 164n, 166, 185, 187, 248, 291, 346, 423, 470, 449, 483, 484-5

MCA – Millenium Challenge Account 254n
MCE (Mercado Comum Europeu) 130
MCT (Ministério da Ciência e Tecnologia) 31, 250n, 310, 495n
MDA (Ministério do Desenvolvimento Agrário) 114
MDIC (Ministério do Desenvolvimento, Indústria e Comércio Exterior) 55, 69, 93, 125, 131, 164, 234n, 417n, 442n, 469, 499
MDR/LDCs (Países de Menor Desenvolvimento Relativo) 66, 464
Merkel, Angela 199, 236
Mesa, Carlos 195, 218n, 222-7, 229-31, 428n
Mészáros, István 434, 486
Meyer, Arthur 513
Miami 104, 287n, 316, 429n
Miceli, Felisa 78, 135
Miller, Billie 428, 510, 523, 530-1
Milosevic, Slobodan 22
Minas Gerais 30n
Minsk 499
Missão de paz 165, 192, 438
Mitchell, Fred 511, 531
Mitre, canal 94n
MME (Ministério de Minas e Energia) 179, 234, 246, 257
Moçambique 118, 170-1
Molestina, Oswaldo 326
MOMEP (Missão de Observadores Militares no Equador e no Peru) 311n
Moncayo, Paco 322-3, 325
Monroe, doutrina 426
Monsenhor Touran 434

Montalva, Eduardo Frei 183n

Montego Bay 535-6

Monteiro, António 154

Monterrey 192, 371

Montevidéu 16, 26n, 33, 43, 46, 64n, 66-7, 73, 93, 110-1, 113-5, 118, 120-1, 123, 126-31, 137-8, 144, 148, 154n, 158n, 165, 170, 181, 256, 269, 287, 453-4, 472-3

Montoia, P. 194n

Montoya, Julio García 467

Morales Troncoso, Carlos 341

Morales, Evo 68, 71, 83n, 136, 163, 167, 174, 198, 204, 209, 221, 223-7, 229-35, 237-40, 242-50, 252-3, 255n-6, 258n-65, 267-8, 270-80, 341-4, 346, 351, 353, 393, 447-8, 451, 461, 468, 479, 540

Moratinos, Miguel Ángel 56, 100, 119, 388, 402, 436, 512

Moreno Charme, Alfredo 212, 214

Moreno Ruffinelli, José Antonio 148

Moritán, García 45

Moscardo, Jerônimo 423

Moscou 268, 285, 462

Mosley, D. J. epígrafe

Mottaki, Manouchehr 91

Movimento Não-Alinhado (MNA) 243, 275, 281

MRE (Ministério das Relações Exteriores) 28n, 30, 35, 53-4, 93, 109n, 186, 198, 349, 472n, 500n

MST 383

Mujica, José "Pepe" 89n, 97n-8, 114, 116, 140-4

Muñoz, Heraldo 189

Muriaca, Armando Loaiza 231n

Musharraf, Pervez 64

Nabuco, Joaquim 183, 211, 506n

NAFTA 14, 20n, 29-30, 32, 38, 44n, 132n, 297n, 360n, 398n

Nairóbi 226

NAMA (Non-agricultural Market Access) 66, 74-5, 78, 84, 86n, 197-8, 207n

Namíbia 170, 291n

Narcotráfico 152, 274n, 359, 368, 371, 374n, 402-3, 406, 408, 502, 523

Natal, cidade 137, 168, 349, 351

Nath, Kamal 81, 86n, 160, 445

Nebot, Jaime José 292, 324

Nejamkis, Guido 61

Nepal 210

Neruda, Pablo 203

Neves, Tancredo 24

New York Times 517-8

Nicarágua 61, 277n, 391n-2, 443, 467, 488, 490-1, 501, 503, 505, 514

Niehaus, Bernd 35

Niemeyer, Oscar 516

Nigéria 129n, 201, 203, 247, 440, 456n, 501n, 531

Nixon, Richard 478

NMD (National Missile Defense) 366

Nogueira, Ruy 55, 425, 465

Noriega, Roger 428, 457

Noruega 122, 170, 200n, 216, 452-3

Nova Agenda, Coalizão da (New Agenda Coalition) 304n

Nova Délhi 171, 205

Nova Iguaçu 243n

Nova Palmira 94n

Nova York 14, 21, 28, 34, 44-5, 50-1, 61, 122, 129, 235, 253, 282, 287, 309n, 331, 362, 376, 420-1, 423, 440n, 456, 502, 527, 534

Novoa, Gustavo 312n

Novoa, Rodolfo Nin 65, 121

Nuclebrás 31

Obama, Barack 86, 94, 99, 214, 305n, 346, 354-5, 397, 400, 403, 411, 477s, 82, 486, 489, 491-2

Obasanjo, Olusegun 129n, 442

Objetivos do Milênio 509

Ocampo, José 230n

Ochoa, Fernando 420-1

OEA 14, 41, 59n, 73n, 122, 141, 155-6, 173, 188, 192-5, 197n, 209-10, 213, 215n, 217-8n, 225, 228, 230, 241, 262, 267, 272, 277, 292, 294-5, 309-11, 315, 319, 324, 331, 334-43, 351, 356, 359, 361, 365, 371, 378, 380-1, 391, 394, 400-1, 408n, 419, 426-9, 439-40, 449, 458, 461, 465, 470, 474, 488-90, 492-3, 514, 529-30, 538

    Assembleia Geral da OEA 122, 188, 192, 225, 228, 241, 294, 319, 361, 400n, 429, 439-40, 488

    Carta Democrática 439, 489

    JID (Junta Interamericana de Defesa) 215

OIM (Organização Internacional de Migrações) 239n, 275

OIT 36, 215, 362-3, 377, 420, 422

Oliveira Medina (ver Francisco Antonio Cadena)

Oliveira, José Aparecido de 27n, 31

Olivos 70, 107

OMC /GATT

Candidatura brasileira 51n, 55, 110n, 117, 120

G-4 258, 445, 464-5

G-20 comercial 45, 47, 51, 63-4, 77-8, 81, 93, 113-4, 117, 119, 133, 136, 138, 141, 142, 148, 151, 160-1, 191, 197-9, 205, 255, 258, 284-5, 287-8, 292-3, 297, 327, 371-2, 446, 463-4, 509, 530

GATT 20, 26, 29n, 31, 39, 110, 145, 150n, 313, 360, 421n

    Rodada Uruguai 29, 31, 75n, 109n, 112, 128, 309n, 313, 360, 417

Reunião Ministerial

    Cancún 45, 47, 62, 112-3, 116-7, 120, 191, 197, 284, 327, 371, 400, 498

    Genebra (2008) 86, 143, 301

    Hong Kong 66, 160-1, 197, 233, 378, 445, 509

    Rodada de Doha 16, 45, 47, 66, 75n, 77, 84-8, 90-1, 100, 106, 114, 133n, 135, 141, 151, 158n, 160-1, 168, 191, 199n, 205, 207n, 216, 226, 233n, 255, 260, 269, 285, 287, 300-1, 346-50, 393, 395, 411n, 457n, 460, 463-5n, 476n, 509, 530

Ometa, Maxime 535

OMS 200n, 327

ONU 14, 20-2, 31, 35n, 40n, 44-5, 50n, 56, 58n, 60, 64, 80n, 83, 104, 112, 124n, 151, 153n, 165, 168, 186-7, 189-92, 194n, 198, 205n, 209, 214-6, 224, 232, 268, 280, 282-3, 297, 299n, 301, 308-9, 329n, 330, 345, 348, 351, 354, 365n, 367n-72, 376, 399, 415, 422, 426, 436, 438,

440-1, 444, 452-4, 476n, 494, 506-7, 510, 513, 523, 526-7, 530, 532

   AGNU 44-6, 50, 58n, 149, 186, 190, 292, 345, 355, 421, 423, 440

   Conselho de Segurança da ONU (CSNU) 20-2n, 35, 40, 44n-5, 50-1, 55n-8, 114, 119-21, 157, 186-91, 194-6, 220-2, 224, 234, 282, 297, 315, 376-7, 399, 429, 453-6, 465n, 510, 531-2

      G-4 50, 120, 231, 292, 376-7, 440

   ECOSOC 50n, 309n

   UNCTAD 24n, 83, 106, 223, 309n, 314n, 545

   UNMOVIC (United Nations Monitoring, Verification and Inspection

Commission) 40

   UNSCOM (United Nations Special Commission) 40n

OPAQ (Organização para a Proibição das Armas Químicas) 40

OPEP 432n, 473

Opertti, Didier 62, 112, 116-7, 120n, 126, 132, 143, 153, 287

Oriente Médio 39, 56-7n, 74, 91, 142-3, 152n, 175, 325, 352, 382n, 387-9, 414n, 438, 444, 452, 473, 479, 501, 512, 527

Orinoco, rio 420, 455, 468n

Ortega y Gasset, José 11

Ortega, Daniel 277, 335, 337, 490-2, 514

Ortiz, Oscar 265

Ossétia do Sul 268

OTAN 22n, 418

Ottawa 205

Ouro Preto 25, 28, 54, 56, 79, 106, 111, 146-7n, 154, 267, 290-1, 423, 431, 458, 524

Ouro Preto, Affonso de 361n

Ovelar, Blanca 167n

Oviedo, general Lino 167n, 169

Owada, Hisashi 365

Pacari, Nina 315, 319, 323

Pachacuchi, Movimento 323

Pacífico, Guerra do 189n, 217

Pacto Andino 281n (ver também CAN)

Padovan, Gisela 22n

Padre Roma 432

Painéis do Iraque 22-3

Países Baixos 458, 521-2, 526-7

Palacio, Alfredo 228, 320-3, 325-7, 328, 331

Palanquero 408, 416

Palestina 105-6, 143-4, 185n, 382n, 389, 424

Palmares, Fundação 524n

Palocci, Antonio 48, 54, 60, 69, 155-6, 160, 512

Pamphilj, Palácio 138

Panamá 15, 28n, 206n, 290, 386n, 454-6, 458, 461, 481n, 513

Pando 218, 224, 239n, 262, 266, 270-1n, 279

Pangestu, Mari 79, 136, 464

Paquistão 63-4n, 79

Pará 361, 526

Paraguai 15, 25, 27-9, 35, 38, 53, 60n-2, 73n, 79, 84, 92n, 109, 116, 118, 122-4, 126-7, 129-32, 138-9, 144, 145-182, 185, 194n, 219, 231, 234, 236n, 247, 258, 269, 274n-7, 277, 280, 287-90, 300-3, 317, 318n,

350, 364, 414, 431, 447-9, 451, 454, 468, 475-6, 482, 497, 501

ABC Color 1665n, 180

ANDE (Administración Nacional de Electricidad) 174, 178

Ata de Assunção / Declaração de Assunção 162n

Comércio fronteiriço; sacoleiros 155, 162-3, 180

Comunidade brasileira no Paraguai; "brasiguaios" 162n, 165, 171, 180

e o CSNU 150-1, 168

Investimentos brasileiros no Paraguai 160, 174

Itaipu

Cessão de energia 149, 158-9, 172-5, 179

Dívida 149, 152, 159, 163, 166, 172-3, 350n

no Mercosul

Assimetrias 148, 151, 156, 165

Cúpula de Assunção 168, 178

FOCEM 156-9, 165, 168, 171, 173, 181-2

Linha de alta tensão / linha de transmissão 157, 167-8, 173, 177, 179, 181

Preferências ao Haiti no Mercosul (Programa Hope) 150, 181-1

na OMC 148, 153, 161-163, 165, 180

Partido Colorado 364n

Presença militar norte-americana no Paraguai 150-1n, 160, 165

Mariscal Estigarribia; pista de pouso 150

RTU (Regime Tributário Unificado) 155, 180

Tríplice fronteira (Mecanismo 3+1) 152

Paramaribo 521-8, 535

Paraná 144n, 159n, 166n, 180

Paranaguá, Porto de 155

Paris 62, 64, 85, 96, 126, 161, 163, 195, 200, 235, 258, 265, 310n, 347-8n, 350, 422n, 465, 472, 479, 492-4n, 532

Parlasul 98, 131, 144, 170

Parra Gil, Antonio 325

Parrilla, Bruno Rodríguez 488n

Partido Socialista Francês 40n

Pasqualini, Alberto 33, 127

Pastrana, Andres 366n

Patiño, Ricardo 352, 355

Patriota, Antonio 22, 34, 55, 123n, 338, 340, 356, 414, 500-1

Paysandú 118

Pearl, Frank 411

Pedrosa, Vera 422, 435n, 465

Pelé 88, 141

Penna Filho, Pio 167n

Pequim 310n, 421n

Perdomo, Fernando Araújo 333n, 380n

Pereira, Luís 69

Pereira, Ruy 55

Peres, Jefferson 236

Perez Companc 455

Pérez, Carlos Andrés 294, 419, 485

Peri, Enzo 215

Pericás, Bernardo 73, 170, 529

Pernambuco 455, 468n

Perseu Abramo, Fundação 178n

Peru 28n, 35, 43, 51, 59, 75, 115-6, 118, 153-4, 197, 200, 208-9, 224, 228, 241n, 243, 248n, 281-308, 311-2, 319, 321, 326n, 336n, 343n, 371, 380, 402n, 404n, 406-7n, 418, 430-1n, 449n, 456, 476

   e as bases norte-americanas na Colômbia 285, 304-7

   na CASA / Unasul 208n, 284, 290, 292, 297, 300, 303, 305

      Cúpula de Cuzco 51, 57, 117, 208n, 290, 300, 319, 417, 443

   Comércio bilateral Brasil-Peru 282-3, 285, 299n

   Conflito do Peru com o Equador (ver Equador)

   Cooperação fronteiriça / cooperação amazônica 301, 304, 307

   e CSNU 282

   Disputa do Peru com o Chile (fronteira marítima) 281, 285

   e o G-20 (OMC) 284-5, 287-8, 292-3, 297

   Infraestrutura / Interconectividade (ligação interoceânica; integração física) 284-6, 293, 295-7, 299n, 308

   Iniciativa MAP 224

   Interferência da Venezuela em eleições peruanas 294

   Investimentos brasileiros no Peru 283, 285, 295, 303-4

   no Mercosul

      Acordo Mercosul-CAN 51, 297, 300

      Peru como membro associado 287, 290-1n, 430

   Partido Aprista Peruano 296n

Partido Unión por el Perú (UPP) 294

Terremoto (ajuda brasileira) 298-9

TLC com EUA 284, 288, 292, 295, 305

Petrella, Fernando 23n

Petrobras 16, 49, 71, 83, 135, 138, 219-20, 234-5, 237-41, 243-6, 249-53, 255-8, 261, 279, 292, 295, 328, 330-3, 425, 433, 451, 455-6, 467-8, 472-3, 475, 507, 533

Petrópolis 253

Piauí 250, 252

Pilar, Maria 441

Pimentel, Renata 27n, 145n, 185n

Piñera, Sebastián 184n, 211-4

Ping, Jean 348

Pinochet, Augusto 183n-4, 186, 212

Pinzón, Juan Carlos 418

Pires, Waldir 249

Pisco 298-9, 380-1

Plaza, Galo 311n, 315

PNB (Produto Nacional Bruto) 30-1

PNUD (Programa das Nações Unidas para Desenvolvimento) 146

Port of Spain 317, 355n, 486, 532

Portela, Ângela 519

Portman, Rob 196, 235, 445

Porto 126

Porto Alegre 127, 267

Porto Príncipe 98, 356-7, 511, 524

Porto Velho 330

Portugal 90, 154, 191, 203, 227, 426-7, 464-5, 466n, 492, 500, 514

Porvenir 270n

Potsdam 79, 135, 207, 258, 465-6

Powell, Colin 48, 367n, 424, 426-9, 437, 457, 530

Praia 94, 96, 174, 192, 351
Prata, Bacia do / rio da 74, 94, 113, 133, 140, 170, 217, 224n, 419, 447
Pretória 445
Préval, René 192n, 198
Primavera Árabe 302n
Princesas, Palácio das 475
Prisma 250
Prodi, Romano 466
PSCI (Programa de Substituição Competitiva de Importações) 168, 318, 516
PSDB 147n, 244, 303, 442n, 475
PT 236, 242, 317, 377n, 494, 511, 519
PTB (Partido Trabalhista Brasileiro) 33n
Puebla 65n
Puebla, Grupo de 507n
Puerto Iguazú 66-7, 71, 430, 448
Puerto Maldonado 303-4
Puerto Stroessner 145
Puerto Suárez 235
Punta Arenas 215
Punta del Este 109
Pupo, Lineu 495
Puricelli, Arturo 107
Putin, Vladimir 285
Quai D'Orsay 24n
Quênia 118
Quesada, Vicente Fox 65
Quintana, Juan Ramón 239, 241n, 245, 252, 261
Quiroga Ramírez, Jorge Fernando "Tuto" 232, 263
Quiroga, Antonio Aranibar 218n
Quiroga, Carlos Villegas 256

Quito 41, 52, 96, 195, 197n, 225, 228, 291, 307, 309-111, 314, 316, 318-23, 324-32, 347-9, 351-8, 392, 404n-6, 409, 411-2, 426-7, 429, 457, 518
Rachid, Jorge 155
Rachid, Leila 62, 118, 148, 153-6, 160-3, 287
Rada, Andrés Soliz 71, 239, 244
Ramalá 105, 501
Ramalho, Ivan 131
Ramírez Lezcano, Rubén Darío 130, 165
Ramirez, Marta Lucía 364
Ramos-Horta 387
Razali bin Ismail 35, 362
Reale Jr., Miguel 40
Recife 390, 408, 432, 434, 450n, 475
Redrado, Martín 42, 62
Reino Unido 37, 39, 200n, 363, 505, 522
Reis, Fernando 361n, 365
República Dominicana 83n, 230, 294, 335n, 340, 449, 529
Reyes, Camilo 263, 373n, 377, 391, 393
Reyes, Raúl 333, 371n, 405
Rezek, Francisco 27n, 118, 145, 506
Riade 388
Ribeiro, Edgard Telles 311
Rice, Condoleezza 64, 77, 198n, 227, 230, 246, 254, 321-2, 338, 387, 433n, 437-8, 445, 452-3, 460, 479, 513
Richardson, Bill 35n
Ricupero, Marisa 24

Ricupero, Rubens 24-5, 33, 37, 362, 522

Rincão de Artigas 111

Rio Branco (rio) 518

Rio Branco, Barão do 217

Rio Branco, capital 303, 308

Rio Branco, Instituto 22n, 44n, 138, 157, 196, 373, 489n

Rio de Janeiro 47, 55, 92, 97, 118, 131, 183, 204, 215, 243n, 297, 303, 311n, 327, 345n, 368n, 370, 379, 419, 459n, 487, 499, 516

Rio Grande 13

Rio Grande do Sul 131

Rivadeneira, Diego 318

Rivas, Ángel Burelli 421-3

Rivera 142, 181, 414

Robertson, Pat 441

Roboré 217

Roccard, Michel 40

Rocha, Maria Laura da 349, 495

Rodada do Milênio 25n, 146

Rodas, Haroldo 338

Rodas, Patricia 489, 490-1

Rodrigues-Birkett, Carolyn 515-6

Rodrigues, Celina de Azevedo 376

Rodrigues, Roberto 45, 114, 400

Rodríguez, Alí 59, 65, 71, 295, 374, 432-5, 444, 447, 451, 503

Rodriguez, Andrés 145

Rodríguez, Bruno 488n-9

Rodríguez, Carlos Rafael 310

Rodríguez, Delcy 437n

Rodríguez, Eduardo 227, 230-1n

Rohee, Clement 508-9, 515

Roma 458, 472, 476, 492

Roma, padre 432, 475

Rondeau, Silas 159, 164, 168, 234-5, 243, 245, 249, 256

Roosevelt, Franklin Delano 132, 133n, 237n

Roosevelt, Ted 237n

Roque, Felipe Pérez 267, 344, 289, 488n

Roraima 420, 422n, 486, 507, 516-20

Rosales, Manuel 456n, 462n

Rosseto, Miguel 114n

Rossi, Agustín 107

Rossi, Clóvis 65, 227, 272, 351, 480, 488

Roterdã 265

Rother, Larry 517

Rothschild 212

Rousseff, Dilma 55n, 67n, 69n, 99, 104, 107, 123n, 159n, 161, 164, 190n, 215, 228, 234-5, 243, 245, 252, 307, 357, 404, 409n, 417, 495-7, 500, 503, 520, 536

Rubio, Noemi Sanín de 359, 360-1, 363-4, 414

Rudd, Kevin 106

Rueda, María Isabel 400

Ruiz, Eduardo Frei 186, 189, 211

Rukauf, Carlos 42

Rumsfeld, Donald 150

Saakashvili, Mikheil 268

Saboia, Eduardo 56

Saboia, Gilberto 458

Saca, Antonio 330

SACU (União Aduaneira da África Austral; sigla em inglês) 291

SADC (Comunidade de Desenvolvimento da África Austral; sigla em inglês) 162
Saint George 533
Sal, Ilha do 96, 494n
Saldanha, Pedro 491, 500
Salvador 126, 203, 364n, 533n, 535
Salvador, Maria Isabel 333, 346, 351
Salvati, Idely 236
Samper, Ernesto 337, 370
San Alberto, campo de gás 246n
San Antonio, campo de gás 246n
San Ignacio de los Moxos 279
San Juan 79n, 105, 143
San Martín 24, 29, 38, 43-4, 46, 48, 59, 62, 65, 87, 144
San Martín, Palácio 24n, 52
San Pedro Sula 210, 400
Sanguinetti, Julio María 109
Santa Catarina 236
Santa Cruz de la Sierra 56n, 218, 220, 223, 239n, 245, 263-6, 268-9, 271, 276
Santa Elena de Uairén 486
Santa Lúcia 535
Santana do Livramento 111, 142, 181
Santiago 28, 34-5, 59, 111, 128-9, 184-7, 189, 191-2, 194, 197n-8, 201-3, 205, 207-9, 211-3, 226-7, 247, 260, 271-2, 321, 360n, 365, 373, 388n, 422, 462n
Santo Domingo (ver São Domingos)
Santos Calderón, Francisco 366, 496
Santos Lima, Nestor 522
Santos Ramírez 240
Santos, Eduardo 123, 176
Santos, José Eduardo dos 500
Santos, Juan Manuel 103, 339n, 364n, 398, 414, 416n-8, 501-2
São Carlos, Palácio 401
São Domingos 83, 122, 207-8n, 241, 294, 333–6, 338n-9, 439, 474
São José 128, 376, 531
São Paulo 24n, 28, 34, 41, 50-2, 76-7, 83, 91, 106, 163, 193, 237, 241, 255, 302, 308, 320, 333-4, 347-8, 367, 372, 378, 382, 387, 403, 409-11, 457, 467n, 475
São Petersburgo 126, 445n, 452
São Tomé 300
São Tomé e Príncipe 137, 300
São Vicente 535
Sardenberg, Ronaldo 532
Sarkozy, Nicolas 386, 466, 493
Sarney, José 19, 21, 24, 32, 66, 72, 102, 109, 250n, 309, 337, 463, 485
Saturnino, Roberto 236
Sauer, Ildo 249
Scheibel, Camila 401
Schiaretti, Juan 26
Schröder, Gerhard 440n
Schwab, Susan 77, 86, 235, 300, 390, 457, 460, 476n
Scitovsky, Tibor 130
Seattle 25, 146, 203
Segunda Guerra Mundial 511
Seixas Corrêa, Luiz Felipe de 34n, 51, 55, 57, 110n, 117, 119
SELA 112, 419
Sempé, Raúl Alconada 230n
Senegal 220, 531

SERPRO 123
Serra, José 36, 536
Sette Câmara, José 505-6
Setúbal, Daisy 24
Setúbal, Olavo 24-5
Seul 229
SGPC (Sistema Geral de Preferências Comerciais) 106
Shahabuddeen, Mohamed 505
Shalom, Silvan 438
Shannon, Tom 338, 354n
Sharm El-Sheik 479
Shell 250, 522
Shifter, Michael 438
Shlaudeman, Harry 72
SICA (Sistema de Integração Centro-americana) 461n, 498n
Siles, Juan Ignacio 192-3, 195, 222-3, 225, 227-9, 292, 321n
Silva, Cavaco 466
Silva, Josué Gomes da 52
Silva, Raul Mendes 147n
Silveira, Luiz Henrique da 310
Simões, Antonio 55, 104, 106, 142, 250, 255, 349, 356, 484, 499
Simon, Pedro 236, 487
Simon, Roberto 184n
Simpson, Portia 533-4
Singapura 333, 381, 390
Singer, André 498n
Singh, Manmohan 77
Skaf, Paulo 52, 93
Smith, James McCall 314
Soares, Mário 463-465
Sócrates, José 492, 500

Sodano, Cardeal 434
Solón, Pablo 258-9
Somavía, Juan 209, 215, 363, 420
Sri Lanka 104, 170
Stepanenko, Alexis 220
Store, Jonas Gahr 452n
Stroessner, Alfredo 145, 149n
Suazilândia 291n
Sucre 230, 231
Sudão 177
SUFRAMA (Superintendência da Zona Franca de Manaus) 532
Suriname 15, 111n, 204, 209n, 290, 458-9n, 505, 507, 509n-516, 519n--20n, 521-8, 529, 531, 533n-5
   Centro de Estudos Brasileiros 421, 521, 524
   Comunidade brasileira no Suriname (Belém do Paramaribo) 523-6
   Cooperação brasileira 525-6
   Decembermoorden (Assassinatos de dezembro) 521-2
   Dívida do Suriname com o Brasil 525-7
   Importância estratégica para o Brasil (cooperação em Defesa) 528
   Relação com os Países Baixos 521-2, 256
Sutherland, Peter 39, 110
Tabatinga 360, 363, 374, 416, 436
Tacutu, rio 507, 509, 511, 515-6, 519
Taiana, Jorge 57n, 59, 67-8, 70-6, 78-81, 83, 85-7, 92, 97-9, 101, 130, 135, 263, 265, 267, 334, 384, 407, 514
Taiwan 170

Talabani, Jalal 438-9
Tamengo, canal de 224n
Tanzânia 197
Tarija 262, 269, 271
Taunay, Jorge 306, 517
TCU 509n, 516
Teerã 16, 40n, 91-2, 212n, 273, 536
Tegucigalpa 403, 493, 495
Tel Aviv 142, 229, 501
Telesul 447n, 469
Tella, Guido di 21, 37-8
Temer, Michel 137n
Temporão, José Gomes 348
Terra do Fogo 78, 450-1
Terrazas Sandoval, Cardeal Julio 264-5
Tibete 268
Timerman, Héctor 101-4, 428n
Timor-Leste 387
Tiradentes 99, 432
Titicaca, lago 306
Tlatelolco 31, 102,
Tlatelolco, Tratado de 31, 102
Togo 464n
Toledo, Alejandro 116, 201, 224, 283-93, 297, 300, 303, 305, 312n, 441-2
Tomic, Radomiro 186
Tóquio 70, 161, 234, 365, 440n
Toro-Hardy, Alfredo 424
Torre Tagle 282, 306
Torrijos, Martín 206, 208, 290, 458n, 461
Touran, Monsenhor 434
Touré, Amadou 214
Tratado de Cooperação Amazônica / OCTA 158, 217, 356n, 378, 419

Tratado de Não-Proliferação Nuclear (TNP) 31, 102, 304n, 365n, 428n
Trinidad e Tobago 317n, 353-5, 479-81n, 514, 530-2, 535
Tríplice Aliança, Guerra da 149n
Trípoli 499
TRIPS 143n, 313-4
Trump, Donald 40, 398n
Tucumán 84
Tunis 349
Tunísia 477
Turquia 92, 101, 177, 212, 355, 499
Ucrânia 437
Unasul
  Conselho de Defesa Sul-Americano (CDS) 20, 208, 215, 301, 368n, 393-4, 396-7, 402-3, 405-6, 408, 520, 528
  Cúpula de Brasília (2008) 208, 343
  Cúpula de Isla Margarita ("Cúpula energética", 2007) 204-5, 255, 258, 343, 379-80, 460-1, 515
  Secretaria 89, 93, 97, 202, 204, 228n, 291, 329, 347, 356-7, 379, 396, 442, 461, 476, 486
  Tratado Constitutivo 15, 137, 208, 301, 344, 393, 396n, 417n, 476, 540
Unesco 177, 364, 423, 487, 492
União Africana (UA) 226, 348, 376-7, 442
União Europeia 52, 62-3, 66, 75n-6, 79n, 87, 100, 112, 120n, 135n, 141, 154n, 187, 205, 236, 258, 264, 285, 299-300, 312-4n, 380n, 443, 445, 446, 450, 464n, 466, 476, 482, 499, 511-2n
Unitaid 191n, 200, 216
United for Consensus 376

Uribe, Álvaro 11n, 71, 81-2, 103, 154, 208, 290, 299, 301, 306-7, 328, 333n, 39n, 367-72, 374-80, 382-7, 389-406, 409-15, 436, 461, 473-5, 496, 498n, 500

Uruguai 15-6, 20n, 25, 27-9, 31, 38, 53, 59, 60n, 62, 65, 67-76, 79-80, 84, 89, 92-4n, 97-8, 105, 109-144, 145-6, 148, 151, 153-4, 162, 164, 170-2, 174, 209, 218, 247, 256, 269, 286-90, 305n, 309n, 313, 317, 341, 360n, 388, 414, 417, 430n, 436, 442, 444n, 447-9, 451, 454, 466n, 470, 481, 494-6, 501

  e ALADI 111-2, 126, 132

  e ALCA 112-6, 130

  e CAN / Negociações Mercosul--Peru 114-6

  e CSNU 114, 119-21, 133n

  Dificuldades do relacionamento com a Argentina 128, 140, 143n

  e FOCEM 132, 140, 143

  Frente Ampla 65n, 111, 114, 116, 120, 124n, 130, 136, 139, 141-2n

  Mercosul como união aduaneira 111, 114, 130

  New Deal (iniciativas de cooperação) 122-3, 125, 132, 133n

  e OMC 110n, 112, 114, 128n, 136, 141-3

    Eleições para diretor-geral 51, 110n, 117-20

  Papeleras (ver Argentina)

  Partido Blanco 112, 126

  Partido Colorado 109n, 149n, 167n

  e questões de fronteira 111, 115, 140n, 142

    Ilha brasileira 111

    Navegação na Lagoa Mirim 111, 142

    Rincão de Artigas 111

Secretaria-geral da Unasul 93, 97

TLC (Tratado de Livre Comércio com os EUA) 124-7, 130, 141, 150

Tupamaros 141

Ushuaia 430n

USSOUTHCOM (Comando Sul dos Estados Unidos) 408n

USTR (United States Trade Representative) 47n, 77n, 241, 314, 445, 449, 456

Valdés, Gabriel 192, 198, 209, 441

Vale 292, 410

Valles, Guillermo 115

Valor Econômico 49, 72n, 88n, 244n

Valparaíso 203

Vannuchi, Paulo 41

Vargas, Getúlio 87, 99n, 146

Vaticano 434

Vaz, Tânia Cordeiro 185

Vázquez, Tabaré 65, 68, 89, 97, 114, 116n 118-9, 121, 124-5, 127-8, 133, 136-42, 150, 162, 440, 454

Veloso, Caetano 217

Veltzé, Eduardo Rodríguez 230-2n

Venetiaan, Ronald 209, 523, 525-6

Venezuela 34-5, 37n, 41, 45, 65, 68, 70-1, 81, 89n, 91, 103, 118, 121-2, 130n, 134, 149, 153-4, 188, 192, 203, 207n, 213, 227, 238, 242, 246, 248n, 258, 260, 281n, 292n, 294n, 300, 319n, 340, 350, 355, 363n-4, 370, 373-5, 378-9, 383, 386, 389, 391-2, 394-5, 399, 401-2, 405, 407, 410, 413-6n, 418, 419-504, 506-7n, 512, 515n, 533

Bases norte-americanas na Colômbia (ver Colômbia)

Bolivariano / bolivarianismo 196, 204, 380, 382, 444n, 450, 464-5, 471, 477, 484-6, 490, 496, 498 504

Candidatura ao CSNU 453-4, 504

Chávez na Bacia do Prata ("URUPABOL") 447-8

e Colômbia 81, 89n, 414, 425, 432-3, 436-7, 445, 462, 473-4, 476, 482, 494, 496, 499n, 500-2

e Estados Unidos 419, 421, 424, 426-9, 439-42n, 445, 450, 452-3, 458, 461, 480, 482, 486

FARC

Alegado apoio venezuelano às FARC 81, 336-7, 373n, 375, 382, 391, 395n, 405n, 416, 432, 475, 502

Grupo do Rio: Cúpula de São Domingos; OEA: Reunião de Consulta (ver Colômbia)

Reféns (ver Colômbia)

Grupo de Amigos da Venezuela 41-2, 45, 191, 193, 262n, 314n, 319, 350, 426, 457

La Guzmania, Acordos de (Hidrelétrica de Guri) 421-2

no Mercosul 425, 430, 433, 446, 448, 450-1, 454, 457, 467, 482, 485, 487-8

Acordo CAN-Mercosul (ACE-59) 431

Aprovação no Congresso brasileiro 463, 465-8, 482-3, 485-7, 495, 497-8

Proposta de Lula 430, 467

Venezuela e a normativa do Mercosul (liberalização comercial; TEC) 430n, 433, 447, 449-50, 463, 468-70, 474, 476, 483-5, 488

PDVSA 135, 235, 253, 255, 425, 432n-3, 456, 469, 472n-3, 475

Problemas na fronteira: garimpeiros, ianomâmis 420

RCTV (Radio Caracas Televisión) 462-3

Referendo revocatório (2004) 426-9

Referendo (2007) 260, 472-3, 482

TIAR 488-9, 490n

TLC (Tratado de Livre Comércio) 124-7, 130, 141, 150, 167, 189n-90, 197-8n, 205, 234, 241n, 248n, 284, 288, 292, 295, 305, 323, 325, 338, 368, 392, 397n-400, 415, 470

Verhagen, Maxime 527

Viegas, José 371

Vieira, Mauro 55, 62, 65, 97, 99, 206, 361n, 396, 482n, 536n

Viena 236-8, 458n

Vietnã 246, 259, 333, 390, 468, 479

Vila Rica 431

Vilalva, Mario 202, 206

Villa Tunari 278-80

Villavicencio 361

Villegas, Carlos 240, 256

Villepin, Dominique de 384n

Virgílio, Arthur 236

Vitor Emanuel III, Rei 506n

Vitória, Rainha 237

Wagner, Allan 283-6, 288, 446

Walker, Ignacio 59, 187, 191-3, 196-8, 202

Wall Street Journal 65

Walsun, Peter Van 523, 527

Walters, John P. 387

Washington 21n, 27, 29, 36, 40-1, 55n, 64-5, 77, 101, 113, 127, 130, 142n, 145, 147n, 150, 152-3n, 179n, 183n, 190, 194, 210, 217, 228, 246, 263n, 280-1, 284, 295n, 306, 329, 338, 342, 354n, 368, 378, 379, 382, 393-4, 398n, 402-4n, 427, 437-8, 441, 443-5n, 452, 460, 463, 478-80, 482, 486, 488, 493, 500n, 510, 522

Wasmosy, Juan Carlos 146, 148, 364

Waterloo 212

Watson Andréa 288, 293, 427

WikiLeaks 287n

Zapatero, José Luis 50n, 56, 100, 119, 190, 388n, 436, 466, 500

Zayed, Sheik Abdullah bin 106

Zelaya, Manuel 95, 177, 277n, 353, 403, 490-5, 498

Zimbábue 171, 197, 522

Zoellick, Robert "Bob" 47, 241, 426, 444, 449

Zuma, Jacob 440

Zuquilanda, Patrício 319

Agradecimentos

Agradeço à Benvirá por, mais uma vez, ter apostado em mim como autor de um dos livros do seu catálogo. Meu reconhecimento se estende à Débora Guterman, que, desde o início, incentivou meu trabalho com comentários e sugestões; ao economista Pedro Silva Barros, pelos quadros estatísticos e aos comentários correspondentes, que me apoiaram em parte da obra; e, mais recentemente, à Tatiana Vieira Allegro, ao Fernando Penteado e ao Neto Bach, que tiveram enorme paciência com minhas demoras e hesitações. Suas contribuições para que essa obra chegasse a termo foram fundamentais.

Não seria exagero dizer que a ideia deste livro não se teria materializado não fosse a dedicação e eficiências de Mariana Klemig, que conseguiu ordenar de maneira inteligível minhas anotações, frequentemente dispersas e pouco compreensíveis. Além disso, devo à Mariana intenso trabalho de pesquisa, competente e sistemático. As informações de apoio, fruto do seu trabalho, enriqueceram o texto e preencheram lacunas. Não tenho palavras para agradecer sua dedicação e seu apoio, sem os quais minha tarefa teria sido impossível.

Karen Sacconi, amiga e conselheira, foi a responsável pela preparação do texto final e pela minuciosa revisão, que foi muito além de meras correções pontuais. Graças a esse trabalho, realizado com esmero e carinho, foi possível eliminar repetições e esclarecer pontos obscuros. Várias passagens foram alteradas ou reordenadas em função de seus comentários sempre pertinentes. Sou grato à Karen pelo afeto que colocou em uma tarefa normalmente tão árida.